TRATADO
de Uroginecologia
e Disfunções do
Assoalho Pélvico

TRATADO
de Uroginecologia e Disfunções do Assoalho Pélvico

Manoel João Batista Castello Girão

Marair Gracio Ferreira Sartori

Ricardo Muniz Ribeiro

Rodrigo de Aquino Castro

Zsuzsanna Ilona Katalin de Jármy-Di Bella

Copyright © 2015 Editora Manole Ltda., por meio de contrato com o autor.

Editor gestor: Walter Luiz Coutinho
Editora: Karin Gutz Inglez
Produção editorial: Cristiana Gonzaga S. Corrêa, Juliana Morais e Vanessa Pimentel
Projeto gráfico e editoração eletrônica: Lira Editorial
Capa: André E. Stefanini
Imagens do miolo: gentilmente cedidas pelos autores
Ilustrações do miolo: Mary Yamazaki Yorado
Tradução do capítulo 23: Graziella Risolia Gallo

Dados Internacionais de Catalogação na Publicação (CIP)
(Câmara Brasileira do Livro, SP, Brasil)

Tratado de uroginecologia e disfunções do assoalho pélvico /
Manoel João Batista Castello Girão...[et al.]. – Barueri, SP : Manole, 2015.

Outros autores: Marair Gracio Ferreira Sartori, Ricardo Muniz Ribeiro, Rodrigo de
Aquino Castro, Zsuzsanna Ilona Katalin de Jármy-Di Bella

Bibliografia.
ISBN 978-85-204-3399-7

1. Doenças genitais femininas 2. Doenças urológicas 3. Órgãos urogenitais - Doenças
4. Uroginecologia I. Girão, Manoel João Batista Castello. II. Sartori, Marair Gracio
Ferreira. III. Ribeiro, Ricardo Muniz. IV. Castro, Rodrigo de Aquino. V. Bella, Zsuzsanna
Ilona Katalin de Jármy-Di.

14-11500

CDD-616.6
NLM-WJ 190

Índices para catálogo sistemático:
1. Uroginecologia : Medicina   616.6

Todos os direitos reservados.
Nenhuma parte deste livro poderá ser reproduzida,
por qualquer processo, sem a permissão expressa
dos editores. É proibida a reprodução por xerox.

A Editora Manole é filiada à ABDR – Associação Brasileira de Direitos Reprográficos.

1ª Edição – 2015

Direitos adquiridos pela:
Editora Manole Ltda.
Av. Ceci, 672 – Tamboré
06460-120 – Barueri – SP – Brasil
Tel.: (11) 4196-6000 – Fax: (11) 4196-6021
www.manole.com.br
info@manole.com.br

Impresso no Brasil
Printed in Brazil

Este livro contempla as regras do Acordo Ortográfico da Língua Portuguesa de 1990, que entrou em vigor
no Brasil em 2009.

São de responsabilidade dos autores e editores as informações contidas nesta obra.

AUTORES

Adriana Luciana Moreno Camargo
Fisioterapeuta. Mestre em Reabilitação pela Escola Paulista de Medicina da Universidade Federal de São Paulo (EPM-Unifesp). Doutora em Ciências da Saúde/Ginecologia pela EPM-Unifesp.

Alexandre Iscaife
Doutor pela Faculdade de Medicina da Universidade de São Paulo (FMUSP). Médico-assistente da Clínica Urológica do Hospital das Clínicas (HC) da FMUSP – Grupo de Próstata.

Ana Maria Homem de Mello Bianchi-Ferraro
Doutora em Medicina e Pós-graduanda do Setor de Uroginecologia e Cirurgia Vaginal da Disciplina Uroginecologia e Cirurgia Vaginal do Departamento de Ginecologia da EPM-Unifesp.

Ana Paula Maturana
Especialista em Ginecologia e Obstetrícia pela Federação Brasileira das Sociedades de Ginecologia e Obstetrícia (Febrasgo).

Ana Paula Magalhães Resende
Especialista em Fisioterapia nas Disfunções do Assoalho Pélvico pela Unifesp. Doutora em Ciências pelo Departamento de Ginecologia da Unifesp. Professora do Curso de

Graduação em Fisioterapia e Orientadora do Programa de Pós-graduação em Ciências da Saúde da Universidade Federal de Uberlândia.

Andreisa Paiva Monteiro Bilhar

Especialista em Ginecologia e Obstetrícia pela Febrasgo/Associação Médica Brasileira (AMB) e em Uroginecologia pela Unifesp. Doutoranda em Ciências (Ginecologia) pela Unifesp. Preceptora de Residência Médica em Ginecologia pela Maternidade Escola Assis Chateaubriand da Universidade Federal do Ceará (UFC). Membro do Grupo Cearense Interdisciplinar de Uroginecologia e Disfunções do Assoalho Pélvico. Membro da Associação Internacional de Uroginecologia (IUGA).

Antonio Fernandes Moron

Mestre e Doutor em Obstetrícia pela EPM-Unifesp. Professor Titular de Obstetrícia da EPM-Unifesp.

Antonio Pedro Flores Auge

Especialista em Ginecologia e Obstetrícia. Doutor em Medicina. Professor Adjunto da Disciplina Ginecologia – Uroginecologia do Departamento de Obstetrícia e Ginecologia da Santa Casa de São Paulo. Chefe Adjunto de Clínica da Santa Casa de São Paulo.

Carlos Walter Sobrado

Mestre e Doutor em Cirurgia pela FMUSP. Professor-assistente Doutor do Departamento de Gastroenterologia do HC-FMUSP. Ex-presidente da Sociedade Brasileira de Coloproctologia (SBCP).

Cássia Raquel Teatin Juliato

Especialista e Doutora em Tocoginecologia pela Universidade Estadual de Campinas (Unicamp). Professora-assistente da Disciplina Tocoginecologia do Departamento de Tocoginecologia da Unicamp.

Cláudia Cristina Takano

Doutora em Ginecologia pelo Departamento de Ginecologia da EPM-Unifesp.

Cláudia Lourdes Soares Laranjeira

Mestre em Ginecologia e Obstetrícia pela Universidade Federal de Minas Gerais (UFMG). Supervisora de Residência Médica em Ginecologia e Obstetrícia do Hospital Mater Dei. Uroginecologista da Rede Mater Dei de Saúde, Belo Horizonte.

Danilo Souza Lima da Costa Cruz

Especialista em Urologia pela Universidade do Estado do Rio de Janeiro (UERJ). Mestre em Cirurgia pela Unicamp. Professor da Disciplina Urologia do Departamento de Cirurgia da UERJ/Hospital Universitário Pedro Ernesto (HUPE).

David Jacques Cohen

Médico Urologista do Hospital Brigadeiro e Hospital Israelita Albert Einstein (HIAE). Pós-graduando pela Faculdade de Medicina do ABC (FMABC).

Denise Rodrigues Yuaso

Fisioterapeuta. Especialista em Fisioterapia Uroginecológica pela Unifesp. Mestre em Gerontologia pela Unicamp. Doutoranda em Ciências (Departamento de Ginecologia) pela Unifesp. Docente do Curso de Especialização em Geriatria e Gerontologia da Unifesp. Preceptora no Ambulatório de Envelhecimento Saudável da Disciplina Geriatria e Gerontologia da Unifesp.

Edilson Benedito de Castro

Mestre em Cirurgia pela Unicamp. Médico-assistente do Setor de Disfunções do Assoalho Pélvico do Departamento de Tocoginecologia da Unicamp.

Edward Araujo Júnior

Especialista em Ginecologia, Obstetrícia e Medicina Fetal. Mestre, Doutor e Livre-docente pelo Departamento de Obstetrícia da Unifesp. Professor Adjunto da Disciplina Medicina Fetal do Departamento de Obstetrícia da Unifesp.

Eliana Suelotto Machado Fonseca

Especialista em Pediatria e Puericultura pela Unifesp. Mestre e Doutoranda em Ciências pela Unifesp. Enfermeira Responsável pelo Ambulatório de Uroginecologia e Cirurgia Vaginal da Unifesp.

Eliana Viana Monteiro Zucchi

Mestre em Ginecologia e Doutora em Medicina pelo Departamento de Ginecologia da EPM-Unifesp.

Emerson de Oliveira

Especialista em Ginecologia e Obstetrícia pela Universidade Federal do Triângulo Mineiro (UFMT). Doutor em Ciências da Saúde pela EPM-Unifesp.

Fabio Baracat

Doutor em Urologia pela FMUSP. Assistente-doutor da Divisão de Urologia do HC--FMUSP – Grupo de Urologia Feminina.

Frederico Rezende Ghersel

Professor-afiliado da Disciplina Ginecologia da FMABC.

Gamal Ghoniem

Professor, Vice-presidente de Urologia, Chefe da Divisão de Urologia Feminina, Cirurgia Pélvica Reconstrutiva e Disfunção Miccional na University of California, Irvine, EUA. Membro do Conselho Executivo da Sociedade de Urodinâmica e e Urologia Feminina. Presidente da Subcomissão de Orientações sobre Incontinência e da Subcomissão de Recomendações sobre Prolapso. Presidente Regional do Simpósio IUGA. Membro do Comitê Científico da Sociedade Internacional de Continência. Ex-presidente do Comitê de Pesquisa da Associação Internacional de Uroginecologia.

Gisela Rosa Franco Salerno

Especialista em Tratamento da Incontinência Urinária e Reabilitação do Assoalho Pélvico pela EPM-Unifesp. Mestre e Doutoranda em Ciências da Saúde pela EPM-Unifesp. Professora-assistente da Disciplina Saúde da Mulher do Departamento de Fisioterapia da Universidade Presbiteriana Mackenzie.

Homero Gustavo de Campos Guidi

Especialista em Urologia e Cirurgia Geral. Mestre em Cirurgia e Doutor em Urologia pela Unicamp. Urologista Consultante e Chefe da Unidade de Urodinâmica do HC-FMUSP.

Isaac José Felippe Corrêa Neto

Especialista em Coloproctologia. Pós-graduando do HC-FMUSP. Médico-assistente do Serviço de Coloproctologia do Departamento de Cirurgia Geral do Hospital Santa Marcelina, São Paulo.

João Henrique Rodrigues Castello Girão

Graduando do Curso de Medicina da Faculdade de Ciências Médicas da Santa Casa de São Paulo.

Jorge Milhem Haddad

Chefe do Setor de Uroginecologia da FMUSP.

José Antonio Martins

Mestre em Ginecologia pelo Departamento de Ginecologia da EPM-Unifesp.

José Carlos Cezar Ibanhez Truzzi

Mestre e Doutor em Urologia pela EPM-Unifesp. *Fellow* em Disfunções Miccionais pela University of California, Los Angeles (UCLA), EUA.

Juliane de Fátima Agostini Tiecher

Especialista em Urologia pelo Hospital Nossa Senhora da Conceição. Pós-graduação em Cirurgia Urológica Minimamente Invasiva pelo Hospital Sírio-Libanês.

Juliane Dornelas

Especialista em Uroginecologia e Mestre em Ginecologia pela Unifesp. Professora da Disciplina Ginecologia do Departamento de Ginecologia da Universidade Federal da Paraíba (UFPB).

Leonardo Robson Pinheiro Sobreira Bezerra

Especialista em Ginecologia e Obstetrícia TEGO e Certificado de Atuação em Urodinâmica e Uretrocistoscopia. Mestre em Ginecologia e Doutor em Medicina (Ginecologia) pela EPM-Unifesp – Área de Concentração em Uroginecologia e Cirurgia Vaginal. Professor Adjunto de Ginecologia e Obstetrícia do Departamento de Saúde Materno-infantil da UFC.

Letícia Maria de Oliveira

Mestre e Doutora em Ginecologia pela EPM-Unifesp. Membro do Setor de Uroginecologia da EPM-Unifesp.

Liliana Stüpp

Fisioterapeuta Especialista em Disfunções do Assoalho Pélvico pela Unifesp. Doutora em Medicina (Ginecologia) pela Unifesp.

Luciana Pardini Chamié

Especialista em Imagem da Pelve Feminina e Doutora em Medicina pelo Instituto de Radiologia (InRad) do HC-FMUSP.

Luiza Torelli

Mestre em Gerontologia pela Pontifícia Universidade Católica de São Paulo (PUC-SP). Doutoranda em Ginecologia na EPM-Unifesp.

Maíta Poli de Araujo

Doutora em Ginecologia pela EPM-Unifesp. Pós-doutora pela Universidade do Porto, Portugal. Chefe do Setor de Ginecologia do Esporte da EPM-Unifesp. Professora da Faculdade de Medicina da Universidade Anhembi Morumbi.

Manoel João Batista Castello Girão

Professor Titular do Departamento de Ginecologia da EPM-Unifesp.

Manuel de Jesus Simões

Mestre e Doutor em Histologia e Embriologia pelo Instituto de Ciências Biomédicas (ICB) da USP. Professsor-associado da Disciplina Histologia e Biologia Estrutural do Departamento de Morfologia e Genética da EPM-Unifesp.

Marair Gracio Ferreira Sartori

Professora-associada e Livre-docente do Departamento de Ginecologia da EPM-Unifesp.

Mara Rita Salum

Cirurgiã do Aparelho Digestivo e Coloproctologista. Mestre em Ciências Médicas pela Unifesp. Médica-assistente Colaboradora da Disciplina Gastroenterologia Cirúrgica do Departamento de Cirurgia da Unifesp. Ex-*fellow* da Cleveland Clinic Florida.

Marcelo Thiel

Mestre e Doutor em Cirurgia pela Unicamp. Pós-doutor em Cirurgia pela EPM-Unifesp.

Márcia Salvador Géo

Especialista em Ginecologia e Obstetrícia pela Febrasgo. Pós-graduação em Uroginecologia no St. Georges Hospital, Londres. Pós-graduação em Gestão Avançada pela Fundação Dom Cabral e INSEAD em Fointanebleau, França. Coordenadora das Equipes de Ginecologia/Obstetrícia e Uroginecologia do Hospital Mater Dei. Ex-presidente e Membro Efetivo da Comissão Especializada em Uroginecologia da Febrasgo. Ex-diretora do Núcleo Brasileiro de Uroginecologia. Diretora da Associação Brasileira do Assoalho Pélvico (ABAP). Vice-presidente Assistencial Operacional e Diretora Clínica do Hospital Mater Dei.

Marcos Freire

Doutor em Urologia pela Unifesp. Professor de Urologia da Faculdade de Medicina da Universidade Anhembi Morumbi

Marcus Sadi

Urologista. Professor Adjunto e Livre-docente de Urologia da Unifesp. *Fellow* Harvard Medical School. Pós-doutor e *Fellow* da The Johns Hopkins School of Medicine. Diretor da Escola Superior de Urologia da Sociedade Brasileira de Urologia, 2012-2013.

Maria Augusta Tezelli Bortolini

Mestre e Doutora em Ciências pela Unifesp. Ex-*fellow* em Uroginecologia e Cirurgia Pélvica Reconstrutiva pela Universidade de Toronto, Canadá.

Mauro Suguita

Doutor em Ginecologia pelo Departamento de Ginecologia da EPM-Unifesp.

Monica Suzana Costa Diniz

Especialista em Ginecologia pela Febrasgo. Mestre em Ciências pela EPM-Unifesp. Professora Responsável pelo Setor de Disfunções do Assoalho Pélvico e Cirurgia Vaginal do Departamento Materno-infantil da Universidade Federal de Pernambuco.

Nucelio Luiz de Barros Moreira Lemos

Doutor em Medicina pela Faculdade de Ciências Médicas da Santa Casa de São Paulo. *Fellowship* em Neurodisfunções Pélvicas pela International School of Neuropelveology,

Suíça. Responsável pelo Setor de Neurodisfunções Pélvicas do Departamento de Ginecologia da EPM-Unifesp.

Patricia de Rossi
Especialista em Ginecologia e Obstetrícia pela Febrasgo. Mestre em Medicina pela FMUSP. Preceptora da Residência Médica do Conjunto Hospitalar do Mandaqui. Professora do Internato em Ginecologia e Obstetrícia da Universidade Nove de Julho (Uninove).

Paulo César Rodrigues Palma
Especialista em Urologia. Mestre e Doutor em Cirurgia pela Unicamp. Professor Titular da Disciplina Urologia do Departamento de Cirurgia da Unicamp.

Paulo Cezar Feldner Jr.
Especialista, Mestre e Doutor em Ginecologia pela EPM-Unifesp. Professor-afiliado do Departamento de Ginecologia da EPM-Unifesp.

Rachel Silviano Brandão Corrêa Lima
Especialista em Ginecologia e Obstetrícia. Pós-graduada em Uroginecologia pela Universidade de Londres, Reino Unido.

Rafael Clusella de Mello
Graduando na Faculdade de Medicina da Universidade Cidade de São Paulo.

Raquel Martins Arruda
Mestre e Doutora em Ciências da Saúde pela EPM-Unifesp.

Ricardo Muniz Ribeiro
Professor-associado Aposentado da Disciplina Ginecologia da FMUSP.

Ricardo dos Santos Simões
Mestre em Obstetrícia e Ginecologia pela FMUSP. Médico-assistente da Disciplina Ginecologia do Departamento de Obstetrícia e Ginecologia da FMUSP/Hospital Universitário (HU).

Rodrigo Cerqueira de Souza
Especialista em Ginecologia e Obstetrícia pela Febrasgo. Mestre em Medicina pela EPM-Unifesp. Doutor pela EPM-Unifesp. Membro da SOGESP-Febrasgo, do Núcleo Brasileiro de Uroginecologia e da International Urogynecological Association. Professor-assistente das Faculdades Santa Marcelina. Preceptor da Residência Médica de Ginecologia e Obstetrícia – Setor de Uroginecologia e Cirurgia Vaginal do Hospital Santa Marcelina e Conjunto Hospitalar do Mandaqui.

Rodrigo de Aquino Castro

Professor Adjunto e Chefe do Setor de Uroginecologia e Cirurgia Vaginal da EPM-Unifesp.

Rosemary Aparecida Villela de Freitas

Psicóloga Especialista em Sexualidade Humana, Terapia Reichiana, EMDR e Constelação Familiar. Mestre em Ciências da Saúde pela Unifesp. Coordenadora e Professora do Curso de Sexualidade Humana e Corpo em Movimento do Instituto Sedes Sapientiae.

Ross M. Moskowitz

Doutor em Medicina pela University of California, Estados Unidos.

Sergio Brasileiro Martins

Mestre e Doutor pela EPM-Unifesp.

Sérgio Felix Ximenes

Mestre e Doutor em Urologia pela EPM-Unifesp

Silvia da Silva Carramão

Especialista em Ginecologia e Obstetrícia pela FMUSP. Mestre e Doutora em Tocoginecologia pela Faculdade de Ciências Médicas da Santa Casa de São Paulo. Professora da Disciplina Ginecologia do Departamento de Obstetrícia e Ginecologia da Faculdade de Ciências Médicas da Santa Casa de São Paulo.

Tatiane de Lima Takami

Médica Colaboradora da Disciplina Ginecologia da FMUSP.

Thais Peterson

Médica-assistente da Disciplina Ginecologia da FMUSP.

Vanessa Rodrigues Apfel

Mestranda no Setor de Malformações Genitais da EPM-Unifesp. Especialista em Uroginecologia pela Unifesp e em Patologia do Trato Genital Inferior.

Zsuzsanna Ilona Katalin de Jármy-Di Bella

Mestre e Doutora pelo Departamento de Ginecologia da EPM-Unifesp. Professora-afiliada do Departamento de Ginecologia da EPM-Unifesp.

SUMÁRIO

Prefácio. XVII

SEÇÃO 1
Ciência Básica

1. Embriologia e histologia do trato urinário 3
2. Anatomia aplicada à uroginecologia 21
3. Neurofisiologia e neurofarmacologia da micção 39

SEÇÃO 2
Propedêutica em Uroginecologia

4. Estudo urodinâmico 61
5. Ultrassonografia do assoalho pélvico 85
6. Ressonância magnética do assoalho pélvico feminino. 101
7. Uretrocistoscopia. 121
8. Teste do absorvente e questionários de qualidade de vida 127
9. Eletromiografia perineal 147

SEÇÃO 3
Incontinência Urinária de Esforço

10. Conceito, epidemiologia, diagnóstico clínico e laboratorial. 159
11. Terapia comportamental 167
12. Fisioterapia 181
13. Tratamento farmacológico 193
14. Tratamento cirúrgico: colpofixação retropúbica 205
15. Tratamento cirúrgico: *slings*. 215
16. Injeções periuretrais 227
17. Complicações do tratamento cirúrgico 241

SEÇÃO 4
Bexiga Hiperativa

18. Conceito, epidemiologia, diagnóstico clínico e laboratorial. 261
19. Terapia comportamental 273
20. Tratamento fisioterapêutico. 285
21. Terapêutica farmacológica sistêmica 293
22. Toxina botulínica e fármacos intravesicais. 301
23. Neuromodulação. 323
24. Tratamento cirúrgico. 341

SEÇÃO 5
Incontinência Urinária Mista

25. Conceito, epidemiologia, diagnóstico e tratamento. 367

SEÇÃO 6
Retenção Urinária

26. Conceito, epidemiologia, diagnóstico clínico e laboratorial. 381

SEÇÃO 7
Infecção do Trato Urinário

27. Conceito, epidemiologia e diagnóstico 393
28. Tratamento. 403

SEÇÃO 8
Síndrome da Bexiga Dolorosa

29. Conceito, epidemiologia, classificação, diagnóstico e tratamento. 419

SEÇÃO 9
Enurese

30. Conceito, epidemiologia, classificação, diagnóstico e tratamento. 441

SEÇÃO 10
Afecções Congênitas

31. Conceito, epidemiologia, classificação, diagnóstico e tratamento. 467

SEÇÃO 11
Fístula Geniturinária

32. Conceito, epidemiologia, classificação, diagnóstico e tratamento. 485

SEÇÃO 12
Prolapso Genital

33. Conceito, epidemiologia, classificação e diagnóstico 497
34. Terapêutica clínica 513
35. Tratamento cirúrgico. 523
36. Complicações das cirurgias para correção do prolapso genital. 535

SEÇÃO 13

Disfunções Anorretais

37. Avaliação clínica e laboratorial..559
38. Tratamento..573

SEÇÃO 14

Situações Especiais

39. Gestação, trato urinário e assoalho pélvico.............................601
40. Afecções urogenitais no climatério e na senescência.....................617
41. Genética e biologia molecular em uroginecologia........................629
42. Terapia celular em uroginecologia....................................647
43. Doenças neurológicas e trato urinário................................671
44. Influência do exercício no trato urinário e assoalho pélvico feminino.........693
45. Trato urinário e trauma..711
46. Impacto das afecções uroginecológicas na sexualidade....................725
47. Hematúria na mulher..737

Índice remissivo..751
Caderno colorido..C-1

PREFÁCIO

"Recuperar uma função perdida é, no mínimo, desafiador".

Ao idealizarmos esta obra, buscamos oferecer aos colegas e alunos informações atualizadas. O conhecimento em Uroginecologia vem se consolidando gradativamente ao longo das décadas. Muito aprendemos com nossos erros e acertos. É essa experiência adquirida que esperamos passar ao longo dos capítulos deste Tratado. Muitos aspectos ainda são controversos e suscitam pontos de vista diversos, mas sempre seremos movidos pelo desejo de evoluir em uma área com grande impacto na qualidade de vida e que necessita de conhecimento específico para o correto diagnóstico e tratamento.

Não temos a pretensão de esgotar o assunto, muito menos de dar a última palavra, mas, sim, desejamos oferecer momentos de reflexão para um contínuo avançar, sempre tendo em mente que a maior responsabilidade é para com as nossas pacientes.

No limite de nossa capacidade, sempre ofereceremos subsídios para que se desenvolva o senso crítico a respeito dos temas aqui apresentados, para que todos tirem suas próprias conclusões.

O desejo dos editores desta obra é que ela seja atual e prática, e que estimule todos a buscar informação e formação em Uroginecologia.

Manoel João Batista Castello Girão

Esta obra está vinculada a uma atividade não presencial cadastrada na Comissão Nacional de Acreditação (Atividade n. 105539), que vale 10 pontos para a obtenção do Certificado de Atualização Profissional (CAP).

Após o estudo do conteúdo exposto neste livro, acesse o site www.manoleeducacao.com.br/uroginecologia, faça seu cadastro e realize as avaliações de desempenho *on-line*. As questões também estão disponíveis ao final de cada capítulo deste volume.

Utilize qualquer leitor de QR-Code instalado em seu *smartphone* ou *tablet* para assistir ao vídeo do dr. Manoel João Batista Castello Girão de apresentação do projeto educacional aliado a esta obra.

SEÇÃO 1
Ciência Básica

1

Embriologia e histologia do trato urinário

Ricardo dos Santos Simões
João Henrique Rodrigues Castello Girão
Manuel de Jesus Simões

INTRODUÇÃO

Na formação do sistema urinário, ocorre uma complexa cascata de reações moleculares comandadas por uma série de genes que atuam e interagem em diferentes momentos do desenvolvimento, ou mesmo em determinadas fases em que os tecidos embrionários interagem entre si. Quando ocorrem alterações nesses genes (mutações) ou na sua regulação, aparecem alterações morfológicas.[1] Deve-se ressaltar que os sistemas urinário e genital estão intimamente inter-relacionados por serem oriundos da mesma região embrionária (crista urogenital). Assim, nas primeiras etapas do desenvolvimento ontofilogenético, os dois sistemas desembocam, por intermédio dos ductos mesonéfricos (parte urinária) e paramesonéfricos (parte genital), no seio urogenital. Embora esses dois sistemas estejam separados na mulher, tanto uretra quanto vagina abrem-se em um espaço comum entre os lábios menores do pudendo, chamado de vestíbulo da vagina.

CRISTA UROGENITAL

Por volta da 4ª semana de vida embrionária, nota-se uma elevação do mesoderma para dentro da cavidade celomática, denominada crista urogenital. Esta dará origem à parte dos sistemas genital (porção genital) e urinário (porção nefrogênica).[2]

Em sequência, nas porções cervical e torácica superior do corpo do embrião, no interior da crista urogenital, surge um sistema de excreção rudimentar, não funcional no homem, denominado de pronéfrico, o qual regride ainda no final da 4ª semana. Esse sistema é segmentado e formado por estruturas tubulares cujas porções mais caudais se fundem dando início à formação de um ducto coletor longitudinal no sentido caudal, denominado inicialmente ducto pronéfrico (Figura 1).[3]

Ainda na 4ª semana, no interior da crista nefrogênica, em posição caudal dos pronéfrons, aparecem estruturas formadas por glomérulos e túbulos, que filtram o sangue e que, no homem, atuam como rins temporários: são os denominados mesonéfrons. As extremidades distais dos mesonéfrons aproveitam o ducto pronéfrico já existente no qual desembocam. Este passa então a denominar-se ducto mesonéfrico ou ducto de Wolff (Figura 1).[3] O sistema mesonéfrico, assim como o pronéfrico, é temporário e gradualmente desaparece. Deve ser mencionado que tanto o sistema pronéfrico quanto o mesonéfrico não são funcionantes no homem, uma vez que a placenta desempenha tal função.[4]

URETERES

No início do 2º mês, há formação de um terceiro órgão de excreção, mais eficaz que os anteriores, denominado sistema metanéfrico, que formará o rim permanente.

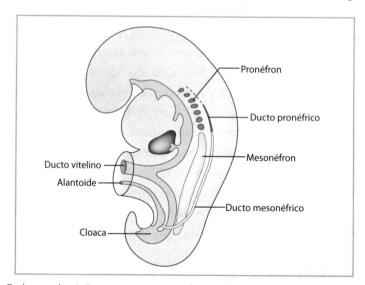

FIGURA 1 Embrião de 4,5 semanas mostrando a relação entre os sistemas pronéfrico e mesonéfrico. Nota-se a desembocadura do ducto mesonéfrico na cloaca.
Fonte: adaptada de Sadler.[3]

Este último aparece como uma evaginação da parede, na parte dorsal do ducto mesonéfrico, próximo ao local de sua entrada na cloaca, crescendo e estendendo-se cranialmente atrás da extremidade inferior do sistema mesonéfrico, local denominado como mesoderma metanéfrico, que recebe a denominação de broto ureteral (Figura 2).[5] Quando o broto não entra em contato com o mesoderma metanéfrico, ocorre uma degeneração prematura no broto uretérico, sendo esta uma possível causa de agenesia renal uni ou bilateral. Na agenesia renal bilateral, o feto fica impossibilitado de excretar o líquido amniótico deglutido, provocando a condição denominada oligoidrâmnio grave na 14ª semana (volume do líquido amniótico abaixo do normal). Como os rins não são necessários à troca de excretas durante a gestação, o feto pode sobreviver até o nascimento.[6]

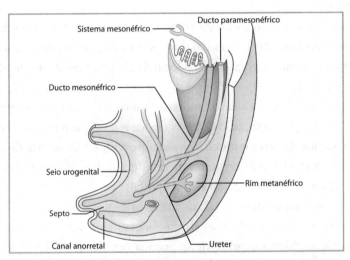

FIGURA 2 Corte longitudinal de feto de aproximadamente 6 semanas mostrando a relação espacial das gônadas e dos ductos mesonéfricos, paramesonéfricos e o ureter.
Fonte: adaptada de Sajjad et al.[5]

Inicialmente, os rins definitivos estão localizados na região pélvica; no entanto, a redução da curvatura e o crescimento diferencial do corpo do feto provocam a ascensão renal. Das anormalidades relacionadas a essa "subida" dos rins, destacam-se a formação do rim em ferradura pela compressão destes órgãos durante sua passagem pela bifurcação arterial, e o rim pélvico, quando um deles não passa por essa bifurcação, que é formada pelas artérias umbilicais. É válido lembrar que alguns dos vasos embrionários formados durante a ascensão dos rins podem permanecer, sendo chamados de artérias renais acessórias.

Com o desenvolvimento, os brotos ureterais adquirem luz, crescem em direção ascendente e representam os esboços dos ureteres; dilatam-se na região cranial e formam as pelves renais.[5] A porção mais cranial ramifica-se em sucessivas subdivisões formando, inicialmente, os cálices renais maiores e, posteriormente, os menores e os túbulos coletores. A condição de duplicação parcial ou total do ureter pode ser resultado da divisão prematura do broto ureteral. Como consequência, o mesoderma metanéfrico segue a divisão do broto e condensações de células mesenquimais adjacentes a essas ramificações, denominadas capuzes metanefrogênicos, formam as vesículas renais. Estas adquirem forma e luz, originando pequenos túbulos que, juntamente com os glomérulos, formam os néfrons. Portanto, o rim definitivo possui duas origens: mesoderma metanéfrico (néfrons) e broto ureteral (sistema coletor).

Com o dobramento do corpo do embrião forma-se, na região caudal, uma cavidade comum ao aparelho urogenital e ao sistema digestório, denominada cloaca. Ela é revestida por endoderma, sendo o local de abertura do alantoide (divertículo de endoderma de fundo cego). Com o desenvolvimento, a cloaca é dividida pelo septo urorretal, originando o canal anorretal (dorsal) e o seio urogenital (ventral) (ver Figura 2).[5] No processo de divisão da cloaca em seio urogenital e reto, as porções terminais dos ductos mesonéfricos são absorvidas pela parede do seio, levando os ureteres (que, no início, terminavam nos ductos mesonéfricos) a desembocar agora separadamente na parede do seio (Figura 3).[3]

Com o crescimento diferencial, os ureteres deslocam-se para cima sobre o ducto mesonéfrico, para o lado e penetram obliquamente através da base da futura bexiga urinária; os ductos mesonéfricos, por sua vez, ficam localizados lado a lado e seu local de implantação é deslocado para dentro e para baixo (Figura 4).[2] Defeitos nesse processo de diferenciação podem resultar em ureteres mal posicionados e hidronefrose.[7]

O local em que se inserem os ductos mesonéfricos delimita duas regiões no seio urogenital: uma situada acima da inserção dos ductos e que dará origem à porção urinária (bexiga e uretra), e outra situada abaixo dessa inserção e que originará a parte genital (segmento da vagina e o vestíbulo).

Com o desenvolvimento e o crescimento diferencial, os ductos mesonéfricos permanecem intimamente apostos um ao outro e se abrem na porção mais inferior do seio urogenital, futura região da rima do pudendo (vestíbulo). Esses ductos, na mulher, entram em degeneração, podendo permanecer ainda alguns vestígios (cistos de Gartner).[8]

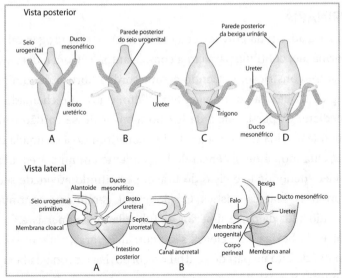

FIGURA 3 Vista posterior do seio urogenital primitivo e lateral do corpo de embrião mostrando a inserção e o destino dos ductos mesonéfricos com o passar do tempo. Notam-se, na vista posterior, a parede do seio urogenital, da bexiga e a absorção do ducto mesonéfrico. O mesmo pode ser visto lateralmente. (A) Fim da 5ª semana. (B) 7 semanas. (C) 8 semanas. (D) 9 semanas.
Fonte: adaptada de Sadler.[3]

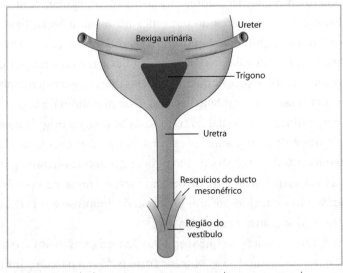

FIGURA 4 Vista posterior da bexiga urinária mostrando a inserção dos ureteres, a uretra e os resquícios dos ductos mesonéfricos.
Fonte: adaptada de Simões e Simões.[2]

BEXIGA URINÁRIA

A bexiga urinária advém da porção cefálica (vesical) do seio urogenital que, no início de sua formação, continua para cima como alantoide. Com o desenvolvimento, o alantoide sofre constrição, tornando-se um cordão fibroso denominado úraco, que fixa o ápice da bexiga ao umbigo. No adulto, o úraco é chamado ligamento umbilical mediano. A persistência da luz no interior desse cordão (tubo alantoídeo) permite que a urina flua no seu interior, constituindo a chamada fístula vesicoumbilical.[9] Quando há persistência da luz somente em uma área localizada no tubo alantoídeo, denomina-se cisto do úraco, permitindo atividade secretora no local, resultando na dilatação cística. O seio uracal, geralmente contínuo à bexiga, forma-se quando a luz da parte superior do tubo alantoídeo persiste.[3]

As extrofias da bexiga e da cloaca são anomalias raras, caracterizadas por representarem um defeito na parede ventral do corpo. Na extrofia da bexiga, há a exposição da mucosa vesical, decorrente da ruptura prematura da membrana cloacal. Já na extrofia cloacal ocorre inibição da migração do mesoderma para a linha média, impossibilitando a progressão da prega caudal. Como consequência, a camada de ectoderma se rompe. Embora geralmente não se conheça a causa, essa anomalia está associada à ruptura amniótica precoce.[10]

Durante determinado período, o espaço localizado entre as aberturas dos ureteres e dos ductos mesonéfricos apresenta formato triangular, conhecido como trígono da bexiga. Depois que os ureteres alcançam sua posição final, permanecem fechados durante algum tempo por dupla membrana. A camada mais inferior dessa membrana, que está voltada para a luz da bexiga, é coberta por células epiteliais semelhantes às da bexiga, enquanto aquelas que revestem a membrana mais superior são contínuas com o epitélio ureteral. Essa membrana, a seguir, rompe-se, originando o revestimento epitelial do trígono da bexiga, de origem mesodérmica, sensível aos estrogênios, enquanto o resto da bexiga é proveniente do endoderma.[11] No entanto, estudos recentes de biologia molecular revelaram que o epitélio do trígono da bexiga, que no início é de origem mesodérmica, não persiste durante muito tempo, sendo removido por um processo de apoptose e substituído por células de origem endodérmica (ver Figura 4).[2,12]

De forma geral, considera-se que o epitélio da bexiga (transição) é oriundo do endoderma do seio urogenital; já as outras camadas de sua parede (lâmina própria e camada muscular) desenvolvem-se a partir do mesênquima esplâncnico adjacente, à exceção do tecido conjuntivo da mucosa do trígono, que se origina das porções caudais dos ductos mesonéfricos (mesoderma). O músculo detrusor da bexiga começa a diferenciar-se na porção do ápice da bexiga após a 7ª semana e a túnica muscular externa periuretral distingue-se por volta da 12ª semana.[13]

Em neonatos e crianças, a bexiga urinária (mesmo vazia) está localizada no abdome. Começa a penetrar a pelve maior aos 6 anos, atingindo a pelve menor somente na puberdade.[14]

DESENVOLVIMENTO DA GENITÁLIA EXTERNA

O desenvolvimento inicial é semelhante em ambos os sexos, mas as características sexuais começam a aparecer durante a 9ª semana, atingindo a diferenciação completa em torno da 12ª semana.

No início da 4ª semana, desenvolve-se o tubérculo genital nos dois sexos na extremidade cefálica da membrana cloacal. Saliências labioescrotais e pregas urogenitais se desenvolvem de cada lado da membrana cloacal e o tubérculo genital se alonga para formar o falo (Figura 5A).[3] No fim da 6ª semana, o septo urorretal divide a membrana cloacal em membranas urogenital e anal. A membrana urogenital fica no assoalho da fenda mediana, conhecida como sulco urogenital, que é delimitado por pregas urogenitais (Figura 5B).[3] As membranas rompem-se cerca de 1 semana depois, formando o ânus e o orifício urogenital. Na ausência de andrógenos, ocorre a feminilização da genitália externa indiferenciada. O crescimento do falo cessa gradualmente, tornando-se o clitóris (Figura 5C).[3]

As pregas urogenitais fundem-se somente posteriormente, formando o frênulo dos lábios do pudendo. As porções que permanecem separadas constituirão os lábios menores do pudendo (Figura 5D).[3] As pregas labioescrotais fundem-se posteriormente para formar a comissura posterior dos lábios e, anteriormente, para formar a comissura anterior dos lábios e o monte púbico. As porções que não se fundiram formam os lábios maiores do pudendo (Figura 5D).[3]

A região fálica do seio urogenital dá origem ao vestíbulo da vagina, para o qual se abrem a uretra, a vagina e os ductos das glândulas vestibulares maiores (ou de Bartholin).

O desenvolvimento normal da uretra feminina é um ponto crítico e depende de uma série de eventos, como formação da genitália externa, destino da membrana cloacal e formação da uretra distal.[15]

O epitélio da uretra é originário do endoderma do seio urogenital, sendo de transição na porção proximal e pavimentoso estratificado na região distal. Esses dois tipos epiteliais são sensíveis aos hormônios sexuais, sendo que a linha de demarcação entre eles depende do estado hormonal.[16] Os tecidos conjuntivo e mus-

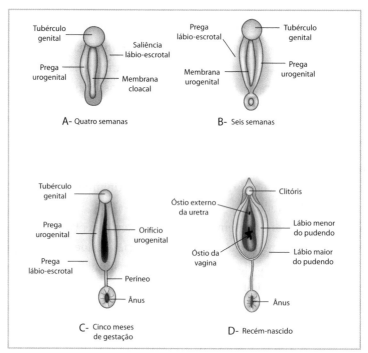

FIGURA 5 Estágios indiferenciados da genitália externa (A e B). (C e D) Estágios já diferenciados da genitália feminina.
Fonte: adaptada de Sadler.[3]

cular circundantes são derivados do mesoderma esplâncnico adjacente. Na parte cefálica da uretra feminina, brotos epiteliais penetram o mesoderma circundante, originando as glândulas uretrais e parauretrais.

ASPECTOS HISTOLÓGICOS
Ureter
Os ureteres são estruturas tubulares longas e retilíneas, retroperitoneais, que unem o rim à bexiga urinária, sendo responsáveis pela condução da urina, por movimentos peristálticos e também pela ação da gravidade. Pregas principais longitudinais invaginadas simples da mucosa dão ao lúmen, em corte transversal, uma aparência estrelada. Quando vazios, estão normalmente colabados, sendo constituídos por três túnicas: 1 – mucosa (epitélio e lâmina própria); 2 – túnica muscular, e 3 – túnica adventícia (Figura 6). Os ureteres não têm glândulas na mucosa e também não têm submucosa. A mucosa é profundamente pregueada, tem função de proteção e de acomodação e, em regra, permite a quaisquer pequenos cálculos renais com-

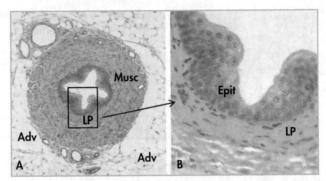

FIGURA 6 Fotomicrografias mostrando corte de parede do ureter (A) e detalhe em (B). Observam-se em A as túnicas mucosa, muscular (Musc) e a adventícia (Adv), rica em células adiposas. Em B, nota-se detalhe da túnica mucosa no epitélio urinário (Epit) e lâmina própria (LP).

postos de substâncias insolúveis passarem ao longo do ureter juntamente com a urina da qual eles se formaram. Alguns autores referem que as células do epitélio (urotélio) podem funcionar como nociceptores (receptores periféricos de dor) ou como mecanorreceptores, originando as cólicas renais.[17,18] A túnica mucosa é formada internamente por um epitélio denominado de transição, urinário ou urotélio. Embora apresente um aspecto estratificado, esse epitélio, na realidade, é constituído apenas por uma camada de células, pois todas as células tocam a lâmina basal (Figura 7).[19] Nesse epitélio, podem-se identificar pelo menos três tipos de células:

1. Superficiais: hexagonais bem volumosas, conhecidas como células *umbrella* (guarda-chuva), com grandes núcleos e nucléolos evidentes, que estão em contato com tóxicos e urina hipertônica; têm uma membrana plasmática apical especializada com áreas mais densas.
2. Intermediárias: de menor tamanho, apresentando núcleo esférico, não atingindo o lúmen.
3. Basais: menores que as anteriores, apresentam núcleo esférico e pequeno e estão localizadas próximas à lâmina basal.

Na realidade, trata-se de um epitélio pseudoestratificado, embora tenha aparência de epitélio estratificado, que varia de altura dependendo do estado funcional do órgão (ver Figura 7A e B).[17,20]

A lâmina própria é constituída por tecido conjuntivo frouxo, com fibras elásticas que pregueiam a mucosa quando o ureter não está distendido. A região mais

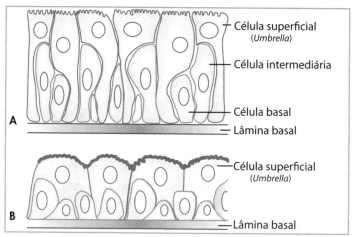

FIGURA 7 Esquema de epitélio urinário mostrando as células que o constituem. (A) Órgão vazio. (B) Órgão cheio. Notam-se as modificações que ocorrem na forma das células, em especial na superficial.
Fonte: adaptada de Kierszenbaum.[19]

próxima da túnica muscular possui maior quantidade de fibroblastos e tem tecido conjuntivo mais denso. Externamente à mucosa, encontra-se uma espessa túnica de músculo liso, que nos 2/3 superiores está formada por duas camadas e, no terço inferior, por três camadas. Conforme mencionado, a túnica muscular no terço superior possui duas camadas de fibras musculares lisas: uma longitudinal (interna) e outra circular (externa). Na realidade, a disposição das fibras musculares é espiral, sendo as espiras mais apertadas (circular) ou menos apertadas (longitudinal) (ver Figura 6A). Deve-se ainda mencionar que, a partir do terço inferior do ureter, aparece outra camada longitudinal mais externa. Essa disposição é que permite o deslocamento contínuo da urina, de cima para baixo, como se fossem movimentos de ordenha, em direção à bexiga, de modo a impedir o refluxo de urina.[2]

A extremidade inferior de cada ureter toma um trajeto oblíquo através da parede da bexiga, de modo que seu lúmen se fecha quando a bexiga se torna distendida com a urina. Na porção intramural, o ureter perde sua camada de músculo circular, possuindo apenas a camada longitudinal, cuja contração facilita a passagem da urina do ureter para o interior da bexiga. Cerca de 2 ou 3 cm antes de penetrar na parede da bexiga, uma bainha fibromuscular em forma de leque, vindo da parede vesical, estende-se longitudinalmente pelo ureter e o acompanha até a região do trígono. Essa bainha é conhecida como bainha ureteral ou de Weldeyer. Conforme mencionado, em seu trajeto pelo interior da parede da bexiga, o ureter situa-se logo abaixo do epitélio urinário e seu calibre diminui acentuadamente. Esse arranjo funciona como um mecanismo antirrefluxo, uma espécie de válvula, pois comprime o ureter contra as fibras musculares do detrusor no momento em que a bexiga se enche de urina. Pregas da mucosa da bexiga urinária cobrem os orifícios inferiores dos ureteres e atuam também como valvas, além de ajudar a proteger contra o refluxo de urina quando a bexiga está cheia.[2]

A túnica adventícia tem como função unir os ureteres aos tecidos adjacentes. É constituída basicamente por fibras colágenas, elásticas, fibroblastos e grande concentração de células adiposas, vasos sanguíneos e linfáticos, além de nervos (ver Figura 6A).

Bexiga urinária

A bexiga urinária é uma estrutura saculiforme musculomembranácea que tem a função de armazenar temporariamente a urina até o momento em que ela é eliminada do corpo. A parede vesical apresenta as seguintes túnicas: mucosa, muscular e serosa (peritônio) ou adventícia (local em que está aderida à pelve). Alguns autores, no entanto, relatam a presença de submucosa. A túnica mucosa acha-se revestida por epitélio de transição, que é mais delgado quando a bexiga está cheia (Figura 8A e B), e por tecido conjuntivo que varia do frouxo ao denso. Em condições normais, a mucosa é impermeável à urina em razão de seu revestimento epitelial. O revestimento interno da bexiga urinária é de transição, do mesmo tipo que ocorre nos ureteres. É um epitélio especial onde as células estão firmemente unidas à lâmina basal por junções especiais denominadas hemidesmossomas e entre si por desmossomas. Na sua porção lateroapical, as junções ocorrem por oclusão. As células que formam o epitélio de transição não possuem organelas especializadas para os transportes iônico e hídrico. Essa combinação de junções intercelulares e o tipo de células aí presentes mantêm uma barreira osmótica entre a urina e o espaço intersticial. As células mais volumosas, em *umbrella*, que dão o aspecto de estratificação, são poliédricas, volumosas e contêm grandes núcleos poliploides (Figura 9A). Nessas células, a membrana plasmática em contato com a urina é especializada, apresentando-se recoberta em 70 a 80% por proteínas denominadas uroplaquinas, que formam placas e auxiliam na manutenção da barreira urinária.[18,21] Quando a bexiga se esvazia, a membrana plasmática apical dobra-se nas regiões delgadas e as placas espessas invaginam-se para o interior da célula, formando, ao corte ultrafino, pseudovesículas fusiformes, que permanecem próximas à superfície celular. Ao se encher de novo, a parede da bexiga se distende e ocorre um processo inverso, de modo a haver mobilização das pseudovesículas citoplasmáticas para a superfície (que, na realidade, são dobras da membrana plasmática), o que aumenta a área superficial das células. As células mais superficiais em *umbrella* modificam a forma de epitélio, pois, quando a bexiga está cheia, adquirem a forma pavimentosa (Figuras 8 e 9). Embora o urotélio mantenha uma barreira iônica, uma série de fatores locais, como pH dos tecidos, trauma mecânico ou químico, ou infecção bacteriana, pode alterar a função da barreira uriná-

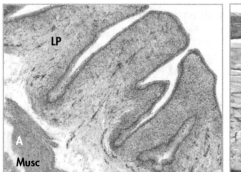 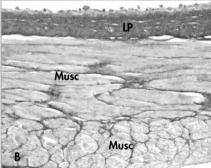

FIGURA 8 Fotomicrografias revelam cortes da parede de bexigas urinárias mostrando em (A) dobras da parede vesical quando está vazia, e em (B) a parede retificada quando cheia.
LP: lâmina própria; Musc: túnica muscular.

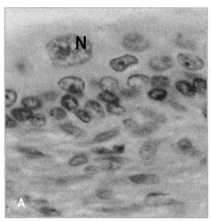 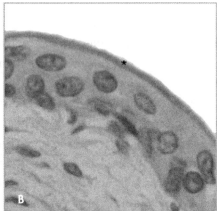

FIGURA 9 Fotomicrografias mostrando detalhes do epitélio urinário de bexigas urinárias quando vazia (A) e quando cheia (B). Observar em (A) epitélio mais espesso e núcleo de célula superficial volumoso poliploide (N). Em (B), epitélio mais delgado e a presença de uma região superficial mais corada (*).

ria. Quando a barreira é comprometida, substâncias como ureia, água e tóxicos podem passar para o tecido subjacente (mucosa e muscular), resultando em dor durante o enchimento da bexiga, urgência e maior frequência miccional.[18]

Quando a bexiga está vazia, a mucosa apresenta-se pregueada, exceto na região do trígono, onde é lisa. Este fato facilita o escoamento da urina em direção à uretra. Normalmente, não se identificam glândulas na parede da bexiga urinária; no entanto, às vezes, podem-se encontrar algumas de forma tubular, localizadas na região da desembocadura do orifício uretral interno; acredita-se serem glândulas uretrais deslocadas.[2] Raros autores referem a existência de uma camada submucosa formada por tecido conjuntivo frouxo, contendo grande quantidade de fibras elásticas; assinalam ainda que essa camada não existe na região do trígono vesical, onde a mucosa está intimamente aderida à musculatura.

Chama a atenção a túnica muscular, que varia de espessura de acordo com o grau de plenitude da bexiga, sendo constituída por fibras musculares lisas que, no conjunto, formam o músculo detrusor (do latim *detrudere*, expulsar, e *actor*, agente). Esse músculo é responsável pela ação de expulsão da urina. A maior parte do órgão apresenta-se constituída por três camadas: uma externa longitudinal, uma média circular (mais proeminente) e outra interna, novamente longitudinal. Além dessa musculatura na região do trígono, existe uma lâmina triangular de tecido muscular entre o detrusor e a mucosa: é o músculo do trígono da bexiga, o qual é bem desenvolvido em bexigas masculinas. Na realidade, o músculo do trígono é a continuação da camada longitudinal da musculatura dos ureteres que se espalha formando uma lâmina triangular. As fibras se estendem entre os dois óstios ureterais e são as responsáveis pela prega interuretérica no interior da bexiga. Um espessamento das fibras no plano mediano é responsável, pelo menos em parte, pela saliência chamada úvula da bexiga. O músculo detrusor assemelha-se a uma rede, na qual os feixes musculares mudam seus níveis e suas direções, decussam e se entrelaçam. O detrusor é mais espesso no colo da bexiga que no restante, e aí consiste de feixes que se arqueiam para baixo e continuam como a camada muscular da uretra. A parte do detrusor que circunda o colo da bexiga é denominada esfíncter interno da bexiga. Algumas fibras do detrusor passam para a região anterior para formar o músculo pubovesical de cada lado e outras se dirigem para trás, originando o músculo retovesical. Entre os feixes musculares, encontra-se grande quantidade de fibras elásticas que formam um esqueleto conjuntivo elástico, o qual propicia ampla capacidade de distensão e de contração de volume. Deve ser mencionado que as estruturas que formam esse órgão sofrem ação dos hormônios sexuais.[22,23]

A túnica mais externa da bexiga urinária pode estar representada por uma adventícia, tecido fibroelástico, no local onde esse órgão está preso à parede da pelve; ou por uma serosa, porção livre e bexiga sendo revestida pelo peritônio visceral.

Uretra

A uretra é a passagem excretora única que transporta a urina da bexiga para o exterior do corpo, possuindo 2,5 a 3 cm na mulher. É muito distensível e pode ser dilatada até 1 cm sem perigo de lesão. É um tubo retilíneo constituído por uma túnica mucosa e outra muscular, sendo que a mucosa forma pregas longitudinais. Seu lúmen, em formato de crescente em corte transversal, é mantido fechado exceto se a urina estiver passando (Figura 10). A uretra feminina próxima à saída da bexiga é revestida internamente por epitélio de transição típico. No entanto, alguns milímetros após a saída da bexiga, esse epitélio torna-se pavimentoso, estratificado, não queratinizado e contém abundante quantidade de glicogênio. Esse tipo de epitélio reveste o restante da uretra; no entanto, notam-se, em alguns locais, ilhas de epitélio pseudoestratificado ou colunar estratificado com pequenas glândulas presentes na mucosa que secretam muco.[2] Esses aspectos morfológicos dependem da idade e dos níveis hormonais. A lâmina própria é constituída por tecido conjuntivo rico em fibras elásticas e contém um plexo com numerosos vasos sanguíneos de paredes finas, que se localizam próximo à túnica muscular e sofrem ação dos hormônios sexuais. Esse

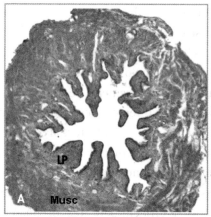
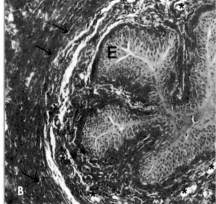

FIGURA 10 Fotomicrografias mostrando cortes de porções de uretras femininas com lúmen aberto (A) e colabado (B). Observam-se em (A) túnica muscular (Musc) e lâmina própria pregueada (LP); e em (B), epitélio urinário (E) colabado e grande concentração de vasos sanguíneos na mucosa (*) e fibras musculares lisas (setas).

plexo venoso funciona como um corpo esponjoso e contribui para manter fechada a luz do lúmen. A mucosa possui vários óstios de pequenas glândulas uretrais. Além dos óstios, notam-se numerosas depressões, as lacunas uretrais. Vários grupos de glândulas drenam por inúmeros ductos no vestíbulo perto do óstio externo da uretra.

A túnica muscular consiste em vários feixes de músculo liso, sendo que, na porção mais interna, próxima à bexiga urinária, estão orientados no sentido longitudinal, formando uma camada bem definida, que representa o prolongamento das fibras internas do detrusor. Já os feixes mais externos, nessa mesma região, assumem disposição semicircular, tendo continuação com as fibras externas do detrusor. A disposição semicircular das fibras musculares lisas externas confere à uretra eficiente função esfinctérica, sendo mais evidente nos 2/3 craniais, e tem grande valor no mecanismo da continência, quando a bexiga está em repouso, o que impede a saída involuntária da urina. Na parte média da uretra, notam-se uma camada interna, longitudinal, de musculatura lisa, e outra externa, circular, de musculatura estriada esquelética (pubovaginal). Deve ser mencionado que a arquitetura da uretra e sua função sofrem forte influência hormonal e atividade estimulatória.[23,24]

Circundando o orifício uretral externo, está um esfíncter voluntário composto por fibras musculares esqueléticas ou esfíncter da uretra.

Irrigação do ureter, da bexiga urinária e da uretra

Nessas regiões, as artérias penetram a túnica muscular, onde se ramificam. Algumas arteríolas capilarizam-se e formam plexos nas camadas mais profundas da mucosa. Outros ramos arteriais correm em direção à superfície interna do órgão formando rico plexo capilar logo abaixo do epitélio de revestimento. A drenagem venosa geralmente acompanha o sistema arterial. Os nervos consistem em fibras simpáticas e parassimpáticas.[2]

REFERÊNCIAS BIBLIOGRÁFICAS

1. Jenkins D, Winyard PJ, Woolf AS. Immunohistochemical analysis of sonic hedgehog signalling in normal human urinary tract development. J Anat 2007; 211(5):620-9.
2. Simões MJ, Simões RS. Embriologia, histologia e anatomia da bexiga urinária e das vias urinárias. In: Girão MBC, Rodrigues de Lima G, Baracat EC. Cirurgia vaginal em uroginecologia. 2.ed. São Paulo: Artes Médicas, 2002. p.1-12.
3. Sadler TW. Langmam – Embriologia médica. 11.ed. Rio de Janeiro: Guanabara Koogan, 2010.

4. Ludwig KS, Landmann L. Early development of the human mesonephros. Anat Embryol 2005; 209(6):439-4.

5. Sajjad Y. Development of the genital ducts and external genitalia in the early human embryo. J Obstet Gynaecol Res 2010; 36(5):929-37.

6. Grijseels EW, van-Hornstra PE, Govaerts LC, Cohen-Overbeek TE, de Krijger RR, Smit BJ et al. Outcome of pregnancies complicated by oligohydramnios or anhydramnios of renal origin. Prenat Diagn 2011; 31(11):1039-45.

7. Chia I, Grote D, Marcotte M, Batourina E, Mendelsohn C, Bouchard M. Nephric duct insertion is a crucial step in urinary tract maturation that is regulated by a Gata3--Raldh2-Ret molecular network in mice. Development 2011; 138(10):2089-97.

8. Bats AS, Metzger U, Le Frere-Belda MA, Brisa M, Lecuru F. Malignant transformation of Gartner cyst. Int J Gynecol Cancer 2009; 19(9):1655-7.

9. Takano Y, Okatani K, Okamoto S, Enoki N. Congenital patent urachus in an adult: a case report. Int J Urol 1994; 1(3):275-7.

10. Laterza RM, De Gennaro M, Tubaro A, Koelbl H. Female pelvic congenital malformations. Part I: embryology, anatomy and surgical treatment. Eur J Obstet Gynecol Reprod Biol 2011; 159(1):26-34. doi: 10.1016/j.ejogrb.2011.06.042. Epub 2011 Jul 23.

11. Castorina S, Marcello MF. Morphological aspects of the epithelium of the trigone of the human urinary bladder: immunohistochemical findings and histogenetic features. Ital J Anat Embryol 1993; 98(1):59-65.

12. Tanaka ST, Ishii K, Demarco RT, Pope JC, Brock JW, Hayward SW. Endodermal origin of bladder trigone inferred from mesenchymal-epithelial interaction. J Urol 2010; 183(1):386-91.

13. Matsuno T, Tokunaka S, Koyanagi T. Muscular development in the urinary tract. J Urol 1984; 132(1):148-52.

14. Moore KL, Persaud TVN. Embriologia clínica. 8.ed. Rio de Janeiro: Elsevier, 2008.

15. Kluth D, Fiegel HC, Geyer C, Metzger R. Embryology of the distal urethra and external genitals. Semin Pediatr Surg 2011; 20(3):176-87.

16. Mevorach RA, Kogan BA. Fetal lower urinary tract physiology: in vivo studies. Adv Exp Med Biol 1995; 385:85-91.

17. Burnstock G. Purinergic mechanosensory transduction and visceral pain. Mol Pain 2009; 5:69.

18. Birder L, de Groat W, Mills I, Morrison J, Thor K, Drake M. Neural control of the lower urinary tract: peripheral and spinal mechanisms. Neurourol Urodyn 2010; 29(1):128-39.

19. Kierszenbaum AL. Histologia e biologia celular – Uma introdução à patologia. 2.ed. Rio de Janeiro: Elsevier, 2008.

20. Erman A, Zupancic D, Jezernik K. Apoptosis and desquamation of urothelial cells in tissue remodeling during rat postnatal development. J Histochem Cytochem 2009; 57(8):721-30.

21. Hudoklin S, Jezernik K, Neumüller J, Pavelka M, Romih R. Urothelial plaque formation in post-Golgi compartments. PLoS One 2011; 6(8):e23636.

22. Kobata SA, Girão MJ, Baracat EC, Kajikawa M, Di Bella V Jr, Sartori MG et al. Estrogen therapy influence on periurethral vessels in postmenopausal incontinent women using Dopplervelocimetry analysis. Maturitas 2008; 61(3):243-7.

23. Sampaio MD, Jarmy-Di Bella ZI, da Silva ID, Santos ET, de Souza NC, Zucchi EV et al. Isoflavone regulates vascular endothelial growth factor expression in urinary tract of castrated rats. Maturitas 2009; 62(3):317-20.

24. Franco GR, de Oliveira E, Baracat EC, Simões M de J, Sartoria MG, Girão MJ et al. Histomorphometric analysis of a rat bladder after electrical stimulation. Rev Assoc Med Bras 2011; 57(1):20-4.

QUESTÕES

1. Qual a origem embrionária do ureter, da bexiga urinária e da uretra feminina, respectivamente?

a. Ducto mesonéfrico, seio urogenital, alantoide.

b. Ducto paramesonéfrico, seio urogenital primitivo, alantoide.

c. Ducto mesonéfrico, seio urogenital primitivo, alantoide.

d. Ducto paramesonéfrico, alantoide, seio urogenital primitivo.

e. Ducto mesonéfrico, alantoide, seio urogenital.

2. O sistema urinário feminino apresenta basicamente a mesma arquitetura nas suas diversas porções, ou seja, no ureter, na bexiga urinária e na uretra. Qual o nome das túnicas que são comuns nessas regiões desde o lúmen até a porção mais externa, respectivamente?

a. Mucosa, submucosa, serosa e muscular.

b. Epitélio urinário, adventícia, mucosa e submucosa.

c. Mucosa, muscular e adventícia ou serosa.

d. Urotélio, mucosa, muscular e serosa.

e. Submucosa, adventícia e serosa.

3. O epitélio que reveste os ureteres, a bexiga urinária e parte da uretra feminina é denominado transição, urinário ou urotélio. Dependendo do estado de distensão do órgão, nota-se alteração na sua espessura. No entanto, ele é considerado como um tipo de epitélio pseudoestratificado. Por que recebe esse nome?

a. Pelo fato de todas as células formarem várias camadas que mudam de forma.

b. Por revestir o sistema urinário.

c. Por estar presente somente no sistema urinário.

d. Por todas as células entrarem em contato com a lâmina basal.

e. Por estar presente somente no ureter, na bexiga urinária e na uretra feminina.

2

Anatomia aplicada à uroginecologia

Nucelio Luiz de Barros Moreira Lemos

INTRODUÇÃO

Duas visões anatômicas distintas da pelve são de fundamental importância para o uroginecologista: a anatomia funcional e a anatomia cirúrgica. A primeira diz respeito à interação entre músculos, fáscias, ligamentos e nervos no intuito de promover continência, esvaziamento e suporte dos órgãos pélvicos, enquanto a segunda trata dos espaços e planos anatômicos para identificação e reparo dos defeitos do assoalho pélvico.

Neste capítulo, será analisada a anatomia funcional, uma vez que a anatomia cirúrgica e suas peculiaridades serão descritas nos capítulos referentes ao tratamento de cada uma das disfunções do assoalho pélvico.

ANATOMIA FUNCIONAL DO ASSOALHO PÉLVICO

Esta divisão da anatomofisiologia do assoalho pélvico diz respeito às funções de suspensão e sustentação das vísceras pélvicas, bem como às funções de esvaziamento vesical/retal e continência uretral/anal. Basicamente, essas funções são consequência da interação dinâmica entre a fáscia endopélvica, os músculos do complexo do levantador do ânus, a membrana perineal, o corpo perineal e os músculos do períneo.

Músculos do assoalho (diafragma) pélvico e parede pélvica

Muita discordância pode ser encontrada na literatura no que concerne à nomenclatura do músculo levantador do ânus e dos feixes musculares que o compõem. Neste capítulo, a referência usada será a *Terminologia Anatômica*, atualização da *Nomina Anatomica*, publicada pela *International Federation of Associations of Anatomists* (IFAA) em 1998,[1] e a revisão sobre a literatura referente à anatomia do músculo levantador do ânus, publicada em 2004 por Kearney, Sawhney e DeLancey,[2] que teve o intuito de unificar a nomenclatura com base na *Terminologia Anatômica*.

Segundo a *Terminologia Anatômica*, o diafragma pélvico é formado pelos músculos levantador do ânus e isquiococcígeo. O levantador do ânus, por sua vez, é formado por três grupos musculares e mais três subgrupos:

1. Músculo pubococcígeo ou pubovisceral: tem origem no osso púbico e ancora-se no cóccix (daí o nome do músculo) por meio de ligamentos que funcionam como polias; divide-se de acordo com suas inserções em (Figura 1):
   - músculo pubovaginal: insere-se na parede lateral da vagina, tensionando o ligamento uretropélvico (ver Fáscia Pubocervical);

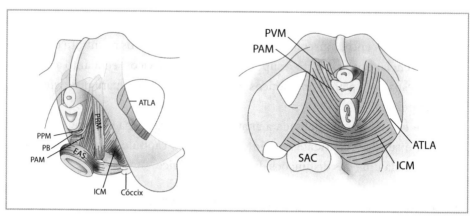

FIGURA 1 Músculo pubovisceral.[2]
ATLA: arco tendíneo do músculo levantador do ânus; PRM: músculo puborretal; ICM: músculo iliococcígeo; PPM: músculo puboperineal; PB: corpo perineal; PAM: músculo puboanal; EAS: esfíncter externo do ânus.

- músculo puboperineal: insere-se proximalmente ao músculo transverso profundo do períneo, na porção lateral do corpo perineal, tensionando-o anteriormente;
- músculo puboanal: insere-se nas fibras profundas do músculo esfíncter externo do ânus.

2. Músculo puborretal: tem origem no osso púbico e inserção no mesmo osso contralateral, formando uma alça em volta do reto distal; sua contração forma o ângulo retoanal.

3. Músculo iliococcígeo: origina-se no arco tendíneo e se estende posteromedialmente, inserindo-se na face anterior do sacro, formando a placa (platô) do músculo levantador do ânus.

Completando o diafragma pélvico, há o músculo isquiococcígeo, que se origina na espinha isquiática e insere-se na placa do levantador.

Mais adiante, será estudado o resultado da contração coordenada dos grupos musculares do diafragma pélvico e do períneo na dinâmica de continência e esvaziamento urinário e fecal.

Quanto à conformação das fibras do músculo levantador do ânus, é interessante ressaltar que ele é classicamente descrito como um conjunto muscular em forma de bacia ou funil. No entanto, essa descrição deriva de uma visão enviesada pelo estudo em cadáveres, cujo assoalho pélvico encontra-se distendido pelo aumento da pressão abdominal *post mortem*. Atualmente, os estudos com reconstrução tridimensional de imagens geradas por ressonância magnética dinâmica demonstram que tal conformação corresponderia à situação de relaxamento muscular na vigência da manobra de Valsalva.[3,4]

O períneo feminino tem forma losangular delimitada anteriormente pelos ossos e pela sínfise púbica, anterolateralmente pelos ramos iliopúbicos dos ossos ilíacos, lateralmente pelas tuberosidades isquiáticas, posterolateralmente pelos ligamentos sacrotuberosos e posteriormente pelo cóccix. Uma linha imaginária unindo as duas tuberosidades isquiáticas divide o períneo em dois trígonos: urogenital (anterior) e anal (posterior).[4]

Os músculos do trígono urogenital são divididos em superficiais e profundos, com base no lado da membrana perineal em que se encontram. Fazem parte do grupo superficial os seguintes músculos (Figura 2):

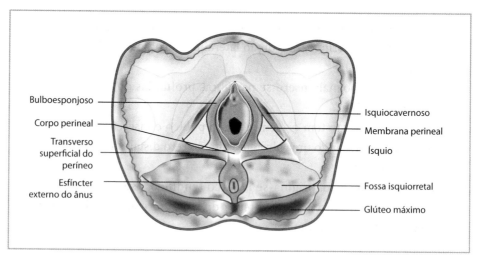

FIGURA 2 Músculos do espaço perineal superficial.

- transversos superficiais do períneo: com origem na tuberosidade isquiática e inserção na base do corpo perineal;
- bulboesponjosos: com origem no corpo perineal e inserção nos corpos cavernosos da uretra e do clitóris;
- isquiocavernosos: com origem na tuberosidade isquiática e inserção na crura do clitóris, que é composta pelas porções posteriores dos corpos cavernosos do clitóris.

Já o grupo profundo é composto pelos seguintes músculos (Figura 3):

- transversos profundos do períneo: análogo do transverso superficial, têm origem na tuberosidade isquiática e inserção na base do corpo perineal;
- esfíncter uretrovaginal: análogo interno dos músculos bulboesponjosos, circunda a uretra e o introito vaginal, sem interpor-se a eles;
- compressores da uretra: análogos internos dos músculos isquiocavernosos, têm origem nos ossos isquiáticos e inserção nos corpos cavernosos da uretra e do clitóris;
- esfíncter externo da uretra.

O tecido conjuntivo que conecta as vísceras à parede pélvica recebe o nome de fáscia endopélvica (Figura 4). Apesar do nome, essa estrutura não é formada somente por fibras de colágeno paralelas que normalmente caracterizam as fáscias

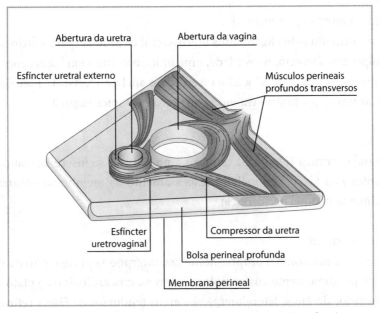

FIGURA 3 Membrana perineal e músculos do espaço perineal profundo.

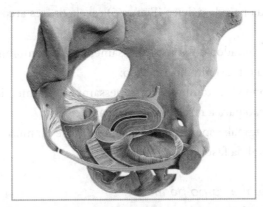

FIGURA 4 Fáscia endopélvica: nome dado ao tecido que conecta as vísceras à parede pélvica, representado nesta figura.

(p.ex., fáscia do músculo reto abdominal), mas músculo liso, grandes conteúdos de proteoglicanos, colágeno, vasos sanguíneos e linfáticos.[3]

De forma didática, as regiões da fáscia endopélvica recebem nomes de acordo com sua localização e função.

25

Complexo uterossacrocardinal

Complexo formado pelos ligamentos uterossacral e cardinal (paramétrio lateral) e o paracolpo, que formam, na verdade, uma única estrutura em leque, com origem na sinostose sacroilíaca de S2 a S4 e inserção no anel pericervical.[3] Esse complexo ligamentar provê, portanto, suspensão ao útero e ao ápice vaginal.[5]

Fáscia pubocervical

A fáscia pubocervical (Figura 5) se origina no púbis e se insere lateralmente no arco tendíneo da fáscia endopélvica (espessamento da membrana obturatória) e proximalmente no anel pericervical.

Fáscia retovaginal

A fáscia retovaginal, como o próprio nome diz, interpõe-se entre o reto e a vagina e conecta-se proximalmente aos complexos uterossacrocardinais e ao platô do músculo levantador do ânus, lateralmente aos arcos tendíneos da fáscia retovaginal e distalmente ao corpo perineal.

Arcos tendíneos

Uma visão lateral da parede pélvica (Figura 6) revela os três arcos tendíneos:

- do músculo levantador do ânus: espessamento da membrana obturatória, de onde se origina o músculo iliococcígeo;
- da fáscia endopélvica: também um espessamento da membrana obturatória, serve de inserção para a fáscia pubocervical;
- da fáscia retovaginal: espessamento da aponeurose do músculo iliococcígeo, é a inserção lateral da fáscia retovaginal.

Membrana perineal e corpo perineal

A membrana perineal é uma estrutura em forma de dois leques com inserção no corpo perineal (Figura 7). A borda larga desse leque tem uma inserção complexa nos ramos isquiopúbicos, com conexões com os músculos isquiocavernosos, levantador do ânus, compressor uretral e esfíncter uretrovaginal.[6,7] Funcionalmente, a membrana perineal tem papel essencial na estabilização da base do corpo perineal e na dinâmica de forças da uretra distal.

O corpo perineal é uma estrutura cônica com a base voltada para a pele do períneo. Nessa base, inserem-se as duas porções da membrana perineal, o esfíncter

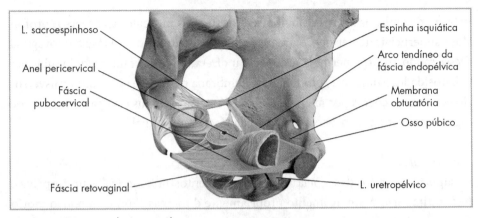

FIGURA 5 Fáscia pubocervical.

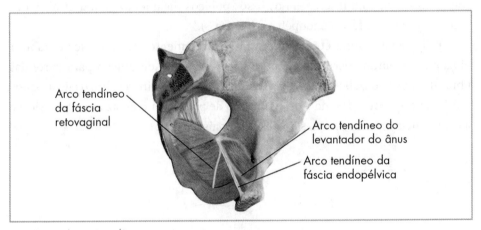

FIGURA 6 Arcos tendíneos.

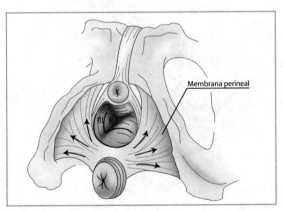

FIGURA 7 Membrana perineal.

externo do ânus, os músculos bulbocavernosos e os músculos transversos profundos e superficiais do períneo, enquanto seu ápice continua com a fáscia retovaginal. Desse modo, o corpo perineal se conecta indiretamente aos ramos isquiopúbicos e tuberosidades isquiáticas, por meio da membrana perineal e músculos transversos do períneo, ao cóccix por meio do esfíncter externo do ânus e o ligamento anococcígeo, e ao diafragma pélvico, por meio da fáscia retovaginal.[3,6]

Suporte uretral

O suporte uretral é dado pela ação dos ligamentos pubouretral e uretropélvico (este último não é um ligamento propriamente dito, mas, sim, uma região morfofuncional da fáscia pubocervical). Juntas, essas estruturas formam a rede suburetral (*hammock*), com inserções nos ossos púbicos (ligamento pubouretral) e nos arcos tendíneos da fáscia endopélvica (Figura 8).[8]

Os ligamentos suburetrais conectam-se diretamente com o músculo pubovaginal e a membrana perineal, além de servir de ponto de origem para parte das fibras do músculo puborretal. Tais estruturas têm ação direta sobre os ligamentos, tensionando-os ou relaxando-os, no intuito de promover o esvaziamento vesical e a continência urinária, como será descrito mais adiante.

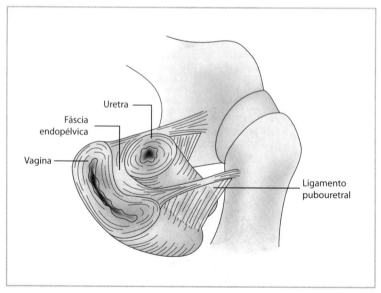

FIGURA 8 Suporte uretral.[8]

Níveis de suporte vaginal

As paredes vaginais e o útero são suspensos pelas seguintes estruturas, dispostas em três níveis[5] (Figura 9):

- nível I: sustenta o útero e o terço superior da vagina; formado pelas fibras do complexo uterossacrocardinal;
- nível II: sustenta o terço médio da vagina; formado pelas fáscias pubocervical (parede anterior) e retovaginal (parede posterior) e suas inserções (respectivamente, os arcos tendíneos da fáscia endopélvica e da fáscia retovaginal);
- nível III: gerado pela fusão da vagina com as estruturas adjacentes – o músculo levantador do ânus (músculo pubovaginal) lateralmente, o corpo perineal posteriormente e a uretra e seus ligamentos anteriormente.

Assim, a lesão do complexo uterossacrocardinal ocasiona o prolapso uterino ou de cúpula vaginal – defeito do nível I. A lesão da fáscia pubocervical na sua porção central dá origem à cistocele por defeito central; a desinserção da fáscia do anel pericervical dá origem à cistocele por defeito proximal e a desinserção da fáscia do(s) arco(s) tendíneos(s) da fáscia endopélvica origina a cistocele por defeito lateral, que pode ser uni ou bilateral – defeitos do nível II. Já a fáscia retovaginal pode

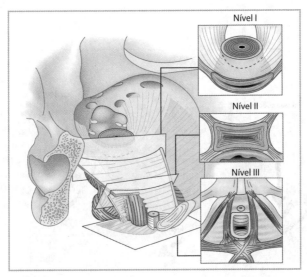

FIGURA 9 Níveis de suspensão vaginal.
Fonte: adaptada de DeLancey, 1994.

se desinserir do complexo uterossacrocardinal, dando origem às retoceles altas ou enteroceles, ou do corpo perineal, dando origem à retocele distal – também defeito do nível II. Por fim, a lesão dos ligamentos uretrais dá origem à hipermobilidade uretral ou uretrocele, que, juntamente com a rotura do corpo perineal, constituem as lesões do nível III.

MECÂNICA DA CONTINÊNCIA URINÁRIA E ESVAZIAMENTO VESICAL

Os mecanismos extrínsecos de micção e da continência acontecem pela ação exercida por dois grupos musculares:[9]

1. Grupo anterior: músculos pubovaginal e isquiocavernoso.
2. Grupo posterior: músculos iliococcígeo e isquiococcígeo.

Para a continência urinária, os dois grupos contraem-se simultaneamente, fazendo a uretra proximal ser tensionada posteriormente e a uretra média se angular, resistindo ao aumento da pressão vesical. Já para promover a micção, os músculos do grupo posterior se contraem, gerando um vetor de força que abre o colo vesical, enquanto os músculos do grupo anterior se relaxam, diminuindo a angulação da uretra média e permitindo o fluxo (Figura 10).

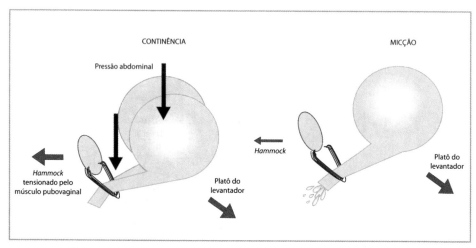

FIGURA 10 Continência urinária e micção.

MECÂNICA DO ESVAZIAMENTO RETAL E CONTINÊNCIA ANAL

A continência anal e o esvaziamento retal ocorrem de forma muito semelhante à urinária,[10] também por um equilíbrio de forças da seguinte forma:

1. Grupo posterior: os músculos iliococcígeo e isquiococcígeo tensionam posteriormente a fáscia retovaginal e a parede posterior do reto.
2. Grupo anterior: o músculo puborretal contrai-se angulando o reto na altura da transição retoanal.

Desse modo, para a eliminação das fezes, o platô do levantador tensiona o septo retovaginal e a parede posterior do reto, enquanto o músculo puborretal relaxa; essa ação sinérgica dos dois grupos musculares retifica o canal anal. Por fim, os esfíncteres externo e interno relaxam e o músculo longitudinal do ânus contrai, encurtando e abrindo o canal anal.

Já no período de continência, o platô do levantador gera um vetor posteroinferior. Em contraposição, o músculo puborretal se contrai, angulando o canal anal, enquanto a contração do esfíncter externo traciona o corpo perineal em direção ao ligamento anococcígeo, acentuando ainda mais essa angulação (Figura 11).

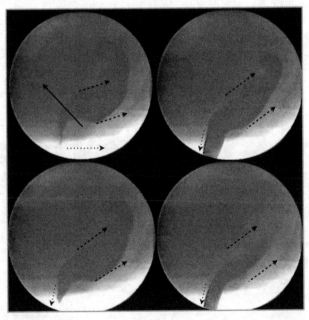

FIGURA 11 Continência e esvaziamento retal.

ALGORITMO DE SINTOMAS DA TEORIA INTEGRAL DA CONTINÊNCIA

A primeira publicação da Teoria Integral da Continência Urinária data de 1990, quando Petros e Ulmsten propuseram que a incontinência urinária de esforço e a urgência miccional poderiam ambas advir da frouxidão dos ligamentos de fáscias da uretra e da vagina.[11] Mais tarde, os mesmos autores ampliaram a teoria com explicações baseadas no suporte uterovaginal para dor pélvica, alterações do esvaziamento vesical e noctúria (Petros e Ulmsten, 2003). Finalmente, em 2008, a teoria recebeu sua última complementação, passando a incluir os sintomas evacuatórios e a incontinência anal.[9]

Esses sintomas são dispostos de forma sistematizada em um algoritmo que os correlaciona com o compartimento lesionado (Tabela 1). Observa-se que os componentes dos compartimentos anterior, médio e posterior propostos pela Teoria Integral nada têm a ver com os três níveis de suspensão vaginal propostos por DeLancey.[5] O compartimento anterior é composto pelos ligamentos pubouretral e uretropélvico (ambos componentes do nível III de DeLancey), enquanto o compartimento médio é composto pela fáscia pubocervical e suas inserções (nível II) e o compartimento posterior é composto pelo complexo uterossacrocardinal, fáscia retovaginal e corpo perineal (respectivamente, níveis I, II e III). A seguir, será analisada a gênese desses sintomas, de acordo com cada compartimento.

TABELA 1 Algoritmo de sintomas da Teoria Integral da Continência

	Compartimento		
Componentes	Anterior (ligamentos pubouretral e uretropélvico)	Médio (fáscia pubocervical e suas inserções)	Posterior (complexo uterossacrocardinal, fáscia retovaginal, corpo perineal)
Sintoma/alteração	Uretrocele	Cistocele (por defeito transverso, lateral ou central)	Prolapso uterino/cúpula Enterocele Retocele Rotura perineal
Perda aos esforços (espirrar, tossir, rir, levantar peso, subir escada, caminhar aceleradamente, rolar na cama, gotejamento pós-miccional)	XXX	-	X
Frequência/urgência	XXX	XXX	XXX

(continua)

			(continuação)
Distúrbios miccionais (fluxo fraco/ entrecortado, micção com mano-bras, resíduo pós-miccional)	-	XXX	XXX
Noctúria (2 vezes ou mais/noite)	-	XX	XXX
Dor pélvica (em peso, mais intensa no final da tarde, irradiação para a região lombar, piora com o esfor-ço e melhora com o decúbito)	-	XX	XXX
Incontinência anal (leve: gases e/ou fezes líquidas; grave: fezes sólido-pastosas)	XX	-	XXX
Alteração no esvaziamento retal (resíduo pós-evacuatório, evacua-ção com manobras, disquesia e tenesmo)	-	-	XXX

XXX: correlação forte; XX: correlação moderada; X: correlação fraca; -: sem correlação.

Sintomas decorrentes de lesão do compartimento anterior

O compartimento anterior está relacionado aos sintomas de perda urinária aos esforços, urgência miccional e incontinência anal. A perda urinária aos esforços é de fácil compreensão, uma vez que a lesão dos ligamentos uretrais não prejudica a oposição às forças do vetor posterior, impedindo que a uretra média seja devida-mente angulada e exposta à pressão abdominal, tomando, assim, durante o esforço, uma disposição semelhante à da micção e ocasionando a perda.

A urgência miccional advém da superestimulação das aferências uretrais, cau-sada pelo fechamento inadequado da uretra, que faz uma pequena quantidade de urina estar sempre presente na uretra. Isso é interpretado pelos centros superiores (cone medular, ponte e cérebro) como repleção vesical máxima, levando ao desejo miccional intenso, mesmo com pequenos volumes intravesicais.

O que talvez seja mais difícil de compreender é a correlação da incontinência anal com a lesão dos ligamentos uretrais. Para tanto, é necessário lembrar que tais ligamentos servem de inserção para as fibras mediais do músculo puborretal e que a contração muscular, para ser efetiva, necessita de eficiente contratração de suas inserções. Assim, a lesão dos ligamentos uretrais pode diminuir o tônus do músculo puborretal, deteriorando sua capacidade de angulação anorretal, levando à incontinência anal.

Sintomas decorrentes de lesão do compartimento médio

O compartimento médio se refere à fáscia pubocervical e suas inserções: os arcos tendíneos da fáscia endopélvica e o anel pericervical. Lesões ou desinserções (mais frequentes) da fáscia podem causar os sintomas de urgência miccional, alterações miccionais, noctúria e dor.

Os sintomas de urgência e frequência miccionais advêm da superativação das aferências vesicais (Figura 12). A inibição do reflexo da micção depende da contração simultânea e coordenada de toda a musculatura estriada do assoalho pélvico; isso leva ao esvaziamento da uretra média e proximal, pelo tensionamento dos ligamentos uretrais, e à retirada da tensão dos receptores do trígono, por meio do incremento do suporte a estes receptores pelo tensionamento da fáscia pela placa do levantador. Assim, se a fáscia está rota ou desinserida do anel pericervical ou do arco tendíneo da fáscia endopélvica, a transmissão de forças não acontecerá de maneira eficiente e a pressão hidrostática da coluna de urina continuará sendo exercida sobre os re-

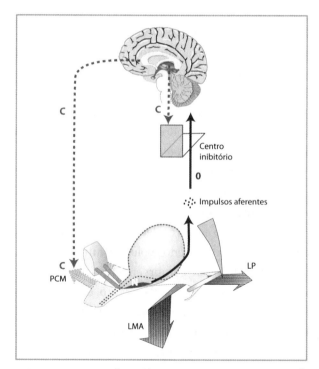

FIGURA 12 Interação entre o assoalho pélvico e o sistema nervoso: reflexos da micção.
LP: placa do levantador do ânus; LMA: músculo longitudinal do ânus; PCM: porção pubovaginal do músculo pubococcígeo.

ceptores trigonais. Isso é interpretado pelo cérebro como o alcance da capacidade cistométrica máxima, causando urgência, mesmo com pequenos volumes de urina. As alterações miccionais – caracterizadas por fluxo fraco ou intermitente, hesitação urinária, gotejamento terminal ou pós-miccional e necessidade de manobras para completar o esvaziamento – advêm da transmissão ineficiente das forças geradas pelo platô do levantador ao trígono. Essas forças têm papel fundamental na abertura da uretra durante a fase de esvaziamento (ver Figura 10) e a lesão ou desinserção da fáscia pubocervical diminui a eficiência desse mecanismo.

A noctúria é, nesses casos, uma consequência do esvaziamento vesical incompleto, da seguinte maneira:

1. A paciente urina antes de se deitar, porém, pelos distúrbios miccionais, mantém um resíduo urinário.
2. Ao deitar-se, a bexiga tende a voltar à sua posição anatômica, levando o resíduo urinário a estimular a uretra proximal, gerando o desejo miccional.
3. A paciente levanta e urina, mantendo o resíduo e reiniciando o ciclo.

Sendo assim, para caracterizar a noctúria relacionada aos defeitos do suporte pélvico, é necessário questionar a quantidade de urina, que é, em geral, subnormal.

Por fim, a dor relacionada ao prolapso pode ter características distintas: hipogástrica em peso ou "puxada para baixo", perineal (uni ou bilateral, consequente à distensão do nervo pudendo e/ou do introito) ou ainda vaginal, em ardor, consequente à distensão das paredes da própria vagina. O que caracteriza, portanto, a dor relacionada ao prolapso não é o seu tipo, e sim o alívio com o decúbito, que retira a tensão das estruturas e alivia os sintomas.

Sintomas decorrentes de lesão do compartimento posterior

O compartimento posterior é formado pelos complexos uterossacrocardinais, pela fáscia retovaginal e pelo corpo perineal. Na Figura 13, nota-se correlação entre essas estruturas e todos os níveis. Sendo assim, o compartimento posterior tem correlação com praticamente todos os sintomas decorrentes de defeitos do suporte pélvico, da seguinte maneira:

- a urgência miccional decorre da lesão das inserções do platô do músculo levantador do ânus no complexo uterossacrocardinal, o que faz a tensão exercida pelo músculo não ser transmitida ao anel pericervical e à fáscia retovaginal;

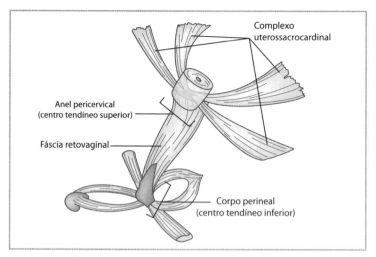

FIGURA 13 Estruturas do compartimento posterior.

- como já explicado, a noctúria decorre das alterações do esvaziamento e do resíduo miccional;
- a dor advém da distensão das estruturas, decorrente da transmissão ineficiente da força muscular.

Além desses sintomas já descritos para o compartimento médio, a lesão das estruturas do compartimento posterior pode causar alterações evacuatórias e incontinência anal. As alterações evacuatórias advêm do tensionamento ineficiente da fáscia retovaginal no momento do esvaziamento, levando o reto a se abaular, tendendo à intussuscepção, causando a sensação de resíduo pós-evacuatório e a necessidade de manobras (digitação perineal ou ordenha retal por via vaginal ou retal) para completar o esvaziamento retal.

Já a incontinência pode advir de dois mecanismos: lesão do corpo perineal, que pode causar diminuição do tônus esfinctérico; ou lesão da fáscia retovaginal, que pode instabilizar o corpo perineal, diminuindo o tônus do esfíncter externo do ânus, e ainda diminuir a contraposição à contração do músculo puborretal, levando ao fechamento ineficiente do ângulo anorretal.

CONCLUSÃO

Os distúrbios e os sintomas do assoalho pélvico têm fatores etiopatogênicos comuns. Além disso, existe uma íntima e complexa comunicação entre os músculos do assoalho pélvico e os elementos da fáscia endopélvica. Isso torna as lesões e os sintomas geralmente associados. Assim, o conhecimento desses sintomas e de seus mecanismos é essencial para uma avaliação completa e o direcionamento do tratamento para a promoção da qualidade de vida.

REFERÊNCIAS BIBLIOGRÁFICAS

1. International Federation of Associations of Anatomists (IFAA). Terminologia anatômica. New York: Thieme Medical Publishers, 1998.
2. Kearney R, Sawhney R, DeLancey JO. Levator ani muscle anatomy evaluated by origin--insertion pairs. Obstet Gynecol 2004; 104(1):168-73.
3. DeLancey JO. Surgical anatomy fo the female pelvic floor. In: TeLinde's Operative Gynecology. 9. ed. Baltimore: Lippincot Williams & Wilkins, 2003.
4. Barber M. Contemporary views on female pelvic anatomy. Cleveland Clinic J Med 2005; 72(Suppl. 4):S3-11.
5. DeLancey JO. Anatomic aspects of vaginal eversion after hysterectomy. Am J Obstet-Gynecol 1992; 166:1717-28.
6. DeLancey JO. Structural anatomy of the posterior pelvic compartment as it relates torectocele. Am J Obstet Gynecol 1999; 180(4):815-23.
7. Stein TA, DeLancey JO. Structure of the perineal membrane in females: gross and microscopic anatomy. Obstet Gynecol 2008; 111(3):686-93.
8. DeLancey JO. Structural aspects of the extrinsic continence mechanism. Obstet Gynecol 1988; 72(3 Pt 1):296-301.
9. Petros PE, Ulmsten UI. An integral theory and its method for the diagnosis and management of female urinary incontinence. Scand J Urol Nephrol Suppl 1993; 153:1-93.
10. Petros PE, Swash M. The musculo-elastic theory of anorectal function and dysfunction. Pelviperineology 2008; 27:89-93. Disponível em: www.pelviperineology.org.
11. Petros PE, Ulmsten U. An integral theory of female urinary incontinence. Acta Obstet Gynecol Scand 1990; 69(Suppl 153):1-79.

BIBLIOGRAFIA

1. Petros PE, Ulmsten UI. Bladder instability in women: a premature activation of the micturition reflex. Neurourol Urod 1993; 12:235-9.

QUESTÕES

1. Sobre os músculos do assoalho (diafragma) pélvico, assinale a incorreta:

   a. O músculo pubococcígeo, também chamado de pubovisceral, divide-se em três feixes: pubovaginal, puboperineal e puboanal.

   b. O músculo pubovaginal insere-se na parede lateral da vagina, tensiona o ligamento uretropélvico e promove a continência urinária.

   c. O músculo puborretal tem origem no osso púbico e inserção no mesmo osso contra-lateral, formando uma alça em volta do reto distal.

   d. O músculo iliococcígeo origina-se no arco tendíneo do músculo levantador do ânus, estende-se posteromedialmente, inserindo-se na face anterior do sacro e formando a placa do músculo levantador do ânus.

   e. O músculo piriforme tensiona os ligamentos uterossacros, atuando no esvaziamento vesical.

2. Sobre os grupos de estruturas conjuntivas da pelve:

   a. O nível I de DeLancey equivale ao compartimento posterior da Teoria Integral e suspende o útero e o ápice vaginal.

   b. O ligamento uretropélvico compõe o nível II de DeLancey e sustenta a uretra.

   c. A fáscia retovaginal separa o reto da vagina e compõe o nível II de DeLancey e o compartimento médio da Teoria Integral.

   d. A fáscia pubocervical sustenta a bexiga e compõe o nível II de DeLancey e o compartimento médio da Teoria Integral.

   e. A fáscia pubocervical insere-se no corpo perineal, nos arcos tendíneos da fáscia endopélvica e no anel pericervical.

3. A lesão de quais das seguintes estruturas não cursa com sintomas anorretais:

   a. Ligamentos uretrais.

   b. Anel pericervical.

   c. Fáscia pubocervical.

   d. Corpo perineal.

   e. Ligamentos uterossacros.

3

Neurofisiologia e neurofarmacologia da micção

Maria Augusta Tezelli Bortolini
Andreisa Paiva Monteiro Bilhar

INTRODUÇÃO

A função vesical tem duas fases, armazenamento e esvaziamento urinário. Na fase de armazenamento, a bexiga age como um reservatório, e a uretra permanece fechada de modo a não haver perda de urina. Já na fase de esvaziamento urinário, a bexiga age como uma bomba para expelir a urina, enquanto a uretra se abre permitindo um conduto livre para a passagem da urina.[1]

Essas funções antagônicas da bexiga e da uretra, ora contraindo, ora relaxando, bem como a perfeita coordenação do ato da micção, são garantidos pela interação entre sistema nervoso central (SNC), sistema nervoso somático e sistema nervoso autonômico (SNA). Apesar de dependente de reflexos autonômicos, as funções da bexiga e da uretra são controladas por centros corticais superiores, de modo a garantir o controle voluntário da micção. Essa característica diferencia esses órgãos das demais vísceras inervadas pelo SNA.[2]

BEXIGA, SUAS CARACTERÍSTICAS E PROPRIEDADES

A bexiga é única no que se refere às suas propriedades miogênicas e ao controle neural extrínseco. As paredes vesicais são permeáveis a água, eletrólitos, creatinina e ureia. Os reflexos da micção podem atuar limitando a reabsorção dessas outras substâncias e controlando a duração da exposição do epitélio vesical à urina.[3,4]

A bexiga é composta por três camadas de músculo liso (músculo detrusor) alinhadas em uma complexa orientação na parede vesical.[5]

A complacência vesical é determinada pelas propriedades viscoelásticas da bexiga e sua interação entre a musculatura e a matriz extracelular, mantendo a pressão intravesical constante e estável.[1,6]

Neurotransmissores atuam sobre os receptores localizados no detrusor, sendo que os funcionalmente mais importantes são os muscarínicos (M) e purinérgicos (P2X). As contribuições desses receptores e seus subtipos diferem entre espécies, idades e presença de afecções vesicais. Os reguladores contráteis predominantes em uma bexiga estável são os receptores muscarínicos.[5] Por outro lado, a via principal para o relaxamento detrusor é a adenilciclase-monofosfato (AMPc), ativada pelo receptor adrenérgico beta-3 em humanos.[5]

COLO VESICAL E URETRA

A musculatura detrusora é contínua e unida à uretra na junção uretrovesical, comumente chamada de colo vesical. Essa musculatura lisa em formato circular constitui o esfíncter interno do colo vesical e da uretra (EIU). Alguns autores duvidam da função de um esfíncter circular nessa região, atribuindo a continência à condensação de fibras elásticas, epitélio juncional uretral, vasos submucosos e comprimento da uretra.[1]

No entanto, a maioria dos autores concorda que a manutenção da continência na região é suplementada pela musculatura estriada, chamada esfíncter externo da uretra (EEU). O EEU é inervado por neurônios motores do nervo pudendo e facilita o controle miccional voluntário, mantendo a pressão uretral elevada durante a fase de enchimento e coordenando o relaxamento associado à contração detrusora na fase de esvaziamento.[5]

O EIU tem duas camadas musculares distintas, a longitudinal e a circular. Durante a fase de enchimento, a camada circular contrai para manter a resistência alta nessa região, e a longitudinal relaxa. O mecanismo envolve a liberação de noradrenalina (NE) com ativação dos receptores adrenérgicos alfa-1 na camada circular e beta-3 na camada longitudinal. Alternadamente, durante a fase de esvaziamento, a camada circular relaxa e a longitudinal contrai, diminuindo a resistência ao fluxo urinário. É possível que esse mecanismo ocorra em resposta à liberação de óxido nítrico (ON) e acetilcolina (ACh) das terminações parassimpáticas.[5]

TRÍGONO VESICAL

Consiste em uma região triangular situada entre os óstios ureterais e o colo vesical. Ele contrai durante o enchimento vesical para manter os orifícios ureterais abertos e o colo vesical fechado, e relaxa durante a micção para ajudar a formação de um funil de saída urinária. O tônus é mantido predominantemente por controle adrenérgico.[5]

NÍVEIS DE CONTROLE DA MICÇÃO[7-14]

Vários são os níveis de controle da micção, representados principalmente por córtex cerebral, substância reticular pontomesencefálica (tronco cerebral), núcleos da base, sistema límbico, cerebelo e medula toracolombar e sacral.[7-11]

Córtex cerebral

Representado pela porção superomedial do lobo frontal e corpo caloso, responde pelo controle voluntário da micção. Sua atividade em geral é inibitória, bloqueando a ação do detrusor diante da maior tensão da parede vesical durante a fase de enchimento vesical.[3,7,8,12,13]

Substância reticular pontomesencefálica (tronco cerebral)

Representada pelo *locus coeruleus alpha*, tegumento dorsolateral e área cinzenta periaqueductal da ponte. Constitui a área de integração e coordenação dos vários níveis de controle da micção, recebendo impulsos do córtex cerebral, da medula sacral, do sistema límbico e do cerebelo. Por ele, passam todos os estímulos aferentes e eferentes do trato urinário. Atua na fase de enchimento vesical inibindo o centro sacral da micção e permitindo que o detrusor se acomode a volumes de urina progressivamente maiores.[7-10]

Núcleos da base

Grupo de núcleos subcorticais que influenciam no esvaziamento vesical, em geral inibindo a atividade contrátil do detrusor.[7]

Sistema límbico

Representado por amígdala, hipocampo e giro ungulado no lobo frontal. Participa do controle funcional do trato urinário e é responsável pelas alterações de hábitos urinários e sintomas vesicais irritativos diante de emoções e situações de estresse.[7]

Cerebelo

Coordena a ação dos músculos envolvidos com o equilíbrio e a postura durante a micção. Durante o esvaziamento vesical, vários músculos são acionados, como o reto abdominal, que se contraem favorecendo a micção. Além deste, a musculatura pélvica mantém o seu tônus estável de modo a permitir o relaxamento do EEU. O cerebelo auxilia na coordenação do sincronismo entre detrusor e musculatura do assoalho pélvico no ato da micção.[7]

Medula toracolombar

Representada pelo segmento T10-L2, onde se localiza o núcleo autonômico simpático, mais importante para o armazenamento urinário.[7]

Medula sacral

Representada pelo segmento S2-S4, onde se localiza o núcleo somático ou somatomotor ou de Onuf, envolvido principalmente na fase de armazenamento urinário, bem como o núcleo autonômico parassimpático, importante por ser o centro sacral da micção. Pelo centro sacral da micção passam todos os estímulos aferentes do urotélio (dor, temperatura, propriocepção, distensão), das musculaturas esfinctérica e do assoalho pélvico, que farão sinapses com os centros corticais superiores. Além disso, o núcleo sacral é a sede do arco reflexo simples entre detrusor e EEU.[7,8,14]

VIAS NEURAIS PERIFÉRICAS DO TRATO URINÁRIO INFERIOR
Sistema parassimpático

A divisão parassimpática origina-se dos neurônios pré-ganglionares colinérgicos que saem da medula espinal (S2-S4), formando o nervo pélvico. Eles fazem sinapse com os neurônios pós-ganglionares tanto no gânglio pélvico como intramural da bexiga. O gânglio pélvico contém ambas as fibras simpáticas e parassimpáticas situadas ao lado do reto e da vagina.[15]

O nervo pélvico é o principal responsável pela contração da bexiga na fase de esvaziamento[1,2] e usa a ACh em suas sinapses no gânglio pélvico, agindo nos receptores nicotínicos (N).[3,11,13,16,17] A transmissão excitatória colinérgica na bexiga é mediada por receptores muscarínicos (M),[18-20] enquanto a transmissão excitatória não colinérgica é mediada por trifosfato de adenosina (ATP), atuando sobre os receptores purinérgicos (P2X).[16,21]

Os receptores M compreendem cinco subtipos distintos M1, M2, M3, M4 e M5,[22] os quais são encontrados em todas as células efetoras autonômicas (p.ex., da bexiga, glândulas sudoríparas, intestino) e no SNC. M2 e M3 são expressos no detrusor, com os M2 em maior quantidade, de 3 a 9 vezes. No entanto, estudos revelaram que o subtipo M3 é o principal envolvido na transmissão excitatória.[23,24]

Dessa forma, têm-se desenvolvido antagonistas colinérgicos seletivos M3 para o tratamento da bexiga hiperativa (BH), com o objetivo de diminuir os efeitos colaterais dos não seletivos.

Sistema simpático

O nervo hipogástrico tem origem no núcleo toracolombar da medula espinal (T10--L2) e é responsável pela condução dos impulsos para a contração da musculatura lisa uretral na fase de armazenamento.[1,2] As vias toracolombares usam ACh na sinapse ganglionar no tronco simpático e NE nas fibras pós-ganglionares, enviando estímulo inibitório para o detrusor (receptores beta) e estímulo excitatório para a uretra (receptores alfa). Além disso, o sistema simpático também envia estímulos inibitórios e excitatórios para o gânglio parassimpático, principalmente por meio do nervo hipogástrico e, em parte, pelos nervos pélvicos e pudendo.[3,11,13,17,25]

Em geral, a ativação de receptores alfa provoca vasoconstrição e contração do músculo liso, enquanto a ativação dos receptores beta aumenta a contratilidade miocárdica e provoca relaxamento do músculo liso. Os subtipos alfa-1 e alfa-2 são os mais importantes para o controle do trato urinário inferior, sendo alfa-1 o principal na uretra, mediando a contração do colo vesical.[26] Existem três subtipos de receptores beta: beta-1, beta-2 e beta-3. A estimulação dos receptores beta-2 e beta--3 resulta no relaxamento direto do detrusor, mas predominantemente mediada por beta-3.[2-29] Portanto, agonistas seletivos beta-3 têm sido propostos para o tratamento de sintomas de BH com menos efeitos adversos sistêmicos.

Sistema nervoso somático

Os neurônios motores eferentes do nervo pudendo são originados no núcleo somático da medula espinal sacral (S2-S4), comumente referido como núcleo de Onuf. Estímulos do nervo pudendo causam contração do EEU e músculos pélvicos na fase de armazenamento urinário pela liberação de ACh, que estimula os receptores N pós-juncionais.[3,13,30-32] O EEU também recebe estimulação adrenérgica, sendo este complexo músculo o único a receber estímulos autonômicos e somáticos.[2,33-35]

Vias aferentes

Existem dois tipos principais de fibras nervosas aferentes: fibras A, que contêm axônios mielinizados e transmitem sinais de limiar baixo, como o enchimento da bexiga; e fibras C, que são não mielinizadas e transmitem estímulos nocivos, como irritação ou frio. Os corpos celulares de ambas as fibras encontram-se nos gânglios da raiz dorsal da coluna T11-L2 e S2-4.[15]

Os terminais nervosos aferentes estão localizados na serosa, camada muscular e epitélio da uretra e da bexiga. Vias aferentes epiteliais respondem a alterações na composição da urina ou a mediadores químicos.[3,11,13,16,36-39]

Fibras C aferentes são sensíveis a neurotoxinas, capsaicina e resiniferatoxina, bem como a muitas outras substâncias, incluindo taquiquininas, ON, ATP, prostaglandinas (PG), endotelinas e fatores neurotróficos liberados na bexiga por nervos aferentes, células uroteliais e células inflamatórias.[36,37,40,41] Capsaicina intravesical e resiniferatoxina têm sido usadas para tratar a síndrome da bexiga dolorosa ou cistite intersticial, agindo nos receptores vaniloides (TRPV1) e causando dessensibilização das fibras C.[42]

NEUROFISIOLOGIA DA MICÇÃO
Fase de armazenamento ou enchimento

Nesta fase, há a inibição do SNC sobre o centro sacral e o detrusor, com predomínio do SNA simpático sob ação nos receptores alfa-adrenérgicos na musculatura do EIU.[2,3,11]

Com o enchimento vesical progressivo, há ativação de mecanoceptores na parede vesical, que desencadeiam estímulos aferentes transmitidos pelo nervo pélvico e, sequencialmente, causam excitação de um segundo neurônio localizado no gânglio dorsal da raiz sacral. Esses interneurônios projetam-se para a coluna toracolombar, estimulando os neurônios simpáticos pré-ganglionares locais a desencadear o tônus simpático. A ação final simpática é inibir a contração do detrusor por ação nos receptores beta e aumentar a resistência uretral excitando os receptores alfa via nervo hipogástrico.[2,3,11]

Ao mesmo tempo, os estímulos aferentes vesicais projetam-se para o núcleo somatomotor na medula sacral via nervo pélvico, ativando os neurônios motores a contraírem-se para aumentar ainda mais a resistência do colo vesical e da uretra, sob ação excitatória nos receptores N, via nervo pudendo.[2,3,11]

Além disso, o estímulo da atividade somática do nervo pudendo é reforçado por projeções nervosas descendentes da região dorsomedial da ponte que excitam neurônios diretamente no núcleo de Onuf na medula sacral (Figura 1).[2,3,11]

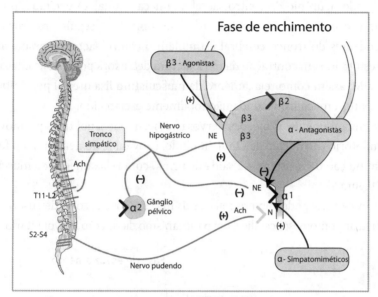

FIGURA 1 Fase de armazenamento ou enchimento da micção. Nesta fase, há predominância do sistema simpático com a inibição da contração do detrusor por ação sobre o receptor beta-adrenérgico, e aumento da resistência uretral por excitação dos receptores alfa. Além disso, os neurônios motores são ativados e estímulos excitatórios atuam nos receptores N, causando contração dos músculos pélvicos e aumentando a resistência do colo vesical e da uretra. Observam-se os potenciais alvos de ação dos agentes agonistas beta-3, alfa-1-simpatomiméticos e alfa-1-antagonistas.

Fase de esvaziamento vesical ou micção

Há predomínio do SNA parassimpático atuando nos receptores M no detrusor, com o relaxamento simultâneo dos músculos do assoalho pélvico e EEU. Embora aparentemente simples, envolve inúmeros reflexos para seu início, manutenção e término. O processo inicia-se de modo voluntário com o término da atividade eferente do nervo pudendo e relaxamento da musculatura pélvica e uretral, bem como a suspensão do tônus simpático, o que permite a ação parassimpática com a contração do detrusor.[2,3,11]

Com a repleção vesical, estímulos aferentes vesicais provenientes de mecanoceptores desencadeiam o reflexo da micção pela excitação do nervo pélvico. Sequencialmente, há a excitação de um segundo neurônio localizado no núcleo dorsal da medula sacral S2-S4, ao mesmo tempo em que projeções aferentes atuam no núcleo somático inibindo os neurônios motores.[2,3,11]

O segundo neurônio do centro sacral da micção, uma vez excitado, projeta-se para a ponte, causando excitação deste nível de controle. A seguir, projeções nervosas descendentes do tronco cerebral estimulam o centro sacral parassimpático da micção, resultando em contração da musculatura detrusora por ação excitatória nos receptores M, assim como relaxamento da musculatura lisa uretral pela inibição do tônus simpático, mecanismo ainda não totalmente esclarecido.

Concomitantemente, projeções nervosas descendentes pontinas promovem estímulos inibitórios no núcleo de Onuf, inibindo a atividade do nervo pudendo e causando diminuição da resistência à saída de urina, com relaxamento da musculatura do EEU (Figura 2).[2,3,11]

O córtex cerebral pode inibir os reflexos da micção (contração do detrusor) na substância reticular pontomesencefálica, daí o mecanismo da micção ser voluntário.[2,3,11]

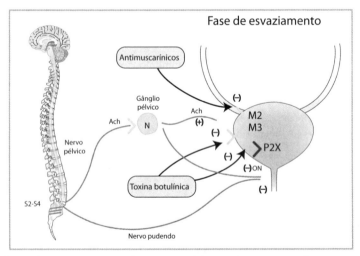

FIGURA 2 Fase de esvaziamento da micção. Há predominância do sistema parassimpático agindo em receptores M, com contração do detrusor sob os estímulos do tronco cerebral no centro da micção sacral. Ao mesmo tempo, os núcleos simpático e somático são inibidos com consequente relaxamento simultâneo dos EIU, EEU e músculos do assoalho pélvico. Observam-se os alvos de ação dos agentes antimuscarínicos e da toxina botulínica, que diminui os estímulos sensoriais aferentes vesicais.
M: muscarínicos; EIU: esfíncter interno da uretra; EEU: esfíncter externo da uretra.

NEUROFARMACOLOGIA DA MICÇÃO

A elucidação das vias neurais que controlam o trato urinário inferior, incluindo os mecanismos de neuromodulação e neurotransmissão, baseia-se na perspectiva da descoberta de novos e futuros alvos da ação terapêutica para os distúrbios urológicos.

Agentes anticolinérgicos

As fibras parassimpáticas liberam ACh que excita os receptores M2 e M3 na bexiga e no músculo liso uretral. A administração dos agonistas colinérgicos e muscarínicos produz contrações na bexiga e aumenta a pressão intravesical. Desse modo, os anticolinérgicos antimuscarínicos são usados no tratamento de distúrbios da micção.[6,11] Dentre esses fármacos, estão oxibutinina, tolterodina, darifenacina, solifenacina e vamicamida.

A oxibutinina de liberação lenta mantém a eficácia da formulação de liberação imediata, porém com menos efeitos colaterais. A oxibutinina transdérmica resulta em uma concentração mais baixa de seu metabólito, portanto, tem menos efeitos colaterais em comparação com a formulação oral, como boca seca e constipação.[43,44]

Darifenacina, solifenacina e vamicamida são agentes seletivos para o receptor M3, mas não são tecido-seletivos. As glândulas salivares e outros tecidos também contêm receptores muscarínicos M3. Diversas drogas estão sendo testadas atualmente para seletividade tecidual, característica mais importante do que a seletividade ao subtipo do receptor.[45,46]

Os neurotransmissores não adrenérgicos e não colinérgicos (NANC), principalmente o ATP, agem em conjunto com a ACh contraindo a musculatura detrusora via receptores PX2. Os fármacos antimuscarínicos podem não conseguir abolir a hiperatividade da bexiga em virtude da inabilidade de bloquear a transmissão NANC na bexiga.[47]

Outros prováveis neurotransmissores NANC estão localizados nas fibras pós-ganglionares, como os peptídeos intestinais vasoativos (VIP) e os neuropeptídeos Y (NPY). Esses neuropeptídeos podem influenciar a liberação de ACh e NE.[2,3,6,48,49]

Toxina botulínica

A toxina botulínica A (BTX-A), uma neurotoxina derivada da bactéria anaeróbia *Clostridium botulinum*, pode ser injetada na parede vesical para reduzir a hiperatividade do detrusor e tratar a BH.[50,51] Estudos experimentais mostram que a substância suprime a liberação de ACh e NE em nervos autonômicos na bexiga, inibe contrações vesicais neurodesencadeadas e reduz a liberação de ATP para o lúmen vesical em animais com lesões medulares crônicas.[52-54] Além disso, em estudos com células uroteliais cultivadas, a BTX-A bloqueou a liberação de ATP desencadeada pelo estiramento ou pela capsaicina e reduziu a ativação dos nervos aferentes por irritação da bexiga.[55-57] Assim, a eficácia clínica da BTX-A no tratamento das disfunções vesicais pode estar relacionada à sua ação sobre os mecanismos sensoriais uroteliais, bem como seus efeitos sobre a liberação de neurotransmissores dos nervos eferentes.

Agentes adrenérgicos

Os neurônios pré-ganglionares simpáticos liberam ACh, ativando os receptores N nos neurônios pós-ganglionares (gânglios pélvicos), que, então, liberam NE causando a contração dos órgãos efetores uretra e colo vesical. Essa contração é mediada pelos receptores alfa-1. Em contraste, a ação do NE nos receptores beta relaxa o detrusor.[2,58,59]

Alguns agentes alfa e beta-adrenérgicos e antagonistas adrenérgicos têm sido utilizados para o tratamento de disfunções urinárias, embora sejam pouco seletivos.[2,6,60-64] Os alfa-simpatomiméticos têm sido propostos para aumentar o tônus da uretra proximal e do colo vesical, prevenindo a incontinência urinária de esforço (IUE), ao passo que os antagonistas alfa, como a tansulosina, são usados para tratar a obstrução ao fluxo. A grande desvantagem do uso farmacológico desses agentes são os efeitos colaterais cardiovasculares.

Os receptores vesicais beta-3 têm seu papel no relaxamento da bexiga e constituem potencial alvo para a descoberta e ação de drogas. Por outro lado, a ativação dos receptores beta-1 ou beta-2 pode causar efeitos colaterais indesejáveis, como aumento do ritmo cardíaco ou tremores musculares. Consequentemente, uma série de esforços recentes nessa área tem sido direcionada para o desenvolvimento de agonistas seletivos beta-3.[5] Mirabegrona é uma droga dessa classe administrada por via oral amplamente estudada em animais e reduz a frequência das contrações rítmicas da bexiga durante a fase de enchimento, sem suprimir a amplitude da contração vesical durante a micção.[65] Solabegrona é outro agonista beta-3 seletivo em desenvolvimento clínico para o tratamento de BH.

Prostanoides e agentes antagonistas EP4

As PG estão envolvidas na contratilidade vesical, nas respostas inflamatórias e na neurotransmissão. Algumas delas modulam o efeito neural, enquanto outras inibem a atividade da acetilcolinesterase, potencializando as contrações do detrusor induzidas por ACh. Ações prostanoides são mediadas pelos receptores DP, EP (1-4), FP, IP, e TP que, preferencialmente, respondem às prostaglandinas PGD2, PGE2, PGF2, PGI2, TXA2 tromboxano, respectivamente.[5]

Há controvérsias sobre o uso de PG quando a facilitação da micção é desejada. O uso de indometacina, inibidor da síntese de PG, reduz a instabilidade detrusora e pode ter bom efeito nos sintomas da bexiga irritável durante o período menstrual.[6,11] Os efeitos urodinâmicos de um antagonista dos receptores EP4 (AH23848) foram avaliados em ratos com BH com resultados favoráveis. Antagonistas do receptor EP2 e EP4 podem ser potenciais opções para a terapia da BH.[5]

Hormônios sexuais

Os hormônios sexuais desempenham papel na contratilidade do detrusor e, indiretamente, no músculo uretral. Eles modulam os receptores e influenciam os fatores de crescimento teciduais. Além disso, os esteroides sexuais também são importantes em respostas miogênicas e neurais no trato urinário inferior.[6] Há controvérsias sobre seu uso terapêutico em distúrbios urinários. Vários autores propõem a terapia com estrogênio para alívio dos sintomas decorrentes do hipoestrogenismo após a menopausa. O efeito provavelmente reflete suas múltiplas ações nos receptores adrenérgicos, na vascularização, na matriz extracelular, no urotélio e nos músculos do trato urinário e do assoalho pélvico.[11,66-71]

Agentes antagonistas NK (neuroquininas)

Experimentos com capsaicina intravesical mostraram que a substância depleta a SP, reduz temporariamente a sensibilidade da bexiga e provoca os sintomas urinários, mas não elimina o reflexo miccional. As respostas sugerem que a SP tem papel importante na micção causada pela dor vesical. A SP e as neuroquininas (NK) agem sobre os receptores taquiquinina, NK-1 e NK-2. Em estudos farmacológicos, os antagonistas seletivos do receptor NK-2 inibiram a contração provocada pelas capsaicina ou SP exógena. No gânglio sacral dorsal, antagonistas NK-1 inibem a micção.

Portanto, esses resultados indicam que as NK desempenham papel importante na transmissão vesical aferente.[2,72,73] Ensaios clínicos iniciais revelaram que o aprepitante, antagonista do receptor NK1, mostrou-se eficaz no tratamento da BH.[5]

Agentes agonistas TRPV1

Os receptores TRPV1 fazem parte da família dos vaniloides. Trata-se de um canal iônico que é ativado por capsaicina, calor e H ligantes endógenos, como a anandamida. É largamente expresso em fibras sensoriais e células uroteliais. Como em outros sistemas, a percepção da dor foi o primeiro papel atribuído ao TRPV1 no trato urinário. No entanto, é agora cada vez mais claro que o TRPV1 também regula a frequência das contrações reflexas da bexiga por estímulo direto das fibras sensoriais, seja por meio da excitação direta das fibras sensoriais ou influenciada pela liberação de neuromediadores a partir de células uroteliais. A capsaisina e a resiniferatoxina (RTX) são agonistas dos TRPV1 e atuam dessensibilizando-o. Têm sido investigados para fins terapêuticos da BH idiopática ou neurogênica. Bloqueadores dos canais TRPV1 são usados para melhorar a dor crônica.[5]

Agentes antagonistas P2X

AF-792 (5-(5-etinil-2-isopropil-4-metoxi433 fenoxi)-pirimidina-2,4-diamina), combinação de antagonistas seletivos de receptores P2X3 e P2X2/3, inibe significativamente a atividade reflexa da micção, aumentando os intervalos da contração detrusora basal. Os sinais vesicais aferentes são regulados por P2X3 e P2X2/3, estabelecendo diretamente um mecanismo central purinérgico pré-sináptico para regular a transmissão sensorial visceral. Os antagonistas P2X3 e P2X2/3 podem, portanto, ser promissores para o tratamento das disfunções do trato urinário e possivelmente outros distúrbios sensoriais debilitantes, incluindo os estados de dor crônica.[5]

Agentes noradrenérgico e serotonérgico

Foi observado que a NE e a serotonina (5-HT) têm efeitos neuromoduladores positivos sobre o EUS. O núcleo somático sacral é densamente inervado por terminais serotoninérgicos e noradrenérgicos das projeções do córtex cerebral e da medula espinal. Algumas pesquisas e experimentos clínicos demonstraram que fibras serotoninérgicas e noradrenérgicas descendentes nos núcleos de Onuf facilitam a ativação do nervo pudendo induzido pelo glutamato e, assim, ajudam na manutenção do tônus do EEU. Este é o princípio subjacente ao uso de inibidor de recaptação de NE e 5-HT para o tratamento da IUE, como a duloxetina.[74-77]

Antidepressivos tricíclicos

Os antidepressivos tricíclicos, como o cloridrato de imipramina, também são utilizados no tratamento das disfunções de armazenamento. Esses agentes têm moderados efeitos anticolinérgicos e antimuscarínicos que levam ao relaxamento do detrusor, bem como efeito adrenérgico que causa aumento da resistência do colo vesical.[15]

CONSIDERAÇÕES FINAIS

Nas últimas décadas, os estudos sobre a fisiologia e a farmacologia do trato urinário inferior resultaram em novos conceitos e novas informações sobre o controle neural da micção e da etiologia das disfunções urinárias. A procura por novas opções terapêuticas justifica esses esforços. Existem muitos mecanismos, alguns comprovados e outros ainda não completamente compreendidos, em que os agentes farmacológicos podem atuar facilitando o enchimento, o armazenamento e o esvaziamento vesicais. Assim, há boas razões para se acreditar que novos medicamentos eficazes para tratar distúrbios uroginecológicos estarão disponíveis nas próximas décadas.

REFERÊNCIAS BIBLIOGRÁFICAS

1. Elbadawi A. Functional anatomy of the organs of micturition. Urol Clin of North Am 1996; 23(2):77-210.
2. Chai TC, Steers WD. Neurophysiology of micturition and continence. Urol Clin North Am 1996; 23(2):221-36.
3. Sugaya K, Nishijima S, Miyazato M, Ogawa Y. Central nervous control of micturition and urine storage. J Smooth Muscle Res 2005; (3):117-32.
4. Au JLS, Dalton JT, Wientjes MG. Evidence of significant absorption of sodium salicylate from urinary bladder of rats. J Pharmacol Exp Ther 1991; 258:357-64.
5. Fry CH, Chacko S, Wachter S, Kanai AJ, Takeda M, Young JS. Cell biology. In: Abrams P, Cardozo L, Khoury S, Wein A (eds.). Incontinence. 5.ed. 2013.
6. Steers WD. Physiology and pharmacology of the bladder and urethra. In: Walsh PC, Retik AB, Jr Vaughan ED, Wein AJ (eds). Campbell's urology. 7.ed. Philadelphia: WB Saunders, 1998. p.870-915.
7. Bhatia NN. Neurophysiology of micturition. In: Ostergard DR, Bent AE (eds.). Urogynecology and urodynamics. Theory and practice. 3.ed. Baltimore: 1991. p.31.
8. Chancellor MB, Blaivas JG. Physiology of the lower urinary tract. In: Kursh ED, McGuire EJ (eds.). Female urology. Philadelphia: Lippincott, 1994. p.39.
9. Lapides, Diokno AC. Physiology of micturition. In: Burshsbaum MJ, Schmidt JD (eds.). Gynecology and obstetric urology. 3.ed. Philadelphia: WB Saunders, 1993. p.61.
10. Randolph JF. Physiology of the female genital tract. In: Kursu ED, McGuire EJ (eds.). Female urology. Philadelphia: Lippincott, 1994. p.59.

11. Girão MJBC et al. Neurofisiologia da micção. In: Girão MJBC (ed.). Cirurgia vaginal e uroginecologia. 2.ed. São Paulo: Artes Médicas, 2002. p.13-20.

12. Kuru M. Nervous control of micturition. Physiol Rev 1965; 45:425.

13. De Groat WC, Booth AM, Yoshimura N. Neurophysiology of micturition and its modification in animals models of human disease. In: Maggi CA (ed.). The autonomic nervous system. Nervous control of the urogenital system. Vol.3. Harwood Academic Pub 1993; 227-89.

14. Wall LL. The muscles of the pelvic floor. Clin Obstet Gynecol 1993; 36:910.

15. Unger CA, Tunitsky-Bitton E, Muffly T, Barber MD. Neuroanatomy, neurophysiology, and dysfunction of the female lower urinary tract: a review. Female Pelvic Med Reconstr Surg 2014; 20(2):65-75.

16. Ralevic V, Burnstock G. Receptors for purines and pyrimidines. Pharmacol Rev 1998; 50:413-92.

17. Sugaya K, Mori S, Tsuchida S. Efferent and primary afferent neural pathways innervating the lower urinary tract of the cat. Nippon Hinyokika Gakkai Zasshi (Jpn J Urol) 79: 868-87.

18. Andersson KE. Pharmacology of lower urinary tract smooth muscle and penile erection tissues. Pharmacol Rev 1993; 45:253-308.

19. Andersson KE, Arner A. Urinary bladder contraction and relaxation: physiology and pathophysiology. Physiol Rev 2004; 84:935-86.

20. Morrison J, Birder L, Craggs M, De Groat WC, Downie J, Drake M et al. Neural control incontinence. Jersey: Health Publications, 2005. p.363-422.

21. Burnstock G. Purinergic signaling in the lower urinary tract. Handbook of experimental pharmacology. Berlim: Springer Verlag, 2001. p.423-515.

22. Caulfield MP, Birdsall NJM. International Union of Pharmacology. XVII Classification of muscarinic acetylcholine receptors. Pharmacol Rev 1998; 50:279-90.

23. Matsui M, Motomura D, Karasawa H, Fujikawa T, Jiang J, Komiya Y et al. Multiple functional defects in peripheral autonomic organs in mice lacking muscarinic acetylcholine receptor gene for the M3 subtype. Proc Natl Acad Sci USA. 2000; 97:9579-84.

24. Matsui M, Motomura D, Fujikawa T, Jiang J, Takahashi S, Manabe T et al. Mice lacking M2 and M3 muscarinic acetylcholine receptors are devoid of cholinergic smooth muscle contractions but still viable. J Neurosci 2002; 22:10627-32.

25. Andersson KE, Wein AJ. Pharmacology of the lower urinary tract: basic for current and future treatments of urinary incontinence. Pharmacol Rev 2004; 56:581-631.

26. Clemens JQ. Basic bladder neurophysiology. Urol Clin N Am 2010; 37:487-94.

27. Takeda M, Obara K, Mizusawa T, Tomita Y, Arai K, Tsutsui T et al. Evidence for beta3--adrenoceptor subtypes in relaxation of the human urinary bladder detrusor: analysis

by molecular biological and pharmacological methods. J Pharmacol Exp Ther 1999; 288(3):1367-73.

28. Takeda H, Yamazaki Y, Akahane M, Igawa Y, Ajisawa Y, Nishizawa O. Role of the beta(3)--adrenoceptor in urine storage in the rat: comparison between the selective beta(3)--adrenoceptor agonist, CL316, 243, and various smooth muscle relaxants. J Pharmacol Exp Ther 2000; 293(3):939-45.

29. Igawa Y, Aizawa N, Homma Y. Beta3-adrenoceptor agonists: possible role in the treatment of overactive bladder. Korean J Urol 2010; 51(12):811-8.

30. Thor K, Morgan C, Nadelhaft I, Houston M, De Groat WC. Organization of afferent and efferent pathways in the pudendal nerve of the female cat. J Comp Neurol 1989; 288:263-79.

31. De Groat WC, Fraser MO, Yoshiyama M, Smerin S, Tai C, Chancellor MB et al. Neural control of the urethra. Scand J Urol Nephrol 2001; 35(Suppl 201):35-43.

32. Yoshimura N, De Groat WC. Neural control of the lower urinary tract. Int J Urol 1997; 4:111-25.

33. Gosling JA, Dixon JS, Lendon RG. The autonomic innervation of the urethra of the human male and female bladder neck and proximal urethra. J Urol 1977; 118:302-5.

34. Elbadawi A, Atta MA. Ultrastructural analysis of vesicourethral innervation: Evidence for somatomotor plus autonomic innervation of the feline rabdosphincter. Neurourol Urodyn 1985; 4:23-36.

35. Kakizaki H, Koyanagi T, Shinno Y, Kobayashi S, Matsumura K, Kato M. An electromyographic study of the urethral rabdosphincter in normal and chronically rhizotomized cats. Analysis of electrical potentials evoked by sympathetic and parasympathetic ganglia of the cat. In: Hanin I (ed.). Dynamics of cholinergic function. New York: Plenum Press, 1986. p.1057-66.

36. Maggi CA. The dual, sensory and efferent function of the capsaicin sensitive primary sensory neurons in the urinary bladder and urethra. In: Maggi CA (ed.). The autonomic nervous system. Nervous control of the urogenital system. London: Harwood Academic, 1993. p.383-422.

37. Morrison JFB. The activation of bladder 563 wall afferent nerves. Exp Physiol 1999; 84:131-6.

38. Pinna C, Zanardo R, Puglisi L. Prostaglandin-release impairment in the bladder epithelium of streptozocin-induced diabetic rats. Eur J Pharmacol 1999; 388:267-73.

39. Downie JW, Karmazyn M. Mechanical trauma to bladder epithelium liberates prostanoids which modulate neurotransmission in rabbit detrusor muscle. J Pharmacol Exp Ther 1984; 230:445-9.

40. Chuang Y, Fraser MO, Yu Y, Chancellor MB, De Groat WC, Yoshimura N. The role of bladder afferent pathways in the bladder hyperactivity induced by intravesical administration of nerve growth factor. J Urol 2001; 165:975-9.

41. Rong W, Spyer KM, Burnstock G. Activation and senstitization of low and high threshold afferent fibres mediated by P2X receptors in the mouse urinary bladder. J Physiol (London) 2002; 541:591-600.

42. Andersson KE, Appell R, Awad S, Chapple C, Drutz H, Fourcroy J et al. Pharmacological treatment of urinary incontinence. In: Abrams P, Khoury S, Wein A (eds.). Incontinence – International Consultation on Incontinence. Plymouth: Plymbridge, 2002. p.479-512.

43. Gupta SK, Sathyan G. Pharmacokinetics of an oral once-a-day controlled-release oxybutynin formulation compared with immediate-release oxybutynin. J Clin Pharmacol 1999; 39:289-96.

44. Chancellor MB, Yoshimura N. Part V: physiology and pharmacology of the bladder and urethra. In: Walsh, PC, Retik AB, Vaughan ED Jr, Wein AJ (eds.). Campbell's urology. Vol 2. 8.ed. Philadelphia: WB Saunders, 2002. p.831-86.

45. Chapple CR, Yamanishi T, Chess-Williams R. Muscarinic receptor subtypes and management of the overactive bladder. Urology 2002; 60:82-8.

46. Yoshimura N, Chancellor MB. Current and future pharmacological treatment for overactive bladder. J Urol 2002; 168:1897-913.

47. Levin RM, Ruggieri MR, Wein AJ. Functional effects of the purinergic innervation of the rabbit urinary bladder. J Pharmacol Exp Ther 1986; 236:1327-32.

48. Gibson SJ, Polak JM, Anand P, Blank MA, Yiangou Y, Su HC et al. A VIP/PHI pathways links urinary bladder and sacral spinal cord. Peptides 1986; suppl 7:205-19.

49. De Groat WC, Kawatani M, Hisamitsu T, Lowe I, Morgan C, Roppolo J et al. Role of neuropeptides in the sacral autonomic reflex pathways of the cat. J Auton Nerv Sys 1983; 7:339-50.

50. Smith CP, Chancellor MB. Emerging role of botulinum toxin in the treatment of voiding dysfunction. J Urol 2004; 171:2128-37.

51. Schurch B, De Seze M, Denys P, Chartier-Kastler E, Haab F, Everaert K et al. Botulinum toxin type A is a safe and effective treatment for neurogenic urinary incontinence: results of a single treatment, randomized, placebo controlled 6-month study. J Urol 2005; 174:196-200.

52. Smith CP, Boone TB, De Groat WC, Chancellor MB, Somogyi GT. Effect of stimulation intensity and botulinum toxin isoform on rat bladder strip contractions. Brain Res Bull 2003a; 61:165-71.

53. Smith CP, Franks ME, Mcneil BK, Ghosh R, De Groat WC, Chancellor MB et al. Effect of botulinum toxin A on the autonomic nervous system of the rat lower urinary tract. J Urol 2003b; 169:1896-900.

54. Khera M, Somogyi GT, Kiss S, Boone TB, Smith CP. Botulinum toxin A inhibits ATP release from bladder urothelium after chronic spinal cord injury. Neurochem Int 2004; 45:987-93.

55. Barrick S, De Groat WC, Birder LA. Regulation of chemical and mechanical-evoked ATP release from urinary bladder urothelium by botulinum toxin A. Soc Neurosci Abstract Viewer 2004; 541:5.

56. Chuang YC, Yoshimura N, Huang CC, Chiang PH, Chancellor MB. Intravesical botulinum toxin A administration produces analgesia against acetic acid induced bladder pain responses in rats. J Urol 2004; 172:1529-32.

57. Vemulakonda VM, Somogyi GT, Kiss S, Salas NA, Boone TB, Smith CP. Inhibitory effect of intravesically applied botulinum toxin A in chronic bladder inflammation. J Urol 2005; 173:621-4.

58. Prieto D, Benedito S, Rodrigo J, Martínez-Murillo R, García-Sacristán A. Distribution and density of neuropeptide Y immunoreactive nerve fibers and cells in the horse urinary bladder. J Auton Nerv Syst 1989; 27:173-80.

59. Zoubek J, Somogyi GT, De Groat WC. A comparison of inhibitory effects of neuropeptide Y on rat urinary bladder, urethra and vas deferens. Am J Physiol 1993; 265:R537-43.

60. Danuser H, Thor KB. Inhibition of central sympathetic somatic outflow to the lower urinary tract of the cats by alpha-1 adrenergic receptor antagonist prazosiN. J Urol 1995; 153:1308-12.

61. Jensen D. Pharmacological studies of unhibited neurogenic bladder: the influence of adrenergic excitatory and inhibitory drugs on the cystometograms of neurological patients with normal and unhibited bladder. Acta Neurol Scand 1981; 64:401-26.

62. Nergardh A, Boreus LO. Autonomic receptor function in the lower urinary tract of man and cat. Scand J Urol Nephrol 1972; 6:32-6.

63. Nordling L. Influence of the sympathetic nervous system on lower urinary tract in man. Neurourol Urodyn 1983; 2:3-45.

64. Williams JH, Brading A. Urethral sphincter: normal function and changes in disease. In: Daniel EE, Tomira T, Tschuida S, Watanabe M (eds.). Sphincters. Boca Raton: CRC Press, 1992. p.315-38.

65. Takasu T, Ukai M, Sato S, Matsui T, Nagase I, Maruyama T et al. Effect of (R)-2-(2-aminothiazol-4-yl)-4'-{2-[(2-hydroxy-2phenylethyl) amino] ethyl} acetanilide (YM178), a novel selective beta3-adrenoceptor agonist, on bladder functioN. J Pharmacol Exp Ther 2007; 321(2):642-7.

66. Suguita MAA, Girão MJBC, Simões MJ, Sartori MGF, Baracat EC, Rodrigues de Lima G. A morphologic and morphometric study of the vesical mucosa and urethra of castrated female rats following estrogen and/or progestogen replacement. Clin Exp Obst Gyn 2000; 27:176-8.

67. Girão MJBC, Jármy-DiBella ZIK, Sartori MGF, Baracat EC, Lima GR. Doppler velocimetry parameters of periurethral vessels in postmenopausal incontinent women receiving estrogen replacement. Int Urogynecol J 2001; 2:241-6.

68. Sartori MGF, Girão MJBC, de Jesus Simões M, Sartori JP, Baracat EC, Rodrigues de Lima G. Quantitative evaluation of collagen and muscle fibers in the lower urinary tract of castrated and under-hormone replacement female rats. Clin Exp Obst Gyn 2001; 28:92-6.

69. De Deus JM, Girão MJ, Sartori MG, Baracat EC, Rodrigues de Lima G, Nader HB et al. Glycosaminoglycan profile in bladder and urethra of castrated rats treated with estrogen, progestogen, and raloxifene. Am J Obstet Gynecol 2003; 189(6):1654-9.

70. Robinson D, Cardozo LD. The role of estrogens in female lower urinary tract dysfunction. Urology 2003; 62(suppl 4A):45-51.

71. Hendrix SL, Cochrane BB et al. Effects of estrogen with and without progestin on urinary incontinence. JAMA 2005; 293(8):935-1001.

72. Lecci A et al. Evidence against a peripheral role of tAChykinins in the initiation of micturition reflexes in the anesthetized rat. J Pharmacol Exp Ther 1993; 264:1327-32.

73. Giuliani R, Patacchini R, Barbanti G, Turini D, Rovero P, Quartara L et al. Characterization of tAChykinin neurokinin-2 receptor in the human urinary bladder by means of selective receptor antagonists and peptidase inhibitors. J Pharmacol Exp Ther 1993; 267:590-5.

74. Chancellor MB, Yoshimura MD. Neurophysiology of stress urinary incontinence. Rev Urol 2004; 6sup(3):S19-S28.

75. Rajaofetra N, Passagia JG, Marlier L, Poulat P, Pellas F, Sandillon F et al. Serotoninergic, noradrenergic and peptidergic innervation of Onuf's nucleus of normal and transected spinal cords of baboons. J Comp Neurol 1992; 318:1-17.

76. Norton PA et al. Duloxetine versus placebo in the treatment of stress urinary incontinence. Am J Obstet Gynecol 2002; 187:40-8.

77. Thor KB, Donatucci C. Central nervous system control of the lower urinary tract: new pharmacological approaches to stress urinary incontinence in women. J Urol 2004; 172(1):27-33.

QUESTÕES

1. Qual dos segmentos abaixo não responde pelo controle da micção?

   a. Córtex cerebral.
   b. Sistema límbico.
   c. Medula sacral.
   d. Medula toracolombar.
   e. Ureter.

2. É incorreto afirmar que na fase de armazenamento:

   a. Há inibição do SNC sobre o centro sacral e o detrusor.
   b. Predomina o SNA simpatico.
   c. Ocorre ativação dos receptores mecanoceptores vesicais que desencadeiam estímulos eferentes.
   d. Neurônios motores contraem-se para maior resistência do colo e da uretra.
   e. Há excitação dos neurônios do núcleo de Onuf na medula sacra.

3. É correto afirmar que:

   a. Agentes anticolinérgicos inibem os receptores muscarínicos, como a oxibutinina e a toxina botulínica.
   b. Os agonistas $\beta 3$ relaxam a bexiga.
   c. A toxina botulínica é uma neurotoxina que aumenta o tônus uretral.
   d. Os hormônios sexuais não têm efeito sobre o trato urinário.
   e. Os inibidores de recaptação de noradrenalina e serotonina são drogas de primeira escolha para o tratamento da IUE, cujo melhor exemplo é a capsaicina.

SEÇÃO 2
Propedêutica em Uroginecologia

4

Estudo urodinâmico

Marcelo Thiel
Edilson Benedito de Castro
Cássia Raquel Teatin Juliato

INTRODUÇÃO

A urodinâmica permite investigar o trato urinário inferior (TUI) pela medida dos parâmetros fisiológicos relevantes. O primeiro passo é formular questões urodinâmicas com história, exame físico e investigação uroginecológica padrão. As anotações das pacientes sobre as micções – sintomas anotados no diário miccional de volume e frequência e repetidas urofluxometrias livres com determinação de volume residual – fornecem importantes informações objetivas e não invasivas que ajudam a definir a questão urodinâmica específica, previamente à urodinâmica invasiva com a cistometria de enchimento e estudos de fluxo-pressão.[1,2]

O objetivo da urodinâmica é reproduzir os sintomas enquanto realiza medidas precisas, para identificar causas ocultas dos sintomas e quantificar o processo fisiopatológico. Com isso, é possível estabelecer a disfunção e entender as implicações clínicas para fornecer o diagnóstico. A medida quantitativa pode ser suplementada pela imagem (videourodinâmica).[1]

Sabe-se que os relatos das pacientes a respeito de seus sintomas do trato urinário inferior (STUI) têm pouca correlação com os achados objetivos da urodinâmica. Isso não diminui a importância do estudo urodinâmico (EUD), e sim ressalta a baixa especificidade desse exame em relação à queixa dos STUI referida pelas pacientes. Apesar disso, são esses sintomas que trazem os pacientes ao consultório, e o desejo de elucidar a fisiopatologia envolvida nesses sintomas com intuito de orientar uma conduta mais apropriada é o que leva à utilização da urodinâmica.[2,3]

Um recente artigo comparando EUD com avaliação clínica na avaliação pré-operatória para o tratamento cirúrgico da incontinência urinária de esforço demonstrou não haver diferença entre os dois grupos quanto à taxa de sucesso e de complicações no pós-operatório.[4]

A urodinâmica é a combinação de medidas não invasivas, como a urofluxometria inicial, e medidas invasivas, como a cistometria de enchimento.[2]

Medidas urodinâmicas não podem ser completamente automatizadas, exceto o procedimento urodinâmico mais simples, a urofluxometria. Este não é um problema inerente de medida por si mesmo, mas é decorrente das limitações atuais dos equipamentos de urodinâmica e da falta de consenso no método preciso de medida, no processamento de sinal, na quantificação, documentação e interpretação. Com a publicação da padronização da Sociedade Internacional de Continência (*International Continence Society* – ICS) da boa prática de urodinâmica, é esperado que a tecnologia necessária seja desenvolvida.[1]

O EUD é realizado em condições artificiais. Um ambiente hospitalar, pouco familiar, pode inibir ou desinibir a função do trato urinário inferior. As pacientes são orientadas a relatar suas sensações e urinar em ambiente aberto, sem o conforto e a privacidade de suas casas. Além disso, as pacientes realizam o exame com cateteres uretrais e retais, conectados a tubos e monitores, o que promove desconforto adicional. A cistometria é realizada enchendo a bexiga com volumes suprafisiológicos, usando soluções não fisiológicas, ambas situações com potencial de desencadear ou inibir contrações involuntárias do detrusor (CID). A cateterização da uretra pode ser dolorosa ou causar lesões; essas condições podem suprimir o reflexo miccional.[2]

Por isso, o encaminhamento criterioso para o EUD limita a indicação do estudo somente a situações necessárias e diminui as indicações desnecessárias para solicitação do exame.

INDICAÇÕES DO EUD

São indicações à realização do EUD mulheres com as seguintes condições:

- incontinência urinária recidivada pós-tratamento cirúrgico;
- incontinência urinária mista (incontinência urinária de esforço [IUE] e incontinência de urgência) com falha no tratamento (para IUE ou para urgência);
- suspeita de obstrução infravesical (p.ex., pós-*sling*);
- prolapso anterior ou de cúpula com suspeita de incontinência urinária de esforço oculta;
- uso de anticolinérgico sem resposta clínica;
- disfunções de esvaziamento, com repercussão (ITU de repetição, volume residual elevado e deterioração do trato urinário);
- incontinência urinária de esforço isolada, com teste supino negativo (ausência de perda urinária no consultório durante o exame ginecológico);
- suspeita de hipocontratilidade do detrusor e resíduo elevado confirmado à ultrassonografia;
- doenças neurológicas e trauma raquimedular com sintomas miccionais.

QUANDO NÃO ENCAMINHAR PARA EUD

Não devem ser encaminhadas para EUD rotineiramente mulheres com as seguintes condições:

- impossibilidade de passagem de sonda;
- urgência miccional isolada, sem tratamento prévio com anticolinérgico como teste terapêutico;
- prolapso grau 1 ou 2 de Baden Walker (POP-Q: estádio 2 ou menos) ou retocele isolada, ou qualquer tipo de prolapso com o objetivo de somente verificar incontinência oculta;
- infecção urinária não tratada;
- infecção urinária tratada há menos de 6 semanas;
- infecção urinária de repetição, sem sintomas miccionais;
- exame prévio com menos de 6 meses, exceto quando houver suspeita de obstrução pós-*sling*;
- alergia ao látex;

- doenças psiquiátricas que impeçam a execução do exame;
- pacientes menores de 14 anos de idade;
- pacientes em período menstrual;
- pacientes com bacteriúria assintomática sem tratamento com antibiótico, com exceção das sondadas e em regime de cateterismo intermitente limpo;
- pacientes sem exame de urina recente;
- paciente sem orientação sobre o exame, isto é, sem explicação do procedimento de urodinâmica;
- pacientes sem justificativa para o exame ou justificativas lacônicas, como urgência, IUE, incontinência mista, bexiga neurogênica;
- pacientes com urgência miccional e/ou hematúria acima de 60 anos de idade, sem avaliação prévia com ultrassonografia e/ou cistoscopia para descartar neoplasia;
- qualquer suspeita de estenose uretral;
- corrimento vaginal sem tratamento;
- pacientes com ITU de repetição sem investigação prévia, principalmente com exames laboratoriais e ultrassonografia, e sem sintomas miccionais que justifiquem a urodinâmica.

Em pacientes com prova de esforço positiva com partos vaginais prévios, não existe a obrigatoriedade de realizar EUD, embora este assunto ainda seja controverso na literatura e necessário para algumas fontes pagadoras.

ETAPAS DO EUD
Urofluxometria

A urofluxometria é não invasiva e relativamente barata. As informações quantitativas e objetivas conseguidas pela urofluxometria ajudam a entender tanto os sintomas de armazenamento quanto os de esvaziamento fornecidos com simples medida urodinâmica.

Deve-se sempre tentar oferecer à paciente privacidade adequada. O exame deve ser iniciado quando ela sentir desejo "normal" de urinar. A paciente deve ser questionada se sua micção representou o normal, e sua impressão deve ser anotada. A análise de dados automatizados deve ser verificada pela inspeção da curva de fluxo, os artefatos devem ser excluídos e a verificação deve ser documentada. A curva de fluxo normal é suave, sem alterações bruscas na amplitude, porque a forma da curva de fluxo é determinada pela cinética da contração do detrusor, decorrente da musculatura lisa que não apresenta rápidas variações (Figura 1).[1]

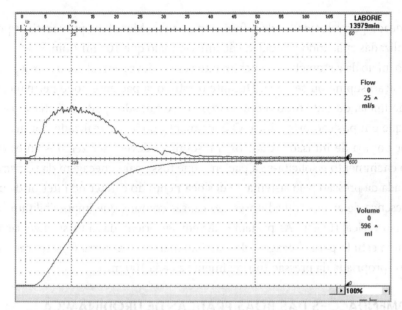

FIGURA 1 Exemplo de curva de fluxo urinário da fluxometria normal.[5]

Resíduo pós-miccional

O resíduo pós-miccional (RPM) deve ser aferido com cateterismo vesical após a urofluxometria, o que dá informações importantes a respeito da função do detrusor e permite descartar obstruções infravesicais. Há ainda a possibilidade do uso de ultrassonografia como alternativa à cateterização, para verificar a presença de RPM de forma não invasiva.[3]

Urodinâmica invasiva: cistometria de enchimento e estudo de esvaziamento fluxo-pressão

A cistometria ainda é a ferramenta mais acurada para avaliar o componente passivo do enchimento vesical. Esta fase do EUD é invasiva e requer cateterização vesical por meio da uretra ou por via suprapúbica. Assim como nos demais componentes do EUD, as informações obtidas com o teste devem ser confrontadas com os outros dados disponíveis fornecidos a partir de história clínica, exame físico, diário miccional e demais exames preliminares.[3]

A ICS estabeleceu critérios para a padronização da velocidade de enchimento vesical durante a cistometria.[6] Na maioria das vezes, a infusão é realizada com velocidade de enchimento intermediária (entre 10 e 100 mL/min). Velocidades mais lentas podem ser usadas em pacientes que apresentam hiperatividade detrusora desencadeada por velocidades de infusões mais altas. Manobras provocativas podem ser realizadas aplicando velocidade de infusão maio que 100 mL/min.[3,7]

No início da cistometria, o enchimento vesical deve ser realizado com a paciente em posição supina ou sentada. Durante o estudo, a paciente pode permanecer na posição inicial durante todo o processo ou o examinador pode solicitar à paciente que fique em posição ortostática. O enchimento pode ser realizado por gravidade ou por bomba de infusão. Todos os transdutores devem ser zerados antes do início do enchimento e solicita-se à paciente que tussa para checagem da transmissão adequada da pressão pelo sistema. O deslocamento do cateter no interior da uretra e a presença de ar nos transdutores são causas comuns que impossibilitam "zerar" a pressão vesical (Pves).[8] As pacientes devem ser orientadas a tossir diversas vezes durante o estudo para checagem do funcionamento do sistema e assegurar a transmissão apropriada da pressão (normalmente a cada 100 mL).[3]

RECOMENDAÇÕES DAS BOAS PRÁTICAS DE URODINÂMICA

Para a realização de um bom estudo urodinâmico, deve-se atentar a alguns tópicos.

1. Uma boa investigação urodinâmica deve ser realizada de forma interativa. Deve ser estabelecida discussão com a paciente, e os sintomas devem ser reproduzidos durante o teste.
2. Deve haver observação cuidadosa dos sinais enquanto são coletados e do acesso contínuo qualitativo e quantitativo a todos eles.
3. Os artefatos devem ser evitados, e qualquer artefato que ocorrer deve ser corrigido imediatamente. É sempre difícil e frequentemente impossível corrigir artefatos durante análise retrospectiva.
4. Deve-se obter um registro completo do enchimento e do esvaziamento. Deve-se começar com valores iniciais de Pves, com valores de pressão abdominal (Pabd) de 30 a 50 cmH_2O; a pressão do detrusor (Pdet) deve ser zero e deve-se realizar um teste de qualidade do sinal utilizando uma forte tosse no início, sendo regularmente repetida.
5. Deve-se obter boa qualidade de registro até atingir a capacidade cistométrica (CC).
6. Deve-se repassar a sonda caso venha a ser expelida antes do estudo fluxo-pressão.
7. A pressão zero é a pressão atmosférica ambiente.
8. A pressão zero é o valor registrado quando o transdutor é aberto no ambiente e desconectado de todos os tubos ou cateteres, ou quando a ponta aberta de uma conexão completa com fluido está no mesmo nível vertical do transdutor.

Apenas nessa situação é possível realizar o *set zero* ou *balance*.

1. A referência de altura é definida como o bordo superior da sínfise púbica.
2. A referência de altura é o nível no qual os transdutores devem estar colocados, e todas as pressões urodinâmicas devem ter o mesmo componente hidrostático.
3. Para a medida da pressão intravesical e para o enchimento vesical, o cateter padrão é o duplo lúmen transuretral.
4. O emprego do cateter de balão retal é recomendado para a medida de Pabd.
5. Os sinais da Pves e da Pabd são "vivos", com pequenas variações causadas pela respiração ou conversa, sendo os dois sinais similares. Essas variações não devem aparecer na Pdet.
6. Valores de repouso da Pabd, da Pves e da Pdet geralmente variam. Quando os transdutores são zerados na pressão atmosférica, são colocados no bordo superior da sínfise púbica; a variação típica da pressão de repouso para Pves e Pabd é:
   - supina: 5 a 20 cmH_2O;
   - sentada: 15 a 40 cmH_2O;
   - em pé: 30 a 50 cmH_2O.

ACHADOS URODINÂMICOS IMPORTANTES
Pressão de perda ao esforço

A pressão de perda na Valsalva ou pressão de perda abdominal (ALPP) é a medida indireta da capacidade do mecanismo de continência resistir ao aumento da pressão abdominal.[9] As variações ocorridas na pressão abdominal são identificadas confirmando que a pressão detrusora permanece constante. Inicia-se o enchimento vesical até determinado volume preestabelecido, e a paciente é orientada a realizar a manobra de Valsalva de forma gradual até que ocorra perda. Esta última pode ser identificada visualmente ou com auxílio da radioscopia. A pressão na qual a perda ocorreu é identificada como ALPP ou VLPP.

Quando a perda não ocorrer, a paciente deve ser orientada a tossir. Na prática, o teste de esforço é realizado inicialmente com volumes de 150 mL. Quando a paciente não tolera esse volume, deve-se realizar o teste com volumes menores. Caso não ocorram perdas aos 150 mL, o médico deve repetir a avaliação com volume de 250 mL. Se, mesmo com isso, a paciente com queixa de incontinência não apresentar perdas, deve-se repetir o teste com volumes maiores ou repetir o exame sem o cateter uretral. Nas pacientes com prolapso de órgãos pélvicos, recomenda-se que a pressão de perda seja realizada com um tampão vaginal ou pessário, para excluir a presença de incontinência de esforço oculta. Isoladamente, a ALPP não fornece informações suficientes para a elaboração de um plano terapêutico, mas é um dado que pode auxiliar nesse intuito.[3] A pressão de perda abdominal deve ser qualificada de acordo com o local onde foi mensurada (retal, vaginal ou intravesical) e com o método como foi obtida (tosse ou Valsalva). A pressão de perda abdominal pode ser calculada de três diferentes formas, a partir de três diferentes valores de referência de uso bastante comum: zero (o verdadeiro zero da pressão intravesical), o valor da Pves medido no volume zero da bexiga, ou o valor da Pves medido imediatamente antes da tosse ou Valsalva (em geral, aos 200 ou 300 mL do enchimento vesical). Os valores de referência utilizados e a pressão de referência devem ser especificados[10] (Figuras 2 e 3).

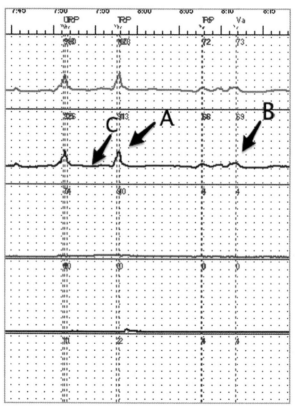

FIGURA 2 Exemplo de como medir a pressão de perda ao esforço na cistometria.[5] (A) Pressão de perda na tosse = 80 cmH$_2$O. (B) Pressão baixa na Valsalva sem perda. (C) Pressão de base (50 cmH$_2$O) que deve ser subtraída da pressão em (A) para se obter a pressão de perda (30 cmH$_2$O).

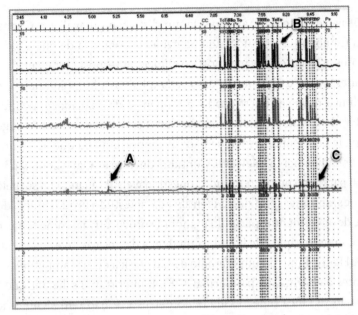

FIGURA 3 Exemplo de como medir a pressão de perda ao esforço na cistometria.[5] (A) Movimentação da sonda vesical que gera artefato. (B) Mútiplas tosses que dificultam a interpretação no gráfico em *full screen*. Não utilizou Valsalva. (C) A pressão do detrusor aumentou porque houve deslocamento da sonda retal (mais próxima ao esfíncter).

Contrações involuntárias

A presença de contrações involuntárias do detrusor (CID) durante a fase de enchimento é sempre significativa.[10] Originalmente, a ICS limitou a definição de hiperatividade detrusora (HD) como presença de elevações fásicas na pressão detrusora maiores que 15 cmH_2O. A prática clínica indica que contrações com magnitude menor que a definida são capazes de causar sintomas importantes.[3]

Recentemente, a definição aceita de hiperatividade do detrusor é a elevação fásica na pressão detrusora capaz de causar sintomas, independentemente de sua magnitude. O significado clínico das CID não associadas a sintomas ainda está indefinido. Sabe-se que as CID ocorrem em voluntários saudáveis assintomáticos[3,11] e podem ser encontradas em mais de 68% dos pacientes no consultório de urodinâmica.[12] Vários parâmetros são avaliados durante as CID e devem ser descritos quando presentes: o volume no qual a CID ocorreu, a amplitude e a duração da contração, a presença de sintomas concomitantes, a associação com perdas urinárias ou se a CID desencadeou o processo de micção. Esses fatores podem dar informações a respeito da gravidade de um distúrbio ou avaliar a resposta de determinado tratamento. Contudo, não há evidência objetiva de que a identificação desses fatores possa predizer prognóstico clínico ou resposta terapêutica.[3] Quando uma HD inesperada é encontrada associada a baixo volume infundido, o seu significado clínico deve ser questionado, a influência da velocidade de infusão deve ser considerada e uma velocidade menor deve ser tentada.[13] Isso não sugere que a hiperatividade detrusora inesperada não seja importante ou que não tenha possibilidade de ser clinicamente relevante. Contudo, deve-se avaliar o contexto individual da paciente para interpretar resultados questionáveis.[14] Quando há suspeita de HD com base nos sintomas e ela não é identificada no estudo urodinâmico, deve-se repetir a fase de enchimento aplicando manobras provocativas, como tosse, manobra de Valsalva, infusão rápida de líquido e mudança de posição (p.ex., de sentada para em pé).[15] A Figura 4 mostra um exemplo de CID física de alta amplitude sem perda urinária antes da permissão para urinar (PE). É importante salientar que CID pós--miccional não significa hiperatividade do detrusor e não tem significado clínico (Figura 5).

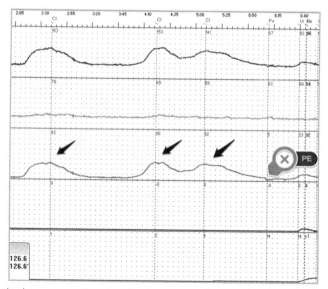

FIGURA 4 Múltiplas contrações involuntárias de alta amplitude (88 cmH$_2$O) (setas). Antes da permissão para urinar, é necessário que a pressão detrusora volte ao normal (PE).

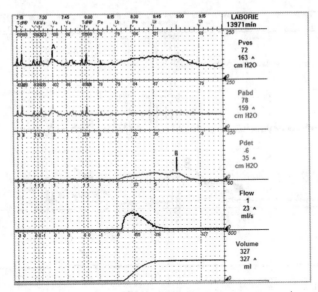

FIGURA 5 (A) Múltiplas manobras de Valsalva e tosse são executadas para obter pressão de perda. (B) Presença de contração involuntária do detrusor pós-miccional, sem significado clínico.

Complacência

Complacência é a relação entre volume e pressão durante o enchimento vesical (variação do volume/variação da pressão). A complacência reflete a capacidade da bexiga em expandir seu volume com mínima alteração na pressão intravesical. Essa propriedade é conferida pela musculatura lisa, colágeno e componentes viscoelásticos da submucosa e da musculatura vesical.[3,16] Uma bexiga com inervação normal e sem lesões patológicas (p.ex., fibrose, infecções, carcinoma) mantém sua viscoelasticidade durante a fase de armazenamento da micção.

A complacência assume importância crucial na integridade do trato urinário superior. Os efeitos de uma pressão detrusora elevada sobre o transporte ureteral podem ser significativos. A relação intrínseca entre complacência e resistência infravesical é demonstrada pelo fato de um tratamento efetivo da obstrução infravesical melhorar a complacência.[17] A medida da complacência durante o EUD pode ser afetada pela taxa de infusão, posição do paciente, volume de líquido infundido e outros fatores.[3] A Figura 6 mostra um exemplo de alteração de complacência, CID e obstrução.

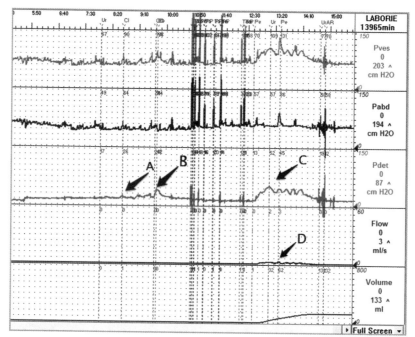

FIGURA 6 (A) Complacência diminuída 12 mL/cmH$_2$O. (B) Contração involuntária do detrusor de 42 cmH$_2$O. (C) Pressão detrusora alta para o esvaziamento (PdetQmáx = 45) e (D) fluxo muito baixo (Qmáx = 3 mL/s).

Nomogramas de obstrução em mulheres

Existem poucas referências na literatura de nomogramas urodinâmicos próprios para a definição de obstrução em mulheres, em contraste com a abundante literatura que descreve as diferentes maneiras de diagnosticar obstrução em homens. Não se pode assumir a mesma interpretação desses nomogramas em homens e mulheres: o nomograma que descreve um fluxo normal no homem não corresponde necessariamente ao mesmo resultado em mulheres. A Figura 7 mostra um exemplo de gráfico de obstrução.

O perfil de pressão uretral não é útil para diagnosticar obstrução em mulheres. Diante disso, vários fatores são considerados para o diagnóstico de obstrução uretral em mulheres.

Massey e Abrams propuseram que a alteração de dois ou mais parâmetros dos quatro apresentados a seguir indicaria obstrução em mulheres:[18-21]

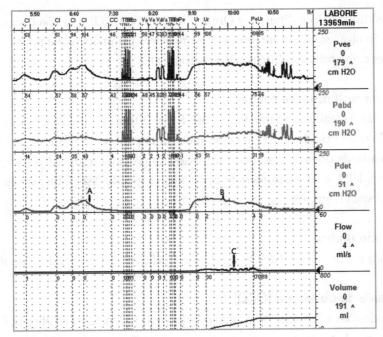

FIGURA 7 (A) Contração involuntária do detrusor de alta amplitude, fásica, sem perda de urina. (B) PdetQmáx alta indicativa de obstrução. (C) Fluxo baixo e interrompido.

1. Fluxo máximo (Qmáx) < 12 mL/s.
2. Pressão do detrusor no fluxo máximo (PdetQmáx) > 50 cmH$_2$O.
3. PdetQmáx/Qmáx^2 > 0,2.
4. Volume residual elevado na presença de alta pressão ou resistência uretral.

Axelrod e Blaivas definiram que a obstrução do colo vesical ocorre quando há pressão sustentada do detrusor acima de 20 cmH$_2$O e Qmáx < 12 mL/s.[22,23] Com base na experiência de diferentes autores, é difícil definir obstrução em mulheres em termos de pressão do detrusor e fluxo urinário. As mulheres normalmente urinam com pressão detrusora baixa (< 10 cmH$_2$O). A videourodinâmica é o método padrão para diagnosticar obstrução em mulheres.

Alguns autores recomendam parâmetros de obstrução como o BOOI (*bladder obstruction index* ou número de Abrams-Griffiths) > -8 em mulheres com Qmáx < 15 mL/s e resistência uretral > 0,2. O número de Abrams-Griffiths (PdetQmáx-2Qmáx) pode ser utilizado em mulheres com Qmáx < 15 mL/s.

Vicentini et al. acreditam que Qmáx < 15 mL/s e BOOI > -8 não definem diagnóstico de obstrução. No entanto, são os melhores parâmetros que podem indicar mulheres com obstrução (funcional e anatômica).[24]

Fator de resistência uretral (URA)
O URA não é ideal para análise individual. É mais útil na análise de grupos com sintomas do trato urinário inferior, como monitoramento na resposta do tratamento de determinada doença. Não pode ser usado como parâmetro único para indicar obstrução. URA < 21 é considerado como não obstruído. Esse fator não apresenta zona equívoca (Figura 8).

Resistência uretral
É calculada com a fórmula PdetQmáx/Qmáx². Coeficiente > 0,2 é considerado alterado.

Coeficiente de obstrução (OCO)
É calculado com a fórmula: PdetQmáx/40+(2Qmáx). Considera-se obstrução quando maior que 1.

Outras recomendações referentes a achados urodinâmicos importantes
Em mulheres, a resistência uretral é tão baixa que, na ativação do reflexo detrusor, há aumento da pressão detrusora de forma muito lenta. Portanto, quando o detrusor

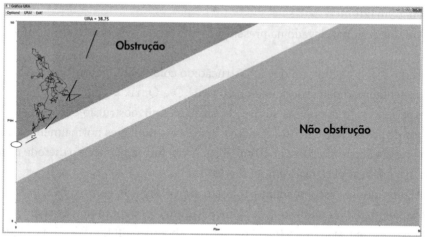

FIGURA 8 URA = 38 (padrão obstrutivo).

contrai, toda a energia é convertida em fluxo, por causa da baixa resistência uretral. É considerado variante normal. No comando de micção, o traçado da eletromiografia fica silencioso e há pequeno aumento da pressão detrusora, seguido de contração detrusora sustentada e curva de fluxo normal. Contrações pós-miccionais são consideradas variantes normais.[1]

Alguns pacientes são incapazes de gerar contração na micção durante o exame, especialmente na posição supina. Não deve ser caracterizado como arreflexia. Esse termo é empregado apenas em pacientes com condições neurológicas que causam arreflexia.[1]

Com baixa complacência, há queda abrupta na pressão quando o enchimento vesical é interrompido. Ao contrário, a pressão continua a aumentar durante a contração detrusora.[1]

PADRONIZAÇÃO DA NOMENCLATURA DO TRATO URINÁRIO
Sinais e sintomas
O aumento da frequência diária é a queixa feita pelo indivíduo que considera sua frequência miccional diária muito elevada. Esse termo é o equivalente à polaciúria, utilizado correntemente em muitos países.

Noctúria é a queixa feita pelo indivíduo que acorda uma ou mais vezes à noite para urinar. É o número de micções registrado durante uma noite de sono. Cada micção ocorre antes ou depois de o indivíduo dormir.

Urgência é a queixa de um súbito e constrangedor desejo de começar a urinar e que dificilmente consegue ser impedido.

A ICS não recomenda mais a utilização dos termos "urgência motora" e "urgência sensorial". Esses termos são frequentemente mal empregados e possuem pouco significado intuitivo.

Incontinência urinária de esforço (IUE) é a queixa de perda urinária involuntária durante o esforço ou exercício, ou com espirros ou tosse. A tosse pode induzir uma contração involuntária do detrusor, por isso, o único sinal confiável como indicador urodinâmico de IUE é quando a perda ocorre sincronicamente com o início da primeira tosse propriamente dita e termina com o fim do período de tosse.

Incontinência urinária de urgência é a queixa da perda involuntária de urina acompanhada ou imediatamente precedida pela sensação de urgência.

Incontinência urinária mista é a queixa da perda involuntária de urina associada à urgência e também a exercício, esforço, espirros ou tosse.

Enurese é uma modalidade de perda de urina involuntária. Se esse termo estiver sendo empregado para denotar a incontinência durante o sono, deve ser sempre qualificado pelo adjetivo "noturna". Portanto, enurese noturna é a queixa de perda urinária involuntária durante o sono.

Incontinência urinária contínua é a queixa da perda urinária involuntária e contínua.

Os termos "estrangúria", "espasmo vesical" e "disúria" são termos difíceis de definir, de significados incertos e não devem ser empregados em relação às disfunções do trato urinário inferior, a menos que o seu significado preciso esteja estabelecido. Disúria significa literalmente "micção anormal" e é empregada corretamente em alguns países da Europa. No entanto, é utilizada frequentemente para descrever a sensação de ardência ou queimação característica da infecção urinária. A sugestão é que os termos descritivos a seguir devam ser empregados no futuro.

Dor vesical é a sensação de dor suprapúbica ou retropúbica que, em geral, aumenta durante o enchimento vesical e pode persistir após o término da micção.

Dor uretral é a sensação de dor indicada pelo indivíduo na região da uretra.

Síndrome da bexiga dolorosa é a queixa de dor suprapúbica relacionada ao enchimento vesical, acompanhada por outros sintomas, como aumento da frequência miccional diurna ou noturna, na ausência de infecções urinárias comprovadas ou outras patologias evidentes. A ICS acredita que esse é o termo preferível para a "cistite intersticial". A cistite intersticial é um diagnóstico específico que requer a confirmação por cistoscopia e características histopatológicas. Na investigação da dor vesical, pode ser necessário excluir condições como o carcinoma *in situ* e a endometriose.

Hesitação é uma dificuldade ou demora em iniciar a micção após o indivíduo se sentir pronto para urinar.

Gotejamento terminal é um prolongamento da parte final da micção por meio de um gotejamento de urina.

Poliúria é definida como a produção de urina que, mensurada em 24 horas, ultrapassa 2,8 litros em adultos. Esse conceito pode ser útil para explicar os casos com frequências miccionais mais curtas.

Poliúria noturna ocorre quando o aumento proporcional da produção de urina em 24 horas ocorre no período noturno (normalmente no período de 8 horas em que o indivíduo está na cama).

Sensação de esvaziamento incompleto é o termo autoexplicativo dado pela sensação experimentada por um indivíduo após terminar de urinar.

Gotejamento pós-miccional é o termo empregado quando o indivíduo descreve uma perda involuntária de urina imediatamente após ter terminado de urinar, em geral após ter saído do toalete, no caso dos homens, e após terminar de se enxugar, no caso das mulheres.

Parâmetros urodinâmicos

A primeira sensação de enchimento vesical é a sensação que o paciente refere durante a cistometria de enchimento, quando toma consciência do enchimento vesical.

O primeiro desejo miccional é definido como a sensação, durante a cistometria de enchimento, que leva o paciente a urinar no próximo momento mais conveniente, mas a micção pode ser adiada, se necessário.

Desejo miccional intenso é definido, durante a cistometria de enchimento, como o persistente desejo de urinar sem o medo de perda involuntária.

Sensibilidade vesical pode ser definida, durante a fase do interrogatório sintomatológico, em cinco categorias:

- normal: o indivíduo tem percepção do enchimento vesical, com o aumento dessa percepção até o momento de um intenso desejo de urinar;
- aumentada: o indivíduo tem um desejo precoce e persistente de urinar;
- reduzida: o indivíduo tem a percepção do enchimento vesical sem que, contudo, tenha a percepção de um momento preciso do desejo de urinar;
- ausente: o indivíduo relata não perceber o enchimento vesical ou o desejo de urinar;
- complacência vesical: relação entre a mudança do volume vesical e a pressão detrusora.

A complacência é calculada pela razão (divisão) entre a variação de volume infundido (Δv) e a variação da pressão detrusora ($\Delta Pdet$), durante o período de mudança do volume vesical na fase de enchimento cistométrico ($c = v \times \Delta Pdet$), expresso em mL/cmH_2O.

Capacidade cistométrica é o volume vesical ao término do cistometrograma do enchimento, quando a "permissão para urinar" é dada. O ponto final pode ser especificado, por exemplo, se o enchimento vesical for interrompido, quando o paciente referir o desejo normal de urinar. A capacidade cistométrica também é dada pelo volume urinado somado ao resíduo pós-miccional.

Capacidade cistométrica máxima em pacientes com sensibilidade normal é o volume no qual sentem que não podem mais adiar a micção (forte desejo de urinar).

Incontinência urodinâmica de esforço é percebida durante a fase de enchimento cistométrico e é definida como uma perda involuntária de urina durante o aumento da pressão abdominal, na ausência de uma contração detrusora. Incontinência urodinâmica de esforço é atualmente o termo preferido para a "genuína incontinência urinária de esforço". Qualquer tentativa de delinear categorias como "hipermobilidade uretral" e "insuficiência esfinctérica intrínseca" pode ser simplista e arbitrária e requer pesquisas mais aprofundadas.

Hiperatividade detrusora é a observação urodinâmica caracterizada pelas contrações urodinâmicas involuntárias durante a fase de enchimento que pode ser espontânea ou provocada. Não existe limite mínimo para a amplitude de uma contração involuntária do detrusor, no entanto, a confiabilidade da interpretação das ondas de baixa pressão (amplitudes inferiores a 5 cmH_2O) "depende da alta qualidade" da técnica urodinâmica.

Incontinência por hiperatividade do detrusor é a incontinência decorrente de contração involuntária do detrusor. Em pacientes com sensibilidade vesical normal, a sensação de urgência é provavelmente experimentada apenas em momentos antes dos episódios de perda. A hiperatividade detrusora neurogênica acontece quando existe uma condição neurológica relevante. A hiperatividade detrusora idiopática não possui causa estabelecida.

Pressão intravesical é a pressão que ocorre dentro da bexiga.

Pressão abdominal é dada pela pressão medida nas adjacências da bexiga. Na prática corrente, é obtida a partir do reto, vagina ou, menos comumente, por medidas de pressão extraperitoneal ou de um estoma intestinal. A mensuração simultânea da pressão abdominal é essencial para a interpretação do traçado da pressão intravesical.

Pressão detrusora é o componente da pressão intravesical que é criado por forças da parede vesical (ativa e passiva). É obtida pela subtração da pressão abdominal da pressão intravesical.

Pressão máxima é o valor máximo da pressão mensurada durante a micção.

Pressão no fluxo máximo é o valor mais baixo de pressão registrada na medida da maior taxa de fluxo.

Pressão de perda abdominal é a pressão intravesical em que a perda urinária decorre do aumento da pressão abdominal na ausência de uma contração do detrusor.

Pressão de perda do detrusor é definida como a menor pressão detrusora na qual ocorre a perda urinária na ausência de qualquer contração detrusora ou aumento da pressão abdominal.

Hipocontratilidade do detrusor é definida como a contração detrusora diminuída em força e/ou duração, resultando em esvaziamento vesical prolongado e/ou falha em se alcançar o completo esvaziamento vesical dentro de um intervalo de tempo normal.

Detrusor acontrátil é quando a contração detrusora não pode ser demonstrada durante o estudo urodinâmico. Uma contração detrusora normal pode ser registrada como:

- pressão elevada, se houver resistência da via de saída vesical;
- pressão normal, se a resistência na via de saída vesical é normal;
- pressão baixa, se a resistência na via de saída vesical for baixa.

Resíduo pós-miccional (RPM) é definido como o volume de urina que permanece na bexiga ao final da micção. Se, após repetidas urofluxometrias livres, nenhum RPM for registrado, o achado de RPM durante o estudo urodinâmico deve ser considerado um artefato resultante das circunstâncias do teste.

Micção disfuncional é caracterizada por uma taxa de fluxo intermitente e/ou flutuante, decorrente de uma contração involuntária e intermitente do músculo estriado periuretral durante a micção em indivíduos neurologicamente normais. Embora o termo micção disfuncional não seja muito específico, é preferível em relação a termos como "bexiga neurogênica ou não neurogênica". Outros termos como "dissinergia idiopática detrusor-esfíncter" ou "disfunção miccional por hiperatividade esfinctérica" podem ser preferíveis, no entanto, o termo micção disfuncional é mais bem estabelecido. Essa condição ocorre mais frequentemente em crianças. Enquanto alguns consideram que as contrações do assoalho pélvico são as responsáveis por essa disfunção, é possível que também o músculo estriado intrauretral seja importante.

Dissinergia detrusor-esfíncter é definida como uma contração detrusora concorrente com uma contração involuntária uretral e/ou do músculo estriado periuretral. Ocasionalmente, o fluxo urinário pode ser interrompido completamente.

Incontinência por relaxamento uretral é definida como a perda miccional decorrente de relaxamento uretral na ausência de elevação da pressão abdominal ou de hiperatividade detrusora.

Valores normais na urodinâmica[16]

Alguns valores normais dos índices empregados na urodinâmica estão listados a seguir. Servem apenas como guia para a interpretação do resultado, e a hipótese diagnóstica é feita com auxílio de história da doença, exame físico, diário miccional e resultados anteriores.

Urofluxometria

Os valores do fluxo máximo (Qmáx) têm os seguintes valores considerados normais em homens:

- < 40 anos de idade: 25 mL/s;
- 40 a 44 anos de idade: 20,3 mL/s;
- 75 a 79 anos de idade: 11,5 mL/s.

O Qmáx para mulheres são os valores equivalentes ao do homem, acrescido de 10 mL/s.

Cistometria

A capacidade cistométrica é considerada normal com volumes vesicais entre 300 e 600 mL, com sensibilidade normal quando o primeiro desejo miccional acontece com volumes entre 100 e 300 mL. A sensibilidade é considerada aumentada quando o primeiro desejo miccional ocorre com volumes menores que 100 mL, e diminuída quando o primeiro desejo miccional ocorre com valores maiores que 300 mL. Pode ser ainda considerada ausente ou não específica (sente bexiga cheia por sinais como distensão abdominal, sintomas vegetativos ou espasticidade).

O volume da primeira sensação de enchimento é por volta de 75 mL, sendo que o volume do primeiro desejo miccional ou primeira urgência é aproximadamente metade da capacidade cistométrica (100 a 300 mL).

O valor de normalidade do volume do desejo miccional forte ou forte urgência é aproximadamente 90% da capacidade cistométrica média. A complacência é considerada normal quando é maior que 40 mL/cmH$_2$O. Com relação à pressão de perda ao esforço (ALPP) e profilometria da pressão uretral (UPP), esses valores não são universalmente aceitos e permanecem em uma área de controvérsia:

- ALPP > 90 cmH$_2$O: sugestivo de hipermobilidade uretral;
- ALPP < 60 cmH$_2$O: sugestivo de insuficiência esfinctérica intrínseca (ISD);
- pressão máxima de oclusão uretral < 20 cmH$_2$O: sugestivo de ISD.

Estudo de fluxo-pressão

Para avaliar a contratilidade vesical, são utilizados vários índices:

- BCI (*bladder contractility index*): utilizado em mulheres idosas com sintoma de incontinência de urgência. A contração normal do detrusor é dada por: PdetQmáx+Qmáx, com valores normais de 30 a 75 cmH$_2$O;
- WF (fator Watts): poder máximo de contração do detrusor (valor máximo de WF – *Griffiths Watt factor* > 7 w/m^2);
- contratilidade normalizada (DECO).

Obstrução infravesical

A obstrução infravesical pode ser avaliada utilizando alguns dos parâmetros citados a seguir:

- coeficiente de Lamartine-Gleason ou resistência uretral: é dado por PdetQmáx/Qmáx^2 > 0,2; determina obstrução infravesical em mulheres e > 0,6, em homens;
- URA > 21 indica obstrução no mesmo grupo de pacientes. Não é bom parâmetro para a avaliação isolada;
- OCO: demonstra obstrução infravesical quando PdetQmáx/40+(2Qmáx) > 1;
- índice de obstrução de Abrams Griffiths em mulheres evidencia obstrução infravesical quando PdetQmáx-2Qmáx > -8 e Qmáx < 15 mL/s (com sensibilidade e especificidade de 85%).

Pressão detrusora

São considerados os seguintes valores para pressão detrusora:
- pressão máxima: 25 a 60 cmH$_2$O;
- PdetQmáx em mulheres: de 20 a 40 cmH$_2$O.

Volume residual

A porcentagem de esvaziamento vesical normal é dada por: volume urinado/volume infundido × 100 > 80%. O volume residual é considerado normal quando é menor que 50 mL.

Tipos de bexiga hiperativa

O diagnóstico dos tipos de bexiga hiperativa pode ser feito pelo EUD com base nos seguintes critérios:

- tipo 1: paciente se queixa de urgência, mas não há CID;
- tipo 2: há CID presente, a paciente percebe a CID, porém há contração do esfíncter uretral, que impede a perda e aborta a CID;
- tipo 3: CID presente; a paciente consegue contrair o esfíncter e, momentaneamente, prevenir a incontinência, mas, uma vez que o esfíncter fadiga, ocorre incontinência;
- tipo 4: há CID presente e a paciente não consegue contrair o esfíncter e abortar a CID e a incontinência.

REFERÊNCIAS BIBLIOGRÁFICAS

1. Schifer W, Abrams P, Liao L, Mattiasson A, Pesce F et al. Good urodynamic practices: uroflowmetry, filling cystometry, and pressure-flow studies. Neurourol Urodyn 2002; 21:261-74.
2. Martins JAM, Sartori MGF, Girão MJBC. Estudo urodinâmico. In: Girão MJBC, Sartori MGF, Baracat EC, Lima GR (eds.). Cirurgia vaginal e uroginecologia. 2.ed. São Paulo: Artes Médicas, 2002. p.21-33.
3. Cole EE, Dmochowski RR. Office urodynamics. Urol Clin N Am 2005; 32:353-70.
4. Nager CW, Brubaker L, Litman HJ, Zyczynski HM, Varner RE et al. A randomized trial of urodynamic testing before stress-incontinence surgery. N Engl J Med 2012; 366(21):1987-97.
5. Thiel M, Bezerra E. Práticas clínicas de consultório para urologistas e ginecologistas. Editora DOC (*in press*).
6. Bates P, Bradley WE, Glen E, Melchior H, Rowan D, Sterling A et al. The standardization of terminology of lower urinary tract function. Eur Urol 1976; 2(6):274-6.
7. Dmochowski RR. Cystometry. Urol Clin North Am 1996; 23:243-52.
8. Stephenson TP. The interpretation of conventional urodynamics. In: Mundy AR, Stephenson TP, Wein AJ (eds.) Urodynamics: principles, practice, and application. Edinburgh: Churchill Livingstone, 1994. p.113.
9. McGuire E, Cespedes D, O'Connell HE. Leak point pressures. Urol Clin North Am 1996; 23:253-62.
10. Abrams P, Cardozo L, Fall M, Griffiths D, Rosier P et al. The standardisation of terminology of lower urinary tract function: report from the standardisation sub-committee of the international continence society. Neurourol Urodyn 2002;21:167-78.
11. Wyndaele JJ. Normality in urodynamics studies in healthy adults. J Urol 1999; 161:899-902.
12. Heslington K, Hilton P. Ambulatory monitoring and conventional cystometry in asymptomatic female volunteers. Br J Obstet Gynecol 1996; 103:434-41.

13. Nitti VW. Cystometry and abdominal pressure monitoring. In: Nitti VW (ed.). Practical urodynamics. Philadelphia: W.B. Saunders, 1998. p.38-51.

14. Rovner ES, Wein AJ. Practical urodynamics: part II. AUA Update Series. Vol. XXI, lesson 20; 2002.

15. Choe JM, Gallo MK, Staskin DR. A provocative maneuver to elicit cystometric instability: measuring instability at maximum infusion. J Urol 1999; 161:1541-4.

16. Churchill BM, Gilmour RF, Williot P. Urodynamics. Pediatr Clin North Am 1987; 34:1133-5.

17. Bloom DA, Knechtel JM, McGuire EM. Urethral dilation improves bladder compliance in children with myelomenigocele and high leak-point pressures. J Urol 1993; 144:430-4.

18. Massey JA, Abrams PH. Obstructed voiding in the female. Br J Urol 1988; 61(1):36-9.

19. Massey JA, Anderson RS, Abrams P. Mechanisms of continence during raised intra--abdominal pressure. Br J Urol 1987; 60(6):529-31.

20. Massey A, Abrams P. Urodynamics of the lower urinary tract. Clin Obstet Gynaecol 1985; 12(2):319-41.

21. Massey A, Abrams P. Urodynamics of the female lower urinary tract. Urol Clin North Am 1985; 12(2):231-46.

22. Axelrod SL, Blaivas JG. Bladder neck obstruction in women. J Urol 1987; 137(3):497-9.

23. Chancellor MB, Blaivas JG, Kaplan SA, Axelrod S. Bladder outlet obstruction versus impaired detrusor contractility: the role of outflow. J Urol 1991; 145(4):810-2.

24. Gravina GL, Costa AM, Ronchi P, Galatioto GP, Luana G, Vicentini C. Bladder outlet obstruction index and maximal flow rate during urodynamic study as powerful predictors for the detection of urodynamic obstruction in women. Neurourol Urodyn 2007; 26(2):247-53.

QUESTÕES

1. Mulher de 58 anos, G3C1PN2, menopausa aos 51 anos de idade, com queixa de incontinência urinária ao esforço, incontinência de urgência e noctúria. Ao exame urodinâmico, apresentou contrações não inibidas acompanhadas de urgência e perda urinária ao esforço com pressão de 98 cmH$_2$O. Os demais parâmetros urodinâmicos estão normais. O melhor laudo urodinâmico para esta paciente é:

   a. Incontinência urinária de esforço por defeito esfincteriano.

   b. Incontinência por hiperatividade do detrusor.

   c. Incontinência urinária de esforço.

   d. Incontinência urinária de esforço e hiperatividade do detrusor.

   e. Obstrução vesical.

2. Mulher de 60 anos de idade, G1C1, com antecedente de *sling* pubovaginal e queixa de urgência miccional e perda de urina após esforço físico. Ao exame urodinâmico, foi encontrado na urofluxometria livre um fluxo intermitente, com fluxo máximo de 8 mL/s com 245 mL urinados e 100 mL de resíduo pós-miccional. Na cistometria, apresentou contrações não inibidas desencadeadas pela tosse e acompanhadas de urgência e grande perda de urina. No estudo fluxo-pressão, apresentou fluxo intermitente com fluxo máximo de 10 mL/s, pressão de 48 cmH$_2$O e resíduo de 110 mL com 300 mL urinados. Qual o diagnóstico urodinâmico?

   a. Hiperatividade do detrusor.

   b. Incontinência urinária de esforço e obstrução infravesical.

   c. Incontinência urinária de esforço e hipotonia do detrusor.

   d. Hipotonia do detrusor.

   e. Hiperatividade do detrusor com incontinência de urgência e obstrução infravesical.

3. Mulher de 70 anos de idade, G3PN3, menopausada aos 44 anos, com antecedente de correção de cistocele e perineorrafia aos 50 anos. Ao exame ginecológico, não apresentou distopias, mas, sim, atrofia genital acentuada. Na urodinâmica, apresentou pressão de perda durante esforço de 70 cmH$_2$O na tosse. No estudo fluxo-pressão, apresentou fluxo arrastado com aumento da pressão abdominal, pressão do detrusor de 6 cmH$_2$O e fluxo máximo de 8 mL/s com resíduo de 90 mL e volume urinado de 300 mL. Pode-se afirmar pela urodinâmica que esta paciente apresenta:

   a. Incontinência urinária de esforço e hipotonia do detrusor.

   b. Hiperatividade do detrusor.

   c. Obstrução infravesical.

   d. Incontinência urinária de esforço e hiperatividade do detrusor.

   e. Incontinência urinária de esforço e obstrução infravesical.

5

Ultrassonografia do assoalho pélvico

Zsuzsanna Ilona Katalin de Jármy-Di Bella
Luciana Pardini Chamié
Edward Araujo Junior
João Henrique Rodrigues Castello Girão
Antonio Fernandes Moron
Manoel João Batista Castello Girão

HISTÓRICO

A ultrassonografia (US) é um método de diagnóstico por imagem de amplo uso em ginecologia, que ainda está em franco desenvolvimento na uroginecologia. Seu real papel na investigação dos distúrbios do assoalho pélvico feminino ainda não está bem estabelecido, mas é certo que se trata de um exame complementar útil.

Os primeiros estudos datam de 1980, nos quais se destaca a avaliação por via abdominal com transdutor linear da descida da junção uretrovesical durante o esforço em mulheres continentes e com incontinência urinária, na posição supina e em pé. Nessa época, as avaliações das mulheres incontinentes utilizavam basicamente recursos radiológicos com contraste, como a uretrocistografia miccional com correntinha.[1,2]

Era notório que havia um terreno fértil para a introdução da avaliação ultrassonográfica do trato urinário inferior da mulher. Logo surgiram outros estudos para avaliar a mobilidade do colo vesical, utilizando-se transdutores endovaginais e transretais, além do posicionamento dos transdutores lineares que passaram a investigar a região vulvar.

O advento do transdutor endovaginal foi um importante avanço, que possibilitou melhor visualização da uretra, da bexiga, do colo vesical e das estruturas adjacentes (Figura 1).

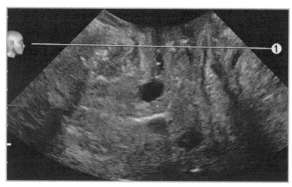

FIGURA 1 Imagem bidimensional do trato urinário baixo no plano médio sagital.

AVALIAÇÃO DA MOBILIDADE DO COLO VESICAL

Em nosso meio, Ribeiro et al. utilizaram um transdutor endovaginal de 5 Mhz, introduzido pela própria paciente com incontinência urinária, em posição ortostática, a cerca de 2 cm do introito vaginal, para avaliar a mobilidade do colo vesical.[3] Dessa forma, na década de 1990, a US endovaginal para estudo da mobilidade uretral tornou-se rotina no Ambulatório de Uroginecologia e Cirurgia Vaginal da Escola Paulista de Medicina da Universidade de São Paulo (EPM-Unifesp). Media-se a distância do colo vesical à borda inferior da sínfise púbica no repouso e ao esforço (manobra de Valsalva), e, se a diferença fosse superior a 1 cm, caracterizava-se a hipermobilidade do colo vesical (Figura 2).

Com o advento da teoria integral, baseada em estudos de Ulmsten e Petros, introduziu-se um novo conceito para justificar os distúrbios do assoalho pélvico feminino, inclusive a incontinência urinária. Dessa forma, a elasticidade e a posição da vagina, bem como os ligamentos, as fáscias e os músculos ganharam importância no mecanismo de continência urinária, perdendo terreno a avaliação da mobilidade do colo vesical.[4] Por conta disso, a US do colo vesical deixou de ser realizada como rotina e passou a ser utilizada apenas nos protocolos de estudo.

A uretra era visualizada em sua totalidade no corte sagital, utilizado na avaliação da hipermobilidade do colo vesical; aliando-se este fato ao conhecimento anatômico

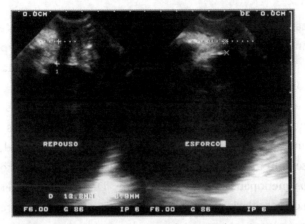

FIGURA 2 Imagem bidimensional no plano médio sagital em repouso e à manobra de Valsalva do trato urinário baixo. A diferença da distância do colo vesical à sínfise púbica no repouso e na manobra de Valsalva corresponde à mobilidade do colo vesical, medida em milímetros.

de que a uretra tem um complexo vascular muito superior ao necessário para sua irrigação, iniciaram-se os estudos Dopplervelocimétricos dos vasos periuretrais.

DOPPLERVELOCIMETRIA DOS VASOS PERIURETRAIS

Os aparelhos ultrassonográficos com Dopplervelocimetria acoplada permitem a integração dos três principais elementos diagnósticos, de modo simultâneo: a anatomia bidimensional em escala de cinzas, os fluxos vasculares em escala de cores e o registro de velocidades de fluxo das hemácias.

Para que os valores Dopplervelocimétricos possam ser comparados, são necessários índices específicos que diminuam os erros intrínsecos associados ao ângulo de incidência sonora, ao calibre dos vasos, ao batimento cardíaco e outros. Assim, utilizam-se os índices de pulsatilidade e resistência; quanto maiores esses valores, menor é a vascularização regional e vice-versa.

Khullar et al. observaram que mulheres com incontinência urinária de esforço apresentaram vasos periuretrais com menor pico sistólico, menor velocidade média e menores índice de pulsatilidade do que mulheres com bexiga hiperativa.[5]

Em nosso meio, inicialmente Jármy-Di Bella et al. avaliaram os vasos periuretrais pela US e Dopplervelocimetria de mulheres continentes e com incontinência urinária de esforço consoante o estado hormonal. Constatou-se que os vasos periuretrais eram em menor número e os índices Dopplervelocimétricos indicavam pior vascularização nas mulheres na pós-menopausa. As diferenças entre mulheres continentes e incontinentes eram apenas sutis e corroboraram a hipótese de que a US dos vasos periuretrais não contribuiria no diagnóstico clínico da incontinência urinária de esforço.[6]

Apesar do estudo Dopplervelocimétrico dos vasos periuretrais não ter se tornado um exame complementar rotineiro, foi útil na avaliação dos efeitos do tratamento hormonal, tanto estrogênico quanto estroprogestativo, de mulheres na pós-menopausa com incontinência urinária de esforço, cujo quadro clínico manifestou-se na pós-menopausa. Girão et al. e Jármy-Di Bella et al. observaram os efeitos de melhora da vascularização periuretral nessas mulheres (Figura 3). Os valores Dopplervelocimétricos praticamente se igualaram aos observados em mulheres no menacme.[7,8] Kobata et al., por sua vez, estudando os estrogênios tópicos, concluíram que os estrogênios conjugados têm a melhor ação sobre os vasos periuretrais.[9] Ainda no tocante aos efeitos hormonais, Faria et al., acompanhando usuárias de tamoxifeno, também notaram maior número de vasos periuretrais, comprovando que os moduladores seletivos de receptores estrogênicos têm efeito agonista sobre os vasos uretrais.[10]

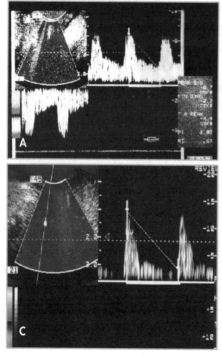

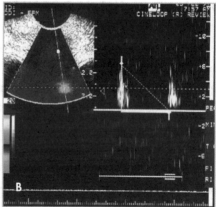

FIGURA 3 Imagem bidimensional da uretra observada em corte longitudinal no plano médio sagital. Observa-se a vascularização da uretra no menacme (A), na pós-menopausa (B) e na terapia hormonal na pós-menopausa (C).

FEIXE DO MÚSCULO LEVANTADOR DO ÂNUS

Ainda nessa linha de pesquisa, Oliveira et al. e Noguti et al. estudaram o músculo levantador do ânus em mulheres continentes e com incontinência urinária de esforço, seja no menacme ou na pós-menopausa, também utilizando a US bidimensional e a Dopplervelocimetria colorida.[11,12] Oliveira et al. encontraram menores valores da área da seção transversa do levantador do ânus nas mulheres incontinentes multíparas no menacme do que nas multíparas continentes e nas nulíparas. Por sua vez, Noguti et al. observaram que tanto a vascularização quanto a área de seção transversa do músculo levantador do ânus diminuem na pós-menopausa e não detectaram alteração desses parâmetros relacionada ao parto vaginal prévio.

Em estudo inédito, Bernardes et al. estudaram os efeitos da fisioterapia do assoalho pélvico sobre o músculo levantador do ânus, também utilizando transdutor endovaginal bidimensional, e encontraram aumento da área da seção transversa do músculo levantador do ânus, tanto no exercício perineal quanto na ginástica hipopressiva.[13]

Espessura vesical

Por sua vez, endereçando atenção à bexiga, Otsuko et al. avaliaram mulheres continentes, com incontinência urinária de esforço ou com síndrome da bexiga hiperativa com contrações involuntárias do detrusor, obtendo espessura vesical maior nas últimas, correlacionando os achados ultrassonográficos com a fisiopatologia da síndrome da bexiga hiperativa. Encontraram o valor de 5 mm como preditor da síndrome da bexiga hiperativa, similar aos valores encontrados por Panayi et al. (Figura 4).[14,15]

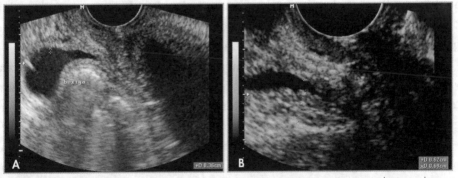

FIGURA 4 Espessura da parede vesical na continência urinária (A) e na bexiga hiperativa com hiperatividade do detrusor (B).

Destaca-se, assim, que a US bidimensional é útil na investigação de afecções do assoalho pélvico, principalmente da incontinência urinária, uma vez que, de forma não invasiva ou dolorosa, traz informações sobre a uretra, o colo vesical, a bexiga e, parcialmente, o músculo levantador do ânus de forma estática e dinâmica. Acrescenta-se ainda a fácil mensuração do resíduo miccional e de corpos estranhos na bexiga.

ULTRASSONOGRAFIA TRIDIMENSIONAL DO ASSOALHO PÉLVICO

Com o advento da US tridimensional, a princípio na obstetrícia, mas também rapidamente difundido na ginecologia, foi dada especial atenção para o assoalho pélvico das mulheres normais e com afecções como a incontinência urinária e o prolapso genital, denominando-se US tridimensional translabial quando se utiliza transdutor volumétrico no introito vaginal.

O exame é realizado com a paciente em posição de litotomia, com as pernas semiabduzidas após a micção. A presença de uma pequena quantidade de urina na bexiga facilita a localização do colo vesical. Por sua vez, quanto menos fezes e gases na ampola retal, melhor será a qualidade da imagem. Para tal, preconiza-se a realização de um preparo intestinal simples, que consiste na aplicação via retal de uma bisnaga de Minilax® 1 hora antes do exame. Utiliza-se transdutor convexo volumétrico de varredura automática 3 a 5 MHz. O transdutor, coberto com látex ou plástico, é locado em posição vertical pressionando levemente o hiato genital. O exame é conhecido como translabial, embora o ideal seja que as formações labiais sejam gentilmente afastadas para a colocação do transdutor. Obtém-se, então, uma imagem do plano médio sagital do assoalho pélvico pela US bidimensional, identificando-se, da esquerda para a direita, a sínfise púbica, a uretra, o colo vesical, a vagina e o ângulo anorretal (ver Figura 1).[16] Em alguns casos, podem ser necessárias aquisições adicionais de volumes durante a manobra de Valsalva em posição supina ou com a paciente de cócoras. Essas manobras são necessárias quando se percebe que a Valsalva não é efetiva ou é muito fraca na posição de litotomia.

Direciona-se a região de interesse denominada ROI de modo perpendicular, para visualizar bem desde a sínfise púbica até o ângulo anorretal. Acionada a varredura tridimensional, observa-se a imagem na forma de três planos ortogonais entre si (sagital, axial e coronal), além do plano de reconstrução em superfície, renderizado.[16,17]

Dessa maneira, visualizam-se tridimensionalmente a sínfise púbica, a uretra, o colo vesical, a vagina, o reto e os feixes do músculo levantador do ânus, também conhecidos como músculos puboviscerais, que delimitam inferior e posteriormente o hiato genital. Essa imagem renderizada, que é a representação semitransparente

(80% de modo de superfície e 20% de modo mínimo de transparência) dos três planos ortogonais, corresponde ao que se observa no exame ginecológico durante as inspeções estática e dinâmica, com a diferença de que o *software* do equipamento permite observar diversos cortes alterando-se a profundidade e a espessura dos blocos (Figura 5).

As imagens podem ser obtidas de modo estático ou dinâmico e em tempo real, que corresponde à imagem em 4D. Coletam-se imagens volumétricas ao repouso, na manobra de Valsalva e na contração da musculatura do assoalho pélvico. As lesões do músculo levantador do ânus, bem como as lesões fasciais, são mais bem observadas durante as manobras de Valsalva e de contração do assoalho pélvico, sendo menos detectadas ao repouso (Figura 6). Dessa forma, a US do assoalho pélvico em 4D permite avaliar a função do assoalho pélvico em tempo real.

Um dos recursos interessantes acessíveis são as imagens ultrassonográficas em cortes tomográficos, que permitem selecionar diferentes níveis do assoalho pélvico; são exemplos o *Tomographic Ultrasound Imaging* (TUI) e o *Multislice View* (Figura 7). Dietz recomenda usar como referência o plano das dimensões mínimas com cortes de 2,5 mm de espessura, 5 mm abaixo dele, e até 12,5 mm acima dele quando se utilizar as imagens captadas em tempo real.[18]

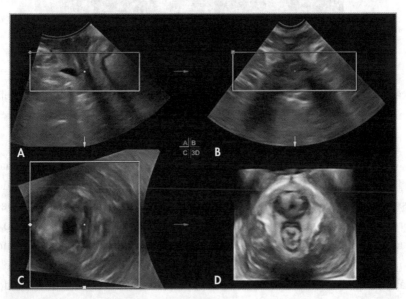

FIGURA 5 Imagem tridimensional do assoalho pélvico no corte sagital (A), coronal (B), axial (C) e renderizada (D).

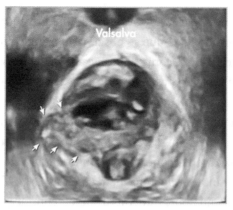

FIGURA 6 Imagem tridimensional de rotura do músculo puborretal direito.

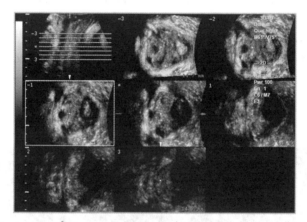

FIGURA 7 Cortes tomográficos com espessura de 2,5 mm do assoalho pélvico utilizando o *Tomographic Ultrasound Imaging* (TUI).

Aliás, o plano das dimensões mínimas do hiato genital deve ser a referência para a avaliação de todas as medidas obtidas para que haja padronização do método ultrassonográfico. É obtido no corte sagital, traçando-se uma linha da superfície posterior da sínfise púbica ao ponto mais anterior do músculo levantador do ânus, coincidindo com o ângulo anorretal (Figura 8A). Na Figura 8B, observa-se, no plano axial, a representação renderizada do plano das dimensões mínimas do hiato genital. Essa padronização é importante para que se tenha certeza do nível do corte, para correta interpretação das medidas obtidas.[19]

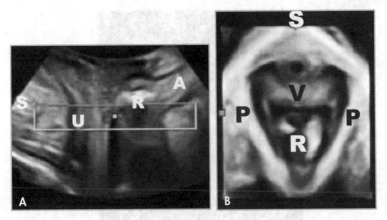

FIGURA 8 Plano das dimensões mínimas do assoalho pélvico. Observa-se, no plano médio sagital (A), a linha entre o bordo posterior da sínfise púbica e a porção mais anterior do músculo levantador do ânus. (B): imagem renderizada.
S: sínfise púbica; U: uretra; R: reto; A: canal anal; P: músculo levantador do ânus; V: vagina.

AVALIAÇÃO DO COMPLEXO ESFINCTERIANO

Ademais, a utilização do transdutor endovaginal volumétrico multifrequencial variando de 5 a 9 MHz permite avaliar o complexo esfíncter externo do ânus, observando bem o esfíncter interno e o externo, e suas eventuais lesões (Figura 9).

Embora ainda não esteja disponível rotineiramente, a BK Medical® desenvolveu um transdutor tridimensional rotacional de 180 ou 360°, que promove imagens volumétricas tridimensionais de alta definição do assoalho pélvico[20] (Figura 10).

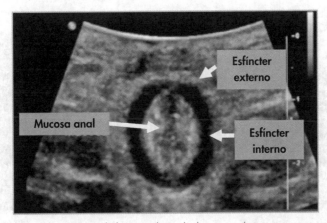

FIGURA 9 Imagem tridimensional do canal anal observando-se a mucosa e os músculos esfíncter interno e externo do ânus.

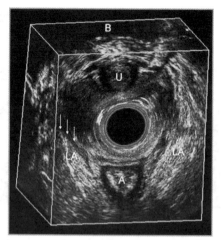

FIGURA 10 Imagem tridimensional captada com o transdutor rotacional 360° tipo 2050, 9-16 MHz, B-K Medical®. Observa-se a avulsão do levantador do ânus à direita, representada pelas setas.
B: bexiga; U: uretra; A: canal anal; LA: músculo levantador do ânus.

Artefatos que podem ser ocasionados por cicatrizes perineais, ampola retal cheia de fezes ou gases, bexiga repleta, atrofia genital e grandes prolapsos genitais dificultam a obtenção de boas imagens. Ao contrário, mulheres nulíparas e no menacme permitem captação de excelentes imagens tridimensionais do assoalho pélvico, tanto no repouso quanto na manobra de Valsalva e na contração dos músculos do assoalho pélvico (Figura 11).

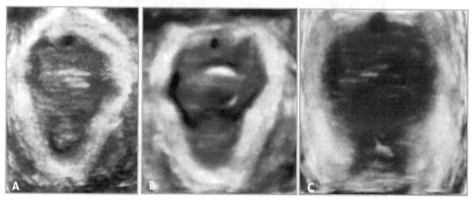

FIGURA 11 Imagem tridimensional do assoalho pélvico no repouso (A), na contração dos músculos (B) e na manobra de Valsalva (C) de nuligesta.

Indicações da US 3D do assoalho pélvico

Um dos grandes questionamentos relacionados à US tridimensional é a sua finalidade clínica. Serviria como método diagnóstico complementar? Informações da US tridimensional do assoalho pélvico podem interferir na conduta cirúrgica e/ou obstétrica? Para quais afecções? Tem importância prognóstica?

Dietz et al. salientam que uma grande vantagem da US tridimensional é a possibilidade de avaliar o assoalho pélvico de forma mais profunda, e não apenas superficial, como no exame ginecológico. Ela permite observar o corpo perineal e uma condição rara, mas de difícil diagnóstico – a intussuscepção intestinal. As imagens axiais obtidas por esse método assemelham-se em qualidade às imagens de ressonância magnética, com a vantagem de serem avaliadas em tempo real. Adicionalmente, o método possibilita a avaliação dos três compartimentos pélvicos de forma rápida e não invasiva.

A US tridimensional do assoalho pélvico vem sendo realizada em parceria pelos Departamentos de Ginecologia e de Obstetrícia da EPM-Unifesp há mais de 2 anos sob a forma de protocolos de pesquisa. Realizou-se mais de 200 exames no período, incluindo mulheres nulíparas saudáveis, mulheres com incontinência urinária ao esforço, com prolapso genital, gestantes de feto único e gemeligestas, mulheres corredoras e mulheres no pós-operatório de cirurgias de TVT (correção de incontinência urinária de esforço com faixa de polipropileno) e de prolapso genital com uso de telas de polipropileno, além de mulheres no puerpério imediato.[21-23]

Do ponto de vista prático, a US, seja bidimensional ou tridimensional, tem sido realizada em uroginecologia nas seguintes situações:

1. Avaliação de resíduo miccional: menos invasiva do que a sondagem vesical, minimiza os riscos de contaminação do trato urinário e subsequente infecção. Para o cálculo do volume urinário, basta multiplicar as três medidas da bexiga obtidas nos cortes transversal e longitudinal e multiplicar por 0,56, obtendo-se o valor em mL (Figura 12). Alguns equipamentos mais modernos de US, já incluem uma plataforma de avaliação específica do assoalho pélvico feminino, com cálculos automatizados de volume residual, área do hiato pélvico durante o repouso, Valsalva e contração, descenso do colo vesical e outros, facilitando a sua aplicação na prática clínica e nos protocolos de pesquisa.
2. Avaliação da mobilidade do colo vesical: realizada quando clinicamente há dúvidas se ainda existe mobilidade uretral após várias cirurgias prévias (ver Figura 2).

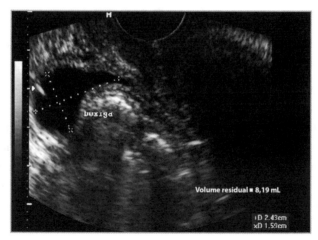

FIGURA 12 Cálculo do volume residual em mL utilizando a US bidimensional.

3. Localização das faixas de polipropileno após cirurgia nas situações de retenção urinária ou de recidiva, mensurando a distância da faixa ao colo vesical (Figura 13), assim como identificação de posição ectópica da faixa.
4. Observação dinâmica do assoalho pélvico no repouso, na manobra de Valsalva e na contração voluntária máxima, que pode ser armazenada como vídeo ou como imagens estáticas.
5. Observação pós-parto das lacerações do esfíncter externo do ânus.

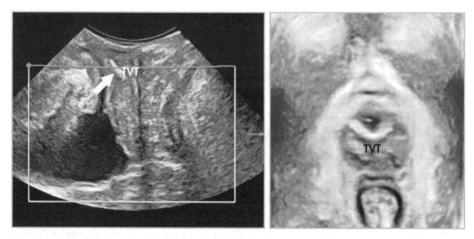

FIGURA 13 Imagem da faixa de polipropileno (cirurgia TVT) bidimensional e tridimensional.

Um dos grandes objetivos do estudo do assoalho pélvico com a US tridimensional é detectar algum marcador que indique se um parto vaginal em, determinado hiato do músculo pubovisceral, seria fator fundamental para futuras afecções, como incontinência urinária ou prolapso genital. Também se busca um marcador que interfira nas condutas terapêuticas do prolapso genital.

Comparada à ressonância magnética, a US tridimensional do assoalho pélvico tem como grandes vantagens a avaliação dos achados em tempo real, a acessibilidade, o custo e a reprodutibilidade do método, além de ser bem menos desconfortável para a paciente, uma vez que não há necessidade da introdução do gel nos canais anal e vaginal.

REFERÊNCIAS BIBLIOGRÁFICAS

1. White RD, McQuown D, McCarthy TA, Ostergard DR. Real-time ultrasonography in the evaluation of urinary stress incontinence. Am J Obstet Gynecol 1980; 138(2):235-7.

2. Quinn MJ, Beynon J, Mortesen NJ, Smith PJ. Transvaginal endosonography: a new method to study the anatomy of the lower urinary tract in urinary stress incontinence. Br J Urol 1988; 62(5):414-8.

3. Ribeiro RM, Pastore AR, Pinotti JÁ. Mobilidade do colo vesical em portadoras de incontinência urinária de esforço: estudo ultra-sonográfico. RBM 1995; 52(2):17-23.

4. Petros PE, Ulmsten UI. An integral theory and its method for the diagnosis and management of female urinary incontinence. Scand J Urol Nephro Suppl 1993; 153:1-93.

5. Khullar V, Cardozo LD, Salvatore S, Hill S. Ultrasound: a noninvasive screening test for detrusor instability. Br J Obstet Gynaecol 1996; 103(9):904-8.

6. Jármy-Di Bella ZI, Girão MJ, Sartori MF, Di Bella Júnior V, Lederman HM, Baracat EC et al. Power Doppler of the urethra in continent or incontinent, pre- and postmenopausal women. Int Urogynecol J Pelvic Floor Dysfunct 2000; 11(3):148-154; discussion 154-5.

7. Girão MJ, Jármy-Di Bella ZI, Sartori MG, Baracat EC, Lima GR. Doppler velocimetry parameters of periurethral vessels in postmenopausal incontinent women receiving estrogen replacement. Int Urogynecol J Pelvic Floor Dysfunct 2001; 12(4):241-6.

8. Jármy-Di Bella ZI, Girão MJ, Di Bella V, Sartori MG, Szejnfeld J, Baracat EC et al. Hormonal influence on periurethral vessels in postmenopausal incontinent women using Doppler velocimetry analysis. Maturitas 2007; 20;56(3):297-302.

9. Kobata SA, Girão MJ, Baracat EC, Kajikawa M, Di Bella V Jr., Sartori MG et al. Estrogen therapy influence on periurethral vessels in postmenopausal incontinent women using Dopplervelocimetry analysis. Maturitas 2008; 20;61(3):243-7.

10. Faria CA, Sartori Mg, Baracat EC, Lima GR, Girão MJ. Effects of tamoxifen on Doppler velocimetry parameters of periurethral vessels in postmenopausal women. Int Urogynecol J Pelvic Floor Dysfunct 2005; 16(1):56-9; discussion 59.

11. Oliveira E, Castro RA, Takano CC, Bezerra LR, Sartori MG, Lima GR et al. Ultrasonographic and Doppler velocimetric evaluation of the levator ani muscle in premenopausal women with and without urinary stress incontinence. Eur J Obstet Gynecol Reprod Biol 2007; 133(2):213-7.

12. Noguti AS, Jarmy-Di Bella ZI, de Oliveira E, Castro RA, Lima GR, Baracat EC et al. Ultrasonographic and doppler velocimetric evaluation of the levator ani muscle according to the hormonal status. Eur J Obstet Gynecol Reprod Biol 2008; 141(2):183-5.

13. Bernardes BT, Resende AP, Stüpp L, Oliveira E, Castro RA, Bella ZI et al. Efficacy of pelvic floor muscle training and hypopressive exercises for treating pelvic organ prolapse in women: randomized controlled trial. São Paulo Med J 2012; 130(1):5-9.

14. Otsuki E, Castro R, Sartori MGF, Girão MJBC, Jármy-Di Bella ZIK. Is there a difference in bladder wall thickness between continente and with stress urinary incontinence or overactive bladder? Int Urogyn J 2010; Suppl.

15. Panayi DC, Tekkis P, Fernando R, Hendricken C, Khullar V. Ultrasound measurement of bladder wall thickness is associated with the overactive bladder syndrome. Neurourol Urodyn 2010; 29(7):1295-8.

16. Dietz HP. Ultrasound imaging of the pelvic floor. Part 1. 2D Aspects. Ultrasound Obstet Gynecol 2004; 23:80-92.

17. Dietz HP. Pelvic floor ultrasound: a review. Am J Obstet Gynecol 2010; 321-34.

18. Unger CA, Weinstein MM, Pretorius DH. Pelvic floor imaging. Obstet Gynecol Clin N Am 2011:23-43.

19. Dietz HP. The role of two- and three-dimensional dynamic ultrasonography in pelvic organ prolapse. J Min Inv Gynecol 2010; 17(3):282-94.

20. Santoro GA, Wieczorek AP, Dietz HP, Mellgrens AH, Sultan S, Shobeiri SA et al. State of the art: an integrated approach to pelvic floor ultrasonography. Ultrasound Obstet Gynecol 2011; 37: 381-96.

21. Araújo Jr. E, Freitas TCM, Jármy-Di Bella ZIK, Alexandre SM, Nakamura MU, Nardozza LMM et al. Assessment of pelvic floor by three-dimensional ultrasound in primiparous women according to delivery mode: initial experience from a single reference service in Brazil. RBGO 2013; 35:117-22.

22. Kubotani JS, Junior EA, Zanetti MRD, Passos JP, Jármi-Di Bella ZIK, Elito Jr. J. Assessing the impact of twin pregnancies on the pelvic floor using 3 dimensional ultrasonography. A pilot study. J Ultras Med 2014; 33:1179-83.

23. Araújo Jr. E, Jármy-Di Bella ZIK, Zanetti MRD, Araújo MP, Petricelli CD, Martins WP et al. Assessment of pelvic floor of women's runners by the three dimensional ultrasonography and surface electromyography. A pilot study. Med Ultras 2014; 16:21-6.

QUESTÕES

1. A ultrassonografia em uroginecologia não tem como objetivo:
   a. Avaliar a mobilidade do colo vesical.
   b. Obter o valor do *Valsalva leak point pressure* (menor pressão de perda urinária) de forma menos invasiva que o estudo urodinâmico.
   c. Medir a espessura da parede vesical.
   d. Mensurar o hiato genital.
   e. Avaliar o volume do resíduo miccional.

2. A ultrassonografia bidimensional não permite avaliar:
   a. Área do hiato genital.
   b. Mobilidade do colo vesical.
   c. Espessura vesical.
   d. Volume da bexiga.
   e. Comprimento da uretra.

3. Qual músculo do assoalho pélvico feminino pode ser muito bem visualizado na ultrassonografia translabial?
   a. Músculo bulbocavernoso.
   b. Músculo transverso superficial do períneo.
   c. Músculo transverso profundo do períneo.
   d. Músculo pubovisceral.
   e. Músculo isquiocavernoso.

6

Ressonância magnética do assoalho pélvico feminino

Luciana Pardini Chamié

INTRODUÇÃO

As disfunções do assoalho pélvico representam um problema de saúde frequente, atingindo principalmente mulheres adultas e causando um amplo espectro de sintomas, incluindo incontinência, constipação e prolapso. A sua complexidade depende das estruturas afetadas, podendo se manifestar nas mais variadas combinações. Tais alterações produzem um impacto significativo na qualidade de vida das mulheres, bem como na sociedade e nas entidades envolvidas no seu tratamento.[1]

O exame físico, utilizado primariamente no diagnóstico, pode subestimar ou falhar na identificação do sítio do prolapso em 45 a 90% dos casos. Adicionalmente, possui baixa acurácia na identificação dos problemas evacuatórios.[2] Outras situações que podem dificultar o diagnóstico clínico incluem histerectomia ou reparos cirúrgicos prévios para disfunções do assoalho pélvico. A correção de um defeito isolado pode estar associada à recorrência de sintomas em 10 a 30% das pacientes, e a falência terapêutica se deve, na maioria dos casos, a um compartimento não tratado inicialmente. O diagnóstico deve, portanto, ser o mais completo possível e multicompartimental, incluindo avaliação dos compartimentos anterior (bexiga e uretra), médio (vagina e útero) e posterior (anorretal) para o adequado planejamento terapêutico e redução nas taxas de recidiva dos sintomas.[3]

O estudo radiológico contrastado, seja por videodefecografia ou por uretrocistodefecografia, permanece como método de referência na investigação de alterações funcionais dos órgãos pélvicos, entretanto, requer opacificação da bexiga, vagina e reto, utiliza radiação ionizante e os planos musculoligamentares da pelve não são visualizados.[4-6]

A ressonância magnética (RM) da pelve surgiu como uma excelente modalidade diagnóstica para o estudo do assoalho pélvico por sua capacidade multiplanar associada a excelente resolução anatômica e ausência de radiação ionizante.[7] Na última década, a melhoria dos equipamentos de RM e a sua maior disponibilidade suscitaram um crescente interesse em utilizá-la para a investigação de doenças ginecológicas, ampliando suas indicações em diversos campos. Na área de uroginecologia, a RM ganhou destaque na medida em que propiciou melhor compreensão dos mecanismos fisiopatológicos causadores das disfunções do assoalho pélvico, por meio de imagens anatômicas e funcionais obtidas de forma não invasiva e com elevada acurácia. Com o emprego das técnicas tridimensionais e a introdução do estudo dinâmico ao exame, foi possível quantificar o descenso perineal, identificar e classificar os prolapsos, possibilitando o estudo objetivo dos três compartimentos de uma única vez.[8,9]

Recentemente foram desenvolvidos alguns equipamentos abertos de RM que possibilitam a obtenção de imagens com as pacientes sentadas.[10,11] As vantagens são óbvias, pela possibilidade de se reproduzir, com maior acurácia, a situação fisiológica da contração e esforço anorretal e demonstrar os sinais de fraqueza do assoalho pélvico diante da ação da gravidade e aumento da pressão abdominal. Entretanto, alguns estudos já demonstraram que não há diferença significativa na avaliação por imagem em decúbito quando comparado ao exame realizado com a paciente sentada para a detecção de problemas clinicamente relevantes.[9,12,13] Isto se torna particularmente importante quando se considera a maior disponibilidade de equipamentos de campo fechado na prática clínica de diagnóstico por imagem. Deve-se ressaltar ainda que a qualidade de imagem é superior nos aparelhos de campo fechado, com magnetos mais potentes (1,5 e 3 T).

Neste capítulo, será descrito o protocolo do exame de RM do assoalho pélvico, seguido de uma revisão dos aspectos anatômicos relevantes para a correta interpretação. Também serão ilustrados os principais achados de imagem em pacientes com disfunções do assoalho pélvico.

PROTOCOLO DE RESSONÂNCIA MAGNÉTICA

O exame é realizado com a paciente em decúbito dorsal, utilizando-se preparo intestinal prévio, que inclui a véspera e o dia do exame. Tal preparo tem por objetivo eliminar o excesso de conteúdo fecal habitualmente presente no retossigmoide, minimizando artefatos de imagem e facilitando o enchimento retal necessário para a realização do exame. O preparo inclui a ingestão de laxativos orais e uma dieta pobre em resíduos na véspera do exame e jejum de 4 a 6 horas no dia do exame. As pacientes também são orientadas a não urinar pelo menos 1 hora antes do exame, com o intuito de se obter uma média repleção vesical. A utilização de fraldão é mandatória, para evitar o constrangimento da paciente com eventuais perdas urinárias e fecais durante as manobras de esforço e para possibilitar a realização da fase de evacuação, mantendo limpo o local de exame.

O protocolo da RM inclui não somente sequências anatômicas, de elevada resolução espacial e de contraste entre os tecidos, mas também a realização de sequências dinâmicas, obtidas durante as fases de repouso, contração, Valsalva e evacuação. O estudo dinâmico do assoalho pélvico é crucial para o diagnóstico dos prolapsos e a avaliação de sua intensidade, bem como para a identificação dos sinais de fraqueza do assoalho pélvico.

Na preparação da paciente para o estudo dinâmico, algumas técnicas são descritas na literatura, a maioria com discussões acerca da necessidade de utilização de preenchimento retal e vaginal. Para a distensão retal, os autores têm utilizado diferentes agentes, desde o gel empregado nos exames de ultrassonografia, uma mistura obtida com purê de batatas e gadolínio (o meio de contraste adotado nos exame de RM) ou a distensão da ampola retal com gás.[7,8,10,12,14,15] Utiliza-se gel ultrassonográfico estéril tanto para o preenchimento do retossigmoide como para a distensão vaginal, por ser de mais fácil obtenção e disponibilidade, menor custo, bem tolerado pelas pacientes e muito bem visualizado nas imagens com ponderação em T2 da RM. O enchimento do reto é realizado com a introdução de sonda retal, com injeção de 150 a 200 mL de gel. Para o enchimento vaginal, utilizam-se cerca de 60 mL, também introduzidos por meio de sonda. Ambos os procedimentos são realizados pela equipe de enfermagem já com a paciente deitada na mesa de exame, antes do seu posicionamento no interior do *gantry*. Primeiro, procede-se à introdução do gel retal, com a paciente em decúbito lateral, seguida da introdução do gel vaginal, em decúbito dorsal e com as pernas semifletidas. Tais medidas são necessárias para o adequado enchimento retal e vaginal, que deve ser imediatamente antes do início do exame.

Administra-se também uma ampola de agente antiespasmódico (Buscopan®), por via intravenosa, antes do início do exame, com o objetivo de minimizar os artefatos de peristalse intestinal. O contraste intravenoso (gadolínio) não é utilizado rotineiramente no protocolo de assoalho pélvico.

O treinamento da equipe de enfermagem e biomédicos que estarão em contato direto com as pacientes é de fundamental importância para a obtenção de um exame satisfatório, principalmente no que diz respeito à fase dinâmica do protocolo. A manobra de Valsalva deve ser revisada, e dúvidas devem ser esclarecidas para se obter o máximo de empenho da equipe envolvida.

O exame é realizado com a utilização de bobina torso ou bobina cardíaca de 8 canais, posicionada ao redor da região pélvica da paciente. Inicialmente são realizadas sequências ponderadas em T1 e T2, com elevada resolução anatômica nos planos axial, sagital e coronal. Essas imagens são importantes para a avaliação da anatomia dos órgãos pélvicos, músculos, fáscias e ligamentos. A saturação de gordura não é utilizada como rotina nos protocolos de assoalho pélvico, pois o hipersinal da gordura na pelve propicia excelente contraste com o hipossinal da musculatura pélvica, vaginal e uretral.

Para a fase dinâmica do estudo, utiliza-se a sequência FIESTA (*fast imaging employing steady-state acquisition*) no plano sagital mediano, tendo como estruturas anatômicas de referência a sínfise púbica e o cóccix. As sequências são realizadas durante as fases de repouso, Valsalva, contração e evacuação, por meio de cortes obtidos a cada segundo. A vantagem dessa sequência é a combinação de elevada intensidade de sinal com excelente resolução temporal. As imagens são posteriormente analisadas no modo *cine*. No plano axial, são também obtidas imagens em repouso e Valsalva, na topografia do músculo puborretal.

ANATOMIA E INTERPRETAÇÃO DOS ACHADOS

O assoalho pélvico feminino representa uma estrutura complexa resultante da interação de ossos, músculos e ligamentos com os órgãos pélvicos. É dividido em três compartimentos: anterior (uretra e bexiga); médio (útero e vagina) e posterior (reto e canal anal). O suporte de cada um desses compartimentos é formado pela fáscia endopélvica e pelo músculo levantador do ânus.[16] Os componentes mais importantes do músculo levantador que suportam os órgãos pélvicos são os músculos iliococcígeo, pubococcígeo e puborretal. Os músculos iliococcígeo e pubococcígeo são compostos por fibras orientadas horizontalmente, que se originam respectivamente das fibras do esfíncter externo do ânus e do osso púbico e se estendem lateralmente para se inserir na parede pélvica, no arco tendíneo da pelve.[17] Essa configuração é bem vista nas imagens coronais da RM, demonstrando a simetria e a espessura das fibras (Figura 1). Posteriormente, as fibras se fundem no plano mediano, anteriormente ao cóccix, para formar uma rafe mediana, denominada placa elevadora (Figura 2). O músculo puborretal apresenta inserção lateral na sínfise púbica e forma um *sling* ao redor do reto. Essa configuração é facilmente vista no plano axial da RM, que propicia excelente análise de sua morfologia (Figura 3). Em mulheres saudáveis em repouso, o músculo puborretal mantém a uretra, a vagina e o reto elevados e fechados, pressionando-os anteriormente em direção à sínfise púbica. Lesões neuromusculares que podem ocorrer, por exemplo, durante o parto vaginal, ao se carregar objetos pesados, por esforço crônico à defecação ou na doença pulmonar obstrutiva crônica, aumentam a pressão intra-abdominal e podem diminuir a capacidade do músculo puborretal de prover suporte para o assoalho pélvico e, consequentemente, contribuir para o surgimento de prolapsos.

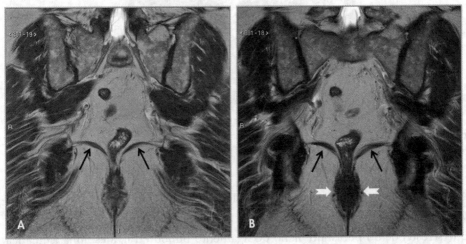

FIGURA 1 RM no plano coronal ponderada em T2. (A e B) Os músculos iliococcígeo e pubococcígeo (setas pretas) apresentam orientação horizontal, demonstrando em geral simetria na morfologia e espessura de suas fibras. As fibras do músculo puborretal que constituem o esfíncter externo do ânus (setas brancas em B) também podem ser acessadas neste plano de corte.

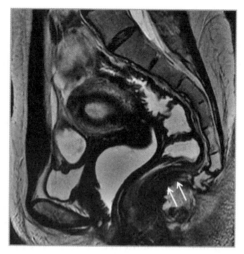

FIGURA 2 RM no plano sagital mediano ponderada em T2 demonstrando a placa elevadora (setas), resultante da fusão das fibras musculares do levantador do ânus na linha mediana.

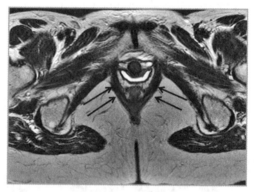

FIGURA 3 RM no plano axial ponderada em T2. O músculo puborretal envolve a uretra, a vagina e o canal anal, formando um *sling* e delimitando o hiato pélvico (setas).

A fáscia endopélvica é uma camada de tecido conjuntivo que envolve as vísceras pélvicas, fixando-as na parede pélvica. A sua reflexão lateral é uma condensação linear que se estende do púbis, no plano do ligamento pubouretral, à espinha isquiática, sendo denominada arco tendíneo da pelve. Este representa uma importante referência anatômica durante as cirurgias reparadoras. A porção da fáscia situada entre a bexiga e a vagina é conhecida como fáscia pubocervical, que se estende da parede vaginal anterior à sínfise púbica, dando suporte a bexiga (Figura 4). A perda desse suporte pode causar hipermobilidade da uretra, cistocele e incontinência urinária. Superiormente, a fáscia origina os ligamentos uterossacrais e os ligamentos cardinais (Figura 5). Posteriormente, no espaço situado entre a vagina e o reto, recebe a denominação de fáscia retovaginal, sendo responsável pelo suporte do reto e pela prevenção do aparecimento de retocele e enterocele (ver Figura 4).

O tendão central do períneo, também chamado corpo perineal, representa outra estrutura passiva, onde várias outras estruturas se inserem, como o esfíncter ex-

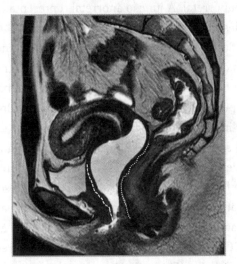

FIGURA 4 RM no plano sagital ponderada em T2 demonstrando as fáscias pubocervical (linha tracejada) e o septo retovaginal (linha pontilhada).

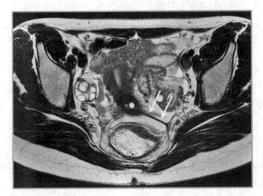

FIGURA 5 RM de pelve no plano axial ponderada em T2 demonstrando o ligamento uterossacral esquerdo normal (setas), estendendo-se da região retrocervical à parede pélvica posterior na região pré-sacral.

terno do ânus, a fáscia endopélvica, os músculos superficial e profundo do períneo (diafragma urogenital) e o músculo puborretal. Na mulher, ele localiza-se entre o introito vaginal e o canal anal, no septo anovaginal.

A junção anorretal é definida como a interseção entre o reto distal e o canal anal, correspondendo ao ápice do ângulo anorretal, definido como o ângulo formado entre a margem posterior do reto e o centro do canal anal. Seu valor normal varia de 108 a 127° ao repouso e muda entre 15 e 20° de acordo com a contração e o relaxamento do músculo puborretal. A junção anorretal representa o ponto de referência para a avaliação do descenso do compartimento posterior.

A interpretação da RM dinâmica deve ser feita sempre no plano sagital, utilizando-se os critérios descritos por Yang et al., por meio do traçado da linha pubococcígea (LPC).[18] A LPC representa uma linha de referência para a mensuração do prolapso dos órgãos pélvicos e foi criada com o intuito de padronizar e uniformizar a análise por RM. A linha estende-se da porção mais inferior da sínfise púbica para a última articulação sacrococcígea (Figura 6). A placa elevadora deve apresentar uma orientação paralela à LPC em mulheres normais. Adicionalmente, duas outras linhas são traçadas, a linha H e a linha M. A linha H estende-se da margem inferior da sínfise púbica à margem posterior da junção anorretal no plano sagital mediano e representa a largura anteroposterior do hiato pélvico. A linha M é traçada de forma perpendicular, da LPC ao aspecto mais distal da linha H, e representa o descenso muscular do assoalho pélvico (Figura 7). Dependendo da intensidade do relaxamento do assoalho pélvico, vários graus de alargamento do hiato pélvico (linha H) e de descenso perineal (linha M) podem ser observados às sequências dinâmicas da RM. Em mulheres normais, os valores de linha H e M não podem exceder 5 e 2 cm, respectivamente.

Após a obtenção das imagens no plano sagital com sequências em repouso, contração, Valsalva e evacuação, deve-se aferir a distância entre a LPC e a base da bexiga, da cérvice e da junção anorretal. Em mulheres normais, há um mínimo deslocamento dos órgãos, mesmo no maior esforço. O ângulo anorretal fecha durante a contração e abre durante a manobra de Valsalva e a evacuação, tornando-se mais obtuso. Ao final da evacuação, o canal anal se fecha e o ângulo anorretal retorna para a sua posição inicial.

A severidade do prolapso pode ser graduada com a regra dos "3", na qual o prolapso de um órgão de até 3 cm abaixo da LPC é considerado leve; entre 3 e 6 cm, é moderado; e acima de 6 cm abaixo da LPC, é considerado grave.[9,18]

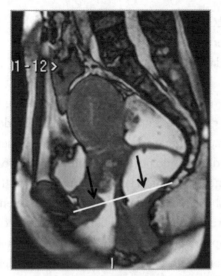

FIGURA 6 RM no plano sagital FIESTA obtida em repouso. A LPC estende-se desde a borda inferior da sínfise púbica até a última articulação do cóccix (setas) e serve de plano de referência para a mensuração dos prolapsos. Durante o repouso e o esforço, em mulheres normais, os órgãos apresentam posição normal em relação à LPC, podendo-se observar mínima movimentação durante o esforço máximo.

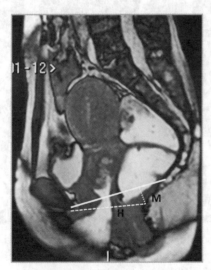

FIGURA 7 RM no plano sagital FIESTA obtida em repouso. A linha H estende-se da borda inferior da sínfise púbica até a margem posterior do reto no plano da junção anorretal. A linha M é traçada de forma perpendicular da LPC até o aspecto mais posterior da linha H.

CONDIÇÕES PATOLÓGICAS
Compartimento anterior

As alterações observadas no compartimento anterior incluem a cistocele e a hipermobilidade ureteral.

A cistocele representa a descida da base vesical acima de 1 cm abaixo da LPC e decorre de roturas ou distensão da fáscia pubocervical. Os defeitos podem ser centrais ou laterais ou uma combinação de ambos. A base da bexiga desce e ocupa espaço no hiato pélvico, deslocando posterior e inferiormente o útero e a junção anorretal. Como consequência, as linhas H e M ficam alongadas. Nos casos mais graves, a parede posterior da bexiga desce desproporcionalmente em relação à parede anterior, levando a uma rotação horária do eixo vesical, assim como horizontalização do eixo uretral e prolapso, mais conhecidos como hipermobilidade uretral. Nesses casos, pode haver incontinência urinária de esforço, por deficiência esfincteriana uretral e suporte fascial. As causas mais comuns de perda da integridade uretral com hipermobilidade são a denervação ou defeitos fasciais decorrentes de idade, partos vaginais, gravidez e obesidade[6,19] (Figura 8).

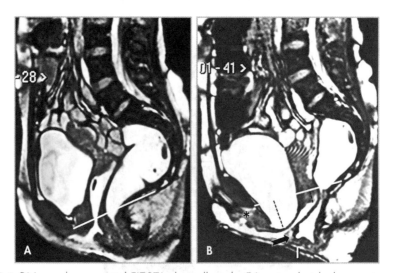

FIGURA 8 RM no plano sagital FIESTA de mulher de 56 anos de idade com incontinência urinária. (A) Imagem obtida em repouso demonstrando posição normal dos órgãos pélvicos em relação à LPC. (B) Imagem obtida durante a manobra de Valsalva com esforço máximo demonstrando prolapso nos três compartimentos. Há hipermobilidade uretral, com horizontalização do eixo uretral (*), cistocele, pequeno prolapso uterino e da junção anorretal, com pequena retocele anterior (seta) associada.

Outra alteração uretral que pode ser identificada durante a fase dinâmica é denominada afunilamento ou *funelling* e representa uma abertura do lúmen uretral proximal com encurtamento do eixo uretral (Figura 9). Embora não seja específico, esse achado pode representar incontinência por um defeito intrínseco do esfíncter uretral.

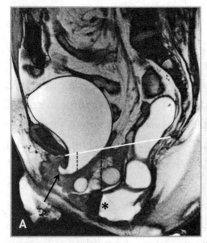
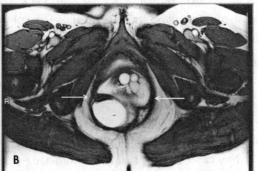

FIGURA 9 RM de mulher de 62 anos de idade com descenso perineal. (A) Imagem sagital FIESTA obtida durante a manobra de Valsalva demonstrando prolapso nos três compartimentos e sinais de descenso perineal. Há horizontalização e encurtamento do eixo uretral com *funelling* (seta preta), cistocele, prolapso do colo uterino e da junção anorretal, com retocele anterior (*). Observa-se também verticalização da placa elevadora (seta). (B) Imagem axial obtida durante a manobra de Valsalva demonstrando alargamento do hiato pélvico com *ballooning* (setas), prolapsos do colo e da junção anorretal.

Nos casos graves de cistouretrocele, os sintomas de incontinência urinária podem estar mascarados por causa do acotovelamento na base da bexiga resultante da horizontalização do eixo uretral, passando a se manifestar após a correção do prolapso.

Compartimento médio
As alterações do compartimento médio incluem o prolapso uterino, da cérvice e da cúpula vaginal. O suporte vaginal foi descrito por DeLancey e é dividido em três níveis.[16] No nível 1, a suspensão é feita pelo paramétrio e paracolpo, que são condensações da fáscia endopélvica, e corresponde ao terço superior da vagina (2 a 3 cm). No nível 3, que se inicia no anel himenal até 2 a 3 cm acima, a parede vaginal está

fundida diretamente na parede uretral anteriormente, nos músculos levantadores do ânus lateralmente e ao corpo perineal, posteriormente. Este nível possui origem embriológica diferente, proveniente do seio urogenital. No nível 2, correspondendo ao terço médio da vagina, localizado entre os níveis 1 e 3, a vagina está aderida ao arco tendíneo da pelve.

O prolapso vaginal ou cervical é definido pela descida do colo ou da cúpula vaginal abaixo da LPC. Assim como descrito para a cistocele, o prolapso uterino também causa alongamento das linhas H e M e geralmente decorre de roturas nos ligamentos uterossacrais e cardinais (Figura 10). A vagina perde a sua orientação vertical-oblíqua habitual e, nos defeitos paravaginais, perde a configuração em "H" nas imagens axiais. Nos casos de prolapso completo, as paredes vaginais ficam evertidas e o útero é visto como uma massa projetando-se a partir da genitália externa, localizando-se completamente fora da cavidade pélvica (procidência do útero). A presença de miomas uterinos pode prevenir a descida do útero e subestimar a intensidade de um prolapso e o grau de lesão fascial.

Nos casos em que há histerectomia, defeitos do suporte vaginal superior podem levar a descenso da cúpula vaginal, com descida do ápice ou completa eversão da mucosa, denominado prolapso apical (Figura 11). Este tipo de prolapso se deve a lesões no paramétrio e paracolpo. A descida da vagina pode criar um espaço para potencial descida do fundo de saco peritoneal, ou tracioná-lo levando ao surgimento de uma peritoneocele, contendo grande quantidade de gordura ou alças de intestino delgado.

Compartimento posterior

As alterações observadas no compartimento posterior incluem retoceles, enteroceles e sigmoidoceles.

Retocele

Representa o abaulamento da parede anterior do reto decorrente de suporte inadequado e frouxidão da fáscia endopélvica (pré-retal, pararretal e do septo retovaginal).[6,20,21] São classificadas em pequenas, se medem até 2 cm; moderadas, se medem entre 2 e 4 cm; e grandes, se são maiores do que 4 cm.[6] Para medir o abaulamento, deve-se traçar uma linha imaginária onde seria a parede retal normal, medindo-se a partir deste ponto até a profundidade atingida pelo abaulamento (Figura 12). As retoceles são geralmente da parede anterior do reto, mas podem também ocorrer na parede posterior. As retoceles são um achado comum nos estudos do assoalho pélvico, mas se tornam clinicamente relevantes quando associadas a sintomas de defecação obstruída ou incompleta, necessitando de manobras digitais via vaginal para o esvaziamento completo do reto. A defecografia por RM

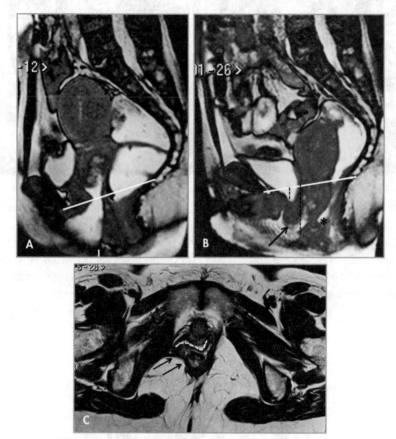

FIGURA 10 RM de mulher de 58 anos de idade com prolapso uterino e antecedente de dois partos vaginais. (A) Imagem no plano sagital FIESTA obtida em repouso demonstrando posição normal dos órgãos pélvicos em relação à LPC. (B) Imagem no plano sagital FIESTA obtida durante a manobra de Valsalva demonstrando prolapso uterino importante. Nota-se cistocele pequena, possivelmente em decorrência do prolapso uterino contíguo (incontinência urinária oculta) e prolapso da junção anorretal, com pequena retocele anterior (*). A vagina encontra-se encurtada e evertida, com o colo visível a partir do introito (seta). (C) Imagem axial ponderada em T2 no plano do músculo puborretal em repouso demonstrando rotura completa de suas fibras à direita (setas). A vagina perdeu a sua morfologia habitual em "H" à custa de pequena herniação de sua parede lateral direita, junto ao plano da rotura muscular (linha tracejada).

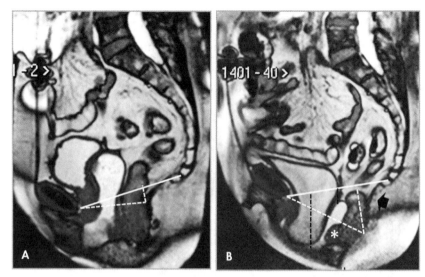

FIGURA 11 RM no plano sagital FIESTA de mulher de 66 anos de idade com antecedente de histerectomia total. (A) Imagem obtida na fase de repouso sem anormalidades evidentes. (B) Imagem obtida após a manobra de Valsalva demonstrando prolapso dos órgãos pélvicos, com cistocele, prolapso de cúpula vaginal e da junção anorretal. Há também pequena retocele comprimindo a parede posterior da vagina (*). Há descenso perineal caracterizado pelo alongamento das linhas H e M e verticalização da placa elevadora (cabeça de seta).

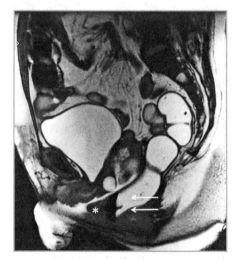

FIGURA 12 RM no plano sagital FIESTA obtida durante a manobra de Valsalva demonstrando o aparecimento de retocele anterior (setas). Há estiramento do corpo perineal (*) com protrusão para a parede posterior da vagina.

propicia informações importantes sobre as dimensões da retocele e anormalidades coexistentes, como a retenção de contraste após o esvaziamento do reto.

Invaginação retal e prolapso

A intussuscepção ou invaginação representa o prolapso da mucosa e da musculatura retais através do reto, podendo causar obstrução mecânica à evacuação (Figura 13). Pode ser classificada em intrarretal, intra-anal e extrarretal.[11] A sensibilidade da RM para o diagnóstico da intussuscepção é estimada em 70% quando comparada ao estudo por defecografia convencional. As alterações mais brandas, não identificadas ao método, são consideradas irrelevantes do ponto de vista clínico.[9,22,23] As intussuscepções pequenas são muito frequentes na população assintomática. A RM tem a vantagem de possibilitar a diferenciação entre a intussuscepção da mucosa retal da intussuscepção de toda a espessura da parede do reto, o que não é acessível na videodefecografia convencional e representa aspecto importante na escolha da opção terapêutica.[24] Além disso, possibilita a avaliação concomitante dos demais compartimentos pélvicos, já que foi demonstrado que, em até 30% das pacientes, a intussuscepção está associada a descenso nos compartimentos anterior e médio.[14]

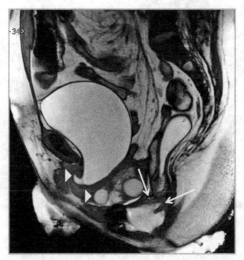

FIGURA 13 RM no plano sagital FIESTA obtida durante a fase de evacuação demonstrando invaginação intrarretal (setas). Cistocele e prolapso de colo uterino também estão associados (cabeças de setas).

Enterocele

Representa a herniação do fundo de saco peritoneal para o espaço retovaginal, entre o reto e a vagina, abaixo da LPC. Pode conter gordura (peritoneocele), alças de intestino delgado ou o cólon sigmoide. São classificadas em pequenas, moderadas ou grandes se apresentam extensão de 3 cm, de 3 a 6 cm e acima de 6 cm abaixo da LPC, respectivamente. A RM apresenta excelente acurácia na determinação dos seus componentes, sem a necessidade de opacificação de alças intestinais, quando comparada à defecografia convencional.[6,21,25] A enterocele pode resultar em compressão da parede anterior do reto causando obstrução de via de saída e, em geral, é visualizada ao final da evacuação como consequência do aumento da pressão intra-abdominal e esvaziamento do reto (Figura 14). Quando muito grandes, as enteroceles podem causar abaulamento no introito, mas o exame físico isolado não possibilita a identificação do conteúdo do saco herniado. As pacientes podem ainda referir dor por causa da tração exercida no mesentério durante o esforço para evacuação. As pacientes que são submetidas à histerectomia apresentam maior risco de desen-

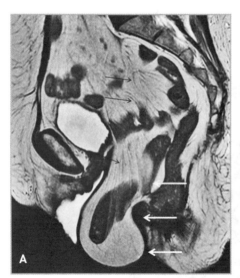
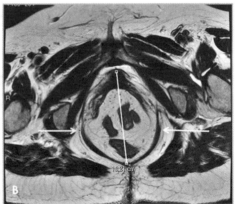

FIGURA 14 RM no plano sagital T2 de mulher com 72 anos de idade, com queixa de abaulamento no períneo. (A) A imagem obtida em repouso demonstra volumosa enterocele contendo segmentos de alças ileais e gordura projetando-se no períneo (setas brancas). Nota-se discreta tração dos vasos mesentéricos (setas pretas) em direção ao saco herniário. (B) No plano axial ponderado em T2 e obtido em repouso, nota-se o *ballooning* com alargamento do hiato pélvico que mede cerca de 10 cm no eixo anteroposterior (setas).

volver enterocele pela possibilidade de lesão da fáscia endopélvica (septo retovaginal e fáscia pubocervical).

Descenso perineal

Na síndrome do descenso perineal, a musculatura pélvica perde a tonicidade resultando em descida excessiva do assoalho pélvico durante o repouso ou aos esforços. As causas mais associadas são a lesão do nervo pudendo, decorrente do trauma de parto ou neuropatia e esforço crônico para evacuar. As pacientes podem apresentar disfunções que envolvem o corpo perineal e o músculo levantador do ânus, neste último de forma uni ou bilateral, variando desde roturas completas ou parciais à atrofia e degeneração gordurosa. O abaulamento difuso do músculo levantador do ânus resulta em aumento da área do hiato pélvico, mensurado pela linha M que, em situações normais, não deve exceder 5 cm.[21] Hiatos alargados (*balloning*) estão mais associados ao desenvolvimento de prolapsos dos órgãos pélvicos. No estudo dinâmico, o descenso perineal pode ser quantificado pela aferição da linha H, não podendo exceder 2 cm. A placa elevadora também assume uma morfologia vertical nos casos de descenso, assim como o eixo vaginal, que perde a orientação oblíqua habitual e assume uma posição mais verticalizada.[14]

CONSIDERAÇÕES FINAIS

As disfunções do assoalho pélvico representam um problema médico e social de grande importância na população feminina. A RM do assoalho pélvico é uma excelente ferramenta diagnóstica não invasiva, rápida, livre de radiação e com excelente resolução para o estudo anatômico e funcional dos três compartimentos da pelve em um só exame. As informações obtidas contribuem para a seleção de pacientes ao tratamento cirúrgico e para o planejamento adequado das correções necessárias, principalmente nos casos de maior complexidade.

REFERÊNCIAS BIBLIOGRÁFICAS

1. Olsen AL, Smith VJ, Bergstrom JO, Colling JC, Clark AL. Epidemiology of surgically managed pelvic organ prolapse and urinary incontinence. Obstet Gynecol 1997; 89(4):501-6.
2. Siproudhis L, Ropert A, Vilotte J, Bretagne JF, Heresbach D, Raoul JL et al. How accurate is clinical examination in diagnosing and quantifying pelvirectal disorders? A prospective study in a group of 50 patients complaining of defecatory difficulties. Dis Colon Rectum 1993; 36(5):430-8.

3. Maglinte DD, Kelvin FM, Fitzgerald K, Hale DS, Benson JT. Association of compartment defects in pelvic floor dysfunction. AJR Am J Roentgenol 1999; 172(2):439-44.

4. Kelvin FM, Maglinte DD, Benson JT, Brubaker LP, Smith C. Dynamic cystoproctography: a technique for assessing disorders of the pelvic floor in women. AJR Am J Roentgenol 1994; 163(2):368-70.

5. Kelvin FM, Maglinte DD, Benson JT. Evacuation proctography (defecography): an aid to the investigation of pelvic floor disorders. Obstet Gynecol 1994; 83(2):307-14.

6. Kelvin FM, Maglinte DD, Hale DS, Benson JT. Female pelvic organ prolapse: a comparison of triphasic dynamic MR imaging and triphasic fluoroscopic cystocolpoproctography. AJR Am J Roentgenol 2000; 174(1):81-8.

7. Singh K, Reid WM, Berger LA. Assessment and grading of pelvic organ prolapse by use of dynamic magnetic resonance imaging. Am J Obstet Gynecol 2001; 185(1):71-7.

8. Comiter CV, Vasavada SP, Barbaric ZL, Gousse AE, Raz S. Grading pelvic prolapse and pelvic floor relaxation using dynamic magnetic resonance imaging. Urology 1999; 54(3):454-7.

9. Colaiacomo MC, Masselli G, Polettini E, Lanciotti S, Casciani E, Bertini L et al. Dynamic MR imaging of the pelvic floor: a pictorial review. Radiographics 2009; 29(3):e35.

10. Lamb GM, de Jode MG, Gould SW, Spouse E, Birnie K, Darzi A et al. Upright dynamic MR defaecating proctography in an open configuration MR system. Br J Radiol 2000; 73(866):152-5.

11. Roos JE, Weishaupt D, Wildermuth S, Willmann JK, Marincek B, Hilfiker PR. Experience of 4 years with open MR defecography: pictorial review of anorectal anatomy and disease. Radiographics 2002; 22(4):817-32.

12. Bertschinger KM, Hetzer FH, Roos JE, Treiber K, Marincek B, Hilfiker PR. Dynamic MR imaging of the pelvic floor performed with patient sitting in an open-magnet unit versus with patient supine in a closed-magnet unit. Radiology 2002; 223(2):501-8.

13. Fielding JR, Versi E, Mulkern RV, Lerner MH, Griffiths DJ, Jolesz FA. MR imaging of the female pelvic floor in the supine and upright positions. J Magn Reson Imaging 1996; 6(6):961-3.

14. Fielding JR. Practical MR imaging of female pelvic floor weakness. Radiographics 2002; 22(2):295-304.

15. El Sayed RF, El Mashed S, Farag A, Morsy MM, Abdel Azim MS. Pelvic floor dysfunction: assessment with combined analysis of static and dynamic MR imaging findings. Radiology 2008; 248(2):518-30.

16. DeLancey JO. The anatomy of the pelvic floor. Curr Opin Obstet Gynecol 1994; 6(4):313-6.

17. Margulies RU, Hsu Y, Kearney R, Stein T, Umek WH, DeLancey JO. Appearance of the levator ani muscle subdivisions in magnetic resonance images. Obstet Gynecol 2006; 107(5):1064-9.

18. Yang A, Mostwin JL, Rosenshein NB, Zerhouni EA. Pelvic floor descent in women: dynamic evaluation with fast MR imaging and cinematic display. Radiology 1991; 179(1):25-33.

19. DeLancey JO. Structural support of the urethra as it relates to stress urinary incontinence: the hammock hypothesis. Am J Obstet Gynecol 1994; 170(6):1713-20; discussion 1720-3.

20. Fielding JR, Griffiths DJ, Versi E, Mulkern RV, Lee ML, Jolesz FA. MR imaging of pelvic floor continence mechanisms in the supine and sitting positions. AJR Am J Roentgenol 1998; 171(6):1607-10.

21. Goh V, Halligan S, Kaplan G, Healy JC, Bartram CI. Dynamic MR imaging of the pelvic floor in asymptomatic subjects. AJR Am J Roentgenol 2000; 174(3):661-6.

22. Stoker J, Halligan S, Bartram CI. Pelvic floor imaging. Radiology 2001; 218(3):621-41.

23. Stoker J, Bartram CI, Halligan S. Imaging of the posterior pelvic floor. Eur Radiol 2002; 12(4):779-88.

24. Dvorkin LS, Hetzer F, Scott SM, Williams NS, Gedroyc W, Lunniss PJ. Open-magnet MR defaecography compared with evacuation proctography in the diagnosis and management of patients with rectal intussusception. Colorectal Dis 2004; 6(1):45-53.

25. Lienemann A, Anthuber C, Baron A, Kohz P, Reiser M. Dynamic MR colpocystorectography assessing pelvic-floor descent. Eur Radiol 1997; 7(8):1309-17.

QUESTÕES

1. A RM do assoalho pélvico feminino tem por objetivo:

   a. Avaliar a tensão muscular no períneo (perineometria).

   b. Pesquisar disfunções nervosas.

   c. Diagnosticar o prolapso dos órgãos pélvicos e o descenso perineal.

   d. Diagnosticar doença inflamatória pélvica.

   e. Avaliar problemas da coluna sacral.

2. Quanto ao protocolo do exame de RM do assoalho pélvico:

   a. É semelhante a um exame de pelve feminina convencional.

   b. É mandatório o uso do meio de contraste intravenoso gadolínio.

   c. Deve conter obrigatoriamente o estudo dinâmico da pelve, com as fases de repouso, Valsalva, contração e evacuação.

   d. Não necessita de colaboração da paciente.

   e. Só pode ser realizado em equipamento aberto e na posição sentada.

3. O prolapso dos órgãos pélvicos:

   a. Pode ser diagnosticado e quantificado por meio da RM de assoalho pélvico.

   b. Ocorre em praticamente todas as pacientes com partos normais.

   c. Pode ser evitado por meio da histerectomia laparoscópica.

   d. Deve ser estudado com a paciente em decúbito ventral.

   e. Nenhuma das alternativas anteriores.

7

Uretrocistoscopia

Eliana Viana Monteiro Zucchi

INTRODUÇÃO

A uretrocistoscopia é um procedimento simples e seguro, pouco invasivo e que permite a visão direta da uretra, da bexiga e dos meatos ureterais. Foi realizada pela primeira vez há 200 anos e, aprimorada ao longo dos anos, permite a realização de procedimentos diagnósticos e/ou terapêuticos.[1]

INSTRUMENTAL E TÉCNICA

O cistoscópio, que pode ser rígido ou flexível, é composto por um conjunto de lentes, uma camisa metálica que as envolve, uma fonte de luz e uma estrutura chamada ponte, que faz a conexão entre a camisa e a óptica, possibilitando a introdução de pinças de biópsia, tesoura e cateteres para a irrigação e a distensão da bexiga.

A óptica tem seu ângulo de visão formado pelo eixo de orientação da lente e o eixo do cistoscópio; esse ângulo pode ser de:

- 0°: permite visão direta e é indicado para visualizar a uretra;
- 30°: para visão oblíqua;

- 70°: possibilita visão lateral;
- 120°: para uma visão mais ampla e retrógrada.

Utilizam-se o cistoscópio rígido (Figura 1), com óptica de 30° ou 70°, e solução fisiológica ou água estéril em temperatura ambiente para distender as paredes vesicais e possibilitar sua inspeção.[2]

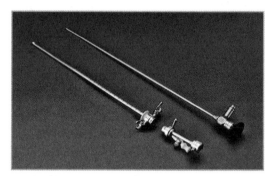

FIGURA 1 Cistoscópio rígido, camisa metálica e ponte.

Para a realização desse procedimento, a paciente deve ter urocultura recente e negativa.

O exame se inicia após a instilação de anestésico tópico. No entanto, havendo necessidade de biópsia ou qualquer outro procedimento invasivo, está indicada a sedação ou analgesia.

Com a paciente em posição de litotomia, e após a assepsia do genital externo, o cistoscópio é introduzido pelo meato uretral.

No trajeto, é importante observar, na uretra, o aspecto da mucosa e sua coloração, a presença de fístulas ou de divertículos, em geral localizados na parede posterior da uretra. Estes podem ser visualizados após manobra que comprime o colo vesical e aumenta a pressão intrauretral, permitindo a abertura do seu orifício e eventual saída de material aí coletado.

A seguir, o colo vesical é avaliado em sua integridade pelo pregueamento (Figura 2) de suas paredes e a perfeita coaptação de suas bordas. Ultrapassada essa região, com uma ligeira angulação do cistoscópio, é possível avaliar o trígono, os meatos ureterais (Figura 3) e a saída periódica de urina.

Por fim, as paredes laterais, anterior e o fundo da bexiga devem ser investigados quanto a integridade da mucosa, vascularização, trabeculações (Figura 4) ou tumores, além da presença de cálculos vesicais ou corpo estranho, por exemplo, fios de sutura, faixas ou telas utilizadas em cirurgias prévias.[3]

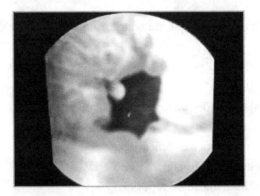
FIGURA 2 Colo vesical.

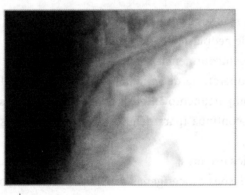
FIGURA 3 Meato ureteral.

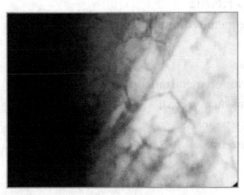
FIGURA 4 Trabeculações vesicais.

Realiza-se a profilaxia da infecção do trato urinário com dose única de quinolona ou fosfomicina.

INDICAÇÕES

Entre as principais indicações da uretrocistoscopia, estão:[4,5]

- hematúria micro ou macroscópica;
- citologia suspeita ou positiva para neoplasia;
- infecções do trato urinário de repetição;
- hiperatividade detrusora refratária aos tratamentos habituais;
- achados ultrassonográficos suspeitos;
- volume residual aumentado;
- dor vesical;
- presença de massas suburetrais;
- estadiamento de neoplasia do colo do útero;
- urgência ou urgeincontinência sem causa aparente;
- avaliação intraoperatória de *slings*, após colocação de telas para correção de distopias do compartimento anterior ou cirurgias pélvicas complicadas;
- perda urinária contínua (para diagnosticar e localizar fístulas do trato urinário);
- cateterização dos ureteres;
- tratamento de lesões cancerígenas superficiais e de baixo grau por diatermia ou laserterapia;
- injeção de toxina botulínica intradetrusor para o tratamento da bexiga hiperativa.

CONSIDERAÇÕES FINAIS

Os achados mais frequentes durante a cistoscopia podem ser:

- cálculos vesicais;
- tumores primários ou metastáticos;
- uretrites crônicas ou atróficas;
- fístulas uretrais e vesicais;
- divertículos de uretra;
- trigonites;
- trabeculações;

- ureterocele;
- cistite intersticial (úlcera de Hunner);
- confirmação de traumas vesicais durante os procedimentos cirúrgicos, como perfurações por agulhas, faixas ou fios de sustentação;
- achado de corpo estranho, como fios de sutura ou telas ou faixas usadas em cirurgias para a correção da incontinência urinária de esforço (IUE) ou de distopias.

A uretrocistoscopia é um procedimento seguro. Embora raras, podem ocorrer disúria (50%), hematúria (19%) e bacteriúria (2,7%).[6]

Os traumas uretrais, como falso trajeto ou trauma direto da uretra e perfurações vesicais, podem ocorrer e se tornam menos frequentes com o uso do cistoscópio flexível.

O uso profilático de antibióticos deve ser considerado, em especial, para pacientes imunocomprometidas e para usuárias de válvulas cardíacas.[6,7]

REFERÊNCIAS BIBLIOGRÁFICAS

1. Arruda RM, Prado DS, Sartori MGF, Girão MJBC. Exames subsidiários em uroginecologia. In: Uroginecologia e cirurgia vagina, 2006. Disponível em: www.uroginecologia.com.br.
2. Zucchi EVM, Suguita M, Sartori MGF, Girão MJBC. Urodinâmica e cistoscopia em ginecologia. In: Girão MJBC, Rodrigues de Lima G, Baracat EC. Ginecologia. Barueri: Manole, 2009.
3. Patwardhan S, Arunkalaivanan AS. Urogynaecology: an ambulatory approach. Br J Hosp Med (Lond). 2007; 68(8):414-7.
4. Groutz A, Samandarov A, Gold R, Pauzner D, Lessing JB, Gordon D. Role of urethrocystoscopy in the evaluation of refractory idiopathic detrusor instability. Urology 2001; 58(4):544-6.
5. Kadi N, Menezes P. ABC of flexible cystoscopy for junior trainee and general practitioner. Int J Gen Med 2011; 4 593-6.
6. Almallah YZ, Rennie CD, Stone J, Lancashire MJ. Urinary tract infection and patient satisfaction after flexible cystoscopy and urodynamic evaluation. Urology 2000; 56(1):37-9.
7. Burk DM, Shackley DC, O'Reilly PH. The community-based morbidity of flexible cystoscopy. BJU Int 2002; 89(4):347-9.

QUESTÕES

1. São indicações de uretrocistoscopia:

   a. ITU de repetição, dor vesical sem causa aparente, bexiga hiperativa refratária aos tratamentos habituais.

   b. Hematúria persistente e estadiamento de neoplasias do colo uterino.

   c. Diagnóstico da IUE.

   d. Todas estão corretas.

   e. Somente a e b estão corretas.

2. Qual condição clínica ocorre mais frequentemente após a cistoscopia?

   a. Infecção urinária.

   b. Hematúria macroscópica e persistente.

   c. Disúria.

   d. Perfuração vesical.

   e. Todas as anteriores.

3. Qual afirmação está correta?

   a. A uretrocistoscopia está indicada para toda paciente com infecção urinária.

   b. A perfuração vesical é complicação frequente na cistoscopia.

   c. A uretrocistoscopia não necessita de analgesia ou anestesia, exceto quando é necessário procedimento invasivo.

   d. O uso profilático de antibióticos nunca deve ser realizado.

   e. A cistoscopia só é utilizada como procedimento diagnóstico.

8

Teste do absorvente e questionários de qualidade de vida

Eliana Suelotto Machado Fonseca
Ana Maria Homem de Mello Bianchi-Ferraro

INTRODUÇÃO

A incontinência urinária e o prolapso genital, embora sejam condições benignas, trazem repercussões negativas para a qualidade de vida da mulher, envolvendo aspectos higiênicos, emocionais, familiares e sociais.[1]

A avaliação da incontinência urinária é importante para estabelecer o diagnóstico correto e orientar a melhor opção terapêutica. Além de anamnese, exame físico e estudo urodinâmico, outros instrumentos auxiliam na avaliação da gravidade da incontinência urinária, como o teste do absorvente (*pad test*) e os questionários de qualidade de vida.

O teste do absorvente reproduz as perdas urinárias em situações do cotidiano. Além disso, apresenta boa correlação com as informações obtidas por meio de diários miccionais, em relação à quantidade de perda urinária e à impressão subjetiva da paciente.[2,3]

Por sua vez, os questionários de qualidade de vida utilizados em uroginecologia são desenhados para avaliar a real significância dos distúrbios do assoalho pélvico na vida diária.[4] São pouco utilizados na prática médica rotineira, sendo seu uso recomendado pela Sociedade Internacional de Continência (International Continence Society – ICS) em todo protocolo de pesquisa.[5] Ressalta-se que, quando usado para pesquisa, é fundamental que o questionário esteja validado com adaptação linguística e cultural para a população em estudo.

TESTE DO ABSORVENTE

O teste do absorvente é um método objetivo para quantificar as perdas urinárias e confirmar a incontinência urinária quando não reproduzida no exame ginecológico ou no estudo urodinâmico. Foi inicialmente proposto por Caldwell, em 1974, e, desde então, sua técnica vem sofrendo adaptações que permitem sua realização ambulatorial ou ainda domiciliar.

Esse método propedêutico é baseado na variação do peso de um absorvente íntimo, secundário ao escape de urina, durante um período determinado, no qual a paciente executa atividades diárias normais ou exercícios que as simulem.[6,7] Observa-se forte correlação positiva entre a percepção subjetiva da perda urinária e a positividade do teste.[8]

Os testes diferem quanto a forma de enchimento vesical (espontânea ou cateterismo), duração (20 minutos, 1 hora ou 24 horas) e tipo de atividade realizada para gerar aumento de pressão intra-abdominal.

Para os testes ambulatoriais de 20 minutos ou de 1 hora, as pacientes são orientadas a não ingerir líquidos 1 hora antes do exame. No início do exame, devem esvaziar a bexiga e utilizar um absorvente íntimo previamente pesado.

O teste de 1 hora é o padronizado pela ICS. É um teste não invasivo, no qual o enchimento vesical ocorre espontaneamente, estimulado pela ingesta de 500 mL de água durante os primeiros 15 minutos do exame. Após esse período, a paciente é orientada a caminhar por 30 minutos, nos quais deve subir e descer 24 degraus de escada. Em seguida, é realizada uma sequência de exercícios: sentar e levantar por 10 vezes, tossir vigorosamente 10 vezes, agachar 5 vezes, correr no mesmo lugar por 1 minuto e lavar as mãos em água corrente por 1 minuto. Ao término das atividades, o absorvente é novamente pesado. O exame é considerado positivo quando ocorrem variações maiores que 1 g no peso do absorvente, sendo:

- incontinência leve: perdas de 2 a 10 g;
- incontinência moderada: perdas de 11 a 50 g;
- incontinência grave: perdas maiores que 50 g.[9]

Embora seja um teste simples e de pouco desconforto para a paciente, critica-se essa técnica pela baixa reprodutibilidade e confiabilidade do teste (reteste), identificando-se diferenças de até 24 g do primeiro para o segundo exame, de modo que sua escala de gravidade é questionável. Uma das razões apontadas para a baixa reprodutibilidade do teste é a incerteza do volume intravesical durante o exame, sugerindo-se a avaliação ultrassonográfica para determiná-lo.[10,11]

A outra técnica de teste de absorvente ambulatorial é o teste de 20 minutos, que é padronizado no Setor de Uroginecologia da Escola Paulista de Medicina. Diferentemente do teste de 1 hora, nesse exame é realizado cateterismo vesical com instilação de 250 mL de água.[12,13] Após o enchimento vesical, a paciente é orientada a realizar a seguinte sequência de exercícios, 10 vezes cada: tossir, saltar, agachar, realizar manobra de Valsalva, subir e descer 5 degraus de escada; a seguir, caminhar por 10 minutos e, por fim, lavar as mãos em água corrente por 1 minuto. Ao término das atividades, o absorvente é pesado. O teste é considerado positivo quando a variação de peso do absorvente é maior que 1 g. Diferente do teste de 1 hora, é considerado apenas positivo ou negativo.

O teste de 20 minutos tem melhor sensibilidade para identificar a incontinência urinária do que o teste de 1 hora,[14] no entanto, é mais invasivo e requer profissional da saúde para realizar o cateterismo vesical.

Apesar das atividades propostas nos testes ambulatoriais reproduzirem atividades do cotidiano, nem sempre estão de acordo com a rotina da paciente; além disso, o ambiente pode influenciar nas perdas. Uma alternativa nessas situações é o teste de 24 horas.[15] Esse teste é realizado durante um dia de atividades habituais da paciente, e ela deve utilizar absorventes previamente pesados que, após o uso, são colocados em sacos plásticos selados (Zip®). A paciente é orientada a anotar suas atividades em um diário, bem como as perdas, as ingestas e a diurese. Ao final das 24 horas, os absorventes são pesados. O teste é considerado positivo quando a variação de peso é superior a 5 g, uma vez que as variações menores podem ser decorrentes de secreção vaginal.[16] Para pacientes na pós-menopausa, considera-se positivo o teste com valor superior a 3 g.[17] Essa avaliação é mais representativa da gravidade da incontinência na vida cotidiana, no entanto, é trabalhosa para a paciente, o que diminui a adesão.[16]

Há ainda a possibilidade de execução do teste do absorvente de 1 hora com uso de cloridrato de fenazopiridina (Pyridium®). A presença da coloração alaranjada no absorvente ao final do teste é considerada como resultado positivo. A paciente é instruída a tomar

200 mg da medicação em intervalos de 8 horas, 24 horas antes do exame. No entanto, o teste não é muito específico, sendo positivo em 50% das pacientes assintomáticas.[18]

Existe uma tentativa de padronizar escalas de gravidade da incontinência urinária baseadas no peso do absorvente; porém, essa correlação é influenciada pela idade, atividade e estilo de vida da mulher. Além disso, é controversa a relação entre valores do peso do absorvente e medidas da avaliação urodinâmica, como a *Valsalva leak point pressure* (VLPP) e a pressão máxima de fechamento uretral (PMFU);[3,11,19-21] sabe-se ainda que pacientes com hiperatividade do detrusor podem apresentar maior variação de peso do absorvente.

O teste do absorvente tem relação positiva e direta com o impacto da incontinência e da gravidade, avaliado por questionários de qualidade de vida específicos,[2,3,16] sendo uma boa ferramenta para identificar a incontinência urinária, reproduzindo a queixa clínica da paciente. Entretanto, não permite diagnóstico diferencial da incontinência urinária, uma vez que não consegue distinguir as perdas aos esforços das resultantes de hiperatividade do detrusor.

QUESTIONÁRIOS DE QUALIDADE DE VIDA

A definição de qualidade de vida está relacionada com a percepção do indivíduo sobre o seu estado de saúde em grandes domínios ou dimensões de sua vida.[22] Nos últimos anos, pela evolução tecnológica, além das análises sobre efetividade, custo e toxicidade das intervenções na área da saúde, a avaliação do impacto na qualidade de vida tem sido cada vez mais valorizada.

Vários profissionais de saúde têm avaliado a qualidade de vida na prática clínica diária, o que demonstra uma atitude humanista em relação ao cuidado com o paciente.

A incontinência urinária e o prolapso genital são condições desconfortáveis, embaraçosas e estressantes para a mulher, podendo levar a isolamento social, diminuição da autoestima, dificuldades sexuais e alterações no sono. Dessa forma, são afecções que influenciam negativamente a qualidade de vida da mulher.

Os questionários de qualidade de vida são instrumentos confiáveis e de fácil aplicação que transformam informações subjetivas em dados objetivos e mensuráveis. Esses testes auxiliam no rastreamento de problemas psicossociais referentes ao tratamento da paciente, na avaliação dos estudos clínicos, nas análises de custo/efetividade e nos estudos populacionais.

Existem vários questionários para a avaliação da qualidade de vida que apresentam semelhanças e diferenças entre si. Os genéricos têm dimensões gerais que podem ser pouco sensíveis às alterações clínicas uroginecológicas.[5]

Dessa forma, questionários específicos para avaliar os sintomas de incontinência e de prolapso genital, e seu impacto relativo na qualidade de vida, geram resultados mais consistentes.

Atualmente, estão disponíveis dezenas de questionários relacionados às disfunções do assoalho pélvico em diversos idiomas. Alguns já estão validados para o português do Brasil, dentre eles:

- *King's Health Questionnaire* (KHQ);
- *Incontinence Quality of Life Questionnaire* (I-QoL);
- *International Consultation on Incontinence Questionnaire – Short Form* (ICIQ--SF);
- *Overactive Bladder Questionnaire* (OAB-V8);
- *Prolapse Quality of Life Questionnaire* (P-Qol);
- *Pelvic Organ Prolapse/Incontinence Sexual Questionnarie* (PISQ-12);
- *Fecal Incontinence Quality of Life* (FIQL).

A seguir, são apresentados os questionários, validados para o português do Brasil, mais utilizados.

1 *King's Health Questionnaire* (KHQ)

NOME
IDADE
DATA
Como você avalia a sua saúde hoje?
Muito boa ( ) Boa ( ) Normal ( ) Ruim ( ) Muito ruim ( )
Quanto você acha que o seu problema de bexiga atrapalha sua vida?
Não ( ) Um pouco ( ) Mais ou menos ( ) Muito ( )
A seguir, estão algumas atividades que podem ser afetadas pelos problemas de bexiga. Quanto seu problema de bexiga afeta você?
Gostaríamos que você respondesse todas as perguntas. Simplesmente marque com um "X" a alternativa que melhor se aplica a você.
Limitação no desempenho de tarefas
Com que intensidade seu problema de bexiga atrapalha suas tarefas de casa (p.ex., limpar, lavar, cozinhar, etc.)?
Nenhuma ( ) Um pouco ( ) Mais ou menos ( ) Muito ( )

(continua)

(continuação)

Com que intensidade seu problema de bexiga atrapalha seu trabalho ou suas atividades diárias normais fora de casa, como: fazer compra, levar filho à escola, etc.?

Nenhuma ( ) Um pouco ( ) Mais ou menos ( ) Muito ( )

Limitação física/social

Seu problema de bexiga atrapalha suas atividades físicas, como fazer caminhada, correr, praticar algum esporte, etc.?

Não ( ) Um pouco ( ) Mais ou menos ( ) Muito ( )

Seu problema de bexiga atrapalha quando você quer fazer uma viagem?

Não ( ) Um pouco ( ) Mais ou menos ( ) Muito ( )

Seu problema de bexiga atrapalha quando você vai a igreja, reunião ou festa?

Não ( ) Um pouco ( ) Mais ou menos ( ) Muito ( )

Você deixa de visitar seus amigos por causa do problema de bexiga?

Não ( ) Um pouco ( ) Mais ou menos ( ) Muito ( )

Relações pessoais

Seu problema de bexiga atrapalha sua vida sexual?

Não se aplica ( ) Não ( ) Um pouco ( ) Mais ou menos ( ) Muito ( )

Seu problema de bexiga atrapalha sua vida com seu companheiro?

Não se aplica ( ) Não ( ) Um pouco ( ) Mais ou menos ( ) Muito ( )

Seu problema de bexiga incomoda seus familiares?

Não se aplica ( ) Não ( ) Um pouco ( ) Mais ou menos ( ) Muito ( )

Gostaríamos de saber quais são os seus problemas de bexiga e quanto eles afetam você.

Escolha da lista abaixo APENAS OS PROBLEMAS que você tem no momento. Quanto eles afetam você?

Frequência: Você vai muitas vezes ao banheiro?

Um pouco ( ) Mais ou menos ( ) Muito ( )

Noctúria: Você levanta a noite para urinar?

Um pouco ( ) Mais ou menos ( ) Muito ( )

Urgência: Você tem vontade forte de urinar e muito difícil de controlar?

Um pouco ( ) Mais ou menos ( ) Muito ( )

Bexiga hiperativa: Você perde urina quando tem muita vontade de urinar?

Um pouco ( ) Mais ou menos ( ) Muito ( )

Incontinência urinária de esforço: Você perde urina com atividades físicas como tossir, espirrar, correr?

Um pouco ( ) Mais ou menos ( ) Muito ( )

(continua)

(continuação)

Enurese noturna: Você molha a cama à noite?

Um pouco ( ) Mais ou menos ( ) Muito ( )

Incontinência no intercurso sexual: Você perde urina durante a relação sexual?

Um pouco ( ) Mais ou menos ( ) Muito ( )

Infecções frequentes: Você tem muitas infecções urinárias?

Um pouco ( ) Mais ou menos ( ) Muito ( )

Dor na bexiga: Você tem dor na bexiga?

Um pouco ( ) Mais ou menos ( ) Muito ( )

Outros: Você tem algum outro problema relacionado a sua bexiga?

Um pouco ( ) Mais ou menos ( ) Muito ( )

Emoções

Você fica deprimida com seu problema de bexiga?

Não ( ) Um pouco ( ) Mais ou menos ( ) Muito ( )

Você fica ansiosa ou nervosa com seu problema de bexiga?

Não ( ) Um pouco ( ) Mais ou menos ( ) Muito ( )

Você fica mal com você mesma por causa do seu problema de bexiga?

Não ( ) Um pouco ( ) Mais ou menos ( ) Muito ( )

Sono/Energia

Seu problema de bexiga atrapalha seu sono?

Não ( ) Às vezes ( ) Várias vezes ( ) Sempre ( )

Você se sente desgastada ou cansada?

Não ( ) Às vezes ( ) Várias vezes ( ) Sempre ( )

Algumas situações abaixo acontecem com você? Se sim, quanto?

Você usa algum tipo de protetor higiênico, como fralda, forro, absorvente tipo Modess para manter-se seca?

Não ( ) Às vezes ( ) Várias vezes ( ) Sempre ( )

Você controla a quantidade de líquido que bebe?

Não ( ) Às vezes ( ) Várias vezes ( ) Sempre ( )

Você precisa trocar sua roupa íntima (calcinha) quando fica molhada?

Não ( ) Às vezes ( ) Várias vezes ( ) Sempre ( )

Você se preocupa em estar cheirando a urina?

Não ( ) Às vezes ( ) Várias vezes ( ) Sempre ( )

2 *Incontinence Quality of Life Questionnaire (I-QoL)*

NOME

RH

Por favor, faça um "X" no número de sua resposta

1. Você se preocupa em não poder chegar ao banheiro a tempo?

1 = Extremamente

2 = Muito

3 = Mais ou menos

4 = Um pouco

5 = Não

2. Você se preocupa em tossir ou espirrar por causa de sua perda de urina?

1 = Extremamente

2 = Muito

3 = Mais ou menos

4 = Um pouco

5 = Não

3. Quando está sentada e precisa ficar em pé, você se preocupa em perder urina?

1 = Extremamente

2 = Muito

3 = Mais ou menos

4 = Um pouco

5 = Não

4. Quando chega em um lugar novo, você se preocupa em saber onde ficam os banheiros?

1 = Extremamente

2 = Muito

3 = Mais ou menos

4 = Um pouco

5 = Não

5. Você fica deprimida com a perda de urina?

1 = Extremamente

2 = Muito

3 = Mais ou menos

4 = Um pouco

5 = Não

(continua)

(continuação)

6. Por causa de sua perda de urina, você se preocupa em ficar muito tempo fora de casa?

1 = Extremamente

2 = Muito

3 = Mais ou menos

4 = Um pouco

5 = Não

7. Você se sente frustrada quando não consegue fazer o que quer por causa de sua perda de urina?

1 = Extremamente

2 = Muito

3 = Mais ou menos

4 = Um pouco

5 = Não

8. Você se preocupa em estar cheirando a urina?

1 = Extremamente

2 = Muito

3 = Mais ou menos

4 = Um pouco

5 = Não

9. Você pensa no seu problema de perda de urina o dia inteiro?

1 = Extremamente

2 = Muito

3 = Mais ou menos

4 = Um pouco

5 = Não

10. É importante para você ir várias vezes ao banheiro?

1 = Extremamente

2 = Muito

3 = Mais ou menos

4 = Um pouco

5 = Não

(continua)

(continuação)

11. Você sempre precisa planejar ou programar o que vai fazer por causa da perda de urina?

1 = Extremamente

2 = Muito

3 = Mais ou menos

4 = Um pouco

5 = Não

12. Você se preocupa que, com o passar dos anos, sua perda de urina aumente?

1 = Extremamente

2 = Muito

3 = Mais ou menos

4 = Um pouco

5 = Não

13. Seu problema de perda de urina atrapalha o seu sono?

1 = Extremamente

2 = Muito

3 = Mais ou menos

4 = Um pouco

5 = Não

14. Você se sente constrangida ou humilhada por causa do seu problema de perda de urina?

1 = Extremamente

2 = Muito

3 = Mais ou menos

4 = Um pouco

5 = Não

15. Você se sente uma pessoa doente por causa da sua perda de urina?

1 = Extremamente

2 = Muito

3 = Mais ou menos

4 = Um pouco

5 = Não

16. A perda de urina faz com que você se sinta desamparada?

1 = Extremamente

2 = Muito

(continua)

(continuação)

3 = Mais ou menos

4 = Um pouco

5 = Não

17. Por causa da perda de urina, você aproveita menos sua vida?

1 = Extremamente

2 = Muito

3 = Mais ou menos

4 = Um pouco

5 = Não

18. Você se preocupa em molhar a sua roupa?

1 = Extremamente

2 = Muito

3 = Mais ou menos

4 = Um pouco

5 = Não

19. Você se preocupa em não controlar a sua bexiga?

1 = Extremamente

2 = Muito

3 = Mais ou menos

4 = Um pouco

5 = Não

20. Por causa da sua perda de urina, você se preocupa com o tipo e a quantidade de líquido que vai beber?

1 = Extremamente

2 = Muito

3 = Mais ou menos

4 = Um pouco

5 = Não

21. Você se preocupa com a perda de urina quando escolhe sua roupa?

1 = Extremamente

2 = Muito

3 = Mais ou menos

4 = Um pouco

5 = Não

(continua)

(continuação)

22. A perda de urina atrapalha a sua vida sexual?

1 = Extremamente

2 = Muito

3 = Mais ou menos

4 = Um pouco

5 = Não

3 Questionário de qualidade de vida para o prolapso genital (*Prolapse Quality of Life Questionnaire* – P-Qol)

NOME IDADE

DATA

Como está a sua saúde hoje?

( ) muito boa ( ) boa ( ) regular ( ) ruim ( ) muito ruim

A bola ou peso na vagina atrapalha sua vida?

( ) não atrapalha em nada ( ) um pouco ( ) mais ou menos ( ) muito

Você vai muitas vezes ao banheiro para urinar?

( ) não ( ) um pouco ( ) mais ou menos ( ) muito

Você tem muita vontade de urinar e é difícil segurar?

( ) não ( ) um pouco ( ) mais ou menos ( ) muito

Você perde urina quando está com muita vontade de urinar?

( ) não ( ) um pouco ( ) mais ou menos ( ) muito

Depois de urinar você sente que a bexiga não se esvaziou de todo?

( ) não ( ) um pouco ( ) mais ou menos ( ) muito

Você sente uma bola ou peso na vagina?

( ) não ( ) um pouco ( ) mais ou menos ( ) muito

Você tem a sensação de peso na vagina no baixo ventre durante o dia?

( ) não ( ) um pouco ( ) mais ou menos ( ) muito

Você tem dor na parte interna das coxas e na vagina?

( ) não ( ) um pouco ( ) mais ou menos ( ) muito

A bola ou peso na vagina atrapalha a sua evacuação?

( ) não ( ) um pouco ( ) mais ou menos ( ) muito

Você precisa ajudar com os dedos para evacuar?

( ) não ( ) um pouco ( ) mais ou menos ( ) muito

(continua)

(continuação)

Para evacuar com ajuda das mãos, você:

Empurra a bola para dentro da vagina?

( ) não ( ) às vezes ( ) várias vezes ( ) sempre

Utiliza os dedos para apertar entre a vagina e o ânus?

( ) não ( ) às vezes ( ) várias vezes ( ) sempre

Coloca o dedo no ânus?

( ) não ( ) às vezes ( ) várias vezes ( ) sempre

O peso ou bola na vagina piora quando está em pé e melhora quando se deita?

( ) não ( ) um pouco ( ) mais ou menos ( ) muito

O seu jato de urina é fraco?

( ) normal ( ) um pouco fraco ( ) mais ou menos fraco ( ) muito fraco

Você faz força para esvaziar a bexiga?

( ) não ( ) um pouco ( ) mais ou menos ( ) muito

Você sente que continua escorrendo urina mesmo após ter urinado?

( ) não ( ) às vezes ( ) várias vezes ( ) sempre

Você sente que o intestino não esvaziou totalmente após a evacuação?

( ) não ( ) às vezes ( ) várias vezes ( ) sempre

Seu intestino é preso e dificulta a sua evacuação?

( ) não ( ) um pouco ( ) mais ou menos ( ) muito

Você faz força para evacuar?

( ) não ( ) um pouco ( ) mais ou menos ( ) muito

Você acha que a bola ou peso na vagina atrapalha a relação sexual?

( ) não ( ) um pouco ( ) mais ou menos ( ) muito

Você acha que a bola na vagina piora a dor nas costas?

( ) não ( ) um pouco ( ) mais ou menos ( ) muito

Quantas vezes você evacua?

( ) 1 vez/dia ( ) mais de 1 vez/dia ( ) a cada 2 dias ( ) a cada 3 dias
( ) 1 vez/semana ou mais

LIMITAÇÕES DA FUNÇÃO

Com que intensidade sua bola ou peso na vagina atrapalha suas tarefas domésticas?
(limpar, lavar, cozinhar)

( ) nunca ( ) um pouco ( ) mais ou menos ( ) muito

(continua)

(continuação)

Com que intensidade sua bola ou peso no vagina atrapalha seu trabalho e suas atividades diárias e normais fora de casa?

( ) nunca ( ) um pouco ( ) mais ou menos ( ) muito

LIMITAÇÕES FÍSICAS E SOCIAIS

Sua bola ou peso na vagina atrapalha suas atividades físicas como correr, andar ou fazer ginástica?

( ) não ( ) um pouco ( ) mais ou menos ( ) muito

A bola ou peso na vagina atrapalha quando você pretende fazer uma viagem?

( ) não ( ) um pouco ( ) mais ou menos ( ) muito

A bola ou peso na vagina atrapalha quando você vai a igreja, festas ou reuniões?

( ) não ( ) um pouco ( ) mais ou menos ( ) muito

Você deixa de visitar seus amigos por causa da bola ou peso na vagina?

( ) não ( ) às vezes ( ) várias vezes ( ) sempre

RELACIONAMENTOS PESSOAIS

O peso ou bola na vagina atrapalha sua vida sexual?

( ) não se aplica ( ) não ( ) um pouco ( ) mais ou menos ( ) muito

O peso ou bola na vagina atrapalha seu dia a dia com seu parceiro?

( ) não se aplica ( ) não ( ) um pouco ( ) mais ou menos ( ) muito

O peso ou bola na vagina incomoda seus familiares?

( ) não se aplica ( ) não ( ) um pouco ( ) mais ou menos ( ) muito

EMOÇÕES

Você fica deprimida com o peso ou bola vaginal?

( ) não ( ) um pouco ( ) mais ou menos ( ) muito

Você fica ansiosa ou nervosa com o peso vaginal?

( ) não ( ) um pouco ( ) mais ou menos ( ) muito

Sente-se mal consigo mesma por causa do peso ou bola vaginal?

( ) não ( ) um pouco ( ) mais ou menos ( ) muito

SONO/ENERGIA

A sua bola ou peso na vagina atrapalha seu sono?

( ) não ( ) às vezes ( ) várias vezes ( ) sempre

Você se sente cansada, esgotada, exausta?

( ) não ( ) às vezes ( ) várias vezes ( ) sempre

Você usa tampão, absorvente ou calcinha apertada para segurar a bola na vagina?

( ) não ( ) às vezes ( ) várias vezes ( ) sempre

(continua)

(continuação)

Você empurra a bola para dentro da vagina?

( ) não ( ) às vezes ( ) várias vezes ( ) sempre

Você sente dor ou incômodo com a bola ou peso na vagina?

( ) não ( ) às vezes ( ) várias vezes ( ) sempre

A bola ou peso na vagina te impede de ficar em pé?

( ) não ( ) às vezes ( ) várias vezes ( ) sempre

O KHQ é um teste que avalia a incontinência urinária e sua relação com a qualidade de vida. É composto por 30 perguntas que são arranjadas em nove domínios:

- percepção da saúde;
- impacto da incontinência;
- limitações do desempenho das tarefas;
- limitação física;
- limitação social;
- relacionamento pessoal;
- emoções;
- sono e energia;
- medidas de gravidade.

Existe também uma escala de sintomas que é composta por 10 itens: frequência urinária, noctúria, urgência, instabilidade vesical, incontinência urinária de esforço, enurese noturna, incontinência no intercurso sexual, infecções urinárias e dor na bexiga. Há também um espaço para a paciente relatar qualquer outro problema que ela possa ter relacionado com a bexiga.

A cada resposta, é atribuído um valor numérico que, posteriormente, é somado e o resultado é avaliado por domínio. Os valores são então calculados por meio de fórmula matemática, obtendo-se a pontuação de qualidade de vida por domínio, que varia de 0 a 100; quanto maior o número obtido, pior a qualidade de vida.[23]

O questionário I-QoL é composto por 22 questões específicas, cada uma com 5 alternativas para resposta. Os pontos de cada questão são somados e depois transformados em uma escala única de 0 a 100, que confere maior praticidade ao teste. Quanto maior a pontuação atingida, melhor a qualidade de vida. Ainda podem ser avaliadas três subescalas de pontuação (limitação de comportamento, constrangimento psicossocial e constrangimento social). É um questionário que foi validado para o português recentemente, porém com tendência a ser mais utilizado porque avalia de forma integrada os diferentes aspectos da influência da incontinência urinária sobre a qualidade de vida.[24]

O ICIQ-SF é um questionário simples, breve, que pode ser autoadministrado e também avalia o impacto da incontinência urinária na qualidade de vida. Contém três itens com pontuação: avaliação de frequência (0 a 5), gravidade (0 a 6) e impacto da incontinência (0 a 10), além de um item sem pontuação: autodiagnóstico. Quanto maior a pontuação, pior a qualidade de vida.[25]

A síndrome da bexiga hiperativa pode ser avaliada por um instrumento específico, o OAB-V8. Esse questionário é composto por oito itens que avaliam os sintomas da síndrome (frequência miccional, noctúria, urgência e urgeincontinência) e sua relação com a qualidade de vida. Cada questão é pontuada em uma escala de 0 a 5, e seus valores são somados ao final. Resultados com pontuação igual ou maior que 8 apontam para provável bexiga hiperativa.[26]

Por sua vez, o questionário P-QoL correlaciona os sintomas de prolapso genital com qualidade de vida, possui 43 questões divididas em oito domínios, relacionados a percepção da saúde, sintomas urinários e intestinais, limitações no desempenho de funções, limitações sociais e físicas, relacionamentos pessoais, emoções, sono e energia e medidas de gravidade. A todas as respostas são atribuídos valores numéricos somados e avaliados por domínio. Os valores são então calculados por meio de fórmula matemática, obtendo-se o índice de qualidade de vida, que varia de 0 a 100; quanto maior o número obtido, pior a qualidade de vida.[27]

A avaliação da influência da incontinência urinária e/ou do prolapso genital sobre a função sexual também pode ser feita por questionários específicos, como o PISQ-12. Esse instrumento contém 12 questões que avaliam a frequência de relações sexuais e sensações como libido, dispareunia e medo de perder urina, e compara a intensidade dos orgasmos recentes com os do passado. A cada questão, é atribuída uma pontuação de 1 a 5; quanto maior a pontuação, melhor a função sexual.[28]

A incontinência anal é outra afecção que acomete predominantemente mulheres com disfunções do assoalho pélvico. Sua prevalência em pacientes com incontinência urinária pode atingir 40%,[29] e seu impacto na qualidade de vida pode ser mensurado pelo FIQL. Este questionário é composto por 29 perguntas distribuídas em quatro domínios: estilo de vida (atividades sociais/lazer), comportamento (grau de incontinência, urgência evacuatória, ansiedade e atividade sexual), depressão (autoestima e angústia) e constrangimento (isolamento social). A cada questão, é atribuída uma pontuação que pode variar de 1 a 6. A avaliação final do questionário é dada por domínios.[30]

CONSIDERAÇÕES FINAIS

O teste do absorvente é um método simples que apresenta boa sensibilidade para diagnosticar a incontinência urinária. Pode ser utilizado, na prática clínica, nos casos em que o estudo urodinâmico ou o exame físico não reproduzam a queixa da paciente. No entanto, não permite diferenciação quanto aos tipos de incontinência: esforço, bexiga hiperativa ou mista.

Os questionários de qualidade de vida traduzem informações subjetivas em dados objetivos que quantificam o impacto das afecções sobre a vida da paciente, além de avaliar o efeito do tratamento proposto e permitir comparação dos resultados de diferentes técnicas terapêuticas. Devem-se sempre utilizar questionários validados para a população estudada.

REFERÊNCIAS BIBLIOGRÁFICAS

1. Botlero R, Davis SR, Urquhart DM, Bell RJ. Incidence and resolution rates of different types of urinary incontinence in women: findings from a cohort study. J Urol 2011; 185:1331-7.

2. Karantanis E, Fynes M, Moore KH, Stanton SL. Comparison of the ICIQ-SF and 24-hour pad test with other measures for evaluating the severity of urodynamic stress incontinence. Int Urogynecol J Pelvic Floor Dysfunct 2004; 15:111.

3. Albo M, Wurck L, Baker J, Brubaker L, Chai T, Dandreo KJ et al. The relationships among measures of incontinence severity in women undergoing surgery for stress urinary incontinence. J Urol 2007; 177:1810-14.

4. Oh SJ. Does condition-specific quality of life correlate with generic health-related quality of life and objective incontinence severity in women with stress urinary incontinence? Neurourol Urodyn 2006; 25(4):324-9.

5. Kelleher CJ. Quality of life and urinary incontinence. Baillière's Clin Obstet Gynecol 2000; 14(2):363-79.

6. Abrams P, Cardozo L, Fall M, Griffiths D, Rosier P, Ulmsten U et al. The standardisation of terminology of lower urinary tract function. Report from the Standardisation Sub-Committee of the ICS. Neurourol Urodyn 2002; 21(2):167-78.

7. Nygaard I. Physiologic outcome measures for urinary incontinence. Gastroenterology 2004; 126:S99-105.

8. Abdel-Fattah M. The standard 1-Hour Pad Test: does it have any value in clinical practice? Eur Urol 2004; 46:377-80.

9. Klarskov P, Hald T. Reproducibility and reliability of urinary incontinence assessment with a 60 min test. Scand J Urol Nephrol 1984; 18(4):293-8.

10. Soroka D, Drutz HP, Glazener CM, Hay-Smith EJ, Ross S. Perineal pad test in evaluating utcome of treatments for female incontinence: a systematic review. Int Urogynecol J Pelvic Floor Dysfunct 2002; 13:165-75.

11. Costantini E, Lazzeri M, Bini V, Giannantoni A, Mearini L, Porena M. Sensitivity and specificity of one-hour pad test as a predictive value for female urinary incontinence. Urol Int 2008; 81(2):153-9.

12. Hahn I, Fall M. Objective quantification of stress urinary incontinence: a short reproducible, provocative pad-test. Neurourol Urodyn 1991; 10:475-81.

13. Sand PK. The evaluation of the incontinent female. Curr Probl Obstet Gynecol Fertil 1992; 15:107-51.

14. Wu WY, Sheu BC, Lin HH. Comparison of 20-minute pad test versus 1-hour pad test in women with stress urinary incontinence. Urology 2006; 68(4):764-8.

15. Karantanis E, Allen W, Stevermuer TL, Simons AM, O'Sullivan R, Moore KH. The repeatability of the 24-hour pad test. Int Urogynecol J Pelvic Floor Dysfunct 2005; 16(1):63-8.

16. Karantanis E, O'Sullivan R, Moore KH. The 24-hour pad test in continent women and men: normal values and cyclical alterations. BJOG 2003; 110(6):567-71.

17. Albuquerque MT, Micussi BC, Soares EM, Lemos TM, Brito TN, Silva JB et al. Correlation between complaints of stress urinary incontinence and the one-hour pad test in postmenopausal women. Rev Bras Ginecol Obstet 2011; 33(2):70-4.

18. Wall LL, Wang K, Robson I, Stanton SL. The pyridium pad test for diagnosing urinary incontinence. A comparative study of asymptomatic and incontinent women. J Reprod Med 1990; 35(7):682-4.

19. Yang JM, Yang SH, Yang AY, Yang E, Huang WC, Tzeng CR. Clinical and pathophysiological correlates of the symptom severity of stress urinary incontinence. Int Urogynecol J 2010; 21:637-43.

20. Theofrastous JP, Bump RC, Elser DM, Wyman JF, McClish DK. Correlation of urodynamic measures of urethral resistance with clinical measures of incontinence severity in women with pure genuine stress incontinence. The Continence Program for Women Research Group. Am J Obstet Gynecol 1995; 173:407.

21. Nager CW, Schulz JA, Stanton SV, Monga A. Correlation of urethral closure pressure, leak point pressure and incontinence severity measures. Int Urogynecol J Pelvic Floor Dysfunct 2001; 12:395.

22. Fitzpatrick R, Fletcher A, Gore S, Jones D, Spiegel Halters D, Cox D. Quality of life measures in health care. I: Applications and issues in assessment. BMJ 1992; 305:1074-7.

23. Fonseca ESM, Camargo ALM, Castro RA, Sartori MGF, Fonseca MCM, Lima GR et al. Validação do questionário de qualidade de vida (King's Health Questionnarie) em mulheres brasileiras com incontinência urinária. Rev Bras Ginecol Obstet 2005; 27: 235-42.

24. Souza CCC, Rodrigues AM, Ferreira CE, Fonseca ESM, Di Bella ZIK, Girão MJBC et al. Portuguese validation of the Urinary Incontinence-Specific Quality-of-Life Instrument:I--QOL. Int Urogynecol J 2009; (10):1183-9.

25. Tamanini JT, Dambros M, D'Ancona CA, Palma PC, Rodrigues Netto Jr. N. Validation of the "International Consultation on Incontinence Questionnaire – Short Form" (ICIQ-SF) for Portuguese. Rev Saúde Pública 2004; 38:438-44.

26. Acquadro C, Kopp Z, Coyne KS, Corcos J, Tubaro A, Choo M-S. Translating overactive bladder questionnaires in 14 languages. Urology 2006; 67(3):536-40.

27. Scarlato A, Souza CCC, Fonseca ESM, Sartori MGF, Castro RA. Validation, reliability, and responsiveness of Prolapse Quality of Life Questionnaire (P-QOL) in a Brazilian population. Int Urogynecol 2011; 22(6):751-5.

28. Santana GW, Aoki T, Auge AP. The Portuguese validation of the short form of the Pelvic Organ Prolapse/Urinary Incontinence Sexual Questionnaire (PISQ-12). Int Urogynecol J 2012; 23(1):117-21. Epub 2011 Jul 28.

29. de Mello Portella P, Feldner Jr. PC, da Conceição JC, Castro RA, Sartori MG, Girão MJ. Prevalence of and quality of life related to anal incontinence in women with urinary incontinence and pelvic organ prolapse. Eur J Obstet Gynecol Reprod Biol 2012; 160(2):228-31.

30. Yusuf SAI, Jorge JMN, Habr-Gama A, Kiss DR, Rodrigues JG. Avaliação da qualidade de vida na incontinência anal: validação do questionário FIQL (Fecal Incontinence Quality of Life). Arq Gastroenterol [online]. 2004; 41(3):202-8.

QUESTÕES

1. O teste do absorvente é realizado para:

   a. Identificar incontinência urinária por esforço.

   b. Diferenciar entre os tipos de incontinência urinária.

   c. Auxiliar na identificação da gravidade da afecção.

   d. Afirmar que a paciente é incontinente.

   e. Não tem valor e pode ser um falso-positivo.

2. O valor igual ou maior que 8 g no peso do absorvente após o teste significa que:

   a. A paciente apresenta incontinência urinária de esforço.

   b. A paciente apresenta bexiga hiperativa.

   c. A paciente apresenta incontinência urinária mista.

   d. A paciente apresenta bexiga neurogênica.

   e. A paciente apresenta incontinência urinária.

3. Os questionários de qualidade de vida são aplicados para:

   a. Objetivar os dados subjetivos dos sintomas das pacientes.

   b. Aumentar o tempo da consulta.

   c. Identificar se existe gravidade da afecção.

   d. Diagnosticar o problema da paciente.

   e. Simplificar as queixas da paciente.

9

Eletromiografia perineal

Emerson de Oliveira
Liliana Stüpp
Ana Paula Maturana
Frederico Rezende Ghersel

INTRODUÇÃO

A eletromiografia (EMG) é o registro extracelular da atividade bioelétrica gerada pela despolarização das membranas das células musculares. Essa técnica permite o registro da atividade muscular durante a contração, visto que o controle da contração muscular é mediado por impulsos dos nervos motores.[1-3] Resumidamente, a EMG pode revelar o comportamento (padrões de atividade) de um músculo em particular ou demonstrar o quanto esse músculo é normal, miopático, denervado ou reinervado. Além disso, permite a diferenciação da debilidade secundária a neuropatias da fraqueza gerada por outras causas.[4]

Essa técnica é amplamente utilizada para o estudo do movimento humano. Na neurofisiologia clínica, utiliza-se em combinação com outros métodos para avaliar o envolvimento do sistema neuromuscular nos casos de trauma ou doenças. Além disso, é utilizada na prática clínica por outras áreas, como fisioterapia, medicina, terapia ocupacional, fonoaudiologia, educação física e odontologia.

APLICABILIDADE CLÍNICA

Para a utilização na prática clínica, dois métodos são empregados, com propostas diferentes, com base no tipo de eletrodo – agulhas e de superfície, ambos adequados para a coleta de sinais. A análise prolongada da atividade bioelétrica de um músculo durante o movimento permite a descrição qualitativa e quantitativa da atividade naquele momento, definido por comportamento muscular. Joseph Santiesteban foi um dos primeiros a escrever, em 1988, sobre eletromiografia de superfície para avaliação da atividade elétrica dos músculos do assoalho pélvico (MAP). Apesar do número reduzido de pacientes, seus resultados não mostraram diferenças significativas na atividade elétrica e na força muscular entre os grupos estudados.[5]

A eletromiografia de superfície (EMGs) pode ser utilizada somente em músculos superficiais e com inervação preservada. Quando comparada à EMG de agulha, esse método não apresenta a mesma confiabilidade, em virtude da precisão de localização e redução de interferências. O método não é capaz de prover informações musculares aprofundadas, por exemplo, o monitoramento de alterações das unidades motoras nos casos de neuropatias ou miopatias. Registros de musculatura profunda somente podem ser adquiridos com os eletrodos de agulha.[6]

Na prática uroginecológica, para se obter registros verdadeiramente seletivos dos músculos esfinctéricos, devem-se utilizar eletrodos intramusculares. O registro do número de unidades motoras depende do local aplicado e do nível de contração desse músculo. Entretanto, a mensuração da atividade elétrica dos músculos esqueléticos e das respostas motoras voluntárias às contrações reflexas dos músculos do assoalho pélvico também é possível por meio da utilização da EMG de superfície.[7]

A EMG fornece uma medida semiquantitativa da atividade do assoalho pélvico, que pode ser utilizada para detectar dissinergia detrusor/esfinctérica e distúrbios do relaxamento. Ao se optar pela EMGs na região perineal, há diversos modelos de eletrodos para a avaliação, que podem ser aplicados diretamente na pele (adesivos), intravaginal ou intrarretal. A utilização da EMG de superfície possui diversas vantagens, por se tratar de um método não invasivo, seguro e de fácil aplicação. Na prática clínica, os eletrodos de superfície ou probes vaginais são amplamente utilizados com alta sensibilidade para a região perineal.[7]

Arnold Kegel, pioneiro na descrição dos benefícios dos exercícios para os músculos do assoalho pélvico, foi também predecessor na avaliação funcional dessa musculatura por meio de um instrumento denominado perineômetro.[8] Esse equipamento permite avaliar a pressão vaginal ou anal em cmH_2O. Entretanto, pode sofrer interferências das pressões intra-abdominais e influenciar em seus resultados. Embora ainda seja utilizado atualmente, com o desenvolvimento da EMGs, tornou-se possível avaliar mais precisamente a ativação em diferentes grupos musculares simultaneamente.

Os eletrodos de agulha (concêntricos ou de fibra única) produzem registros de excelente qualidade, mas, por outro lado, restringem a mobilidade da paciente para que não haja deslocamento dos eletrodos durante o exame e podem causar dor e/ou desconforto durante a aplicação.[6]

Embora a EMGs não tenha a mesma confiabilidade quando comparada à de agulhas, pode ser mais eficaz para avaliar os músculos do assoalho pélvico quando comparada a outros métodos avaliativos, como a palpação digital. Em indivíduos saudáveis, a resposta eletromiográfica normal dos músculos do assoalho pélvico confirma a integridade corticospinal, afastando a possibilidade de comprometimento neurológico. Para os músculos esqueléticos, em termos gerais, há relação direta entre a atividade eletromiográfica e a força muscular.[9] Embora ainda sejam limitados, alguns estudos já demonstraram resultados de confiabilidade satisfatória.[10-14]

ANÁLISE DOS DADOS

O sinal eletromiográfico é o estudo ou método que visa ao registro gráfico ou sonoro das correntes elétricas (fenômenos bioelétricos) geradas nas membranas celulares de um músculo esquelético em fase de repouso. Para resultar na formação do sinal, os eletrodos enviam ao eletromiógrafo sinais elétricos que correspondem às trocas iônicas que ocorrem em âmbito celular.[4]

A análise dos dados acontece pela quantificação dos sinais eletromiográficos e, com isso, são obtidas informações objetivas relacionadas à amplitude desses sinais. A amplitude da atividade muscular é caracterizada pela quantidade de energia gasta para a realização de uma determinada contração.[15] Dessa forma, os potenciais elétricos captados são mostrados por meio de um osciloscópio e amplificados; assim, esses dados (som e aspecto das ondas) podem ser analisados e comparados concomitantemente.[4]

Resumidamente, o resultado eletromiográfico se refere ao efeito de voltagem em função do tempo. A energia gerada no músculo ou atividade mioelétrica é medida e obtida pela unidade microvolts (mcv). Essa atividade possui valores muito pequenos e, para serem registrados, os sinais eletromiográficos detectados pelos eletrodos devem ser amplificados. Durante a amplificação, a dimensão do sinal biológico se torna maior, e esse processo é denominado "ganho".[2]

O sinal eletromiográfico é o somatório algébrico de todos os sinais detectados em certa área e pode ser afetado por propriedades musculares, anatômicas e fisiológicas, assim como pelo controle do sistema nervoso periférico e a instrumentação utilizada para sua aquisição.[16] A comparação dos valores eletromiográficos intra e interindivíduos é potencialmente limitada. A análise eletromiográfica pode sofrer influência que determinará a quantidade de energia registrada pelos eletrodos. Alguns dos fatores que podem influenciar a detecção do sinal e, consequentemente, dificultar comparações incluem velocidade de contração, espessura do tecido adiposo subcutâneo, distância entre os eletrodos, área de secção transversa do músculo, idade, sexo, mudanças súbitas de postura, diferenças antropométricas entre os locais de coleta e impedância da pele.

A fim de lidar com esses fatores que interferem no sinal eletromiográfico, desenvolveu-se um processo denominado normalização. A normalização referencia o dado a algum valor padrão. Para normalizar dados eletromiográficos, divide-se cada ponto de curva por um determinado valor de referência ou quantifica-se o sinal eletromiográfico produzido por um determinado músculo e, posteriormente, divide-se o número obtido pelo valor padrão selecionado. Os métodos de normalização impossibilitam interferência sobre a intensidade da contração, pois retiram o efeito dos outros fatores que influenciam a captação do sinal. Dessa forma, após o processo de normalização, é possível efetuar a comparação de músculos de indivíduos diferentes quanto à quantidade de energia produzida durante determinada contração.[2]

A atividade elétrica normal do músculo estriado deve ser eletricamente silenciosa. Na aplicação da EMG por meio de agulhas, a atividade elétrica decorrente da estimulação mecânica deve cessar em até 3 segundos após a inserção da agulha. O registro de atividade elétrica anormal é extremamente importante para a contribuição diagnóstica e para fornecer indicativos, dentre eles:

- fibrilação: representada por pequenos potenciais com baixa amplitude, e geralmente surgem após 2 a 3 semanas da lesões neuropáticas;
- ondas agudas positivas: presença de potenciais bifásicos seguidos de onda negativa de maior duração, também com baixa amplitude. Geralmente surgem após 2 a 3 semanas da lesões neuropáticas;
- fasciculação: registro de despolarização de fibras musculares denervadas e com atividade aleatória, com início e cessar súbitos;
- potenciais polifásicos: potenciais com cinco ou mais fases, amplitude maior e duração mais longa que o potencial normal;

- potenciais de alta frequência: encontrados em alguns pacientes com distrofia muscular latente, denervação parcial e hipotireoidismo.

Do ponto de vista científico, a avaliação eletromiográfica dos MAP é um método reconhecido e tem sido amplamente utilizada como método avaliativo e para comprovar efeitos de tratamento fisioterapêutico.

Em termos avaliativos, a relação entre a atividade dos MAP com a coativação dos músculos abdominais é tema de inúmeros estudos publicados. Stüpp et al.[17] avaliaram por meio da EMGs a diferença de ativação dos MAP e transverso abdominal durante a execução de uma técnica fisioterapêutica. No que se refere às disfunções dessa musculatura, Resende et al.[18] relatam que pacientes com incontinência urinária de esforço possuem alterações na ativação dos MAP e músculos abdominais durante as manobras de Valsalva, sugerindo deficiência de ativação muscular nas diferentes atividades. Da mesma forma, outros estudos publicados se propuseram a avaliar essa correlação muscular durante manobra de Valsalva, durante a tosse e em diferentes posições.[7,19-21]

A EMGs também pode contribuir para a comprovação da eficácia em programas de reabilitação do assoalho pélvico. Stüpp et al.[22], em um estudo randomizado e controlado, utilizaram a EMGs a fim de comprovar os efeitos do treinamento muscular do assoalho pélvico em mulheres com prolapso genital. Da mesma forma, diversas pesquisas têm utilizado a técnica como meio para avaliar e comprovar os benefícios do tratamento fisioterapêutico.[18,23]

Os efeitos da gestação e do parto também têm sido estudados com a utilização da EMG. O estudo de Marshall et al.[24] avaliou o efeito do primeiro parto vaginal na integridade muscular do assoalho pélvico com a utilização da EMGs e revelou perda da função muscular nessas mulheres quando comparada a mulheres nulíparas. Frederice et al.[25] observaram pressão dos MAP significativamente menor entre as primíparas que apresentavam incontinência urinária de esforço após qualquer tipo de parto, fato não observado por Morkved e Bo.[26]

No que tange aos efeitos da idade na atividade elétrica dos MAP, Aukee et al.[5] observaram menor atividade elétrica dos MAP quanto maior a idade das mulheres, mesmo nas continentes, correlacionando a diminuição da atividade elétrica dos MAP ao envelhecimento.

No estudo de Podnar,[27] demonstrou-se a utilidade da agulha do eletrodo da EMG do músculo bulbocavernoso no reflexo sacral em mulheres. Os limiares apresentados para a percepção de estímulos elétricos no clitóris e de elicitação do reflexo sacral em mulheres foram semelhantes aos obtidos no homem. No entanto, pelo fato de algumas mulheres terem latência muito longa, as latências de reflexos sacrais obtidas em mulheres com disfunção não neurogênica sacral eram muito mais longas do que os valores obtidos tanto em mulheres assintomáticas como em homens com disfunção não neurogênica sacral. Mulheres com latências prolongadas dos reflexos sacrais precisam ser examinadas neurologicamente e usando agulha de eletromiografia para esfíncter muscular para excluir lesão neuropática proximal.

CONCLUSÃO

A eletromiografia é um método eficiente para o registro da atividade mioelétrica do assoalho pélvico e trato urinário inferior. Ambos os métodos (superfície e por meio de agulhas) são utilizados na prática clínica por profissionais em diversas áreas, e a aquisição das informações tem contribuído amplamente para conclusões diagnósticas, inclusive em casos de maior complexidade, como portadores de doenças neurológicas com riscos adicionais.

A eficácia desse método depende de alguns fatores, como posição e localização adequadas dos eletrodos, redução de artefatos gerados por interferências e experiência do profissional que conduz e interpreta a avaliação.

Do ponto de vista científico, trata-se de um método de avaliação reconhecido pela International Continence Society (ICS).[28] Entretanto, há fatores que dificultam o aumento das evidências científicas, como a falta de padronização metodológica. Ademais, a utilização de equipamentos e eletrodos de marcas e modelos distintos também pode contribuir de forma negativa para firmar a eficácia da técnica no âmbito científico. Além disso, possíveis diferenças na aplicação pelo próprio avaliador também podem ocasionar diferenciação nos resultados.

Embora esses fatores limitantes sejam de grande complexidade, observa-se que esse tema vem sendo amplamente difundido na literatura, o que sugere, de forma otimista, que mais estudos sejam realizados para ampliar a indicação diagnóstica da EMG.

REFERÊNCIAS BIBLIOGRÁFICAS

1. Vodusek DB. The role of electrophysiology in the evaluation of incontinence and prolapse. Curr Opin Obstet Gynecol 2002; 14(5):509-14.
2. Oscarino JM, Silva PLP, Vaz DV, Aquino CF, Brício RS, Fonseca ST. Eletromiografia: interpretação e aplicações nas ciências da reabilitação. Fisioterapia Brasil 2005; 6(4):305-10.

3. Grape HH, Dedering A, Jonasson AF. Retest reliability of surface electromyography on the pelvic floor muscles. Neurourol Urodyn 2009; 28:395-99.

4. Smeltzer SC, Bare BG. Brunner & Suddarth: tratado de enfermagem médico-cirúrgica. Vol. III. 9.ed. Rio de Janeiro: Guanabara Koogan, 2002.

5. Aukee P, Penttinen J, Airaksinen O. The effect of aging on electromyographic activity of pelvic floor muscles. A comparative study among stress incontinent patients and asymptomatic women. Maturitas 2003; 44(4):253-7.

6. Vodusek DB. Electromyography. In: Evidence-based physical therapy for the pelvic floor. Filadélfia: Churchill livingstone Elsevier, 2007.

7. Bø K, Sherburn M. Evaluation of female pelvic-floor muscle function and strength. Physical Therapy 2005; 85(3):269-82.

8. Kegel AH. Progressive resistance exercise in the functional restoration of the perineal muscles. Am J Obstet Gynecol 1948; 56(2):238-48.

9. De Luca CJ. The use of surface electromyography in biomechanics. J Appl Biomech 1997; 13:135-63.

10. Thorp JM, Bowes WA, Droegemuller W et al. Assessment op perineal floor function: Electromyography with acrylic plug surface electrodes in nulliparous women. Obstet Gynecol 1991; 78:89-92.

11. Gunnarsson M, Mattiasson A. Circumvaginal surface electromyography in women with urinary incontinence and in healthy volunteers. Scand J Urol Nephrol Suppl 1994; 157:89-95.

12. Glazer HI, Romanzi L, Polaneczky M. Pelvic floor muscle surface electromyography. Reliability and clinical predictive validity. J Reprod Med 1999; 44:779-82.

13. Gunnarsson M, Teleman P, Mattiasson A, Lidfeldt J, Nerbrand C, Samsioe G. Effects of pelvic floor exercises in middle aged women with a history of naïve urinary incontinence: A population based study. Eur Urol 2002; 41:556-61.

14. Auchincloss CC, McLean L. The reliability of surface EMG recorded from the pelvic floor muscles. J Neurosci Methods 2009; 182:85-96.

15. Coletti SH, Haddad JM, Barros JPF. Avaliação funcional do assoalho pélvico. In: Amaro JL, Haddad JM, Trindade JCS, Ribeiro RM (eds.). Reabilitação do assoalho pélvico. São Paulo: Segmento Farma 2005 67-75.

16. Enoka RM. Bases neuromecânicas da cinesiologia. 2.ed. São Paulo: Manole, 2000.

17. Stüpp L, Resende AP, Petricelli CD, Nakamura MU, Alexandre SM, Zanetti MD. Pelvic floor muscle and transversus abdominis activation in abdominal hypopressive technique through surface electromyography. Neurourol Urodyn 2011; 30(8):1518-21.

18. Resende APMR, Stüpp L, Bernardes BT, Oliveira E, Castro RA, Girão MJBC et al. Can hypopressive exercises provide additional benefits to pelvic floor muscle training in women with pelvic organ prolapse? Neurourol Urodyn 2012; 31:121-5.

19. Sapsford RR, Hodges PW. Contraction of the pelvic floor muscles during abdominal maneuvers. Arch Phys Med Rehabil 2001; 82:1081-8.

20. Thompson JA, O'Sullivan PB, Briffa NK, Neumann P. Altered muscle activation patterns in symptomatic women during pelvic floor muscle contraction and Valsalva manouevre. Neurourol Urodyn 2006; 25:268-76.

21. Deffieux X, Hubeaux K, Porcher R, Ismael SS, Raibaut P, Amarenco G. Pelvic floor muscle activity during coughing: altered pattern in women with stress urinary incontinence. Urology 2007; 70(3):443-7.

22. Stüpp L, Resende APMR, Oliveira E, Castro RA, Girão MJBC, Sartori MGF. Pelvic floor muscle training for treatment of pelvic organ prolapse: an assessor-blinded randomized controlled trial. Int Urogynecol J 2011; 22(10):1233-9.

23. Bernardes BT, Resende APMR, Stüpp L, Oliveira E, Jármy di Bella ZIK, Castro RA et al. Efficacy of pelvic floor muscle training and hypopressive exercises for treating pelvic organ prolapse in women: randomized controlled trial. Sao Paulo Med J 2012; 130(1):5-9.

24. Marshall K, Walsh DM, Baxter GD. The effect of a first vaginal delivery on the integrity of the pelvic floor musculature. Clin Rehabil 2002; 16:795-9.

25. Frederice CP, Amaral E. Sintomas urinários e função muscular do assoalho pélvico após o parto. Rev Bras Ginecol Obstr 2011; 33(4):188-95.

26. Morkved S, Bo K. Prevalence of urinary incontinence during pregnancy and postpartum. Int Urogynecol J Pelvic Floor Dysfunct 1999; 10(6):394-8.

27. Podnar S. Neurophysiologic studies of the sacral reflex in women with "non-neurogenic" sacral dysfunction. Neurourol Urodyn 2011; 30(8):1603-8.

28. Messelink B, Benson T, Berghmans B, Bø K, Corcos J, Fowler C et al. Standardization of terminology of pelvic floor muscle function and dysfunction: report from the pelvic floor clinical assessment group of the international continence society. Neurourol Urodyn 2005; 24(4):374-80.

QUESTÕES

1. A eletromiografia tem a função de observar a atividade muscular, que pode ser classificada em:

   a. Normal.
   b. Miopatia.
   c. Denervação muscular.
   d. Reinervação muscular.
   e. Todas as anteriores.

2. A eletromiografia oferece informações das atividades musculares:

   a. Semiquantitativa.
   b. Qualitativa.
   c. Semiqualitativa.
   d. Quantitativa.
   e. Qualitativa e quantitativa.

3. Assinale a correta:

   a. A eletromiografia de superfície pode ser utilizada em músculos denervados ou profundos.
   b. A eletromiografia de agulha é utilizada em músculos superficiais e denervados.
   c. Somente a eletromiografia de agulha pode ser utilizado para se detectar atividade muscular profunda.
   d. A eletromiografia de superfície tem a mesma confiabilidade da de agulha.
   e. Nenhuma das anteriores.

SEÇÃO 3
Incontinência Urinária de Esforço

10

Conceito, epidemiologia, diagnóstico clínico e laboratorial

Rodrigo de Aquino Castro
José Antonio Martins
Zsuzsanna Ilona Katalin de Jármy-Di Bella

A incontinência urinária é uma afecção que traz sérias repercussões à qualidade de vida da mulher, modificando-a principalmente nos aspectos sociais, emocionais e econômicos. A sua prevalência é extremamente variável, dependendo da faixa etária e da população estudadas. Alguns trabalhos mostram que a prevalência, nas mulheres jovens, varia de 12 a 42%. Já em mulheres na pós-menopausa, a variação é de 17 a 55%. No Brasil, cerca de 10% das pacientes que procuram os ambulatórios de ginecologia têm, como queixa principal, a perda urinária.[1-6]

A Sociedade Internacional de Continência (International Continence Society – ICS), em recente publicação, definiu incontinência urinária (IU) como uma condição na qual ocorre perda involuntária de urina. Já a incontinência urinária de esforço (IUE), em sua forma mais comum, é definida como toda perda de urina decorrente de algum esforço físico como pular, correr e tossir. O efeito na qualidade de vida e o impacto social e higiênico ainda devem ser mensurados, respeitando cada tipo de incontinência urinária, porém não fazem parte do conceito atual.[7]

Dados recentes mostram que aproximadamente 17 milhões de norte-americanos apresentam incontinência urinária, o que gera um custo anual aproximado de 26 bilhões de dólares, fato que coloca essa afecção como um dos mais sérios problemas de saúde pública nos Estados Unidos.[8,9]

Inúmeros são os fatores associados ao desenvolvimento da incontinência urinária, destacando-se idade, raça, paridade, tipo de parto, índice de massa corpórea, estado hormonal, uso de medicações, uso de álcool e cafeína, comorbidades como a associação com a hipertensão arterial e, ainda, a situação socioeconômica.[10]

A faixa etária mais comum de incontinência urinária de esforço é dos 40 a 60 anos. Em relação à raça, a branca tem maior incidência do que a negra. A IUE também é mais comum nas obesas, sendo que a perda de peso diminui as perdas aos esforços. Entre os vários fatores assinalados, vale ressaltar o número de gestações e o tipo de parto, por poderem lesar o sistema de suspensão e sustentação dos órgãos pélvicos. O estudo Epincont analisou 15.307 mulheres e, após a homogeneização da amostra quanto à idade, demonstrou que a IUE foi mais frequente naquelas que tiveram parto cesariano e nas que tiveram parto vaginal, quando comparadas com mulheres que nunca tiveram filhos (OR, 1,4 95% IC, 1-2 e OR, 3; 95% IC, 2,5-3,5). Observou-se, ainda, que após 5 anos do primeiro parto, a incidência da IUE aumentou de forma significativa nessas mulheres (OR, 3,8; 95% IC, 1,9-7,5).[10] A incidência da IUE após um parto vaginal é maior que nas nuligestas, independentemente do número de partos vaginais, contrário aos prolapsos genitais, que têm maior incidência conforme o número de partos.

A lesão do assoalho pélvico ocorre, em geral, pela compressão de partes fetais contra tecidos maternos, o que determina secção e estiramento de músculos e nervos e, ainda, desarranjo estrutural do tecido conjuntivo e das fáscias, alterando toda a estática pélvica, podendo ocasionar perda de urina.[11]

Vários estudos demonstraram o dano neuromuscular em pacientes com IU. Lesões nervosas parciais, com perda de axônios, são estímulos à reinervação do assoalho pélvico. Os axônios remanescentes, consequentemente, ficam responsáveis pela inervação de maior número de fibras musculares, produzindo contrações menos eficazes.[12,13]

Com o uso da eletromiografia, dos testes de condução do nervo pudendo, dos estudos histoquímicos das fibras musculares e da manometria anorretal, alguns pesquisadores tentaram quantificar as lesões de nervos e músculos que compõem o assoalho pélvico e sua correlação com o prolapso genital e a incontinência urinária ou fecal.[14-16]

Demonstraram, por meio da eletromiografia e dos testes de condução do nervo pudendo, lesões parciais na inervação dos músculos pubococcígeo, esfíncter anal e estriado periuretral, em mulheres com IUE.[17-19]

Gilpin et al.,[14] por meio de biópsias do músculo pubococcígeo, determinaram a quantidade de fibras musculares do tipo I (contração lenta) e do tipo II (contração rápida) em mulheres continentes e incontinentes. Observaram indícios de denervação e reinervação nas pacientes incontinentes, diante do menor número de fibras tipo II em todo o músculo, embora de maneira não uniforme. As alterações foram mais evidentes na porção posterior do feixe puborretal, sugerindo que a compressão, durante o parto, participa desse processo de lesão.

Os músculos estriados possuem dois tipos de fibras musculares. As do tipo I são de contração lenta, enquanto as do tipo II são de contração rápida. As fibras do tipo I são menores, mais vascularizadas e com grande número de mitocôndrias, as quais mantêm o metabolismo oxidativo elevado. Já as do tipo II são maiores, com forte potência de contração e dotadas de grandes reservas de enzimas glicolíticas para liberarem energia e, consequentemente, produzirem contrações rápidas e fortes.[20]

O músculo levantador do ânus apresenta 70% de fibras musculares do tipo I, o que lhe dá a capacidade de manter um tônus elevado e constante, fechando o hiato urogenital e promovendo suporte para as vísceras pélvicas, impedindo, assim, o prolapso genital e a IUE. Já as fibras musculares de contração rápida são importantes nos aumentos súbitos da pressão intra-abdominal. Nesses momentos, com a compressão da uretra e da vagina, ocorre aumento da pressão uretral, impedindo a perda de urina.[21]

Existem algumas teorias que tentam explicar o mecanismo da perda de urina. Enhörning, em 1961,[22] demonstrou que a perda urinária é decorrente da diferença pressórica entre os compartimentos vesical e uretral. Pelo fato de a junção uretrovesical estar abaixo da borda inferior da sínfise púbica, a pressão intra-abdominal se transmitirá apenas à bexiga, e não à uretra, ocasionando o aumento da pressão intravesical sem o concomitante aumento da pressão intrauretral, fator determinante para a saída de urina.

A perda do efeito selante da coaptação da mucosa ou alteração das forças de fechamento uretral formadas pela submucosa, pelos músculos liso e estriado e pelo coxim vascular periuretral geram o déficit do mecanismo intrínseco da uretra; isto assume importância pela dificuldade inerente à sua correção.[23,24]

DeLancey,[21] por sua vez, acredita que a uretra repousa sobre uma rede de sustentação formada pela parede vaginal anterior e pela fáscia endopélvica, e que essa rede estaria ligada a duas estruturas laterais, o arco tendíneo da fáscia endopélvica e o músculo levantador do ânus, que determinariam a sua estabilidade. Nos momentos de aumento da pressão abdominal, a uretra seria jogada contra essa rede de sustentação, ocluindo a sua luz. Qualquer lesão nessa rede levaria à incontinência urinária.

Por fim, a teoria proposta por Petros e Ulmsten,[25] também denominada Teoria Integral, sustenta que a continência seria mantida pelo complexo eixo de forças formado, na porção anterior, pelo ligamento pubouretral, na superior pelo arco tendíneo da fáscia endopélvica e na posterior pelo ligamento uterossacral. Vale ressaltar que os músculos pubococcígeo (anterior), levantador do ânus (posterior) e esfíncter externo do ânus (inferior) também compõem esse eixo de forças. Em um sistema de tração e contratração, haveria a manutenção da continência e, por conseguinte, qualquer lesão em algum desses componentes resultaria na perda de urina.

O correto diagnóstico da IUE inicia-se pela anamnese e pelos exames físico geral e ginecológico. A queixa espontânea de incontinência urinária corresponde a aproximadamente 10 a 20% das consultas de um ambulatório geral de ginecologia. Quando se indaga esta questão, cerca de 40% das mulheres referem perda urinária involuntária. No exame ginecológico, ao se solicitar manobras de tosse e Valsava, observa-se a perda urinária concomitante ao esforço solicitado. Mulheres que perdem urina ao esforço têm alta probabilidade de defeito esfincteriano logo após a micção. Diante de uma paciente com queixa de incontinência urinária recente, devem-se realizar exame de urina I e urocultura, pois a infecção do trato urinário, por vezes, é um diagnóstico diferencial. Na propedêutica complementar, destaca-se a avaliação pelo exame urodinâmico, com o qual é possível identificar, entre outros distúrbios urinários, eventuais contrações não inibidas do músculo detrusor, alterações no mecanismo de esvaziamento vesical, condições que podem afetar o sucesso de qualquer proposta terapêutica.[8] O teste do absorvente (*pad test*) e a aplicação de questionários de qualidade de vida ajudam a quantificar a perda urinária e avaliar a interferência da incontinência na qualidade de vida dessas mulheres.

REFERÊNCIAS BIBLIOGRÁFICAS

1. Souza AZ. Stress incontinence of urine. Int Surg 1976; 61:396-402.
2. Diokno AC, Brock BM, Brown HB, Herzog AR. Prevalence of urinary incontinence and other urologic symptoms in the non institutionalized elderly. J Urol 1986; 136:1022-5.
3. Ribeiro RM, Anzai RY, Guidi H. Incontinência urinária de esforço: diagnóstico e tratamento. Rev Bras Med 1990; 47:553-61.

4. Wilson PD, Herbison RM, Herbison GP. Obstetric practice and the prevalence of urinary incontinence three months after delivery. Br J Obstet Gynaecol 1996; 103:154-61.

5. Berghmans LCM, Hendrikis HJM, Bo K, Hay-Smith EJ, de Bies RA, van Waalwijk et al. Conservative treatment of stress urinary incontinence in women: a systematic review of randomized clinical trials. Br J Urol 1998; 82:181-9.

6. Roberts RO, Jacobsen SJ, Rhodes T, Reilly WT, Girman CJ, Talley NJ et al. Urinary incontinence in a community-based cohort: prevalence and healthcare-seeking. J Am Geriatr Soc 1998; 6:467-72.

7. Haylen BT, de Ridder D, Freeman RM, Swift SE, Berghmans B, Lee J et al. An International Urogynecological Association (IUGA)/International Continence Society (ICS) joint report on the terminology for female pelvic floor dysfunction. Int Urogynecol J 2010; 21(1):5-26.

8. Fantl JL, Newman DK, Colling J. Managing acute and chronic urinary incontinence. Clinical Practice guideline. n° 2, 1996 Update. Rockville, MD: US Departament of Health and Human Services, Public Health Service, Agency for Health Care Policy and Research. AHCPR Pub n° 96-0686. March; 1996.

9. Wagner TH, Hu TW. Economic costs of urinary incontinence in 1995. Urology Dysfunct 1998; 51:355-61.

10. Rortveit G, Daltveit AK, Hannestad YS, Hunskaar S; Norwegian EPINCONT Study. Urinary incontinence after vaginal delivery or cesarean section. N Engl J Med 2003; 6:348:900-7.

11. DeLancey JO. Stress urinary incontinence: where are we now, where should we go? Am J Obst Gynecol 1996; 175:311-9.

12. Allen RE, Hosker GL, Smith ARB, Warrel DW. Pelvic floor damage and childbirth: a neurophysiological study. Br J Obstet Gynaecol 1990; 97:770-9.

13. Handa VL, Harris TA, Ostergard DR. Protecting the pelvic floor: obstetric management to prevent incontinence and pelvic organ prolapse. Obstet Gynecol 1996; 88:470-8.

14. Gilpin SA, Gosling JA, Smith ARB, Warrell DW. The pathogenesis of genitourinary prolapse and stress incontinence of urine: a histological and histhochemical study. Br J Obstet Gynaecol 1989; 96:15-23.

15. Smith ARB, Hosker GL, Warree DW. The role of partial denervation of the pelvic floor in the aetiology of genitourinary prolapse and stress incontinence of urine: a neurophisiological study. Br J Obstet Gynaecol 1989a; 96:24-8.

16. Thorpe AC, Roberts JP, Williams NS, Blandy JP, Badenoch DF. Pelvic floor physiology in women with faecal incontinence and urinary symptoms. Br J Surg 1995; 82:173-6.

17. Anderson RS. A neurogenic element to urinary genuine stress incontinence. Br J Obstet Gynaecol 1984; 91:41-5.

18. Snooks SJ, Swash M. Abnormalities of the innervation of the urethral striated sphincter musculature in incontinence. Br J Urol 1984; 56:401-5.

19. Smith ARB, Hosker GL, Warree DW. The role of pudendal nerve damage in the aetiology of genuine stress incontinence in women. Br J Obstet Gynaecol 1989b; 96:29-32.

20. Gyton AC, Hall JE. Contração músculo-esquelética. In: Fisiologia médica. 9.ed. Rio de Janeiro: Guanabara Koogan, 1999. p.75.

21. DeLancey JO. Structural support of the urethra as it relates to stress urinary incontinence: the hammock hypothesis. Am J Obst Gynecol 1994; 170:1713-23.

22. Enhörning G. Simultaneous recording of the intravesical and intra-urethral pressure: a study on urethral closure in normal and stress incontinent women. Acta Chir Scand 1961; 276:1-68.

23. Staskin DR, Zimmern PE, Hadley HR. The pathophysiology of stress incontinence. Urol Clin N Am 1985; 12:271.

24. Klutke JJ, Klutke CG, Bergman J, Elia G. Urodynamics changes in voiding after anti-incontinence surgery: an insight into the mechanism of cure. Urology 1999; 54:1003-7.

25. Petros PE, Ulmsten UI. An integral theory of female urinary incontinence. Experimental and clinical considerations. Acta Obstet Gynecol Scand Suppl 1990; 153:7-31.

QUESTÕES

1. Em relação à incontinência urinária de esforço, é correto afirmar que:
   a. Mulheres nuligestas não sofrem desta afecção.
   b. A multiparidade exclusivamente causa incontinência urinária na pós-menopausa,
   c. A incontinência urinária de esforço tem origem multifatorial.
   d. Mulheres que tiveram partos casarianos não terão incontinência urinária de esforço.
   e. A obesidade é um fator protetor, pois aumenta a pressão intra-abdominal.

2. A Teoria Integral de Petros e Ulmsten:
   a. Justifica a incontinência urinária pelas diferenças de pressão intravesical e uretral.
   b. A incontinência urinária de esforço se deve a posição intrapúbica do colo vesical.
   c. Efeito selante da uretra facilita a perda urinária de esforço.
   d. Eixo de forças de tração e contratração desloca o colo vesical para posição supra-púbica, causando fraqueza no músculo detrusor.
   e. O músculo levantador do ânus em conjunto com outros ligamentos exerce eixo de forças de tração e contração, mantendo os mecanismos de continência urinária.

3. Assinale a correta:
   a. A raça negra tem maior incidência de incontinência urinária do que a raça branca.
   b. A incontinência urinária é definida como perda urinária involuntária.
   c. Se o testo do absorvente for negativo, o diagnóstico de incontinência urinária é confirmado.
   d. Nuligestas têm mais incontinência urinária de esforço do que multíparas.
   e. Mulheres incontinentes no menacme têm melhora do quadro na pós-menopausa.

11

Terapia comportamental

Denise Rodrigues Yuaso
Gisela Rosa Franco Salerno

INTRODUÇÃO

A incontinência urinária (IU) é um problema de saúde pública mundial, diante dos elevados índices de incidência e prevalência. Embora os estudos epidemiológicos demonstrem variabilidade elevada das taxas de IU, existem evidências de que a prevalência dessa condição se eleve em gestantes nos dois últimos trimestres e também com o avançar da idade.[1]

Intervenções comportamentais são frequentemente recomendadas como terapia inicial para incontinência urinária de esforço, urgeincontinência e incontinência urinária mista, incluindo qualquer combinação assistida de esvaziamento vesical, treinamento vesical e reabilitação da musculatura pélvica, além de treinamento dos músculos do assoalho pélvico, terapia com *biofeedback*, treinamento com cones vaginais e estimulação elétrica.[2,3]

A terapia comportamental (TC) é uma modificação no estilo de vida e deve ser considerada uma das principais opções no tratamento da incontinência urinária.

Os tratamentos conservadores para a IU, especificamente a fisioterapia em conjunto com a terapia comportamental, apresentam-se como estratégias de primeira linha para a IUE, pois, além de serem pouco invasivos, têm baixos efeitos colaterais, baixo custo e não impedem a indicação posterior da cirurgia.[1,2]

DEFINIÇÃO

A TC é um processo de aprendizagem cujo objetivo é auxiliar as pessoas na resolução de problemas e dificuldades da vida. Ela desenvolve a auto-observação, trazendo à consciência uma parcela maior daquilo que se faz e, principalmente, das razões que levam a ter tais atitudes e comportamentos.

Esse tipo de terapia tem seu fundamento na ideia de que, ao promover o autoconhecimento, é possível aumentar a própria capacidade para agir no mundo da maneira que se quer, melhorando os próprios pensamentos, sentimentos e atitudes em relação ao mundo e a si mesmo.[4]

TERAPIA COMPORTAMENTAL E IU

A TC é o ponto-chave da terapêutica em incontinência urinária, pois auxilia o paciente a entender o funcionamento vesical, os mecanismos de perda urinária, o funcionamento do assoalho pélvico, além de incluir mudanças de hábito e estilo de vida que podem estar relacionados com a perda urinária.[1,3]

Durante a vida, as pessoas adquirem hábitos miccionais errôneos, como passar um longo período do dia sem urinar ou ir ao toalete "por prevenção" em toda oportunidade disponível; este último é mais comum em mulheres que, durante anos de perda urinária, criam tal hábito de modo que, no caso de um imprevisto, haja pouca urina na bexiga. Esses hábitos miccionais errôneos precisam ser gradualmente modificados, com a cooperação e o envolvimento da paciente; a terapia comportamental consiste em medidas gerais que buscam tais modificações.[5]

A TC envolve o planejamento de estratégias de intervenção, a aplicação dessas estratégias e a avaliação dos resultados.

As modificações comportamentais compreendem análise e alterações da relação entre os sintomas da paciente e do seu meio ambiente para o tratamento da má micção. Isso pode ser alcançado pela alteração do comportamento e/ou do ambiente da paciente. Para se aprofundar nas possíveis interações entre os sintomas, a condição geral e o ambiente, é essencial avaliar os seguintes elementos:

- queixas miccionais, avaliação e quantificação: utilização de diários miccionais, *pad test* e estudo urodinâmico;
- avaliação geral da paciente: doenças concomitantes, como obstipação, insuficiência cardíaca congênita, diabete melito, bronquite crônica, doenças neurológicas, estado psicológico, transtornos psiquiátricos e estado mental;
- avaliação ambiental: instalações sanitárias, condição de vida, condição de trabalho e relações sociais.[6]

PROTOCOLO DE TRATAMENTO DA TERAPIA COMPORTAMENTAL

Deve-se iniciar o planejamento da TC conhecendo o estilo de vida da paciente, para que se possa adaptar a técnica a ela, pois simples alterações do seu cotidiano podem favorecer os resultados. É preciso também identificar a capacidade do autocuidado, pois muitas pacientes não conseguem, sozinhas, realizar essas atividades.[5]

Durante a anamnese, devem-se identificar dados como início, duração, frequência, período, quantidade e características da perda urinária, sintomas da IU, hábitos de higiene, alimentares e de hidratação. Realizar pormenorizado exame físico e funcional do assoalho pélvico.

O protocolo da terapia comportamental consiste na realização de atividades educativas por meio de orientações à paciente no próprio consultório ou em palestras de educação em saúde.

Essas atividades educativas são de extrema importância, pois são informações a respeito do conhecimento do trato urinário, da anatomia funcional do assoalho pélvico, da fisiopatologia e dos tipos de incontinência, orientações sobre a ingesta de alimentos irritativos, importância da ingesta hídrica, além de orientar sobre a higienização correta dos órgãos genitais, melhora no funcionamento intestinal e posicionamento durante a micção e a evacuação.

A partir dessas informações, a paciente terá melhor conhecimento e, principalmente, melhor entendimento sobre o que está acontecendo com ela e com quais mudanças nos seus hábitos diários ela poderá colaborar durante o tratamento.

Como a atividade educativa engloba temas variados e relevantes, deve-se sempre iniciar o atendimento da paciente a cada dia com uma temática diferente, de modo que, além de receber informações novas, a paciente possa ainda ser lembrada de resgatar informações já passadas, que ainda não foram colocadas em prática ou que já não foram mais realizadas.

No primeiro atendimento da TC, pode-se apresentar uma série de figuras do assoalho pélvico, com todas as estruturas pélvicas (Figuras 1 a 3), como se ela estivesse se olhando no espelho; é o momento de definir cada estrutura com seu nome e sua função, além de mostrar a interação delas com o funcionamento entre órgãos internos e músculos da região.

A apresentação dos músculos do assoalho pélvico (superficiais e profundos) em figuras também contribui muito para que a paciente perceba a importância da

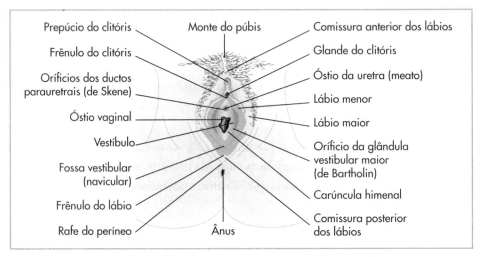

FIGURA 1 Referência das regiões importantes para conhecimento das pacientes.[7]

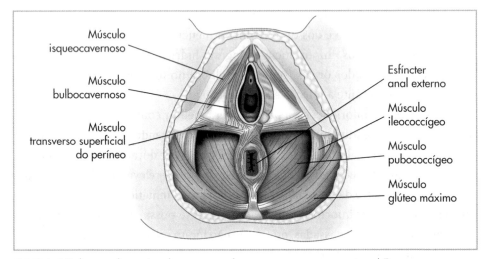

FIGURA 2 Relação dos músculos associados ao treinamento perineal.[7]

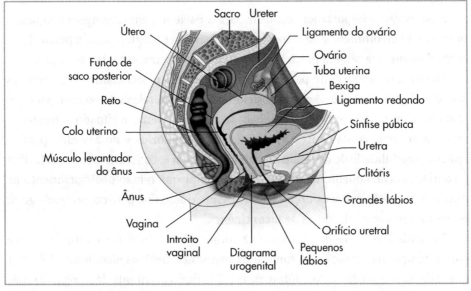

FIGURA 3 Relação entre os órgãos internos e a sustentação do assoalho pélvico.[7]

contração muscular e o fortalecimento desses músculos na dinâmica da continência/incontinência.

Durante o exame físico, pode-se oferecer um espelho à paciente para que ela possa se olhar e reconhecer sua anatomia (Figura 4).

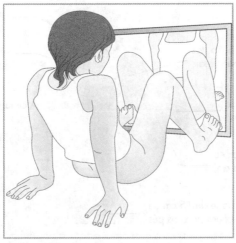

FIGURA 4 Demonstração da contração perineal e visualização em frente ao espelho.[8]

É de extrema importância explicar para a paciente, em linguagem simples, o processo de incontinência urinária e suas possíveis etiologias, pois, a partir desse conhecimento, ela poderá participar ativamente do tratamento da disfunção.

Outro fator importante para se discutir é sobre o posicionamento durante as micções (Figura 5). Sabe-se que o posicionamento bem relaxado, ou seja, paciente sentada, com os pés apoiados no chão, tronco levemente inclinado à frente, visando à diminuição da contração de músculos acessórios e do assoalho pélvico, reduz a possibilidade de acúmulo de volume residual e, consequentemente, facilita o completo esvaziamento da bexiga. Vale lembrar que o mau posicionamento na micção/evacuação causa esforço excessivo sobre o assoalho pélvico, podendo gerar ou mesmo piorar os sintomas de incontinência.

As mudanças no estilo de vida e na rotina diária consistem na diminuição e, com o tempo, na cessação do fumo e da ingesta de bebidas alcoólicas,[4,10] fatores que influenciam na piora dos sintomas de IU. O fumo é irritante da bexiga, além de potencial causa de tosse crônica, que aumenta a pressão abdominal, favorecendo problemas no controle urinário.

Orientações sobre hábitos alimentares também fazem parte da TC, portanto, informar as pacientes sobre a necessidade de manter a ingesta hídrica necessária ao bom funcionamento do organismo deve ser bem enfatizado, tendo em vista que

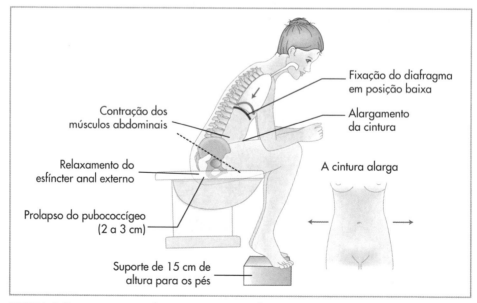

FIGURA 5 Posicionamento durante as micções.[9]

muitas mulheres com IU evitam tomar muito líquido com receio dos episódios de perda de urina.

Vários estudos demonstram que alguns alimentos, como álcool, frutas ácidas, chocolate, café, chá preto e todos os outros alimentos que contêm cafeína, agem aumentando a excitabilidade vesical e que o consumo aumentado desses alimentos piora o quadro de IU.[11] Assim, diminuir a ingesta ou evitar o consumo desses alimentos também contribui no tratamento da IU.

Outro fator da alimentação que também deve ser discutido na terapia comportamental é o aumento de fibras nas refeições. Uma dieta rica em fibras facilita o peristaltismo e, consequentemente, evita a prisão de ventre, fator que, quando presente, piora os sintomas de perdas urinárias, pois a força exagerada na evacuação sobrecarrega a região perineal.

As mudanças de hábitos alimentares não visam somente a evitar alimentos irritantes à bexiga, e sim realizar conjuntamente uma dieta hipocalórica que proporcione a perda de peso. A redução da massa ponderal reduz, por sua vez, o peso sobre a bexiga e o assoalho pélvico, reduzindo, por vezes, os sintomas da perda urinária.[12,13]

O diário miccional (Figura 6) deve fazer parte da TC, pois é um método simples e não invasivo que avalia os sintomas do trato urinário cujo objetivo é conhecer a frequência urinária de cada paciente. Os parâmetros geralmente estudados por meio do diário miccional são frequência miccional, volume e quantidade das perdas urinárias. O Comitê Internacional de Continência da Sociedade Internacional de Continência (*Internacional Continence Society* – ICS), em seu último relatório, recomenda o uso do diário miccional por pelo menos 3 dias, no período de 24 horas, sendo definido como o período entre a primeira urina ao acordar até o dia seguinte, novamente ao acordar.[14]

As pacientes são acompanhadas por 2 semanas com o diário miccional, documentando todas as eliminações e todos os episódios de incontinência, o volume de cada episódio e as circunstâncias em que ocorre a perda. O volume de um episódio de incontinência é estimado como pequeno se a roupa íntima permanecer seca e grande quando o absorvente não der conta e ainda molhar as vestimentas.[15]

O diário tornou-se uma frequente medida de desfecho utilizada nos relatórios de tratamento da incontinência. Dentre as informações, podem-se citar, como já mencionado, data, hora, urgência, volume de líquido ingerido, volume de líquido eliminado, tipo da ingesta líquida e sólida, disúria, noctúria e episódios de incontinência.[16,17]

Nome: _____

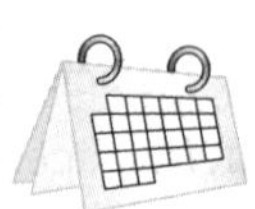 Data	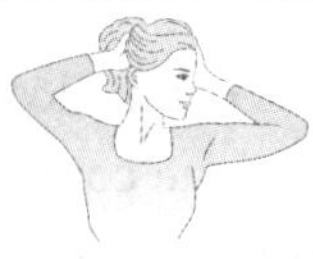 Acordada	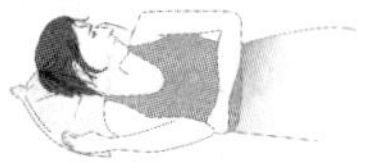 Acorda para urinar	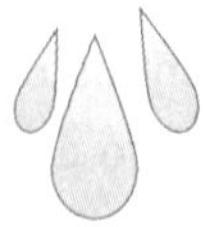 Perda	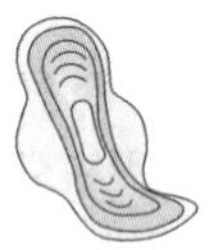 Troca de absorvente

Obs.: Marcar quantas vezes urina enquanto está acordada; quantas vezes acorda à noite para urinar; em quais ocasiões há perda de urina (durante o dia e a noite) e, caso use forro ou absorvente, quantas vezes tem que o trocar. Marcar durante os dias solicitados.

FIGURA 6 Diário miccional.

Um dos pontos mais fortes da TC é a terapia da micção, que deve ser entendida como a reeducação vesical baseada na recomendação de micções com frequências preestabelecidas. A partir do diário miccional, devem-se estabelecer os intervalos de micções, que podem ser preestabelecidos inicialmente a cada 30 minutos, aumentando esse tempo de forma gradual (15 a 30 min a cada semana) até a obtenção regular de intervalos a cada 4 horas, informando à paciente que o normal para as micções são de 8 a 10 vezes/dia, para que ela possa ter consciência do que deverá alcançar.[18,19]

O treino vesical é um controle individual e, quando ele é planejado para uma paciente, devem-se levar em consideração sua rotina e seus hábitos de vida (horários e condições médicas, dieta, atividade física e uso de medicamentos, como diuréticos e anti-hipertensivos). A terapia deve ser adaptada à paciente, e não o contrário, o que seria um fator de desistência ou até de depressão e isolamento.

Pode-se acrescentar, também, como instrumento de avaliação da percepção subjetiva da incontinência urinária, a escala visual analógica (EVA), conforme mostra a Figura 7, na qual se verifica o impacto da IU na vida da pessoa por meio de duas perguntas: "Como a incontinência afeta sua vida?" e "Quão úmida você fica quando está incontinente?". A pessoa pode responder escolhendo um número entre 1 e 10; quanto mais baixa a resposta, menor o impacto da perda urinária.

Como a incontinência afeta sua vida?

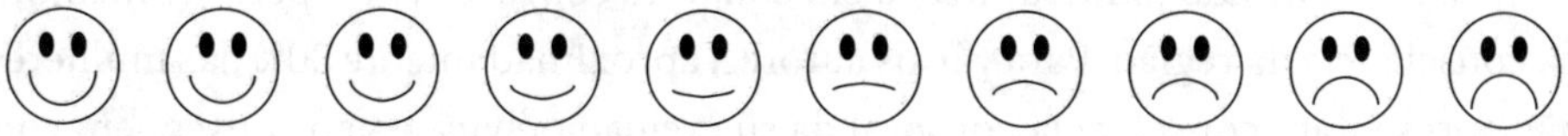

Sem problemas									Vida ruim
1	2	3	4	5	6	7	8	9	10

Fica úmida quando está incontinente?

Seca									Extremamente úmida
1	2	3	4	5	6	7	8	9	10

FIGURA 7 Escala visual analógica.[19]

O baixo custo, a ausência de efeitos colaterais e o reduzido número de contraindicações são as principais vantagens da TC, que podem trazer benefícios para todos os tipos de incontinência.[15]

TERAPIAS COADJUVANTES

Apesar de muitos estudos relatarem o uso do *biofeedback*, da eletroterapia e dos exercícios perineais como parte da terapia comportamental, não se pode incluí-los como parte do princípio dessa terapêutica. No entanto, como foi bem elucidado no início deste capítulo, a TC baseia-se em intervenções educativas que resultam em mudanças nos hábitos de vida e no comportamento da paciente que possam influenciar positivamente na melhora dos sintomas da IU. Essa terapia acaba levando a paciente a entender melhor seu corpo e preocupar-se mais com alguns cuidados antes desconhecidos.

Essas outras formas terapêuticas já estão bem estabelecidas, comprovadas cientificamente e são amplamente eficazes no tratamento fisioterápico para IU, porém, quando associadas à TC, observa-se melhora nos resultados finais do tratamento.[20]

A associação da TC com eletroestímulos em mulheres incontinentes foi significativamente mais eficaz que o eletroestímulo e a TC isolados, pois torna a paciente mais consciente, e esses sinais são sentidos a longo prazo.[14,21]

A terapia por *biofeedback*, método utilizado para reeducação e consciência perineal,[13,22] tem sido muito utilizada em conjunto com a TC, pois permite melhora da consciência da região. Para vários autores, aproximadamente 30% das mulheres não apresentam consciência corporal da sua região pélvica e não conseguem contrair seus músculos perineais quando isso lhes é solicitado uma primeira vez.[16,23,24] Juntas, essas duas terapias somam um efeito mais completo na recuperação da IU, sobretudo pelo conhecimento da contração correta dos músculos do assoalho pélvico, bem como do fortalecimento deles.

Assim, a paciente com IUE deve ser ensinada sobre a utilização da contração prévia do assoalho pélvico ao se iniciar um aumento de pressão intra-abdominal, por exemplo, ao espirrar ou tossir, sentar e levantar da cadeira ou carregar peso. Trata-se de uma estratégia bem utilizada em casos de bexiga hiperativa, nos quais ocorre um descompasso cíclico levando à sensação de urgência miccional, aumentando, assim, a frequência e reduzindo a capacidade vesical.

Durante a sensação de urgência, a paciente deve ser orientada a ficar parada, contrair rápida e repentinamente os músculos do assoalho pélvico, diminuindo a atividade do detrusor e a sensação de urgência miccional, garantindo o tempo de deslocamento até o toalete.[25]

As respostas da bexiga e o controle esfinctérico podem ser reaprendidos, com resultados de 80% de melhora em mulheres e homens quando associados a outras terapias.[26]

Além disso, estudos demonstram que a TC proporciona melhora na satisfação das pacientes, um dos indicadores de qualidade de vida, porém não promove condição suficiente para eliminar a terapia medicamentosa, além de não proporcionar melhora dos sintomas a longo prazo.[21,27-29]

Balmforth et al. propõem que o tratamento fisioterápico tenha por base a associação de fatores, como mostra a Figura 8.[30]

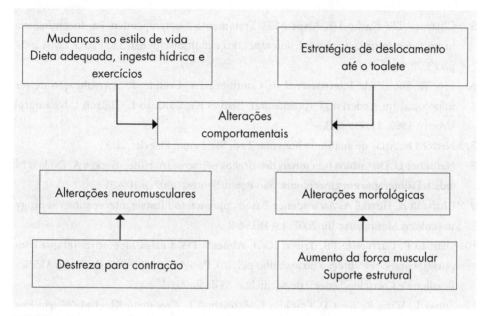

FIGURA 8 Diagrama dos componentes da terapêutica para incontinência.[30]

CONSIDERAÇÕES FINAIS

É importante que a TC seja uma estratégia utilizada por todos os profissionais que assistem a paciente incontinente e até mesmo o familiar e/ou o cuidador que estão presentes no dia a dia dessa mulher. A TC é um tratamento que une paciente, profissionais e cuidador, sendo que cada um tem sua atuação específica e sua responsabilidade, porém todos têm o objetivo comum de melhorar o quadro de IU e a qualidade de vida.

REFERÊNCIAS BIBLIOGRÁFICAS

1. Herrmann V, Potrick BH, Palma PCR, Zanettini CL, Marques A, Junior NRN. Eletroestimulação transvaginal do assoalho pélvico no tratamento de incontinência urinária de esforço: avaliações clínicas e ultra-sonográfica. Rev Assoc Med Bras 2003; 49(4):401-5.
2. Glashan R, Lelis MA, Bruschini H. Terapia comportamental (TC) em incontinência urinária (IU) – Relato de experiência. Rev Esc Enf Usp 1999; número especial; 33:120-3.
3. Milne JL. Behavioral therapies for overactive bladder: making sense of the evidence. J Wound Ostomy Continence Nurse 2008; 35(1):93-101.
4. Skinner BF. Questões recentes na análise comportamental. Campinas: Papirus, 1991. p.101-16.

5. Chiapara TR, Cacho DP, Alves AFD. Tratamento fisioterapêutico. In: Incontinência urinária feminina: assistência fisioterapêutica e multidisciplinar. São Paulo: LMP, 2007. p.123-79.

6. Liss W. Sociedade Internacional de Continência – Comitê de normalização de terminologia. In: Anderen JT (presidente), Blaivas JG, Cardozo L, Thüroff J. Neurourol Urodyn 1992; 11:593-603.

7. Netter FH. Atlas de anatomia humana. 2.ed. São Paulo: Elsevier, 2000.

8. Henscher U. Distúrbios funcionais dos órgãos pélvicos. In: Hüter-Becker A, Dölken M. (eds.). Fisioterapia em ginecologia. São Paulo: Santos, 2007. p.109-51.

9. Christofi N, Hextall A. An evidence-based approach to lifestyle interventions in urogynaecology. Menopause Int 2007; 13(4):154-8.

10. Damião R, Carrerette FB, Truzzi JCCI, Almeida FG. Bexiga hiperativa: terapia comportamental e reabilitação do assoalho pélvico. Projeto Diretrizes. Associação Médica Brasileira e Conselho Federal de Medicina. 28 de junho de 2006.

11. Subak L, Wing R, West D, Franklin F, Vittinghoff E, Creasman KL et al. Weight loss to treat urinary incontinence in overweight and obese women. N Engl J Med 2009; 360(5):481-90.

12. Caldas CP, Silva CIR, Cruz JRM, Corrêa BM. Terapia comportamental para a incontinência urinária da mulher idosa: uma ação do enfermeiro. Texto Contexto Enferm Florianópolis 2010; 19(4):783-8.

13. Dannecker C, Wolf V, Raab R, Hepp H, Anthuber C. EMG-biofeedback assisted pelvic floor muscle training is an effective therapy of stress urinary or mixed incontinence: a 7-year experience with 390 patients. Arch Gynecol Obstet 2005; 273:93-7.

14. Abrams P, Cardozo L, Fall M, Griffiths D, Rosier P, Ulmsten U et al. The standardization of terminology of lower urinary tract function: report from the Standardization Sub-committee of the International Continence Society. Neurourol Urodyn 2002; 21:167-78.

15. Goode P, Burgio K, Locher J, Rochie D, Umlauf M, Richter H et al. Effect of behavioral training with or without pelvic floor electrical stimulation on stress incontinence in women: a randomized controlled trial. JAMA 2003; 3(290).

16. Viktrup L, Koke S, Burgio KL, Ouslander JG. Stress urinary incontinence in active eldery women. South Med J 2005; 98(1):79-89.

17. Moreno A, Souza GO. Tratamento comportamental. In: Fisioterapia em uroginecologia. Barueri: Manole, 2009. p.137-40.

18. Wallace SA, Roe B, Williams K, Palmer M. Bladder training for urinary incontinence in adults. Cochrane Database Syst Rev 2004; (1):CD001308.

19. Tran K, Levin RM, Mousa SA. Behavioral intervention versus pharmacotherapy or their combinations in the management of overactive bladder disfunction. Adv Urol 2009; 5(235).

20. Sampselle CM, Messer KL, Herzog R, Hines SJ, Karl C, Diokno AA. Group teaching of pelvic floor and bladder training: function and knowledge outcomes. Florence: Conference ICS, 2003.

21. Goode P, Burgio K, Stephen K, Kenton K, Litman H, Richter H. Correlates and predicts of patient satisfaction with drug therapy and combined drug therapy and behavioral training for urgency urinary incontinence in women. Int Urogynecol J 2011; 22(3):327-34.

22. Morkved S, Bo K, Fjortoft T. Effect of adding biofeedback to pelvic floor muscle training to treat urodynamic stress incontinence. Obstet Gynecol 2002; 100(4):730-9.

23. Garcia-Giralda RL, Guirao SL, Casas AI, Alfaro GJV, Pérez GS, Egea LG l. Working with urinary incontinence in primary health care: satisfaction, sexuality and therapeutic compliance. Arch Esp Urol 2007; 60(6):625-32.

24. Berghmans B, Hendriks HJ, Bo K, Hay-Smith EJ, de Bie RA, van Waalwijk van Doorn ES. Conservative treatment of stress urinary incontinence in women: a systematic review of randomized clinical trials. Br J Urol 1988; 82:181-91.

25. Shamliyan TA, Kane RL, Wyman J, Wilt TJ. Systematic review: randomized, controlled trials of nonsurgical treatment for urinary incontinence in women. Ann Intern Med 2008; 148(6):459-73.

26. Gregory T et al. Effect of preoperative biofeedback/pelvic floor training on continence in men undergoing radical prostatectomy. Urology 2000; 56(2):191-4.

27. Burgio K, Kraus S, Menefee S, Borello-France D, Corton, M, Johnson H et al. Behavior therapy to enable drug discontinuation in the treatment of urge incontinence: a randomized controlled trial. Ann Intern Med 2008; 149(3):161-9.

28. Burgio KL. Current perspectives on management of urgency using bladder and behavioral training. Suppl J Am Acad Nurse Prac 2004; 16(10)4-7.

29. Burgio KL, Locher JL, Goode PS, Hardin JM, McDowell BJ, Dombrowski M et al. Behavioral vs. Drug treatment for urge urinary incontinence in older women. JAMA 1995; 280(23).

30. Balmforth JR, Mantle J, Bidmead J, Cardozo L. A prospective observational trial of pelvic floor muscle training for female stress urinary incontinence. BJU Int 2006; 98(4):811-7.

QUESTÕES

1. Com relação à terapia comportamental, pode-se afirmar:
   a. Ela pode ser indicada para todos os tipos de incontinência urinária.
   b. Deve ser sempre associada a outro tipo de tratamento.
   c. É um tratamento complexo, invasivo e de alto custo.
   d. O paciente é o único responsável pelo sucesso do tratamento.
   e. As alternativas (a) e (b) estão corretas.

2. Para elaborar um tratamento comportamental para a IUE, é necessário investigar os seguintes elementos:
   a. Avaliar queixas miccionais, avaliação geral da paciente, avaliação de doenças relacionadas.
   b. Avaliação das queixas miccionais, avaliação geral da paciente, avaliação ambiental, instalações sanitárias.
   c. Avaliação das queixas miccionais e avaliação ambiental, grau de limitação da paciente.
   d. Avaliação das queixas miccionais por meio do diário miccional, avaliação geral da paciente, avaliação de doenças associadas.
   e. Avaliação miccional, avaliação geral da paciente e avaliação com o diário miccional.

3. São considerados instrumentos de terapêutica comportamental, exceto:
   a. Palestras educativas, orientação de hábitos alimentares tanto para evitar a constipação e o ganho de peso, como para evitar irritantes de bexiga.
   b. Treinamento vesical, treinamento para o correto esvaziamento vesical, instrução para aumentar a ingestão de fibras para a constipação.
   c. Palestras educativas com treinamento para assoalho pélvico, reeducação alimentar para perda de peso, utilização do *biofeedback* para consciência perineal.
   d. Orientação em relação ao períneo e ao aparelho geniturinário, desenvolvimento da prática do autoconhecimento por meio da utilização de espelhos.
   e. Treinamento vesical, orientação sobre o correto posicionamento no vaso sanitário, reeducação alimentar para a perda de peso e a redução na ingesta de alimentos irritantes de bexiga.

12

Fisioterapia

Ana Paula Magalhães Resende
Liliana Stüpp

INTRODUÇÃO

Na década de 1940, Arnold Kegel[1] foi pioneiro ao descrever a eficácia do treinamento muscular do assoalho pélvico (TMAP) no tratamento da incontinência urinária (IU) feminina. Embora esse ginecologista californiano tenha relatado índices de cura maiores que 84% em suas pacientes, a cirurgia se tornou a primeira escolha de tratamento para essa doença. Posteriormente, em meados da década de 1980, o fisioterapeuta francês Alain Bourcier iniciou a divulgação desses exercícios na imprensa e impulsionou o trabalho de reeducação do assoalho pélvico no tratamento conservador da IU.[2]

Nos dias atuais, está amplamente descrito na literatura que o TMAP representa o padrão-ouro da fisioterapia para o tratamento da incontinência urinária de esforço (IUE), com mais de 50 estudos randomizados controlados e vários consensos baseados em revisões sistemáticas que reportam efeitos clinicamente significativos desse tratamento.[3,4]

Embora as evidências apontem o TMAP como melhor opção para o tratamento da IU, a fisioterapia dispõe de diversos recursos para a reabilitação do assoalho pélvico, como o TMAP com *biofeedback*, a eletroestimulação e os cones vaginais.[5]

A indicação do tratamento fisioterápico depende de avaliação e decisão médica. A perspectiva da fisioterapia pode ser vista como uma boa opção de tratamento por não ser invasiva e ter poucos efeitos colaterais, além de poder ser coadjuvante ao tratamento medicamentoso ou cirúrgico.

As informações do diagnóstico médico contidas no encaminhamento ao fisioterapeuta são essenciais para o planejamento do tratamento. É a partir desse fator que o profissional inicia a anamnese e a avaliação pormenorizada da musculatura do assoalho pélvico e determina qual a ferramenta mais indicada para cada caso.

Diversos testes, escalas, questionários e equipamentos estão disponíveis para contribuir na avaliação dos músculos do assoalho pélvico. O fisioterapeuta, sob uma perspectiva mais global, é capaz ainda de avaliar a relação da doença não somente com essa musculatura, mas com a respiração, a postura e a motivação do tratamento.

A avaliação dos músculos do assoalho pélvico permite identificar:

- tônus de repouso;
- propriocepção da contração muscular;
- utilização de músculos sinergistas e antagonistas;
- capacidade de contrair e relaxar os músculos do assoalho pélvico corretamente;
- função muscular em repouso e durante atividades com aumento de pressão abdominal;
- graduação da contração muscular;
- qualidade da contração muscular por diversos elementos, como coordenação, simetria e velocidade.

Ferramentas complementares também podem ser utilizadas pelo profissional, como os equipamentos de *biofeedback* (pressão e eletromiográfico) que serão vistos ainda neste capítulo.

Com base nas informações obtidas na avaliação, é possível decidir qual a conduta mais indicada, a frequência e o tempo esperado de tratamento.

TREINAMENTO MUSCULAR DO ASSOALHO PÉLVICO

Até o momento, há duas principais teorias a respeito dos mecanismos que possam justificar a eficácia do TMAP na prevenção e no tratamento da IUE.[6]

Na primeira teoria, discute-se a respeito da capacidade de aprendizado da contração dos músculos do assoalho pélvico, conscientemente, antes e durante os aumentos de pressão abdominal. A repetição dessas contrações por meio de uma modificação comportamental pode prevenir a perda urinária.[6,7]

Durante a execução da contração intencional dos músculos do assoalho pélvico, observa-se elevação desses músculos em direção cranial e para a frente, associada ao fechamento em torno da uretra, da vagina e do reto.[8] Quando realizada previamente aos aumentos de pressão abdominal, denomina-se *the knack*.[9] Os autores observaram, em estudo randomizado e controlado, melhora da perda urinária em 98,2% das pacientes para o grupo de intervenção, e atualmente considera-se essa manobra um meio eficaz de estabilização do assoalho pélvico.

Na segunda teoria, proposta por Bø et al., descreve-se a importância dos exercícios executados com regularidade que, por meio de adaptações neurais e do potencial de hipertrofia muscular, transformam o assoalho pélvico em um rígido apoio estrutural, eficaz na prevenção e na melhora das perdas urinárias.[6]

Os músculos do assoalho pélvico são adaptáveis ao treinamento de força da mesma maneira que qualquer musculatura esquelética. O objetivo do regime de treinamento de força é alterar a morfologia muscular pelo aumento da área de seção transversal, melhorar os fatores neurológicos pelo aumento do número de ativação de motoneurônios e pela frequência de excitação e aumentar o tônus muscular.[10]

Atribui-se a hipertrofia muscular ao aumento do tamanho e do número dos filamentos de actina e miosina associado à adição de sarcômeros existentes dentro das fibras musculares, que se traduz em aumento de volume da musculatura.[11] Em combinação com o maior recrutamento de unidades motoras e maior frequência excitatória, contribuem para o desenvolvimento da força muscular.

Os resultados provenientes do TMAP dependem de tipo, frequência, duração e intensidade dos exercícios. De acordo com o *American College of Sports Medicine* (ACSM), recomenda-se que o treinamento muscular seja de 8 a 12 contrações de velocidade lenta e máxima força, compostas de três séries diárias, 2 a 3 vezes/semana, com tempo de tratamento superior a 5 meses.[12]

Com base em estudos randomizados e controlados, os índices de cura e melhora subjetivas variam entre 56 e 70%, com a inclusão de grupos com IUE e IU mista. Embora a eficácia do TMAP seja frequentemente associada à melhora da IUE, os índices de cura analisados isoladamente também são positivos em curto prazo (35 a 80%) e os resultados mais significativos são demonstrados em estudos de alta qualidade metodológica.[13-15]

BIOFEEDBACK

De acordo com a Sociedade Internacional de Continência (International Continence Society – ICS),[16] *biofeedback* é a técnica pela qual a informação sobre um processo fisiológico normal inconsciente é apresentado ao paciente por meio de um sinal visual, auditivo ou tátil. Na área uroginecológica, considera-se como método adjuvante ao TMAP.

Os primeiros relatos desse método na uroginecologia são de 1951, sob a influência de Kegel. Atualmente, há cerca de 1.780 estudos que relacionam o *biofeedback* ao assoalho pélvico, disponíveis nos bancos de dados Pubmed, Medline, Lilacs/SciELO e PEDro. Destes, apenas 44 são estudos prospectivos, randomizados e controlados. Esse método pode ser uma boa alternativa para o tratamento das disfunções uroginecológicas, porém, quando comparado ao TMAP isolado, não tem mostrado efeitos adicionais.[13]

O principal objetivo da técnica é tornar a paciente consciente da função muscular por meio da captação da atividade muscular. Visa a aumentar a motivação da paciente durante o treinamento e, pela repetição da tarefa correta, proporcionar o automatismo necessário para o sucesso terapêutico.

Recomenda-se o treinamento muscular com *biofeedback* para aumentar a atividade muscular, diminuir a ativação de um músculo hipertônico, aumentar a propriocepção e o relaxamento da musculatura perineal (estimular a contração isolada pelo monitoramento da ativação dos músculos antagonistas).

Diversos equipamentos são frequentemente utilizados na prática clínica como métodos auxiliares no TMAP. Os mais utilizados são o eletromiográfico e o de pressão. Esses equipamentos permitem a conexão com o computador e apontam graficamente o comportamento da contração muscular do assoalho pélvico e o momento exato do recrutamento muscular.

A eletromiografia de superfície permite verificar o registro da tensão na membrana da fibra muscular que inicia a contração, visto que o controle da contração muscular é mediado por impulsos dos nervos motores.[17] Apesar de não mensurar a força muscular propriamente dita, em termos gerais, observa-se relação direta desta com a atividade eletromiográfica. A atividade é captada por meio de eletrodos de superfície e/ou intravaginais e obtida em microvolt (mcv). Os eletrodos de superfície podem ser utilizados em pacientes que se mostram resistentes ao tratamento invasivo, idosas, virgens ou crianças.

Embora ainda sejam necessários mais estudos, esse método tem apresentado confiabilidade satisfatória.[18,19]

O *biofeedback* de pressão é o método mais utilizado para mensurar a contração máxima e a capacidade de sustentação (*endurance*) da musculatura do assoalho pélvico. A captação pressórica da contração muscular é registrada em milímetros de mercúrio (mmHg) ou centímetros de água (cmH$_2$O).

Outros eletrodos de superfície conectados ao equipamento permitem o monitoramento da ativação de musculatura indesejada e são essenciais para a obtenção de resultados mais favoráveis com o treinamento da contração muscular isolada. A utilização do *biofeedback* pressórico sem os eletrodos de superfície pode mascarar a força muscular do assoalho pélvico. Sabe-se que os aumentos de pressão abdominal podem registrar valores maiores nas medidas de pressão. A mesma alteração pode ocorrer com a ativação indesejada dos adutores do quadril, rotadores externos e glúteos.[13] Nesses casos, a observação visual simultânea desses músculos é indispensável.

Os equipamentos mais completos permitem ao fisioterapeuta trabalhar, com dados objetivos, o tônus de repouso (ou tônus de base), a contração voluntária máxima (fibras IIa e IIb), a capacidade de sustentação muscular (fibras de resistência do tipo I) e as fibras fásicas (rápidas e rápidas sustentadas). Adicionalmente, é possível configurar as principais variáveis e construir um protocolo personalizado de tratamento com base nos resultados obtidos na avaliação.

ELETROESTIMULAÇÃO

Bors, em 1952, descreveu os efeitos da eletroestimulação na musculatura do assoalho pélvico. Desde então, vários tratamentos surgiram com o intuito de restabelecer as funções muscular e nervosa que compõem o assoalho pélvico e, assim, reduzir os sintomas relacionados à IUE.[20]

Com a estimulação direta dos nervos eferentes para a musculatura periuretral, o estímulo elétrico pode produzir efeitos relacionados aos aumentos da pressão intrauretral, do fluxo sanguíneo para os músculos uretrais e do assoalho pélvico, e restabelecer as conexões neuromusculares, com subsequente melhora da função da fibra muscular, hipertrofia e modificação do padrão de ação com o aumento do número de fibras musculares.[21]

A eletroestimulação pode substituir o impulso nervoso voluntário e induzir uma contração muscular passiva. A despolarização das membranas ocasionada pela estimulação proporciona o fortalecimento muscular. A largura de pulso mais confortável é de 0,2 a 0,4 ms. O tempo de tratamento deve ser de, no mínimo, 12 semanas e o monitoramento da evolução é feito de acordo com a melhora dos sintomas e da força muscular da paciente.

A estimulação de acordo com o tipo de frequência utilizada pode resultar em recrutamento de fibras musculares ou inibição do músculo detrusor. A aplicação é feita por meio de estímulos elétricos por via vaginal, anal ou perineal. Nos casos de inibição detrusora, pode-se optar pela estimulação do nervo tibial posterior ou da região sacral. Dessa forma, tem indicação para o tratamento de IUE, bexiga hiperativa e IU mista. Os diferentes parâmetros da eletroestimulação, de acordo com o objetivo de sua aplicação, encontram-se na Tabela 1.

TABELA 1 Parâmetros de eletroestimulação

Localização	Intravaginal ou retal	Intravaginal ou retal	Tibial posterior (maléolo medial e 10 cm acima na face medial da perna)	Sacral (nas raízes de S2 a S4 bilateral)
Objetivo	Reforço muscular	Inibição detrusora	Inibição detrusora	Inibição detrusora
Frequência	30 a 80 Hz	5 a 20 Hz	5 a 20 Hz	5 a 20 Hz
Largura de pulso	0,2 a 0,5 ms	0,2 a 0,5 ms	0,2 a 0,5 ms	0,2 a 0,5 ms
Tempo on/off	1:2 ou 1:3	Estímulo contínuo	Estímulo contínuo	Estímulo contínuo
Tempo de subida	1 a 2 s	—	—	—
Intensidade	Limite do tolerável sem dor, com contração muscular	Sensorial	Sensorial na planta do pé com fasciculação do 2° artelho que confirma o correto posicionamento dos eletrodos	Sensorial
Tempo	20 a 30 min	20 a 30 min	20 a 30 min	20 a 30 min

A eletroestimulação para o tratamento da IUE apresenta taxas de cura que variam de 30 a 50% e de melhora clínica entre 6 e 90%.[22,23] A variação é decorrente dos diversos critérios de avaliação, assim como dos diferentes parâmetros utilizados para eletroestimulação.

Até o momento, não há evidências suficientes para concluir se a eletroestimulação é mais efetiva que um grupo controle ou placebo no tratamento da IUE. O treinamento muscular do assoalho pélvico parece ser mais efetivo, entretanto, ainda não é possível afirmar esse fato. Dentre as publicações existentes, não há padronização dos protocolos e de regimes de tratamento. Por essa razão, torna-se difícil uma comparação direta entre os estudos, o que contribuiria para a investigação das evidências.

CONES VAGINAIS

O trabalho para o aumento da força muscular e da capacidade de sustentação da musculatura do assoalho pélvico é mais efetivo com a utilização de peso, resistência e da variação do número de repetições.[12] Plevnik, em 1985, criou os cones vaginais e demonstrou às pacientes ser possível aprender a contrair essa musculatura retendo, no canal vaginal, pesos crescentes.[24]

Os cones são dispositivos de diferentes formas e volumes, com peso que varia de 20 a 100 g, inseridos acima do platô do músculo levantador do ânus a fim de proporcionar uma sobrecarga nos músculos do assoalho pélvico.

A avaliação consiste em identificar qual cone a paciente consegue reter no canal vaginal durante 1 minuto em posição ortostática. O treinamento de forma passiva é feito pela orientação para a paciente permanecer em pé, com o cone, por 20 minutos. A progressão dos pesos ocorre de acordo com o relato do grau de dificuldade dessa tarefa. O peso do cone vaginal é supostamente um estímulo de treinamento que provoca uma forte contração muscular. Acredita-se, então, que, com a percepção do cone se exteriorizar pelo canal vaginal (*feedback* sensorial), ocorre a contração reflexa ou voluntária dos músculos do assoalho pélvico. As aferências sensíveis do nervo pudendo são solicitadas pela ação de contenção, o que provoca tensão nos receptores musculares proprioceptivos, estimula as fibras musculares lentas e resulta no aumento da força muscular.[2]

De outra maneira, podem-se utilizar os cones associadamente ao protocolo de treinamento muscular (8 a 12 contrações musculares em três séries diárias) ou durante as atividades de vida diária.

Os cones vaginais são particularmente indicados nos casos leves e moderados de IUE, com índices de sucesso que variam entre 14 e 78%.

No que se refere à escolha do tipo de tratamento fisioterápico adequado, além das taxas de cura e melhora clínica já apresentadas para cada método, diversos outros aspectos devem ser considerados: a condição dos músculos do assoalho pélvico, se a paciente apresenta consciência da correta contração desses músculos, quais as situações de perda urinária, se ela demonstra desconforto com o uso de terapias intracavitárias, se apresenta alterações posturais importantes que possam interferir diretamente no assoalho pélvico e a motivação da paciente em participar do tratamento fisioterapêutico.

No Departamento de Ginecologia da Universidade Federal de São Paulo, foi realizado ensaio clínico aleatorizado e controlado, que incluiu 118 pacientes com IUE, randomizadas para um dos seguintes grupos: TMAP, estimulação elétrica, cones vaginais e grupo-controle, que não se submeteu a tratamento específico. As mulheres foram avaliadas antes e após o tratamento por meio de *pad test*, estudo urodinâmico, questionário de qualidade de vida e resposta subjetiva. Ao final de 6 meses de terapia, os três grupos de tratamento mostraram resultados superiores ao grupo-controle. No que se refere aos tipos de tratamento fisioterápico pesquisados, todos foram igualmente eficazes no tratamento da IUE.[5]

Independentemente do método de tratamento escolhido, é importante ressaltar que, para a manutenção permanente dos resultados alcançados, a paciente deve incorporar as habilidades adquiridas em suas atividades de vida diária. É responsabilidade do fisioterapeuta orientar a paciente e conduzir a inserção de novos hábitos gradativamente.[25]

CONSIDERAÇÕES FINAIS

O TMAP é recomendado pela literatura atual como primeira escolha para o tratamento da IUE, por ter apresentado nível A de evidência científica em diversos ensaios clínicos randomizados e controlados e revisões sistemáticas. No que se refere aos outros tipos de tratamento fisioterápico, as evidências são menos consistentes, embora os resultados sejam favoráveis.

REFERÊNCIAS BIBLIOGRÁFICAS

1. Kegel AH. Progressive resistance exercise in the functional restoration of the perineal muscles. Am J Obstet Gynecol 1948; 56:238-49.
2. Bourcier A. Cones therapy trainning. In: Appell RA, Bourcier AP, La Torre F. Pelvic floor dysfunction – Investigations & conservative treatment. Rome: Casa Editrice Scientifica Internazionale, 1999.
3. Hay-Smith EJC, Dumoulin C. Pelvic floor muscle training versus no treatment, or inactive control treatments, for urinary incontinence in women. Cochrane Database Syst Rev 2010;1.
4. Wilson PD, Bø KH-SJ, Nygaard I, Staskin D, Wyman J, Bourchier A. Conservative treatment in women. In: Abrams P, Cardozo L, Khoury S, Wein A (eds.). Incontinence. Plymouth: Plymbridge, 2002. p.571-624.
5. Castro RA, Arruda RM, Zanetti MRD, Santos PD, Sartori MGF, Girão MJBC. Single-blind, randomized, controlled trial of pelvic floor muscle training, electrical stimulation,

vaginal cones, and no active treatment in the management of stress urinary incontinence. Clinics 2008; 63:465-72.

6. Bø K. Pelvic floor muscle training is effective in treatment of stress urinary incontinence, but how does it work? Int Urogynecol J Pelvic Floor Dysfunct 2004; 15:76-84.

7. Brækken IH, Majida M, Ellstrom-Engh M, Bø K. Morphological changes after pelvic floor muscle training measured by 3-dimensional ultrasound: a randomized controlled trial. Obstet Gynecol 2010; 115:317-24.

8. Bø K, Kvarstein B, Hagen RH, Larsen S. Pelvic floor muscle exercise for the treatment of female stress urinary incontinence: II Validity of vaginal pressure measurements of pelvic floor muscle strength and the necessity of supplementary methods for control correct contraction. Neurourol Urodyn 1990; 9:479-87.

9. Miller JM, Ashton-Miller JA, DeLancey J. A pelvic muscle precontraction can reduce cough--related urine loss in selected women with mild SUI. J Am Geriatr Soc 1998; 46:870-4.

10. DiNubile NA. Strength training. Clin Sports Med 1991; 10(1):33-62.

11. Kraemer WJ, Fleck SJ, Evans WJ. Strength and power training: physiological mechanisms of adaptation. Exerc Sports Sci Rev 1996; 24:363-97.

12. American College of Sports Medicine. The recommended quantity and quality of exercise for developing and maintaining cardiorespiratory and muscular fitness, and flexibility in healthy adults. Med Sci Sports Exerc 1998; 30:975-91.

13. Bø K. Pelvic floor muscle training for stress urinary incontinence. In: Bø K, Berghmans B, Mørkved S, van Kampen M (eds). Evidence based physical therapy for the pelvic floor: bridging science and clinical practice. St. Louis: Elsevier, 2007. p.171-87.

14. Bø K. Pelvic floor muscle training in treatment of female stress urinary incontinence, pelvic organ prolapse and sexual dysfunction. World J Urol 2011; DOI 10.1007/s00345-011-0779-8.

15. Hay-Smith EJ, Bø Berghmans LC, Hendriks HJ, de Bie RA, van Waalwijk van Doorn ES. Pelvic floor muscle training for urinary incontinence in women. Cochrane Data-base Syst Rev 2001; Issue 1:CD001407.

16. Abrams P, Cardozo L, Fall M, Griffiths D, Rosier P, Ulmsten U et al. The standardisation of terminology of lower urinary tract function: report from the Standardisation Sub-committee of the International Continence Society. Neurourol Urodyn 2002; 21(2):167-78.

17. Grape HH, Dedering A, Jonasson AF. Retest reliability of surface electromyography on the pelvic floor muscles. Neurourol Urodyn 2009; 28:395-99.

18. Gunnarsson M, Teleman P, Mattiasson A, Lidfeldt J, Nerbrand C, Samsioe G. Effects of pelvic floor exercises in middle aged women with a history of naïve urinary incontinence: A population based study. Eur Urol 2002; 41:556-61.

19. Auchincloss CC, McLean L. The reliability of surface EMG recorded from the pelvic floor muscles. J Neurosci Meth 2009; 182:85-96.

20. Bors E. Effect of electric stimulation of the pudendal nerves on the vesical neck; its significance for the function of cord bladders: a preliminary report. J Urol 1952; 67:925-35.

21. Balcom AH, Wiatrak M, Biefeld T, Rauen K, Langenstroer P. Initial experience with home therapeutic electrical stimulation for continence in myelomeningocele population. J Urol 1997; 158(3 Pt 2):1272-6.

22. Yamanishi T, Yasuda K. Electrical stimulation for stress incontinence. Int Urogynecol J Pelvic Floor Dysfunct 1998; 9(5):281-90.

23. Plevnik S. New methods for testing and strengthening the pelvic floor muscles. In: Proceedings of the 15 Annual Meeting of the International Continence Society. London: International Continence Society 1985; 267-8.

24. Bø K. Effect of electrical stimulation on stress and urge urinary incontinence. Clinical outcome and practical recommendations based on randomized controlled trials. Acta Obstet Gynecol Scand Suppl 1998; 168:3-11.

25. Berghmans B. Novas perspectivas de fisioterapia do assoalho pélvico. In: Palma P. Urofisioterapia. Personal link, 2009. p.499-512.

QUESTÕES

1. Em termos de evidência, que conduta de tratamento fisioterápico atualmente é considerada padrão-ouro para o tratamento da incontinência urinária de esforço?

   a. Eletroestimulação.

   b. Cones vaginais.

   c. Treinamento muscular do assoalho pélvico.

   d. *Biofeedback*.

   e. Não há evidências suficientes para o tratamento da incontinência urinária.

2. Assinale a alternativa incorreta:

   a. Os cones vaginais contribuem para o aumento da força muscular e da capacidade de sustentação (*endurance*) dos músculos do assoalho pélvico.

   b. A eletroestimulação pode ser aplicada nas seguintes regiões: intravaginal, anal, perineal, sacral e no nervo tibial posterior.

   c. Com o equipamento de eletromiografia de superfície, é possível mensurar a força muscular do assoalho pélvico, obtida em microvolt (mcv).

   d. Há evidências de que a utilização do *biofeedback* proporciona efeitos adicionais ao treinamento muscular do assoalho pélvico.

   e. Os equipamentos de *biofeedback* permitem ao fisioterapeuta obter dados de tônus de repouso, contração voluntária máxima, capacidade de sustentação da musculatura do assoalho pélvico e fibras fásicas.

3. Em uma contração correta dos músculos do assoalho pélvico, observa-se:

   a. Elevação destes músculos em direção cranial e para a frente, associada ao fechamento em torno da uretra, da vagina e do reto.

   b. Descida do platô do músculo levantador do ânus, associada ao fechamento em torno da uretra, da vagina e do reto.

   c. Elevação destes músculos em direção caudal e para trás, associada ao fechamento em torno da uretra, da vagina e do reto.

   d. Elevação destes músculos em direção cranial e para a frente, associada ao fechamento em torno da bexiga, do útero e do reto.

   e. Elevação destes músculos em direção cranial e para a frente, associada à abertura em torno do canal vaginal.

13

Tratamento farmacológico

Paulo Cezar Feldner Jr.
Marair Gracio Ferreira Sartori
Cláudia Cristina Takano
Rodrigo de Aquino Castro
Manoel João Batista Castello Girão

INTRODUÇÃO

A incontinência urinária (IU) é uma afecção que traz repercussões à qualidade de vida da mulher, modificando-a nos aspectos sociais, emocionais e econômicos. Sua prevalência é variável, dependendo da faixa etária e da população estudadas. A Sociedade Internacional de Continência (*International Continence Society* – ICS) a define como condição na qual ocorre perda involuntária de urina. Já a incontinência urinária de esforço (IUE), em sua forma mais comum, é definida como toda perda de urina que ocorre em decorrência de esforço físico, como pular, correr e tossir. O efeito na qualidade de vida e o impacto social e higiênico devem ser mensurados.[1]

Estima-se que 17 milhões de pessoas tenham IU nos EUA, com custo anual de 26 bilhões de dólares. No Brasil, a IU representa cerca de 10% das queixas de pacientes que procuram ambulatórios de ginecologia. O tratamento divide-se em clínico e cirúrgico. Nos últimos anos, o tratamento clínico vem ganhando maior projeção em virtude de seus bons resultados, baixo índice de efeitos colaterais e diminuição de custos.

Entre as modalidades não cirúrgicas, assinalam-se as técnicas comportamentais e o tratamento fisioterápico, com destaque para os exercícios perineais, a eletroestimulação do assoalho pélvico, a terapia com cones e o *biofeedback*. Há ainda o tratamento farmacológico e os obturadores uretrais artificiais. Neste capítulo, será descrito o tratamento farmacológico.

ESTROGÊNIOS
Bases fisiopatológicas

Os efeitos do déficit estrogênico no trato urinário encontram explicação na embriogênese, uma vez que a genitália feminina e o trato urinário desenvolvem-se a partir de um precursor comum, o seio urogenital. Estudos têm demonstrado que tecidos do trato geniturinário contêm significativas quantidades de receptores estrogênicos.[2]

A presença de receptores hormonais no trato urinário baixo e na musculatura pélvica, associada à ação dos estrogênios sobre os receptores alfa-adrenérgicos encontrados na musculatura periuretral, aumentando seu número e sensibilidade, reforça a suscetibilidade urogenital aos estrogênios.[3]

A manutenção da pressão uretral maior do que a vesical é fator importante para a continência urinária. Os principais determinantes da pressão intrauretral são a mucosa da uretra, a vascularização, a musculatura e o tecido conjuntivo periuretrais. Todos eles mantêm as paredes uretrais colabadas com nítida influência estrogênica.[4]

O efeito selante da uretra é obtido pelo trofismo, espessura e pregueamento da mucosa uretral. Suguita et al. estudaram ratas castradas que receberam estradiol e acetato de medroxiprogesterona, e observaram que os efeitos estrogênicos foram mais pronunciados na uretra do que na bexiga. Por outro lado, na bexiga, observou-se maior espessura da lâmina própria durante a estrogenoterapia, mas não com administração de progesterona.[5]

Acquaroli et al. observaram que a administração de moduladores seletivos dos receptores de estrogênios (SERMS) em ratas castradas não aumentou a espessura do epitélio vesical ou uretral, embora esses efeitos tenham sido observados no grupo que recebeu estrogênios. Por sua vez, Faria et al. observaram fraca ação estrogênica do tamoxifeno na mucosa vaginal.[6] Madeiro et al. administraram estrogênios conjugados e metiltestosterona a ratas castradas e observaram maior espessura do epitélio vesical nos grupos que receberam estrogênios, associados ou não a androgênios.[7]

As diferentes vias de administração e sua atuação no trofismo do trato urinário foram estudadas utilizando-se estrogênios conjugados via oral ou transdérmica. Houve maturação das células vaginais com ambas as vias. Em relação às células urinárias, a maturação foi mais pronunciada no grupo que recebeu estrogênios transdérmicos.[8]

Conclui-se que os estrogênios atuam na mucosa urinária aumentando a espessura e a maturação celular. Tais efeitos são importantes, pois mantêm as dobras da mucosa, contribuindo para o efeito selante uretral. Além disso, a maior espessura do epitélio uretral contribui para a menor incidência de sintomas urinários irritativos e para a diminuição dos episódios de infecção do trato urinário.[9]

Rud et al. demonstraram que o leito vascular uretral tem papel fundamental na manutenção da pressão uretral, sugerindo que a melhora da perfusão tecidual pode prevenir o desenvolvimento de atrofia tecidual. A presença de vasos venosos forma estrutura cuja pressão intravascular é transmitida à uretra, obstruindo sua luz e impedindo a perda urinária.[10] No Brasil, Endo et al. observaram, no trato urinário de ratas, que a administração de estrogênio propiciou o aumento dos vasos das paredes vesicais e uretral.[11]

Tais efeitos motivaram estudos dos vasos periuretrais em mulheres. Jármy-Di Bella et al., estudando mulheres continentes e incontinentes, demonstraram que o número de vasos periuretrais, o pico sistólico e a diástole mínima foram menores nas mulheres incontinentes na pós-menopausa, sugerindo vascularização deficiente.[12,13] Girão et al., administrando estrogênios conjugados equinos a mulheres com IUE, observaram aumento do número de vasos periuretrais, do pico sistólico e da diástole mínima. Houve comprovação da ação estrogênica nos vasos periuretrais, aumentando o número e seu efeito de coxim sobre a uretra.[14] Ao se analisar a administração vaginal de diferentes estrogênios, observou-se que os estrogênios conjugados promoveram melhor irrigação periuretral do que o estriol e o promestrieno.[15]

Tendo em vista que a proliferação vascular é evento importante nos processos fisiológicos que envolvem o trato urogenital feminino, analisou-se o papel do fator de crescimento vasculoendotelial (VEGF). Zucchi et al. avaliaram a expressão do gene *VEGF* de ratas castradas com e sem uso de estrogênios. A terapia estrogênica determinou comportamento similar do gene *VEGF* nos grupos com estrogênios e não castrado. Nas ratas castradas, houve acentuada redução da expressão gênica com reversão parcial com o uso de estrogênios.[16]

Conclui-se que a vascularização do trato urinário é suscetível à ação estrogênica. Ocorre diminuição numérica dos vasos, tanto na parede vesical quanto na região periuretral, além de maior resistência ao fluxo sanguíneo. A menor pressão vascular exercida por transmissão direta nas paredes uretrais faz a uretra permanecer entreaberta, favorecendo a IUE.

Detectam-se também receptores estrogênicos no assoalho pélvico, tornando tais músculos suscetíveis às alterações hormonais da pós-menopausa. Sartori et al. observaram, em ratas castradas, que a terapia estrogênica promoveu aumento das fibras musculares e diminuição das fibras colágenas na parede uretral e no detrusor. Tais resultados indicam que a terapia estrogênica melhora a contratilidade muscular, por diminuir a quantidade de colágeno entre as fibras musculares do detrusor e da uretra.[17]

Noguti et al., ao estudar a vascularização do músculo levantador do ânus, observaram que o hipoestrogenismo interfere mais negativamente do que o número de partos vaginais.[18] Oliveira et al. observaram que a área de seção transversa do músculo foi menor nas mulheres na pós-menopausa e similar nas jovens, nulíparas ou não. Esse resultado sugere que há menor vascularização do músculo nas mulheres incontinentes. Ainda, a área de seção transversa do músculo foi significativamente menor no grupo de incontinentes.[19]

O tecido conjuntivo, representado pela matriz extracelular, também foi objeto de estudo nessa linha de pesquisa. Tendo em vista as alterações arquiteturais das fibras colágenas em mulheres com prolapso genital e IU, acredita-se haver alterações na matriz extracelular. Desse modo, estudaram-se os glicosaminoglicanos em modelos animais e em tecidos parauretrais, na vagina e na pele de mulheres com prolapso genital ou IUE.

De Deus et al. verificaram os efeitos hormonais em ratas castradas que receberam estrogênios conjugados, medroxiprogesterona, raloxifeno ou placebo. O hipoestrogenismo determinou menor conteúdo de glicosaminoglicanos sulfatados e de ácido hialurônico na bexiga. A terapia estrogênica e/ou progestacional ou com raloxifeno reverteu esse efeito. A correlação desses dados com alterações urinárias de mulheres na pós-menopausa é possível, já que a diminuição desses elementos poderia estar relacionada com sintomas urinários.[20]

Em mulheres com e sem IUE, no menacme ou pós-menopausa, Feldner et al. demonstraram que o hipoestrogenismo diminuiu a quantidade de glicosaminoglicanos sulfatados totais e de dermatam sulfato, especialmente nas mulheres na pós-menopausa continentes em relação às incontinentes.[21]

Seguindo essa linha de pesquisa, avaliou-se a influência do hipoestrogenismo na expressão gênica do trato urinário inferior. Bortolini et al. analisaram a bexiga e a uretra de ratas castradas e não castradas empregando a extração de RNA total e hibridização do DNA complementar. Concluíram que o hipoestrogenismo diminuiu a expressão dos genes *VEGF, COX I* e *B2M* no trato urinário inferior de ratas.[22] Posteriormente, observou-se que a tibolona aumenta a expressão dos genes *VEGF, COX I* e *B2M* em ratas castradas.[23]

Dessa forma, o hipoestrogenismo relaciona-se à diminuição da expressão do gene *COX I* e da produção de sua proteína. A consequência seria a diminuição do metabolismo celular, manifestando-se, teoricamente, nos achados de menor espessura da mucosa urinária, menor número de vasos sanguíneos e de fibras musculares.

Aspectos clínicos

A despeito das bases fisiopatológicas, a eficácia da terapia estrogênica na IUE permanece controversa. A primeira revisão sistemática avaliou 166 artigos publicados até então, com poucos estudos randomizados. Encontrou significativo efeito sobre as queixas subjetivas. Entretanto, os estudos incluíram grupos não homogêneos, com diferentes critérios de seleção, diagnóstico, terapêutica e seguimento.[24]

Sartori et al. observaram que a terapia estroprogestativa em mulheres com IUE, sem prolapso uterino e com cistocele de 1º ou 2º grau, propiciou 90% de cura subjetiva ou melhora clínica com diminuição dos episódios de perda urinária, aumento na capacidade vesical e da pressão de fechamento uretral.[25] Góes et al. avaliaram mulheres com IUE tratadas somente com estrogênios conjugados equinos por 3 meses. Encontraram 21% de cura e 42% de melhora objetiva da perda de urina e aumento significativo da capacidade vesical.[26]

No estudo HERS (*Heart Estrogen/Progestin Replacement Study*), os autores avaliaram 1.525 pacientes com doença coronariana e concluíram que a associação estroprogestativa aumentou a incidência de IU, sugerindo efeito inverso ao desejado.[27]

Em revisão sistemática mais atual da base Cochrane, foram avaliados nove trabalhos com 179 mulheres recebendo estrogênios e 177 pacientes com placebo. Os autores concluíram que os estrogênios podiam melhorar e até curar a IU.[28]

Em 2005, publicou-se estudo multicêntrico, prospectivo, duplo-cego e randomizado denominado WHI.[29] Nesse estudo, foram acompanhadas 27.347 mulheres na pós-menopausa com o objetivo primário de avaliar os efeitos da terapia hormonal no aspecto cardiovascular em mulheres saudáveis. Observou-se aumento na incidência de todos os tipos de IU nas usuárias de terapia hormonal e, após 1 ano, em pacientes previamente continentes. O risco foi maior para IUE, seguido por incontinência urinária mista. Entre as mulheres previamente incontinentes, a terapia hormonal piorou os sintomas.

Tais achados são conflitantes com os anteriores que reportam os estrogênios como benéficos sobre vários mecanismos da continência urinária.[30] O estudo não deve ser menosprezado, uma vez que é controlado, randomizado e prospectivo. Contudo, algumas considerações devem ser feitas. Em primeiro lugar, o objetivo primário não era avaliar a IU, e as pacientes foram apenas entrevistadas. Não há informações sobre paridade, exame físico, nem avaliação urodinâmica. Também não há informação se a IU estava presente antes da menopausa ou se foi de aparecimento tardio, já que cerca de 70% dessas mulheres tinham idade acima de 60 anos e mais de 10 anos pós-menopausa. Acredita-se que, se a IU iniciou-se no menacme, dificilmente a terapia hormonal terá impacto sobre ela. Cerca de 75% delas nunca haviam recebido nenhuma terapia hormonal, portanto, as alterações atróficas deveriam ser mais pronunciadas. Possivelmente, estudo controlado envolvendo mulheres incontinentes mais jovens, com perda de urina iniciada na pós-menopausa, poderia ter outros resultados. A incidência de IU na primeira entrevista foi de 64%, muito elevada em relação a outros estudos epidemiológicos, podendo ser decorrente da inespecificidade do diagnóstico. Observaram que mulheres mais idosas e com menor índice de massa corpórea tiveram mais perda urinária e maiores taxas de piora ao longo do tempo. O grupo que recebeu estrogênios teve maior média de índice de massa corpórea na primeira entrevista e, portanto, essas mulheres poderiam ter maiores níveis de estrogênios circulantes. Talvez por isso apresentassem menor incidência de IU na primeira entrevista do que as do grupo que recebeu associação estroprogestativa.[30]

Portanto, a análise da IU no estudo WHI traz importantes questões a serem resolvidas e não invalida os achados biológicos dos efeitos estrogênicos no trato geniturinário. Tem a importante função de alertar médicos e pacientes sobre o grave problema da IU e implica a necessidade da criação de novos modelos de estudo.[30]

Conclusões sobre a terapia estrogênica

Diante do exposto, fica evidente o efeito deletério do hipoestrogenismo sobre os mecanismos de continência urinária. Por outro lado, a terapia hormonal atua de forma positiva pelo aumento de espessura da mucosa urinária; índice de maturação celular vaginal; vascularização da parede da bexiga, da uretra e do músculo levantador do ânus; da camada muscular da uretra e da bexiga; pela diminuição da quantidade de fibras colágenas na camada muscular da uretra e da bexiga; pela alteração nos glicosaminoglicanos no trato urinário baixo e pelo aumento na expressão dos genes *B2M*, *COX I* e *VEGF*.

Embora existam controvérsias a respeito dos benefícios da terapia hormonal na IU, fica claro que essa terapia não beneficiará mulheres que já eram incontinentes no menacme, que apresentem distopias genitais importantes ou IU grave. Por outro lado, mulheres com IUE que se inicia na pós-menopausa sem distopia genital comumente apresentam melhora. Da mesma forma, a terapia hormonal pode ainda ser adjuvante nos tratamentos cirúrgicos e fisioterápicos pela melhora da vascularização e do trofismo do assoalho pélvico.

ANTIDEPRESSIVOS TRICÍCLICOS

Dentre os antidepressivos tricíclicos, a imipramina atua no aumento da resistência uretral pela ação alfa-adrenérgica na musculatura lisa uretral. Postula-se que inibem a recaptação da noradrenalina nas terminações nervosas melhorando os efeitos contráteis no músculo liso uretral.

Os estudos disponíveis envolvendo tais agentes não são randomizados e têm qualidade questionável. Gilja et al. avaliaram 30 pacientes que receberam 75 mg/dia de imipramina. Houve melhora subjetiva em 70% das pacientes e aumento da pressão máxima de fechamento uretral. Lin et al. também relataram melhora em 60% das pacientes com a mesma dosagem do fármaco. Os efeitos colaterais relatados são: xerostomia, borramento da visão, constipação intestinal, retenção urinária e hipotensão postural.[31,32]

Conclui-se que, à luz dos conhecimentos atuais, as evidências são insuficientes para oferecer recomendação segura.

INIBIDORES DA RECAPTAÇÃO DE NORADRENALINA E SEROTONINA

Dentre os representantes dos inibidores da recaptação da serotonina e da noradrenalina, a duloxetina foi utilizada para o tratamento da IUE. O mecanismo de ação refere-se à elevação desses neurotransmissores no núcleo de Onuf. Estudos demonstraram aumento na pressão máxima de fechamento uretral e na espessura do esfíncter uretral estriado.

Estudos clínicos randomizados e prospectivos com uso de duloxetina na dosagem de 80 mg/dia, por 12 semanas, demonstraram redução em torno de 50 a 60% dos episódios de perda urinária. Revisão sistemática seguida de metanálise da base Cochrane evidenciou melhora na frequência dos episódios de incontinência e na qualidade de vida das pacientes. Contudo, merece ressalva o alto índice de abandono da medicação, chegando a 69% das pacientes; destas, 45% referiam os efeitos colaterais (náuseas) como principal motivo, seguido de 24% por ineficácia. Ao final de 12 meses, apenas 4% das pacientes ainda usavam o fármaco.[31,32]

AGONISTAS DOS RECEPTORES ALFA-ADRENÉRGICOS

O mecanismo proposto seria pela ação nos receptores simpáticos alfa-adrenérgicos localizados no colo vesical e na uretra proximal, estimulando uma possível contração da musculatura uretral e aumentando a pressão de fechamento uretral. Como exemplos, há a fenilpropanolamina e a epinefrina.

Em revisão sistemática, poucos trabalhos randomizados avaliaram a eficácia desses fármacos, com fraca evidência para o tratamento. Observaram melhora na redução dos episódios de perda urinária em comparação ao placebo, com relato apenas de melhora subjetiva. Dentre os efeitos colaterais, a maioria era de leve intensidade. Contudo, houve casos de arritmia, hipertensão e acidente vascular cerebral.[32]

Assim, as evidências são insuficientes para recomendar com segurança o uso na IUE, mesmo em associação com estrogênios ou fisioterapia.

REFERÊNCIAS BIBLIOGRÁFICAS

1. Abrams P, Cardozo L, Fall M, Griffiths D, Rosier P, Ulmsten U et al. The standardisation of terminology of lower urinary tract function: report from the Standardisation Sub-committee of the International Continence Society. Neurourol Urodyn 2002; 21:167-78.

2. Iosif CS, Bekassy Z. Prevalence of genito-urinary symptoms in the late menopause. Acta Obstet Gynecol Scand 1984; 63:257-60.

3. Wilson PD, Barker G, Barnard RJ, Siddle NC. Steroid hormone receptors in the female lower urinary tract. Urol Int 1994; 39:5-8.

4. Petrus PE, Ulmsten UI. An integral theory of female urinary incontinence. Experimental and clinical considerations. Acta Obstet Gynecol Scand Suppl 1990; 153:7-31.

5. Suguita MA, Girão MJBC, Simões MJ, Sartori MGF, Baracat EC, Rodrigues de Lima G. A morphologic and morphometric study of the vesical mucosa and urethra of castrated female rats following estrogen and/or progestogen replacement. Clin Exp Obstet Gyn 2000; 27:176-8.

6. Faria CA, Sartori MGF, Baracat EC, Rodrigues de Lima G, Girão MJBC. Effects of tamoxifen on Doppler velocimetry parameters of periurethral vessels in postmenopausal women. Int Urogynecol J Pelvic Floor Dysfunct 2005; 16(1):56-9.

7. Madeiro AP, Girão MJBC, Sartori MGF, Acquaroli RL, Baracat EC, Rodrigues de Lima G. Effects of the association of androgen/estrogen on the bladder and urethra of castrated rats. Clin Exp Obstet Gynecol 2002; 29(2):117-20.

8. Lustosa AB, Girão MJBC, Sartori MGF, Baracat EC, Rodrigues de Lima G. Citologia hormonal do trato urinário baixo e da vagina de mulheres na pós-menopausa, antes e durante estrogenioterapia oral e transdérmica. RBGO 2002; 24(9):573-7.

9. Cardozo L, Lose G, McClish D, Versi E. A systematic review of estrogens for recurrent urinary tract infections: third report of the hormones and urogenital therapy (HUT) committee. Int Urogynecol J 2001; 12:15-20.

10. Rud T, Andersson KE, Asmussen M, Hunting A, Ulmsten U. Factors maintaining the intraurethral pressure in women. Invest Urol 1980; 17:343-7.

11. Endo RM, Girão MJBC, Sartori MGF, Simões MJ, Baracat EC, Rodrigues de Lima G. Effect of estrogen-progestogen hormonal replacement therapy on periurethral and bladder vessels. Int Urogynecol J 2000; 11:120-3.

12. Jármy-Di Bella ZIK, Girão MJBC, Sartori MGF, Di Bella Jr. V, Lederman HM, Baracat EC et al. Power Doppler of the urethra in continent or incontinent, pre and postmenopausal women. Int Urogynecol J 2000; 11:148-55.

13. Jármy-Di Bella ZIK, Girão MJBC, Di Bella Jr. V, Sartori MGF, Szejnfeld J, Baracat EC et al. Hormonal influence on peri-urethral vessels in postmenopausal incontinent women using doppler velocimetry analysis. Maturitas 2007; 56(3):297-302.

14. Girão MJBC, Jármy-Di Bella ZIK, Sartori MGF, Baracat EC, Rodrigues de Lima G. Doppler velocimetry parameters of periurethral vessels in postmenopausal incontinent women receiving estrogen replacement. Int Urogynecol J Pelvic Floor Dysfunct 2001; 12(4):241-6.

15. Kobata SA, Girão MJBC, Baracat EC, Kajikawa M, Di Bella Jr. V, Sartori MGF et al. Estrogen therapy influence at peri-urethral vessels in post menopausal incontinent women using dopplervelocimetry analysis. Maturitas 2008; 61(3):243-7.

16. Zucchi EVM, Sartori MGF, Jármy-Di Bella ZIK, da Silva ID, Rodrigues de Lima G, Girão MJBC. Expression of vascular endothelial growth factor in the lower urinary tract in rats after castration and estrogen administration. Menopause 2006; 13(3):500-5.

17. Sartori MG, Girão MJBC, de Jesus Simões M, Sartori JP, Baracat EC, Rodrigues de Lima G. Quantitative evaluation of collagen and muscle fibers in the lower urinary tract of castrated and under-hormone replacement female rats. Clin Exp Obstet Gynecol 2001; 28(2):92-6.

18. Noguti AS, Jarmy-Di Bella ZI, de Oliveira E, Castro RA, Lima GR, Baracat EC et al. Ultrasonographic and doppler velocimetric evaluation of the levator ani muscle according to the hormonal status. Eur J Obstet Gynecol Reprod Biol 2008; 141:183-5.

19. Oliveira E, Castro RA, Takano CC, Bezerra LR, Sartori MG, Lima GR et al. Ultrasonographic and Doppler velocimetric evaluation of the levator ani muscle in premenopausal women with and without urinary stress incontinence. Eur J Obstet Gynecol Reprod Biol 2008; 141(2):183-5.

20. de Deus JM, Girão MJ, Sartori MG, Baracat EC, Rodrigues de Lima G, Nader HB et al. Glycosaminoglycan profile in bladder and urethra of castrated rats treated with estrogen, progestogen, and raloxifene. Am J Obstet Gynecol 2003; 189(6):1654-9.

21. Feldner PC Jr., Kati LM, Sartori MG, Baracat EC, Rodrigues de Lima G, Nader HB et al. Sulfated glycosaminoglycans of the periurethral tissue in women with and without stress urinary incontinence, according to genital prolapse stage. Eur J Obstet Gynecol Reprod Biol 2006; 126(2):250-4.

22. Bortolini MA, Guerreiro da Silva IDC, Hamerski MG, Castro RA, Sartori MGF, Girão MJBC. Influence of ovarian hormones deprivation on gene expression in the lower urinary tract of rats. Int Braz J Urol 2007; 33:544.

23. Hamerski MG, Bortolini MA, Guerreiro da Silva IDC, Castro RA, Sartori MGF, Rodrigues de Lima G. Effect of tibolone on cytochrome c oxidase I, beta-2-microglobulin and vascular endothelial growth factor gene expression in the lower urinary tract of castrated rats. Clin Exp Obst Gynecol 2006; 33:233-7.

24. Fantl JA, Cardozo L, Mclish DK, the Hormones and Urogenital Therapy Committee. Estrogen therapy in the manegement of urinary incontinence in postmenopausal women: a meta-analysis. First report of the hormones and urogenital therapy committee. Obstet Gynecol 1994; 83:12-8.

25. Sartori MG, Baracat EC, Girão MJBC, Gonçalves WJ, Sartori JP, de Lima GR. Menopausal genuine stress urinary incontinence treated with conjugated estrogens plus progestogens. Int J Gynaecol Obstet 1995; 49(2):165-9.

26. Góes VRV, Sartori MGF, Baracat EC, Rodrigues de Lima G, Girão MJBC. Urodynamic and clinical evaluation of postmenopausal women with stress urinary incontinence before and after cyclic estrogen therapy. Clin Exp Obstet Gynecol 2003; 30:103-6.

27. Grady D, Brown JS, Vittinghoff E, Applegate W, Varner E, Snyder T; HERS Research Group. Postmenopausal hormones and incontinence: the Heart and Estrogen/Progestin Replacement Study. Obstet Gynecol 2001; 97(1):116-20.

28. Moehrer B, Hextall A, Jackson S. Oestrogens for urinary incontinence in women. Cochrane Database Syst Rev 2003; (2):CD001405.

29. Hendrix SL, Cochrane BB, Nygaard IE, Handa VL, Barnabei VM, Iglesia C et al. Effects of estrogen with and without progestin on urinary incontinence. JAMA 2005; 293(8):935-48.

30. Sartori MG, Feldner PC, Jármy-Di Bella ZI, Aquino Castro R, Baracat EC, Rodrigues de Lima G et al. Sexual steroids in urogynecology. Climacteric 2011; 14(1):5-14.

31. Gomes LP, Ribeiro RM, Baracat EC. Tratamento não-cirúrgico da incontinência urinária de esforço: revisão sistemática. FEMINA 2010; 38(7):333-40.

32. Palma PCR, Bezerra CA, Alves RS, Dambros M. Incontinência urinária de esforço: tratamento farmacológico da insuficiência esfincteriana. Projeto Diretrizes. Associação Médica Brasileira – Conselho Federal de Medicina – Sociedade Brasileira de Urologia 2006; 1-11.

QUESTÕES

1. Sobre o uso de estrogênios no trato urinário, é verdadeiro afirmar, exceto:

   a. Aumenta o tônus e o trofismo muscular.

   b. Aumenta a espessura da mucosa uretral e, consequentemente, seu efeito selante.

   c. Diminui o número e a sensibilidade dos receptores alfa-adrenérgicos.

   d. Aumenta a vascularização da uretra.

   e. Melhora a queixa de urgência.

2. Os receptores beta-adrenérgicos predominam:

   a. No colo vesical.

   b. Na uretra.

   c. Na porção fúndica da bexiga.

   d. Nos ureteres.

   e. Na vagina.

3. A contração da musculatura lisa uretral é resultante do estímulo de receptores:

   a. De estrogênios.

   b. De progestagênios.

   c. Alfa-adrenérgicos.

   d. Beta-adrenérgicos.

   e. De testosterona.

14

Tratamento cirúrgico: colpofixação retropúbica

Leonardo Robson Pinheiro Sobreira Bezerra
Andreisa Paiva Monteiro Bilhar

INTRODUÇÃO

A incontinência urinária é um problema comum na população feminina, comprometendo o bem-estar físico, emocional, psicológico, social e sexual, com forte impacto na qualidade de vida da mulher.[1]

A incontinência urinária de esforço (IUE) é a causa mais frequente de perda urinária, acometendo aproximadamente 50% das mulheres incontinentes.[4] O tratamento da IUE pode ser cirúrgico ou conservador. A cirurgia representa a principal forma terapêutica. Contudo, a existência de inúmeras técnicas para a sua correção mostra que o tema não está totalmente esclarecido, pois, mesmo com adequada avaliação pré-tratamento, há recidivas, o que desafia os que se propõem a tratá-la.[8] A escolha da técnica deve levar em consideração o correto diagnóstico, os índices de recidiva, a integridade do sistema esfinctérico uretral, bem como a experiência e a segurança do cirurgião com cada procedimento.

Por quase 100 anos, os cirurgiões têm lutado para encontrar o algoritmo ideal de tratamento para essa condição. Atualmente, duas abordagens básicas – a colpossuspensão retropúbica e os *slings* suburetrais – são consideradas os procedimentos mais eficazes para o sucesso no curto e no longo prazo.

A via retropúbica para a incontinência urinária foi primeiramente descrita por Marshall, Marchetti e Krantz (MMK) em 1949 para suspensão uretral em um homem com incontinência pós-prostatectomia.[4] O espaço retropúbico é acessado através de uma incisão suprapúbica transversa baixa. A uretra e o colo vesical são dissecados e suturas são realizadas entre a fáscia periuretral e o periósteo da sínfise púbica. A principal complicação desse procedimento é a osteíte púbica, com relatos de 5 a 7% de frequência.[1] Pelo problema da osteíte púbica e pela dificuldade técnica de retenção da sutura no periósteo, Burch, em 1961,[5] descreveu uma técnica retropúbica alternativa, sugerindo que a fáscia periuretral poderia ser apoiada ao ligamento ileopectíneo ipsilateral, tendo esta se tornado a técnica mais utilizada atualmente.

Em 1991, Vancaille introduziu a colpossuspensão laparoscópica para atender à crescente demanda de uma técnica cirúrgica minimamente invasiva para correção da IUE.

A colpofixação retropúbica tem como objetivo elevar o colo vesical e a uretra proximal, reposicionando-os anatomicamente, acima e atrás do bordo inferior da sínfise púbica. Dessa forma, previne o descenso da parede vaginal anterior, permite a compressão uretral contra uma camada suburetral estável, aumenta a razão de transmissão de pressão (uretra proximal) e gera melhor transmissão da pressão abdominal para a uretra. Portanto, tem-se utilizado para os casos de IUE por hipermobilidade do colo vesical com função uretral adequada.

Nos últimos anos, o tratamento cirúrgico para IUE tem mudado drasticamente. O número de procedimentos realizados parece estar aumentando e ocorre mudança na relação das diferentes técnicas cirúrgicas, com redução significativa do número de colpossuspensão retropúbica e rápida difusão do *tension-free vaginal tape* (TVT) e, posteriormente, de cirurgias minimamente invasivas de *slings* suburetrais (Hilton, 2008).

PREPARO PRÉ-OPERATÓRIO

A seleção adequada das pacientes candidatas à cirurgia, associada a rigoroso preparo, é um importante passo para um procedimento bem-sucedido.

As principais considerações na escolha do método incluem:

- presença ou não de defeito esfincteriano intrínseco;
- necessidade de laparotomia para doença pélvica;

- gravidade do prolapso pélvico e se um procedimento abdominal ou vaginal será usado para suspender a vagina;
- preferências da paciente e do cirurgião;
- *status* menopausal e índice de massa corpórea (IMC) da paciente.

TÉCNICA CIRÚRGICA
Colpossuspensão retropúbica aberta
A paciente é colocada em posição de litotomia baixa. Procede-se às antissepsias abdominal e vaginal e à colocação de campos cirúrgicos estéreis. Realiza-se sondagem vesical com cateter de Folley. O cirurgião fica à esquerda da paciente, o primeiro auxiliar à direita e o segundo auxiliar à frente, tendo acesso vaginal.

Realiza-se incisão abdominal transversa baixa. Evita-se entrar na cavidade peritoneal a menos que tenha outra indicação cirúrgica. Separa-se o músculo reto abdominal após abertura de sua fáscia. Disseca-se o espaço de Retzius em direção ao colo vesical, e a uretra proximal é identificada como uma área pálida. A sonda vesical, com seu balonete, e o toque vaginal realizado pelo auxiliar facilitam a identificação e a dissecção dessas estruturas. Os tecidos parauretrais são mais bem dissecados para a identificação da fáscia pubocervical. As veias nessa área devem ser evitadas, se possível, mas podem requerer sutura, hemoclipes ou cauterização. O tecido pubocervical é elevado com o toque vaginal e a bexiga é mobilizada medial e superiormente em oposição ao local da sutura. Duas a quatro suturas permanentes são inseridas bilateralmente na fáscia pubocervical e fixadas ao ligamento de Cooper ipsilateral. A sutura inicial é posicionada 2 cm lateral à uretra ao nível do colo vesical e as suturas posteriores a cerca de 1 cm proximal. As suturas são atadas com tensão suave, para não ocorrer supercorreção e comprometimento funcional. Recomenda-se atualmente retirar a sonda de Folley na manhã seguinte ao procedimento.

No procedimento de MMK, a fáscia periuretral é fixada à fibrocartilagem da sínfise púbica.

Colpossuspensão laparoscópica
Após a confecção do pneumoperitônio, enche-se a bexiga com 200 mL de soro fisiológico até que se visualize a reflexão peritoneal pré-vesical. Realizam-se a incisão do peritônio entre a bexiga e o púbis e a dissecção romba do espaço de Retzius em direção ao colo vesical. Identifica-se o ligamento de Cooper, esvazia-se a bexiga, disseca-se o colo vesical, a uretra proximal e a cúpula vaginal à direita e à esquerda

da uretra e do colo vesical. Suturas são inseridas nos tecidos paravaginais em ambos os lados do colo vesical e, em seguida, anexadas aos ligamentos ileopectíneos do mesmo lado. Recomenda-se pelo menos dois pontos bilaterais para que o novo posicionamento uretrovesicovaginal se mantenha até que o processo de cicatrização se complete.

Há, no entanto, variações técnicas na cirurgia em relação à via laparoscópica (transperitoneal ou extraperitoneal) e no número e tipos de suturas, no local da âncora e no uso de tela e grampos.

Resultados

A colpossuspensão retropúbica aberta tem sido considerada como o tratamento padrão-ouro para a incontinência urinária em mulheres, pela sua alta taxa de sucesso e níveis aceitáveis de morbidade. Talvez mais importante do que o seu desempenho a curto e médio prazo seja a durabilidade da eficácia vários anos depois.[20]

Burch originalmente relatou taxa de sucesso de 100%. No entanto, as taxas de cura objetivas e subjetivas são geralmente mais baixas. Alcalay et al. relataram taxa de cura de 92% após 1 ano e de 69% após 10 anos, com taxas de cura significativamente menores em mulheres com cirurgias prévias para incontinência. Langer et al. descreveram taxa de cura após 10 a 15 anos de 93,7%, sendo que todas as falhas ocorreram no primeiro ano. SooCheen Ng et al. observaram que, após 10 anos de seguimento, 55,3% das pacientes apresentavam-se completamente secas, 36,2% melhoraram da IUE e apenas 8,5% consideraram insucesso da cirurgia.

Estudo de metanálise[20] incluindo 46 ensaios clínicos controlados, randomizados ou quasi-randomizados (p.ex., com alternância), com um total de 4.738 mulheres, avaliou os resultados da colpossuspensão retropúbica aberta no tratamento da IUE, evidenciando taxa de cura total de 69 a 88%, resultados coerentes com os relatados em outras análises, como as realizadas por Black em 1996 e Jarvis em 1994. Além disso, evidenciou um declínio na taxa de cura de apenas 15 a 20%, mesmo após 5 anos da cirurgia. Em contrapartida, a colporrafia anterior e os procedimentos de suspensão com agulha mostraram um declínio de pelo menos 40% e 30%, respectivamente, sobre igual período. A revisão mostrou melhores taxas de cura e melhora após colpossuspensão retropúbica aberta em relação ao tratamento conservador, à colporrafia anterior e à cirurgia de suspensão por agulha sem qualquer aumento significativo na morbidade. Os procedimentos de *sling* conferiram taxas de sucesso similares, porém o perfil em longo prazo de evento adverso, em particular com o uso do TVT, ainda é incerto. A colpossuspensão laparoscópica deve permitir recuperação mais rápida, e evidências disponíveis mostram eficácia comparável com a cirurgia aberta. Apesar da amostra relativamente pequena dos quatro ensaios clínicos randomizados comparando a colpossuspensão de Burch e o procedimento de Marshall-Marchetti-Krantz, os dados obtidos evidenciam que a técnica de Burch resulta em maiores taxas de cura. Portanto, a evidência disponível sugere que o procedimento de Burch deve ser a técnica preferida para a colpossuspensão aberta.

As duas intervenções que mais se assemelham favoravelmente com a colpossuspensão aberta são o procedimento de *sling* e a técnica laparoscópica de colpossuspensão. Resultados de longo prazo, embora em pequeno número, parecem mostrar efeito similar sobre as taxas de cura, porém são necessários maiores estudos de longo prazo para avaliação da eficácia e segurança dos métodos.[20]

As recomendações da Sociedade Internacional de Continência (*International Continence Society* – ICS) estão listadas na Tabela 1.

Uma metanálise da Cochrane foi realizada com o objetivo de determinar os efeitos da colpossuspensão laparoscópica no tratamento da IUE, incluindo 22

TABELA 1 Recomendações da Sociedade Internacional de Continência (ICS)

Colpossuspensão retropúbica aberta pode ser recomendada como tratamento primário eficaz para IUE, permanecendo com bons resultados a longo prazo (grau A)

Embora a colpossuspensão aberta tenha sido substituída em grande escala por técnicas menos invasivas de *slings* suburetrais, ela ainda deve ser considerada para as mulheres nas quais um procedimento abdominal aberto é necessário simultaneamente com à cirurgia para IUE (grau D)

O procedimento MMK não é recomendado para o tratamento da IUE (grau A)

Colpossuspensão laparoscópica não é recomendada para o tratamento cirúrgico de rotina da IUE em mulheres (grau A)

Colpossuspensão laparoscópica pode ser considerada para o tratamento da IUE em mulheres que também requeiram cirurgia laparoscópica simultânea por outras razões (grau D)

Colpossuspensão laparoscópica só deve ser realizada por cirurgiões com treinamento específico e experiência em cirurgia laparoscópica e na avaliação e no manejo da incontinência urinária em mulheres (grau D)

Mulheres submetidas à cirurgia para o tratamento da IUE recorrente devem estar cientes dos resultados incertos no longo prazo (grau B)

Embora apenas evidências limitadas de nível baixo estejam disponíveis atualmente, colpossuspensão, *slings* biológicos e *slings* retropúbicos suburetrais são recomendados no manejo da IUE recorrente (grau B) ensaios clínicos controlados, e verificou que, assim como em outras operações laparoscópicas, a colpossuspensão laparoscópica parece ter benefícios no curto prazo sobre a cirurgia aberta, como recuperação mais rápida, menor taxa de dor e complicações intraoperatórias, mas parece ser mais cara e demandar maior tempo cirúrgico. Os procedimentos mais recentes de *sling* suburetral parecem oferecer ainda mais benefícios da cirurgia de mínimo acesso, com melhores resultados objetivos em curto prazo e resultados subjetivos semelhantes no longo prazo. Se a colpossuspensão laparoscópica é realizada, duas suturas paravaginais parecem ser mais eficazes do que uma sutura ou a utilização de tela ou grampos. Não está claro se a via extraperitoneal tem vantagem sobre o método transperitoneal. A utilização da colpossuspensão laparoscópica na prática clínica deve tornar-se mais clara quando os ensaios em curso com os dados de longo prazo forem relatados.

COMPLICAÇÕES

Em geral, os dados disponíveis não mostraram maior morbidade ou taxa de complicação com a colpossuspensão retropúbica aberta em comparação com outras técnicas cirúrgicas, como tem sido dito muitas vezes. No entanto, é demonstrado maior risco para o prolapso pélvico no pós-operatório após colpossuspensão aberta quando comparada com o reparo anterior e os procedimentos de *sling*.[20]

As complicações mais comuns são instabilidade do detrusor, prolapso pélvico, hemorragia, disfunção miccional e infecção urinária e de ferida operatória.

Instabilidade do detrusor

É uma complicação bem reconhecida após cirurgia de Burch. Deve-se separar em dois grupos: pacientes com instabilidade do detrusor prévia e pacientes sem instabilidade prévia (hiperatividade vesical *de novo*). A prevalência de hiperatividade *de novo* varia de 3 a 18%. Por outro lado, pacientes com incontinência urinária mista apresentam taxa de cura da instabilidade do detrusor em média de 50%.

Prolapso pélvico

Defeitos anatômicos são encontrados em uma taxa que varia de 3 a 17%. Incluem retocele, enterocele, prolapso de cúpula vaginal e prolapso uterino. A explicação mais aceitável para essa complicação é a rotação anterior do eixo vaginal, permitindo que a pressão intra-abdominal seja transmitida para o fundo de saco posterior. Outra possibilidade é que as pacientes candidatas à cirurgia tenham predisposição ao relaxamento do assoalho pélvico.

Hemorragia

Perda sanguínea pode ocorrer durante dissecção no plano errado, principalmente na área das veias paravaginais do plexo de Santorini no espaço de Retzius. Sangramento intraoperatório excessivo com formação de hematoma pode necessitar de transfusão sanguínea em até 5%. O sangramento pode ser controlado com suturas, hemoclipes ou cauterização. Geralmente não é necessário o uso de drenos, porém, em caso de hemorragia, a drenagem pode ser recomendada.

Disfunção miccional

Presente em torno de 3 a 32% dos casos. Está relacionada com o grau de elevação do colo vesical e com o desvio das suturas até a uretra média, causando acotovelamento uretral ao esforço. Quando persiste por longo prazo, pode ser realizado o autocateterismo ou as suturas podem ser liberadas. Fármacos bloqueadores, alfa- -adrenérgicos colinérgicos ou ansiolíticos são de pouca ajuda.

Recorrência da IUE

Geralmente ocorre durante o primeiro ano pós-operatório. Os fatores de risco incluem obesidade, cirurgia prévia para incontinência, pós-menopausa e histerectomia prévia. Os dados preditores ao estudo urodinâmico incluem sinais de defeito esfinctérico, eletromiografia perineal anormal e hiperatividade detrusora associada.

Infecção

Infecção do trato urinário é relatada em torno de 6 a 45% e da ferida operatória, em torno de 1 a 10%.

Lesão vesical

Ocorre sobretudo em pacientes com cirurgias prévias, especialmente MMK ou colpossuspensões anteriores. Recomenda-se evitar dissecções rombas nesses casos. Pode-se utilizar solução fisiológica com azul de metileno para facilitar a identificação da lesão. Se a identificação da margem inferior vesical for difícil, pode-se abrir a bexiga e, com o dedo dentro da cavidade, definir sua fronteira anatômica para facilitar a dissecção.

CONSIDERAÇÕES FINAIS

Numerosos métodos cirúrgicos têm sido descritos para o tratamento da IUE. No entanto, a busca pelo procedimento ideal com maior eficácia, menor morbidade e maior custo-benefício ainda está em curso.

Uma vez que a colpossuspensão retropúbica aberta e as cirurgias minimamente invasivas são equivalentes em relação à eficácia, pesando a favor do primeiro o maior tempo de acompanhamento, a colpofixação parece ter lugar como procedimento de primeira linha nas pacientes:

- que necessitam de procedimento pélvico concomitante, como histerectomia abdominal ou colpossacrofixação;
- em que o uso de prótese de polipropileno não é possível.

O procedimento de Burch deve ser a técnica preferida para a colpossuspensão aberta. O papel dessa cirurgia no futuro parece depender do resultado de estudos de longo prazo com as cirurgias minimamente invasivas, uma vez que o entusiasmo inicial para esses novos procedimentos necessita de embasamento conclusivo de seu efetivo sucesso no longo prazo.

A utilização da colpossuspensão laparoscópica na prática clínica deve tornar-se mais clara quando os ensaios em curso com os dados de longo prazo forem relatados.

REFERÊNCIAS BIBLIOGRÁFICAS

1. Samuelsson E, Victor A, Svardsudd K. Determinants of urinary incontinence in a population of young and middle-aged women. Acta Obstet Gynecol Scand 2000; 79:208-15.
2. Hannestad YS, Rortveit G, Sandvik H, Hunskaar S. A community-based epidemiological survey of female urinary incontinence: the Norwegian EPINCONT study. Epidemiology of Incontinence in the County of Nord-Trondelag. J Clin Epidemiol 2000; 53:1150-7.
3. Stanton SL. Some reflections on tension-free vaginal tape: a new surgical procedure for treatment of female urinary incontinence. Int Urogynecol J 2001; 12 Suppl 2:S1-S2.
4. Marshall VF, Marchetti AA, Krantz KE. The correction of stress incontinence by simple vesicourethral suspension. Surg Gynecol Obstet 1949; 88:509-18.
5. Jarvis GJ. Surgery for stress incontinence. Br J Obstet Gynaecol 1994; 101:371-4.
6. Burch JC. Urethrovesical fixation to Cooper's ligament for correction of stress incontinence, cystocele and prolapse. Am J Obstet Gynecol 1961; 81:281-90.
7. Vancaillie TG, Schuessler W. Laparoscopic bladderneck suspension. J Laparoend Surg 1991; 1:169-73.
8. Hilton P. Long-term follow-up studies in pelvic floor dysfunction: the Holy Grail or a realistic aim? Br J Obstet Gynaecol 2008; 115:135-43.

9. Jarvis GJ, Bent A, Cortesse A, McGuire A, Milani R, Quartey J. Surgical treatment for incontinence in adult women surgery of female lower genito-urinary fistulae. In: Abrams P, Khoury S, Wein A (eds.). Incontinence: 1st International Consultation on Incontinence. Recommendations of the International Scientific Committee: the evaluation and treatment of urinary incontinence. V.15. Plymouth: Health Publication Limited, 1999. p.637-68.

10. Lapitan MC, Cody DJ, Grant AM. Open retropubic colposuspension for urinary incontinence in women. Cochrane Database of Systematic Reviews 2005; Issue 3. Art. No.: CD002912. DOI: 10.1002/1465 1858. CD002912.pub2.

11. Alcalay M, Monga A, Stanton SL. Burch colposuspension: a 10-20 year follow up. Br J Obstet Gynaecol 1995; 102:740-5.

12. Langer R, Lipshitz Y, Halperin R, Pansky M, Bukovsky I, Sherman D. Long-term (10-15 years) follow-up after Burch colposuspension for urinary stress incontinence. Int Urogynecol J 2001; 12:323-7.

13. Ng S, Tee YT, Tsui K-P, Chen G-D. Is the role of Burch colposuspension fading away in this epoch for treating female urinary incontinence? Int Urogynecol J 2007; 18:937-42.

14. Black NA, Downs SH. The effectiveness of surgery for stress incontinence in women: a systematic review. Br J Urol 1996; 78:497-510.

15. Smith ARB, Dmochowski R, Hilton P, Rovner E, Nilsson CG, Reid FM et al. Surgery for urinary incontinence in women. In: Abrams P, Cardozo L, Khoury S, Wein A (eds.). Incontinence: 4th International Consultation On Incontinence, Paris, July 5-8, 2008. 4.ed. 2009. p.1191-272.

16. Dean NM, Ellis G, Wilson PD, Herbison GP. Laparoscopic colposuspension for urinary incontinence in women. Cochrane Database of Systematic Reviews. 2006; Issue 3. Art. No.: CD002239. DOI: 10.1002/14651858.CD002239.pub2.

17. Mark D, Walters and Firouz Daneshgari. Surgical management of stress urinary incontinence. Clin Obstet Gynaecol 2004; 47(1):93-103.

18. Webster GD, Guralnick ML. Retropubic suspension surgery for female incontinence. In: Walsh PC, Retik AB, Vaughan ED Jr, Wein Aj (eds.). Campell's urology. 8.ed. Philadelphia: Saunders, 2002. p.1140-50.

19. Demirci F, Petri E. Perioperative complications of Burch colposuspension. Int Urogynecol J 2000; 11:170-5.

20. Tanagho E. Colpocystourethropexy. In: Raz S (ed.). Female urology. Philadelphia: WB Saunders, 1983. p.252-8.

QUESTÕES

1. Entre as complicações abaixo citadas, qual não ocorre na cirurgia de Burch?

   a. Osteíte púbica.

   b. Urgência miccional.

   c. Incontinência urinária recidivada.

   d. Angulamento de ureteres.

   e. Perfuração da bexiga.

2. Qual é o ligamento utilizado na cirurgia de colpofixação retropúbica?

   a. Ligamento pubouretral.

   b. Ligamento de Retzius.

   c. Ligamento de Cooper.

   d. Ligamento uretropélvico.

   e. Ligamento redondo.

3. Em qual tipo de paciente não se deve realizar a cirurgia de Burch?

   a. Incontinência urinária recidivada.

   b. Defeito esfincteriano em obesa.

   c. Incontinência urinária de esforço na multípara.

   d. Incontinência urinária mista com predominância da queixa de esforço.

   e. Incontinência urinária de esforço associada a mioma de 25 cm de diâmetro.

15

Tratamento cirúrgico: *slings*

Letícia Maria de Oliveira
Ana Maria Homem de Mello Bianchi-Ferraro
Rodrigo de Aquino Castro

INTRODUÇÃO

Ao analisar a literatura, estão descritas mais de 200 técnicas no tratamento da incontinência urinária de esforço (IUE). Entre elas, destacam-se as cirurgia de alças ou *slings*.

Giordano[1] desenvolveu os primeiros *slings*, baseando-se na criação de um suporte uretral e utilizando uma faixa de tecido corporal para a constituição de um novo esfíncter.

Os novos tratamentos para a IUE surgiram em busca de melhores resultados a longo prazo, em especial em casos de deficiência intrínseca do esfíncter, e têm objetivado melhora da função e suporte uretral, dando-se menos atenção às mudanças da posição da uretra isoladamente.[2] Os *slings* destinam-se a corrigir a disfunção uretral associada à falha intrínseca do mecanismo de fechamento do esfíncter, em repouso.[3] Assim, inicialmente, a finalidade do uso dos *slings* era fornecer suporte para a uretra, contra os quais ela pudesse ser comprimida durante o aumento de pressão abdominal.[4] Os *slings* podem ser autólogos, homólogos ou heterólogos.

Raz et al.[5] desenvolveram o *sling* de parede vaginal anterior, usando material de sutura permanente para suspender a referida parede vaginal e sua fáscia, amparando, assim, a uretra média e o colo vesical, permitindo suporte e coaptação aumentados.[6]

O primeiro par de suturas é colocado sob o colo vesical, incorporando fáscia vesicopélvica, ligamento uretropélvico e parede vaginal sem epitélio. O segundo par de suturas incorpora o levantador do ânus, lateral ao segmento da uretra média junto com o ligamento uretropélvico e a parede vaginal. Essas suturas permanentes são então transferidas pelo espaço retropúbico para o abdome inferior.[2]

As principais vantagens do *sling* vaginal são a sua extrema simplicidade, pouca morbidade e a não utilização de material sintético, além de não precisar de uma segunda incisão.[7] Os resultados dessa técnica são conflitantes, com taxas de cura da IUE na literatura que variam de 34 a 93%.[8-10]

Ainda em relação aos *slings* autólogos, McGuire e Lytton[11] padronizaram a técnica do *sling* fascial, utilizando a aponeurose dos músculos retos abdominais, com acesso cirúrgico combinado abdominovaginal e criando o anteparo necessário para a compressão uretral durante as manobras de esforço.

No que diz respeito à técnica, uma faixa de aponeurose do músculo reto abdominal é retirada, medindo 1,5 a 2 cm de largura e 6 a 15 cm de comprimento. Suturas não absorvíveis são colocadas nas extremidades da faixa de fáscia. A paciente é sondada com cateter de Foley para identificação do colo vesical. A parede vaginal é então dissecada lateralmente, o que permite a perfuração da fáscia pubocervical, ganhando acesso ao espaço retropúbico. As suturas do *sling* são então transferidas através do espaço retropúbico para o abdome inferior. Realiza-se então cistoscopia para assegurar que não houve lesão vesical. Se houver lesão vesical, um cateter de demora é deixado por 7 dias.

O *sling* é então suturado no local da fáscia periuretral para evitar a mobilização e permitir que a largura total da faixa fascial possa agir como uma proteção de suporte. As suturas do *sling* são então atadas, porém frouxamente, com cuidado para não criar excesso de tensão sob a uretra, evitando a retenção urinária.[2]

Os resultados mostram índices de continência de 83 a 95%, com períodos de seguimento superiores a 36 meses.[12-14]

Em 1996, Ulmsten et al.[15] desenvolveram um novo procedimento para correção da incontinência urinária, o *tension-free vaginal tape* (TVT) – um *sling* de uretra média pela via retropúbica passível de realização com anestesia local. A base dessa cirurgia é a Teoria Integral, segundo a qual a correção do inadequado suporte uretral, por meio do reparo dos ligamentos pubouretrais e da parede vaginal suburetral, é essencial para a resolução dos sintomas de perda urinária dos quais a paciente se queixa. Entre as características dessa cirurgia, estão a necessidade de mínima dissecção de parede vaginal, a aplicação de uma faixa específica de polipropileno, a ausência de tensão ao redor da uretra média, a não fixação da faixa e a possibilidade de ser realizada sob anestesia local, permitindo em grande parte das vezes que a paciente deixe o hospital no mesmo dia da cirurgia.[16]

Inicialmente recomendados como primeira opção para pacientes com IUE em razão da hipermobilidade da uretra, os *slings* de uretra média passaram a ser utilizados em pacientes com quadros mais graves de perda urinária, inclusive recorrentes.

Desenvolveram-se inúmeros estudos, muitos deles multicêntricos, com o objetivo de avaliar suas taxas de cura e complicações. As taxas de cura variam de 74 a 95%, com seguimento de 12 a 140 meses.[17-21] Cumpre ressaltar que esses trabalhos incluem pacientes com incontinência do tipo misto, com IUE recorrente e com deficiência intrínseca do esfíncter uretral.

As complicações mais comumente encontradas no intraoperatório são perfuração vesical (0,7 a 24%), hemorragia (0,7 a 2,5%), mais raramente, lesão de nervo obturador, lesão de vasos epigástricos e lesão uretral. Retenção urinária (1,9 a 19,7%), infecção urinária (4,1 a 13%), formação de hematoma retropúbico (0,4 a 8%) e, menos comumente, infecção de incisão abdominal, erosão de parede vaginal, urgência miccional *de novo*, formação de fístula vesicovaginal são as complicações encontradas no pós-operatório.[22]

Em essência, os *slings* de uretra média por via retropúbica têm como objetivo restaurar os ligamentos pubouretrais e a parede vaginal anterior pela colocação de uma faixa de polipropileno ao redor da uretra média, sem tensão, levando a uma torção dinâmica do órgão em situações de esforço. Essa técnica ganhou grande popularidade e, em pouco tempo, um grande número de cirurgias havia sido realizado.[23]

Desde a sua introdução, a tela utilizada nos *slings* de uretra média é de polipropileno tipo 1, macroporosa e monofilamentar, que se mostrou ser a melhor opção de material sintético associada a pouca reação inflamatória e infecção. Em estudo *in vivo*, foi demonstrado que, precoce e continuamente, as telas tipo 1 são preenchidas por tecido conjuntivo e capilares, o que resulta na sua integração aos tecidos do hospedeiro.[24] O processo inflamatório vai regredindo com o tempo, reduzindo o risco de infecção. Hoje, a tela tipo 1 é empregada em todos os *slings* sintéticos disponíveis no mercado.[25]

TÉCNICA

Sling de uretra média – retropúbico

1. Diluição de 30 mL de lidocaína com vasoconstritor em 80 mL de água destilada.
2. Injeção de 5 mL da solução de lidocaína na pele, acima da sínfise púbica, a cerca de 3 cm da linha média, bilateralmente. Incisão horizontal de 0,5 cm no local da injeção, interessando apenas pele, bilateralmente.
3. Utilizando-se agulha de peridural número 14 ou 16, injeção, através da incisão feita na pele, bilateralmente, de 10 mL da solução de lidocaína, no espaço de Retzius, pelo trajeto de passagem da agulha do TVT, sendo 5 mL injetados sob pressão e 5 mL injetados ao longo do trajeto da agulha.
4. Injeção de 5 mL da solução de lidocaína sob a mucosa vaginal, a 1 cm do meato uretral e injeção de 10 mL na transição entre a uretra e a vagina, bilateralmente em região retropúbica, sendo 5 mL sob pressão e 5 mL no trajeto da agulha.
5. Incisão de 1 cm na mucosa vaginal, a 1 cm do meato uretral e dissecção desta com bisturi e tesoura.
6. Sondagem vesical com sonda de Foley número 18 e passagem do guia através da sonda.
7. Após deslocamento da bexiga contralateralmente, pela mobilização do guia, introdução da primeira agulha do TVT, pela incisão na parede vaginal, perfurando o ligamento uretropélvico e alcançando o espaço de Retzius.
8. Exteriorização da agulha pela abertura da pele na região suprapúbica.
9. Após a passagem da primeira agulha, retirada do guia, instilação de 180 mL de água destilada na bexiga e controle cistoscópico.
10. Esvaziamento da bexiga e finalização da passagem da primeira agulha.
11. Procedimento contralateral semelhante.
12. Após o término da passagem da segunda agulha, instilação de 300 mL de água destilada na bexiga e novo controle cistoscópico.
13. Para ajuste da tensão da faixa sob a uretra média, colocação de uma tesoura ou pinça de Kelly entre a uretra e a faixa, utilizando-se o teste de esforço (tosse).
14. Remoção dos envoltórios plásticos da faixa, um lado por vez.
15. Corte da porção excedente da faixa, exteriorizada através da pele.
16. Sutura da pele e da mucosa com Vicryl® 3-0.

Segundo recente revisão sistemática da literatura, os *slings* autólogos têm taxa de cura semelhante aos *slings* minimamente invasivos a curto prazo; porém, as técnicas de TVT estão relacionadas com menor tempo cirúrgico, menor taxa de complicação perioperatória e menores taxas de disfunções miccionais, bem como de sintomas irritativos pós-operatórios.[26]

Em 2001, Delorme[27] desenvolveu uma nova técnica para a correção da IUE, baseada na teoria de DeLancey,[28] que descreve a existência de uma fáscia pelviperineal e a oclusão da uretra sobre essa fáscia retrouretral, pela pressão gerada pelo esforço, criando os *slings* transobturadores (TOT).

Assim, a ideia da via transobturadora de suspensão uretral repousa sobre dois conceitos básicos: a faixa reproduz a fáscia suburetral *hammock* e segue a lei de DeLancey.[28] Além disso, contrariamente à faixa colocada em posição retropúbica, a localização transobturadora da faixa, também de polipropileno, possibilita redução de risco de traumatismo visceral ou vasculonervoso. Não há risco de formação de hematoma no espaço de Retzius, e a incidência de disúria é menor, pela menor compressão uretral.[27,29] Os resultados mostram taxas de cura que variam entre 80 e 90%, no período de 12 meses.

A técnica proposta por Delorme, pela via transobturadora, compreende a inserção da faixa através do forame obturador de fora para dentro, ou seja, da raiz da coxa até a região suburetral *(outside-in)*. Diante da ocorrência de lesões uretrais e vesicais com a aplicação dessa cirurgia, de Leval[30] descreveu uma nova técnica, o *sling* de uretra média pela via transobturatória, que permite a passagem da faixa através do forame obturador de dentro para fora *(inside-out)*, com a utilização de instrumental específico. Essa técnica evita danos à uretra e à bexiga, tornando desnecessária a cistoscopia.

De uma maneira global, as taxas de cura dos *slings* de uretra média pela via transobturatória variam de 81 a 100% com seguimento de 6 a 90 meses.[31-35]

Em metanálise com comparação indireta entre as técnicas transobturatória, foram demonstrados índices de cura equivalentes.[36]

As complicações intraoperatórias relacionadas aos *slings* de uretra média pela via transobturatória são: lesão uretral (0,02%), lesão vesical (0,04%), perfuração de parede vaginal (0,6%), lesão neurológica (0,04%) e hemorragia ou hematoma (0,3%). Já as complicações pós-operatórias incluem formação de abscesso (0,05%), erosão vaginal (0,4%), retenção urinária (7%), urgência miccional *de novo* (13,9%) e dor na coxa (16%).[37,38]

Sling de uretra média – transobturador

1. Marcação dos pontos de saída dos passadores helicoidais na face interna da coxa, traçando-se uma linha horizontal no nível do meato uretral e uma segunda linha paralela, 2 cm acima da primeira. Localizam-se os pontos de saída na linha superior, 2 cm lateralmente à dobra da coxa.
2. Usando pinças de Allis para tração, realização de uma incisão de 1 cm na linha média da vagina, iniciando-se a 1 cm do meato uretral.
3. Dissecção da mucosa inicialmente com bisturi, completando-a com tesoura.
4. Direcionamento da dissecção lateral em ângulo de 45° com a linha média, com a tesoura orientada em um plano horizontal ou com a ponta virada delicadamente para cima.
5. Alcançando-se a junção entre o corpo do osso púbico e do ramo inferior do púbis, perfuração da membrana do músculo obturador.
6. Inserção do guia no trajeto dissecado, através da membrana do obturador.
7. Inserção do passador helicoidal do TVT, no trajeto dissecado, seguindo o guia.
8. Introdução do conjunto, atravessando-se e delicadamente passando-se pela membrana do músculo obturador.
9. Uma vez nesta posição, remoção do guia.
10. Com o guia removido, rotação do cabo do passador helicoidal (no sentido anti-horário no lado direito da paciente e no sentido horário no lado esquerdo da paciente), ao mesmo tempo, movendo-se o cabo para a linha média.
11. Saída da ponta do passador helicoidal pelo ponto previamente determinado.
12. Ao aparecimento da ponta do tubo plástico pela abertura da pele, apreensão da mesma com uma pinça e, mantendo-se o tubo próximo à uretra, remoção do passador helicoidal com uma rotação do cabo.
13. Tração completa do tubo plástico através da pele, até o aparecimento da faixa.
14. Procedimento contralateral, assegurando-se de que a faixa permaneça sob a uretra.
15. Instilação de 300 mL de água destilada na bexiga.
16. Para ajuste da tensão da faixa sob a uretra média, colocação de uma tesoura ou pinça de Kelly entre a uretra e a faixa, durante a manobra, para determinar sua posição correta, utilizando-se o teste de esforço (tosse).
17. Remoção dos envoltórios plásticos da faixa, um lado por vez.
18. Corte da porção excedente da faixa, exteriorizada através da pele.
19. Sutura da pele e da mucosa com Vicryl® 3-0.

Uma terceira geração de *slings* de uretra média tem sido desenvolvida nos últimos anos, com a finalidade de reduzir as complicações e adicionar simplicidade à técnica. Seguindo a tendência mundial de adoção de procedimentos cada vez menos invasivos, surgiram os *minislings* ou *slings* de incisão única. Sua inovação consiste no uso de menor quantidade de material sintético e na ausência de orifícios cutâneos, com o intuito de reduzir o trajeto cego do procedimento para minimizar taxas de infecções e traumas viscerais.[39]

O procedimento pode ser realizado exclusivamente sob anestesia local, sendo essa técnica anestésica recomendada para 98% das pacientes.[40]

Diferentemente das técnicas já consagradas, os *slings* de incisão única disponíveis no mercado não são uniformes quanto à extensão da faixa, ao método de inserção e aos locais e formas de fixação. Acrescenta-se ainda a não uniformidade de técnicas cirúrgicas entre diferentes autores. Portanto, os dados disponíveis a respeito de suas taxas de sucesso são conflitantes. Em atualização de revisão sistemática seguida por metanálise, que avaliou 11 estudos comparativos entre os diferentes *minislings* e *slings* retropúbicos ou transobturadores (1.702 pacientes), não foram observadas diferenças significativas entre as taxas de cura subjetiva ou entre as taxas de cura objetiva com tempo médio de seguimento de 18,6 meses.[41]

As complicações associadas a esses *slings* são urgência miccional *de novo* ou piora da urgência preexistente, lesões do trato urinário (vesicais e uretrais), disfunções miccionais e exposição de faixa.

Técnica *minisling* ou *sling* de incisão única

1. Paciente é colocada em posição de litotomia; realiza-se degermação cutânea e antissepsia do campo cirúrgico.
2. Sondagem vesical de demora com sonda de Foley 14 F.
3. Diluição de 20 mL de lidocaína a 2% com vasoconstritor em 40 mL de soro fisiológico a 0,9%, totalizando 60 mL de solução anestésica.
4. Injeção de 10 mL da solução anestésica na linha média da parede vaginal anterior sob a uretra, injeção de 10 mL no espaço parauretral esquerdo em direção ao forame do músculo obturador e mais 10 mL ao atingir a membrana do músculo obturador; mesmo procedimento repetido do lado contralateral.
5. Incisão longitudinal de 1 cm na mucosa vaginal iniciando-se a 1 cm do meato uretral.
6. Dissecção da mucosa inicialmente com bisturi, complementada com tesoura, em angulação de 45° em relação à linha média, até atingir a junção entre o cor-

po do osso púbico e o ramo inferior do púbis, sem transfixar a membrana do músculo obturador. Procedimento realizado bilateralmente.

7. Encaixe da extremidade do dispositivo à ponta do introdutor.
8. Apreensão e introdução do conjunto pelo trajeto dissecado, avançando até que se transfixe a membrana do músculo obturador interno, onde a faixa permanecerá fixada.
9. Acionamento da alavanca que permite a desconexão do introdutor à faixa.
10. Procedimento contralateral semelhante.
11. Instilação de 300 mL de água destilada na bexiga, com posterior retirada da sonda, realizando-se teste de esforço para ajuste da faixa.
12. Sutura da mucosa com fio de Vicryl® 3-0.

CONSIDERAÇÕES FINAIS

O tratamento da IUE continua sendo um desafio, existindo inúmeras técnicas para a sua correção ao longo dos tempos. Diferentemente de afecções que requerem técnicas extirpativas para sua resolução, o tratamento da IUE visa a restabelecer a função, reequilibrando os mecanismos de continência e evitando disfunções miccionais. Além disso, há de se considerar que muitos dos fatores de risco desencadeantes da IUE, como obesidade, tosse crônica e envelhecimento, continuam atuando após a intervenção cirúrgica.

A escolha da técnica a ser empregada deve levar em conta não apenas as taxas de sucesso, muito semelhantes segundo dados da literatura, mas também se devem pesar os efeitos adversos de cada procedimento, considerando-se os riscos individuais de cada paciente, bem como a experiência do cirurgião.

Assim, o *sling* retropúbico, o primeiro *sling* sintético de uretra média do qual se tem maior tempo de seguimento com altas taxas de cura e menos invasivo em relação às técnicas que o antecederam, é uma boa opção para os casos mais graves de IUE, particularmente nas pacientes mais jovens. Por sua vez, o *sling* transobturador também está relacionado a altas taxas de cura e dispensa a obrigatoriedade da cistoscopia intraoperatória, sendo o *sling* mais realizado entre os ginecologistas. Este *sling* está bem indicado, particularmente nos casos em que há necessidade de correção cirúrgica de prolapso genital concomitante. Já em relação aos *slings* de incisão única ou *minislings*, faltam evidências quanto às taxas de cura e complicações a longo prazo para que tenham sua indicação definida, porém, estão relacionados a intra e pós-operatório imediato menos invasivo e doloroso, podendo ser realizados apenas com anestesia local, sendo bem tolerados pela paciente.

REFERÊNCIAS BIBLIOGRÁFICAS

1. Giordano D. Vingtième Congress Français de Chirurgie. 1907; 5.
2. Raz S. Uma abordagem prática para o tratamento cirúrgico da incontinência urinária por estresse. In: Rubinstein I. Incontinência urinária na mulher. São Paulo: Atheneu, 2001. p.249-63.
3. McGuire EJ, Gormley EA. Abdominal fascial slings. In: Raz S. Female urology. 2.ed. Philadelphia: WB Saunders, 1996. p.369-75.
4. Chaikin DC, Blaivas JG, Rosenthal JE, Weiss JP. Results of pubovaginal sling for stress incontinence: a prospective comparison of 4 instruments for outcome analysis. J Urol 1999; 162:1670-3.
5. Raz S, Siegel AL, Short JL, Snyder JA. Vaginal wall sling. J Urol 1989; 141:43-6.
6. Stothers L, Raz S, Chopra A. Anterior vaginal wall sling. In: Raz S. Female urology. 2.ed. Philadelphia: WB Saunders; 1996. p.395-8.
7. Rubinstein I. Tratamento cirúrgico da incontinência urinária. J Bras Urol 1997; 23(4):258-62.
8. Su TH, Huang JP, Wang YL, Yang JM, Wei HJ, Huang CL. Is modified in situ vaginal wall sling operation the treatment of choice for recurrent genuine stress incontinence? J Urol 1999; 162:2073-7.
9. Choe JM, Ogan K, Battino BS. Antimicrobial mesh versus vaginal wall sling: a comparative outcomes analysis. J Urol 2000; 163:1829-34.
10. Kaplan AS, Te AE, Young GPH, Andrade A, Cabelin MA, Ikeguchi EF. Prospective analysis of 373 consecutive women with stress urinary incontinence treated with a vaginal wall sling: the Columbia-Cornell University experience. J Urol 2000; 164:1623-7.
11. McGuire EJ, Lytton B. Pubovaginal slings procedure for stress incontinence. J Urol 1978; 119:117-21.
12. Blaivas JG, Olsson CA. Stress incontinence: classification and surgical approach. J Urol 1988; 139:727-31.
13. Blaivas JG, Jacobs BZ. Pubovaginal fascial sling for the treatment of complicated stress urinary incontinence. J Urol 1991; 145:1214-8.
14. Shariflaghdas F, Mortazavi N. Tension-free vaginal tape and autologus rectus fascia pubovaginal sling for the treatment of urinary stress incontinence: a medium-term follow-up. Med Princ Pract 2008; 17(3):209-14.
15. Ulmsten U, Henriksson L, Johnson P, Varhos G. An ambulatory surgical procedure under local anesthesia for treatment of female urinary incontinence. Int Urogynecol J 1996; 7:81-6.

16. Ulmsten U. An introduction to Tension-Free Vaginal Tape (TVT) – A new surgical procedure for treatment of female urinary incontinence. Int Urogynecol J 2001; (Suppl 2):S3-4.

17. Ulmsten U, Falconer C, Johnson P, Jomaa M, Lannér L, Nilsson CG et al. A multicenter study of Tension-Free Vaginal Tape (TVT) for surgical treatment of stress urinary incontinence. Int Urogynecol J 1998; 9:210-3.

18. Rezapour M, Ulmsten U. Tension-free vaginal tape (TVT) in women with recurrent stress urinary incontinence- a long-term follow-up. Int Urogynecol J 2001a; (Suppl 2):S 9-11.

19. Cañis Sánchez D, Bielsa Gali Ó, Cortadellas Ángel R, Arango Toro O, Placer Santos J, Gelabert-Mas A. Resultados y complicaciones de la técnica TVT em el tratamiento de la incontinência de esfuerzo femenina. Actas Urol Esp 2005; 29:287-91.

20. Nilsson CG, Palva K, Rezapour M, Falconer C. Eleven years prospective follow-up of the tension-free vaginal tape procedure for treatment of stress urinary incontinence. Int Urogynecol J 2008; 19:1043-7.

21. Aigmueller T, Bjelic-Radisic V, Kargl J, Hinterholzer S, Laky R, Trutnovsky G et al. Reasons for dissatisfaction tem years after TVT procedure. Int Urogynecol J 2014; 25:213-7.

22. Daneshgari F, Kong W, Swartz M. Complications of mid urethral slings: important outcomes for future clinical trials. J Urol 2008; 180:1890-7.

23. Rezapour M, Falconer C, Ulmsten U. Tension-free vaginal tape (TVT) in stress incontinent women with intrinsic sphincter deficiency (ISD) – A long-term follow-up. Int Urogynecol J 2001; (Suppl 2):S 12-4.

24. Slack M, Sandhu JS, Staskin DR, Grant RC. In vivo comparison of suburethral sling materials. Int Urogynecol J Pelvic Floor Dysfunct 2006; 17:106-10.

25. Rapp DE, Kobashi KC. The evolution of midurethral slings. Nat Clin Pract Urol 2008; 5:194-201.

26. Rehman H, Bezerra CC, Bruschini H, Cody JD. Traditional suburethral sling operations for urinary incontinence in women. Cochrane Database Syst Rev 2011; 19(1):CD001754.

27. Delorme E. La bandelette trans-obturatrice: um procédé mini-invasif pour traiter l'incontinence urinaire d'effort de la femme. Prog Urol 2001; 11:1306-13.

28. DeLancey JOL. Structural support of the urethra as it relates to stress urinary incontinence: the hammock hypothesis. Am J Obstet Gynecol 1994; 170:1713-23.

29. Delorme E. Traitement chirurgical de l'incontinence urinaire d'effort de la femme par la bandelette trans-obturatrice. Ann Urol 2005; 39:10-5.

30. de Leval J. Novel surgical technique for the treatment of female stress urinary incontinence: transobturator vaginal tape inside-out. Eur Urol 2003; 44:724-30.

31. de Tayrac R, Deffieux X, Droupy S, Chauveaud-Lambling A, Calvanèse-Benamour L, Fernandez H. A prospective randomized trial comparing tension-free vaginal tape and transobturator suburethral tape for surgical treatment of stress urinary incontinence. Am J Obstet Gynecol 2004; 190:602-8.

32. Roumeguère T, Quackels T, Bollens R, de Groote A, Zlotta A, Vanden Bossche M et al. Trans-obturator vaginal tape (TOT) for female stress incontinence: one year follow-up in 120 patients. Eur Urol 2005; 48:805-9.

33. de Leval J, Waltregny D. New surgical technique for treatment of stress urinary incontinence TVT-Obturator: new developments and results. Surg Technol Int 2005; 14:212-21.

34. Waltregny D, Gaspar Y, Reul O. TVT-O for the treatment of female stress urinary incontinence: results of a prospective study after a 3-year minimum follow-up. Eur Urol 2008; 53:401-8.

35. Athanasiou S, Grigoriadis T, Zacharakis D, Skampardonis N, Lourantou D, Antsaklis A. Seven years of objective and subjective outcomes of transobturator (TVT-O) vaginal tape: Why do tapes fail? Int Urogynecol J 2014; 25:219-25.

36. Latthe PM, Singh P, Foon R, Toozs-Hobson P. Two routes of transobturator tape procedures in stress urinary incontinence: a meta-analysis with direct and indirect comparison of randomized trials. BJU Int 2010; 106:68-76.

37. Deng DY, Rutman M, Raz S, Rodriguez LV. Presentation and management of major complications of midurethral slings: are complications under-reported? Neurourol Urodynam 2007; 26:46-52.

38. Waltregny D, de Leval J. The TVT-obturator surgical procedure for the treatment of female stress urinary incontinence: a clinical update. Int Urogynecol J 2009; 20:337-48.

39. Oliveira R, Silva C, Dinis P, Cruz F. Suburethral single incision slings in the treatment of female stress urinary incontinence. What is the evidence for using them in 2010? Arch Esp Urol 2011; 64(4):339-46.

40. Debodiance P, Lagrange E, Amblard J, Lenoble C, Lucot JP, Villet R et al. TVT secur: more and more minimal invasive. Preliminary prospective study on 110 cases. J Gynecol Obstet Biol Reprod 2008; 37:229-36.

41. Mostafa A, Lim CP, Hopper L, Madhuvrata P, Abdel-Fattah M. Single-incision mini-slings versus standard midurethral slings in surgical management of female stress urinary incontinence: an updated systematic review and meta-analysis of effectiveness and complications. Eur Urol 2013.

QUESTÕES

1. Em relação aos *slings*, é correto afirmar:
   a. Exposição da faixa é mais comum no defeito esfincteriano.
   b. As cirurgias de *sling* são o padrão ouro do tratamento da incontinência urinária de esforço.
   c. As cirurgias de *sling* não são indicadas para os casos de hipermobilidade de colo vesical.
   d. O TVT retropúbico não pode ser realizado com anestesia local.
   e. Os *minislings* são tão efetivos quanto os TVT retropúbicos, e não existe diferença entre os tipos disponíveis no mercado.

2. O melhor tratamento cirúrgico para incontinência urinária recidivada com defeito esfincteriano é:
   a. TVT retropúbico.
   b. *Minisling*.
   c. TVT transobturador.
   d. Cirurgia de Burch.
   e. Cirurgia de Kelly-Kennedy.

3. Qual é a condição não ideal para cirurgia de *sling* transobturador?
   a. Cirurgia de Burch prévia.
   b. Cirurgia de Kelly-Kennedy prévia.
   c. Uretra fixa.
   d. Hipermobilidade de colo vesical.
   e. Defeito esfincteriano.

16

Injeções periuretrais

Sergio Brasileiro Martins

A incontinência urinária de esforço (IUE), definida como a queixa de perda involuntária no esforço, exercício, espirro ou tosse sem contração do detrusor[1], é responsável por graves problemas sociais, psicológicos e econômicos. A perda de urina faz a mulher se afastar dos convívios social e familiar, levando-a ao isolamento.

A IUE pode ser causada por falta de suporte anatômico da bexiga e da uretra, por deficiência intrínseca do mecanismo esfinctérico uretral ou pela associação de ambas. O tratamento da IUE pode ser feito por fisioterapia, agentes farmacológicos e cirurgias. Os *slings* de uretra média são considerados o tratamento padrão-ouro[2] da IUE, porém as complicações advindas da cirurgia e do material utilizado causam preocupações. As injeções uretrais fazem parte dos vários tratamentos disponíveis, principalmente para pacientes que não desejam se submeter à cirurgia, idosas ou com alto risco para complicações anestésicas, apresentando baixa taxa de complicações.[3]

O tratamento da IUE pelas injeções periuretrais não é nova opção de terapêutica. Murless,[4] em 1938, foi o primeiro a utilizar uma injeção de moruato de sódio ao redor da uretra para o tratamento da incontinência urinária. Desde então, várias outras substâncias foram utilizadas, porém produziram complicações imediatas ou tardias em algumas pacientes, desestimulando o seu uso.

Após o trabalho pioneiro de Shortliffe[5] com a injeção periuretral de colágeno bovino, o tratamento com as injeções passou a ser mais empregado, pois além de ser de fácil administração e aceitação, não causa complicações imediatas e tardias significativas, não restringe a paciente no leito e, sendo um procedimento ambulatorial, reduz os custos com internação hospitalar.

O mecanismo que resulta na melhora da continência pelos agentes de preenchimento não é completamente elucidado.[6] O abaulamento produzido pelos materiais na submucosa da uretra proximal, resultante da coaptação da mucosa ou efeito selante, provavelmente elevaria a pressão de fechamento uretral e a resistência ao fluxo urinário.[7] Após a injeção, existe um alongamento cefálico no comprimento funcional uretral, aumentando a eficiência da pressão de transmissão na porção proximal da uretra e impedindo a abertura do colo vesical durante o esforço.[8] Estudos utilizando a urodinâmica demonstram quadro obstrutivo com diminuição do fluxo máximo e aumento da pressão do detrusor, além do aumento na pressão de perda (VLPP) nos casos de cura.[9,10]

O material ideal teria que ser fácil de injetar, biocompatível, não antigênico, não carcinogênico, que não possibilitasse migração e que conservasse seu volume no local injetado com o decorrer do tempo, porém, até os dias de hoje, esse material não existe.[11]

As injeções uretrais são indicadas primariamente para as pacientes com defeito esfinctérico intrínseco (DEI) sem hipermobilidade e com músculo detrusor normal, porém pacientes com deficiência esfinctérica intrínseca com hipermobilidade também podem ser beneficiadas, além das pacientes sem condições clínico-cirúrgicas ou que não desejam cirurgia, ou nas pacientes com recidivas cirúrgicas.[3]

TÉCNICAS DA INJEÇÃO

As injeções podem ser feitas pela técnica periuretral ou transuretral. O material é administrado sob anestesia local e controle cistoscópico em ambiente ambulatorial ou em sala de cirurgia. O agente deve ser implantado próximo ao colo vesical ou uretra proximal dentro da parede uretral, preferencialmente na submucosa ou lâmina própria, de maneira que produza um abaulamento da mucosa, proporcionando a coaptação das paredes e, consequentemente, um efeito selante sob esse colo vesical. Mais recentemente, pelo sucesso do tratamento cirúrgico da IUE com as faixas de polipropileno, também tem sido feita a injeção na uretra média.[12]

Na técnica periuretral, faz-se um bloqueio parauretral nas posições de 3 e 9 horas com lidocaína a 2%. Insere-se o uretrocistoscópio para visualizar a uretra e o colo vesical e introduz-se uma agulha paralela ao cistoscópio até localizar-se próximo ao colo vesical dentro da submucosa e, com movimentos delicados, assegura-se a posição da agulha, avaliando se ela não está muito profunda ou muito próxima do lúmen uretral, para evitar que haja ruptura da mucosa. Caso isto ocorra, a agulha deve ser retirada e reposicionada. O agente é injetado bilateralmente e solicita-se para a paciente tossir; se a perda urinária ocorrer, mais material deve ser injetado. Após a paciente urinar espontaneamente, pode receber alta.

Já na técnica transuretral, com a paciente sob anestesia local ou geral, introduz-se o uretrocistoscópio e o cateter flexível, com o material progredindo até a uretra proximal, próximo ao colo vesical. Move-se a agulha para adiante até que se possa ver sua ponta e recua-se o cistocóspio. Localiza-se a posição de 6 horas, elevando o cistoscópio para cima a um ângulo de 30 a 45° da superfície do tecido uretral e avança-se a agulha a 0,5 cm de profundidade. Para se verificar a correta posição da agulha na mucosa, deve-se injetar uma pequena quantidade do material. Se a agulha estiver posicionada corretamente, verifica-se imediatamente um abaulamento do tecido na mucosa uretral. Lentamente, injeta-se o material nas posições de 2, 6 e 10 horas. Schulz[13] não encontrou diferença entre as injeções periuretrais e transuretrais e concluiu que os dois métodos são efetivos.

MATERIAIS

Alguns materiais mais viscosos exigem um revólver para maior pressão na introdução do material.

Colágeno bovino

As injeções uretrais de colágeno bovino foram aprovadas nos Estados Unidos pela Food and Drug Administration (FDA) em 1993 e foram indicadas para as pacientes com deficiência esfinctérica intrínseca com uretra fixa ou com pouca mobilidade. No entanto, alguns autores, utilizando as injeções de colágeno bovino para o tratamento das pacientes com IUE com hipermobilidade do colo vesical, obtiveram bons resultados.[3]

O colágeno bovino é altamente purificado, misturado com glutaraldeído, e composto de 95% de colágeno tipo I e 5% de tipo III. Essa mistura proporciona resistência à enzima colagenase sintetizada pelos fibroblastos. O colágeno bovino é estéril, biocompatível, biodegradável, apirogênico, não forma granuloma, estimula a produção de fibroblastos e a neovascularização, tem mínima ação antigênica e não migra.[14]

Pela probabilidade de 2 a 5% das pacientes estarem sensibilizadas ao colágeno, todas devem se submeter ao teste de sensibilidade na face volar do antebraço 30 dias antes do procedimento; em caso de resposta positiva, a paciente não deve se submeter ao procedimento.

As injeções periuretrais de colágeno bovino possibilitam resultados iniciais excelentes,[15-17] porém sua eficácia vai decrescendo com o tempo. A manutenção dos bons resultados depende da administração de novas injeções. Alguns autores mostraram-se desapontados com o método, pois os resultados no longo prazo são desanimadores.[18] Contudo, outros pesquisadores relataram resultados satisfatórios, em especial nas pacientes idosas, evitando-se, com isso, o aumento da morbidade e os riscos eventuais do procedimento cirúrgico.[19]

Na Escola Paulista de Medicina, utiliza-se o lisado de colágeno bovino em pacientes com defeito esfinctérico com ou sem hipermobilidade do colo vesical, principalmente nas pacientes idosas, naquelas sem condições cirúrgicas ou que não desejavam a cirurgia. Observam-se melhora na qualidade de vida, diminuição no número de protetores higiênicos e, no estudo urodinâmico, observam-se perdas com volumes vesicais maiores e aumento da pressão abdominal de perda (Figura 1).[20]

As complicações encontradas são retenção urinária, que é um evento raro, infecção urinária, hematúria macroscópica e, raramente, abscesso uretral.[16]

Em 2011, o colágeno bovino tratado com glutaraldeído (Contigen® Bard) foi retirado do mercado, pressionando a pesquisa por novos agentes de preenchimento. Outros agentes de preenchimento também foram retirados do mercado ou seu uso foi descontinuado por segurança ou por baixa taxa de eficácia; dentre eles, podem ser citados gordura autóloga, politetrafluoretileno (Teflon®), ácido dextranômero/hialurônico (Zuidex®) e copolímero álcool vinil etileno.[21]

Micropartículas de silicone (Macroplastique®)

O polidimetilsiloxane (Macroplastique®) é utilizado na Europa desde 1991. Trata-se de um agente de preenchimento não alérgico, composto por partículas de polidimetilsiloxane com diâmetro médio de 209 mcm. Os implantes aglomeram-se e criam um bolo ao redor do colágeno infiltrado do hospedeiro; essa pseudoencapsulação permanece entre a lâmina própria e a muscular da uretra, prevenindo a movimentação e a migração do implante.

O procedimento é realizado com anestesia local em condições estéreis, sem controle cistoscópico. Os implantes são aplicados pela técnica periuretral a 1 cm do colo vesical, nas posições de 2, 10 e 6 horas da uretra (Figura 2).

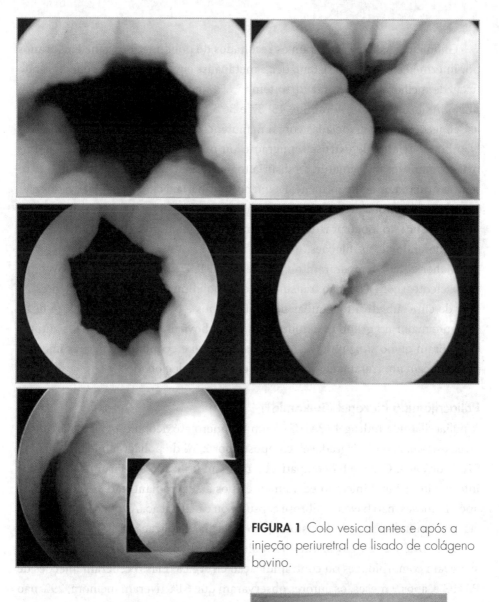

FIGURA 1 Colo vesical antes e após a injeção periuretral de lisado de colágeno bovino.

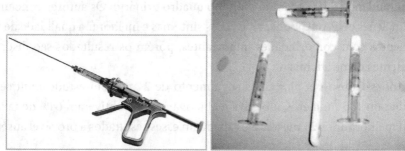

FIGURA 2 Instrumental necessário para a aplicação do polidimetilsiloxane (Macroplastique®).

Ghoniem e Miller[21] avaliaram os resultados do polidimetilsiloxane em 20 anos por intermédio de revisão sistemática e metanálise em 958 pacientes, encontrando taxas de melhora em 75% no curto tempo, 73% no médio prazo e 64% no longo prazo. As taxas de cura foram de 43, 37 e 36% nesse mesmo período, sendo que as reinjeções foram associadas com a manutenção dos resultados no longo prazo. Não houve relatos de extrusão, migração ou reação imune; os efeitos colaterais mais comuns foram hematúria e disúria temporária e, menos frequentemente, retenção urinária, urgeincontinência e infecção urinária. Não foram observados efeitos adversos importantes. Os autores concluem pela metanálise que os benefícios da terapêutica no longo prazo frequentemente são mantidos, com algumas pacientes requerendo novas injeções.

Maher et al.[22] compararam o tratamento da IUE utilizando *sling* pubovaginal (22 pacientes) com a injeção transuretral com polidimetilsiloxane (23 pacientes). A taxa de cura subjetiva foi similar nos dois grupos e a cura objetiva foi significativamente maior no grupo que utilizou o *sling* pubovaginal (81% × 9%). Os autores concluíram que o *sling* pubovaginal é mais efetivo e econômico, mas as injeções permanecem um tratamento apropriado em casos selecionados.

Poliacrilamida hidrogel (Bulkamid®)

A poliacrilamida hidrogel (PAHG) é um polímero atóxico, hidrofílico, não absorvível, estável, não biodegradável, composto por 2,5% de poliacrilamida diluída em 97,5% de água. O gel é biocompatível e também utilizado em cirurgia plástica. A integração tecidual inicia imediatamente após a sua implantação e é completada após 12 meses, não havendo fibrose capsular ou calcificação. A aplicação é feita por via transuretral sob controle cistoscópico e é de fácil aplicação.[23]

Trutnovsky et al.[24] avaliaram 54 mulheres com diagnóstico de IUE que apresentavam comorbidades ou contraindicação cirúrgica. Elas receberam injeções de PAHG e, após 9 meses, os autores observaram que 61% tiveram melhora, 29% não tiveram mudança e 10% tiveram piora no quadro urinário. Os autores concluíram que as injeções de PAHG podem aliviar os sintomas e melhorar a qualidade de vida de pacientes com comorbidades importantes, porém os resultados são discretos em pacientes com IUE mista.

Já Toozs-Hobson et al.,[23] após seguimento de 2 anos em estudo multicêntrico, avaliaram 135 mulheres subjetiva e objetivamente e obtiveram 64% de taxa de cura ou melhora após 24 meses. Eles atribuem esses resultados a provável ausência de migração da substância, formação de granuloma ou abscesso, sugerindo que a substância permanece inerte, não é metabolizada e mantém sua forma e tamanho, garantindo os resultados no longo prazo.

Carbono pirolítico (Durasphere®)

O carbono pirolítico consiste em grânulos de óxido de zircônio e carbono suspensos em gel aquoso; é um material inerte, não imunogênico, que pode ser injetado pela via transuretral e periuretral. Consiste em partículas variando de 90 a 200 micras. O óxido de zircônio é um material não absorvível utilizado em válvulas cardíacas sintéticas. Com a reabsorção do gel, os grânulos são encapsulados no tecido periuretral, que resulta na durabilidade do tratamento. Quando comparado às injeções com colágeno bovino, as injeções com carbono pirolítico obtiveram 80% de melhora *versus* 69% no grupo do colágeno bovino após 12 meses, além de necessitar de menor volume para obter o resultado satisfatório, porém não foi estatisticamente significativo.[25] Apesar de ser material permanente, o sucesso do tratamento com carbono pirolítico diminui com o tempo, mantendo os resultados em 33% dos pacientes após 2 anos e 21% após 3 anos.[26]

As complicações mais comuns do carbono pirolítico são retenção urinária temporária em 17%, disúria em 12% e ITU em 9%.

Hidroxiapatita de cálcio (Coaptite®)

A hidroxiapatita de cálcio é um material sintético semelhante ao existente no osso e no dente humano; ele é suspenso em um gel de glicerina e água para facilitar a injeção. As partículas possuem tamanho médio de 100 micras e injeta-se por via transuretral. Mayer et al., comparando a eficácia das injeções de hidroxiapatita de cálcio com colágeno bovino em 296 mulheres com IUE, observaram, após 12 meses, melhora de 63,4% e 57%, respectivamente, e número significativamente menor de injeções e menor quantidade de material injetado com hidroxiapatita de cálcio.[27]

Vivienne et al., em recente revisão sistemática, concluíram que, até o momento, as injeções uretrais não podem ser indicadas como primeira linha no tratamento da IUE, porém, para pacientes que apresentam comorbidades importantes, as injeções podem representar uma opção útil para o alívio dos sintomas. Não há dados suficientes para determinar se a via transuretral é superior à via periuretral, nem se a injeção deve ser feita na uretra média ou proximal.[28]

IUE E INJEÇÕES DE CÉLULAS-TRONCO

Recentemente, a terapia com células-tronco tem emergido como o futuro no tratamento da IUE. Pesquisas em modelos animais têm sido feitas com o objetivo de regenerar os componentes anatômicos responsáveis pela manutenção da continência urinária.[29]

O material ideal para engenharia de tecidos (manipulação de tecidos) e terapia celular é aquele obtido de procedimento minimamente invasivo, com proliferação rápida e bem controlada, que forneça quantidade suficiente de células, com capacidade de diferenciação para regenerar múltiplos tecidos e de ser transplantado no hospedeiro autólogo.[30]

Células-tronco multipotentes são a fonte mais comum para a terapia celular e a engenharia de tecidos. As células-tronco embrionárias e as adultas são os tipos de células-tronco potencialmente úteis com propósito terapêutico. Ambas são capazes de se diferenciar em diversos tipos de células, porém a utilização das células-tronco embrionárias é limitada por problemas éticos, potencial para tumorigenicidade e regulamentação governamental. As células-tronco mesenquimais originam-se do mesoderma embrionário e podem ser isoladas de tecidos adultos, como tecido adiposo, medula óssea, músculo, líquido amniótico, placenta, cordão umbilical ou fígado. Células-tronco mesodérmicas podem ser cultivadas e expandidas *in vitro*, diferenciar-se em células de qualquer camada germinativa e liberar fatores parácrinos que afetam os tecidos ao redor. Atualmente, no tratamento da IUE utilizando a terapia celular, as células-tronco mais utilizadas são de medula óssea, tecido adiposo e músculo.[31]

Os poucos estudos em humanos utilizando células-tronco no tratamento da incontinência urinária foram realizados com células progenitoras derivadas de músculo. Strasser et al.[32] foram os primeiros a conduzir experimentos em mulheres e homens com IUE. Os mioblastos e fibroblastos eram obtidos pelas biópsias musculares de cada paciente e injetadas pela técnica transuretral, utilizando a ultrassonografia como guia no rabdoesfíncter da uretra média. Os autores obtiveram melhora. Infelizmente, esse primeiro estudo com seres humanos teve que ser retratado em virtude da falta de consentimento dos pacientes, irregularidade no protocolo de estudo e ausência de aprovação do comitê de ética.[33,34]

Carr et al.[35] foram os primeiros a apresentar um *trial* no Canadá e nos Estados Unidos no tratamento de oito pacientes com IUE e injeção transuretral de mioblastos retirados por punção biópsia da coxa das pacientes. Eles observaram melhora em cinco pacientes após 3 e 8 meses da injeção sem efeitos adversos. As pacientes submetem-se à biópsia do músculo deltoide sob anestesia local com lidocaína; após incisão de 2 cm da pele, o músculo deltoide é exposto e biópsias do músculo são realizadas até obter 1 a 2 g de fibras musculares; o material é enviado imediatamente para um centro de terapia celular para a produção de mioblastos. O processo de produção celular leva de 2 a 3 semanas e inclui vários passos: extração celular após digestão enzimática, amplificação das células, congelamento e armazenagem em gás nitrogênio. O produto final é uma suspensão de células progenitoras musculares variando de 1×10^7 a 3×10^7 células.

As injeções de mioblastos se integrariam ao trato urinário baixo e levariam a estímulo regenerativo, aumentando a espessura, melhorando a contratilidade e aumentando a atividade eletrofisiológica do rabdoesfíncter.[36]

Sèbe et al.,[37] em estudo prospectivo, avaliaram 12 mulheres com incontinência severa e uretra fixa, com recidiva após tratamento cirúrgico. As pacientes foram submetidas a injeções uretrais de células progenitoras musculares e, após 12 meses, três pacientes encontravam-se curadas, sete pacientes estavam melhores e duas pacientes haviam piorado. Os autores concluíram que a terapia celular para pacientes multioperadas é um procedimento factível e seguro que pode ser utilizado em uma segunda linha de tratamento.

CONSIDERAÇÕES FINAIS

Procura-se identificar uma substância que seja de baixo custo, fácil administração, desprovida de antigenicidade e que tenha efeito permanente. Com o advento da manipulação de tecidos, como mioblastos, e a possibilidade de expansão dos tecidos injetáveis, é possível que, em alguns anos, essas injeções sejam uma das principais modalidades no tratamento da IUE.

Por fim, há a convicção de que as injeções periuretrais devem fazer parte do arsenal terapêutico da IUE, em especial nas pacientes com idade avançada, sem condições clínico-cirúrgicas ou mesmo pelo medo de se submeterem à cirurgia. Assim, com o auxílio das injeções periuretrais, pode-se melhorar a qualidade de vida dessas pacientes e devolvê-las ao convívio social.

REFERÊNCIAS BIBLIOGRÁFICAS

1. Abrams P, Cardozo L, Fall M. Griffiths D, Rosier P, Ulmsten U et al. The standardisation of terminology in lower urinary tract function: report from the standardisation sub-committee of the International Continence Society. Urology 2003; 61(1):37-49.

2. American Urological Association. Guideline for the Surgical Management of Female Stress Urinary Incontinence: 2009 Update. Accessed from www.auanet.org/content/media/stress2009-chapter1.pdf.

3. Kotb AF, Campeau L, Corcos J. Urethral Bulking agents: techniques and outcomes. Curr Urol Rep 2009; 10:396-400.

4. Murless BC. The injection treatment of stress incontinence. J Obstet Gynaecol Br 1938; 45:67-73.

5. Shortliffe LMD, Freiha FS, Kessler R, Stamey TA, Constantinou CE. Treatment of urinary incontinence by the periurethral implantation of glutaraldehyde cross-linked collagen. J Urol 1989; 141:538-41.

6. Pickard R, Reaper J, Wyness L, Cody DJ, McClinton S, N'Dow J. Periurethral injection therapy for urinary incontinence in women. Cochrane Database Syst Rev CD003881 (2003).

7. Smith ARB, Daneshgari F, Dmochowski R et al. Surgery for urinary incontinence in women. In: Abrams P, Cardozo L, Khoury S, Wein A (eds.). Incontinence. Paris: Health Publication, 2005. p.1297-370.

8. Monga AK, Robinson D, Stanton SL. Periurethral collagen injections for genuine stress incontinence: a 2-year follow-up. Brit J Urol 1995; 76:156-60.

9. Monga AK, Stanton SL. Urodinamics: prediction, outcome and analysis of mechanism for cure of stress incontinence by periurethral collagen. Br J Obstet Gynaecol 1997; 104:158-62.

10. Klarskov N, Lose G. Urethral injection therapy: what is the mechanism of action? Neurourol Urodyn 2008; 27:789-92.

11. Kershen RT, Atala A. New advances in injectable therapies for the treatment of incontinence and vesicoureteral reflux. Urol Clin North Am 1999; 26:81-94.

12. Kuhn A, Stadlmayr W, Lengsfeld D, Mueller MD. Where should bulking agents for female urodynamics stress incontinence be injected? Int Urogynecol J Pelvic Floor Dysfunct 2008; 19:817-21.

13. Schulz JA, Nager CW, Stanton SL, Baessler K. Bulking agents for stress urinary incontinence: short-term results and complications in a randomized comparison of periurethral and transurethral injections. J Urol 2005; 73:11-2.

14. Leonard MP, Canning DA, Epstein JI, Gearhart JP, Jeffs RD. Local tissue reaction to the subureteral injection of glutaraldehyde cross-linked bovine collagen in humans. J Urol 1990; 143:1209-12.

15. Stricker P, Haylen B. Injectable collagen for type 3 female stress incontinence: the first 50 Australian patients. Med J Aust 1993; 158:89-91.

16. Winters JC, Appell R. Periurethral injection of collagen in the treatment of intrinsic sphincteric deficiency in the female patient. Urol Clin N Am 1995; 22:673-8.

17. Cross CA, English SF, Cespedes RD, McGuire EJ. A follow-up for transuretral collagen injection therapy for urinary incontinence. J Urol 1998; 159:106-8.

18. Gorton E, Stanton S, Monga A, Wisking AK, Lentz GM, Bland DR. Periurethral collagen injection: a long-term follow-up study. BJU Int 1999; 84:966-71.

19. Winters JC, Chiverton A, Scarpero HM, Prats LJ. Collagen injection therapy in elderly women: long-term results and patient satisfaction. Urol 2000; 55:856-61.

20. Martins SB, Oliveira RA, Castro RA, Sartori MG, Baracat EC, Lima GR et al. Clinical and urodynamics evaluation in women with stress urinary incontinence treated by periurethral collagen injection. Int Braz J Urol 2007; 33:695-703.

21. Ghoniem GM, Miller CJ. A systematic review and meta-analysis of Macroplastique for treating female stress urinary incontinence. Int Urogynecol J 2012; 1825-9.

22. Maher CF, O'Reilly DPL, Carey MP, Comish A, Schluter P. Pubovaginal sling versus transurethral Macroplastique for stress urinary incontinence and intrinsic sphincter deficiency: a prospective randomised controlled trial. Int J Obstet Gynaecol 2005; 112:797-801.

23. Toozs-Hobson P, Al-Singary W, Fynes M, Tegerstedt G, Lose G. Two-year follow-up of an open-label multicenter study of polyacrylamide hydrogel (Bulkamid®) for female stress and stress-predominant mixed incontinence. Int Urogynecol J 2012; 23(10):1373-8.

24. Trutnovsky G, Tamussino K, Greimel E, Bjelic-Radisic V. Quality of life after periurethral injection with polyacrylamide hydrogel for stress urinary incontinence. Int Urogynecol J 2011; 22:353-6.

25. Lightner D, Calvosa C, Andersen R, Klimberg I, Brito CG, Snyder J et al. A new injectable bulking agent for treatment of stress urinary incontinence: results of a multicenter, randomized, controlled, double-blind study of Durasphere. Urology 2001; 58:12-5.

26. Chrouser KL, Fick F, Goel A, Itano NB, Sweat SD, Lightner DJ. Carbon coated zirconium beads in beta-glucan gel and bovine glutaraldehyde cross-linked collagen injections for intrinsic sphincter deficiency: continence and satisfaction after extended followup. J Urol 2004; 171:1152-5.

27. Mayer RD, Dmochowski RR, Appell RA, Sand PK, Klimberg IW, Jacoby K et al. Multicenter prospective randomized 52-week trial of calcium hydroxylapatite versus bovine dermal collagen for treatment of stress urinary incontinence. Urology 2007; 69(5):876-80.

28. Kirchin V, Page T, Keegan PE, Atiemo K, Cody JD, McClinton S. Urethral injection therapy for urinary incontinence in women. Cochrane Database of Systematic Reviews. In: The Cochrane Library, Issue 08, Art. No. CD003881. DOI: 10.1002/14651858. CD003881.pub2.

29. Lee JY, Cannon TW, Pruchnic R, Fraser MO, Huard J, Chancellor MB. The effects of periurethral muscle-derived stem cell injection on leak point pressure in a rat model of stress urinary incontinence. Int Urogynecol J Pelvic Floor Dysfunct 2003; 14:31-7, discussion 37.

30. Atala A. Regenerative medicine and tissue engineering in urology. Urol Clin North Am 2009; 36:199-209, viii-ix.

31. Wu Y, Chen L, Scott PG, Tredget EE. Mesenchymal stem cells enhance wound healing through differentiation and angiogenesis. Stem Cells 2007; 25:2648-59.

32. Strasser H, Marksteiner R, Margreiter E, Mitterberger M, Pinggera GM, Frauscher F et al. Transurethral ultrasonography-guided injection of adult autologous stem cells versus transurethral endoscopic injection of collagen in treatment of urinary incontinence. World J Urol 2007; 25:385-92.

33. Strasser H, Marksteiner R, Margreiter E, Pinggera GM, Mitterberger M, Frauscher F et al. Autologous myoblasts and fibroblasts versus collagen for treatment of stress urinary incontinence in women: a randomised controlled trial. Lancet 2007; 369:2179-86. (Published erratum appears in Lancet 2008, 371:474)

34. Kleinert S, Horton R. Retraction: Autologous myoblasts and fibroblasts versus collagen [corrected] for treatment of stress urinary incontinence in women: a [corrected] randomised controlled trial. Lancet 2008; 372:789-90. (Published erratum appears in Lancet 2008, 372:1302)

35. Carr LK, Steele D, Wagner D, Pruchnic R, Jankowski R, Erickson J et al. 1-year follow--up of autologous muscle-derived stem cell injection pilot study to treat stress urinary incontinence. Int Urogynecol J 2008; 19:881-3.

36. Mitterberger M, Pinggera GM, Marksteiner R, Margreiter E, Fussenegger M, Frauscher F et al. Adult stem cell therapy of female stress urinary incontinence. Eur Urol 2008; 53:169-75.

37. Sèbe P, Doucet C, Cornu JN, Ciofu C, Costa P, Diez de Medina SG et al. Intrasphincteric injections of autologous muscular cells in women with refractory stress urinary incontinence: a prospective study. Int Urogynecol J 2011; 22:183-9.

QUESTÕES

1. Paciente de 45 anos de idade com queixa de incontinência urinária aos grandes e médios esforços há 5 anos. Nega urgência miccional e não apresenta comorbidades. Ao exame físico, observa-se hipermobilidade uretrovesical com perda sincrônica à tosse; não possui outras distopias. Estudo urodinâmico sem alterações e com VLPP de 120 cmH_2O. Qual o tratamento indicado?

   a. Injeção periuretral.
   b. *Sling* sintético.
   c. *Sling* de aponeurose.
   d. Fisioterapia.
   e. NDN.

2. Paciente de 102 anos de idade com queixa de perda urinária aos mínimos esforços. Após avaliação, tem-se como diagnóstico defeito esfinctérico intrínseco. Qual conduta deve ser proposta?

   a. Fisioterapia.
   b. *Sling* transobturador.
   c. *Sling* retropúbico.
   d. Injeção periuretral.
   e. NDN.

3. Paciente com queixa de incontinência urinária aos mínimos esforços. Estudo urodinâmico compatível com defeito esfinctérico intrínseco. Apresenta antecedente de radioterapia por câncer do colo uterino. Qual a sua proposta terapêutica?

   a. Reeducação vesical e estrogenoterapia.
   b. Fisioterapia.
   c. Injeção periuretral.
   d. Perineoplastia.
   e. NDN.

17

Complicações do tratamento cirúrgico

Andreisa Paiva Monteiro Bilhar
Rodrigo de Aquino Castro
Zsuzsanna Ilona Katalin de Jármy-Di Bella
Marair Gracio Ferreira Sartori
Manoel João Batista Castello Girão

INTRODUÇÃO

A incontinência urinária de esforço (IUE) é o tipo mais comum de incontinência urinária feminina.[1] Ao longo do tempo, inúmeros procedimentos cirúrgicos, utilizando as vias vaginal e abdominal, têm sido propostos no tratamento da IUE.

Uma vez que o número de mulheres que necessita de tratamento para IUE vem aumentando, é imperativo o conhecimento das complicações associadas aos procedimentos cirúrgicos.

Amayé-Obu e Drutz estimaram taxas de complicação das cirurgias para IUE de 10 a 60% após colporrafia anterior, 5 a 28% após colpossuspensão de Burch, 5 a 60% após suspensões do colo vesical por agulha e 3 a 12% após *slings* pubovaginais.[2] Uma revisão da literatura revelou que as taxas de complicação variam de 4,3 a 75,1% para *sling* retropúbico (TVT)[3,4] e de 10,5 a 31,3% para *sling* transobturatório (TOT).[5-7]

Portanto, é importante saber as possíveis complicações cirúrgicas, quando e onde elas podem ocorrer, como as tratar e, principalmente, como as evitar.

PREVENÇÃO DE COMPLICAÇÕES

Embora grande parte das complicações relacionadas com o tratamento cirúrgico da IUE seja tratável e, na maioria das vezes, reversível, o cenário ideal é prevenir, minimizando a possibilidade de um resultado adverso.[8]

Experiência cirúrgica com determinado procedimento tem sido citada como um fator importante que contribui para o risco de complicações. Formação adequada e posterior manutenção das habilidades são relevantes não só para otimizar resultados, mas também para minimizar complicações.[8]

Kuuva et al. analisaram um banco de dados nacional sobre *slings* de uretra média e perceberam que as complicações operatórias variaram inversamente com a experiência cirúrgica (nível 3).[9]

Existem muitos fatores intrínsecos à paciente com potencial para causar impacto sobre o risco de complicações, incluindo a etiologia e o tipo de incontinência urinária, idade, comorbidades médicas, função sexual pré-operatória e presença de condições associadas, como prolapso vaginal e cirurgia anti-incontinência ou pélvica prévia. Em estudo prospectivo com mais de 800 pacientes submetidas a TVT, Schraffordt Koops et al. observaram incidência global de 6,2% de complicações e identificaram como fatores de risco: estado menopausal, cirurgia prévia para prolapso (mas não cirurgia prévia de incontinência), tipo de anestesia e procedimento realizado em hospital de ensino (nível 2).[10]

Identificar fatores de risco pré-operatórios, como cirurgia prévia, idade e obesidade, que consistentemente predizem complicações intra e pós-operatórias, tem sido difícil. Grande parte da literatura existente é conflitante (nível 3).[11] Alguns autores encontraram que a cirurgia pélvica ou para incontinência predispõe à lesão vesical durante passagem de *sling* de uretra média (níveis 2-3),[12-15] enquanto outros não encontraram tal situação (nível 2).[16] Essa variabilidade pode ser resultado do tipo de cirurgia prévia para IUE: cirurgia retropúbica prévia, como Burch ou Marshall-Marchetti-Krantz (MMK), pode levar à cicatrização retropúbica com risco de lesão vesical, enquanto cirurgia vaginal, como a plicatura de Kelly, em que o espaço retropúbico não é violado, não altera o risco.[15]

A idade avançada não é uma contraindicação para a cirurgia anti-incontinência. Contudo, cirurgia no idoso com idade avançada (mais de 80 anos) pode estar associada com aumento da morbidade, maiores taxas de incontinência de urgência pós-operatória, obstrução infravesical e falha cirúrgica, em comparação com idosos de menor faixa etária (nível 3) (65 a 80 anos).[17,18]

Rogers et al. demonstraram não haver aumento do risco de complicações pós-operatórias ou intraoperatórias em pacientes obesos (IMC > 30), em comparação com os pacientes não obesos, em estudo de coorte prospectivo.[16]

Complicações ocorrem por várias razões. Petri et al.[19] analisaram uma série de 328 reintervenções após *slings* de uretra média em quatro centros terciários de uroginecologia na Europa. A razão mais comum citada para o fracasso da operação anterior foi má técnica cirúrgica, sobretudo por indicação cirúrgica errada.

Fatores reversíveis devem ser tratados no pré-operatório. Para as paciente na pós-menopausa, com atrofia vaginal hipoestrogênica, o uso de estrogênio tópico pode reduzir a incidência de deiscência da ferida vaginal ou extrusão do material de suporte no pós-operatório. Infecções do trato urinário e do trato genital (p.ex., candidíase) devem ser tratadas igualmente antes da intervenção cirúrgica. Distúrbios nutricionais devem ser avaliados e corrigidos. Finalmente, todas as comorbidades médicas que podem ser otimizadas, como diabetes e hipertensão, devem ser pesquisadas.[20]

Apesar dos esforços e cuidados para prevenção, complicações durante as cirurgias de IUE podem ocorrer no intraoperatório ou no pós-operatório. A seguir, são analisados esses tipos específicos de complicações.

COMPLICAÇÕES INTRAOPERATÓRIAS

Hemorragia

O risco de sangramento durante a cirurgia de IUE pode ser minimizado, mas não totalmente eliminado pela boa técnica operatória. Vários vasos sanguíneos atravessam a pelve profunda, incluindo grandes canais venosos no espaço retropúbico. Vasos da fossa obturatória, ao longo da parede lateral pélvica, incluindo os vasos ilíacos e dentro do pedículo vascular da bexiga, estão em risco, especialmente na cirurgia vaginal, por falta de visualização direta de tais estruturas durante a passagem das agulhas.[8]

Lesão vascular maior pode levar rapidamente a hemorragia fatal se não for reconhecida no intraoperatório, além de poder resultar em grandes hematomas retropúbicos no pós-operatório.[21,22] Leach et al. relataram complicações hemorrágicas que necessitaram de transfusão em 5% das colpossuspensões de Burch, 4% dos *slings*, 3% das agulhas de suspensão e 3% de reparos anteriores.[23] Essas diferenças não foram estatisticamente significativas.

Hemorragia é uma das complicações da colpossuspensão de Burch e cerca de 2 a 5% dos casos podem precisar de transfusão.[24] O sangramento ocorre durante a dissecção do plano errado, principalmente na área das veias paravaginais, o plexo de Santorini, no espaço de Retzius.

Em estudo multicêntrico randomizado com 597 mulheres submetidas a *sling* por via transobturatória contra retropúbica para IUE, a incidência de sangramento foi de 6% *versus* 2,3%, respectivamente.[25]

Ensaios clínicos randomizados comparando TOT e TVT não mostraram diferença significativa de complicações hemorrágicas entre as duas técnicas,[26-28] assim como não houve diferença significativa entre o grupo submetido à colpossuspensão e o grupo submetido a *sling* de uretra média no relatório UITN de Albo et al. (3/329 *versus* 1/326, p = 0,62).[29]

Uma complicação mais séria de hematoma retropúbico foi relatada em duas pacientes que se submeteram a *sling* de incisão única.[30,31] Essas pacientes apresentaram lesão vascular da corona *mortis*, que é uma ligação vascular entre as artérias ilíaca externa e obturatória. Uma paciente foi tratada de maneira conservadora e a outra com intervenção cirúrgica no espaço de Retzius.

Leve sangramento intraoperatório da dissecção vaginal inicial pode geralmente ser controlado com pressão direta sobre as áreas uretral e retropúbica, realizada durante 5 a 10 minutos e seguida por tampão vaginal. Sangramento aumentado que resulta em hematoma retropúbico geralmente é decorrente de lesão venosa durante a passagem da agulha, e até 2,8% podem requerer transfusão.[4] Dependendo do tamanho do hematoma, sinais e sintomas podem incluir dor, urgência, aumento da frequência decorrente da compressão vesical, massa suprapúbica, hipotensão, taquicardia, sensibilidade vaginal e abdominal. Laboratorialmente, pode haver queda do hematócrito. Ultrassonografia (US) endovaginal ou abdominal ou tomografia computadorizada (TC) de abdome e pelve podem identificar hematoma. Flock et al. relataram que hematomas menores de 100 mL foram raramente sintomáticos, enquanto aqueles entre 100 e 200 mL causaram dor moderada.[32] Aspiração com agulha não foi bem-sucedida por conta da coagulação. Pacientes com hematomas superiores a 300 mL sofreram dor severa e necessitaram de drenagem cirúrgica do hematoma. A resolução completa demonstrada por US pode levar entre 1 e 5 meses.[33]

Lesões vasculares que envolvem grandes artérias, como a ilíaca externa, femoral, obturatória, epigástrica e vesical inferior têm sido relatadas e são responsáveis por casos de mortalidade.[34] Essas lesões arteriais devem ser reconhecidas e tratadas rapidamente. Opções de tratamento incluem angioembolização, laparotomia com ligadura ou reanastomose vascular.

Lesão do trato urinário

Durante o procedimento cirúrgico, uretra, bexiga ou, muito mais raramente, ureteres podem ser lesados. A chave para o manejo de cada uma dessas lesões é o reconhecimento imediato e a reparação. Sequelas de longo prazo resultantes do não reconhecimento da lesão podem ser devastadoras para a paciente.[8]

Uretra

Lesão uretral intraoperatória é raramente relatada. Pode ocorrer na dissecção vaginal inicial, na passagem das agulhas nos procedimentos de *sling* e nas suspensões transvaginais ou durante o reparo da cistocele. Falha em reconhecer a lesão ou insucesso ao repará-la pode levar a formação de fístula uretrovaginal, erosão de material do *sling* para o lúmen uretral no pós-operatório, infecção e outros problemas potenciais. O risco de lesão uretral pode ser até 4 vezes maior na via transobturatória, em comparação com a via retropúbica,[35] no entanto, essa informação é baseada em uma revisão da literatura e, portanto, as comparações são indiretas, e não de ensaios randomizados controlados.

O uso de cateter uretral antes de iniciar o procedimento cirúrgico ajuda a identificar a uretra no intraoperatório e, no caso de lesão, permite o reconhecimento imediato ao visualizar-se o cateter no campo operatório. Na suspeita de lesão uretral, deve-se realizar uretroscopia.[20] No caso de lesão uretral durante a cirurgia de *sling* sintético, é aconselhável reparar a uretra e interromper o procedimento até que a uretra seja completamente cicatrizada. O *sling* autólogo pode ser considerado uma alternativa mais segura do que um *sling* sintético no momento de uma lesão uretral, mas há poucos dados para apoiar essa proposta.[8]

Bexiga

O risco de lesão vesical pode variar de acordo com a escolha do método cirúrgico.[8] Durante colpossuspensão retropúbica, lesão vesical é relatada em cerca de 0,36% dos casos e ocorre geralmente em pacientes com história de cirurgia prévia no espaço retropúbico.[36] Em uma revisão da literatura, o risco de lesão vesical pode ser até 6 vezes maior na via retropúbica/TVT em comparação com a transobturatória.[35] A incidência de perfuração da bexiga durante TVT tem sido relatada em 0 a 8% dos pacientes.[9,10,14,37,38]

Embora a via de acesso dos *slings* de uretra média (transobturatória contra retropúbica) pareça afetar o risco de lesões vesicais,[12,13] vários estudos recentes têm sugerido que a inexperiência cirúrgica também é fator de risco, assim como cirurgia anti-incontinência prévia.[3,39,40]

Lesão vesical deve ser diagnosticada no intraoperatório por exame endoscópico cuidadoso da bexiga e do colo vesical. Para evitar lesões durante a passagem da agulha, a uretra deve ser claramente palpada; a bexiga, drenada antes da passagem; e a anatomia pélvica, bem delineada. Se uma lesão vesical é observada no intraoperatório, a agulha deve ser removida e reposicionada. Lesão por agulha geralmente não requer sutura primária. No entanto, é desejável drenagem pós-operatória com cateter de Foley para evitar formação de fístula, urinoma e abscessos pélvicos.[20]

Ureter

Lesão ureteral durante cirurgia de incontinência urinária é muito rara. O ureter pode ser acotovelado ou obstruído durante os procedimentos de Burch ou MMK ou durante os procedimentos de faixa no colo vesical.[8] Acotovelamento ou lesão ureteral pode ocorrer em 0,2 a 2% dos casos de colpossuspensão de Burch e o risco aumenta na presença de cirurgias pélvicas anteriores.[24] Com o advento dos *slings* de uretra média, essas lesões são raras.[8]

Virtualmente, todas as lesões ureterais podem ser identificadas por cistoscopia intraoperatória. A administração de corantes intravenosos, como índigo carmim, permite visualização de efluxo ureteral, confirmando sua patência. Suspeita de lesão ureteral é confirmada por urografia retrógrada. Obstrução ureteral decorrente da presença de sutura pode ser tratada com a remoção do fio de sutura e a utilização de cateter ureteral temporário. Transecção ureteral requer reimplante ureteral.[20]

Lesão intestinal

Existem relatos de casos de lesão intestinal durante cirurgia de incontinência urinária.[4,41] Felizmente, é uma complicação rara. Pode ocorrer durante a dissecção retropúbica nos procedimentos de Burch ou MMK especialmente em casos de reoperação, durante o acesso ao espaço retropúbico no *sling* pubovaginal autólogo ou durante a passagem das agulhas nos *slings* de uretra média. Essa complicação pode ser devastadora, levando a abscesso, septicemia e até mesmo morte.

Uma revisão recente do banco de dados da Food and Drug Administration (FDA) revelou sete mortes que ocorreram após a colocação de TVT, das quais seis casos foram associados com lesão intestinal.[42] Desde então, mais três casos de perfuração intestinal foram adicionados ao banco de dados.[34] Esses relatórios não são apenas desconcertantes, mas podem, na verdade, subestimar a real incidência dessa complicação, uma vez que sua notificação não é obrigatória.[33]

Infelizmente, a maioria dessas lesões não é reconhecida até o período pós-operatório, levando à morbidade considerável. Sinais e sintomas iniciais podem ser sutis, incluindo febre baixa, dor abdominal e íleo paralítico. Na suspeita, uma avaliação diagnóstica deve ser rapidamente instituída. Laparotomia com reparação da lesão intestinal e, possivelmente, ressecção do intestino são necessárias para o tratamento definitivo. Em alguns casos, o desvio temporário do intestino proximal pode ser necessário.[20]

COMPLICAÇÕES PÓS-OPERATÓRIAS
Disfunção miccional/retenção urinária

Disfunção miccional pós-operatória é uma complicação potencial de todos os procedimentos para IUE. Compreende desde sintomas urinários obstrutivos até retenção urinária completa, requerendo cateterismo vesical intermitente; também inclui os sintomas irritativos de armazenamento, como urgência *de novo*, hiperatividade do detrusor e até infecções recorrentes do trato urinário. De particular importância, é a relação temporal entre os sintomas e o procedimento cirúrgico e, apesar de muitas técnicas cirúrgicas diferentes resultarem em disfunção miccional, a causa mais comum continua sendo a hipersuspensão da uretra.[43]

Felizmente, a maioria das disfunções miccionais é transitória e desaparece espontaneamente em alguns dias ou semanas. Disfunção miccional persistente (mais de 4 semanas) ocorre em 5 a 20% após procedimento de MMK, 4 a 22% após colpossuspensão de Burch, 5 a 7% após suspensão por agulha e 4 a 10% após *sling* pubovaginal.[43]

Fatores preditores de disfunção miccional pós-operatória após colpossuspensão de Burch são idade, baixo fluxo máximo no pré-operatório, grande elevação do colo vesical e mobilidade uretral reduzida no pré-operatório.[44] Sintomas pós-operatórios de bexiga hiperativa podem ocorrer em cerca de 22% das pacientes, o que pode ser secundário à obstrução.

A prevalência de disfunção miccional, incluindo retenção urinária, urgência *de novo* e incontinência de urgência, após *slings* de uretra média, varia de 2 a 25%.[3,9,12-14,37,45-50] Uma das seguintes características podem ser encontradas nesses casos: posicionamento anormal da faixa no colo vesical, uso de *sling* na presença de defeito paravaginal, tensão excessiva da faixa ou hipercorreção, procedimento anti-incontinência prévio e retração ou dobradura da faixa.[51,52]

Estudos prospectivos randomizados têm mostrado que dificuldade miccional em curto prazo parece ser menos provável após TVT do que Burch[38] e *sling* pubovaginal.[53] Dietz encontrou que o *sling* TOT é menos "obstrutivo" do que o TVT com base em taxas de fluxo e US.[54]

O diagnóstico de obstrução uretral após cirurgia de IUE é difícil e deve ser baseado em combinação de parâmetros clínicos. Em algumas pacientes, cistoscopia e estudo urodinâmico podem ser úteis. No entanto, não existe nenhum método universalmente aceito que faça diagnóstico de obstrução uretral no pós-operatório em mulheres.[8]

O tempo para intervenção é controverso. Na verdade, a maioria das pacientes com retenção urinária pós-operatória transitória, após *sling* de uretra média, retoma esvaziamento vesical normal dentro de 1 a 2 dias após o procedimento. No entanto, algumas pacientes podem demorar 1 a 2 semanas e aquelas com história de cirurgia prévia para IUE ou aquelas que se submeteram a reparo concomitante do prolapso podem demorar ainda mais.[55] Alguns autores têm recomendado terapia conservadora para disfunção miccional pós-operatória por até 3 meses antes de tentar revisão cirúrgica.[56] No entanto, um tempo prolongado para intervenção pode ser associado à potencial disfunção vesical irreversível, mesmo após uretrólise de sucesso.[57]

Uma vez que o diagnóstico de obstrução vesical é estabelecido, as opções de tratamento incluem cateterismo vesical intermitente com ou sem medicação antimuscarínica para reduzir os sintomas irritativos, bloqueadores alfa-adrenérgicos (para os quais existe pouca ou nenhuma evidência de eficácia no estabelecimento de obstrução vesical iatrogênica feminina), incisão via vaginal do *sling* e uretrólise. Relatos e pequenas séries de casos têm sugerido que a dilatação uretral, ou reexploração e tração do *sling*, pode ser benéfica para pacientes selecionadas. No entanto, existe moderada evidência de que a secção transvaginal de *slings* autólogos pubovaginais, bem como de *slings* sintéticos de uretra média, é altamente eficaz em reverter a obstrução vesical, devendo ser considerada terapia de primeira linha.[58-60] Esse tratamento pode ser realizado precocemente, após 1 semana de cirurgia, apesar de existir uma variabilidade considerável entre os autores no que diz respeito ao momento ideal de intervenção.

Para pacientes que não responderam à incisão da faixa ou que foram submetidas a outro procedimento sem utilização de *sling*, uma uretrólise pode ser realizada.[61,62] Recorrência dos sintomas de IUE após secção do *sling* ou uretrólise pode ocorrer em 15 a 20% das pacientes.[59,63]

Exposição vaginal da faixa/extrusão no trato urinário

Taxas relatadas de exposição vaginal da faixa após uso de *slings* sintéticos sem revestimento de silicone variam de 0 a 1,6%.[49,64,65] Um número mais elevado tem sido relatado em séries de casos com sistemas revestidos de silicone.

Recente metanálise utilizando *slings* de polipropileno revelou uma possível tendência para exposição vaginal aumentada após a via transobturatória em relação à retropúbica (OR 1,5, IC 95% 0,51-4,4).[66]

A exposição do material pode acontecer na linha média da incisão ou na parede anterolateral vaginal. Exposições medianas implicam deiscência ou falha na cicatrização da ferida, enquanto exposições laterais podem decorrer de perfuração da parede vaginal ou lesão não reconhecida no momento da passagem do *sling*.[67]

A exposição da tela pode estar relacionada com a técnica cirúrgica, fatores do hospedeiro, cicatrização da ferida, infecção, propriedades físicas do material implantado, como tamanho do poro e constituição monofilamentar ou multifilamentar,[68,69] e retorno precoce de intercurso sexual.

As pacientes podem apresentar secreção vaginal aumentada, dor local, dispareunia ou faixa palpável pela paciente ou pelo parceiro. No entanto, até 1/3 das pacientes pode ser assintomática.[52] A maioria dos casos ocorre nos primeiros meses após a cirurgia.[70]

Exposições pequenas podem se resolver com manejo conservador, incluindo aplicação de estrogênio tópico.[20] Se o tratamento conservador não for bem-sucedido ou a exposição for maior do que 1 cm, a faixa exposta pode ser retirada sob anestesia local. Exposições maiores, com corrimento vaginal abundante ou que parecem infectadas, podem requerer ressecção mais extensa em centro cirúrgico.[33]

Embora rara, extrusão da faixa no trato urinário pode ocorrer. Uma grande série retrospectiva com utilização de TVT mostrou extrusão na uretra em 0,3% dos casos.[48] Acredita-se que isso ocorra por causa de má técnica cirúrgica, que poderia danificar a integridade do tecido ou seu fornecimento sanguíneo, tensão excessiva sobre a faixa ou infecção local. Dilatação pós-operatória da uretra para soltar a faixa também pode ser um fator preditor.[48]

Os sintomas incluem dor uretral ou pélvica, infecção de trato urinário (ITU) de repetição, retenção urinária, hematúria e sintomas de bexiga hiperativa. Na presença desses sintomas depois de uma cirurgia de *sling*, deve-se ter um alto índice de suspeição de extrusão e avaliar cuidadosamente a paciente com uretrocistoscopia.[33]

O tratamento dessa complicação é cirúrgico. Não está claro se a extrusão no trato urinário ocorre como resultado de perfuração não diagnosticada no momento da cirurgia ou por migração do material para o trato urinário em algum momento depois da cirurgia.[8]

A retirada da faixa intravesical, como complicação pós-operatória de *slings* sintéticos de uretra média, requer um plano de gestão com base na extensão e na localização da tela. A localização depende do tipo de abordagem: retropúbica ou transobturatória. Perfuração com *sling* retropúbico ocorre frequentemente na cúpula vesical, em uma localização de 10 a 2 horas. No entanto, pode ser identificada tela ao longo das paredes laterais e perto do colo vesical. Depois de um *sling* transobturatório, a localização esperada será ao longo da base ou do colo vesical, em uma posição de 4 a 8 horas. A localização dita as estratégias de manejo, e as opções incluem técnica aberta ou endoscópica.[71-73]

Disfunção sexual

Disfunção sexual pós-operatória foi reportada em 2 a 8% das pacientes submetidas à cirurgia para IUE nas diretrizes da Associação Americana de Urologia.[23] A diferença entre os procedimentos utilizados não foi estatisticamente significativa.

Dispareunia é uma forma de disfunção sexual que pode ocorrer após cirurgia de IUE em virtude de alteração anatômica da vagina, deslocamento do eixo vaginal com angulação do canal, estreitamento circunferencial decorrente do corte excessivo da parede vaginal durante cirurgia de prolapso ou como resultado de cicatrizes aberrantes, formação de neuroma resultante da dissecção ao longo da parede vaginal anterior, ou exposição da faixa. Outros fatores que contribuem, mas que são mal compreendidos, podem existir. Por exemplo, em algumas séries, 4 a 5% das pacientes após TVT experimentaram diminuição da libido.[74,75] A razão para essa diminuição não está clara.

Dispareunia pós-operatória deve ser avaliada por exame físico completo. A presença de cicatrizes vaginais, retração, estreitamento e, especialmente, exposição da faixa deve ser excluída, assim como outras causas para novo aparecimento de disfunção sexual devem ser exploradas e tratadas.[76]

Outras complicações

Dor na virilha e na coxa é outro problema potencial após a colocação de *sling* de uretra média, principalmente com a via transobturatória. Uma recente metanálise revelou que a dor foi mais comum em pacientes que se submeteram a *sling* transobturatório do que o retropúbico (OR 8,8, IC 95% 2,6-29,5).[66] A etiologia desse quadro ainda não está totalmente clara, mas pode ser de origem neurológica. As lesões de nervos, como o obturador, têm sido relatadas, mas são raras (menos de 1%).[48,77]

A ITU é menos frequente do que algumas outras complicações pós-operatórias. Além disso, a definição e o diagnóstico de ITU, muitas vezes, não são claros, tornando a prevalência pós-operatória inconsistente.[33]

Em recentes estudos comparativos e prospectivos, ITU foi relatada em 7,4 a 13% das mulheres que se submeteram a TVT ou procedimentos TOT, sem diferença significativa entre os grupos.[6,77] No entanto, taxas mais baixas relatadas nesses estudos podem refletir perda de seguimento.

CONSIDERAÇÕES FINAIS

Deve ser enfatizado que a maioria das falhas cirúrgicas e complicações resulta de indicação errada, técnica cirúrgica inadequada e aplicação errada. Portanto, por meio da avaliação pré-operatória meticulosa da paciente associada à boa técnica cirúrgica, a maioria das complicações, mas não todas, pode ser prevenida.[36]

A literatura em geral concorda que a via transobturatória pode ser mais segura para as pacientes que se submeteram à cirurgia pélvica anterior, uma vez que evita a possibilidade de lesões intestinais e diminui o risco de lesões vasculares e vesicais do que com a via retropúbica. No entanto, lacerações vaginais são mais comuns na cirurgia transobturatória, e isto pode contribuir para a maior ocorrência de exposição de tela. Além disso, a via transobturatória tem incidência significativamente maior de dor na virilha. Embora a disfunção miccional e a retenção urinária possam ser um pouco mais comuns entre aquelas que se submeteram a um procedimento de TVT, esse problema é cada vez mais reconhecido na via transobturatória. Problemas importantes, como ITU e dispareunia, precisam de estudos mais bem desenhados para melhor avaliação.[33]

REFERÊNCIAS BIBLIOGRÁFICAS

1. Hannestad YS, Rortveit G, Sandvik H, Hunskaar S, Norwegian EPINCONT Study, Epidemiology of Incontinence in the County of Nord-Trondelag. A community-based epidemiological survey of female urinary incontinence: the Norwegian EPINCONT Study. J Clin Epidemiol 2000; 53:1150-57.

2. Amaye-Obu FA, Drutz HP. Surgical management of recurrent stress urinary incontinence: a 12-year experience. Am J Obstet Gynecol 1999; 181:1296.

3. Abouassaly R, Steinberg JR, Lemieux M, Marois C, Gilchrist LI, Bourque JL et al. Complications of tension-free vaginal tape surgery: a multi-institutional review. BJU Int 2004; 94:110.

4. Kobashi KC, Govier FE. Perioperative complications: the first 140 polypropylene pubovaginal slings. J Urol 2003; 170:1918.

5. Porena M, Costantini E, Frea B, Giannantoni A, Ranzoni S, Mearini L et al. Tension-free vaginal tape versus transobturator tape as surgery for stress urinary incontinence: results of a multicentre randomised trial. Eur Urol 2007; 52:1481.

6. Laurikainen E, Valpas A, Kivela A, Kalliola T, Rinne K, Takala T et al. Retropubic compared with transobturator tape placement in treatment of urinary incontinence: a randomized controlled trial. Obstet Gynecol 2007; 109:4.

7. Fischer A, Fink T, Zachmann S, Eickenbusch U. Comparison of retropubic and outside-in transoburator sling systems for the cure of female genuine stress urinary incontinence. Eur Urol 2005; 48:799.

8. Smith ARB, Chang D, Dmochowski R, Hilton P, Nilsson CG, Reid FM et al. Surgery for urinary incontinence in women. In: Abrams P, Cardozo LD, Khoury S, Wein A (eds.). Incontinence – 4th International Consultation on Incontinence. Plymouth: Health Publications, 2009. p. 1191-272.

9. Kuuva N, Nilsson CG. A nationwide analysis of complications associated with the tension-free vaginal tape (TVT) procedure. Acta Obstetr Gynecol Scand 2002; 81:72-7.

10. Schraffordt Koops SE, Bisseling TM, Heintz AP, Vervest HAM. Prospective analysis of complications of tension-free vaginal tape from The Netherlands Tension-free Vaginal Tape study. Am J Obstetr Gynecol 2005; 193:45-52.

11. Cetinel B, Demirkesen O, Onal B, Akkus E, Alan C, Can G. Are there any factors predicting the cure and complication rates of tension-free vaginal tape? Int Urogynecol J 2004; 15:188-93.

12. Deval B, Levardon M, Samain E, Rafii A, Cortesse A, Amarenco et al. A French multicenter clinical trial of SPARC for stress urinary incontinence. Eur Urol 2003; 44:254-8.

13. Jeffry L, Deval B, Birsan A, Soriano D, Darai E. Objective and subjective cure rates after tension-free vaginal tape for treatment of urinary incontinence. [see comment]. Urology 2001; 58:702-6.

14. Tamussino KF, Hanzal E, Kolle D, Ralph G, Riss PA, Austrian Urogynecology Working Group. Tension-free vaginal tape operation: results of the Austrian registry. [see comment]. Obstetr Gynecol 2001; 98:732-6.

15. Daraï E, Jeffry L, Deval B, Birsan A, Kadoch O, Soriano D. Results of tension-free vaginal tape in patients with or without vaginal hysterectomy. Eur J Obstet Gynecol Repro Biol 2002; 103(2):163-7.

16. Rogers RG, Lebkuchner U, Kammerer-Doak DN, Thompson PK, Walters MD, Nygaard IE. Obesity and retropubic surgery for stress incontinence: is there really an increased risk of intraoperative complications? Am J Obstetr Gynecol 2006; 195:1794-98.

17. Sultana CJ, Campbell JW, Pisanelli WS, Sivinski L, Rimm AA. Morbidity and mortality of incontinence surgery in elderly women: an analysis of Medicare data. Am J Obstetr Gynecol 1997; 176:344-8.

18. Anger JT, Litwin MS, Wang Q, Pashos CL, Rodriguez LV. The effect of age on outcomes of sling surgery for urinary incontinence. J Am Geriatr Soc 2007; 55:1927-31.

19. Petri E, Niemeyer R, Martan A, Tunn R, Naumann G, Koelbl H. Reasons for and treatment of surgical complications with alloplastic slings. Int Urogynecol J 2006; 17:3-13.

20. Gilchrist AS, Rovner ES. Managing complications of slings. Curr Opin Urol 2011; 21:291-6.

21. Rajan S, Kohli N. Retropubic hematoma after transobturator sling procedure. Obstetr Gynecol 2005; 106:1199-202.

22. Walters MD, Tulikangas PK, Lasala C, Muir TW. Vascular injury during tension-free vaginal tape procedure for stress urinary incontinence. Obstetr Gynecol 2001; 98:957-9.

23. Leach GE, Dmochowski RR, Appell RA, Blaivas JG, Hadley HR, Luber KM et al. Female Stress Urinary Incontinence Clinical Guidelines Panel summary report on surgical management of female stress urinary incontinence. The American Urological Association. J Urol 1997; 158:875-80.

24. Ostergard DR. Primary sling for everyone with genuine stress incontinence? The argument against. Int Urogynecol J 1997; 8:321-2.

25. Richter HE, Albo ME, Zyczynski HM, Kenton K, Norton PA, Sirls LT et al. Retropubic versus transobturator midurethral slings for stress incontinence. N Engl J Med 2010; 362:2066-76.

26. Detayrac R, Deffieux X, Draupy S, Al E. A prospective randomized trial comparing tension- free vaginal tape and transobturator suburethral tape for the surgical treatment of stress urinary incontinence. Am J Obstetr Gynecol 2004; 190:6.

27. Liapis A, Bakas P, Giner M, Creatsas G. Tension-free vaginal tape versus tension-free vaginal tape obturator in women with stress urinary incontinence. Gynecol Obstetr Invest 2006; 62:160-4.

28. Laurikainen E, Valpas A, Kivela A, Kalliola T, Rinne K, Takala T et al. Retropubic compared with transobturator tape placement in treatment of urinary incontinence: a randomized controlled trial. Obstetr Gynecol 2007; 109:4-11.

29. Albo ME, Richter HE, Brubaker L, Norton P, Kraus SR, Zimmern PE et al.; and Urinary Incontinence Treatment Network. Burch colposuspension versus fascial sling to reduce urinary stress incontinence. N Eng J Med 2007; 356:2143-55.

30. Rehder P, Glodny B, Pichler R, Mitterberger MJ. Massive retropubic hematoma after minimal invasive mid-urethral sling procedure in a patient with a corona mortis. Indian J Urol 2010; 26:577-9.

31. Larsson PG, Teleman P, Persson J. A serious bleeding complication with injury of the corona mortis with the TVT-Secur procedure. Int Urogynecol J 2010; 21:1175-7.

32. Flock F, Reich A, Muche R, Kreienberg R, Reister F. Hemorrhagic complications associated with tension-free vaginal tape procedure. Obstet Gynecol 2004; 104:989.

33. Daneshgari F, Kong W, Swartz M. Complications of mid urethral slings: important outcomes for future clinical trials. J Urol 2008; 180:1890-97.

34. Manufacturer and User Facility Device Experience (MAUDE) Database 2007.

35. Adams A, Bardsley A, Crumlin L, Al E. Urinary incontinence: the management of urinary incontinence in women. In: National Collaborating Centre for Women's and Children's Health. London: RCOG Press, 2006.

36. Ashok K, Petri E. Failures and complications in pelvic floor surgery. World J Urol 2012; 30:487-94.

37. Meschia M, Pifarotti P, Bernasconi F, Guercio E, Maffiolini M, Magatti F et al. Tension-free vaginal tape: analysis of outcomes and complications in 404 stress incontinent women. Int Urogynecol J 2001; 12 Suppl 2: S24-S27.

38. Ward KL, Hilton P on Behalf of the UK & Ireland TVT Trial Group. Prospective multicentre randomised trial of tension-free vaginal tape and colposuspension as primary treatment for stress incontinence. BMJ 2002; 325:67-70.

39. Stav K, Dwyer PL, Rosamilia A, Schierlitz L, Lim YN, Lee J. Risk factors for trocar injury to the bladder during mid urethral sling procedures. J Urol 2009; 182:174-9.

40. McLennan MT, Melick CF. Bladder perforation during tension-free vaginal tape procedures: analysis of learning curve and risk factors. Obstet Gynecol 2005; 106(5 Pt 1):1000-4.

41. Hodroff MA, Sutherland SE, Kesha JB, Siegel SW. Treatment of stress incontinence with the SPARC sling: intraoperative and early complications of 445 patients. Urology 2005; 66:760-2.

42. Nygaard IE, Heit M. Stress urinary incontinence. Obstet Gynecol 2004; 104:607.

43. Natale F, La Penna C, Saltari M, Piccione E, Cervigni M. Voiding dysfunction after anti-incontinence surgery. Minerva Ginecol 2009; 61(2):167-72.

44. Kremer CC, Freeman RM. Which patients are at risk of voiding difficulty immediately after colposuspension? Int Urogynecol J 1995; 6:257-61.

45. Roumeguere T, Quackels T, Bossche MV. Trans-obturator vaginal tape (TOT) for female stress incontinence: one year follow-up in 120 patients. Eur Urol 2005; 48:805-9.

46. Tsivian A, Mogutin B, Kessler O, Korczak D, Levin S, Sidi AA. Tension-free vaginal tape procedure for the treatment of female stress urinary incontinence: long-term results. J Urol 2004; 172:998-1000.

47. Moss E, Toozs-Hobson P, Cardozo L, Emens M, Pogmore JR, Constantine G. A multicentre review of the tension-free vaginal tape procedure in clinical practice. J Obst Gynaecol 2002; 22:519-22.

48. Karram MM, Segal JL, Vassallo BJ, Kleeman SD. Complications and untoward effects of the tension-free vaginal tape procedure. Obstetr Gynecol 2003; 101:929-32.

49. Levin I, Groutz A, Gold R, Pauzner D, Lessing JB, Gordon D. Surgical complications and medium-term outcome results of tension free vaginal tape: a prospective study of 313 consecutive patients. Neurourol Urodyn 2004; 23:7-9.

50. Debodinance P. Trans-obturator urethral sling for surgical correction of female stress urinary incontinence: Outside-in (Monarc) versus inside-out (TVT-O). Are both ways safe? J Gynecol Obstetr Biol Reprod 2006; 35:571-7.

51. Rardin CR, Rosenblatt PL, Kohli N, Miklos JR, Heit M, Lucente VR. Release of tension-free vaginal tape for the treatment of refractory postoperative voiding dysfunction. Obstet Gynecol 2002; 100(5 Pt 1):898-902.

52. Hammad FT, Kennedy-Smith A, Robinson RG. Erosions and urinary retention following polypropylene synthetic sling: Australasian survey. Eur Urol 2005; 47(5):641-6.

53. Wadie BS, Edwan A, Nabeeh AM. Autologous fascial sling vs polypropylene tape at short-term follow-up: a prospective randomized study. J Urol 2005; 174:990-3.

54. Dietz HP, Barry C, Lim Y, Rane A. TVT vs Monarc: a comparative study. Int Urogynecol J 2006; 17:566-69.

55. Mutone N, Brizendine E, Hale D. Factors that influence voiding function after the tension-free vaginal tape procedure for stress urinary incontinence. Am J Obstet Gynecol 2003; 188:1477-81; discussion 1481-3.

56. Mishra VC, Mishra N, Karim OM, Motiwala HG. Voiding dysfunction after tension-free vaginal tape: a conservative approach is often successful. Int Urogynecol J 2005; 16:210-14; discussion 214.

57. Leng WW, Davies BJ, Tarin T, Sweeney DD, Chancellor MB. Delayed treatment of bladder outlet obstruction after sling surgery: association with irreversible bladder dysfunction. J Urol 2004; 172 (4 Pt 1):1379-81.

58. Goldman H. Simple sling incision for the treatment of iatrogenic urethral obstruction. Urology 2003; 62:714-8.

59. Nitti VW, Carlson KV, Blaivas JG, Dmochowski RR. Early results of pubovaginal sling lysis by midline sling incision. Urology 2002; 59:47-51; discussion 51-2.

60. Klutke C, Siegel S, Carlin B, Paszkiewicz E, Kirkemo A, Klutke J. Urinary retention after tension-free vaginal tape procedure: incidence and treatment. Urology 2001; 58:697-701.

61. Carr LK, Webster GD. Voiding dysfunction following incontinence surgery: diagnosis and treatment with retropubic or vaginal urethrolysis. J Urol 1997; 157:821-3.

62. Romanzi LJ, Blaivas JG. Protracted urinary retention necessitating urethrolysis following tension-free vaginal tape surgery. J Urol 2000; 164:2022-3.

63. Goldman HB, Rackley RR, Appell RA. The efficacy of urethrolysis without re-suspension for iatrogenic urethral obstruction. J Urol 1999; 161:196-8.

64. Costa P, Grise P, Droupy S, Monneins F, Assenmacher C, Ballanger P et al. Surgical treatment of female stress urinary incontinence with a transobturator tape (T.O.T.) Uratape: short term results of a prospective multicentric study. Eur Urol 2004; 46:102.

65. Nilsson CG, Kuuva N, Falconer C, Rezapour M, Ulmsten U. Long-term results of the tension-free vaginal tape (TVT) procedure for surgical treatment of female stress urinary incontinence. Int Urogynecol J Pelvic Floor Dysfunct 2001; 12:S5.

66. Latthe P, Foon R, Toozs-Hobson P. Transobturator and retropubic tape procedures in stress urinary incontinence: a systematic review and meta-analysis of effectiveness and complications. BJOG 2007; 114:522.

67. Abdel-Fattah M, Sivanesan K, Ramsay I, Pringle S, Bjornsson S. How common are tape erosions? A comparison of two versions of the transobturator tension-free vaginal tape procedure. BJU International 2006; 98:594-8.

68. Kobashi KC, Dmochowski R, Mee SL, Mostwin J, Nitti VW, Zimmern PE et al. Erosion of woven polyester pubovaginal sling. J Urol 2006; 162:2070-2.

69. Feifer A, Corcos J. The use of synthetic sub-urethral slings in the treatment of female stress urinary incontinence. Int Urogynecol J 2007; 18:1087-95.

70. Kobashi KC, Govier FE. Management of vaginal erosion of polypropylene mesh slings. J Urol 2003; 169:2242.

71. Firoozi F, Goldman HB. Transvaginal excision of mesh erosion involving the bladder after mesh placement using a prolapse kit: a novel technique. Urology 2010; 75(1):203-6.

72. Firoozi F, Ingber MS, Goldman HB. Pure transvaginal removal of eroded mesh and retained foreign body in the bladder. Int Urogynecol J 2010; 21(6):757-60.

73. Misrai V, Rouprêt M, Xylinas E, Cour F, Vaessen C, Haertig A et al. Surgical resection for suburethral sling complications after treatment for stress urinary incontinence. J Urol 2009; 181(5):2198-202 [discussion: 2203].

74. Glavind K, Tetsche MS. Sexual function in women before and after suburethral sling operation for stress urinary incontinence: a retrospective questionnaire study. Acta Obstetr Gynecol Scand 2004; 83:965-8.

75. Jones LRA. The use of validated questionnaires to assess female sexual dysfunction. World J Urol 2002; 20:89-92.
76. Berman JR, Adhikari SP, Goldstein I. Anatomy and physiology of female sexual function and dysfunction: classification, evaluation and treatment options. Eur Urol 2000; 38:20-9.
77. Barber MD, Gustilo-Ashby AM, Chen CC, Kaplan P, Paraiso MF, Walters MD. Perioperative complications and adverse events of the MONARC transobturator tape, compared with the tension-free vaginal tape. Am J Obstet Gynecol 2006; 195:1820.

QUESTÕES

1. Em relação às lesões de vias urinárias durante procedimento cirúrgico para incontinência urinária, é incorreto afirmar:

a. O risco de lesão de bexiga varia de acordo com o tipo de procedimento cirúrgico realizado.

b. Lesão vesical pode ser diagnosticada no intraoperatório por meio da realização de cistoscopia.

c. As lesões vesicais são mais comuns nos *slings* transobturatórios do que nos slings retropúbicos.

d. Lesão ureteral é rara, podendo ocorrer acotovelado do ureter durante os procedimentos de Burch.

e. Falha em reconhecer lesão de uretra durante procedimento cirúrgico de *sling* de uretra média pode levar à formação de fístula uretrovaginal, à erosão de material do *sling* para o lúmen uretral no pós-operatório e à infecção.

2. Sobre a disfunção miccional após cirurgia para incontinência urinária, é correto afirmar:

a. A maioria das disfunções miccionais pós-operatórias é permanente.

b. A causa mais comum de disfunção miccional após cirurgia de incontinência urinária é a hipercorreção da suspensão da uretra.

c. Uma vez que o diagnóstico de obstrução vesical é estabelecido, o tratamento de escolha é o uso de bloqueadores alfa-adrenérgicos.

d. Após realização de uretrólise, 20% das pacientes permanecem continentes.

e. Fatores preditores de disfunção miccional pós-operatória incluem idade, elevado fluxo máximo no pré-operatório e mobilidade uretral aumentada no pré-operatório.

3. Sobre as lesões vasculares durante procedimento cirúrgico para incontinência urinária, é correto afirmar:

a. A *corona mortis* é uma variação vascular que liga as artérias ilíaca externa e obturatória e pode ser lesada em cirurgias de *slings* de uretra média.

b. O risco de sangramento durante cirurgia de IUE pode ser totalmente eliminado pela boa técnica operatória.

c. As lesões vasculares durante procedimento para incontinência são sempre de leve intensidade e sem risco de morte.

d. Lesões de artérias sempre necessitam de abordagem laparotômica e as venosas não.

e. A formação de hematoma retropúbico tem boa resposta terapêutica com aspiração por agulha.

SEÇÃO 4
Bexiga Hiperativa

18

Conceito, epidemiologia, diagnóstico clínico e laboratorial

Rodrigo de Aquino Castro
Raquel Martins Arruda
Mauro Suguita

CONCEITO

A síndrome da bexiga hiperativa, síndrome de urgência ou síndrome de urgência-frequência caracteriza-se por urgência miccional, com ou sem urgeincontinência, em geral acompanhada de noctúria e aumento da frequência urinária, na ausência de fatores infecciosos, metabólicos ou locais.[1] A hiperatividade do detrusor refere-se a uma observação urodinâmica caracterizada por contrações involuntárias do detrusor durante a cistometria, e pode ser neurogênica ou idiopática.[1] Admite-se que, em mais de 90% das vezes, a bexiga hiperativa é idiopática.[2,3]

EPIDEMIOLOGIA

Os estudos de incidência e de prevalência da bexiga hiperativa apresentam números extremamente variáveis. Esse fato se deve, entre outros fatores, às diferentes definições da afecção.[2] Stewart et al.[4] ressaltaram que a maioria dos estudos se ateve apenas aos casos de urgeincontinência.

Estima-se que a prevalência da bexiga hiperativa na população adulta nos Estados Unidos seja de 16,9% entre mulheres e 16% entre homens, o equivalente a cerca de 34 milhões de norte-americanos.[5] Na Europa, a prevalência parece ser semelhante. Milson et al.[6] referiram que 16,6% dos adultos com idade igual ou superior a 40 anos têm sintomas de bexiga hiperativa, excluindo-se os casos sugestivos de obstrução prostática e/ou infecção urinária.

A bexiga hiperativa compromete sobremaneira a qualidade de vida, causando isolamento social, queda de produtividade, vergonha, frustração, ansiedade e baixa autoestima.[2,7,8] Brown et al.[9] referiram que a depressão é mais comum em pacientes com urgeincontinência (60%) em comparação àquelas com incontinência urinária mista (42%) e incontinência urinária de esforço (14%).

Pacientes com bexiga hiperativa têm qualidade de vida inferior em relação àquelas com diabetes e hipertensão arterial.[10] Davila e Neimark[11] ressaltaram que a qualidade de vida de pacientes com bexiga hiperativa é pior do que a das com incontinência urinária de esforço, qualquer que seja o questionário utilizado para a avaliação. Mesmo em pacientes com bexiga hiperativa sem perda urinária, a qualidade de vida é bastante comprometida.[4,12]

Brown et al.[13] observaram risco aumentado de quedas e fraturas entre mulheres com idade variando de 72 a 99 anos com pelo menos um episódio de urgeincontinência por semana. Outras morbidades associadas à perda de urina são a infecção urinária, a dermatite amoniacal, a disfunção sexual e a privação do sono.[8,14] Entretanto, apesar da alta prevalência e do importante comprometimento da qualidade de vida, grande proporção de pessoas com incontinência urinária e bexiga hiperativa não relatam esses sintomas aos médicos e familiares, seja por vergonha ou por desconhecimento a respeito dos tratamentos disponíveis e de sua eficácia.[3] Segundo Khan e Tariq,[14] menos da metade dos pacientes com incontinência urinária são examinados ou tratados.

Em São Paulo, em estudo realizado com 400 pessoas com idade igual ou superior a 55 anos, os autores observaram que 40% dos entrevistados consideravam a incontinência urinária consequência inevitável do envelhecimento. Além disso, 48% acreditam que, após o aparecimento da perda de urina, a pessoa nunca mais terá controle completo sobre a bexiga.[15]

O impacto econômico da bexiga hiperativa é extremamente alto. O custo anual envolvido no diagnóstico, no tratamento e nas consequências da doença nos Estados Unidos, em 2000, foi de cerca de US$ 12 bilhões, sendo US$ 9,17 bilhões entre pessoas da comunidade, e US$ 2,85 bilhões entre as institucionalizadas.[16] Esses gastos tendem a aumentar, tendo em vista a expectativa de vida crescente nos países desenvolvidos, associada à maior prevalência da doença com o avançar da idade, independentemente de afecções neurológicas ou obstrutivas.[17,18]

DIAGNÓSTICO CLÍNICO E LABORATORIAL

Os sintomas da bexiga hiperativa são variados e, em geral, associam-se à hiperatividade do detrusor.[19] No estudo de Milson et al.[6] com 16.776 pacientes, 85% referiram aumento da frequência miccional, 54% queixaram-se de urgência e 36% de urgeincontinência. Outros estudos relatam que a urgeincontinência está presente em apenas 1/3 a metade dos pacientes com bexiga hiperativa.[20] Também são referidos outros sintomas, como enurese noturna, perda de urina aos esforços e durante a relação sexual.

A fisiopatologia da bexiga hiperativa não está totalmente esclarecida e, provavelmente, envolve diversos mecanismos.[18]

O armazenamento e a eliminação periódica de urina dependem da atividade sincrônica entre o urotélio, o músculo detrusor, o trígono, o colo vesical, os músculos uretrais (lisos e estriados) e o assoalho pélvico.[3] Esse sincronismo é mediado por um complexo controle neurológico localizado em diversas áreas do cérebro, na substância reticular da ponte, no cerebelo, na medula e em gânglios periféricos.[18] Distúrbios em qualquer uma dessas estruturas podem contribuir para o surgimento da afecção.[19]

O córtex cerebral, especialmente a região frontal direita, exerce ação predominantemente inibitória sobre o reflexo da micção. A inibição cortical deficiente é uma das causas de bexiga hiperativa neurogênica, mas seu envolvimento na fisiopatologia da bexiga hiperativa idiopática ainda não está estabelecido.[3]

Impulsos aferentes adequados são essenciais para o controle da micção, e alterações na atividade aferente estão implicadas na etiologia da bexiga hiperativa.[20] Os impulsos aferentes provenientes da bexiga são conduzidos principalmente por fibras do tipo A-delta (Aδ), presentes nos nervos pélvicos. São fibras pequenas e mielinizadas, sensíveis à distensão e/ou à contração vesical e conduzem as informações referentes ao enchimento vesical.[21]

As fibras aferentes do tipo C, por sua vez, parecem não participar da micção normal. São fibras não mielinizadas, localizadas sobretudo na região suburotelial. Sua ativação ocorre por estímulos químicos, irritativos e térmicos em receptores vaniloides.[21] A emergência do reflexo medular da micção mediado por fibras C, tanto em animais como em humanos, parece estar implicada na fisiopatologia da bexiga hiperativa relacionada a traumas e a algumas afecções medulares.[18]

Estudos mostraram que diferentes neurotransmissores, receptores e neuromoduladores facilitam ou dificultam o início da micção e, por conseguinte, podem estar implicados na fisiopatologia da bexiga hiperativa.[22]

O óxido nítrico liberado por nervos eferentes do colo vesical e da uretra de várias espécies animais, inclusive em humanos, é uma das possíveis substâncias envolvidas no relaxamento uretral que precede o esvaziamento vesical. Sua deficiência pode determinar relaxamento uretral inadequado, com consequente aparecimento de contrações involuntárias do detrusor.[21] A diminuição do óxido nítrico parece também comprometer o relaxamento do detrusor na fase de enchimento vesical e determinar aumento da atividade aferente.[23]

A adenosina trifosfato (ATP) participa das transmissões aferente e eferente no trato urinário inferior. De acordo com Burnstock,[24] o ATP liberado pelo urotélio de ratos, em resposta à distensão vesical, atua sobre os receptores purinérgicos P2X3 de nervos subepiteliais, estimula fibras nervosas aferentes e, assim, inicia o reflexo da micção. A utilização de antagonistas do ATP tem se mostrado eficaz em reduzir em 75% a atividade aferente induzida pela distensão vesical *in vitro*. Adicionalmente, o aumento de receptores purinérgicos em nervos eferentes e/ou a diminuição da atividade da enzima ATPase têm sido relatados em pacientes com bexiga hiperativa idiopática e em casos relacionados à obstrução vesical.[22,25]

A presença de receptores NK1 e NK2 foi demonstrada em bexigas humanas e em certas espécies animais. A estimulação de receptores NK2 por taciquininas (NKA) liberadas por nervos aferentes em resposta à distensão vesical contribui para o início da contração do músculo detrusor.[26] Verificou-se que a hiperatividade vesical induzida por irritação química pode ser inibida por antagonistas dos receptores NK. Esses resultados sugerem que algumas taciquininas poderiam participar da micção normal e da fisiopatologia da bexiga hiperativa.[27]

A substância P e o peptídeo relacionado ao gene calcitonina (CGRP) são taciquininas encontradas em fibras aferentes da bexiga.[28] A densidade de fibras nervosas imunorreativas à substância P e ao CGRP em mulheres com hiperatividade do detrusor idiopática é maior que naquelas sem a afecção.[29] Da mesma forma, o aumento do fator de crescimento neuronal (NGF) foi relacionado à maior atividade reflexa do músculo detrusor.[18]

Certos prostanoides produzidos pelo urotélio e pelo plexo suburotelial em resposta à distensão vesical, ao trauma e a processos inflamatórios levam à liberação de taciquininas. Dessa forma, também poderiam estar envolvidos com a gênese da hiperatividade vesical.[22]

O polipeptídeo intestinal vasoativo (VIP) é considerado agente inibitório das vias eferentes e excitatório das vias aferentes parassimpáticas, juntamente com a substância P.[30] Concentrações reduzidas de VIP foram encontradas em biópsias de detrusor em pacientes com bexiga hiperativa, em comparação com a musculatura vesical normal. Tal fato sugere que a ausência da inibição por esse fator estaria relacionada com o desencadeamento da bexiga hiperativa.[31]

Estudos em gatos demonstraram que neurônios serotoninérgicos provenientes do mesencéfalo têm ação inibitória sobre os núcleos parassimpáticos na medula e excitatória sobre os núcleos de Onuf e sobre os núcleos medulares simpáticos.[30] A diminuição dos níveis de serotonina e de norepinefrina em animais acompanha-se de depressão e de hiperatividade vesical.[32] Entretanto, o papel da serotonina no reflexo de micção em humanos e na fisiopatologia da bexiga hiperativa ainda não está bem estabelecido.[18,30]

O relaxamento do músculo detrusor durante o enchimento vesical parece ser mediado predominantemente por receptores beta-3-adrenérgicos.[33] A mutação deste receptor tem sido implicada na fisiopatologia da bexiga hiperativa idiopática. Yamaguchi[34] evidenciou a mutação do gene que codifica o receptor beta-3 em metade dos 43 pacientes com bexiga hiperativa idiopática estudados.

A fisiopatologia da bexiga hiperativa também parece envolver o aumento de ligações elétricas entre as células do músculo detrusor. Essas ligações disfuncionais permitiriam que contrações locais, que normalmente se extinguem, se propagassem, podendo gerar contrações clinicamente detectáveis.[18,21] A substituição das junções celulares intermediárias, características do músculo detrusor normal, por junções próximas e ultrapróximas reforçam tais afirmações.[35]

O modelo fisiopatológico proposto (teoria neurogênica) pressupõe que alterações neurológicas na parede vesical, representadas por denervação e ligações intercelulares anormais, podem determinar os sintomas de urgência e o aumento da frequência miccional.[18,20] Essas alterações já foram demonstradas na bexiga hiperativa idiopática, obstrutiva e neurogênica.[21]

Mudanças estruturais e ultraestruturais primárias do músculo detrusor (teoria miogênica) poderiam levar à hiperatividade vesical.[21] Charlton et al.[36] encontraram áreas com aumento importante de colágeno e elastina, hipertrofia de células musculares e denervação focal em amostras de tecidos provenientes de pacientes com bexiga hiperativa neurogênica e idiopática. Essas observações sugerem que o evento primário seria a denervação focal e a hipertrofia de células musculares. Alterações semelhantes foram encontradas em bexigas hiperativas associadas à obstrução vesical.[37]

As teorias neurogênica e miogênica não são mutuamente exclusivas. Os dois processos podem interagir para produzir as manifestações clínicas da bexiga hiperativa.[21] Assim, alterações primárias do músculo detrusor podem desencadear anormalidades neurológicas que, por sua vez, facilitam a condução da atividade elétrica, predominante na bexiga hiperativa. Da mesma forma, as alterações neurológicas podem levar a mudanças de estrutura, sensibilidade e comportamento do músculo detrusor. O processo inicial, no entanto, ainda não é conhecido.[21] Andersson e Yoshida[38] argumentam que a redução da inervação colinérgica, bem como a maior liberação de acetilcolina pelo urotélio, que ocorre com o avançar da idade, predispõem ao aparecimento da hiperatividade do detrusor.

Sintomas de hiperatividade vesical estão presentes em aproximadamente 30 a 50% das pacientes com incontinência urinária de esforço, mas o motivo dessa associação não está completamente esclarecido.[21] Além disso, a correção cirúrgica da incontinência urinária de esforço associa-se à cura da urgeincontinência em 50 a 75% das pacientes com queixas mistas.[39]

Uma das explicações para esses achados encontra respaldo na neurofisiologia da micção. Sabe-se que a presença de urina no lúmen uretral desencadeia uma contração reflexa do detrusor, contribuindo para o completo esvaziamento vesical.[40] Desse modo, a perda de urina desencadeada pelo esforço estimularia fibras aferentes dos nervos pudendo e pélvicos, ocasionando contrações involuntárias do músculo detrusor e o aparecimento dos sintomas de bexiga hiperativa.[30]

Os sintomas de quase todos os tipos de incontinência urinária (exceto as de causas inflamatórias e neurogênicas) decorrem de defeitos anatômicos da parede vaginal e/ou dos seus tecidos de sustentação. A integridade anatômica estabiliza os mecanoceptores da bexiga, evitando o desencadeamento precoce do reflexo da micção.[41]

De acordo com esses autores, lesões anatômicas estimulariam as terminações nervosas na base da bexiga, com relaxamento reflexo do músculo pubococcígeo e da musculatura estriada periuretral. Simultaneamente, a uretra proximal seria tracionada posteroinferiormente pela contração dos músculos levantadores do ânus, abrindo o colo vesical. Cria-se um círculo vicioso de estimulação dos receptores e contração vesical, com perda de grandes quantidades de urina.[41]

CONSIDERAÇÕES FINAIS

O diagnóstico da síndrome da bexiga hiperativa é clínico e esses sintomas sugerem a presença de hiperatividade do detrusor.[2] Devem ser excluídas causas infecciosas, metabólicas e locais.[1]

O diário miccional é um importante auxiliar no diagnóstico e no acompanhamento da resposta à terapêutica instituída.[42] Segundo van Brummen et al.,[43] o aumento da frequência miccional é o sintoma mais comumente associado à hiperatividade do detrusor. Apesar de ser sintoma obrigatório, a urgência miccional é difícil de ser caracterizada e quantificada.[20]

O estudo urodinâmico permite diagnosticar a hiperatividade do detrusor, caracterizada por contrações involuntárias durante o enchimento vesical, de aparecimento espontâneo ou após manobras provocativas. As contrações podem ser fásicas ou terminais.[1] Entretanto, vale ressaltar que, em aproximadamente 22% das pacientes com sintomas exclusivos de bexiga hiperativa, o diagnóstico urodinâmico é de incontinência urinária de esforço.[44] Digesu et al.,[45] após estudo com 4.500 mulheres com sintomas urinários, concluíram que a avaliação urodinâmica é mandatória nas pacientes com queixas de bexiga hiperativa. Outros autores, por sua vez, recomendam a avaliação urodinâmica somente nos casos de sintomas mistos, falha no tratamento inicial e quando há fatores obstrutivos ou neurológicos.[20,42]

REFERÊNCIAS BIBLIOGRÁFICAS

1. Haylen BT, de Ridder D, Freeman RM, Swift SE, Berghmans B, Lee J et al. An International Urogynecological Association (IUGA)/International Continence Society (ICS) joint report on the terminology for female pelvic floor dysfunction. Int Urogynecol J 2010; 21(1):5-26.
2. Miller JJR, Sand PK. Diagnosis and treatment of overactive bladder. Minerva Ginecologica 2005; 57(5):501-20.
3. Norton P, Brubaker L. Urinary incontinence in women. Lancet 2006; 367:57-7.
4. Stewart WF, Van Rooyen JB, Cundiff GW, Abrams P, Herzog AR, Corey R et al. Prevalence and burden of overactive bladder in the United States. World J Urol 2003; 20:327-36.
5. Stewart WF, Herzog R, Wein AJ, Cundiff G, Norton P, Corey R. Prevalence and impact of overactive bladder in United States. Results from NOBLE program. Neurourol Urodyn 2001; 20:403-22.
6. Milson I, Abrams P, Cardozo L, Roberts RG, Thüroff J, Wein AJ. How widespread are the symptoms of an overactive bladder and how are they managed? A population-based prevalence study. BJU International 2001; 87:760-6.
7. Wein AJ, Rovner ES. Definition and epidemiology of overactive bladder. Urology 2002; 60(Suppl.5A):7-12.
8. Sand PK, Appell RA. Disruptive effects of overactive bladder and urge urinary incontinence in younger women. Am J Med 2006; 119(3A):16S-23S.

9. Brown JS, McGhan WF, Chokroverty AS. Comorbidities associated with overactive bladder. Am J Managed Care 2001; 6(Suppl):S574-S9.

10. Kobelt-Nguyen G, Johannesson M, Mattiasson A, Abrams P. Correlations between symptoms of urge incontinence and scores of a generic quality of life instrument (SF 36) and health status measurements (EuroQol) and between changes in symptoms and QoL scores. Abstract 195. Presented at the 27th Annual meeting of ICS, Yokohama, Japan. September 13-17, 1997:165-6.

11. Davila GW, Neimark M. The overactive bladder: prevalence and effects on quality of life. Clin Obstet and Gynecol 2002; 45(1):173-81.

12. Abrams P, Wein AJ. Introduction: overactive bladder and its treatments. Urology 2000; 55(5A):1-2.

13. Brown JS, Vittinghoff E, Wyman JF, Stone KL, Nevitt MC, Ensrud KE et al. Urinary incontinence: does it increase risk for falls and fractures? J Am Geriatr Soc 2000; 48:721-5.

14. Khan IJ, Tariq SH. Urinary incontinence: behavioral modification therapy in older adult. Clin Geriatr Med 2004; 20:499-509.

15. Blanes L, Pinto RCT, Santos VLCG. Urinary incontinence knowledge and attitudes in São Paulo. Ostomy Wound Management 2001; 47(12):43-51.

16. Hu TW, Wagner TH, Bentkover JD, Leblanc K, Piancentini A, Stewart WF et al. Estimated economic costs of overactive bladder in the United States. Urology 2003; 61(6):1123-8.

17. Cannon TW, Damaser M. Pathophysiology of the lower urinary tract. Clin Obstet Gynecol 2004; 47(1):28-35.

18. Chu FM, Dmochowski R. Pathophysiology of overactive bladder. Am J Med 2006; 119(3A):3S-8S.

19. Ouslander JG. Management of overactive bladder. N Engl J Med 2004; 350(8):786-97.

20. Wein AJ, Rackley RR. Overactive bladder: a better understanding of pathophysiology, diagnosis and management. J Urol 2006; 175:S5-S10.

21. Goldberg RP, Sand PK. Pathophysiology of the overactive bladder. Clin Obstet Gynecol 2002; 45(1):182-92.

22. Andersson KE, Hedlund P. Pharmacologic perspective on the physiology of the lower urinary tract. Urology 2002; 60(Supp. 5A):13-20.

23. Haab F. Discussion: Nitric oxide and bladder overactivity. Urology 2000; 55(Supp. 5A):58-9.

24. Burnstock G. Release of vasoactive substances from endothelial cells by shear stress and purinegric mechanosensory transduction. J Anat 1999; 194:335-42.

25. Fry CH, Skennerton D, Wood D, Wu C. The cellular basis of contraction in human detrusor smooth muscle from patients with stable and unstable bladders. Urology 2202; 59(Supp. 5A):3-13.

26. Ishizuka O, Mattiasson A, Andersson KE. Tachykinin effects on bladder activity in conscious normal rats. J Urol 1995; 154:257-61.

27. Lecci A, Maggi CA. Tachykinins as modulators of the micturition reflex in the central and peripheral nervous system. Regul Pept 2001; 101:1-18.

28. Cruz F. Vanilloid receptor and detrusor instability. Urology 2002; 59(Supp. 5A):51-60.

29. Smet PJ, Moore KH, Jonavicius J. Distribution and colocalization of calcitonin gene--related peptide tachykinins and vasoactive intestinal peptide in normal and idiopathic unstable human urinary bladder. Lab Invest 1997; 77:37-49.

30. de Groat WC, Fraser MO, Yoshiyama M, Smerin S, Tai C, Chancellor MB et al. Neural control of the urethra. Scan J Urol Nephrol Suppl 2001; 207:35-43.

31. Gu J, Restorick JM, Blank MA, Huang WM, Polak JM, Bloom SR et al. Vasoactive intestinal polypeptide in the normal and unstable bladder. Br J Urol 1983; 55(6):645-7.

32. Steers WD, Lee KS. Depression and incontinence. World J Urol 2001; 19:351-7.

33. Takeda H, Yamazaki Y, Akahane M, Igawa Y, Ajisawa Y, Nishizawa O. Role of the β3-adrenoceptor in urine storage in the rat: comparison between the selective β3-adrenoceptor agonist, CL316,243, and various smooth muscle relaxants. J Pharmacol Exp Ther 2000; 293(3):939-45.

34. Yoshimura N, Chancellor M. Current and future pharmacological treatment for overactive bladder. J Urol 2002; 168:1897-913.

35. Elbadawi A, Yalla SV, Resnick NM. Structural basis of geriatric voiding disfunction. III. Detrusor overactivity. J Urol 1993; 150:1668-80.

36. Charlton RG, Morley AR, Chambers P, Gillespie JI. Focal changes in nerve, muscle and connective tissue in normal and unstable human bladder. BJU Int 1999; 84(9):953-60.

37. Chapple CR, Smith D. The pathophysiological changes in the bladder obstructed by benign prostatic hyperplasia. Br J Urol 1994; 73:117-23.

38. Andersson KE, Yoshida M. Antimuscarinics and the overactive detrusor – which is the main mechanism of action? Eur Urol 2003; 43:1-5.

39. Blaivas JG, Jacobs BZ. Pubovaginal fascial sling for the treatment of complicated stress urinary incontinence. J Urol 1991; 145(6):1214-8.

40. Jung SY, Fraser MO, Osawa H, Yokoyama O, Yoshiyama M, de Groat WC et al. Urethral afferent nerve activity affects the micturition reflex; implication for the relationship between stress incontinence and detrusor instability. J Urol 1999; 162:204-12.

41. Petrus PPE, Ulmsten U. An anatomical classification – a new paradigm for management of urinary dysfunction in the female. Int Urogynecol J 1999; 10:29-35.

42. Dwyer PL, Rosamilia A. Evaluation and diagnosis of the overactive bladder. Clin Obstet Gynecol 2002; 45:193-204.

43. van Brummen HJ, Heintz APM, van der Vaart CH. The association between overactive bladder symptoms and objective parameters from bladder diary and filling cystometry. Neurourol Urodyn 2004; 23:38-42.

44. Jarvis GJ, Hall S, Stamp S, Millar DR, Johnson A. An assessment of urodynamic examination in incontinent women. Br J Obstet Gynaecol 1980; 87:893-6.

45. Digesu GA, Khullar V, Cardozo L, Salvatore S. Overactive bladder symptoms: do we need urodynamics? Neurourol Urodyn 2003; 22:105-8.

QUESTÕES

1. Em relação à bexiga hiperativa, é correto afirmar que:

   a. Urgência, incontinência e disúria sempre estão presentes.

   b. Urgência, frequência e disúria sempre estão presentes.

   c. A hiperatividade do detrusor ocorre na presença de infecção urinária.

   d. Deve-se excluir a perda urinária concomitante aos esforços para o diagnóstico de bexiga hiperativa.

   e. O diagnóstico de bexiga hiperativa é feito pelo estudo urodinâmico.

2. É correto afirmar que:

   a. Hiperatividade do detrusor é um diagnóstico urodinâmico.

   b. Bexiga hiperativa é um diagnóstico cistoscópico.

   c. Perda urinária aos esforços associa-se a hiperatividade do detrusor e sistema esfincteriano íntegro.

   d. Hiperatividade do detrusor é obrigatória para o diagnóstico de bexiga hiperativa.

   e. Bexiga neurogênica flácida se caracteriza por contrações não inibidas do detrusor.

3. É correto afirmar que:

   a. A qualidade de vida de mulheres com incontinência urinária de esforço é pior do que a das que têm bexiga hiperativa.

   b. Incontinência urinária mista é a associação de incontinência urinária de esforço e bexiga hiperativa.

   c. Tratamento cirúrgico da incontinência urinária de esforço nunca melhora a urgência miccional.

   d. Bexiga neurogênica tem indicação cirúrgica.

   e. O uso de anticolinérgicos piora a bexiga hiperativa.

19
Terapia comportamental

Ana Paula Magalhães Resende
Liliana Stüpp
Luiza Torelli

INTRODUÇÃO

Estudos epidemiológicos mostram que as diversas disfunções do assoalho pélvico estão associadas a fatores de risco considerados modificáveis.[1] Esses fatores começaram a ser estudados e houve interesse em desenvolver intervenções objetivando reduzi-los e, assim, reduzir os sintomas relacionados às disfunções. Surgiu então a terapia comportamental.

O nome terapia comportamental refere-se ao conjunto de técnicas cujo objetivo é promover mudanças nos hábitos da paciente que influenciam os sintomas das disfunções do assoalho pélvico, a fim de minimizá-los ou eliminá-los.[1]

A terapia comportamental foi proposta na década de 1970, por meio de técnicas de treinamento vesical, em 40 mulheres adultas com instabilidade vesical confirmada por cistometria. As pacientes permaneceram internadas durante 2 semanas, e a terapia foi associada ao uso de drogas anticolinérgicas. A taxa de cura encontrada foi de 82,5%.[2] A partir de então, diversas técnicas foram propostas e, nos dias de hoje, as principais formas apresentadas são treinamento vesical, orientações quanto ao estilo de vida e contração dos músculos do assoalho pélvico (MAP) durante os episódios de urgência.[3]

No tratamento da bexiga hiperativa, a terapia comportamental ocupa papel importante e inclui orientações quanto a treinamento vesical, ingesta hídrica, treinamento dos músculos do assoalho pélvico (TMAP) e educação sobre o trato urinário inferior.[3] Acredita-se que as pacientes com bexiga hiperativa podem ser educadas sobre o problema e podem desenvolver estratégias para reduzir a sintomatologia. Quando utilizados na prática clínica, programas comportamentais são comumente compostos de múltiplos componentes e de maneira individualizada, de acordo com a situação de cada paciente. As informações mais detalhadas a respeito das modalidades de terapia comportamental estão descritas no decorrer deste capítulo. Adicionalmente, a descrição de diversos estudos vem acompanhada do grau de recomendação e forma de evidência, segundo a classificação da Associação Médica Brasileira (AMB), que consiste em:

- estudos experimentais ou observacionais de melhor consistência (metanálises ou ensaios clínicos randomizados);
- estudos experimentais ou observacionais de menos consistência (outros ensaios clínicos não randomizados ou estudos observacionais ou estudos caso-controle);
- relatos ou séries de casos (estudos não controlados);
- opinião desprovida de avaliação crítica, baseada em consensos, estudos fisiológicos ou modelos animais.

MUDANÇAS COMPORTAMENTAIS

A instrução da paciente a respeito do conhecimento anatômico, fisiológico e funcional do trato urinário inferior é parte fundamental da terapia comportamental. É necessário que a paciente compreenda o papel da bexiga e dos músculos do assoalho pélvico[4] (A)[5] (B).

Em um estudo randomizado de Sampselle et al.,[6] realizado com mulheres com hiperatividade do detrusor, os autores investigaram as mudanças na força de contração dos MAP e no intervalo das micções em um período de 2 meses, com uma proposta somente feita de medidas educativas. O grupo I (GI) foi o controle (n=35) e o grupo II (GII), de orientação (n=41). O GI recebeu por escrito orientações a respeito da contração dos MAP e medidas de controle do desejo miccional, incluindo figuras anatômicas no material. O GII acompanhou palestras a respeito da anatomia e fisiologia da continência urinária e instruções verbais relacionadas a exercícios dos MAP e treinamento vesical, além de ter profissionais que auxiliassem em possíveis dúvidas quanto à execução dos exercícios. Os autores concluíram que o GII teve significativa adesão ao tratamento proposto, inclusive observaram melhora na força de contração dos MAP e aumento no intervalo entre as micções (A).

Pelo fato de a terapia comportamental envolver mudança do comportamento miccional e fornecer medidas educacionais para a paciente, proporciona maior conscientização quanto à importância das estratégias preventivas. Esta técnica tem maior índice de efetividade quando a paciente é orientada e motivada com expectativas reais a serem atingidas (B).

Os métodos adotados incluem instruções por escrito, verbais, auditivas e visuais. A base dessa técnica é principalmente de comportamentos que são recompensados e, por isso, tendem a ser repetidos, substituindo os indesejados. Conhecimento, habilidade motora e intervalo miccional para a adesão ao programa de modificação comportamental foram documentados, assim como a mudança na função do assoalho pélvico, agindo no controle do desejo miccional[7] (A).

Outra medida aplicada por fisioterapeutas é a educação em saúde com a paciente, por meio da instrução acerca da postura correta de sentar-se na bacia sanitária, que inclui inclinação anterior do tronco e flexão do quadril, utilizando um apoio para os pés ligeiramente mais alto que o chão.[8] Do ponto de vista biomecânico, a postura pode facilitar o esvaziamento vesical e evitar o acúmulo de resíduo miccional, uma vez que propicia o relaxamento dos músculos do assoalho pélvico. A paciente pode ser orientada tanto durante o ato de micção quanto durante o de defecação.

Outras orientações incluem sentar-se na bacia sanitária, evitando ao máximo urinar em posições próximas ao ortostatismo, já que, para manter o equilíbrio nessas posições, é necessária ativação de grandes grupos musculares que podem dificultar o relaxamento adequado da musculatura pélvica. Além disso, ao se sentar, orienta-se aguardar alguns instantes para permitir o adequado relaxamento do assoalho pélvico e a saída espontânea do fluxo urinário, evitando manobras adicionais.[9] As orientações podem parecer óbvias, mas, na prática clínica, é possível observar que muitas mulheres foram educadas a não se sentar na bacia sanitária por questões de higiene. Dessa forma, essas orientações se tornam muito relevantes e demonstram bons resultados associados às outras modalidades de terapia comportamental.[9]

Diário miccional

Evidências atuais demonstram que, para se identificar os hábitos miccionais da paciente, é fundamental utilizar o diário miccional, que registra o comportamento relacionado com a micção.[10]

Por meio dessa ferramenta, o profissional consegue visualizar a frequência urinária diurna, a frequência urinária noturna, os episódios de urgência e urgeincontinência, o uso de absorventes e a quantidade aproximada de líquidos ingeridos diariamente. Contudo, para que possa ser confiável, é necessário orientar adequadamente a paciente sobre o seu preenchimento. No que se refere ao tempo de preenchimento, encontram-se na literatura relatos que variam entre 3 e 7 dias.[1]

O diário também pode ser utilizado durante o tratamento para monitorar os sintomas, rastrear a eficácia de vários componentes de tratamento e guiar a intervenção. Além disso, pode aumentar a consciência de hábitos urinários dos pacientes e ajudá-los a reconhecer como a sua perda urinária pode estar relacionada às suas atividades.[11]

Treinamento vesical

Segundo a Sociedade Internacional de Incontinência (International Continence Society – ICS), o treinamento vesical (TV) é considerado a primeira linha de tratamento conservador para os casos de bexiga hiperativa.[12] Para mulheres com incontinência urinária de esforço e mista, a combinação do treinamento dos MAP pode ser melhor do que o treinamento vesical isolado (C). O TV é uma forma de tratamento apropriada para mulheres com incontinência urinária (A). Tanto o TV quando a prescrição de antimuscarínicos podem ser efetivas, entretanto o TV é preferido pelo fato de não produzir efeitos colaterais e adversos (B).

O objetivo da reeducação vesical é aumentar a capacidade funcional da bexiga, considerando que o treinamento melhora a inibição cortical sobre o funcionamento do trato urinário inferior. Esta abordagem tem sido primariamente utilizada para o tratamento da hiperatividade do detrusor[4] (A).

Após a aplicação do diário miccional, inicia-se então a proposta do treinamento vesical[13] (B). Esse termo refere-se a ações que visam a aumentar o intervalo entre as micções, reestabelecer o padrão normal de micção e aumentar a capacidade vesical.[14] O objetivo é realizar a micção em tempos determinados e separar a percepção da necessidade de urinar do ato de urinar. Para alcançá-lo, é gradualmente proposto à paciente que aumente em 15 a 20 minutos o intervalo entre suas micções e mantenha esse hábito por 8 dias, quando novamente o intervalo é aumentado em 15 a 20 minutos até que a paciente consiga manter um intervalo regular de 3 horas durante o dia.[14] Alguns autores relataram taxas de sucesso de até 80% ao utilizar essa terapia em curto prazo[15] (B) (A).[16]

Embora necessite de disciplina por parte da paciente, Cardozo[1] propõe que o treinamento vesical deve ser considerado para todas as mulheres com bexiga hiperativa, por não apresentar contraindicações, ser prático e de baixo custo.[1]

Também é importante orientar as mulheres a evitar ir ao banheiro na ausência de desejo miccional, porque este hábito reforça o medo de perder urina e dificulta a percepção da real necessidade de urinar.[8] Outra informação importante que a paciente deve receber é evitar correr ao banheiro durante a urgência, porque pode favorecer as contrações involuntárias do detrusor, já que estas podem ser estimuladas por algum esforço físico.[17] Por outro lado, é importante que o treinamento vesical seja adaptado à rotina da paciente, para evitar a baixa adesão e as desistências do tratamento.

Ingestão de alimentos e bebidas irritativos

Outra modalidade terapêutica de destaque na terapia comportamental consiste em restrições a certos tipos de alimentos e bebidas.[18] Foi demonstrado que diminuir a ingesta hídrica diária em cerca de 25% tem sido associado a reduções significativas nos sintomas de urgência, frequência e noctúria.[18] Alguns autores preconizaram que a ingesta de líquidos diária deve ser de 1,5 L, desde que não haja contraindicações.[17]

No que se refere à cafeína, a ingestão excessiva de bebidas que contenham essa substância demonstrou ser um fator de risco independente para aumentar a hiperatividade do detrusor. Assim, é importante que a paciente evite o consumo excessivo de líquidos que contenham elevado teor de cafeína, como café, chá preto e refrigerantes à base de cola. Há, ainda, indicações para que a mulher evite os alimentos com cafeína, como chocolate.[19] Não obstante, as bebidas carbonatadas também foram associadas a aumento de frequência e urgência urinárias, portanto, a mulher deve ser orientada a diminuir o consumo de refrigerantes, em especial os do tipo *diet/light*, que apresentaram maior influência do que os refrigerantes comuns e a água com gás sobre a urgência miccional.[20]

É importante ressaltar que o terapeuta deve estar atento aos medicamentos utilizados pelas pacientes, uma vez que diversos fármacos têm efeitos colaterais sobre o trato urinário, como os diuréticos e os alfabloqueadores.[21]

Por fim, com relação à ingesta de alimentos e bebidas, foi preconizada também a diminuição do consumo de frutas cítricas, vinagre e bebidas alcoólicas em excesso.[21]

Estratégias para o controle do desejo miccional

O tratamento consiste em estimular a contração dos MAP durante os episódios de urgência.[22] A experiência clínica tem mostrado que pacientes podem efetivamente inibir a urgência miccional e contrair o músculo detrusor utilizando os músculos adutores com ou sem contração dos MAP e/ou por contração voluntária dos MAP isoladamente. Bo e Berghmans concluíram que, após a inibição da urgência e a contração do detrusor pela contração voluntária do assoalho pélvico, as pacientes podem ganhar tempo o bastante para alcançar o toalete e prevenir a urgeincontinência[23,24] (B). A justificativa para a utilização desse procedimento é que a contração eficaz e mantida desses músculos seria capaz de inibir o estímulo parassimpático via núcleo de Onuf.[25]

Adicionalmente, a pressa em chegar no toalete, por conta da urgência miccional, pode aumentar a pressão intra-abdominal, o que aumenta a sensação de enchimento vesical e, potencialmente, interfere na habilidade de suprimir a contração detrusora. Milne[26] sugere em seu estudo que, por meio de contrações dos MAP, é possível prevenir a perda de urina e, consequentemente, inibir a contração detrusora. Depois da supressão da urgência miccional, a paciente é orientada a se dirigir calmamente ao toalete para o esvaziamento vesical (B).

Contudo, essa não é uma tarefa fácil. É necessário que a paciente saiba contrair adequadamente o assoalho pélvico, que tal contração seja forte e que consiga se manter por alguns segundos, até que seja capaz de inibir a contração do detrusor e, por sua vez, a urgência. Para alcançar esse objetivo, é necessário que a mulher seja treinada e, quando necessário, ensinada a realizar a correta contração.[22]

Contração dos músculos do assoalho pélvico

A terapia comportamental com o TMAP é considerada primeira linha de tratamento para pacientes com incontinência urinária, bexiga hiperativa, urgência, frequência, noctúria e esvaziamento incompleto da bexiga.[27]

Previamente à prescrição da intervenção comportamental, a avaliação dos MAP é de fundamental importância, sobretudo a avaliação de força, função, tônus e habilidade de contrair.

O treinamento dos MAP tem mostrado diminuição da urgência miccional e da incontinência urinária de esforço e mista, e deve ser oferecido à paciente desde o período pré-operatório.

Combinação de tratamento comportamental e medicamentoso

Embora os mecanismos da terapia comportamental e medicamentosa ainda não estejam completamente estabelecidos, há evidências de que eles operam por diferentes caminhos e possuem efeito adicional, o que pode ser ideal para uma combinação terapêutica.[28] Alguns médicos prescrevem a combinação desses tratamentos com o objetivo da associação entre o relaxamento da bexiga e os agentes farmacológicos, a fim de proporcionar à paciente uma medida que permitirá melhor controle da contração detrusora. Há algumas hipóteses de que, embora a terapia medicamentosa auxilie a contração detrusora, as pacientes não conseguirão alcançar a supressão da bexiga e chegar ao toalete a tempo sem a ação de seu próprio esforço.

A combinação entre essas duas medidas terapêuticas foi descrita em alguns estudos. Em um estudo randomizado e controlado de Burgio,[28] concluiu-se que o tratamento comportamental teve redução significativamente maior dos episódios de incontinência urinária quando comparado à terapia medicamentosa; a percepção e a satisfação das pacientes também foram maiores.

Apesar da associação de medidas comportamentais com medicamentosas não parecer ter efeitos encorajadores, um estudo feito por Burgio avaliou outra medida fisioterápica combinada com anticolinérgicos, e os resultados têm sido mais positivos. A combinação medicamentosa com o *biofeedback* associado ao treinamento comportamental indicou que as terapias associadas foram mais efetivas do que cada terapia isoladamente.[29] Nesse estudo, a combinação terapêutica foi avaliada em subgrupos de pacientes que não estavam completamente satisfeitos com os efeitos do tratamento após 8 semanas de terapia comportamental ou medicamentosa (oxibutinina). O autor utilizou um cruzamento das terapias e ofereceu mais 8 semanas de tratamento. As pacientes que inicialmente se submeteram à terapia comportamental demonstraram melhora com média de 57,5% de redução da incontinência, evoluindo para 88,5% após a adição de oxibutinina (P = 0,034). As pacientes que inicialmente passaram por terapia medicamentosa também demonstraram melhora, com aumento de 73,1% de redução da incontinência para 84,3% após a terapia combinada (P = 0,01). Dessa forma, os dados indicam que pacientes que não se sentem satisfeitos com a monoterapia podem obter mais resultados positivos quando esta é associada a medidas fisioterápicas.

CONSIDERAÇÕES FINAIS

Os resultados descritos neste capítulo demonstram que a terapia comportamental é parte essencial do tratamento da bexiga hiperativa, reafirmada tanto pela literatura científica quanto pela prática clínica. A parceria entre profissionais médicos e fisioterapeutas parece proporcionar diversos benefícios no tratamento de mulheres com bexiga hiperativa.

REFERÊNCIAS BIBLIOGRÁFICAS

1. Cardozo L. Systematic review of overactive bladder therapy in females. Can Urol Assoc J 2011; 5(5Suppl2):S139-S142.
2. Frewen WK. An objective assessment of the unstable bladder of psychosomatic origin. Br J Urol 1978; 50(4):246-9.
3. Wyman J. Bladder training for overactive bladder. In: Bo K, Berghmans B, Morkved S, Van Kampen M. In: Evidence-based physical therapy for the pelvic floor. Elsevier, 2007. p.208-18.
4. Herschorn S, Becker D, Miller E, Thompson M, Forte L. Impact of a health education intervention in overactive bladder patients. Can J Urol 2004; 11(6):2430-7.
5. Davies JA, Hosker J. An evaluation of the efficacy of in-patient bladder retraining. Int Urogynecol J Pelvic Floor Dysfunct 2000; 11(5):271-5.
6. Sampselle CM, Messer KL, Seng JS, Raghunathan TE, Hines SH, Diokno AC. Group teaching of pelvic floor and bladder training: function and knowledge outcomes. Conference ICS, 2003. Florence, Italy.
7. Mesquita LA, César PM, Monteiro MVC, Silva Filho AL. Terapia comportamental na abordagem primária da hiperatividade do detrusor. Femina 2010; 38(1).
8. Van Kerrebroeck PE. Does conservative management really benefit patients with OAB? Curr Urol Rep 2012; 13:348-55.
9. Majumdar A, Hassan I, Saleh S, Toozs-Hobson P. Inpatient bladder retraining: is it beneficial on its own? Int Urogynecol J Pelvic Floor Dysfunct 2010; 21:657-63.
10. Abrams P, Cardozo L, Fall M, Griffiths D, Rosier P, Ulmsten U et al. The standardisation of terminology of lower urinary tract function: report from the Standardisation Sub-committee of the International Continence Society. Neurourol Urodyn 2002; 21(2):167-78.
11. Kathryn L. Behavioral treatment of urinary incontinence, voiding dysfunction, and overactive bladder. Obstet Gynecol Clin N Am 2009; 36:475-91.
12. Moore K, Dumoulin C, Bradley C et al. Adult conservative management. In: Abrams P, Cardozo L, Khoury S, Wein A (eds.). Incontinence. 5.ed. Paris: Health Publication, 2013. p.1101-228.

13. Burgio KL. Influence of behavior modification on overactive bladder. Urology 2002; 60(5 Suppl 1):72-6.

14. Wallace SA, Roe B, Williams K, Palmer M. Bladder training for urinary incontinence in adults. Cochrane Database of Systematic Reviews. In: The Cochrane Library, 2009, Issue 1, Art. No. CD001308. DOI: 10.1002/14651858.CD001308.pub4.

15. Lee HE, Cho SY, Lee S, Kim M, Seung-June O. Short-term effects of a systematized bladder training program for idiopathic overactive bladder: a prospective study. Int Neurourol J 2013; 17:11-7.

16. Wyman JF, Burgio KL, Newman DK. Practical aspects of lifestyle modifications and behavioral interventions in the treatment of overactive bladder and urgency urinary incontinence. Int J Clin Pract 2009; 63:1177-91.

17. Couillard DR, Webster GD. Detrusor instability. Urol Clin N Am 1995; 22(3):593-612.

18. Hashim H, Abrams P. How should patients with an overactive bladder manipulate their fluid intake? BJU Int 2008; 102:62-6.

19. Dalosso HM, McGrother CW, Matthews RJ, Donaldson MMK. The association of diet and other lifestyle factors with overactive bladder and stress incontinence: a longitudinal study in women. BJU 2003; 92:69-77.

20. Cartwright R, Srikrishna S, Cardozo L et al. Does Diet Coke cause overactive bladder? A 4-way crossover trial, investigating the effect of carbonated soft drinks on overactive bladder symptoms in normal volunteers [poster], 2007, Annual Meeting of the International Continence Society, Rotterdam.

21. Hannestad YS, Rortveit G, Daltveit AK, Hunskaar S. Are smoking and other lifestyle factors associated with female urinary incontinence? The Norwegian EPINCONT Study. BJOG 2003; 110:247-54.

22. Bo K. Pelvic floor muscle training for overactive bladder. In: Evidence-based physical therapy for the pelvic floor. Elsevier, 2007. p.218-22.

23. Bo K, Berghmans LC. Nonpharmacologic treatments for overactive bladder-pelvic floor exercises. Urology 2000; 55(5A Suppl):7-11.

24. Berghmans LCM, Hendriks HJ, de Bie RA, van Waalwijk van Doorn ES, Bo K, van Kerrebroeck PE. Conservative treatment of urge urinary incontinence in women: a systematic review of randomized clinical trials. BJU Int 2000; 85(3):254-63.

25. Berghmans M, van Waalwijk van Doorn E, Nieman F. Efficacy of physical therapeutic modalities in women with proven overactivity. Eur Urol 2002; 6:581-7.

26. Milne JL Behavioral therapies for overactive bladder: making sense of the evidence. J Wound Ostomy Continence Nurs 2008; 35(1):93-101.

27. Newman DK, Wein AJ. Office-based behavioral therapy for management of incontinence and other pelvic disorders. Urol Clin N Am 2013; 40:613-35.
28. Burgio KL, Locher JL, Goode PS, Hardin JM, McDowell BJ, Dombrowski M et al. Behavioral versus drug treatment for urge incontinence in older women: a randomized clinical trial. JAMA 1998; 23:1995-2000.
29. Burgio KL, Locher JL, Goode PS. Combined behavioral and drug therapy of urge incontinence in older women. J Am Geriatr Soc 2000; 48:370-4.

QUESTÕES

1. Sobre treinamento vesical, assinale a resposta incorreta:

   a. Antes de iniciar a terapia, é necessário avaliar os hábitos da paciente, os quais podem estar relacionados à piora da bexiga hiperativa.

   b. Objetiva aumentar o intervalo entre as micções, aumentar a capacidade vesical e reduzir a urgência miccional.

   c. Inicia-se aumentando o intervalo entre as micções de 15 a 20 minutos, mesmo que a paciente tenha o hábito de urinar sem ter vontade para evitar a urgência.

   d. O treinamento vesical deve ser indicado com parcimônia para pacientes indisciplinadas, em virtude de seu elevado custo.

   e. Ao final do tratamento, a paciente deverá conseguir aumentar o intervalo entre as micções para 3 horas.

2. Sobre a restrição de ingestão de bebidas e alimentos pela paciente com bexiga hiperativa, assinale a alternativa incorreta:

   a. A paciente deve ser orientada a evitar alimentos e bebidas que contenham cafeína.

   b. É importante que a paciente evite a ingestão de bebidas carbonatadas, representadas pelos refrigerantes e águas com gás.

   c. Se não for possível suspender o consumo de refrigerantes, a paciente deve preferir os refrigerantes do tipo *diet/light*, pois os que contêm açúcar irritam mais a bexiga.

   d. Alimentos como chocolate e frutas ácidas devem ser evitados.

   e. A quantidade de consumo de líquidos por dia deve ser restrita a 1,5 L.

3. Sobre a terapia comportamental para o tratamento da bexiga hiperativa, assinale a alternativa incorreta:

   a. Os exercícios para os músculos do assoalho pélvico podem trazer poucos benefícios para pacientes com bexiga hiperativa que não possuem quadro de urgeincontinência.

   b. A reeducação dos hábitos de toalete deve ser preconizada em pacientes com bexiga hiperativa.

   c. A posição adequada para o relaxamento dos músculos do assoalho pélvico e que facilita o esvaziamento vesical é sentada, com o tronco inclinado à frente e os pés ligeiramente elevados.

   d. É importante orientar a paciente a aguardar alguns instantes após se sentar na bacia sanitária para permitir o adequado relaxamento do assoalho pélvico e a saída espontânea do fluxo urinário, evitando manobras adicionais.

   e. A contração do assoalho pélvico é capaz de inibir a descarga parassimpática sacral e relaxar o músculo detrusor da bexiga temporariamente.

20

Tratamento fisioterapêutico

Adriana Luciana Moreno Camargo

A incontinência urinária gera um alto impacto negativo, tanto econômico quanto na qualidade de vida das pacientes, o que demanda diagnóstico eficaz e tratamento adequado desses sintomas urinários.[1]

A síndrome da bexiga hiperativa é a 2ª causa mais comum de incontinência urinária, perdendo apenas para a incontinência urinária de esforço (IUE), e, embora acometa com maior frequência a população em idade mais avançada, seu impacto psicológico e social supera o encontrado nas pacientes com IUE.[2] Sua ação negativa na qualidade de vida das pacientes depende da sua cultura, ocupação, idade, mobilidade e concomitantes condições médicas.[3]

A Sociedade Internacional de Continência (*International Continence Society –* ICS) recomenda o tratamento conservador como a primeira linha terapêutica da incontinência urinária,[4] destacando-se a fisioterapia.

Podem ser citados como opções de técnicas fisioterapêuticas no tratamento da bexiga hiperativa e seus sintomas: eletroestimulação, treinamento funcional do assoalho pélvico, *biofeedback* e cones vaginais, que podem ser realizados como coadjuvantes entre si ou isoladamente,[5,6] a terapia comportamental e as variáveis desses recursos.

ELETROESTIMULAÇÃO FUNCIONAL

A eletroestimulação, segundo a ICS, é a aplicação de corrente elétrica para estimular as vísceras pélvicas ou sua inervação, com o objetivo de induzir diretamente uma resposta terapêutica ou de modular o trato urinário inferior, intestino ou disfunções sexuais.[7]

Os pioneiros a estudar a resposta neurofisiológica da eletroestimulação foram Lindstrom et al.[8] e Fall e Lindstrom.[9] Realizando estudos experimentais em gatos, esses autores observaram os efeitos da corrente elétrica no nervo hipogástrico e sugeriram que, pela eletroestimulação, existe ativação por via reflexa de neurônios simpáticos inibitórios (ativação do nervo hipogástrico) e inibição dos neurônios parassimpáticos excitatórios (nervo pélvico), promovendo a reorganização do sistema nervoso central e inibindo contrações involuntárias do detrusor.

Existem algumas variáveis na eletroestimulação para o tratamento da bexiga hiperativa. Ela pode ser feita por meio da eletroestimulação funcional (FES), que é um tipo de corrente cujo objetivo principal é promover contração muscular e melhorar sua função.[10] Essa terapêutica pode ser realizada com uso de eletrodos intracavitários ou de superfície.

A estimulação elétrica dos músculos do assoalho pélvico induz uma contração reflexa dos músculos estriados para e periuretrais, acompanhado por uma inibição reflexa simultânea do músculo detrusor. Para se obter efeito terapêutico da estimulação do assoalho pélvico em mulheres com hiperatividade do detrusor, a inervação periférica desses músculos deve estar pelo menos parcialmente intacta, pois essa resposta depende de um arco reflexo preservado pelo centro sacral da micção.[6] Há, na literatura, um consenso em se utilizar baixas frequências no tratamento da bexiga hiperativa e de seus sintomas, variando de 5 a 20 Hz. Arruda et al., tratando pacientes com bexiga hiperativa com eletroestimulação funcional do assoalho pélvico por via vaginal, constataram diminuição significativa dos episódios de perda urinária e de noctúria, bem como o desaparecimento da sintomatologia de urgência em 57,1% das pacientes do referido grupo. Para obtenção desses resultados, foram realizadas duas sessões semanais, com duração de 20 minutos cada, durante 12 semanas, e os parâmetros da eletroestimulação foram assim estabelecidos: frequência de 10 Hz, largura de pulso de 1 ms e a maior intensidade tolerada pela paciente (com variação de 10 a 100 mA).[11]

O ciclo *on/off* deve ser padronizado anteriormente e mantido assim no tratamento da bexiga hiperativa (geralmente 5 × 1), diferentemente do que ocorre no tratamento da IUE, em que o ciclo é determinado pelos dados obtidos na avaliação funcional do assoalho pélvico pelo método PERFECT.

A maioria dos protocolos determina que a duração da aplicação da corrente varie entre 15 e 30 minutos,[5] porém deve-se estar atento à fadiga muscular e adequar a aplicação da corrente para cada paciente. Vale lembrar que o eletrodo intravaginal deve ter contato com a maior área muscular possível para aumentar o recrutamento de unidades motoras.

ELETROESTIMULAÇÃO DO NERVO TIBIAL POSTERIOR

Recentemente, entrou em voga o uso da estimulação elétrica nervosa transcutânea (TENS) no tratamento da bexiga hiperativa. Em 1994, Fall e Lindstron[12] utilizaram a TENS na região suprapúbica no tratamento da cistite intersticial, visando basicamente ao alívio da dor, mas observaram, além disso, diminuição da frequência urinária e aumento da capacidade vesical. Isso porque a TENS libera opioides endógenos, o que leva à inibição do detrusor. Além disso, a TENS é capaz de ativar receptores muscarínicos, principalmente os dos tipos M1 e M3.

Amarenco et al., em 2003, despertaram o interesse da comunidade científica quando descreveram os efeitos dessa corrente (TENS) na região do nervo tibial posterior, realizando o exame urodinâmico antes e imediatamente após a eletroterapia. Observaram que, embora as contrações do detrusor continuassem presentes, diminuíram de intensidade e foram postergadas, permitindo aumento na capacidade cistométrica máxima.[13]

Esses resultados desencadearam vários outros estudos que demonstraram a eficácia dessa terapêutica na diminuição dos sintomas da bexiga hiperativa.[14-16] O método consiste na colocação de dois eletrodos de superfície, um no bordo inferior do maléolo medial e outro 10 cm acima.

Os pontos de ação da eletroestimulação do nervo tibial posterior coincidem com os meridianos do rim da medicina tradicional chinesa, segundo a qual os pontos de acupuntura capazes de inibir a atividade vesical estão presentes no trajeto do nervo tibial posterior.[17,18] Procura-se identificar corretamente o nervo tibial posterior usando-se uma intensidade que permita observar o movimento de flexão rítmica dos dedos (contração do retináculo flexor). A frequência é então ajustada em 10 Hz, a largura de pulso fixada em 200 ms e a intensidade é ajustada segundo a sensibilidade de cada paciente, abaixo do limiar motor. Pode-se utilizar a variação de intensidade e frequência (VIF) em 50% para evitar acomodação do estímulo. O posicionamento ideal da paciente é em decúbito dorsal, com um coxim sob os joelhos, mantendo-os em semiflexão. Na impossibilidade do posicionamento em decúbito dorsal, pode-se realizar a terapia com a paciente sentada. A maioria dos estudos realiza duas sessões semanais, com 30 minutos de duração cada.

TREINAMENTO MUSCULAR DO ASSOALHO PÉLVICO

O fortalecimento dos músculos do assoalho pélvico por meio de exercícios é, sem dúvida, o recurso mais utilizado no tratamento das disfunções do assoalho pélvico e miccionais, sendo considerado como padrão-ouro.

O primeiro a descrever o uso de exercícios para o fortalecimento do assoalho pélvico foi Kegel, em 1948. Os exercícios baseiam-se no princípio de que contrações voluntárias repetitivas aumentam a força muscular e colaboram para a manutenção da continência pela ativação da atividade do esfíncter uretral e pela promoção de melhor suporte do colo vesical, estimulando contrações reflexas desses músculos durante as atividades diárias que geram estresse. Dentre os efeitos benéficos dos exercícios, está a restauração ou manutenção da força, da resistência, da mobilidade e da coordenação dos movimentos.[19,20]

Além de promover a oclusão uretral, as contrações rápidas do assoalho pélvico inibem o reflexo A_3 de Mahony. Estudos demonstram que, durante as contrações dos músculos do assoalho pélvico, há uma ação reflexa de relaxamento vesical, o que colabora para a diminuição das contrações não inibidas do detrusor e para a diminuição da urgência miccional.[19,21]

Algumas etapas devem ser seguidas para um bom treinamento funcional do assoalho pélvico. Inicialmente, a paciente deve ser informada sobre a funcionalidade de seus músculos perineais e sobre a realização da avaliação funcional do assoalho pélvico e seu objetivo. Em seguida, a paciente deve submeter-se a avaliação individual do assoalho pélvico, em que é realizada uma facilitação proprioceptiva e de percepção corporal para a correta contração desses músculos. Posteriormente, a paciente é orientada a realizar exercícios com correção postural, sempre que necessário. Somente após cumprir essas etapas a paciente está apta a realizar um programa de exercícios para o treinamento do assoalho pélvico em grupo ou individualmente.[22]

Não há consenso sobre o número de exercícios a serem realizados, tampouco sobre o número de séries e tempo de sustentação, porém, sabe-se que o mais próximo do ideal é seguir os resultados da avaliação funcional do assoalho pélvico e procurar adaptar um maior número de posturas possíveis durante a sessão, mudando-se, assim, o estímulo proprioceptivo do assoalho pélvico. Indica-se a realização de duas a três sessões semanais com tempo de 20 a 45 minutos para cada sessão.[20-23] Boaretto[23] observou diminuição significativa da noctúria de pacientes com bexiga hiperativa tratadas com exercícios perineais. No referido protocolo, foram realizadas 12 sessões, 2 vezes/semana, com duração de 30 minutos cada. Os exercícios foram realizados nas posições ortostática, sentada e em supino.

Outras técnicas podem ser associadas como adjuvantes no treinamento funcional do assoalho pélvico, como os exercícios hipopressivos, que melhoram a força e a propriocepção dos músculos perineais,[24] os cones vaginais e o *biofeedback*.

Muito se caminhou nos últimos 15 anos no estudo da eficácia das técnicas fisioterapêuticas para o tratamento da bexiga hiperativa. Embora os resultados sejam promissores, estudos mais bem delineados ainda devem ser realizados para melhor comprovação científica.[25]

A motivação da paciente, sua compreensão, colaboração e a interação terapeuta-paciente são essenciais para a eficácia do tratamento.

REFERÊNCIAS BIBLIOGRÁFICAS

1. Martínez-Agulló E, Ruiz-Cerdá JL, Arlandis S, Rebollo P, Pérez M, Chaves J. Análisis del síndrome de vejiga hiperactiva y de la incontinencia urinaria en mujeres laboralmente activas entre 25-64 años: Estudio EPICC. Actas Urol Esp 2010; 34(7):618-24.

2. Marques AA, Herrmann V, Ferreira NO, Guimarães RV. Eletroterapia como primeira linha no tratamento da bexiga hiperativa (BH). Arq Med Hosp Fac Cienc Med Santa Casa São Paulo 2009; 54(2):66-72.

3. Cardozo L. The overactive bladder syndrome: treating patients on an individual basis. BJU Int 2007; 99(3):1-7.

4. Abrams P, Andersson K, Brubaker L. Recommendations of the International Scientific Committee: evaluation and treatment of urinary incontinence, pelvic organ prolapsed and faecal incontinence. In: Abrams P, Cardozo L, Khoury S. Incontinence: 3rd International Consultation on Incontinence. Paris: Health Publication, 2005. p.1589-630.

5. Ferreira NO, Marques AA, Frederice CP. Recursos fisioterapêuticos e aplicabilidade no tratamento da incontinência urinária. In: Marques AA, Silva MPP, Amaral MTP (eds.). Tratado de fisioterapia em saúde da mulher. São Paulo: Roca, 2011. p.290-314.

6. Berghmans LC, Hendriks HJ, De Bie RA, van Waalwijk van Doorn ES, Bø K, Van Kerrebroeck PE. Conservative treatment of urge urinary incontinence in women: a systematic review of randomized clinical trials. BJU Int 2000; 85:254-63.

7. Abrams P, Cardozo L, Fall M, Griffiths D, Rosier P, Ulmsten U et al. The standardisation of terminology of lower urinary tract function: Report from the Standardization Sub--Committee of international Continence Society. Urology 2003; 61(1):37-49.

8. Lindsdstrom S, Fall M, Carlsson AS, Erlandson BE. The neurophysiological basis of bladder inhibition in response to intravaginal electrical stimulation. J Urol 1983; 129:405-10.

9. Fall M, Lindstrom S. Electrical stimulation. A physiologic approach to the treatment of urinary incontinence. Urol Clin North Am 1991; 18:393-407.

10. Agne JE. Tipos de correntes elétricas terapêuticas. In: Agne JE (ed.). Eu sei eletroterapia. 3.ed. São Paulo: Andreoli, 2011. p.173-94.

11. Arruda RM, Sousa GO, Castro RA, Sartori MGF, Baracat EC, Girão MJBC. Hiperatividade do detrusor: comparação entre oxibutinina, eletroestimulação funcional do assoalho pélvico e exercícios perineais. Estudo randomizado. Rev Bras Ginecol Obstet 2007; 29(9):452-8.

12. Fall M, Lindstrom S. Transcutaneours electrical nerve stimulation in classic and no nulcer interstitial cystitis. Urol Clin North Am 1994; 21:131-9.

13. Amarenco G. Urodynamic effect of acute transcutaneous posterior tibial nerve stimulation in overactive bladder. J Urology 2003; 169:2210-5.

14. Vandoninck V, van Balken MR, Agro EF, Petta F, Caltagirone C, Heesakkers J et al. Posterior tibial nerve stimulation in the treatment of urge incontinence. Neurour Urodinam 2003; 22:17-23.

15. Karademir K, Bayakal K, Sen B. A peripheric neuromodulation technique for curing detrusor overactivity: Stoller afferent neurostimulation. Scand J Urol Nephrol 2005; 39:230-3.

16. Marques AA. Estimulação do nervo tibial posterior no tratamento da bexiga hiperativa. Tese (Doutorado). Campinas: Universidade Estadual de Campinas – Faculdade de Ciências Médicas, 2008.

17. Focks C. Atlas de acupuntura. Barueri: Manole, 2005. p.255.

18. Stux G, Hammerschlang R. Acupuntura clínica. Barueri: Manole, 2005. p.165-79.

19. Moreno AL. Cinesioterapia funcional do assoalho pélvico. In: Moreno AL (ed.). Fisioterapia em uroginecologia. 2.ed. Barueri: Manole, 2009. p.113-9.

20. Bo K, Talseth T, Holme I. Single blind, randomized controlled trial of pelvic floor exercises, electrical stimulation, vaginal cones and an treatment in management of genuine stress incontinence in women. BMJ 1999; 318:487-93.

21. Shafik A, Shafik IA. Overactive bladder inhibition in response to pelvic floor muscle exercise. World J Urol 2003; 20(6):374-7.

22. Moreno AL, Benitez C, Castro RA, Girão MJ, Baracat EC, de Lima GR. Urodynamic alterations after pelvic floor exercises for treatment of stress urinary incontinence in women. Clin Exp Obstet Gynecol 2004; 31(3):194-6.
23. Boaretto JA. Avaliação de mulheres tratadas com bexiga hiperativa com exercícios perineais, eletroestimulação transcutânea do nervo tibial posterior e oxibutinina. Dissertação (Mestrado). São Paulo: Universidade Federal de São Paulo, 2011.
24. Latorre GFS, Seleme MR, Stüp L, Berghmans B. Ginástica hipopressiva: as evidências de uma alternativa ao treinamento da musculatura do assoalho pélvico de mulheres com déficit proprioceptivo local. Rev Fisit Br 2011; (12):463-6.
25. Berghmans B, Hendriks HJM, De Bie RA, Van Waalwijk VD, Bo K, Kerrbroeck V. Conservative treatment of urge urinary incontinence in women: a systematic review of randomized clinical trials. BJU Int 2000; 85:254-63.

QUESTÕES

1. Qual dos itens abaixo não é indicação para o tratamento de bexiga hiperativa:

   a. *Biofeedback.*
   b. Eletroestimulação.
   c. Cones vaginais.
   d. Exercícios perineais.
   e. Manobras de Valsava.

2. Estes são os benefícios do TENS, exceto:

   a. Inibição do músculo detrusor.
   b. Aumento da frequência urinária.
   c. Ativação de receptores muscarínicos.
   d. Liberação de opioides.
   e. Aumento da capacidade vesical.

3. A frequência ideal dos estímulos elétricos para a bexiga hiperativa é de:

   a. 5 a 20 Hz.
   b. 1 a 5 Hz.
   c. 20 a 40 Hz.
   d. 10 a 50 Hz.
   e. 50 a 100 Hz.

21

Terapêutica farmacológica sistêmica

Raquel Martins Arruda

INTRODUÇÃO

Os anticolinérgicos são as drogas de primeira escolha no tratamento da bexiga hiperativa e da hiperatividade do detrusor. São inibidores competitivos da acetilcolina e atuam sobretudo na fase de enchimento vesical, diminuindo o tônus do detrusor e aumentando a capacidade cistométrica.[1] Recentemente, tem se questionado a ação dos antimuscarínicos em fibras aferentes, uma vez que, em doses habituais, não inibem o esvaziamento vesical, mas melhoram a sensação de urgência e a frequência miccional.[1,2]

OXIBUTININA

O cloridrato de oxibutinina, liberado nos Estados Unidos em 1975, tornou-se um dos agentes farmacológicos mais empregados para tratar a hiperatividade do detrusor e a bexiga hiperativa.[3]

Trata-se de uma amina terciária, com ação anticolinérgica, antiespasmódica e anestésica local. É um agente antimuscarínico não seletivo, com afinidade 7 a 12 vezes maior por receptores M1 e M3 em relação aos demais receptores muscarínicos. Possui maior afinidade pelas parótidas do que pela bexiga.[3,4]

O metabolismo da oxibutinina ocorre no fígado e no intestino delgado proximal, no citocromo P450. Os metabólitos ativos são responsáveis por mais de 90% da ação anticolinérgica após administração oral da droga. O principal metabólito ativo é a N-desetil oxibutinina, que apresenta potência e eficácia semelhantes e é a grande responsável pelos efeitos colaterais da medicação.[3,4]

A eficácia e a segurança da oxibutinina no tratamento da bexiga hiperativa estão bem estabelecidas, com taxas de sucesso descritas entre 60 e 80%. A dose preconizada é de 5 a 20 mg/dia.[3,4] Apresenta nível 1 de evidência clínica e grau de recomendação A.[5]

No Brasil, a oxibutinina está disponível em comprimidos de liberação imediata de 5 mg e em comprimidos de liberação lenta de 10 mg. Outras formas de apresentação, como transdérmica, gel, intravesical e retal, não estão disponíveis no Brasil.

O uso clínico da oxibutinina é limitado pelos efeitos colaterais, que podem determinar baixa adesão ao tratamento e/ou diminuição da dose, com consequente redução da eficácia clínica do medicamento. A boca seca é o efeito colateral mais comum, referida por 25 a 75% dos pacientes no caso dos comprimidos de liberação imediata. A apresentação na forma de comprimidos de liberação lenta evita as flutuações nos níveis séricos e, graças à sua absorção no trato gastrointestinal inferior, apresenta menos efeitos colaterais.[3-5]

Outros efeitos colaterais descritos são obstipação intestinal, refluxo gastroesofágico, xeroftalmia, borramento visual, retenção urinária, taquicardia, sonolência, tontura, alucinações e alteração da cognição.[5]

TARTARATO DE TOLTERODINA

O tartarato de tolterodina é uma amina terciária, antagonista competitiva da acetilcolina, com a mesma afinidade pelos diferentes subtipos de receptores muscarínicos. Apresenta afinidade tissular pela bexiga cerca de 2 vezes maior que a da oxibutinina. Além disso, sua afinidade pela bexiga é cerca de 8 vezes maior que pelas parótidas, o que reduz de forma importante a incidência de boca seca.[1] Apresenta nível 1 de evidência clínica e grau de recomendação A.[5]

A tolterodina está disponível em comprimidos de liberação imediata (1 ou 2 mg) e lenta (4 mg). Os comprimidos de liberação imediata atingem o pico de concentração plasmática 1 a 2 horas após sua administração, e os de liberação lenta, após 2 a 6 horas. A dose preconizada é de 1 a 4 mg/dia. Seu metabolismo é hepático e a meia-vida varia de 3 a 10 horas. Por ser pouco lipossolúvel, apresenta baixo potencial para atravessar a barreira hematoencefálica. O principal metabólito ativo, a 5-hidroximetil tolterodina, tem a mesma potência da tolterodina.[1]

A eficácia e a segurança da tolterodina estão bem estabelecidas, inclusive em pacientes com mais de 65 anos de idade, com melhora importante dos sintomas e da qualidade de vida.[6]

Em revisão sistemática e metanálise que avaliou os efeitos de diferentes antimuscarínicos no tratamento da bexiga hiperativa, os autores concluíram que a tolterodina promove melhora significativa da urgeincontinência, frequência miccional, episódios de urgência e volume urinado por micção.[6]

A incidência de boca seca varia de 23 (comprimidos de liberação lenta) a 30% (comprimidos de liberação imediata).[1]

DARIFENACINA

Trata-se de uma amina terciária, antagonista competitiva da acetilcolina, com afinidade 60 vezes maior pelo receptor M3 em relação ao M2, e pouquíssima afinidade pelo subtipo M1. Essas características reduzem os efeitos colaterais relacionados à cognição (ocorrem por ação em receptores M1) e cardíacos (ocorrem por ação em receptores M2), sendo bem tolerado inclusive em pacientes com mais de 65 anos de idade.[7] Apresenta nível 1 de evidência clínica e grau de recomendação A.[5]

A droga é administrada por via oral e atinge o pico de concentração plasmática após 7 horas, sendo metabolizada no fígado pelo citocromo P450 (isoformas 3A4 e 2D6). A melhora clínica geralmente ocorre após 2 semanas do início do tratamento.[1]

Estudos demonstraram que a darifenacina apresenta eficácia semelhante às da oxibutinina e da tolterodina no tratamento da bexiga hiperativa, com melhora clínica, urodinâmica e na qualidade de vida.[6]

No Brasil, está disponível em comprimidos de 7,5 e 15 mg, em dose única diária. Os efeitos colaterais mais comuns são: boca seca (23% com 7,5 mg e 39% com 15 mg) e obstipação (16% com 7,5 mg e 25% com 15 mg).[1]

SUCCINATO DE SOLIFENACINA

Assim como a darifenacina, sua ação anticolinérgica ocorre sobretudo sobre os receptores M3.[8] Apresenta nível 1 de evidência clínica e grau de recomendação A.[5]

A droga é administrada por via oral, em doses de 5 ou 10 mg/dia. A maioria dos estudos demonstrou maior eficácia com a dose de 10 mg, sem que houvesse aumento significativo dos efeitos colaterais. Cerca de metade dos pacientes requer a dose de 10 mg.[9-12]

O metabolismo ocorre no fígado, por enzimas do grupo CYP3A4, e um metabólito ativo é excretado na urina. Estudos demonstraram que provavelmente tal metabólito apresente ação local nos receptores do urotélio.[8,10]

Estudos clínicos demostraram que a solifenacina melhora os sintomas da bexiga hiperativa e a qualidade de vida de forma significativa.[11-13] Autores referem melhora de 60% nos episódios de urgência miccional, 23% na frequência urinária, 36% na noctúria e um aumento em 30% no volume urinado. Cerca de 60% das pacientes tornam-se continentes.[14,15]

O efeito adverso mais comum é a boca seca, com aproximadamente 92% dos casos referidos como leve a moderada. De acordo com alguns autores, apenas 1,4 a 4,7% dos pacientes acompanhados em estudos clínicos abandonaram o tratamento por causa dos efeitos colaterais.[10,16] Estudos com pacientes com mais de 65 anos de idade mostraram incidência e severidade de efeitos colaterais semelhante às de pacientes jovens.[16]

CONSIDERAÇÕES FINAIS

As pacientes com bexiga hiperativa constituem um grupo muito heterogêneo, embora apresentem quadro clínico semelhante. Dessa forma, devem ser informadas de que não existem parâmetros clínicos, urodinâmicos ou laboratoriais que permitam prever qual paciente vai responder a qual tratamento.

Os princípios do tratamento são: aumentar o volume urinado por micção, reduzir episódios de urgência e de urgeincontinência e a frequência miccional. As pacientes devem ser orientadas sobre o objetivo do tratamento, que é amenizar os sintomas e promover melhora na qualidade de vida, visto que, na grande maioria das vezes, não há cura.

Com relação ao tratamento farmacológico, os anticolinérgicos são a primeira escolha e devem ser sempre indicados como adjuvantes ao tratamento comportamental. Apesar de existirem diferentes medicamentos dessa classe, a eficácia deles é semelhante, em torno de 60 a 80%.

Desse modo, há grande necessidade de se desenvolver drogas mais eficazes e com menos efeitos colaterais, visto que os anticolinérgicos têm eficácia limitada e, de modo geral, após 2 anos, menos de 10% das pacientes continuam com a medicação.

REFERÊNCIAS BIBLIOGRÁFICAS

1. Chapple CR. The contemporary pharmacological management of overactive bladder. BJOG 2006; 113(Suppl. 2):19-28.

2. Yamaguchi O, Nishizawa O, Takeda M, Yokoyama O, Homma Y, Kakizaki H et al. Clinical guidelines for overactive bladder. Int J Urol 2009; 16:126-42.

3. Doucchamps J, Derenne F, Stockis A, Gangji D, Juvent M, Herchuelz A. The pharmacokinetics of oxybutynin in man. Eur J Clin Pharmacol 1988; 35:515-20.

4. Hashi H, Abrams P. Drug treatment of overactive bladder. Efficacy, cost and quality-of--life considerations. Drugs 2004; 64(15):1643-56.

5. Ouslander JG. Management of overactive bladder. N Engl J Med 2004; 350(8):786-97.

6. Chapple CR, Khullar V, Gabriel Z, Muston D, Bitoun CE, Weinstein D. The effects of antimuscarinic treatments in overactive bladder: an update of a systematic review and meta-analysis. Euro Urol 2008; 54:543-62.

7. Hill S, Elhilali M, Millard RJ, Dwyer PL, Lheritier K, Kawakami FT et al. Long-term darifenacin treatment for overactive bladder in patients aged 65 years and older: analysis of results of a 2-year, open-label extension study. Curr Opin Res Opin 2007; 23(11):2697-704.

8. Chapple CR. Solifenacin provides effective antimuscarinic therapy for the complete management of overactive bladder. Expert Opin Pharmacother 2006; 7(17):2421-34.

9. Nabi G, Cody JD, Ellis G, Herbison P, Hay-Smith J. Anticholinergics drugs versus placebo for overactive bladder syndrome in adults. Cochrane Database Syst Rev 4 2006, CD003781.

10. Santos JC, Telo ERZ. Solifenacin: scientific evidence in the treatment of overactive bladder. Arch Esp Urol 2010; 63(3):197-213.

11. Chapple CR, Martinez-Garcia R, Selvaggi L, Toozs-Hobson P, Warnack W, Drogendijk T et al. A comparison of the efficacy and tolerability of solifenacin succinate and extended release tolterodine at treating overactive bladder syndrome: results of the STAR trial. Eur Urol 2005; 48(3):464-70.

12. Cardozo L, Hessdoerfer E, Milani R, Arañó P, Dewilde L, Slack M et al. Solifenacin in the treatment of urgency and other symptoms pf overactive bladder: results from a randomized, double-blind, placebo-controlled, rising-dose trial. BJU Int 2008; 102(9):1120-7.

13. Karram MM, Toglia MR, Serels SR, Andoh M, Fakhoury A, Forero-Schwanhaeuser S. Treatment with solifenacin increases warning time and improves symptoms of overactive bladder: results from VENUS, a randomized, double-blind, placebo-controlled trial. Urology 2009; 73(1):14-8.

14. Haab F, Cardozo L, Chapple C, Ridder AM; Solifenacin Study Group. Long-term open label solifenacin treatment associated with persistence with therapy in patients with overactive bladder syndrome. Eur Urol 2005; 47:376-84.
15. Chapple CR, Cardozo L, Steers WD, Govier FE. Solifenacin significantly improves all symptoms of overactive bladder syndrome. Int J Clin Pract 2006; 60(8): 959-66.
16. Capo JP, Lucente V, Forero-Schwanaeuser S, He W. Efficacy and tolerability of solifenacin in patients aged ≥ 65 years with overactive bladder: post-hoc analysis of 2 open-label studies. Postgrad Med 2011; 123(1):94-104.

QUESTÕES

1. Assinale a alternativa correta:

   - As taxas de sucesso da oxibutinina no tratamento da bexiga hiperativa são de 10 a 50%.
   - A tolterodina é uma amina secundária e a oxibutinina é uma amina terciária.
   - A darifenacina exerce sua ação predominantemente em receptores M_3.
   - A principal vantagem da darifenacina em relação à oxibutinina é sua maior eficácia.
   - A tolterodina é formalmente contraindicada em pacientes acima dos 65 anos de idade.

   a. V; V; V; F; F.
   b. F; F; V; F; F.
   c. F; V; V; F; F.
   d. F; F; V; F; V.
   e. V; F; V; F; F.

2. Assinale a alternativa correta:

   a. O solifenacina tem maior seletividade tissular para a bexiga em comparação com oxibutinina, tolterodina e darifenacina.
   b. Os principais efeitos colaterais dos anticolinérgicos decorrem de sua ação sobre os receptores M_1.
   c. O N-desetil tolterodina é o principal metabólito ativo da tolterodina.
   d. A grande maioria (80 a 85%) das pacientes com bexiga hiperativa apresenta urgeincontinência.
   e. A oxibutinina de liberação imediata e a tolterodina de liberação imediata têm a mesma incidência de boca seca.

3. Assinale a alternativa errada:

   a. A tolterodina, por ser pouco lipossolúvel, apresenta baixo potencial para atravessar a barreira hematoencefálica.
   b. Darifenacina e solifenacina são mais indicadas em pacientes com comprometimento cognitivo quando comparadas à oxibutinina.
   c. A oxibutinina é um agente antimuscarínico não seletivo, com maior afinidade pelas parótidas que pela bexiga.
   d. Os efeitos colaterais dos anticolinérgicos no sistema cardiovascular (coração) se devem à sua ação em receptores M_2.
   e. Ao contrário da darifenacina, a solifenacina tem a diarreia como um efeito colateral comum.

22

Toxina botulínica e fármacos intravesicais

José Carlos Cezar Ibanhez Truzzi

INTRODUÇÃO

Antes mesmo da introdução do termo "bexiga hiperativa" no cenário uroginecológico, no final da década de 1990, um grupo de pacientes com sintomas clássicos dessa síndrome era reconhecido como refratário à terapia medicamentosa oral anticolinérgica, às medidas comportamentais e fisioterápicas. A falha na resposta a essa primeira linha de tratamento da bexiga hiperativa é produto da reduzida adesão, assim como dos resultados objetivos pouco satisfatórios e frequentes efeitos adversos dos anticolinérgicos orais. Associado a isso, o caráter invasivo atribuído às condutas secundárias, entre elas a neuromodulação sacral e a ampliação vesical cirúrgica, tem favorecido o desenvolvimento de alternativas terapêuticas para bexiga hiperativa refratária (Figura 1).

A identificação de uma via neural representada pelas fibras C e o seu papel na condução de impulsos nervosos na vigência de hiperatividade detrusora serviram como ponto de partida para a utilização de uma nova classe de substâncias intravesicais, os vaniloides. A ação específica desses medicamentos no bloqueio dos

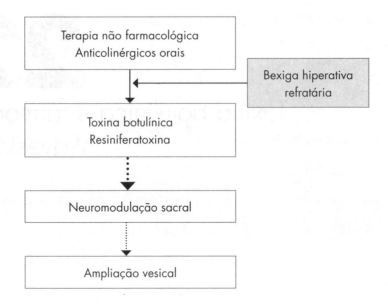

FIGURA 1 Fluxograma de tratamento da bexiga hiperativa.

receptores de fibras C, localizados na mucosa vesical, concentrou sua atividade no órgão-alvo e, com isso, os eventos sistêmicos passaram a ser potencialmente evitados.

Ainda no âmbito de um tratamento local, desenvolveu-se a administração intravesical da toxina botulínica, cujo foco de ação inicial foi bloquear a liberação das moléculas de acetilcolina junto às terminações neuromusculares da bexiga. Como descrito para os vaniloides, essa nova técnica agregou a vantagem de um efeito vesical potencializado, sem os efeitos colaterais sistêmicos geralmente presentes com o uso de anticolinérgicos orais, como a sensação de boca seca e a obstipação intestinal.

No entanto, a utilização mais ampla dos fármacos intravesicais ainda encontra-se limitada pela falta de uma definição clara do conceito de refratariedade no tratamento da bexiga hiperativa. A maioria dos especialistas em disfunções miccionais considera como refratário o paciente tratado com um ou mais anticolinérgicos orais, por aproximadamente 2 a 3 meses e submetido por igual período à terapia comportamental. Embora evidências de farmacodinâmica sugiram que o tempo necessário para a obtenção de resposta aos anticolinérgicos seja até mesmo inferior a 1 mês, o que se observa na prática clínica é a persistência, por um período prolongado, na terapia de primeira linha mesmo diante da notória refratariedade a essas medidas.

Ao longo deste capítulo, serão apresentados os principais estudos que embasam o uso de fármacos intravesicais, os resultados que evidenciam sua aplicação na prática uroginecológica diária e a potencial expansão de seu uso.

VANILOIDES

Em condições fisiológicas, o enchimento da bexiga gera estímulos progressivos, os quais são transmitidos para a medula sacral e daí para o cérebro por meio de fibras mielinizadas A delta (sensíveis à distensão).[1,2] Estudos em modelos experimentais felinos demonstraram a existência de uma via aferente mediadora de um reflexo anômalo, ao qual foi atribuído parte da teoria de desenvolvimento da hiperatividade detrusora – as fibras C.[3] Embora sensíveis ao aumento da pressão vesical, as fibras C possuem limiar tão alto que somente são ativadas quando a pressão atinge o nível doloroso, sugerindo que são essencialmente ligadas à nocicepção.[4] Em situações como processos inflamatórios, obstrução infravesical e lesão raquimedular, há redução do limiar das fibras C, o que desencadeia condução de estímulos nervosos mesmo em condições de pressão não extremas. Foi demonstrado, ainda, que esse aumento de atividade das fibras C leva a maior sensibilidade a estímulos de distensão mecânica vesical, desencadeando maior descarga parassimpática e consequente desenvolvimento de hiperatividade do detrusor.[5]

O uso de vaniloides teve início em portadores de hiperatividade neurogênica do detrusor com base na observação de que essas substâncias bloqueavam a ação de fibras aferentes tipo C, quiescentes em condições fisiológicas.[6] A partir de então, a administração intravesical de vaniloides passou a ser uma atraente opção no tratamento de pacientes com bexiga hiperativa refratária.

O termo vaniloide advém da presença do anel homovanílico comum nas moléculas de capsaicina e resiniferatoxina, embora algumas substâncias com propriedades similares a essas duas citadas não contenham tal estrutura anelar. O receptor vaniloide VR1, alvo da capsaicina e resiniferatoxina, foi inicialmente descrito em modelos animais em 1997 e, 2 anos depois, em seres humanos. Por pertencer à mesma família de receptores de potencial de canal iônico, recebeu a denominação de receptor TRPV1 (*transient receptor potential channel vanilloid 1*). Trata-se de um canal de íon não seletivo, altamente permeável ao cálcio e a outros íons, sendo que, na bexiga, está presente na membrana celular de fibras sensitivas não mielinizadas e em menor quantidade na membrana celular do urotélio. Suas características moleculares funcionais atribuem a essa classe de receptores um papel relevante na sensação dolorosa diante de processos inflamatórios crônicos e também na sensação de enchimento vesical.[7,8]

Pacientes com bexiga hiperativa sem hiperatividade detrusora, mas com urgência sensitiva demonstrada por precocidade na sensação de enchimento vesical à urodinâmica, apresentaram maior expressão de mRNA para receptores TRPV1 na mucosa do trígono. Nesse grupo de pacientes, a relação entre densidade de expressão de receptores TRPV1 foi inversa ao volume da primeira sensação de enchimento vesical. Em contrapartida, portadores de hiperatividade detrusora idiopática não apresentaram maior expressão de TRPV1, favorecendo a hipótese de processos fisiopatológicos distintos para urgência sensitiva e hiperatividade detrusora.[9]

A capsaicina, extraída da pimenta vermelha, e a resiniferatoxina (RTX), obtida a partir de um cacto africano, a *Euphorbia resinifera*, são os principais representantes da família dos vaniloides utilizados na prática clínica. A administração de vaniloides na bexiga acarreta um efeito hiperexcitatório inicial, o qual pode ser doloroso. Esse efeito irritativo é mais pronunciado com a capsaicina e pode durar de 1 a 2 semanas. Ao se ligarem aos receptores TRPV1, a capsaicina e a resiniferatoxina promovem aumento no influxo de cálcio e sódio, o que gera uma liberação de neuropeptídeos como a substância P (SP) e o peptídeo relacionado ao gene da calcitonina (CGRP). Segue-se um período de baixa expressão do receptor VR1 e redução dos peptídeos SP e CGRP. Ambas as medicações levam ao estado designado dessensitivação nas fibras aferentes sensitivas tipo C à custa de um bloqueio de longa duração na sua atividade.[8] Tais fenômenos bioquímicos assemelham-se aos observados em fibras aferentes submetidas à privação do fator de crescimento neural (NGF). Sabe-se que o metabolismo desses neurônios é altamente dependente da neurotrofina NGF e sua privação prolongada pode inclusive induzir a morte neuronal. Além disso, foi demonstrado que a exposição ao NGF em ratos gera um aumento da atividade reflexa do detrusor. Elevações dos níveis de NGF têm sido observadas em processos inflamatórios da bexiga, obstrução infravesical e lesão raquimedular, situações que, conforme descrito anteriormente, induzem a redução no limiar excitatório das fibras C.[5,7] Essas observações deram suporte ao uso de vaniloides no controle da hiperatividade vesical.

Capsaicina

A primeira evidência da presença de estruturas sensíveis à capsaicina na bexiga humana partiu de um estudo realizado por Maggi et al., em 1989.[6] A administração intravesical de capsaicina em pacientes com distúrbios de hipersensibilidade vesical promoveu expressiva redução do desejo inicial de urinar, da plenitude vesical e do limiar para micção, por poucos dias.

De Ridder et al. avaliaram a resposta à instilação vesical de capsaicina em 79 pacientes com incontinência urinária refratária, com seguimento de 3 a 5 anos. Portadores de hiper-reflexia detrusora apresentaram controle urinário total e melhora parcial em 44% e 36% dos casos, respectivamente. O efeito terapêutico variou em média de 3 a 6 meses, sendo que os resultados mantiveram-se ao longo das reaplicações de capsaicina. Cabe ressaltar que o tratamento não surtiu efeito em pacientes com déficit de complacência e com urgência-incontinência não neurogênica.[10]

Mais recentemente, a resposta à instilação de capsaicina 1 mM em 20 pacientes com hiperatividade detrusora foi observada em 47% dos casos. Entre os que cursaram com resposta favorável, a capacidade cistométrica apresentou ganho médio de 108 mL, com duração de efeito de 6,5 meses. Três quartos dos pacientes necessitaram de analgésicos por 5 dias e um cursou com cistite hemorrágica.[11]

Nas diferentes séries publicadas, os índices de melhora sintomática variaram de 40 a 100% (em média 70%), com ganho da capacidade cistométrica de até 200 mL (variando de 27 a 220%) e duração do efeito de 1 a 9 meses.[10,12-15] Apesar dos resultados positivos apresentados com a instilação de capsaicina em portadores de afecções neurológicas, como lesão raquimedular e doença inflamatória, seus efeitos positivos são questionáveis nas situações de hiperatividade detrusora em que não há comprovação de participação de fibras C na gênese do reflexo, caso de lesões suprapontinas ou de hiperatividade detrusora idiopática.

Resiniferatoxina

A resiniferatoxina (RTX) proporcionou efeitos similares aos da capsaicina, sem o desconforto doloroso promovido pela primeira. Dados obtidos de modo preliminar em um estudo randomizado de RTX 50 nmol/L e placebo em portadores de lesão raquimedular demonstraram a eficácia do vaniloide. O volume de desencadeamento da hiperatividade vesical passou de uma média de 143 mL para 187 mL, a capacidade cistométrica máxima de 186 para 332 mL, acompanhados por redução de urgência e frequência miccional no grupo que recebeu RTX, enquanto a resposta urodinâmica com placebo não atingiu significância estatística.[16]

De modo similar, em um grupo com hiperatividade detrusora não neurogênica tratado com RTX, foi observado ganho na capacidade cistométrica e volume de desencadeamento de contrações involuntárias.[17] Resultados favoráveis também foram obtidos em pacientes com urgência e aumento da frequência miccional, com ou sem incontinência urinária de urgência. Houve incremento significativo na capacidade cistométrica máxima, no volume de desejo miccional inicial, no volume miccional médio e diminuição do número diário de micções em seguimento de até 6 meses após a instilação intravesical de uma única dose de RTX 50 nMol.[18] O sintoma urgência miccional foi alvo da avaliação de resposta à instilação de RTX intravesical em outro estudo prospectivo não randomizado conduzido por Silva et al.[19] A redução do número de episódios de urgência miccional de 71 para 39 e 37, respectivamente, após 1 e 3 meses de seguimento evidenciou o papel das fibras C presentes no urotélio e camada suburotelial na gênese da sensação de urgência miccional. O bloqueio dos receptores TRPV1 pela RTX foi substancialmente superior ao observado pela instilação apenas da solução veículo (grupo controle). Esses resultados reforçaram a perspectiva de uso dos vaniloides como alternativa ao uso de antimuscarínicos para casos de bexiga hiperativa refratária.

Em contrapartida, resultados menos otimistas foram obtidos em um grupo heterogêneo de pacientes (pós-ressecção de próstata, hiperatividade detrusora neurogênica e idiopática) tratadas com RTX 100 nMol; apenas cinco de 13 pacientes com hiperatividade detrusora idiopática cursaram com melhora dos sintomas, com duração do efeito de 2 a 9 meses.[20] Em outro estudo, apenas com portadoras de hiperatividade detrusora idiopática, metade apresentou melhora da frequência e incontinência de urgência e ganho na capacidade cistométrica de 229 para 271 mL, com uma dose de 50 nMol. O retratamento de três pacientes não gerou qualquer melhora.[21] Esse resultado se contrapôs ao obtido com reaplicações por Kuo, que verificou resposta efetiva após até quatro instilações em pacientes com hiperatividade detrusora refratária a anticolinérgicos.[22]

No Brasil, Rios et al.[23] avaliaram a resposta clínica e urodinâmica de 58 mulheres com incontinência de urgência e hiperatividade detrusora idiopática ao longo de 4 semanas após administração intravesical de dose única de RTX 50 nMol em estudo randomizado, controlado com placebo. Apesar da boa tolerabilidade, com reduzido índice de efeitos adversos e tendência de melhora observada em ambos os grupos, não houve diferença estatística nos parâmetros clínicos e urodinâmicos.

Nos anos que se seguiram, o uso da resiniferatoxina foi cada vez mais limitado a alguns centros voltados a essa linha de pesquisa. O número de publicações tem decrescido e sua indicação na prática uroginecológica é realizada de modo exíguo.

Técnica de administração da resiniferatoxina

Na maioria dos estudos clínicos com vaniloides para tratamento intravesical de disfunções miccionais, deu-se preferência ao uso de resiniferatoxina à capsaicina, pela menor quantidade de efeitos irritativos na primeira aplicação. O procedimento pode ser executado sob anestesia local em caráter ambulatorial. A diluição mais utilizada na literatura internacional é a de 10 a 100 nm em 10 a 20 mL diluída em etanol de 10 a 30%. Essa solução é instilada na bexiga por meio de cateter uretral 12-14 Fr. A paciente deve reter a medicação intravesical por aproximadamente 30 a 40 minutos e depois urinar.

TOXINA BOTULÍNICA

Após ser demonstrada sua eficácia no tratamento da dissinergia detrusor-esfíncter na década de 1980, a toxina botulínica manteve uma modesta utilização no trato urinário. O primeiro relato da aplicação de toxina botulínica na bexiga foi realizado por Juarez et al. em 1995.[24] Os autores injetaram 100 unidades da toxina em quatro pontos da bexiga de 12 pacientes com hiperatividade detrusora neurogênica. Houve notória redução da pressão detrusora de micção de 54 cmH_2O para 9 cmH_2O e um ganho na capacidade vesical de 379 mL para 531 mL. Infelizmente, a publicação foi realizada em revista não indexada, o que limitou sua difusão no meio científico. Foi a partir do ano 2000, com a indicação para tratamento da hiperatividade detrusora, que a toxina botulínica passou a ocupar importante papel no cenário das disfunções miccionais.[25]

Apresentações da toxina botulínica

A toxina botulínica é uma proteína de cadeia dupla, unida por pontes dissulfeto, com peso molecular 150 kDa. A cadeia pesada (100 kDa) é responsável pela entrada da toxina na terminação nervosa. A cadeia leve (50 kDa) promove a ruptura de uma proteína do complexo SNARE e consequentemente bloqueia a degranulação das vesículas de acetilcolina, impedindo a transmissão do impulso nervoso. Produzida pelo *Clostridium botulinum*, uma bactéria anaeróbia, a toxina botulínica é considerada a mais potente toxina biológica existente. Dependendo da formulação, pode receber a agregação de macromoléculas proteicas que lhe conferem maior estabilidade. A purificação da toxina botulínica tornou possível sua aplicação terapêutica com aprovação inicial pela Food and Drug Administration (FDA) para uso em oftalmologia em 1989.[26]

Existem sete tipos distintos da toxina botulínica, designados com letras de A a G. Somente as toxinas A e B são disponíveis para uso clínico.

Ao contrário de medicamentos químicos, produtos biológicos não são equivalentes. Mudanças na sua síntese, não detectáveis pela tecnologia analítica atual, podem ser pelo sistema imunológico individual e essa imunogenicidade aos biofármacos pode acarretar respostas clínicas distintas. Os produtos biológicos apresentam diferentes índices de ação terapêutica, o que reflete em diferentes perfis de segurança e eficácia. A toxina botulínica tem ação local, sendo que a sua difusão, potência do efeito e tempo de duração estão diretamente relacionadas à formulação de cada sorotipo.[27]

A maioria das publicações científicas tem utilizado a toxina botulínica de formulação norte-americana, de tal modo que as doses e os efeitos descritos neste texto têm por base essa toxina específica. Seu peso molecular total é de 900 kDa e é apresentada na forma de pó liofilizado a vácuo cristalizado no fundo do frasco. Cada frasco contém 100 unidades/5 ng de toxina botulínica e deve ser conservado em *freezer* com temperatura inferior a -6°C, ou em refrigerador de 2 a 8°C. Sua restituição deve ser feita com solução salina 0,9% e, após a mistura, pode ser mantida por até 24 horas em refrigerador de 2 a 8°C.[28]

A toxina botulínica tipo A de origem inglesa tem peso molecular de 700 a 900 kDa e é apresentada em frascos com 500 U. Até o momento, não foi estabelecida uma dose de equivalência única entre a toxina botulínica norte-americana e a inglesa nos estudos clínicos, seja em bexiga hiperativa ou em outras doenças nas quais esses medicamentos foram utilizados. A toxina botulínica alemã possui 100 U por frasco e tem um peso molecular de 150 kDa. A coreana, com peso molecular de 900 kDa e apresentações em frascos de 100 U, tem como chamariz a não necessidade de refrigeração para ser conservada.[28] A toxina chinesa é apresentada em frascos de 100 U e é composta com gelatina, dextrano e sacarose, o que potencialmente aumenta sua antigenicidade. Os estudos clínicos em bexiga hiperativa com estas últimas três toxinas (alemã, chinesa e coreana) são exíguos. Recentemente, um estudo comparativo entre a toxina norte-americana e a chinesa demonstrou que a eficácia da toxina chinesa foi 30% inferior quando administrada a mesma dose da norte-americana em portadores de hiperatividade detrusora refratários ao uso de anticolinérgicos orais.[29]

Há somente um único representante da toxina do tipo B. Seu uso para o trato urinário ficou restrito a estudos de casos resistentes às toxinas do tipo A. Apresenta um efeito clínico transitório, o que limita sua aplicação cotidiana.[30]

Indicações de uso da toxina botulínica

As indicações clínicas da toxina botulínica foram ampliadas ao longo da última década. A única toxina botulínica regulamentada para uso em disfunções miccionais no Brasil é a norte-americana. Sua aprovação pela Agência Nacional de Vigilância Sanitária (Anvisa) para hiperatividade detrusora e bexiga hiperativa de etiologia neurogênica foi obtida em janeiro de 2009. Em agosto de 2011, a FDA também oficializou o uso da toxina botulínica norte-americana nos Estados Unidos. Outras aplicações da toxina botulínica em uroginecologia têm sido realizadas em caráter *off-label*, ou seja, não constantes na bula do fabricante. É o caso da hiperatividade detrusora/bexiga hiperativa idiopática, atualmente com maior número de indicações quando comparadas às de etiologia neurogênica. Para a síndrome da bexiga dolorosa/cistite intersticial, assim como nas disfunções do assoalho pélvico e dispareunia, seu uso ainda é bastante limitado.

Bexiga hiperativa e hiperatividade detrusora neurogênica

Em 2000, foram publicados os resultados iniciais obtidos com a aplicação de 200 a 300 U de toxina botulínica na bexiga de lesados medulares por um grupo da Suíça.[31] A melhora nos parâmetros urodinâmicos (capacidade vesical, pressão detrusora máxima e volume de desencadeamento das contrações vesicais involuntárias) foi muito expressiva. A partir de então, uma série de outros estudos foi realizada com a administração de toxina botulínica na bexiga com o objetivo de reduzir a hiperatividade detrusora e seus efeitos adversos sobre o trato urinário inferior e superior, além de promover a continência urinária e a melhora da qualidade de vida. Em 2004, um estudo multicêntrico europeu com 200 pacientes portadores de hiperatividade detrusora neurogênica submetidos a injeção vesical de toxina botulínica do tipo A obteve a marca de 73% de continência urinária, sendo que 28% haviam descontinuado o uso de anticolinérgicos em avaliação realizada 12 semanas após a aplicação da toxina. Do ponto de vista urodinâmico, a capacidade vesical aumentou 54%, a pressão detrusora máxima diminuiu pela metade e o volume em que iniciavam as contrações vesicais involuntárias aumentou de 236 para 387 mL. Com 36 semanas de evolução, houve redução no ganho dos parâmetros urodinâmicos, mas ainda mantinham valores melhores que os basais apresentados previamente ao uso da toxina.[32]

Os efeitos da administração intravesical da toxina botulínica, na dose de 300 U, foram comparados aos da resiniferatoxina (0,6 uMol/L) em 25 pacientes com disfunção vesicoesfinctérica neurogênica. Os pacientes que receberam a toxina botulínica evoluíram com maior continência, ganho da capacidade vesical e redução da pressão detrusora máxima. Além disso, enquanto foram necessárias 8,6 aplicações de RTX em média, no mesmo período de seguimento de 18 meses, os pacientes que receberam toxina botulínica necessitaram apenas de 2,1 aplicações.[33]

O primeiro estudo duplo-cego, controlado com placebo foi publicado apenas em 2005. Foi comparada a dose de 200 U com 300 U de toxina botulínica e placebo em portadores de bexiga neurogênica secundária a trauma raquimedular e esclerose múltipla. Os resultados obtidos com ambas as doses da toxina botulínica foram superiores aos do placebo. Dos 59 pacientes estudados, metade obteve continência total, a capacidade vesical aumentou de 293 para 398 mL e a pressão detrusora máxima reduziu de 93 para 55 cmH$_2$O. Um dado relevante desse estudo foi a constatação de que a eficácia com 200 U ou 300 U foi semelhante.[34]

Uma revisão sistemática da literatura constatou índices de continência urinária total após administração vesical de toxina botulínica de pacientes com bexiga hiperativa e hiperatividade detrusora neurogênica que atingiram 87%. A pressão detrusora máxima apresentou queda de 20 a 59%, e a porcentagem de melhora na qualidade de vida avaliada por diversos questionários, de 20 a 65%.[35]

Uma preocupação constante nos estudos foi o efeito de repetidas aplicações da toxina botulínica na bexiga. Recentemente, Reitz et al.[36] observaram que os resultados de aplicações repetidas da toxina botulínica no detrusor foram semelhantes ao longo do tempo. Em um grupo de 20 pacientes neurogênicos, com no mínimo cinco aplicações de toxina botulínica, a continência melhorou significativamente, a capacidade vesical passou de 200 mL na média basal para valores de 440 a 500 mL no seguimento, e a redução da hiperatividade manteve-se na faixa de 60 a 75% nas sucessivas avaliações. Relevante foi o fato de não haver redução da complacência, o que denota que não há desenvolvimento de fibrose significativa na parede vesical nas aplicações repetidas da toxina.[36]

Embora a maioria dos estudos sobre aplicação de toxina botulínica em bexiga tenha utilizado a toxina botulínica norte-americana, em algumas publicações foi utilizada a toxina botulínica inglesa. Resultados clínicos e urodinâmicos favoráveis foram relatados com aplicações repetitivas de 750 U ou 1.000 U em pacientes com sequela de trauma raquimedular. Em um seguimento de 3 meses, a capacidade vesical máxima dobrou de volume, a pressão detrusora máxima caiu à metade, a continência foi obtida por grande parte dos pacientes e cerca de 75% não mais apresentaram hiperatividade detrusora, com efeitos favoráveis após 12 meses do tratamento.[37]

Bexiga hiperativa idiopática

Não tardou muito para que a indicação de aplicação da toxina botulínica intravesical fosse expandida para casos de bexiga hiperativa idiopática. Um recente Consenso Internacional de Incontinência Urinária apresentou grau de recomendação A para o uso de toxina botulínica em casos de síndrome da bexiga hiperativa e hiperatividade detrusora idiopática.[38]

Com os primeiros estudos publicados a partir de 2003, a administração da toxina botulínica na bexiga de pacientes com hiperatividade detrusora e incontinência de urgência levou a índices de continência de 80%, além do desaparecimento das contrações vesicais involuntárias em 2/3 dos casos.[39] Esses resultados foram replicados em vários outros estudos com portadores de bexiga hiperativa idiopática resistentes à terapêutica anticolinérgica oral, sendo os efeitos mantidos por aproximadamente 6 meses. A maioria dos estudos foi conduzida em caráter aberto com baixo nível de evidência científica. O primeiro estudo controlado com placebo avaliou os resultados da aplicação de 200 U de toxina botulínica norte-americana intravesical em 34 pacientes com bexiga hiperativa idiopática. Os pacientes que receberam a toxina cursaram com aumento da capacidade vesical, redução da pressão detrusora máxima e redução da frequência da urgência e da incontinência urinária. Retenção urinária transitória foi observada em 15% dos casos, provavelmente associada à maior dose de toxina administrada.[40] A administração intravesical de 200 U da toxina botulínica norte-americana, a despeito de promover aumento na duração do efeito que pode ultrapassar o período de 1 ano, acarreta maior chance de elevação do volume residual pós-miccional e necessidade de cateterismo vesical intermitente para promover o completo esvaziamento vesical.[41,42]

Uma revisão sistemática da literatura publicada em 2010 identificou três estudos randomizados controlados, perfazendo um total de 99 pacientes. A dose de toxina utilizada variou de 200 a 300 U. Melhora dos sintomas de bexiga hiperativa e redução dos episódios de incontinência urinária foram observados nos pacientes tratados com a toxina botulínica, com duração do efeito por mais de 1 ano. As perdas urinárias diárias ocorreram 4 vezes menos no grupo tratado com toxina botulínica, comparado ao grupo placebo. Essa mesma revisão sistemática da literatura avaliou os resultados de grandes séries de casos, o que gerou um montante de 749 pacientes. Em 10 dos 11 estudos incluídos, foi observada redução do número de micções por dia de 12 a 50%, além de uma também significativa redução nos episódios de incontinência diários. Esses achados se refletiram na melhora expressiva na qualidade de vida avaliada pelos questionários IIQ-7, UDI e UDI-6.[43]

Subsequentemente a essa revisão sistemática da literatura, um estudo clínico fase 2, duplo-cego, controlado com placebo, com 313 pacientes com bexiga hiperativa idiopática e incontinência por urgência, avaliou a resposta clínica e os efeitos adversos da aplicação de doses de 50, 100, 150, 200 ou 300 U da onabotulinuntoxina A (denominação adotada para a toxina botulínica norte-americana). Doses superiores a 150 U não acrescentaram melhora significativa dos sintomas ou à pontuação nos questionários de qualidade de vida. Os únicos efeitos adversos associados ao uso da toxina botulínica foram infecção urinária e retenção urinária. A ocorrência de resíduo superior a 200 mL foi da ordem de 12,5 (50 U) a 28,8% (200 U), sendo que a necessidade de cateterismo vesical intermitente variou de 5,4 a 21,2%. Houve notória tendência de maior volume residual e cateterismo vesical com o aumento da dose utilizada. O maior tempo de cateterismo requerido chegou a 179 dias com 200 U.[42]

Diversos parâmetros urodinâmicos foram testados como potenciais determinantes de sucesso ou insucesso do uso da toxina botulínica intravesical em bexiga hiperativa idiopática. O único parâmetro com valor prognóstico até então demonstrado é a pressão detrusora máxima atingida durante a fase de enchimento vesical. Pacientes cuja pressão detrusora máxima ultrapassa 110 cmH_2O aparentemente são maus candidatos ao tratamento da hiperatividade idiopática com a toxina botulínica.[44]

A eficácia da reaplicação da toxina botulínica em bexiga hiperativa e hiperatividade detrusora idiopática foi demonstrada em um segmento de 20 pacientes. Houve melhora na frequência miccional, nos episódios de urgência e nos episódios de incontinência após cada aplicação da toxina botulínica. A capacidade cistométrica máxima, a pressão detrusora máxima e a complacência vesical apresentaram ganho significativo que se manteve ao longo das três aplicações. A dose de toxina botulínica utilizada variou de 100 a 300 U, ajustável de acordo com o grau de resposta clínica e efeitos adversos.[45]

Técnica de administração vesical da toxina botulínica

A aplicação da toxina botulínica na bexiga pode ser feita sob anestesia local, locorregional, sedação ou geral. A indicação do tipo de anestesia deve respeitar as condições clínicas do paciente, o diagnóstico, a experiência e a preferência do médico. Embora não produza efeitos álgicos, a aplicação com anestesia local é mais bem aceita em adultos do sexo feminino ou, no caso do sexo masculino, quando utilizado cistoscópio flexível. Em pacientes com lesão raquimedular, especialmente em nível torácico alto, a melhor opção é pelo uso de anestesia geral, para que se evite a ocorrência de disreflexia autonômica.[46,47]

O cistoscópio rígido está disponível na grande maioria dos serviços hospitalares no Brasil. Sua utilização permite maior facilidade no direcionamento e sequenciamento das punções vesicais. Em contrapartida, apresenta limitação à administração na parede anterior próxima à base da bexiga. O volume total aplicado, em geral, é de 20 a 30 mL, sendo que, em cada ponto, é aplicado 1 mL (20 a 30 pontos) (Figuras 2 e 3). O receio de desenvolvimento de refluxo vesicoureteral por bloqueio da musculatura trigonal impediu a injeção da toxina botulínica nessa região. No entanto, estudos recentes demonstraram que, ao se aplicar a toxina botulínica no trígono, não ocorre refluxo.[48] Por ser uma área intensamente inervada, a potencial maior eficácia da toxina injetada na região do trígono também foi alvo de estudos, mas os resultados com aplicação trigonal foram controversos.[49,50] Outra região evitada no início das publicações era a cúpula vesical, neste caso pelo receio de injeção intraperitoneal.[26] Entretanto, a passagem da toxina para o peritônio, e sua subsequente absorção, não é temerosa, uma vez que a dose utilizada é muito inferior àquela com potencial letal.[27]

A administração submucosa na bexiga foi preconizada com base nas novas teorias que envolvem o urotélio como participante do processo de hiperatividade vesical. Os resultados obtidos em estudos conduzidos por um mesmo autor entre 2005 e 2007 foram similares àqueles com administração clássica no detrusor, com certa vantagem para a aplicação detrusora[51,52] (Figura 4).

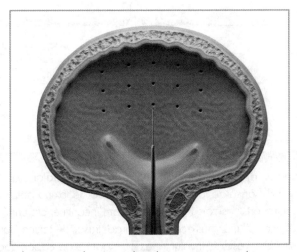

FIGURA 2 Técnica de injeção de toxina botulínica intravesical.

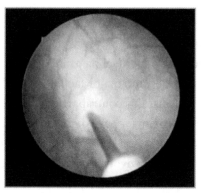

FIGURA 3 Imagem cistoscópica da aplicação de toxina botulínica intravesical.

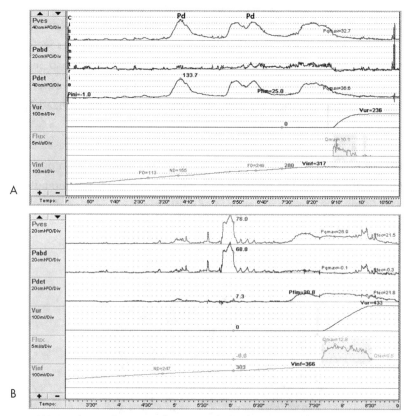

FIGURA 4 (A) Estudo urodinâmico: hiperatividade detrusora refratária ao tratamento primário em mulher de 47 anos de idade – pré-aplicação de toxina botulínica. Ocorrência precoce de contrações vesicais involuntárias com incontinência urinária (Pd).
(B) Estudo urodinâmico: 3º mês pós-aplicação intradetrusor de toxina botulínica. Nota-se ausência das contrações vesicais involuntárias com ganho da capacidade cistométrica.

Efeitos adversos do uso da toxina botulínica

Apesar do uso relativamente recente da toxina botulínica no trato urinário, seja por injeção esfinctérica uretral ou por aplicação direta no detrusor, o número de publicações ultrapassa 300 em revistas indexadas. Os efeitos adversos relatados até o momento foram infrequentes e de pequena repercussão clínica. Efeitos adversos locais, como infecção e hematúria, são inerentes ao procedimento e não relacionados à toxina em si. O evento colateral específico mais frequente é a incapacidade de promover o esvaziamento vesical após o uso da toxina no detrusor. Essa situação não promove impacto significativo no grupo de pacientes com disfunção neurogênica, principalmente vítimas de lesão raquimedular, uma vez que tais indivíduos realizam com frequência cateterismo vesical intermitente. A retenção urinária ou manutenção de um elevado volume residual passa a assumir um papel de maior importância nos pacientes neurogênicos com micção espontânea e não neurogênicos (idiopáticos) submetidos a doses mais elevadas de toxina botulínica. Nesse grupo de pacientes, o risco de esvaziamento vesical incompleto, muitas vezes com necessidade de cateterismo vesical intermitente, foi 8,5 vezes maior entre os tratados com toxina botulínica. A porcentagem de pacientes com bexiga hiperativa idiopática que requereram cateterismo vesical intermitente variou de 0 a 41%, por um período de até 6 meses após receberem injeções de toxina botulínica com doses de 200 a 300 U.[42,43] A injeção esfinctérica uretral da toxina botulínica pode facilitar o esvaziamento vesical quando administrada de modo sincrônico à aplicação detrusora. O evento adverso potencial nesses casos é a maior incidência de incontinência urinária de esforço.

Efeitos sistêmicos do uso da toxina estão associados à migração a distância da toxina. Foi relatada a ocorrência de fraqueza generalizada por 2 meses com melhora espontânea em 6% dos pacientes que receberam 750 a 1.000 U de toxina botulínica inglesa. No caso dessa toxina, os efeitos adversos possivelmente foram descritos com maior frequência pelo menor peso e maior potencial de difusão a distância.[53,54]

Não há registro de casos de óbito após tratamento com toxina botulínica intravesical. A dose letal de toxina botulínica varia para cada tipo de toxina. No caso da toxina botulínica norte-americana, a dose letal obtida em macacos corresponde a cerca de 3.000 U administradas por via intravascular. Esta é uma dose muito acima da geralmente preconizada para o tratamento de disfunções miccionais como a bexiga neurogênica.[27]

As contraindicações são raras, sendo a alergia à toxina botulínica uma situação de impossibilidade de uso da droga. Outras situações que merecem consideração especial e ponderação quanto à indicação do uso da toxina são as disfunções neuromusculares periféricas, como a esclerose lateral amiotrófica, miastenia grave, uso concomitante de aminoglicosídeos ou outras substâncias que possam potencializar os efeitos da toxina, gestação e infecção urinária ativa.

CONSIDERAÇÕES FINAIS

Por muitos anos, buscou-se um tratamento que pudesse ocupar o espaço existente entre as medidas conservadoras, como a terapia comportamental/anticolinérgicos orais e os procedimentos invasivos, como a ampliação vesical, no tratamento da bexiga hiperativa. Inicialmente, os vaniloides surgiram como perspectiva para esses casos refratários ao tratamento convencional e que não encontravam suporte para as opções mais invasivas. Os resultados pouco satisfatórios, principalmente com hiperatividade idiopática, rechaçaram a um caráter de exceção essa classe de medicamentos. Ao longo da última década, a toxina botulínica fortaleceu-se como opção terapêutica nos casos de bexiga hiperativa neurogênica refratária. Os excelentes resultados obtidos com pacientes com disfunção neurogênica logo propiciaram a sua expansão aos casos com afecção idiopática.

O advento dessas opções terapêuticas distanciou ainda mais a necessidade de tratamentos cirúrgicos de elevada morbidade para os casos de bexiga hiperativa não responsivos às medidas iniciais.

REFERÊNCIAS BIBLIOGRÁFICAS

1. de Groat WC. Mechanisms underlying the recovery of lower urinary tract function following spinal cord injury. Paraplegia 1995; 33:493-8.
2. de Groat WC, Yoshimura N. Afferent nerve regulation of bladder function in health and disease. Handb Exp Pharmacol 2009; 194:91-138.
3. de Groat WC, Kawatani M, Hisamitsu T, Cheng CL, Ma CP, Thor K et al. Mechanisms underlying the recovery of urinary bladder function following spinal cord injury. J Auton Nerv Syst 1990; 30 Suppl:S71-7.
4. Häbler HJ, Jänig W, Koltzenburg M. Activation of unmyelinated afferent fibers by mechanical stimuli and inflammation of the urinary bladder in the cat. J Physiol (Lond) 1990; 425:545-62.
5. Szallasi A, Fowler CJ. After a decade of intravesical vanilloid therapy: still more questions than answers. Lancet Neurol 2002; 1:167-72.
6. Maggi CA, Barbanti G, Santicioli P, Beneforti P, Misuri D, Meli A et al. Cystometric evidence that capsaicin sensitive nerves modulate the afferent branch of micturition reflex in humans. J Urol 1989; 142:150-4.

7. Cruz F. Mechanisms involved in new therapies for overactive bladder. Urology 2004; 63(3 Suppl 1):65-73.

8. Andersson KE, Gratzke C, Hedlund P. The role of the transient receptor potential (TRP) superfamily of cation-selective channels in the management of the overactive bladder. BJU Int 2010; 106(8):1114-27.

9. Liu L, Mansfield KJ, Kristiana I, Vaux KJ, Millard RJ, Burcher E. The molecular basis of urgency: regional difference of vanilloid receptor expression in the human urinary bladder. Neurourol Urodyn 2007; 26(3):433-8.

10. de Ridder D, Chhandiramani V, Dasgupta P, Van Poppel H, Baert L, Fowler CJ. Intravesical capsaicin as a treatment for refractory detrusor hyperreflexia: a dual center study with long-term follow-up. J Urol 1997; 158:2087-92.

11. Pannek J, Grigoleit U, Wormland R, Goepel M. Intravesical therapy for overactive bladder. Urologe A 2006; 45:167-8.

12. Fowler CJ, Beck RO, Gerrard S, Betts CD, Fowler CG. Intravesical capsaicin for treatment of detrusor hyperreflexia. J Neurol Neurosurg Psychiatry 1994; 57(2):169-73.

13. Geirsson G, Fall M, Sullivan L. Clinical and urodynamic effects of intravesical capsaicin treatment in patients with chronic traumatic spinal detrusor hyperreflexia. J Urol 1995; 154(5):1825-9.

14. Das A, Chancellor MB, Watanabe T, Sedor J, Rivas DA. Intravesical capsaicin in neurologic impaired patients with detrusor hyperreflexia. J Spinal Cord Med 1996; 19(3):190-3.

15. Cruz F, Guimarães M, Silva C, Rio ME, Coimbra A, Reis M. Desensitization of bladder sensory fibers by intravesical capsaicin has long lasting clinical and urodynamic effects in patients with hyperactive or hypersensitive bladder dysfunction. J Urol 1997; 157(2):585-9.

16. Cruz F, Silva C, Ribeiro M, Avelino A. The effect of intravesical resiniferatoxin in neurogenic forms of bladder overactivity: preliminary results of a randomised placebo controlled clinical trial. Neurourol Urodyn 2002; 21:426-7.

17. Silva C, Ribeiro MJ, Cruz F. The effect of intravesical resiniferatoxin in patients with idiopathic detrusor instability suggests that involuntary detrusor contractions are triggered by C-fiber input. J Urol 2002; 168:575-9.

18. Apostolidis A, Gonzales GE, Fowler CJ. Effect of intravesical resiniferatoxin (RTX) on lower urinary tract symptoms, urodynamic parameters, and quality of life of patients with urodynamic increased bladder sensation. Eur Urol 2006; 50(6):1299-305.

19. Silva C, Silva J, Castro H, Reis F, Dinis P, Avelino A et al. Bladder sensory desensitization decreases urinary urgency. BMC Urol 2007; 11:7-9.

20. Kuo HC. Effectiveness of intravesical resiniferatoxin for anticholinergic treatment refractory detrusor overactivity due to nonspinal cord lesions. J Urol 2003; 170:835-9.

21. Yokoyama T, Nozaki K, Fujita O, Nose H, Inoue M, Kumon H. Role of C afferent fibers and monitoring of intravesical resiniferatoxin therapy for patients with idiopathic detrusor overactivity. J Urol 2004; 172:596-600.

22. Kuo HC. Multiple intravesical instillation of low-dose resiniferatoxin is effective in the treatment of detrusor overactivity refractory to anticholinergics. BJU Int 2005; 95:1023-7.

23. Rios LA, Panhoca R, Mattos D Jr, Srougi M, Bruschini H. Intravesical resiniferatoxin for the treatment of women with idiopathic detrusor overactivity an urgency incontinence. A single dose, 4 weeks, double-blind, randomized, placebo controlled trial. Neurourol Urodyn 2007; 26(6):773-8.

24. Juarez H, Guerrero MA, Telich M, Orta FO, Toledo VM. Toxina botulínia del tipo A en el tratamiento de la hiperreflexia del detrusor (informe preliminar). Bol Col Mex Urol 1995; 12:190-2.

25. Smith CP, Chancellor MB. Emerging role of botulinum toxin in the management of voiding dysfunction. J Urol 2004; 171(6 Pt 1):2128-37.

26. Nitti VW. Botulinum toxin for the treatment of idiopathic and neurogenic overactive bladder: state of the art. Rev Urol 2006; 8(4):1-12.

27. Aoki RK. Botulinum neurotoxin serotypes A and B preparations have different safety margins in preclinical models of muscle weakening efficacy and systemic safety. Toxicon 2002; 40:923-8.

28. Pickett A, Perrow K. Botulinum toxin for the treatment of idiopathic and teurogenic overactive bladder: state of the art. J Drug Dermatol 2010; 9(9):1085-91.

29. Gomes CM, de Castro Filho JE, Rejowski RF, Trigo-Rocha FE, Bruschini H, de Barros Filho TE et al. Experience with different botulinum toxins for the treatment of refractory neurogenic detrusor overactivity. Int Braz J Urol 2010; 36(1):66-74.

30. Patel AK, Patterson JM, Chapple CR. Botulinum toxin injections for neurogenic and idiopathic detrusor overactivity: a critical analysis of results. Eur Urol 2006; 50(4):684-709.

31. Schurch B, Stöhrer M, Kramer G, Schmid DM, Gaul G, Hauri D. Botulinum-A toxin for treating detrusor hyperreflexia in spinal cord injured patients: a new alternative to anticholinergic drugs? Preliminary results. J Urol 2000; 164 (3pt1):692-7.

32. Reitz A, Stöhrer M, Kramer G, Del Popolo G, Chartier-Kastler E, Pannek J et al. European experience of 200 cases treated with botulinum-A toxin injections into the detrusor muscle for urinary incontinence due to neurogenic detrusor overactivity. Eur Urol 2004; 45:510-5.

33. Giannantoni A, Di Stasi SM, Stephen RL, Bini V, Costantini E, Porena M. Intravesical resiniferatoxin versus botulinum-A toxin injections for neurogenic detrusor overactivity: a prospective randomized study. J Urol 2004; 172:240-3.

34. Schurch B, de Sèze M, Denys P, Chartier-Kastler E, Haab F, Everaert K et al. Botulinum toxin type A is a safe and effective treatment for neurogenic urinary incontinence: results of a single treatment, randomized, placebo controlled 6-month study. J Urol 2005; 174 (1):196-200.

35. Karsenty G, Denys P, Amarenco G, De Seze M, Gamé X, Haab F et al. Botulinum toxin A (Botox) intradetrusor injections in adults with neurogenic detrusor overactivity/neurogenic overactive bladder: a systematic literature review. Eur Urol 2008; 53(2):275-87.

36. Reitz A, Denys P, Fermanian C, Schurch B, Comperat E, Chartier-Kastler E. Do repeat intradetrusor botulinum toxin type A injections yield valuable results? Clinical and urodynamic results after five injections in patients with neurogenic detrusor overactivity. Eur Urol 2007; 52(6):1729-35.

37. Grise P, Ruffion A, Denys P, Egon G, Chartier Kastler E. Efficacy and tolerability of botulinum toxin type A in patients with neurogenic detrusor overactivity and without concomitant anticholinergic therapy: comparison of two doses. Eur Urol 2010; 58:759-66.

38. Andersson K-E, Chapple CR, Cardozo L, Cruz F, Hashim H, Michel MC et al. Pharmacological treatment of overactive bladder: report from the International Consultation on Incontinence. Curr Opin Urol 2009; 19:380-94.

39. Schmid DM, Sauermann P, Werner M, Schuessler B, Blick N, Muentener M et al. Experience with 100 cases treated with botulinum-A toxin injections in the detrusor muscle for idiopathic overactive bladder syndrome refractory to anticholinergics. J Urol 2006; 176(1):177-85.

40. Sahai A, Khan MS, Dasgupta P. Efficacy of botulinum toxin-A for treating idiopathic detrusor overactivity: results from a single center, randomized, double-blind, placebo controlled trial. J Urol 2007; 177(6):2231-6.

41. Brubaker L, Richter HE, Visco A, Mahajan S, Nygaard I, Braun TM et al. Pelvic Floor Disorders Network. Refractory idiopathic urge urinary incontinence and botulinum A injection. J Urol 2008; 180(1):217-22.

42. Dmochowski R, Chapple C, Nitti VW, Chancellor M, Everaert K, Thompson C et al. Efficacy and safety of onabotulinumtoxin A for idiopathic overactive bladder: a double-blind, placebo controlled, randomized, dose ranging trial. J Urol. 2010; 184(6):2416-22.

43. Anger JT, Weinberg A, Suttorp MJ, Litwin MS, Shekelle PG. Outcomes of intravesical botulinum toxin for idiopathic overactive bladder symptoms: a systematic review of the literature. J Urol 2010; 183(6):2258-64.

44. Sahai A, Khan MS, Le Gall N, Dasgupta P; GKT Botulinum Study Group. Urodynamic assessment of poor responders after botulinum toxin-A treatment for overactive bladder. Urology 2008; 71(3):455-9.

45. Sahai A, Dowson C, Khan MS, Dasgupta P; GKT Botulinum Study Group. Repeated injections of botulinum toxin-A for idiopathic detrusor overactivity. Urology 2010; 75(3):552-8.

46. Harper M, Popat RB, Dasgupta R, Fowler CJ, Dasgupta P. A minimally invasive technique for outpatient local anaesthetic administration of intradetrusor botulinum toxin in intractable detrusor overactivity. BJU Int 2003; 92:325-6.

47. Sahai A, Kalsi V, Khan MS, Fowler CJ. Techniques for the intradetrusor administration of botulinum toxin. BJU Int 2006; 97:675-8.

48. Karsenty G, Elzayat E, Delapparent T, St-Denis B, Lemieux MC, Corcos J. Botulinum toxin type a injections into the trigone to treat idiopathic overactive bladder do not induce vesicoureteral reflux. J Urol 2007; 177(3):1011-4.

49. Lucioni A, Rapp DE, Gong EM, Fedunok P, Bales GT. Intravesical botulinum type A toxin injection in patients with overactive bladder: Trigone versus trigone-sparing injection. Can J Urol 2006; 13(5):3291-5.

50. Manecksha RP, Cullen IM, Ahmad S, McNeill G, Flynn R, McDermott TE et al. Prospective randomised controlled trial comparing trigone-sparing versus trigone-including intradetrusor injection of Abobotulinum toxin A for refractory idiopathic detrusor overactivity. Eur Urol 2011; [Epub ahead of print].

51. Kuo HC. Comparison of effectiveness of detrusor, suburothelial and bladder base injections of botulinum toxin a for idiopathic detrusor overactivity. J Urol 2007; 178(4 Pt 1):1359-63.

52. Kuo HC. Will suburothelial injection of small dose of botulinum A toxin have similar therapeutic effects and less adverse events for refractory detrusor overactivity? Urology 2006; 68(5):993-7.

53. Wyndaele JJ, Van Dromme SA. Muscular weakness as side effect of botulinum toxin injection for neurogenic detrusor overactivity. Spinal Cord 2002; 40:599-600.

54. Grosse J, Kramer G, Stohrer M. Success of repeat detrusor injections of botulinum A toxin in patients with severe neurogenic detrusor overactivity and incontinence. Eur Urol 2005; 47:653-9.

QUESTÕES

1. Qual das alternativas abaixo não corresponde a uma opção terapêutica para bexiga hiperativa refratária?

   a. Neuromodulação sacral.

   b. Enterocistoplastia.

   c. Anticolinérgicos orais.

   d. Toxina botulínica intravesical.

   e. Resiniferatoxina intravesical.

2. Não está associado à administração intravesical de vaniloides:

   a. Processo irritativo vesical transitório.

   b. Dessensitivação de fibras C.

   c. Sensação de boca seca e obstipação intestinal.

   d. Pode promover aumento da capacidade vesical e redução da urgência miccional em portadores de bexiga hiperativa refratária.

   e. Sintoma doloroso vesical é mais frequentemente observado após instilação de capsaicina.

3. A aplicação intravesical de toxina botulínica em portadores de bexiga hiperativa:

   a. Perde eficácia após aplicações repetidas.

   b. Tem como intervalo mínimo para reinjeção da toxina 6 meses.

   c. Promove aumento da capacidade cistométrica, redução da pressão detrusora e da hiperatividade vesical.

   d. Gera risco de retenção urinária não relacionado à dose de toxina injetada.

   e. Está contraindicada em pacientes com incontinência urinária de urgência.

23

Neuromodulação

Gamal Ghoniem
Ross M. Moskowitz

INTRODUÇÃO

Neuromodulação: definição e histórico

O uso de estimulação elétrica nos nervos para suscitar resposta muscular direta, ou neuromodulação, tem sido documentado na pesquisa científica desde o fim do século XVIII. O estudo dessa técnica em pacientes urológicos começou em 1972, quando Brindley começou a relatar seus achados sobre a estimulação da raiz sacral e estimuladores implantáveis da raiz sacral anterior em pacientes paraplégicos com incontinência urinária. O trabalho de Tanagho e Schmidt no final da década de 1980, que caracterizou os padrões de estimulação da raiz sacral, proporcionou um entendimento mais profundo da neurofisiologia e da neuroanatomia da disfunção miccional, abrindo uma opção de tratamento que pode alterar tanto a função do esfíncter externo como a ação do músculo detrusor. As aplicações clínicas atuais da neuromodulação na Urologia incluem a estimulação do nervo tibial posterior (ENTP) e a neuromodulação sacral (NMS). Outras abordagens incluem a estimulação do nervo pudendo e a estimulação de outros ramos dos nervos pélvicos também está sendo investigada.

Neuromodulação sacral moderna

Este é um procedimento minimamente invasivo e reversível. Desde a sua introdução no início da década de 1990, a neuromodulação sacral (NMS) tem sido útil no tratamento de diversos tipos de disfunção crônica urinária e intestinal, e avanços no desenvolvimento tecnológico e cirúrgico na NMS aumentaram o sucesso e a segurança do tratamento. Inovações recentes em dispositivos e, principalmente, a introdução dos eletrodos *tined lead* levaram a NMS a progredir de um procedimento de implante elaborado, com cirurgia aberta, anestesia geral e realizado em um estágio para uma técnica percutânea minimamente invasiva, com anestesia local e realizada em dois estágios. O implante permanente *tined lead* permite um período de teste mais longo para o paciente (a recomendação atual é de um mínimo de 14 dias) e menos migração do eletrodo. Isso leva a consideravelmente menos falhas técnicas e a um índice maior de sucesso na fase de teste. Esses avanços também afetaram a tolerabilidade, resultando em melhor qualidade de vida para o paciente. O uso do pequeno neuroestimulador implantável InterStim II®, recentemente lançado, parece aumentar ainda mais o conforto do paciente e torna o procedimento de implante mais fácil e rápido para o médico.

Bexiga hiperativa refratária

Não existe uma definição formal de bexiga hiperativa (BHA) refratária, pois ela muda constantemente, conforme novos medicamentos e novos procedimentos minimamente invasivos são desenvolvidos. Comumente, o termo BHA refratária é usado para descrever um paciente submetido a tentativas de terapia conservadora e clínica (dois ou mais medicamentos diferentes) por mais de 3 meses, com melhora mínima ou mesmo sem melhora observada. Além disso, pacientes que respondem à terapia clínica, mas não conseguem mantê-la em virtude dos efeitos colaterais ou outras contraindicações de uso, também estão incluídos nessa categoria. As diretrizes da International Consultation on Incontinence (ICI) estabelecem que quando a abordagem de primeira linha para BHA não é totalmente satisfatória ou não há êxito depois de 8 a 12 semanas, é preciso buscar terapias alternativas.[1]

Opções de tratamento para bexiga hiperativa

O tratamento da BHA é um processo em que todas as opções são consideradas e testadas de forma gradual antes de passar para alternativas de tratamento mais agressivas e potencialmente mais eficazes (Figura 1). Histórico inicial e exame físico detalhados identificam diagnósticos subjacentes que contribuem para a sintomatologia, e talvez o tratamento de comorbidades ou a modificação do estilo de vida/comportamento seja tudo o que é preciso para um melhor controle. Caso isso não funcione, o treinamento intensivo da bexiga ou exercícios para a musculatura do assoalho pélvico pode ser útil, e a medicação anticolinérgica também pode ser considerada nesse estágio. Se ainda não houver resultados mesmo depois dessas intervenções, incluindo medicamentos anticolinérgicos variados com controle dos efeitos colaterais, o próximo passo são as opções cirúrgicas menos invasivas. Isso inclui neuromodulação (ENPT, sacral, pudenda) e neuromodulação química (toxina botulínica). Essas opções são reversíveis ou autolimitadas e podem ser usadas simultaneamente com terapia anticolinérgica adicional. A linha de tratamento final seria, então, uma intervenção cirúrgica invasiva com aumento da bexiga, como a enterocistoplastia. Os casos mais graves podem requerer até mesmo o desvio urinário, com ou sem cistectomia simples. O ideal é que a intervenção menos invasiva e menos mórbida seja sempre escolhida.

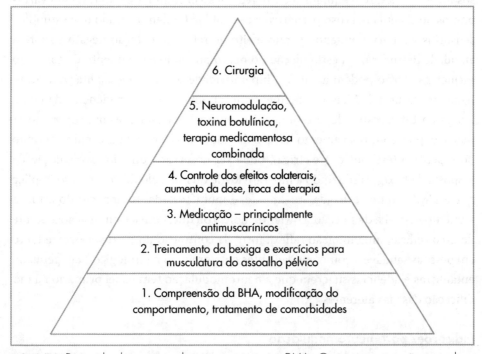

FIGURA 1 Pirâmide de opções de tratamento para BHA. Os tratamentos são testados progressivamente (de 1 a 6) e podem ser combinados ou "construídos" uns sobre os outros.

NEUROMODULAÇÃO COMO TRATAMENTO NA BEXIGA HIPERATIVA
Mecanismo de ação da neuromodulação

A neuromodulação é a prática de alterar os reflexos neurais que influenciam a bexiga, o esfíncter uretral e a musculatura do assoalho pélvico. A intenção é promover fases de armazenamento e esvaziamento vesical mais adequadas, sendo vários os mecanismos de ação possíveis da neuromodulação para a BHA. A teoria é a de que a neuromodulação tem esse efeito pela ativação direta de fibras eferentes sobre o esfíncter estriado que, por sua vez, provoca a inibição do músculo detrusor e/ou inibição da transmissão interneuronal no membro aferente nos níveis sacral e suprassacral do reflexo de micção. O músculo detrusor está em delicado equilíbrio entre os controles simpático, parassimpático, sacral e suprassacral. A alça de *input/ output* (entrada/saída) neuronal entre esses sistemas permite que a excitação vesical aferente seja feita tanto por retroalimentação negativa, como por alimentação positiva do centro pontino de micção e das vias de reflexo sacral.

Presume-se, portanto, que a neuromodulação afete esse "neuroeixo" em diversos níveis e restaure o equilíbrio entre regulação excitatória e inibitória em vários pontos do sistema nervoso periférico e central.[2] Já foi demonstrado que estímulos sensórios via nervo pudendo geram efeito de retroalimentação negativa sobre a atividade detrusora, e a estimulação do nervo pudendo e o aumento do tônus do esfíncter externo podem atenuar a hiperatividade da bexiga e facilitar o armazenamento da urina.[3] Mais recentemente, foram encontradas evidências de que a bexiga costuma responder à estimulação neuronal inicialmente com contração rápida e depois com relaxamento lento e duradouro; assim, com estímulo contínuo ou repetitivo (estimulação elétrica), pode ser observada uma infrarregulação da resposta da bexiga, reduzindo a hiperatividade do músculo detrusor.[4] Isso implica que a NMS, como realizada atualmente, é multifacetada no impacto do armazenamento vesical e da micção. Fowler demonstrou que, com a estimulação aferente do arco reflexo, uma inibição reflexa forte da contração do detrusor ocorre tanto em pessoas saudáveis como em pacientes com prejuízo neurológico.[5] Em geral, no entanto, as evidências sugerem que a neuromodulação tem papel primário na modificação das vias aferentes.[6]

Indicações para neuromodulação

Existem três áreas de disfunção de eliminação para as quais a Food and Drug Administration (FDA) aprovou a NMS: incluem sintomas do trato urinário baixo (frequência, urgência e incontinência de urgência), retenção urinária e incontinência fecal. A cistite intersticial (CI) e a síndrome da bexiga dolorosa (SBD) não são formalmente aprovadas como indicações clínicas para NMS; no entanto, esses diagnósticos costumam apresentar sintomas como urgência e frequência urinária, que se encaixam nos critérios diagnósticos aprovados.

Avaliação do paciente

Pacientes que apresentam sintomas de urgência e frequência urinária devem ser submetidos a uma avaliação urológica completa e minuciosa para confirmação do diagnóstico e plano de tratamento. Um histórico completo com fatores de exacerbação/alívio deve ser discutido, assim como a revisão das intervenções ou medicamentos. Um diário de micção também pode ser útil. A história sexual também lançará luz sobre outros sintomas, como dispareunia e outros fatores de risco para sintomas do trato urinário baixo ou incontinência. O exame pélvico deve ser incluído no exame físico e, se estiver sendo considerado o uso de dispositivo de NMS, o sacro e um local para a colocação do gerador de pulsos intermitentes (GPI) também devem ser examinados. Todos os pacientes devem ser submetidos à urinálise de rotina, para pesquisa de causas infecciosas/inflamatórias, e a citologia de urina deve ser realizada em pacientes com disúria crônica ou sintomas de micção irritativos, pois esses sintomas também têm relação com o carcinoma *in situ* da bexiga. Urodinâmica com cistouretrografia, eletromiografia e fluoroscopia pode caracterizar melhor a natureza da hiperatividade do detrusor e determinar se há disfunção vesical neurogênica ou dissinergia do detrusor-esfíncter nos pacientes com suspeita ou diagnóstico confirmado de déficit neuronal. No entanto, ainda não foi demonstrado se os achados de urodinâmica têm qualquer valor prognóstico em relação aos casos em que a NMS será eficaz. Imagens do trato alto no *baseline* devem ser incluídas para os pacientes com doença neurológica conhecida. A cistouretroscopia pode ser usada para investigar mais profundamente lesões anatômicas que possam ter sido descobertas durante o exame pélvico ou quando há suspeita baseada no histórico.

Contraindicações para NMS
- Anomalias ósseas do sacro;
- acesso transforaminal difícil ou impossível;
- pacientes para os quais futuros exames de imagem, como ressonância magnética, serão cruciais, desde que haja receio de dano ao dispositivo de GPI, embora isso nunca tenha sido relatado;

- incapacidade mental (incapaz de operar o dispositivo ou dar uma opinião adequada);
- presença de outros dispositivos de estimulação, como marca-passo cardíaco, com distância inferior a 15,2 cm;
- teste de estimulação sem sucesso (falha verdadeira, não deslocamento do fio).

Procedimento de implante da NMS

A terapia InterStim® foi desenvolvida pela Medtronic (Minneapolis, Minn, EUA) no fim da década de 1990. Ela funciona com um eletrodo unilateral implantado que estimula a raiz nervosa de S3. Esse eletrodo é ligado ao GPI, que pode ser posicionado dentro de um bolso subcutâneo profundo na região das nádegas. A experiência inicial usou um eletrodo permanente seguro por fixação fascial com o paciente submetido à anestesia geral. Novos avanços foram feitos por Spinelli para um método de fixação percutânea de autoancoragem mais prático.[7,8] O sistema envolve tecido subcutâneo, principalmente muscular, para reduzir a migração do eletrodo e o consequente deslocamento dos eletrodos de estimulação. A migração do eletrodo é o que inicialmente se considerou como causa potencial do índice de falso-negativos terapêuticos. O eletrodo *tined lead* obteve aprovação da FDA em 2002 e seu impacto em relação à eficácia e à facilidade de uso levou ao uso clínico mais frequente da NMS.

Implante em única etapa

Antes do implante em única etapa do sistema InterStim®, é preciso avaliar a integridade dos nervos na pelve por meio de respostas motoras e sensórias, o chamado teste percutâneo de avaliação nervosa (TPAN). É um procedimento realizado em consultório que pode ser devidamente conduzido com fluoroscopia e anestesia local; algumas clínicas também administram um benzodiazepínico pré-operatório. É importante ter cuidado ao injetar lidocaína a 1% para fazê-lo superficialmente, sem injeção direta no forame S3, pois isso pode prejudicar a resposta. Com o paciente em decúbito ventral, um campo estéril é preparado e montado desde a região lombar inferior até a parte mais alta dos glúteos, deixando os pés visíveis para observação.

Como encontrar o forame S3 – colocação do eletrodo facilitada por fluoroscopia

Usando uma agulha como régua, linhas são desenhadas entre as incisuras isquiáticas e ao longo da linha média sobre os processos espinhosos. O forame sacral S3 está localizado lateralmente, a 2 cm do local de marcação. Em relação a outras referências, o forame sacral S3 está a 9 cm de distância do cóccix, e a 11 cm da borda do ânus. Ainda, a borda medial dos forames sacrais está marcada para a entrada direta a partir da extremidade mais medial (Figura 2).

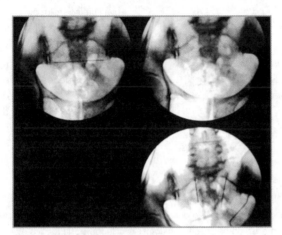

FIGURA 2 Imagens fluoroscópicas intraoperatórias usando marcadores para identificar referências ósseas e guiar o posicionamento no forame S3.

A medida de resultado dessa avaliação é obter uma resposta motora/sensória, confirmando o posicionamento correto do eletrodo (Tabela 1). As respostas à estimulação de S3 incluem o movimento de fole (*bellows*) do períneo e/ou flexão plantar do hálux. A sensação que o paciente pode ter é geralmente descrita como um "repuxo" no reto, que se estende para a frente em direção ao escroto ou grandes lábios e vagina. O posicionamento errado do eletrodo em S2 revelará flexão plantar de todo o pé, contração do músculo da panturrilha e pinçamento do ânus, enquanto S4 não produzirá nenhuma resposta nas extremidades inferiores.

Pode ser realizado bilateralmente, mas, quando uma boa resposta é determinada em cada lado, o eletrodo de estimulação de teste é introduzido pela agulha do forame, e a estimulação de teste é, então, novamente verificada. O eletrodo é fixado à pele com uma fita adesiva esterilizada e/ou filme transparente e conectado a um gerador de pulso externo. O período de avaliação costuma ser de 5 a 7 dias após a colocação, depois do que o paciente volta a ser avaliado com um diário miccional e a revisão dos sintomas. Foi demonstrado que um período de avaliação superior a 14 dias coloca o paciente em risco desnecessário de contaminação bacteriana dos eletrodos.[9]

TABELA 1 Respostas motoras e sensórias da estimulação do nervo sacral

	Motor		Sensório
	Assoalho pélvico	Membros inferiores	
S2 Contribuidor somático primário do nervo pudendo para esfíncter externo, perna e pé	Clamp	Flexão plantar do pé todo, contração da panturrilha, rotação da perna/quadril	Sensação de contração na base do pênis ou dentro da vagina
S3 Virtualmente todas as funções autonômicas pélvicas e musculatura estriada (elevador do ânus)	Bellows	Flexão plantar do hálux, flexão ocasional de outros dedos	Sensação de repuxo no reto, estendendo-se anteriormente em direção ao escroto ou lábios vaginais
S4 Autônomos e somáticos pélvicos, sem extremidades inferiores	Bellows	Sem estimulação motora das extremidades inferiores	Sensação de repuxo no reto somente

Estimulação neuronal de S3 é a resposta desejada. *Clamp* é a contração do esfíncter anal e, nos homens, a retração da base do pênis, ou encurtamento anterior/posterior das estruturas posteriores. *Bellows* é o repuxo interno ou afundamento da prega interglútea e/ou ânus.

Os pacientes em avaliação com mais de 50% de resposta ou melhora dos sintomas sem problemas significativos são encaminhados para implante simultâneo de eletrodos *tined lead* permanentes e GPI. O sucesso a curto prazo da TPAN foi revisto como de aproximadamente 50%, e essa resposta relativamente baixa é atribuída à curta duração do período de teste e possível migração do eletrodo.[10,11] Além disso, 33% dos pacientes com êxito no teste usando eletrodo temporário não mantêm o resultado favorável depois que o implante permanente é completado e, assim, constituem falso-positivos para TPAN terapêutico.[12]

Uma revisão recente de 112 mulheres submetidas ao TPAN em consultório revelou que 66% tiveram resultados favoráveis, 21% não tiveram êxito e 13% alcançaram resultado ambíguo. Nessa população de pacientes, apresentar lesão neurológica diagnosticada foi correlacionado com a ausência de sucesso no TPAN, de modo que, nessas pacientes, recomenda-se a realização de um procedimento em etapas. Também digno de nota nesse relatório foi que 73% das pacientes com incontinência de urgência tiveram resposta favorável, mesmo sem apresentar nenhuma hiperatividade notável do músculo detrusor no exame de urodinâmica pré-procedimento.[13]

O refinamento da seleção dos pacientes e os avanços tecnológicos do eletrodo temporário podem levar a resultados melhores para o TPAN em consultório.

Procedimento em duas etapas

Para os pacientes que não são candidatos ou que não responderam ao TPAN em consultório, é possível considerar dois procedimentos separados em centro cirúrgico para completar o teste e realizar o implante permanente. Esse procedimento em etapas ajuda a diminuir a migração do eletrodo e pode prolongar o período de teste.[14] É importante notar que um índice de resposta mais alto à NMS foi observado quando o período de teste foi aumentado de 5 a 7 dias para 14 dias.[15]

Geralmente, a primeira etapa é semelhante ao TPAN, ainda realizada com fluoroscopia e utilizando referências ósseas correlacionadas com respostas motoras/sensórias; contudo, no centro cirúrgico, ela pode ser realizada com anestesia intravenosa e sedação consciente (tomando cuidado para não usar relaxantes musculares de longa duração) e utilizando-se eletrodos *tined lead* quadripolares permanentes. As porções distais desses eletrodos têm quatro fios, numerados de 0 a 3. O eletrodo está contido dentro de uma bainha introdutora e a ponta do eletrodo avança para que os fios 2 e 3 sejam posicionados na superfície ventral do sacro. Cada eletrodo é testado para confirmar a resposta esperada de S3 (ver Tabela 1) com estimulação de pelo menos dois dos quatro eletrodos. Quando uma resposta adequada é obtida, a bainha é removida, liberando os ganchos de fixação. Os cabos são então introduzidos no tecido subcutâneo profundo em direção ao lado da mão dominante, geralmente no sentido da área abaixo da linha da cintura ou das asas do ísquio, onde uma incisão de 3 a 4 cm é feita. O eletrodo é ligado a uma extensão posicionada dentro de um segundo ponto de saída e, então, conectado ao gerador de pulsos externo. Um ponto separado de saída é usado nesse primeiro estágio, pois o GPI pode acabar sendo implantado na primeira saída, e essa técnica pode ajudar a prevenir que infecções se espalhem para o local de fixação do GPI e para o eletrodo.[16] Depois desse procedimento, um período de avaliação de 7 a 14 dias é usado para determinar se os pacientes obedecem aos critérios para implantação do GPI. Mais uma vez, considera-se como avaliação bem-sucedida uma resposta superior a 50%.

O segundo estágio também é realizado em centro cirúrgico, com o paciente em decúbito ventral. No local da incisão inicial de saída, o cabo de extensão é desconectado e o GPI é ligado aos eletrodos. Uma bolsa é, então, criada profundamente o bastante para prevenir irritação e erosão da pele superficial e para permitir o fechamento sem tensão.

A técnica em dois estágios de NMS foi analisada em um estudo prospectivo e randomizado que revelou um índice de sucesso mais alto comparado ao método em um estágio, independentemente de TPAN anterior positivo, tanto em curto como em longo prazo.[11] Outro estudo randomizado incluiu 17 pacientes com implante feito em dois estágios e 13 pacientes para TPAN e implante em um estágio. O grupo de implante em dois estágios teve probabilidade significativamente maior de prosseguir para implante GPI do que o grupo TPAN (88% *versus* 46%).[17]

Eventos adversos

A incidência de eventos adversos tem sido estudada após a colocação do eletrodo. Eles incluem dor no local de colocação do GPI (15 a 25%), dor de acometimento recente (9%), migração do eletrodo (8 a 16%), infecção (6 a 7%), choque elétrico transitório (5 a 6%), dor no local do implante (5 a 6%) e alteração da função intestinal (3 a 6%).[18] Felizmente, a maioria desses eventos adversos pode ser tratada sem cirurgia. Por exemplo, a migração do eletrodo pode ser resolvida pela reprogramação ou reposicionamento do eletrodo.[19] Infecções superficiais podem ser tratadas com antibióticos orais ou IV, mas, no caso de infecções profundas ou infecções que não melhoram com antibióticos, o explante cirúrgico é indicado. A revisão mais notável de conduta em eventos adversos vem da experiência da Clínica Cleveland, com 161 pacientes submetidos ao segundo estágio de implante GPI. Dezessete pacientes (10,5%) tiveram o dispositivo retirado cirurgicamente por causa de infecções e ausência de resposta clínica. Vinte e seis pacientes (16,1%) foram submetidos à revisão do dispositivo por redução da resposta, infecção, dor no local de implante GPI ou migração do eletrodo.[20]

Resultados

O uso da neuromodulação está bastante disseminado e dados de resultado clínico já estão sendo coletados e reportados. Um estudo clínico observacional, multicêntrico e prospectivo conduzido por 6 anos (2003 a 2009) revelou melhora clínica igual ou superior a 50% em 447/527 pacientes (85%) com BHA após 12 meses. Além disso, a melhora clínica se manteve relativamente estável por até 60 meses, com satisfação média dos pacientes com o tratamento entre 60 e 80%.[21]

A satisfação dos pacientes foi avaliada por um estudo realizado em pacientes tratados com NMS entre 1990 e 2007. Houve um índice de resposta de 75% (207/275) do questionário enviado pelo correio, com alto índice geral de satisfação (90%) nessa população de pacientes, sendo que 55% receberam NMS para tratamento de BHA. Esse estudo também identificou que 56% dos pacientes tiveram algum tipo de efeito colateral, como desconforto no local de implante GPI; no entanto, 89% dos pacientes pesquisados não buscaram outra terapia ou intervenção.[22]

Uma revisão retrospectiva do prontuário de 88 pacientes submetidos a NMS entre 1999 e 2007 foi realizada para inclusão em uma análise de regressão em etapas conduzida para identificar fatores prognósticos de reintrodução da medicação anticolinérgica. Todos os casos revisados foram submetidos a implante de NMS para incontinência de frequência e urgência. De todos os pacientes, 16 (18%) precisaram de terapia anticolinérgica suplementar para melhor controle dos sintomas. De modo geral, 26 pacientes (25%) continuaram ou iniciaram a terapia anticolinérgica juntamente com a NMS para melhor resultado. O único fator que se observou associado ao uso suplementar de anticolinérgico foi o índice de massa corpórea (IMC). A conclusão é que um subgrupo de pacientes respondeu melhor à associação entre NMS e terapia anticolinérgica.[23]

Também foi possível trabalhar com resultados de longo prazo, já que a aplicação clínica da neuromodulação se deu no fim da década de 1990. Em um estudo de acompanhamento de 5 anos, um total de 39 pacientes foi testado quanto à resposta inicial usando TPAN (13/33) ou o procedimento em único estágio (9/11). Desse grupo, 22 foram considerados adequados para o implante. O sucesso inicial foi semelhante nos dois grupos (92%, 78%). Onze (50%) dispositivos precisaram ser retirados e três pacientes (13,6%) perderam o benefício com o passar do tempo.[24]

NEUROMODULAÇÃO NA CISTITE INTERSTICIAL

A NMS aparentemente normaliza os fatores urinários que parecem alterados nos pacientes com CI, incluindo a normalização do fator de crescimento epidérmico ligado à heparina (HB-EGF) urinário. Além disso, o fator antiproliferativo (APF) foi relatado.[25] Um estudo clínico multicêntrico incluiu 33 pacientes com CI para tratamento com NMS e demonstrou melhora estatisticamente significativa na frequência, dor, volume miccional médio e volume miccional máximo. Melhoras significativas também foram observadas nos escores ICSI e ICPI.[26] Outro estudo multicêntrico avaliou a necessidade de analgésicos na CI. Ele incluiu 21 pacientes (17 mulheres), acompanhamento de até 15 meses com, em média, seis tratamentos anteriores para CI sem sucesso. Todos os pacientes foram submetidos a cistoscopia e hidrodistensão para confirmação do diagnóstico. A equivalência de dose de morfina intramuscular (MDEs) foi calculada antes e depois do implante.

A MDE caiu de 81 para 52 mg/dia (36%) após implante (P = 0,015). Quatro de 18 pacientes cessaram o uso de analgésicos depois do implante de InterStim®.[27]

ESTIMULAÇÃO NERVOSA SACRAL (ENS) BILATERAL

Existe uma série publicada que avaliou os resultados de curto prazo da ENS bilateral. Um estudo com 23 pacientes não mostrou redução significativa nos escores de sintomas, com redução média do ICSI de 35% (p ≤ 0,005), ICPI 38% (p ≤ 0,007) e de 40% da dor.[28] No entanto, um estudo comparativo anterior não mostrou diferença entre a ENS bilateral e a unilateral.[29] A ENS bilateral também foi avaliada em pequenos estudos em pacientes com perda da eficácia do tratamento unilateral. Em um estudo-piloto de 12 pacientes com perda de eficácia sem evidências de migração do eletrodo, avaliados com TPAN contralateralmente, somente quatro pacientes apresentaram resposta positiva ao TPAN. Três desses pacientes foram submetidos a implante, com bons resultados em dois deles.[30]

ENS na incontinência de urgência urinária e anal

Em uma pequena série de casos de pacientes do sexo feminino afetadas por incontinência urinária de urgência e incontinência fecal de urgência concomitante, a segurança e a eficácia da ENS foram demonstradas. Houve melhora significativa simultânea dos episódios de incontinência urinária e fecal em 54% das pacientes. Além disso, 18% tiveram melhora urinária isolada, 9% tiveram melhora isolada da incontinência fecal, e 18% não tiveram melhora nenhuma. Foi levantada a hipótese de que a incontinência de urgência dual (IUD) pode ser a manifestação orgânica final de uma via neurológica comum – estimulação hiperativa ou inibição hipoativa.[31]

ESTIMULAÇÃO PERCUTÂNEA DO NERVO TIBIAL (EPNT)

A EPNT é um procedimento realizado em consultório, direcionado ao plexo sacral acessado pelo nervo tibial posterior. Vários estudos demonstraram a eficácia dessa técnica e esta é uma opção atraente para pacientes idosos, fragilizados, portadores de BHA refratária com comorbidades múltiplas.

Na EPNT, um eletrodo com diâmetro 34 acessa o nervo tibial por meio da inserção acima do maléolo medial a um ângulo aproximado de 60°. O nervo tibial (L4-S3) devolve os impulsos ao plexo sacral (Figura 3).

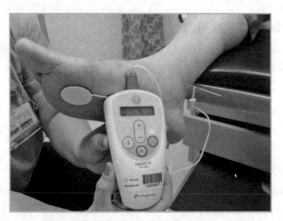

FIGURA 3 Aparelho Urgent PC® de EPNT da Uroplasty (Minnetonka, Minn, EUA) mostrado com agulha de eletrodo inserida na posição correta.

O mecanismo implícito é que esses impulsos alteram os sinais vesicais aberrantes. Diversos estudos demonstraram eficácia e segurança. Alguns sucessos objetivos e subjetivos (ou seja, resposta significativa) ficaram na faixa de 60 a 80%; no entanto, a terapia de manutenção é necessária para manter o resultado. Em pacientes com resposta, a eficácia pode ser reproduzida depois do reinício da terapia. Vale notar nesses estudos a alta aceitação e tolerância entre os pacientes tratados.[32,33]

O *Overactive Bladder Innovative Therapy Trial* (OrBIT) foi um estudo clínico multicêntrico, randomizado e controlado que comparou a eficácia de opções de tratamento, incluindo a comparação da EPNT com o tratamento clínico, principalmente com tolterodina de liberação prolongada. Notou-se eficácia comparável, com a percepção do paciente de melhora estatisticamente mais alta, com EPNT em relação à tolterodina. Nesse estudo, as duas intervenções foram consideradas seguras e bem toleradas, e a conclusão foi de que ambas devem ser vistas como opções de tratamento na BHA.[34] O SUmiT Trial, estudo multicêntrico, duplo cego e controlado por placebo, forneceu evidências clínicas de nível I de que o efeito terapêutico da EPNT não se deve ao efeito placebo, mas à estimulação do nervo tibial com melhora significativa dos sintomas de BHA.[35]

O acompanhamento em longo prazo demonstrou que a eficácia após 12 semanas de EPNT frequentemente se mantém durante os 12 meses de tratamento. Também foi observado que os pacientes tratados com EPNT apresentam parâmetros melhores no diário miccional no 6º mês e no 12º mês de acompanhamento.[36]

REFERÊNCIAS BIBLIOGRÁFICAS

1. Abrams P, Andersson KE, Birder L, Brubaker L, Cardozo L, Chapple C et al. Recommendations of the international scientific committee: evaluation and treatment of urinary incontinence, pelvic organ prolapse and faecal incontinence. 4.ed. 4th International Consultation on Incontinence. Paris: Health Publication, 2009.

2. Van Der Pal F, Heesakkers JP, Bemelmans BL. Current opinion on the working mechanisms of neuromodulation in the treatment of lower urinary tract dysfunction. Curr Opin Urol 2006; 16(4):261-7.

3. Vodusek DB, Light JK, Libby JM. Detrusor inhibition induced by stimulation of pudendal nerve afferents. Neurour Urodyn 1986; 5(4):381-9.

4. Appell RA, Boone TB. Surgical management of overactive bladder. Curr Bladder Dysfunc Reports 2007; 2:37-45.

5. Fowler CJ. Bladder afferents and their role in the overactive bladder. Urology 2002; 59(5 Suppl 1):37-42.

6. Oerlemans DJ, van Kerrebroeck PE. Sacral nerve stimulation for neuromodulation of the lower urinary tract. Neurourol Urodyn 2008; 27(1):28-33.

7. Spinelli M, Giardiello G, Arduini A, Van den Hombergh U. New percutaneous technique of sacral nerve stimulation has high initial success rate: preliminary results. Eur Urol 2003; 43(1):70-4.

8. Spinelli M, Giardiello G, Gerber M, Arduini A, Van Den Hombergh U, Malaguti S. New sacral neuromodulation lead for percutaneous implantation using local anesthesia: description and first experience. J Urol 2003; 170(5):1905-7.

9. Pannek J, Grigoleit U, Hinkel A. Bacterial contamination of test stimulation leads during percutaneous nerve stimulation. Urology 2005; 65(6):1096-8.

10. Borawski KM, Foster RT, Webster GD, Amundsen CL. Predicting implantation with a neuromodulator using two different test stimulation techniques: a prospective randomized study in urge incontinent women. Neurourol Urodyn 2007; 26(1):14-18.

11. Peters KM, Carey JM, Konstandt DB. Sacral neuromodulation for the treatment of refractory interstitial cystitis: outcomes based on technique. Int Urogynecol J Pelvic Floor Dysfunc 2003; 14(4):223-8.

12. Everaert K, Kerckhaert W, Caluwaerts H, Audenaert M, Vereecke H, De Cuypere G et al. A prospective randomized trial comparing the 1-stage with the 2-stage implantation of a pulse generator in patients with pelvic floor dysfunction selected for sacral nerve stimulation. Eur Urol 2004; 45(5):649-54.

13. Crites-Bachert MA, Mukati M, Sorial A, Ghoniem GM. Percutaneous nerve evaluation in women: lessons learned. Female Pelvic Medicine and Reconstructive Surgery 2011; 17(6):293-7.

14. Kessler TM, Buchser E, Meyer S, Engeler DS, Al-Khodairy AW, Bersch U et al. Sacral neuromodulation for refractory lower urinary tract dysfunction: results of a nationwide registry in Switzerland. Eur Urol 2007; 51(5):1357-63.

15. Kessler TM, Madersbacher H, Kiss G. Prolonged sacral neuromodulation testing using permanent leads: a more reliable patient selection method? Eur Urol 2005; 47(5):660-5.

16. Kohli N, Patterson D. InterStim therapy: a contemporary approach to overactive bladder. Rev Obstetr Gynecol 2009; 2(1):18-27.

17. Borawski KM, Foster RT, Webster GD, Amundsen CL. Predicting implantation with a neuromodulator using two different test stimulation techniques: a prospective randomized study in urge incontinent women. Neurourol Urodyn 2007; 26(1):14-8.

18. Brazzelli M, Murray A, Fraser C. Efficacy and safety of sacral nerve stimulation for urinary urge incontinence: a systematic review. J Urol 2006; 175(3):835-41.

19. Deng DY, Gulati M, Rutman M, Raz S, Rodriguez LV. Failure of sacral nerve stimulation due to migration of tined lead. J Urol 2006; 175(6):2182-5.

20. Hijaz A, Vasavada SP, Daneshgari F, Frinjari H, Goldman H, Rackley R. Complications and troubleshooting of two-stage sacral neuromodulation therapy: a single institution experience. Urology 2006; 68(3):533-7.

21. Chartier-Kastler E, Ballanger P, Belas M, Biserte J, Corbel L, Gamé X et al. Sacral neuromodulation with InterStim™ system: results from the French national register. Progres en Urologie 2010; 21:209-17.

22. Leong RK, Marcelissen TA, Nieman FH, De Bie RA, Van Kerrebroeck PE, De Wachter SG. Satisfaction and patient experience with sacral neuromodulation: results of a single center sample survey. J Urol 2011; 185(2):588-92.

23. George E, Lane F, Noblett KL. Use of combined anticholinergic medication and sacral neuromodulation in the treatment of refractory overactive bladder. Female Pelvic Medicine & Reconstructive Surgery 2011; 17(2):97-99.

24. Powel CR, Kreder KJ. Long-term outcomes of urgency-frequency syndrome treated with sacral neuromodulation and analysis of failures. J Urol 2010; 183(1):17-8.

25. Comiter CV. Sacral neuromodulation for the symptomatic treatment of refractory interstitial cystitis: a prospective study. J Urol 2003; 169(4):1369-73.

26. Whitmore KE, Payne CK, Diokno AC, Lukban JC. Int Urogynecol J Pelvic Floor Dysfunct 2003; 14(5):305-8.

27. Peters KM, Konstandt D. Sacral neuromodulation decreases narcotic requirements in refractory interstitial cystitis. Brit J Urol 2004; 93(6):777-9.

28. Zabihi N, Mourtzinos A, Maher MG, Raz S, Rodriguez LV. Short-term results of bilateral S2-S4 sacral neuromodulation for the treatment of refractory interstitial cystitis, painful bladder syndrome, and chronic pelvic pain. Int Urogynecol J Pelvic Floor Dysfunct 2008; 19(4):553-7.

29. Scheepens WA, de Bie RA, Weil EH, van Kerrebroeck PE. Unilateral versus bilateral sacral neuromodulation in patients with chronic voiding dysfunction. J Urol 2002; 168(5):2046-50.

30. Marcelissen TA, Leong RK, Serroven J, van Kerrebroeck PE, De Wachter SG. The use of bilateral sacral nerve stimulation in patients with loss of unilateral treatment efficacy. J Urol 2001; 185(3):976-80.

31. Kim DH, Faruqui N, Ghoniem GM. Sacral neuromodulation outcomes in patients with urge urinary incontinence and concomitant urge fecal incontinence. Female Pelvic Medicine and Reconstructive Surgery Journal 2010; 16(3):171-8.

32. Govier FE, Litwiller S, Nitti V, Kreder KJ, Rosenblatt P. Percutaneous afferent neuromodulation for the refractory overactive bladder: results of a multicenter study. J Urol 2001; 165(4):1193-8.

33. Vandoninck V, van Balken MR, Finazzi Agrò E, Petta F, Micali F, Heesakkers JP et al. Percutaneous tibial nerve stimulation in the treatment of overactive bladder: urodynamic data. Neurourol Urodyn 2003; 22(3):227-32.

34. Peters KM, Macdiarmid SA, Wooldridge LS, Leong FC, Shobeiri SA, Rovner ES et al. Randomized trial of percutaneous tibial nerve stimulation versus extended-release tolterodine: results from the overactive bladder innovative therapy trial. J Urol 2009; 182(3)1055-61.

35. Peters KM, Carrico DJ, Perez-Marrero RA, Khan AU, Wooldridge LS, Davis GL et al. Randomized trial of percutaneous tibial nerve stimulation versus Sham efficacy in the treatment of overactive bladder syndrome: results from the SUmiT trial. J Urol 2010; 183(4):1438-43.

36. MacDiarmid SA, Peters KM, Shobeiri SA, Wooldridge LS, Rovner ES, Leong FC et al. Long-term durability of percutaneous tibial nerve stimulation for the treatment of overactive bladder. J Urol 2010; 183(1)234-40.

QUESTÕES

1. Qual das seguintes não é considerada uma contraindicação para o implante de dispositivo de neuromodulação sacral?

   a. Anomalias sacrais ósseas.
   b. Pacientes que necessitam de exames frequentes com ressonância magnética.
   c. Saúde mental debilitada.
   d. Malignidade.
   e. Proximidade de outro dispositivo de estimulação implantado a menos de 15,2 cm de distância.

2. Qual dos seguintes eventos adversos ocorre mais comumente?

   a. Infecção.
   b. Dor no local do GPI.
   c. Choque elétrico transitório.
   d. Migração de chumbo.
   e. Disfunção intestinal.

3. Qual dos seguintes não é um mecanismo de ação aceito para neuromodulação sacral?

   a. Relaxamento da musculatura do assoalho pélvico.
   b. Ativação direta das fibras eferentes do esfíncter estriado.
   c. Inibição do músculo detrusor por meio da estimulação do nervo pudendo.
   d. Inibição do músculo detrusor por meio da modificação da transmissão interneuronal no membro aferente nos níveis sacral e suprassacral do reflexo de micção.
   e. Regulação excitatória e inibitória em vários locais no sistema nervoso periférico e central por meio de vias aferentes.

24
Tratamento cirúrgico

Homero Gustavo de Campos Guidi

INTRODUÇÃO

O tratamento cirúrgico da bexiga hiperativa é uma exceção reservada aos casos mais dramáticos e em estágio final da doença, quando há comprometimento irreversível e intratável do detrusor e, muitas vezes, também do aparelho esfinctérico.[1] Neste capítulo, não serão abordados a injeção de toxina botulínica e o implante de dispositivos de eletroestimulação. Esses são procedimentos mais modernos e menos invasivos que, por motivos didáticos, não são considerados como cirurgia clássica propriamente dita. Tais procedimentos são hoje amplamente utilizados, após trabalhos pioneiros publicados já há algum tempo, e são objeto de outros capítulos deste Tratado.[2,3]

Tecnicamente, as indicações de procedimentos mais agressivos não se baseiam apenas na ineficácia do tratamento conservador de primeira linha, comportamental e medicamentoso, e mesmo de segunda linha, mais avançados (neuromodulação e toxina botulínica), mas são influenciadas principalmente pela interferência e evolução maléfica em relação ao potencial de deterioração do trato urinário alto e da função renal, causada pela combinação da baixa complacência (*compliance*) vesical e altas pressões intraluminais, atingidas nas frequentes e vigorosas contrações do detrusor, em alguns casos, propriamente referidas como bexiga espástica.[1]

Alguns procedimentos cirúrgicos foram tentados nas últimas décadas e abandonados, em virtude de seus altos índices de efeitos colaterais e, notadamente, de complicações, além de sua baixa eficácia no médio e no longo prazo. Os procedimentos que permanecem são as cirurgias reconstrutivas do trato urinário (englobando as cistoplastias e derivações urinárias) e a miotomia do detrusor.[1]

Vale lembrar que os procedimentos reconstrutivos do trato urinário médio e inferior são mais utilizados, de um lado, em bexigas neurogênicas complexas, geralmente envolvendo malformações congênitas, na população infantil e em situações adquiridas, em geral por patologias neurológicas primárias, envolvendo adultos. Por outro lado, esse tipo de cirurgia de grande porte envolve o acometimento oncológico do trato urinário médio (a bexiga, geralmente), em situações passíveis de intervenções radicais no tratamento desses tumores. Basicamente, uma profundidade de detalhes, que não é o escopo aqui, está disponível em séries que descrevem essas situações, de onde se originam as maiores experiências no assunto.[4-6]

Além disso, considerados todos os diversos tipos de cirurgia de ampliação vesical, por exemplo, em uma cirurgia reconstrutiva do trato urinário mais relacionada com a bexiga hiperativa refratária, nota-se que a sua indicação e realização vem diminuindo nas últimas décadas. Dados recentes da Inglaterra, por exemplo, mostram que, em 2000, foram realizadas 192 cirurgias desse tipo naquele país contra 120 operações em 2010.[7]

TÉCNICAS EM USO
Miotomia do detrusor

A miotomia do detrusor pode ser uma alternativa às grandes intervenções com utilização de segmentos intestinais e sua morbidade inerente de grande cirurgia envolvendo duas anastomoses, uma intestinal e outra urinária, com sua longa lista de complicações. Esse procedimento, embora não conhecido e rotineiro, será discutido primeiramente aqui porque é uma intervenção menos agressiva e, dentro da hierarquia das alternativas de tratamento aos quadros refratários, pode ter utilidade antes das cirurgias reconstrutivas mais extensas. Sua indicação, como já dito, são os pacientes com baixa complacência vesical e altas pressões originadas de contrações do detrusor, fatores que, evolutivamente, levam a refluxo vesicoureteral, infecção, pielonefrite e hidronefrose, uma conjunção de eventos altamente deletérios ao trato urinário alto e à função renal na sua fase evolutiva final.

O procedimento de miotomia do detrusor foi originariamente proposto por Cartwright e Snow, de Utah, nos Estados Unidos, em 1989, com a descrição de sete pacientes submetidos a essa cirurgia. Anteriormente, a técnica havia sido desenvolvida experimentalmente em cães pelos mesmos autores. Desses sete pacientes originais, com idades entre 4 e 17 anos, apenas três não tinham doença neurológica envolvida na disfunção miccional.

A cirurgia consiste em uma incisão abdominal do tipo Pfannenstiel, atingindo a porção extraperitoneal da parede anterior da bexiga. Uma incisão longitudinal no detrusor realizada com bisturi elétrico é seguida da dissecção muscular do futuro neodomo, sempre preservando intacta a mucosa. Essa dissecção, em termos de proporção, deve alcançar quase 50% do músculo detrusor. O seu excesso é ressecado, preservando uma margem muscular dos limites circunferenciais da mucosa liberada, o que deve resultar em duas extremidades posteriores dessa faixa remanescente. Elas são então fixadas aos músculos psoas, bilateralmente, de maneira semelhante ao psoas *hitch* utilizado nos reimplantes ureterais.[8] Contudo, a experiência em adultos, publicada por volta de 1994, mostra que essa técnica não apresenta contratilidade apreciável. Isso influencia positivamente na redução dos episódios de incontinência, mas paradoxalmente não aumenta muito a capacidade funcional da bexiga, o que resulta na permanência da frequência urinária aumentada e, às vezes, na manutenção do cateterismo intermitente.[9,10] A técnica original descrita no final da década de 1980 foi recebida com entusiasmo na época, mas as poucas séries de acompanhamento de longo prazo atuais ainda apresentam um pequeno número de pacientes para tornar robusta a sua evidência, apesar de manterem uma recomendação positiva de sua indicação e resultados. Dados de uma série da Universidade de Walles, em Cardiff, Reino Unido, apontam um total de 33 pacientes, 26 mulheres e 7 homens, com média de idade de 33 anos (5 a 62 anos).[11] Do total, 18 pacientes apresentavam hiperatividade do detrusor idiopática grave e 15 apresentavam hiperatividade do detrusor neurogênica (dez pacientes com espinha bífida, quatro com lesão medular e um com cirurgia de descompressão medular – estenose espinal). Todos os pacientes eram refratários aos tratamentos convencionais não invasivos e estavam em regime de cateterismo intermitente. Nesses pacientes, a capacidade cistométrica pré-operatória média era de 290 mL e a amplitude das contrações involuntárias, de 44 cmH$_2$O (15 a 100 cmH$_2$O). Em nove deles, a complacência vesical era bastante comprometida e um inclusive apresentava refluxo vesicoureteral grau 3 unilateral, com necessidade de reimplante vesical além da miotomia. Nesse sentido, oito pacientes da série tiveram a indicação e a realização do implante de um esfíncter urinário artificial. No grupo com hiperatividade idiopática, 55% tiveram melhora significativa nos sintomas e parâmetros urodinâmicos. Já no grupo neurogênico, a melhora foi verificada em 40% dos pacientes. A análise dos dados mostrou que a implantação ou não do esfíncter artificial não influencia no resultado final nem na chance de melhora desses pacientes, apesar do pequeno número da casuística. No geral, a capacidade vesical média aumentou para 458 mL. A hiperatividade do detrusor desapareceu em 69% dos pacientes e, nos remanescentes que a mantiveram, a amplitude das contrações recuou para um média de 20 cmH_2O (15 a 22 cmH_2O). Nos 17 casos com falha do procedimento, verificou-se que, apesar de aumento na capacidade cistométrica em 29% dos pacientes e abolição da hiperatividade do detrusor em 35%, todos continuavam muito sintomáticos. A baixa complacência vesical pré--operatória foi positivamente preditiva na falha do procedimento. Dos pacientes que apresentavam essa condição antes da cirurgia, 77% pertenciam ao grupo em que o método foi falho. A maioria dos pacientes do grupo com falha evoluiu para a realização de derivações urinárias.[11]

Reconstrução urinária

Ampliação vesical – cistoplastias

Historicamente, as tentativas de aumentar a capacidade vesical tiveram início com Tizzoni e Foggi em 1888, que realizaram a primeira ileocistoplastia em cães. Logo a seguir, von Mikulicz, em 1889, realizou a primeira cistoplastia em humanos.[12] A técnica teve especial indicação na década de 1950 por meio de Couvelaire, da escola francesa de urologia, muito representativa à época, para o tratamento das bexigas tuberculosas contraídas, muito pequenas.[7] Desde então, vários materiais foram utilizados com essa finalidade, alguns com resultados desastrosos. Entre estes, incluem-se a parede da vesícula biliar, enxertos fasciais, dura-máter, peritônio, omento, pele, pericárdio, placenta, materiais sintéticos (esponja de gelatina, silástico, Teflon®, colágeno, poligalactina, entre outros). Contudo, apenas os segmentos intestinais, largamente popularizados na década de 1950, sobreviveram com resultados satisfatórios até o presente.[7,13,14]

As cistoplastias e a cirurgia reconstrutiva em geral têm como objetivos precípuos:

- prover a capacidade de armazenamento urinário;
- proteger o trato urinário superior;

- preservar a função renal;
- prover continência;
- prover um mínimo de resistência à infecção urinária;
- oferecer um método conveniente de esvaziamento urinário voluntário e completo.[7,15]

Tecnicamente, as ampliações vesicais atingem esses escopos com o aumento da capacidade de reservatório da bexiga, além de diminuir a atividade contrátil do detrusor.

Além da indicação na bexiga hiperativa neurogênica (notadamente lesões de medula, esclerose múltipla e mielodisplasia) e não neurogênica (com falha dos tratamentos convencionais e intravesicais), a ampliação vesical também está indicada em casos de bexiga contraída tuberculosa, anomalias congênitas da bexiga em crianças (extrofias, válvulas de uretra posterior e epispádias), insuficiência renal, transplante (para garantir o sucesso do próprio transplante quando a bexiga é doente), esquistossomíase vesical (2% com contração vesical severa) e em casos selecionados de cistite actínica e intersticial em estágio final. A indicação da cistoplastia nas síndromes dolorosas da bexiga é matéria de elevada controvérsia.[7,16,17]

As contraindicações dessa cirurgia podem ser resumidas da seguinte maneira:

- doença inflamatória intestinal prévia (notadamente, doença de Crohn);
- radioterapia prévia (ver sobre utilização do cólon transverso);
- extrofia de cloaca tratada na infância;
- intestino sabidamente curto (ressecções anteriores) pelo potencial de distúrbios absortivos deletérios a médio e longo prazos;
- inabilidade manual e/ou função cognitiva deficitária, comprometendo a capacidade de autocateterismo (contraindicação relativa).

O princípio cirúrgico geral das várias técnicas existentes é, a partir de uma partição da cúpula vesical, ampliar o reservatório com a interposição de um segmento de alça intestinal isolado previamente do trânsito. Também existem situações em que a bexiga pode ser totalmente removida, notadamente em casos mais sérios na esfera oncológica. Na verdade, as derivações urinárias são os procedimentos urológicos mais difíceis da especialidade, mesmo quando considerada a cirurgia laparoscópica ou robótica, que ainda é muito mais demorada do que a aberta, embora tenha menor perda sanguínea, com indicação questionada pelos próprios autores.[18,19]

Tipicamente, a indicação desses procedimentos recai sobre os pacientes submetidos à cistectomia radical para tratamento de câncer de bexiga. Sua execução, pela observação nas últimas décadas e as recentes evidências clínicas publicadas, deve ser efetuada por cirurgião habilitado e com volume suficiente para o desenvolvimento de experiência, face não só aos resultados finais, mas ao alto índice de complicações, geralmente bastante complexas, que esses pacientes apresentam no intra e pós-operatório de curto e longo prazo. Para que se tenha uma ideia, publicação muito recente mostra que, entre os urologistas certificados nos Estados Unidos, apenas 27% realizam derivações urinárias; quando se restringe para as derivações urinárias continentes, a proporção fica em 9%.[5]

O segmento intestinal pode ser aberto ou não, o que se denomina detubulização, uma reconfiguração da anatomia original tubular. Também pode envolver vários segmentos do intestino delgado e colônico; muitas vezes, a escolha das diferentes técnicas levam em consideração, em parte, a experiência acumulada do cirurgião, grupo cirúrgico ou instituição, que concentram esse tipo complexo de pacientes e o seu tratamento cirúrgico. Este, evidentemente, não é o único critério a ser considerado na indicação de uma ou outra técnica. Os problemas e as vantagens que cada uma apresenta são de extrema importância. Geralmente, a lista de problemas é maior e o objetivo é minimizá-los. Nesse conjunto, entram em consideração idade e expectativa de vida do paciente, patologia de base e condições associadas, existência ou não de irradiação pélvica (o que muitas vezes pode inviabilizar a utilização de segmentos do intestino delgado e mesmo os segmentos distais dos ureteres também irradiados), *status* da função renal, habilidade eventual de autocateterismo e manejo de dispositivos externos, aqui com a consideração de um fator crucial: a condição da continência/incontinência existente ou a que venha a se apresentar no pós-operatório. São fatores complexos que envolvem a imagem pessoal, sua inter-relação com a atividade sexual, presente ou não, a mobilidade (e sua evolução prevista, em função da doença – p.ex., pacientes que evoluem para o uso de cadeiras de rodas tendem a evoluir com obesidade e grande dificuldade no manejo de estomas e autocaterismo), entre outros detalhes personalizados caso a caso.[15,16,20]

Richard A. Mogg, pioneiro em derivações urinárias desde a década de 1960, em uma conferência no *Royal College of Surgeons of England*,[21] já enumerava as questões que deveriam ser previamente consideradas diante da possibilidade de derivação urinária ou cirurgia reconstrutiva:

1. "A indicação e a afecção relevante que demanda a derivação.
2. O tipo e a característica do material disponível para a derivação.
3. O estado funcional prévio do trato urinário.
4. A idade e o equilíbrio psicológico do paciente destinado a receber e viver com um procedimento não natural.
5. O método mais eficiente e compatível com a longevidade, o que se aplica particularmente às crianças submetidas à derivação urinária."

Uma das cirurgias mais realizadas de ampliação vesical utiliza um segmento de íleo isolado do trânsito. Esse segmento tem comprimento variável, em média entre 25 e 40 cm. O segmento é aberto na sua borda contramesenterial (detubulizado) formando um retalho reconfigurado e pediculado (um "manchão") destinado a cobrir a circunferência obtida na bipartição vesical generosa, transversa ou longitudinal, na sua cúpula, onde é anastomosado nas bordas, referido na literatura inglesa como *clam cystoplasty* – por lembrar um molusco aberto encaixando-se na bexiga aberta (Figuras 1 a 3).

A experiência com o íleo na ampliação vesical veio da experiência anterior, também bastante difundida, na utilização desse segmento intestinal em uma das derivações urinárias mais populares, representada pela cirurgia de Bricker, muito utilizada nas cirurgias radicais de exenteração pélvica anterior e posterior, notadamente no tratamento do câncer do colo uterino.[12-14]

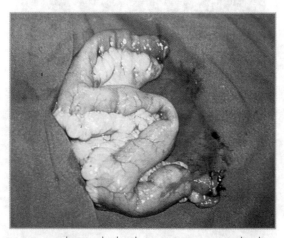

FIGURA 1 Segmento intestinal já isolado do trânsito, com pedículo preservado. Técnica de Hautman.
Fonte: Cedida pelo Prof. Ubirajara Ferreira – coleção particular.

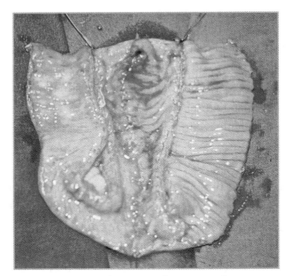

FIGURA 2 Conduto aberto e suturado para a formação de um "manchão" de grande superfície.
Fonte: Cedida pelo Prof. Ubirajara Ferreira – coleção particular.

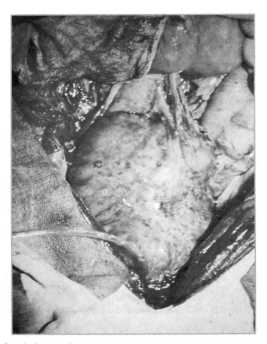

FIGURA 3 Aspecto final da neobexiga já *in situ*.
Fonte: Cedida pelo Prof. Ubirajara Ferreira – coleção particular.

Esse tipo de cistoplastia apresenta melhora muito evidente da hiperatividade do detrusor e diminui consideravelmente a pressão de reservatório, um problema bastante sério a ser considerado na indicação desses procedimentos de exceção. A pressão elevada no interior da bexiga é um fator constante nas bexigas neurogênicas graves e constitui um fator preditivo inequívoco de dano do trato urinário superior nesses pacientes.[21] Por outro lado, o ônus desses dois benefícios é um esvaziamento inadequado, que pode variar desde casos mais leves e raros, nos quais há necessidade de manobras de Credê e esforço abdominal para urinar, até casos mais graves, a maioria com necessidade permanente de cateterismo intermitente.

A orientação técnica do tamanho do segmento a ser isolado não é aleatória e pode se servir de conhecimentos físicos para um cálculo mais racional. O volume de um cilindro isolado é facilmente calculado, e Hinman já havia demonstrado que um cilindro fino e comprido, reconfigurado de maneira a dobrar a sua circunferência, dobra a sua capacidade interna. As leis de Laplace sobre a tensão na parede de uma esfera também ajudam a compreender porque uma esfera com maior raio tem menor pressão em seu interior, o outro objetivo desses reservatórios.[22] Em relação a esse assunto, não se pode esquecer que um segmento intacto conserva um poder contrátil inerente ao peristaltismo intestinal, o qual gera pressões de amplitude indesejável semelhantes às previamente existentes na patologia em tratamento.[22]

Existem algumas evidências limitadas de que pacientes com bexiga hiperativa refratária, com patologia neurológica espinal, apresentando incontinência urinária grave não apenas pela pequena capacidade vesical, mas também por incompetência esfinctérica, apresentam melhor resultado clínico quando a cistoplastia é associada à implantação apenas do *cuff* do esfíncter artificial. O índice de satisfação desses pacientes em longo prazo é bastante significativo, apesar do regime de autocateterismo intermitente.[23]

As séries de pacientes submetidos à cistoplastia geralmente não são de grande número de casos. Além disso, nem todas as séries são exclusivamente de pacientes com bexiga hiperativa refratária, mas incluem também outras patologias em que a reconstrução urinária é aplicável. Hassan et al. apresentaram os resultados de 48 pacientes em que 75% deles apresentavam bexiga hiperativa refratária (n = 35), embora não tenham analisado os resultados gerais separadamente.[24] Nesse grupo, os resultados de curto prazo foram bons em 83% dos pacientes operados, o escore de sintomas (*Visick system*) caiu de 10 para 3 nos primeiros 3 meses e o aumento na capacidade funcional vesical foi significativo, saindo de um volume médio de 307 para 540 mL. Na complacência, os números foram de 37 para 169 mL/cmH$_2$O.

A necessidade de cateterismo intermitente atingiu 75% dos pacientes. Do ponto de vista urodinâmico, a hiperatividade do detrusor manteve-se persistente em 1/3 dos pacientes. No longo prazo, a avaliação da série foi pífia, limitando-se a registrar "resultado bom ou moderado" em 92% dos pacientes com bexiga neurogênica e em 58% dos pacientes com bexiga hiperativa grave/hiperatividade do detrusor. Ao viés dessa série, acrescente-se o fato estranho da indicação desse tipo de cirurgia em um grupo de pacientes com capacidade vesical funcional média pré-operatória de 307 mL.[24]

Outra série sobre ampliação vesical com 267 casos de bexiga neurogênica, com seguimento de longo prazo, foi publicada pelos autores ingleses Venn e Mundy em 1998. Foi relatado um índice de continência de 78%, ampliado para 90% quando houve emprego do esfíncter urinário artificial. No grupo de bexiga hiperativa não neurogênica (instabilidade do detrusor idiopática na terminologia da época), o contingente de pacientes secos atingia 93%.[25] São números que não se repetem na pesquisa bibliográfica.

Diversos outros segmentos intestinais podem ser utilizados na confecção do retalho pediculado em que são transformados para a ampliação da bexiga. Na realidade, isso vale para todos os tipos de reconstrução urinária. A seguir, serão abordados os diferenciais e as particularidades de cada segmento, bem como as complicações pertinentes a todas as derivações urinárias.

Derivação urinária

A derivação urinária é um recurso extremo no tratamento da bexiga hiperativa refratária. A exemplo das ampliações vesicais, elas também, muitas vezes, têm sua indicação mais precisa em situações de origem neurogênica, além da indicação nos casos oncológicos de cirurgia radical, sobretudo em pacientes submetidos à cistectomia radical para tratamento do câncer vesical, situação que impõe um método alternativo de drenagem e armazenamento urinário em um paciente que não tem mais a bexiga. O último congresso internacional a revisar extensamente o assunto, sob o formato de "International Consultation", ocorreu em 2012, sob o patrocínio da Sociedade Europeia de Urologia. Muitas de suas conclusões são perfeitamente superponíveis nas derivações urinárias em pacientes com bexiga hiperativa, sem câncer.[15]

As derivações urinárias podem ser divididas sob vários aspectos, conforme a seguir.

Em relação à continência

- Derivações incontinentes, com necessidade de dispositivos coletores aderidos ao estoma urinário;

- derivações continentes, com o estoma utilizando um princípio semelhante a um esfíncter, possibilitando que seja submetido a autocateterismo pela própria paciente.

Origem do material alográfico utilizado

Íleo

Utilizado como conduto isolado e exteriorizado na parede abdominal. Também é utilizado como segmento detubulizado, reconstruindo uma neobexiga (praticamente total, sem trígono, anastomosado diretamente na uretra) como segmento detubulizado para realização de uma ileocistoplastia.

Cólon

Igualmente utilizado como conduto isolado, com a vantagem de ser útil nos casos de irradiação pélvica (utilização do cólon transverso – cirurgia de Mogg modificada),[21,26] reconstruindo uma neobexiga, e como segmento detubulizado para colocistoplastia.

Ileocecal

Construção de um *pouch* em que a válvula ileocecal é utilizada como mecanismo de continência do reservatório.[16]

Sigmoide

Segmento utilizado de diversas maneiras, sobretudo por três fatores:

1. Pela frequência com que se apresenta bastante redundante em pacientes neurológicos e constipados crônicos.
2. Pelo fato de já se localizar na pelve.
3. Pela sua natureza antiperistáltica, com a razoável vantagem de não ter contrações observadas em outros condutos em função do peristaltismo nativo.[16]

Pode ser utilizado *in situ*, apenas com a implantação dos ureteres (formação de uma cloaca, de baixa aceitação dos pacientes, exceto em pacientes terminais, sendo um procedimento praticamente abandonado, pior do que a colostomia úmida utilizada nas exenterações pélvicas). O sigmoide pode ser utilizado como conduto com estoma ou diretamente anastomosado na uretra.[27] Sua desvantagem importante é o risco de neoplasia, o maior entre os diversos tipos de derivação urinária, calculado em 2,58%.[15]

Estômago

As gastrocistoplastias foram popularizadas pelo grupo de Adams na década de 1980, após sua introdução em cães por Sinaiko em 1956 e depois em humanos por Leong, em 1978.[7] Advogava-se a favor dessa alternativa nos pacientes em que os dois intestinos não eram opção para a reconstrução urinária e também naqueles com acidose metabólica. Apesar de produzir menos muco e apresentar menor possibilidade de infecção urinária bacteriana, o estômago, quando utilizado, necessitava do uso contínuo de inibidores da bomba de prótons pela síndrome de "hematúria-disúria" presente em mais de 70% dos pacientes operados dessa maneira. Outras complicações envolvem úlceras pépticas, perfuração, déficits absortivos variados, neuropatia e risco de neoplasia, fatores que pesaram bastante para o seu desuso atualmente.[7]

Ureter

Em alguns pacientes, a bexiga contraída é acompanhada de um ureter dilatado e redundante (megaureter), que pode ser utilizado como um manchão na plástica vesical. O rim do mesmo lado, se não apresenta função, deve ser objeto de nefrectomia; se ainda há função, a parte proximal do ureter pode ser utilizada para uma transureteroureteroanastomose com o outro ureter, pesando-se sempre o risco de comprometimento iatrogênico de um ureter normal no lado contralateral, em função dessa cirurgia.

A indicação da ureterocistoplastia em candidatos a transplante renal é bem estabelecida. Um problema técnico importante nesse tipo de cirurgia refere-se à preservação de irrigação sanguínea adequada, pelas peculiaridades da vascularização do ureter, com pedículos bastante discretos e facilmente comprometidos com a dissecção intempestiva.[28]

Derivações urinárias temporárias e permanentes

As derivações urinárias temporárias, representadas por nefrostomia, pielostomia, ureterostomia, cistostomia e drenagem ureteral (cateter), têm indicação dramática e inestimável nos casos de uropatia obstrutiva, com repercussão negativa e aguda no trato urinário alto e função renal. Não tem muita aplicação na bexiga hiperativa refratária, exceto em casos como retenção urinária aguda, com sintomatologia dolorosa e infecciosa em que é preciso ir além do cateterismo vesical de demora ou intermitente.[21]

Já as derivações permanentes têm uma longa história na cirurgia dos séculos XIX e XX, a maioria na era pré-antibiótica. Em um primeiro momento, as derivações foram feitas para segmentos intactos do trato intestinal (como a ureterossigmoidostomia, cirurgia muito popular). No início do século XX, o reimplante ureteral foi objeto de intensos estudos e experimentações. Nomes com Coffey, Nesbit, Cordonier, Leadbetter e Leadbetter & Politano, mais tarde, ainda pontificam nos fundamentos desse passo tão importante na derivação urinária, com a finalidade precípua de evitar o refluxo nessas anastomoses.[21] A seguir, vieram as pesquisas que revelaram os transtornos metabólicos, com as grandes áreas de absorção de eletrólitos e depleção de potássio. Ferris, Odel, Williams e Davenport foram expoentes desses estudos pioneiros. De certa maneira, esses conhecimentos foram essenciais para o fundamento da separação de urina e fezes nas derivações. Cirurgias foram revividas ou descritas e popularizadas, como a bexiga retal de Gersuny (isolamento do reto para reservatório urinário e abaixamento do sigmoide com colostomia perineal no espaço de Douglas) ou versões mais modernas com uma colostomia abdominal convencional e bexiga retal.[21]

Complicações das cirurgias reconstrutivas

A incidência geral de complicações precoces na reconstrução urinária representada pela ampliação vesical pode ser sumarizada da seguinte maneira: infecção da ferida operatória (5 a 6,4%); infecção peritoneal (0 a 20%); sangramento com reoperação (0 a 3%); obstrução intestinal (3 a 5,7%). A necessidade de cateterismo intermitente é diferente na bexiga hiperativa neurogênica (ao redor de 60%) e não neurogênica/idiopática (6 a 39%).[7]

Já as complicações precoces das derivações são relativamente difíceis de separar quando se considera apenas as séries exclusivamente de bexiga neurogênica refratária, que são praticamente inexistentes. As séries gerais, além de incluírem casos oncológicos, trazem embutidas complicações relacionadas com a cirurgia oncológica que precede a derivação, sem contar as comorbidades preexistentes, sobretudo em populações mais idosas. Isso tem mostrado a necessidade de padronizar a nomenclatura e o registro dessas complicações, não apenas no campo das derivações urinárias, mas na própria cirurgia oncológica urológica e em geral. Alguns sistemas começam a se esboçar nesse sentido, como a iniciativa urológica do registro Clavien (Clavien System) do Memorial Sloan-Kettering Cancer Center.[29] Feitas essas observações restritivas, o que se relata no geral é que em torno de 60% dos pacientes derivados apresentam alguma complicação nos primeiros 90 dias de pós-operatório, mesmo em grandes instituições e com profissionais experientes; no longo prazo, isso chega a 40%, em que pese também a perda de seguimento e a diminuição dos sobreviventes.[15]

A lista de complicações gerais de todos os procedimentos reconstrutivos não muda muito, excetuando as complicações de estoma (estenoses, prolapso, obstrução, intussuscepção intestinal e do reservatório, etc.) e de eventual reimplante ureterovesical.

Essas complicações estão resumidas na Tabela 1. Algumas são condicionadas às técnicas específicas e/ou à necessidade de procedimentos adicionais, conforme cada caso.

TABELA 1 Complicações da cirurgia reconstrutiva do trato urinário baixo, incluindo ampliações vesicais e derivações urinárias continentes e incontinentes

Disfunção miccional (distúrbio de esvaziamento)
Íleo paralítico prolongado*
Necessidade de cateterismo intermitente
Incontinência urinária agravada ou *de novo*
Secreção mucosa aumentada
Transformação maligna da neobexiga/segmento ampliado**
Desequilíbrio hidroeletrolítico/distúrbios acidobásicos crônicos
Deficiências absortivas/hipovitaminose B12 crônica/neuropatia
Alteração crônica na função intestinal
Inflamação crônica intestinal
Infecção urinária crônica
Formação de cálculos
Obstrução intestinal
Fístulas entéricas e urinárias
Refluxo vesicoureteral
Insuficiência renal
Ruptura/perfuração da neobexiga (8,6% entre 2 e 6 anos de cirurgia)
Distúrbios psiquiátricos graves/tendências suicidas
Úlceras mucosas
Intussuscepção
Outros

*O íleo paralítico pode ser reduzido com a técnica extraperitoneal: uma vez isolado o segmento a ser utilizado e realizada a anastomose intestinal, o segmento e seu respectivo pedículo são exteriorizados, e o peritônio é fechado, deixando apenas a fenda do pedículo. Todo o restante da cirurgia é realizado de maneira extraperitoneal.

**Transformação maligna: ver Tabela 2.

TABELA 2 Risco de malignização nas derivações urinárias – a experiência alemã entre 1970 e 2007[30]

Tipo de derivação	Nº de procedimentos	Nº de tumores	%
Ureterossigmoidostomia	620	16	2,58
Ileocistoplastia	233	4	1,71
Neobexiga ileocecal	239	3	1,26
Pouch ileocecal	2.181	3	0,18
Neobexiga ileal	4.190	2	0,05
Conduto ileal	8.637	2	0,02
Neobexiga colônica	70	1	1,43
Conduto de cólon	430	1	0,23
Ureterocutaneostomia	1.138	0	
Colocistoplastia	20	0	
Total	17.758	32	0,18

Média anual de cirurgias no país: 479 procedimentos. Número de instituições no país que realizam esses procedimentos: 20. O risco é menor nos procedimentos que utilizam o íleo, comparativamente ao segmento colônico. Neobexigas ortotópicas com cólon têm risco de 0,97%, enquanto as neobexigas ileais têm 0,05% (p = 0,0001).[30]

As complicações envolvendo a transformação maligna do segmento intestinal utilizado sempre foram muito temidas em função das diferenças funcionais das mucosas e seus respectivos metabolismos e peculiaridades. A análise sistemática dessa complicação, no entanto, só ficou disponível em grandes séries recentemente, com as publicações sistemáticas do autor alemão Kälble.[30]

Os fatores etiológicos propostos na malignização são multifatoriais e, de acordo com Metcalfe e Rink, podem ser assim resumidos:[31-33]

- nitrosaminas (carcinógeno primário);
- estase urinária;
- alterações do pH local e trauma;
- infecção urinária crônica;
- inflamação crônica;
- prostaglandinas locais;
- fatores de crescimento localmente ativados;
- interações célula-a-célula.

As complicações de longo prazo são mais bem estudadas em pacientes pediátricos com bexiga neurogênica secundária a malformações, nos quais as mesmas técnicas lidam com uma grande expectativa de vida e as séries podem alcançar várias centenas de pacientes.[31] Nesse particular, chama a atenção outra complicação espontânea tardia, relativamente rara, mas extremamente perigosa que cursa com peritonite, sepse e pode evoluir para a morte desses pacientes. Refere-se à perfuração espontânea da bexiga ampliada. Em uma série histórica da Universidade de Indiana, com a maior casuística já publicada e ainda sob análise de Peter Metcalfe, a perfuração ocorreu em 8,6% dos pacientes. São 500 cistoplastias ao longo de 25 anos, com 43 episódios, sendo 1/3 deles no período até 2 anos de cirurgia, outro terço no período compreendido entre 2 e 6 anos de pós-operatório e o terço restante em pacientes com mais de 6 anos de cirurgia. Os fatores que contribuem para o decréscimo dessa complicação ao longo da vida desses pacientes parecem ser a utilização de segmentos ileais (ao contrário dos colônicos), a não realização de procedimentos no colo vesical (correlação altamente favorável da existência de um canal passível de cateterização/cateterismo intermitente) e, sem dúvida, novamente a experiência, o refinamento de técnica cirúrgica e a qualidade da assistência médica institucional, baseada na diminuição drástica dessa complicação, em particular ao longo do tempo.[34]

TÉCNICAS EM DESUSO – PANORAMA SUCINTO
Distensão vesical
A distensão vesical foi proposta e utilizada na década de 1970 (método de Helsteim) para o tratamento do câncer de bexiga. Os resultados foram pífios e o método passou a ser preconizado e utilizado para o tratamento da urgência e frequência miccional, além de algumas outras doenças benignas. Durante aqueles anos e nas duas décadas seguintes, sua utilização era um passo intermediário entre a falha terapêutica dos medicamentos e medidas mais invasivas. O mecanismo aventado nunca foi bem conhecido. As hipóteses mais críveis e aceitas têm em comum a lesão direta ou indireta de terminações nervosas na mucosa vesical (por dano físico direto ou isquemia) e também do detrusor.[35] O procedimento básico proposto era realizado em centro cirúrgico, sob anestesia epidural, com a inserção de um cateter de Foley, com o balonete cheio e tracionado contra o colo vesical. Através dele, enchia-se a bexiga com solução salina à temperatura corporal do paciente até atingir a pressão sanguínea média. Atingido esse ponto, a distensão era mantida por 2 horas e, em seguida, a solução era drenada gradualmente. A retirada do cateter era

feita no dia seguinte. O procedimento chegava a ser repetido em alguns pacientes. As complicações verificadas envolviam retenção urinária, infecção, ruptura vesical (incidência de 0,5 a 17%) e dor nas costas. Os resultados imediatos foram de melhora subjetiva em torno de 35% no 1º mês e apenas 15% com 9 meses de acompanhamento. O método já foi abandonado há mais de 10 anos.[1,35]

Denervação vaginal

A denervação vaginal foi uma técnica descrita originalmente por Ingelman-Sundberg em 1950 em um caso de histerectomia radical em paciente que já apresentava incontinência por urgência. Durante a cirurgia, a dissecção aparentemente denervou a bexiga e houve melhora da disfunção miccional.[36] Alguns estudos não controlados e com as limitações inerentes da época parecem ter confirmado essa sugestão, e o procedimento passou a ser realizado por via transvaginal com uma incisão em U invertido, na parede anterior, ficando o ápice do U a 2 cm do meato. O *flap* assim dissecado deve ser aprofundado até a altura em que se identificam os ramos nervosos na profundidade, devendo, então, ser todos seccionados.[37] No final da década de 1990, Cespedes e McGuire reviveram a técnica[38] com entusiasmo e relatando bons resultados em pacientes com situações intratáveis. Hoje, no entanto, o procedimento de Ingelman-Sundberg e suas modificações têm pouca utilização, graças ao grande incremento no armamentário medicamentoso e uso da toxina botulínica e estimulação elétrica, sem contar a direção exatamente oposta da técnica em relação aos conhecimentos acumulados em relação aos efeitos deletérios da denervação do assoalho pélvico, por cirurgia ou partos, não apenas na função urinária, mas também na função intestinal e nos prolapsos genitais.

Transecção vesical

A transecção vesical foi primeiramente proposta por Turner-Warwick e Ashken em 1967 para controlar a instabilidade vesical em pacientes com cistite intersticial.[39] A técnica foi denominada "cistocistoplastia". O procedimento consistia em uma incisão circunferencial na parede vesical em toda a volta, 2 cm acima da região trigonal, com sua posterior reconstrução. Parsons, em 1977, utilizou a técnica para tratamento de enurese e urgência miccional, publicando uma pequena série com 28 pacientes.[40] Alguns autores modificaram a técnica restringindo a transecção apenas às regiões posterior e posterolaterais. O efeito obtido era muito próximo do que se pode chamar de "descentralização" da bexiga em termos neurológicos, ou uma denervação supratrigonal. Apesar do entusiasmo de urologistas de respeito, como

Yeates e Mundy, os resultados não se mantinham no longo prazo e a técnica igualmente não sobreviveu ao aumento dos recursos terapêuticos disponíveis para o tratamento conservador e à evolução e à abrangência do conhecimento dos diversos distúrbios miccionais, na sua fisiologia e nos mecanismos neurobioquímicos.[37]

Neurotomia sacral

Os procedimentos de denervação central utilizam-se principalmente da neurotomia ou rizotomia sacral por via anterior, posterior ou combinada. São procedimentos neurológicos, em sua grande maioria, reservados às bexigas neurogênicas de pacientes neurológicos graves (paraplégicos e tetraplégicos, com bexigas espásticas). Após laminectomia, objetivando aumentar o hiato sacral, os nervos motores identificados eletricamente são expostos e seccionados na altura de S3 e S4. Quando o procedimento é a rizotomia sacral posterior, a via operatória é intradural, com laminectomia envolvendo L4/5 e S1/2. A eletroestimulação também é fundamental para identificar fibras sensitivas e motoras. Muito frequentemente, essas técnicas são acompanhadas de outros procedimentos adicionais, como vesicostomia continente (tipo Mitrofanoff ou Monti), realizada 2 a 3 semanas após a rizotomia, quando o acesso perineal para o autocateterismo intermitente apresenta inconvenientes ou impossibilidade para o tipo de paciente referido. Muitas vezes, na rizotomia posterior, também se utiliza o implante do eletroestimulador de Brindley (Finetch-Brindley).[41] Não há experiência e/ou evidências do uso e benefício dessas técnicas em pacientes com bexiga hiperativa severa idiopática.[42,43] Maiores detalhes sobre o estado atual da eletroestimulação, incluindo os implantes de última geração, são apresentados no Capítulo 23 – Bexiga hiperativa-neuromodulação.

PERSPECTIVAS E FUTURO

As perspectivas não podem ser compartimentalizadas em novas técnicas ou mesmo na sonhada substituição vesical aloplástica, engenharia de tecidos ou células-tronco. O conjunto de conhecimentos que lastreia o futuro próximo ou distante está em uma gama muito grande de pesquisa envolvendo os conhecimentos básicos, como a necessidade de alternativas na atuação medicamentosa, além dos antimuscarínicos, com suas limitações reconhecidas e ampliadas, alternativas que começam a se delinear com o conhecimento dos neurotransmissores do urotélio e células suburoteliais, envolvendo as cicloxigenases, ainda com sérias barreiras no seu uso prático; óxido nítrico, ATP, taquicininas e prostanoides, nos mecanismos locais; e serotonina, dopamina, ácido gama-aminobutírico, na esfera central,[44,45] passando pela substituição vesical, seja por materiais aloplásticos ou engenharia de tecidos. Os substitutos vesicais podem ser mais simplesmente divididos em materiais biológicos e aloplásticos (materiais não biológicos).

Os biológicos tiveram impulso muito grande nos últimos 15 anos com a medicina regenerativa, com tecnologias derivadas da biologia celular e das células-tronco e engenharia de tecidos, permitindo a "construção" de órgãos. Na urologia, o interesse maior está focado no desenvolvimento de substitutos do urotélio envolvido na substituição de bexiga, ureteres e uretra.[46] Alguns grupos, como o de Atala et al., foram pioneiros na descrição da engenharia vesical.[47] No entanto, o avanço na construção de novas bexigas a partir de um molde inerte com células cultivadas "povoando" esse molde encontra grandes desafios nas mutações celulares observadas nesses novos tecidos, biodegradação, perda de vascularização e resultados desapontadores no longo prazo, além do custo elevado desses procedimentos. Todos esses fatores suscitam sérias preocupações de natureza ética e oncológica.[46] Já o uso de "próteses" de material biocompatível é objeto de pesquisa e experimentos intensos, utilizando o desenvolvimento espetacular da tecnologia em geral dos materiais, fora da Medicina.

Há algum tempo, esses experimentos e modelos não se limitam a tentar criar um reservatório vesical, mas, sim, a substituição do conjunto de ureteres, bexiga e uretra com órgãos artificiais, alguns até com funcionalidades aspirativas, etc. No entanto, uma análise realística mostra que o progresso nesse sentido não existe concretamente nas últimas décadas ou é insuficiente, havendo um longo caminho a ser percorrido, enfrentando, no meio dessa jornada, o fator custo desses procedimentos e dispositivos.[46]

Por sinal, o custo é hoje um sério fator envolvido na ciência médica. Cada vez mais a sociedade, que em última análise paga a conta dessa atividade, estabelece mecanismos de avaliação do custo/benefício do que se faz e se propõe a fazer. Para ter uma ideia bastante oportuna sobre o assunto da bexiga hiperativa refratária, Watanabe et al., apesar de investigadores de um fabricante da toxina, tiveram um trabalho de economia médica sobre o assunto publicado na *Urology*.[47] Nesse estudo, os autores concluíram que, entre neuromodulação sacral, toxina botulínica intradetrusor e ampliação vesical, o primeiro procedimento é o mais custoso em uma análise cumulativa de 3 anos (Tabela 3). Em uma avaliação crítica desses dados, é risível a apresentação de dados com tão curto período para uma doença de longa evolução, notadamente se for considerado o grupo pediátrico. Não há experiência suficiente em termos de seguimento de longo prazo das duas primeiras técnicas. A análise parece tendenciosa, com pretensão de se apresentar a toxina como uma panaceia ou método excludente. Parece consensual que a sua utilização como um procedimento intermediário antes de um procedimento mais duradouro do que a cirurgia é incontestável; extrapolar isso como procedimento definitivo não resiste a uma análise mais séria, posto que, no longo prazo, as aplicações serão necessárias em bases regulares, alterando sobremaneira o custo dessa "manutenção" do método, o que não se verifica especificamente em relação à ampliação vesical, que, em dado momento, se estabiliza e gera custos menores ou nulos. Não se pode dizer o mesmo da neuromodulação sacral, em função do desconhecimento da biologia dos nervos periféricos no longo prazo.

TABELA 3 Custo comparativo e cumulativo entre neuromodulação sacral (NS), toxina botulínica intradetrusor (ToxBot) e ampliação vesical (AV) em pacientes com bexiga hiperativa refratária aos antimuscarínicos (em US$, 2007)

Ano	NS	ToxBot	AV
Inicial	22.226	1.313	10.252
1 ano	23.614	2.626	11.637
3 anos/cumulativo	25.384/27.357	4.586/11.476	12.315/16.830

Já a engenharia de tecidos, iniciada na década de 1990, parece ser um pouco mais promissora e ter uma perspectiva realmente nova, no caso de esses três métodos falharem. Aqui, a tecnologia experimental ainda foge ao crivo econômico e parece ser um real horizonte no futuro, juntamente com os novos medicamentos advindos dos estudos moleculares dos transmissores locais e centrais.

O modelo de maior sucesso da engenharia de tecidos vesical é a "semeadura" de células autólogas cultivadas *in vitro* em matrizes (submucosa intestinal porcina tratada ou matriz sintética de ácido poliglicoico). Esse modelo é menos imunogênico e de baixa carcinogênese quando comparado com as técnicas de utilização de células-tronco.[7] Essa tecnologia ainda parece sofrer um incremento bastante positivo com a aplicação da nanotecnologia nas matrizes, o que parece facilitar a aderência celular, o crescimento e a diminuição da excreção de cálcio e a formação de cálculos desses novos tecidos.[48]

REFERÊNCIAS BIBLIOGRÁFICAS

1. Srikrishna S, Robinson D, Cardozo L, Vella M. Management of overactive bladder syndrome. Postgrad Med J 2007; 83:481-6.
2. Rapp DE, Luciani A, Katz EE, O'Connor RC, Gerber GS, Bales GT. Use of botulinum toxin A for the treatment of refractory overactive bladder symptoms: an initial experience. Urology 2004; 63:1071-5.

3. Schmidit RA, Jonas U, Olenson KA, Janknegt RA, Hassouna MM, Siegel SW et al. Sacral nerve stimulation for treatment of refractory urinary urge incontinence. Sacral Nerve Stimulation Study Group. J Urol 1999; 162:353-7.

4. Gurung PMS, Attar KH, Abdul-Rahman A, Morris T, Hamid R, Shah PJ. Long-term outcomes of augmentation ileocystoplasty in patients with spinal Cord injury: a minimum of 10 years follow-up. BJU Int 2011; 109:1236-42.

5. Silberstein JL, Poon SA, Maschino AC, Lowrance WT, Garg T, Herr HW et al. Urinary diversion practice patterns among certifying American urologists. J Urol 2013; 189(3):1042-7. doi: 10.1016/j.juro.2012.08.240.

6. Metcalfe PD, Cain MP, Kaefer DA, Gilley DA, Meldrum KK, Misseri Ret al. What is the need for additional bladder surgery after bladder augmentation in childhood? J Urol 2006; 176:1801-5.

7. Biers SB, Venn SN, Greenwell TJ. The past, present and future of augmentation cystoplasty BJUI 2011; 109:1280-93.

8. Cartwright PC, Snow BW. Bladder autoaugmentation: early clinical experience. J Urol 1989; 142(2 Pt2):505-8.

9. Cartwright PC, Snow BW. Bladder autoaugmentation: partial detrusor excision to augment the bladder without use of bowel. J Urol 1989; 142:1050-3.

10. Kennelly MU, Gormley EA, McGuire EJ. Early clinical experience with adult bladder autoaugmentation. J Urol 1994; 152:303-6.

11. Aslam MZ, Agarwal M. Detrusor myectomy: long-term functional outcomes. Int J Urol 2012 Jul 31. doi: 10.1111/j.1442-2042.2012.03111.x. [Epub ahead of print].

12. Reyblat P, Ginsberg DA. Augmentation enterocystoplasty in overactive bladder: is there still a role? Curr Urol Rep 2010; 11:432-9.

13. Bramble FJ. The clam cystoplasty. Br J Urol 1990; 66:337-41.

14. Bricker EM. Bladder substitution after pelvic evisceration. S Clin North America 1950; 30:1511-21.

15. Hautmann RE, Abol-Enein H, Davidsson T, Gudjonsson S, Hautmann SH, Holm HV et al. ICUD-EAU International Consultation on Bladder Cancer 2012: Urinary Diversion. Eur Urol 2012 Aug 31. doi:pii: S0302-2838(12)01003-2. 10.1016/j.eururo.2012.08.050. [Epub ahead of print].

16. Sajadi KP, Goldman HB. Bladder augmentation and urinary diversion for neurogenic LUTS: current indications. Curr Urol Rep 2012; 13:389-93.

17. Vasdev N, Billes BD, Sandher R, Hasan TS. The surgical management of the refractory overactive bladder. India J Urol 2010; 26(2):263-9.

18. Docimo SG, Moore RG, Adams J, Kavoussi LR. Laparoscopic bladder augmentation using stomach. Urology 1995; 46:565-9.

19. Gundetti MA, Eng MK, Reynolds WS, Zagaja GP. Pediatric robotic-assisted laparoscopic augmentation ileocystoplasty and Mitrofanoff appendicovesicostomy: complete intracorporeal – initial case report. Urology 2008; 72:1144-7.

20. Mast P, Hoebke, Wyndole JJ, Oosterlinck W, Everaert K. Experience with clam cystoplasty. A review. Paraplegia 1995; 33:560-4.

21. Mogg RA. Some observations on urinary diversion. Lecture delivered at the Royal College of Surgeons of England. Ann R Coll Surg Engl 1970; 46(5):251-66.

22. Stein R, Shröder A, Thüroff JW. Bladder augmentation and urinary diversion in patients with neurogenic bladder: surgical considerations. J Pediatr Urol 2012; 8(2):153-61.

23. Mor Y, Leibovitch I, Golomb J, Ben-Chaim J, Nadu A, Pinthus JH et al. Lower urinary tract reconstruction by augmentation cystoplasty and insertion of artificial urinary sphincter cuff only: long term follow-up. Prog Urol 2004; 14(3):310-4.

24. Hasan ST, Marshall C, Robson WA, Neal DE. Clinical outcome and quality of life following enterocystoplasty for idiopathic detrusor instability and neurogenic bladder dysfunction. Br J Urol 1995; 76(5):551-7.

25. Venn SN, Mundy AR. Long-term results of augmentation cystoplasty. Eur Urol 1998; 34(supp 1):40-2.

26. Mogg RA. Experiences with ileal and colonic conduits in the treatment of urinary incontinence. S Afr Med J 1963; 37:776-83.

27. Pontes JE. Continent urinary diversion using a sigmoid reservoir. Urology 1987; 29(6):629-31.

28. Johal NS, Hamid R, Aslam Z, Carr B, Cuckow PM, Duffy PG. Ureterocystoplasty: long--term functional results. J Urol 2008; 179:2373-5.

29. Shabsigh R, Korets R, Vora KC, Brooks CM, Cronin AM, Savage C et al. Defining early morbidity of radical cystectomy for patients with bladder cancer using a standardized reporting methodology. Eur Urol 2009; 55:164-76.

30. Kälble T, Hoffmann I, Riedmiller H, Vergho D. Tumor growth in urinary diversion: a multicenter analysis. Eur Urol 2011; 60:1081-6.

31. Metcalfe PD, Rink RC. Bladder augmentation: complications in the pediatric population. Curr Urol Rep 2007; 8:152-6.

32. Rink RC, Hensle TW, Kaefer M, Mitchell ME. Complications of bladder augmentation – Plenary lecture. Presented at the AUA Annual Meeting. San Antonio, 2005.

33. Kälble T, Tricker AR, Friedl P, Waldherr R, Hoang J, Staehler G et al. Ureterosigmoidostomy: long-term results, risk of carcinoma and etiological factor for carcinogenesis. J Urol 1990: 144:1110-4.

34. Metcalfe PD, Casale AJ, Kaefer MA, Misseri R, Dussinger AM, Meldrum KK et al. Spontaneous bladder perforations: a report of 500 augmentations in children and analysis of risk. J Urol 2006; 175:1466-71.

35. Liapis A, Bakas P, Creatsas G. The efficacy of bladder distention therapy in the treatment of frequency and urgency. Eur J Obst Gyn Rep Biol 2001; 95:97-9.

36. Sundberg I. Partial denervation of the bladder. A new operation for the treatment of urge incontinence and similar conditions in women. Acta Obst Gynec Scand 1959; 38:487-91.

37. Madersbacher H. Denervation techniques. BJU Inter 2000; 85(Suppl 3):1-6.

38. Cespedes RD, Cross CA, McGuire EJ. Modified Ingelman-Sundberg bladder denervation procedure for intractable urge incontinence. J Urol 1996; 156(5):1744-7.

39. Turner-Warwick RT, Ashken MH. The functional results of partial, subtotal and total cystoplasty with special reference to ureterocystoplasty, selective sphincterotomy, and cystocystoplasty. Br J Urol 1967; 39:3-12.

40. Parsons KF, O'Boyle PJ, Gibbon NOK. A further assessment of bladder transection in the management of adult enuresis and allied conditions. Br J Urol 1977; 49:509-14.

41. Brindley GS, Polkey CE, Rushton DN. Sacral anterior root stimulation for bladder control in paraplegia. Paraplegia 1982; 20:363-81.

42. Van Kerrebroek PE, Wijkstratt H, Debruyne FMJ. Urodynamic evaluation before and after intradural posterior sacral rhizotomy and implantation of the Finetech-Brindley anterior sacral root stimulator. Urodinamica 1992; 1:7-16.

43. Van Kerrebroek PE, van der Aa HE, Bosch JL, Koldewijn EL, Vorsteveld JH, Debruyne FM. Sacral rhizotomies and electrical bladder stimulation in spinal cord injury. Part I. Clinical & urodynamic analysis. Eur Urol 1997; 31:263-71.

44. Pagoria D, O'Connor RC, Guralnick ML. Antimuscarinic drugs: review of the cognitive impact when used to treat overactive bladder in elderly patients. Curr Urol Rep 2011: 12:351-7.

45. Kumar V, Cross RB, Chess-Williams R, Chapple CR. Recent advances in basic science for overactive bladder. Curr Opin Urol 2006; 15:222-6.

46. Consentino M, Gaya JM, Breda A, Palou J, Villavicencio H. Alloplastic bladder substitution: are we making progress? Int Urol Nephrol 2012; 44:1295-303.

47. Watanabe JH, Campbell JD, Ravelo A, Chancellor MB, Kowalski J, Sullivan SD. Cost analysis of Interventions for antimuscarinic refractory patients with overactive bladder. Urology 2010; 76(4):835-40.

48. Alberti C. Outlines on nanotechnologies applied to bladder tissue engineering. G Chir 2012; 33:234-8.

QUESTÕES

1. Entre os tratamentos cirúrgicos possíveis para a bexiga hiperativa, estão exceto:
   a. Miotomia do detrusor.
   b. Cistoplastia ampliadora.
   c. Cistoplastia redutora.
   d. Neurotomia sacral.
   e. Denervação visical.

2. É correto afirmar que:
   a. O tratamento cirúrgico é de exceção na bexiga hiperativa.
   b. A denervação vesical tem resultados superiores a injeção de toxina botulínica.
   c. A cistoplastia redutora diminui as contrações involuntárias de detrusor.
   d. A neurotomia sacral é o tratamento cirúrgico de eleição.
   e. Na incontinência mista, é preferível primeiro o tratamento cirúrgico da bexiga hiperativa.

3. Em relação as cirurgias reconstrutivas, é incorreto:
   a. É representada basicamente pela ampliação vesical.
   b. Necessidade de cateterismo intermitente é comum na bexiga hiperativa neurogênica.
   c. Taxas de reoperação por sangramento ultrapassam 50%.
   d. Doença de Crohn é contraindicação absoluta.
   e. Objetivo é proteger o trato urinário superior.

SEÇÃO 5
Incontinência Urinária Mista

25

Conceito, epidemiologia, diagnóstico e tratamento

Márcia Salvador Géo
Rachel Silviano Brandão Corrêa Lima
Cláudia Lourdes Soares Laranjeira

CONCEITO

Incontinência urinária (IU) em mulheres é definida como qualquer perda involuntária de urina. A IU pode ocorrer por uma perda urinária por esforço (IUE), perda por urgência miccional ou perda por ambos os sintomas. Incontinência urinária mista (IUM) é uma combinação dos dois tipos de perda, ou seja, perda de urina resultante do aumento da pressão intra-abdominal (p.ex., tosse, espirro, Valsalva ou qualquer atividade física) e perda de urina por urgência (desejo premente de urinar). Em razão da heterogeneidade dos sintomas, pode-se definir IUM como IUE associada a urgência miccional, hiperatividade detrusora ou contração involuntária do detrusor sem perda.[1]

EPIDEMIOLOGIA

A epidemiologia da IUM tem recebido relativamente pouca atenção. A grande maioria dos estudos epidemiológicos de IU no sexo feminino foi realizada nos Estados Unidos, Canadá, Europa, Austrália ou Japão. Alguns estudos adicionais foram reportados em outros países asiáticos. Assim, sabe-se muito pouco sobre incidência, prevalência e fatores de risco para a IU no Brasil ou em outros países em desenvolvimento.[2]

A incidência da IUM sofre influência de diversos fatores que devem ser levados em conta. A incontinência é uma condição dinâmica e tanto a remissão como a recorrência são possíveis. Algumas mulheres continentes no momento de um estudo podem ter sido incontinentes no passado ou podem desenvolver incontinência que desaparece, espontaneamente ou por algum tratamento, antes do término da investigação. Dependendo do desenho do estudo, essas pacientes podem ou não ser contabilizadas como casos incidentes. Para seguimento de períodos mais curtos, o impacto de tal início e remissão da incontinência é provavelmente insignificante.[2]

As estimativas de prevalência para IUM são muito variáveis de acordo com a forma de investigação e definições de perda por esforço ou por urgência. Embora existam poucos estudos que comparem as diferenças de prevalência com base no método de apuração (p.ex., entrevistas pessoais, entrevistas por telefone, questionários enviados por correio ou diários miccionais), estas são as formas mais usadas para se estimar a prevalência da IUM.[2] A prevalência de IUM entre as mulheres incontinentes varia de 29 a 69%.[3]

Os estudos epidemiológicos dependem do autorrelato de perda involuntária de urina. Nem sempre a queixa corresponde ao tipo de perda urinária realmente demonstrada ou aos achados urodinâmicos. Em um grande estudo, verificou-se que, ao se correlacionar o diagnóstico feito de acordo com as queixas clínicas com o realizado por estudo urodinâmico, o diagnóstico de IUM apresentou queda de 39 para 11%.[4]

IUM é uma queixa comum, que pode afetar mulheres de todas as idades. Estudos desde 2004 incorporaram informações importantes sobre a prevalência de incontinência nas mulheres com menos de 30 e mais de 80 anos de idade, especialmente para prevalência de incontinência por tipo. Esses estudos são consistentes com estudos anteriores que relatam que as mulheres mais velhas são mais propensas a ter associação de incontinência de esforço e incontinência de urgência, enquanto as mulheres jovens e de meia-idade geralmente relatam incontinência de esforço.[1] Um estudo recente, realizado por Hannested et al., incluiu todas as faixas etárias e demonstrou aumento bastante regular na prevalência de incontinência mista em todas as faixas de idade e diminuição na prevalência de IUE do grupo etário de 40 a 49 anos.[5]

Em um estudo da prevalência de IU após o parto, Borello-France et al. verificaram que, após seguimento de 6 semanas e 6 meses após o parto, 10 e 8% apresentaram IUM, respectivamente.[6]

O fato de IUM envolver duas etiologias diferentes – perda urinária por esforço e por urgência – pode influenciar seriamente a qualidade de vida das mulheres afetadas. Alguns autores avaliaram mulheres incontinentes que procuram por tratamento de acordo com o tipo de incontinência e descobriram que mulheres com urgência ou incontinência mista são mais propensas a procurar tratamento imediato quando comparadas às mulheres com IUE pura.[2]

DIAGNÓSTICO

A fisiopatologia exata da IUM não é bem caracterizada. A anamnese detalhada da mulher com IUM revela perda urinária relacionada aos esforços (tosse, espirro, Valsalva, outras atividades físicas) e sintomas irritativos, como urgência, urgeincontinência, frequência miccional aumentada e/ou noctúria. Em geral, essas pacientes não apresentam queixas referentes à fase de esvaziamento vesical. O exame físico não é muito elucidativo para o diagnóstico exato de IUM; comumente, observa-se teste de esforço positivo, possibilitando a demonstração da perda urinária.

A presença de hiperatividade detrusora à urodinâmica é ruim, pois são os casos de pior prognóstico de tratamento de IUM. Clinicamente pode não ser tão fácil diferenciar urgeincontinência e perda por esforço, sobretudo quando a bexiga está extremamente cheia; nestes casos, as mulheres podem apresentar urgência quando têm uretra incompetente. Urgeincontinência também pode ocorrer quando as mulheres apresentam perda por esforço e desejo forte de urinar, mas sem ter contrações do detrusor. Tratamento baseado em sintomas clínicos de bexiga hiperativa e incontinência por esforço pode não ser adequado na erradicação da subjacente fisiopatologia da IU.

Embora uma análise detalhada com anamnese, exame físico e questionários específicos possa ser usada para o primeiro diagnóstico diferencial da IU, a maioria das mulheres com queixas de IUM ainda precisa de estudo urodinâmico para o diagnóstico mais preciso, antes de prosseguir o acompanhamento com tratamentos invasivos.[7]

PROPEDÊUTICA COMPLEMENTAR

O estudo urodinâmico é muito importante e considerado padrão-ouro na investigação diagnóstica para se determinar o tipo de IU. O objetivo do estudo urodinâmico é reproduzir sintomas do trato urinário baixo fazendo medidas precisas para identificar e quantificar os processos fisiopatológicos relacionados. O estudo urodinâmico, como o próprio nome indica, deve ser interpretado de forma dinâmica e individualizada. As conclusões diagnósticas devem estar sempre fundamentadas em anamnese específica para trato urinário baixo e exame físico. Os achados urodinâmicos fornecem informações valiosas para a confirmação ou rejeição do diagnóstico clínico e desempenham papel crucial na determinação da estratégia terapêutica. A reclassificação do tipo de incontinência de acordo com a urodinâmica ocorre em 2/3 das mulheres com sintomas mistos.[8]

OBSERVAÇÕES URODINÂMICAS COMPATÍVEIS COM IUM

- Perda urinária em ortostatismo coincidente com manobras provocativas (tosse, Valsalva) aos 200 mL ou na capacidade cistométrica máxima, sem aumento de pressão detrusora; e
- queixa de urgência miccional ou urgeincontinência provocada pelo enchimento vesical; ou
- contrações involuntárias do detrusor durante fase de enchimento.

Excluir outras doenças é muito importante na investigação diagnóstica de paciente com IU por sintomas mistos. Recomenda-se estender a propedêutica em caso de:

- hematúria macroscópica ou microscópica persistente; requer investigação com exames de imagem, para excluir tumores e cálculos, e uretrocistoscopia para excluir outras patologias da bexiga, como câncer ou cálculos;
- dor suprapúbica ou disúria pode ser decorrente de outras doenças pélvicas ou afecções do trato urinário, em vez de incontinência urinária;
- início recente ou agudo dos sintomas: a história usual de incontinência tem início gradual;
- sintomas obstrutivos, como esforço para urinar e sensação de esvaziamento incompleto da bexiga;
- infecção do trato urinário de repetição;
- grandes prolapsos genitais;
- sintomas neurológicos que podem apontar para doença neurológica como a causa da incontinência urinária por urgência (p.ex., parestesia recente, fraqueza, dor nas costas, distúrbios visuais, alteração do hábito intestinal com constipação ou incontinência fecal);

- mulheres que têm características atípicas, sintomas graves e que não respondem ao tratamento devem ter sua propedêutica estendida e são candidatas a avaliação completa com uretrocistoscopia.

TRATAMENTO

Existem fatores limitantes na avaliação do melhor tratamento da IUM. O primeiro e mais importante se fundamenta na definição da IUM. Até 2000, segundo as padronizações da ICS/IUGA, a definição de hiperatividade do detrusor se baseava nos achados urodinâmicos.[9] Atualmente, a definição do componente irritativo é eminentemente clínica, e este fato muda até mesmo a prevalência da IUM.[1,10] Os estudos variam muito em relação ao que consideram IUM; alguns se baseiam em achados urodinâmicos, outros em achados clínicos. Outro fator limitante está na dificuldade de se quantificar qual seria o sintoma mais importante e acentuado: a incontinência aos esforços ou a urgência. Ainda não existe uma ferramenta que dê essa informação de maneira apropriada.[3]

O mais importante no tratamento das pacientes com sintomas urinários mistos seria o adequado aconselhamento e a discussão com a paciente em relação às várias modalidades do tratamento. É necessário que a paciente compreenda que apresenta dois componentes diferentes que causam sintomas urinários e/ou incontinência urinária: um é basicamente funcional e outro é basicamente anatômico. Igualmente importante é o entendimento de que se a cirurgia for escolhida em qualquer momento, pode melhorar, piorar ou não alterar os sintomas de urgência, frequência e urgeincontinência. Portanto, orientação cuidadosa e detalhada é fundamental para o início do tratamento, seja ele qual for.[2]

Existe alguma discussão entre especialistas em relação ao que tratar primeiro: a incontinência aos esforços ou a bexiga hiperativa. Alguns centros tratam o sintoma mais acentuado, aquele que impacta mais na qualidade de vida, mas como quantificar esses sintomas? Seria necessário padronizar ferramentas para quantificar e avaliar adequadamente cada componente em relação a sua intensidade e seu impacto nas atividades diárias das pacientes.[3] Entretanto, a maioria dos estudiosos sugere o tratamento clínico conservador primeiro, visando ao controle da urgência e/ou urgeincontinência e, após reavaliação, o tratamento da IUE, que é principalmente cirúrgico.[3] Uma revisão importante realizada pela Cochrane demonstrou a superioridade do treinamento do assoalho pélvico em relação ao placebo. A conclusão da revisão é que a reeducação do assoalho pélvico deve ser oferecida como primeira linha de tratamento nas pacientes com IUE e IUM. São várias as vantagens da fisioterapia: é um tratamento totalmente conservador, praticamente isento de efeitos colaterais e de baixo custo.[11]

A seguir, são resumidas as modalidades de tratamento especificamente em relação à IUM; nos capítulos referentes à bexiga hiperativa e à incontinência de esforço, essas modalidades são extensivamente descritas.

Não se devem esquecer as medidas gerais e as mudanças de hábito – muito importantes na abordagem da incontinência urinária. Por meio do diário urinário, é possível esclarecer a paciente sobre alguns hábitos que melhoram ou pioram os sintomas. Alguns exemplos são o alto consumo de cafeína e álcool, que pioram os sintomas de urgência, a ingestão de líquidos, a obesidade e o hábito vesical.[2]

TRATAMENTO CLÍNICO
Fisioterapia

São várias as modalidades de tratamento dentro da fisioterapia do assoalho pélvico. A mais conhecida e estudada é a cinesioterapia ou exercícios do assoalho pélvico. Essa modalidade é considerada como a primeira linha de tratamento, com índices de cura/melhora de 40 a 85%.[2,11,12] As outras duas modalidades que, na maioria das vezes, são complementares são o *biofeedback* e a eletroestimulação. Estas últimas ainda são pouco estudadas e não comprovaram real vantagem em relação à cinesioterapia. Apesar disso, vários trabalhos vêm demonstrando a eficácia da eletroestimulação principalmente nos casos de bexiga hiperativa. O grande problema em relação ao estudo da eficácia da fisioterapia é a heterogeneidade dos trabalhos em relação ao protocolo de tratamento utilizado, além do uso de diferentes critérios de cura.[13-16]

Em recente revisão para avaliação da contribuição do *biofeedback* na reeducação do assoalho pélvico, os autores mostram a heterogeneidade dos estudos e dos protocolos, mas, de modo geral, as pacientes submetidas ao *biofeedback* têm maior probabilidade de cura/melhora que aquelas que não o utilizaram. Os autores concluem que o *biofeedback* pode ser benéfico se associado aos exercícios do assoalho pélvico, mas são necessários mais estudos que diferenciem e padronizem as técnicas de *biofeedback*.[17]

O grande problema em relação às técnicas fisioterapêuticas é que a melhor maneira de aplicá-las ainda não foi definida, ou seja, não há consenso em relação a frequência, intensidade e programa mais adequado para cada paciente. Na prática, sabe-se que o tratamento fisioterápico deve ser individualizado e que o profissional influencia muito no resultado.[18]

Medicamentos

Seguem basicamente o tratamento da bexiga hiperativa isolada, sendo que os antimuscarínicos são os medicamentos mais amplamente utilizados no tratamento do componente de bexiga hiperativa da IUM. Dentre eles, destacam-se o cloridrato de oxibutinina e a tolterodina, ambos na forma de liberação lenta, que diminui os efeitos colaterais.[19] Recentemente lançadas no Brasil, a darifenacina e a solifenacina se mostraram boas opções por serem mais seletivas. Essas drogas têm vantagem quando indicadas a pacientes idosas, pois não ultrapassam a barreira hematoencefálica e, portanto, não causam ou pioram sintomas cognitivos.[20]

Os principais efeitos colaterais estão ligados aos seus efeitos anticolinérgicos em outras regiões do corpo: glândula salivar (boca seca), trato gastrointestinal (constipação intestinal) e sistema circulatório (edema periférico). Esses efeitos são os principais causadores da baixa adesão que essas drogas mostram em estudos clínicos abertos. Um grande estudo inglês mostrou que, após 3 meses de uso, a persistência no tratamento tem taxas que variam de 40 a 58% e caem mais ainda quando se avalia após 1 ano (17 a 35%). A persistência no uso de solifenacina foi maior, assim como a adesão das pacientes mais idosas.[21]

Vale mencionar os antidepressivos tricíclicos, cujo principal exemplo é a imipramina. Esse grupo de drogas foi e ainda é muito utilizado no tratamento da IUM por apresentar efeito anticolinérgico no músculo detrusor (diminuindo a contratilidade) e efeito adrenérgico na uretra (aumento da pressão uretral). Historicamente, a imipramina foi uma das primeiras drogas a serem utilizadas no controle da hiperatividade do detrusor e, depois, na IUM. No entanto, as revisões mais recentes a coloca como grau de recomendação C.[19]

Os inibidores da recaptação de serotonina e dopamina estão sendo testados para esse fim. A duloxetina, a principal droga dessa classe, vem sendo utilizada no tratamento da IUE com grau de recomendação A e pode ser que também seja efetiva nos sintomas irritativos, já que as usuárias apresentam aumento da capacidade vesical.[22,23] Mais estudos são necessários para avaliar a duloxetina na IUM. Ela pode acarretar efeitos colaterais importantes que diminuem a adesão ao tratamento, como náusea e fadiga; pode ocorrer até 30% de interrupção do tratamento.[24]

TRATAMENTO CIRÚRGICO

O papel da cirurgia no tratamento da IUM ainda é controverso, pois a presença de bexiga hiperativa piora o resultado da cirurgia. Entretanto, existe alguma evidência de que a cirurgia pode melhorar os sintomas de bexiga hiperativa, principalmente em pacientes cuja IUE é mais predominante que os sintomas irritativos.[25,26]

Existem poucos estudos na literatura que avaliam especificamente a cirurgia no tratamento da IUM. Sabe-se que a persistência de sintomas irritativos ou seu surgimento no pós-operatório são as principais causas de insatisfação e falha do tratamento cirúrgico.[27]

Quando são analisados os estudos que avaliam o comportamento da bexiga hiperativa após a cirurgia, encontram-se índices de sucesso de até 80% de melhora.[25,28] Por outro lado, quando se compara o sucesso da cirurgia entre mulheres com IUE pura e IUM, nota-se que o sucesso cai consideravelmente entre as mulheres com IUM. Em um estudo de Lee et al., foram estudadas 1.278 mulheres com IUM submetidas a *sling* suburetral (tanto retropúbico quanto transobturatório), na tentativa de se determinar fatores de risco para persistência de urgência e incontinência por urgência (seguimento de até 50 meses). Das mulheres estudadas, 754 tinham IUE e urgência, e outras 514 tinham IUE e urgeincontinência; 40% persistiram com a urgência e 32% persistiram com urgeincontinência. Após uma análise multivariada, os autores concluíram que a presença de hiperatividade do detrusor na urodinâmica, a idade avançada e a maior severidade dos sintomas irritativos no pré-operatório aumentou o risco de persistência da urgência, enquanto hiperatividade detrusora, maior severidade do sintoma e cirurgia prévia aumentou o risco de urgeincontinência. Por outro lado, o *sling* transobturatório e a cirurgia de prolapso associada (principalmente a correção do prolapso apical) diminuiram o risco de persistência tanto da urgência como da urgeincontinência. As pacientes que persistiram com os sintomas mais comumente não recomendariam a cirurgia para uma amiga.[29]

Todos os estudos que revisaram o papel da cirurgia na IUM mostram resposta muito variável em relação aos sintomas irritativos. Segundo a International Consultation in Incontinence de 2009, a cirurgia não está contraindicada nas pacientes com IUM urodinâmica ou não (grau de recomendação B). Todas as pacientes que forem se submeter à cirurgia devem ser adequadamente aconselhadas, para que tenham uma real expectativa do tratamento, sobretudo aquelas com sintomas mistos ou IUM. Dessa forma, a recomendação é orientar bem as pacientes e realizar seleção criteriosa e individualizada para o tratamento cirúrgico.[2]

CONSIDERAÇÕES FINAIS

A IUM é condição impactante que deve ser avaliada de maneira adequada, cuidadosa e completa. Muitas vezes, na prática clínica, é muito difícil estabelecer o componente predominante. Por isso, aconselhamento e esclarecimento da paciente passam a ser o principal objetivo. Dessa forma, é possível selecionar a melhor abordagem terapêutica inicial.

REFERÊNCIAS BIBLIOGRÁFICAS

1. Abrams P, Cardozo L, Fall M, Griffiths D, Rosier P, Ulmsten U et al. The standardisation of terminology in lower urinary tract function: report from the standardization sub--committee of the International Continence Society. Urology 2003; 61:37.

2. Abrams P, Artibani W, Cardozo L, Dmochwski R, van Kerrebroeck P, Sand P. Reviewing the ICS 2002 terminology report: the ongoing debate. Neurourol Urodyn 2009; 28(4):287.

3. Khullar V, Cardozo L, Dmochowski R. Mixed incontinence: current evidence and future perspectives. Neurourol Urodyn 2010; 29(4):618-22.

4. Sandvik H, Hunskaar S, Vanvik A, Bratt H, Seim A, Hermstad R. Diagnostic classification of female urinary incontinence: an epidemiological survey corrected for validity. J Clin Epidemiol 1995; 48:339.

5. Hannestad YS, Rortveit G, Sandvik H, Hunskaar S; Norwegian EPINCONT study. A community-based epidemiological survey of female urinary incontinence: the Norwegian EPINCONT study. Epidemiology of Epidemiol 2000; 53:1150.

6. Borello-France D, Burgio KL, Richter HE, Zyczynski H, Fitzgerald MP, Whitehead W et al. Fecal and urinary incontinence in primiparous women. Obstet Gynecol 2006; 108:863.

7. Digesu GA, Khullar V, Cardozo L, Salvatore S. Overactive bladder symptoms: do we need urodynamics? Neurourol Urodyn 2003; 22:105-8.

8. Van Leijsen SA, Hoogstad-van Evert JS, Mol BW, Vierhout ME, Milani AL, Heesakkers JP et al. The correlation between clinical and urodynamic diagnosis in classifying the type of urinary incontinence in women. A systematic review of the literature. Neurourol Urodyn 2011; 30(4):495-502.

9. Abrams P, Blaivas JG, Stanton SL, Andersen JT. The standardisation of terminology of lower urinary tract function. Scand J Urol Nephrol 1988; (Suppl 114):5-19.

10. Haylen BT, de Ridder D, Freeman RM, Swift SE, Berghmans B, Lee J et al. An International Urogynecological Association (IUGA)/International Continence Society (ICS) joint report on the terminology for female pelvic floor dysfunction. Int Urogynecol J 2010; 21:5-26.

11. Hay-Smith EJC, Dumoulin C. Pelvic floor muscle training versus no treatment, or inactive control treatments, for urinary incontinence in women. Cochrane Database of Systematic Reviews (1):CD005654, 2006.

12. Bø K. Pelvic floor muscle training is effective in treatment of female stress urinary incontinence, but how does it work? Int Urogynecol J Pelvic Floor Dysfunct 2004; 15(2):76-84.

13. Amaro J, Gameiro M, Kawano P, Padovani C. Intravaginal electrical stimulation: a randomized, double-blind study on the treatment of mixed urinary incontinence. Acta Obstet Gynecol Scand 2006; 85(5):619-22.

14. Berhmans B, Van Doorn W, Nieman F, De Brie R, Brandt P, Kerrebroeck P. Efficacy of physical therapeutic modalities in women with proven bladder overactivity. Eur Urol 2002; 41(6):581-7.

15. Wang AC, Wang YY, Chen MC. Single-blind trial of pelvic floor muscle training, biofeedback-assisted pelvic floor muscle training, and electrical stimulation in management of overactive bladder. Urology 2004; 63(1):61-6.

16. Fitz FF, Costa TF, Yamamoto DM, Resende AP, Stupp L, Sartori MG et al. Impact of pelvic floor muscle training on the quality of life in women with urinary incontinence. Rev Assoc Med Bras 2012; 58(2):155-9.

17. Herderschee R, Hay-Simith EJ, Herbson GP, Roovers JP, Heineman MJ. Feedback or biofeedback to augment pelvic floor muscle training for urinary incontinence in women. Cochrane Database Syst Rev 6(7):CD009252, 2011.

18. Hay-Smith EJ, Herderschee R, Dumoulin C, Herbison GP. Comparisons of approaches to pelvic floor muscle training for urinary incontinence in women. Cochrane Database Syst Rev (12):CD009508, 2011.

19. Dmochowski R. Review: drugs for urgency urinary incontinence improve continence in women. Ann Intern Med 2012; 157(8):JC4-4.

20. Kay GG, Ebinger U. Preserving cognitive function for patients with overactive bladder: evidence for a differential effect with darifenacin. Int J Clin Pract 2008; 62(11):1792-800.

21. Wagg A, Compion G, Fahey A, Sidduqui E. Persistence with prescribed antimuscarinic therapy for overactive bladder: a UK experience. BJU Int doi:10.1111/j.1464-410X. 11023.x.[E Pub ahead of print], 2012.

22. Cardozo L, Lange R, Voss S, Beardsworth A, Mannin M, Viktrup L et al. Short- and long-term efficacy and safety of duloxetine in women with predominant stress urinary incontinence. Curr Med Res Opin 2010; 26(2):253-61.

23. Basu M, Duckett JR. Update on duloxetine for the management of stress urinary incontinence. Clin Interv Aging 2009; 4:25-30.

24. Davila GW. Nonsurgical outpatient therapies for the management off female stress urinary incontinence: long-term effectiveness and durability. Adv Urol 176498. E Pub, 2011.

25. Palva K, Nilsson CG. Prevalence of urinary urgency symptoms decreases by midurethral procedures for treatment of stress incontinence. Int Urogynecol J 2011; 22(10):1241.
26. Gomelshy A, Dmochowski RR. Treatment of mixed urinary incontinence in women. Curr Opin Obstet Gynecol 2011; 23(5):371-25.
27. Jeffry L, Deval B, Brisan A, Soriano D, Daraï E. Objective and subjective cure rates after tensio-free vaginal tape for treatment of urinary incontinence. Urology 2010; 58:702.
28. Abdel-Fattah M, Mostafa A, Young D, Ramsay I. Evaluation of transobturator tensio-free vaginal tape in the management of women with mixed urinary incontinence: one year outcomes. Am J Obstet Gynecol 2011; 205(2):150.
29. Lee JK, Dwyer PL, Rosamilia A, Lin YN, Polyakov A, Stav K. Persistence of urgency and urge incontinence in women with mixed urinary symptoms after midurethral slings: a multivariate analysis. BJOG 2011; 118(7):798.

QUESTÕES

1. Escolher a alternativa correta:

   a. Tratamento cirúrgico geralmente melhora os sintomas de urgência na IUM.

   b. Na IUM, deve-se realizar apenas fisioterapia.

   c. Sintomas irritativos sempre pioram após cirurgia de *sling*.

   d. Contraindica-se o tratamento cirúrgico na IUM.

   e. Tratamento do sintoma predominante da IUM piora a perda urinária.

2. Qual o melhor exame para detectar IUM?

   a. Eletromiografia.

   b. Cistografia miccional.

   c. Ultrassonografia.

   d. Urina I e urocultura.

   e. Estudo urodinâmico.

3. Definição de IUM:

   a. Perda urinária aos esforços e urgência miccional.

   b. Perda urinária aos esforços e urge-incontinência.

   c. Perda urinária aos esforços e disúria.

   d. Perda urinária aos esforços e poliúria.

   e. Perda urinária aos mínimos esforços e retenção urinária.

SEÇÃO 6
Retenção Urinária

26

Conceito, epidemiologia, diagnóstico clínico e laboratorial

Thais Peterson

CONCEITO

O mecanismo normal da micção requer uma ação sinérgica e coordenada entre a contração detrusora e o relaxamento das vias de saída até o completo esvaziamento vesical. Algumas condições podem interferir nesse mecanismo originando sintomas, como fluxo urinário baixo, fluxo intermitente, hesitação terminal e hesitação pós-miccional.[1]

A retenção urinária (RU) corresponde a uma deterioração acentuada desse mecanismo e pode ser definida como a incapacidade de esvaziamento vesical por meio da micção voluntária. Pode ser categorizada em aguda, crônica ou esvaziamento vesical incompleto.

A retenção urinária aguda (RUA) é caracterizada pela distensão vesical dolorosa e geralmente representa uma emergência. Na sua forma crônica, por outro lado, a distensão vesical é indolor, e há risco de perda urinária por transbordamento e dano ao trato urinário superior. No esvaziamento vesical incompleto, o resíduo pós-miccional encontra-se elevado.

EPIDEMIOLOGIA

A RU é consequência de um ou mais dos seguintes fatores:

- contratilidade detrusora reduzida;
- obstrução anatômica ao fluxo de saída;
- relaxamento inadequado do assoalho pélvico;
- alteração neurológica do mecanismo que controla a micção.

A RUA é comum em homens, especialmente os mais idosos. Em mulheres, entretanto, a RU sintomática não é frequente. Pode ocorrer no pós-operatório de cirurgias pélvicas, durante o primeiro ou segundo trimestre da gestação, ou após o parto. Nessa situação, a RU é insidiosa, e a paciente pode ser oligo ou assintomática e não saber que há um problema.

A RU na mulher pode resultar de diversas condições, com histórias naturais distintas, o que dificulta a realização de estudos epidemiológicos. A maior parte dos estudos é de pequenas séries de casos ou relatos de casos. Um estudo com uma população pequena descreveu a incidência de RUA de 7 para 100.000 por ano, com proporção de 13 homens para uma mulher.[2]

Nos homens, a hiperplasia prostática consiste em importante causa de obstrução ao fluxo de saída. Nas mulheres, as causas de obstrução podem ser divididas em compressão uretral, distorção do colo vesical e oclusão luminal.[3] Somam-se a isso o não relaxamento do esfíncter da uretra e as alterações neurológicas do trato urinário inferior.[4] A Tabela 1 resume as causas de obstrução ao fluxo de saída e retenção urinária em mulheres.

TABELA 1 Causas de obstrução ao fluxo de saída e retenção urinária em mulheres

Anatômicas	
Extrínsecas	Prolapso de órgão pélvico
	Massas pélvicas, como miomas uterinos e tumores, fecalomas
	Pessário mal posicionado
	Após procedimento anti-incontinência
Uretrais	Constrição
	Estenose de meato
	Carúncula uretral trombosada
	Divertículo uretral
	Cisto ou abscesso da glândula de Skene

(continua)

(continuação)

Luminais	Cálculo
	Tumor vesical/uretral
	Ureterocele
	Corpo estranho
Hipocontratilidade detrusora	Alteração senil
	Diabete melito
	Doença neurológica (lesão no neurônio motor inferior)

Funcionais

Descoordenação	Obstrução do colo vesical
	Síndrome de Fowler
	Pseudodissinergia
	Dissinergia do detrusor do esfíncter externo
	Doença neurológica (lesão no neurônio motor superior)
Perioperatórias	Dor
	Analgesia ou anestesia (epidural)
Infecciosas/inflamatórias	Infecção do trato urinário
	Vulvovaginite
	Líquen/esclerose vaginal
	Herpes genital
Farmacológicas	Opiáceos
	Antipsicóticos
	Antidepressivos
	Antimuscarínicos
	Agonistas alfa-adrenérgicos

As causas mecânicas mais comuns ocorrem por obstrução infravesical, causada por lesões uretrais obstrutivas, como divertículos, ou ainda massas que impactam o colo vesical, como leiomiomas. Essas situações podem, com o decorrer do tempo, causar hipocontratilidade do detrusor.[5]

A seguir, serão descritas causas específicas de retenção urinária.

Retenção urinária pós-parto e pós-operatória

A RU pós-operatória e pós-parto está relacionada a traumatismos, distensão vesical excessiva, redução da contratilidade vesical, aumento da resistência nas vias de saída, efeito inibitório nociceptivo, doença preexistente, redução da atividade do reflexo da micção e influência farmacológica. O tipo de anestesia também influencia a retenção urinária pós-operatória. Um estudo que comparou a anestesia regional (espinal ou espinal e epidural combinadas) com a não regional (geral, sedação ou local) para a realização de *slings* de uretra média demonstrou que a anestesia regional esteve associada a um maior risco de retenção urinária.[6]

Retenção urinária após procedimentos para correção de incontinência urinária e prolapso de órgão pélvico

Algumas mulheres podem apresentar algum grau de retenção urinária no pós-operatório de cirurgias para correção de incontinência urinária de esforço e prolapso de órgão pélvico. Dentre os fatores envolvidos nessa situação, destacam-se uso de agentes anestésicos, dor, presença de edema ou hematoma e modificações no mecanismo de micção. A tensão excessiva nos *slings* de uretra média também pode ocasionar retenção urinária. A colpossuspensão pode causar compressão ou distorção da uretra, principalmente se os pontos são dados próximos à uretra.[7]

A injeção de toxina botulínica para o tratamento da bexiga hiperativa pode ocasionar retenção urinária, sendo que estudos sugerem que injeções repetidas podem aumentar o risco.[8] As pacientes devem ser orientadas quanto ao risco e à possibilidade de cateterização intermitente.

Síndrome de Fowler

A síndrome de Fowler é uma doença rara caracterizada por falência no relaxamento do esfíncter uretral,[9] que pode ocorrer sobretudo em jovens após a menarca. As pacientes apresentam retenção urinária não dolorosa com bexigas com grande volume, geralmente após eventos não relacionados ao trato urinário, como pequenas cirurgias. Há associação entre essa condição e a síndrome dos ovários policísticos e endometriose. Sua etiologia não é totalmente conhecida. Postula-se que alterações nos canais iônicos dos músculos esqueléticos do esfíncter urinário possam ser afetadas pelas alterações hormonais da menarca, levando a uma comunicação anormal entre as células musculares. Como consequência, o esfíncter se torna hiperativo e hipertrófico e reage excessivamente à estimulação direta. É importante excluir problemas neurológicos ou outra causa oculta.

DIAGNÓSTICO CLÍNICO E LABORATORIAL

A retenção urinária aguda provoca grande desconforto e até dor. Na forma crônica, por outro lado, o desconforto geralmente é leve, mas constante. A paciente tem dificuldade para iniciar a micção, e o fluxo, uma vez iniciado, é fraco. Pode haver também aumento da frequência miccional e sensação de esvaziamento vesical incompleto, além de incontinência urinária por transbordamento. Sintomas vesicais irritativos e resíduo pós-miccional alterado podem contribuir para o diagnóstico de obstrução infravesical. Não há consenso sobre o diagnóstico de resíduo pós--miccional clinicamente significativo, se por meio de volumes absolutos, proporcionais a capacidade vesical máxima ou associado a sintomas relevantes. Geralmente, valores superiores a 100 mL indicam algum grau de obstrução.

O diagnóstico de retenção urinária deve priorizar a identificação de causas graves ou potencialmente reversíveis. A anamnese deve ser minuciosa e incluir a pesquisa de:

- uso de drogas;
- déficit motor ou de sensibilidade;
- sintomas do trato urinário inferior;
- cirurgias prévias, principalmente ginecológicas e urológicas.

O exame físico deve ser completo e incluir exame neurológico e pélvico completos. Exames de urina devem ser realizados para excluir infecção urinária, e a ultrassonografia (US) pélvica deve ser realizada para avaliar possíveis massas que estejam causando obstrução infravesical. A US de rins e vias urinárias pode auxiliar na avaliação da integridade dessas estruturas.

A cistoscopia flexível é muito útil para avaliar anormalidades anatômicas de uretra e bexiga.

O estudo urodinâmico pode ser utilizado em situações específicas, embora não haja critérios padronizados para obstrução infravesical em mulheres. O fluxo urinário reduzido, associado a um aumento na pressão do detrusor durante a micção, sugere obstrução. A videourodinâmica também pode auxiliar no diagnóstico.[10]

No caso específico da síndrome de Fowler, os critérios diagnósticos incluem:

- retenção de no mínimo 1 L de urina em pelo menos uma ocasião;
- exclusão de outros fatores causais;
- aumento da pressão máxima de fechamento uretral no perfil de pressão uretral;
- aumento do volume do esfíncter em US ou ressonância magnética;
- alteração do esfíncter uretral durante a eletromiografia.

TERAPÊUTICA CLÍNICA E CIRÚRGICA

O tratamento imediato da retenção urinária requer descompressão da bexiga por meio de sondagem vesical de alívio, de demora ou cateterismo intermitente (CI). O CI pode evitar possíveis complicações da sondagem prolongada, além de permitir o monitoramento de retorno da função miccional, que normalmente é avaliado pela redução do resíduo pós-miccional.

Qualquer infecção urinária deve ser tratada com terapia antimicrobiana adequada. Outras causas reversíveis, como prolapso, devem ser identificadas e corrigidas.

O emprego de medicações como os alfabloqueadores pode diminuir a pressão uretral de repouso. No entanto, estudos não demonstram seu benefício em relação ao placebo.[11]

A dilatação da uretra tem papel limitado, mas deve ser considerada se houver estenose uretral.[12]

Retenção urinária por obstrução do colo vesical pode ser tratada cirurgicamente por meio de incisão do colo vesical ou ressecção transuretral, porém há risco de incontinência urinária de esforço.[13]

No pós-operatório de cirurgias de correção de incontinência urinária, a RUA completa é rara, mas é necessário que se faça o diagnóstico precoce para evitar a hiperdistensão vesical. O tempo de sondagem deve ser individualizado. A história da paciente, incluindo alterações neurológicas e parâmetros miccionais pré-operatórios, deve ser avaliada, pois pode contribuir para RU no pós-operatório. A técnica cirúrgica adequada, com hemostasia rigorosa, evita a formação de hematomas. Também deve-se evitar tensão nas fitas anti-incontinência. É muito importante que se faça o diagnóstico diferencial entre retenção urinária transitória relacionada à readaptação do mecanismo de micção e a retenção causada por tensão excessiva da fita, pois, no último caso, uma nova abordagem pode ser necessária, como a uretrólise.

O tratamento da síndrome de Fowler deve ter abordagem ampla, inclusive psicológica. Devem-se desencorajar as pacientes ao uso de medicações, principalmente os opiáceos. O cateterismo intermitente é utilizado, e a estimulação sacral pode ser usada nas pacientes com alterações da eletromiografia que não toleram o cateterismo intermitente, com alto índice de sucesso.[14] Em relação ao tratamento por via oral, nenhuma droga foi testada com sucesso A injeção de toxina botulínica é uma opção, porém não há estudos suficientes para indicar a sua utilização. Como última opção, a cirurgia reconstrutiva usando um desvio continente (procedimento de Mitrofanoff) pode ser necessária.

A retenção urinária na gestação pode ser revertida com manobra de toque vaginal, modificando a posição uterina, e/ou com sondagem de demora por alguns dias ou ainda com cateterismo intermitente.

CONSIDERAÇÕES FINAIS

Portanto, o tratamento definitivo da retenção urinária requer a correção da causa sempre que possível. Quando nenhuma causa corrigível é identificada, deve-se fazer o controle dos sintomas. O seguimento das pacientes é necessário para monitorar a resposta ao tratamento, detectar complicações e controlar os sintomas.

REFERÊNCIAS BIBLIOGRÁFICAS

1. Abrams P, Cardozo L, Fall M, Griffiths D, Rosier P, Ulmsten U et al. The standardisation of terminology of lower urinary tract function: Report from the Standardisation Sub--committee of the International Continence Society. Neurourol Urodyn 2002; 21:167-78.

2. Klarskov P, Andersen JT, Asmussen CF, Brenoe J, Jensen SK, Jensen IL et al. Acute urinary retention in women: a prospective study of 18 consecutive cases. Scand J Urol Nephrol 1987; 21:29-31.

3. Goldman HB, Zimmern PE. The treatment of female bladder outlet obstruction. BJU Int 2006; 98:17-23.

4. Mevcha A, Drake MJ. Etiology and management of urinary retention in women. Indian J Urol 2010; 26(2):230-5.

5. Elneil S. Urinary retention in women and sacral neuromodulation. Int Urogynecol J 2010; 21 (Suppl 2):S475-S483.

6. Wohlrab KJ, Erekson EA, Korbly NB, Drimbarean CD, Rardin CR, Sung VW. The association between regional anesthesia and acute postoperative urinary retention in women undergoing outpatient midurethral sling procedures. Am J Obstet Gynecol 2009; 200:571.e1-5.

7. Takacs P, Candiotti K, Medina CA. Effect of suture type on postoperative urinary retention following Burch colposuspension. Int J Gynaecol Obstet 2008; 100:193-4.

8. Shaban AM, Drake MJ. Botulinum toxin treatment for overactive bladder: risk of urinary retention. Curr Urol Rep 2008; 9:445-51.

9. Fowler CJ, Christmas TJ, Chapple CR, Parkhouse HF, Kirby RS, Jacobs HS. Abnormal electromyographic activity of the urethral sphincter, voiding dysfunction and polycystic ovaries: a new syndrome? BMJ 1988; 297:1436-8.

10. Robinson D, Staskin D, Laterza RM, Koelbl H. Defining female voiding dysfunction: ICI-RS 2011. Neurourol Urodyn 2012; 31(3):313-6.

11. Hershkovitz A, Manevitz D, Beloosesky Y, Gillon G, Brill S. Medical treatment for urinary retention in rehabilitating elderly women: is it necessary? Aging Clin Exp Res 2003; 15:19-24.

12. Ramsey S, Palmer M. The management of female urinary retention. Int Urol Nephrol 2006; 38:533-5.

13. Peng CH, Kuo HC. Transurethral incision of bladder neck in treatment of bladder neck obstruction in women. Urology 2005; 65:275-8.

14. Datta SN, Chaliha C, Singh A, Gonzales G, Mishra VC, Kavia RB et al. Sacral neurostimulation for urinary retention: 10-year experience from one UK centre. BJU Int 2008; 101:192-6.

QUESTÕES

1. Em relação a retenção urinária, é incorreto afirmar que:

   a. É a incapacidade de esvaziar a bexiga adequadamente.

   b. Distensão vesical crônica é indolor na bexiga neurogênica flácida.

   c. É uma distensão vesical assintomática em sua fase inicial com 700 mL de urina.

   d. A síndrome de Fowler ocorre predominantemente após a menarca.

   e. A retenção urinária pós-operatória é incomum após as cirurgias de *sling*, sem tensão excessiva.

2. O melhor exame para avaliar a retenção urinária inicialmente é:

   a. Estudo urodinâmico.

   b. Urografia excretora.

   c. Raio X contrastado.

   d. Ultrassonografia pélvica.

   e. Teste do cotonete.

3. A retenção urinária pode ser tratada, com exceção de:

   a. Cateterismo vesical.

   b. Cateterismo intermitente.

   c. Anticolinérgicos.

   d. Secção da faixa de *sling*.

   e. Alfabloqueadores.

SEÇÃO 7
Infecção do Trato Urinário

27

Conceito, epidemiologia e diagnóstico

Patricia de Rossi

INTRODUÇÃO

Infecção do trato urinário (ITU) é uma das infecções bacterianas mais incidentes no adulto, podendo envolver o trato urinário inferior e/ou superior.

CONCEITO

A ITU é a presença de bactérias no trato urinário. Tradicionalmente, a ITU é classificada de acordo com quadro clínico, achados laboratoriais e microbiológicos e origem (comunitária ou hospitalar). Conforme os sintomas, a localização anatômica e a gravidade da infecção, a ITU divide-se em bacteriúria assintomática (BA), cistite e pielonefrite.

Bacteriúria assintomática

Bacteriúria assintomática (BA) é a presença de quantidade significativa de bactérias na urina de uma pessoa sem sinais ou sintomas de infecção urinária. A BA pode se originar de qualquer parte do trato urinário.

Em amostras colhidas de urina de jato médio, considera-se significativa a presença de pelo menos 10^5 (100.000) unidades formadoras de colônias (UFC) por mililitro (mL). Em amostras colhidas por cateter uretral, o valor de corte é 100 UFC/mL.[1,2]

Cistite

Cistite é a infecção da bexiga com sintomas de disúria, polaciúria e, eventualmente, dor suprapúbica.[3]

Pielonefrite aguda

Pielonefrite aguda é a infecção do parênquima renal e do sistema pielocalicial, geralmente acompanhada de febre e dor lombar.

ITU não complicada *versus* ITU complicada

A ITU é considerada não complicada quando acomete mulheres saudáveis, não gestantes e na pré-menopausa. A presença de alterações estruturais e funcionais no trato urinário, doença renal e comorbidades que podem levar a complicações caracteriza ITU complicada.[4-6] Algumas condições associadas a ITU complicada estão na Tabela 1.

TABELA 1 Condições relacionadas a ITU complicada

Diabetes
Imunodepressão
Gravidez
Prolapso genital
Resíduo urinário pós-miccional > 100 mL
Presença de cateter urinário de demora ou intermitente
Obstrução do trato urinário, incluindo bexiga neurogênica e litíase
Insuficiência renal
Transplante renal
Refluxo vesicoureteral ou outras alterações funcionais
Corpo estranho (tela, fio, tumor)

A divisão entre ITU complicada e não complicada é geralmente usada para definir a necessidade de urocultura. Em algumas situações, também determina a maior duração do tratamento antimicrobiano.[7]

CISTITE AGUDA
Epidemiologia

As infecções urinárias são os problemas médicos mais comuns em mulheres em idade reprodutiva. Nos Estados Unidos, a ITU é a principal infecção bacteriana diagnosticada em consultas ambulatoriais, contando com mais de 8,5 milhões de atendimentos por ano.

Mais de 50% das mulheres apresentará um episódio de ITU durante a vida.[8] Até 15% das mulheres desenvolvem ITU a cada ano, e pelo menos 25% terão uma ou mais recorrências.[9,10] Em mulheres sexualmente ativas, a incidência de cistite é estimada em 0,5 a 0,7 episódios por pessoa/ano.[11]

A ITU causa um grande impacto social: cada episódio de infecção urinária em mulheres em idade reprodutiva está associado a sintomas por mais de 6 dias, redução da atividade por 2,4 dias e ausência ao trabalho por 1,2 dia.[12]

Etiologia

Na etiologia da cistite aguda, predominam as bactérias entéricas, mas a proporção de cada espécie tem variação local, origem da infecção (ambulatorial ou hospitalar) e se é recorrente ou não.

No Brasil, estudo recente mostrou que a *Escherichia coli* é a mais frequente, seguida por outras enterobactérias como *Proteus mirabilis* e *Klebsiella pneumoniae*. Dentre as bactérias Gram-positivas, são mais frequentes *Staphylococcus saprophyticus*, *Streptococcus agalactiae* e *Enterococcus faecalis* (Figura 1).[13]

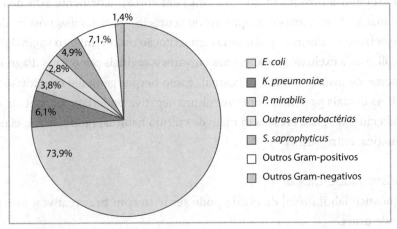

FIGURA 1 Etiologia da cistite no Brasil (Estudo ARESC).[13]

Fatores de risco

Na idade reprodutiva, as mulheres têm 30 vezes mais chance de terem cistite do que os homens, por conta da uretra mais curta. O principal fator associado à infecção é relação sexual recente ou frequente (Tabela 2).

TABELA 2 Fatores de risco para cistite na mulher[11]

Atividade sexual recente ou frequente
Uso de nonoxinol-9 (espermicida), inclusive em preservativos
Antecedente de ITU
Mudanças na microbiota vaginal
Pós-menopausa
Uso recente de antibióticos
Alterações no esvaziamento vesical decorrentes de cistocele ou prolapso uterino

Diagnóstico

Diagnóstico clínico

O quadro clínico típico de cistite inclui disúria, urgência miccional e polaciúria de início súbito, às vezes acompanhadas de dor suprapúbica, sensação de esvaziamento vesical incompleto e hematúria.

O diagnóstico clínico tem alta acurácia em mulheres com quadro clínico típico. Em revisão sistemática que correlacionou sintomas urinários a urocultura positiva, Bent et al. demonstraram que a presença de um sintoma típico de ITU está relacionada a urocultura positiva ($\geq 10^4$ UFC/mL) em aproximadamente 50% dos casos. A combinação de sintomas que apresentou acurácia > 90% no diagnóstico de ITU foi a associação de disúria e polaciúria sem irritação ou corrimento vaginal (Figura 2).[14] Explica-se a exclusão dos sintomas vulvares e vaginais por outros diagnósticos diferenciais de disúria e ardor miccional, como herpes genital e candidíase vulvovaginal. As demais pacientes com urocultura negativa poderiam ter uretrite de origem infecciosa que não cresce em meio de cultura habitual (gonocócica, clamídia) e traumática, entre outros.

Diagnóstico laboratorial

O diagnóstico laboratorial de cistite pode ser feito com tiras reativas, urinálise e cultura de urina.

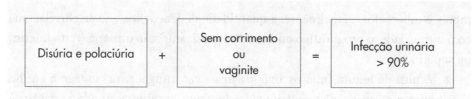

FIGURA 2 Acurácia do diagnóstico clínico da cistite.[14]

Tiras reativas (dipsticks)

O exame com tiras reativas é muito usado nos Estados Unidos e na Europa. As tiras têm áreas de papel reagente específicas para substâncias como nitrito e leucoesterase (enzima produzida pelos leucócitos). O teste é geralmente realizado pelo próprio médico no consultório, molhando-se a tira reativa em amostra fresca de urina de jato médio. Compara-se a cor de cada área da tira com uma escala, avaliando-se a presença e a quantidade de cada elemento.

O achado tanto de nitrito como de leucoesterase é considerado positivo para ITU, tendo sensibilidade de 75% e especificidade de 82%.[15] No entanto, há estudo em que o achado de leucocitúria (leucoesterase positiva), apesar da sensibilidade de 76,9%, correlacionava-se com especificidade inferior a 60% e valor preditivo positivo de apenas 16%.[16] A presença de nitrito, indicadora de bactérias fermentadoras de nitrato na urina, foi bem mais específica (96,6%), mas com sensibilidade menor que 8%.

De uma forma geral, o teste com *dipstick* acrescenta pouco quando a paciente tem quadro típico de cistite. Por outro lado, pacientes sintomáticas com *dipstick* negativo podem ter infecção confirmada por urocultura em até metade dos casos; ou seja, o teste negativo não exclui infecção.[17]

Urinálise

O exame simples de urina (urinálise) – também denominado urina I, elementos anormais e sedimento, rotina, sumário de urina, entre outros termos – inclui a análise física, bioquímica e microscópica da urina.

Contagem de leucócitos é um parâmetro comumente utilizado como indicativo de infecção urinária, porém tem uma série de limitações. Em primeiro lugar, a urina coletada pode ter sido contaminada por conteúdo vaginal pela dificuldade de as pacientes desprezarem o primeiro jato de urina. Em segundo lugar, há outras condições em que há aumento da leucocitúria, como uretrites, litíase urinária, tumores e tuberculose. Finalmente, a quantidade de leucócitos não se correlaciona com a gravidade, o prognóstico ou a localização da infecção urinária (trato inferior ou superior).

A técnica de leitura (microscopia da urina centrifugada ou contagem em hemocitômetro de urina não centrifugada) também apresenta grande variação. A técnica tradicional de Kass,[18] que examina urina centrifugada com aumento de 40 vezes e usa como corte cinco leucócitos por campo, identifica 30 a 50% dos casos de ITU e tem baixa reprodutibilidade. Já a técnica de câmara de contagem do hemocitômetro para análise de urina não centrifugada tem sensibilidade de 96% na identificação de adultos sintomáticos com ITU, utilizando-se como limite valor igual ou maior que 10 leucócitos/mm^3.[19]

A urinálise pode ser especialmente útil em pacientes com quadro atípico de cistite. Entretanto, um resultado normal não é capaz de afastar a hipótese de ITU, o que deve ser confirmado por meio de urocultura.

Por outro lado, a contagem de leucócitos pode refletir a resposta ao tratamento da cistite. Nos casos com evolução favorável, observa-se redução dos valores para níveis normais em 2 a 7 dias, porém a leucocitúria persiste nos casos sem resposta terapêutica.[20]

Urocultura

A cultura de urina (urocultura) é o exame padrão-ouro para diagnóstico da ITU, mas não é necessário como rotina em pacientes com cistite não complicada. As indicações de urocultura estão listadas na Tabela 3.

TABELA 3 Indicações de urocultura em mulheres com ITU

Gestação
Quadro atípico
Diabetes
Suspeita de pielonefrite
Infecção recorrente
Persistência de sintomas após 48 horas de tratamento antimicrobiano
Recorrência de sintomas até 2 semanas após o tratamento
Infecção perioperatória/hospitalar
Imunossupressão
Uso de cateteres
Outras condições de ITU complicada

O valor de corte para considerar a cultura positiva depende da amostra. Em mulheres sintomáticas, considera-se positiva a cultura de $\geq 10^3$ UFC/mL em urina de jato médio.[21]

Mais de 95% das ITU são causadas por uma única espécie bacteriana. Quando crescem duas ou mais espécies na urocultura, há grande suspeita de contaminação e deve ser colhida nova amostra. Outros indícios de contaminação são infecções por bactérias que habitualmente colonizam a uretra distal e o introito vaginal (difteroides, lactobacilos, *Staphylococcus epidermidis*) e presença de células epiteliais escamosas na urina. A contaminação é comum em pacientes com incontinência urinária ou fecal e com má higiene. Nessas pacientes, alternativamente, pode-se colher urina com sonda vesical e usar como valor de corte 10^2 UFC/mL.

Infecções por mais de uma espécie são raras e necessariamente devem ser causadas por uropatógenos habituais. Esse achado está relacionado a cateter urinário de demora, bexiga neurogênica e outra condição com aumento do resíduo pós-miccional ou fístula urinária.

A urocultura de controle pós-tratamento é desnecessária em mulheres que tiveram evolução favorável, exceto em gestantes. Se os sintomas persistirem ou recorrerem, a cultura deve ser realizada.[22]

CONSIDERAÇÕES FINAIS

A mensagem mais importante do capítulo refere-se ao poder do diagnóstico clínico. O quadro clínico típico de cistite (disúria com polaciúria, sem irritação ou corrimento genital) identifica mais de 90% dos casos. Não são necessários exames de urinálise para confirmação e introdução do tratamento.

A urocultura está indicada antes do tratamento em mulheres com suspeita de pielonefrite, quadros atípicos e cistite complicada. Após o tratamento, deve ser realizada em gestantes e se houver recorrência dos sintomas.

Em exames de urinálise, a quantidade de leucócitos (intensidade da leucocitúria) não se correlaciona à gravidade do quadro.

REFERÊNCIAS BIBLIOGRÁFICAS

1. Hooton TM, Scholes D, Stapleton AE, Roberts PL, Winter C, Gupta K et al. A prospective study of asymptomatic bacteriuria in sexually active young women. N Engl J Med 2000; 343:992-7.

2. Colgan R, Nicolle LE, McGlone A, Hooton TM. Asymptomatic bacteriuria in adults. Am Fam Physician 2006; 74:985-90.

3. American College of Obstetricians and Gynecologists (ACOG). Treatment of urinary tract infections in nonpregnant women. ACOG Practice Bulletin No. 91. Obstet Gynecol 2008; 111:785-94.

4. Hooton TM, Stamm WE. Diagnosis and treatment of uncomplicated urinary tract infection. Infect Dis Clin North Am 1997; 11:(3)551-81.

5. Naber KG. Treatment options for acute uncomplicated cystitis in adults. J Antimicrob Chemoter 2000; 46(S1):23-7.

6. Warren JW, Abrutyn E, Hebel R, Johnson JR, Schaeffer AJ, Stamm WE. Guidelines for antimicrobial treatment of uncomplicated acute bacterial cystitis and acute pyelonephritis in women. Clin Infect Dis 1999; 29:745-58.

7. Hooton TM. Uncomplicated urinary tract infection. N Engl J Med 2012; 366:1028-37.

8. Fihn SD. Clinical practice. Acute uncomplicated urinary tract infection in women. N Engl J Med 2003; 349(3):259-66.

9. Car J. Urinary tract infections in women: diagnosis and management in primary care. BMJ 2006; 332:94-7.

10. Foxman B, Barlow R, D'Arcy H, Gillespie B, Sobel JD. Urinary tract infection: self-reported incidence and associated costs. Ann Epidemiol 2000; 10(8):509-15.

11. Hooton TM, Scholes D, Hughes JP, Winter C, Roberts PL, Stapleton AE et al. A prospective study of risk factors for symptomatic urinary tract infection in young women. N Eng J Med 1996; 335:468-74.

12. Foxman B, Frerichs RR. Epidemiology of urinary tract infection. I. Diaphragm use and sexual intercourse. Am J Public Health 1985; 75:1308-13.

13. Naber K, Schito G, Botto H, Palou J, Mazzei T. Surveillance Study in Europe and Brazil on Clinical Aspects and Antimicrobial Resistance Epidemiology in Females with Cystitis (ARESC): Implications for Empiric Therapy. Eur Urol 2008; 54:1164-78.

14. Bent S, Nallamothu BK, Simel DL, Fihn SD, Saint S. Does this woman have an acute uncomplicated urinary tract infection? JAMA 2002; 287(20):2701-10.

15. Hurlbut TA III, Littenberg B. The diagnostic accuracy of rapid dipstick tests to predict urinary tract infection. Am J Clin Pathol 1991; 96:582-8.

16. Semeniuk H, Chuch D. Evaluation of the leukocyte esterase and nitrite urine dipstick screening tests for detection of bacteriuria in women with suspected uncomplicated urinary tract infections. J Clin Microbiol 1999; 37:3051-2.

17. Nys S, van Merode T, Bartelds AI, Stobberingh EE. Urinary tract infections in general practice patients: diagnostic tests versus bacteriological culture. J Antimicrob Chemother 2006; 57:955-8.

18. Kass EH. Asymptomatic infections of the urinary tract. Trans Assoc Am Physicians 1956; 69:56-64.
19. Stamm WE. Measurement of pyuria and its relation to bacteriuria. Am J Med 1983; 75:53-8.
20. Ottiger C, Schaer G, Huber AR. Time-course of quantitative urinary leukocytes and bacteria counts during antibiotic therapy in women with symptoms of urinary tract infection. Clin Chim Acta 2007; 379:36-41.
21. Stamm WE, Hooton TM. Management of urinary tract infections in adults. N Engl J Med 1993; 329(18):1328-34.
22. Schultz HJ, McCaffrey LA, Keys TF, Nobrega FT. Acute cystitis: a prospective study of laboratory tests and duration of therapy. Mayo Clin Proc 1984; 59:391-7.

QUESTÕES

1. Qual dos agentes a seguir não é causador de cistite?

    a. *Escherichia coli.*
    b. *Pseudomonas aeruginosa.*
    c. *Chlamydia trachomatis.*
    d. *Klebsiella pneumoniae.*
    e. *Staphylococcus agalactiae.*

2. Em uma mulher de 28 anos de idade que teve cistite há 15 dias e nega episódios anteriores:

    a. O prognóstico depende da quantidade de leucócitos no exame de urina inicial.
    b. Indica-se urocultura de controle entre 2 e 4 semanas pós-tratamento.
    c. O *dipstick* foi positivo para nitrito com probabilidade de 80%.
    d. Não são necessários mais exames se houve remissão com o tratamento.
    e. Deve ser solicitada ultrassonografia de vias urinárias para excluir anormalidades anatômicas.

3. Qual das seguintes condições não caracteriza ITU complicada?

    a. Diabete melito.
    b. Hipertensão arterial.
    c. Transplante renal.
    d. Gravidez.
    e. Segundo dia pós-operatório de histerectomia.

28
Tratamento

Patricia de Rossi

INTRODUÇÃO

A cistite é uma condição benigna, mas com grande morbidade. Os objetivos do tratamento são aliviar os sintomas e promover a erradicação bacteriana. O tratamento da cistite é empírico, baseado no perfil de sensibilidade local aos fármacos antimicrobianos.

TRATAMENTO SINTOMÁTICO

Os sintomas de disúria, urgência miccional e polaciúria são decorrentes do intenso processo inflamatório que acomete a bexiga. O tratamento sintomático visa à melhora precoce do quadro e pode ser feito com:

- analgésicos de uso geral;
- anti-inflamatórios não hormonais;
- fenazopiridina.

Os analgésicos e os anti-inflamatórios podem ser usados em doses habituais. Em um estudo clínico randomizado, o ibuprofeno teve eficácia similar ao ciprofloxacino no alívio dos sintomas.[1]

Fenazopiridina

A fenazopiridina é um corante com ação analgésica no trato urinário. Quando começou a ser usada na terapêutica da cistite, a melhora dos sintomas era confundida com erradicação bacteriana; entretanto, a fenazopiridina não tem essa ação e pode, inclusive, mascarar os sintomas de infecção persistente.

É indicada para o alívio de disúria intensa, mas, por sua toxicidade, não deve ser usada por mais de 48 horas. Está contraindicada em pacientes com deficiência de glicose-6-fosfato-desidrogenase (G6PD), podendo causar anemia hemolítica e metemoglobinemia. A urina fica tingida de laranja, e há relatos de coloração de lentes de contato. A dose indicada é 200 mg a cada 8 horas por até 2 dias. No Brasil, é comercializada com o nome de Pyridium®, disponível em comprimidos de 100 e 200 mg.[2]

A fenazopiridina não deve ser confundida com Sepurin® (metenamina 120 mg; cloreto de metiltionínio 20 mg), medicação que altera a cor da urina para verde e tem ação antisséptica. A hidrólise dos componentes em meio ácido libera formaldeído na urina; substâncias que alcalinizam a urina, incluindo medicamentos à base de cálcio e bicarbonato, frutas e leite, reduzem seu efeito.[3]

TRATAMENTO ESPECÍFICO: ANTIMICROBIANOS

Como já foi dito, o tratamento da cistite é empírico. Na escolha do antimicrobiano, devem ser considerados vários fatores: espectro de ação, concentração adequada no local da infecção, taxa de resistência bacteriana e tempo de tratamento.[4] O antimicrobiano deve ter ação contra enterobactérias, especialmente contra *E. coli*, e ter alta concentração urinária. No tratamento da cistite, a concentração do fármaco na urina é mais importante do que a concentração sérica ou tecidual. A nitrofurantoína, por exemplo, tem níveis séricos baixos, mas alta excreção urinária, permitindo a eficácia no tratamento das ITU baixas.

Resistência bacteriana

A proporção de bactérias resistentes aos antibióticos comumente utilizados para o tratamento da ITU tem aumentado de forma expressiva. O uso indiscriminado de drogas de amplo espectro tem tornado a escolha do antimicrobiano o principal desafio atual.

O desenvolvimento de resistência bacteriana decorre da pressão seletiva do meio. Após a exposição ao antibiótico, os organismos suscetíveis são eliminados e os mais bem adaptados, mutantes com traços que permitem a sobrevivência em ambientes nocivos, são selecionados. Com isso, há aumento na proporção de elementos resistentes com uso prolongado do fator de seleção e necessidade de antibióticos mais potentes ou com mecanismos de ação diferentes. O surgimento de cepas resistentes, além de complicar o tratamento da infecção vigente, pode levar à transferência do mecanismo de resistência para cepas originalmente sensíveis (Figura 1).[5]

O padrão de sensibilidade bacteriana tem padrão local e temporal e depende do antimicrobiano. Por exemplo, cepas de *E. coli* identificadas em mulheres com cistite mostraram resistência a ciprofloxacino variando entre 1,4 e 12,9% em 10 países estudados (estudo ARESC). Já drogas menos indutoras de resistência, como a fosfomicina, apresentaram variação bem menor nos diferentes locais (Figura 2).[6]

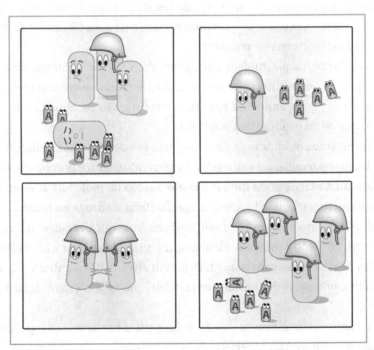

FIGURA 1 Desenvolvimento de resistência por pressão seletiva.

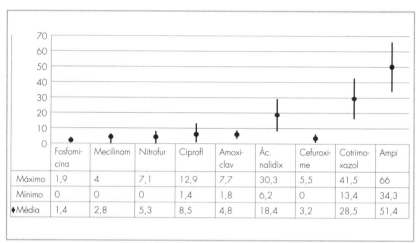

FIGURA 2 Variação da resistência bacteriana (*E.coli*) entre os países (ARESC).
Fonte: produzido pela autora com base nos dados do estudo ARESC.[6]

Mecanismos de resistência bacteriana

A resistência pode se originar de uma mutação cromossômica ou da transferência entre bactérias. A transmissão pode ocorrer por conjugação, transdução e transformação. Na conjugação, plasmídeos com genes de resistência são duplicados, copiados e transferidos entre duas bactérias próximas por meio de pilos (Figura 3). Dessa forma, a bactéria suscetível torna-se resistente.

Na transdução, os plasmídeos com genes de resistência são transmitidos por bacteriófagos. A transformação ocorre quando a bactéria morre, fragmentos de seu DNA são liberados no ambiente e, posteriormente, são recolhidos por bactérias próximas, que os incorporam no seu DNA.

Os mecanismos bioquímicos de resistência são de três tipos: mutação do sítio-alvo da droga, destruição ou inativação do antimicrobiano e bombas de efluxo.

A mutação do DNA pode mudar a conformação da molécula alterando o sítio-alvo do antimicrobiano. Isso bloqueia a ligação eficaz da droga e a bactéria continua replicando. Outro mecanismo é a produção de enzimas que degradam quimicamente ou inativam o antibiótico antes de ele alcançar o sítio-alvo e lesar a célula bacteriana. As bombas de efluxo são canais que transferem ativamente o antimicrobiano para fora da célula por meio de porinas, impedindo que haja concentração adequada da droga.

Os mecanismos adaptativos desenvolvidos pelas bactérias são específicos para cada classe de antibiótico (Tabela 1).[7]

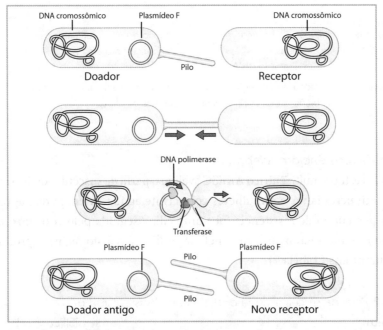

FIGURA 3 Transferência de resistência por conjugação bacteriana.

TABELA 1 Mecanismos de ação e resistência bacteriana aos antibióticos

Antimicrobiano	Mecanismo de ação	Mecanismo de resistência
Penicilinas Cefalosporinas	Inibição da formação da parede celular	Produção de betalactamases
		Alteração de órgão-alvo: síntese adicional de proteínas ligadoras de penicilina (PBP)
		Alteração de acesso ao sítio-alvo: mutação de porinas da membrana externa de Gram-negativos
Cotrimoxazol (sulfametoxazol-trimetoprim)	Inibição da síntese de folatos	Redução da afinidade à enzima-alvo (mediada por plasmídeos; amplamente disseminada entre as sulfonamidas)
		Enzimas codificadas por plasmídeos têm menor afinidade por trimetoprim
Fosfomicina	Inibição da formação da parede bacteriana. Lesão de fímbrias da bactéria. Diminuição da aderência bacteriana à mucosa vesical	Cromossômica: alteração do transporte da droga para o interior da célula; mutação na enzima-alvo. Ocorrência rara em *E. coli*
		Mediada por plasmídeo: inativação da droga

(continua)

(continuação)

Nitrofurantoína	Inibição de enzimas bacterianas Lesão direta do DNA	Inibição da nitrofurano-redutase Ocorrência rara em *E. coli*[8]
Quinolonas	Inibição da DNA-girase Inibição da topoisomerase IV	Mudança de sítio-alvo (enzimas) Bombas de efluxo Alteração de permeabilidade da membrana

Padrão de resistência bacteriana

No Brasil, o estudo multicêntrico ARESC avaliou o perfil de suscetibilidade bacteriana a nove antimicrobianos em mulheres com cistite aguda. A droga que apresentou o maior percentual de resistência foi a ampicilina seguida pelo cotrimoxazol. Por outro lado, os antimicrobianos com melhor perfil foram fosfomicina, ciprofloxacino e nitrofurantoína (Tabela 2).[6]

TABELA 2 Perfil de suscetibilidade bacteriana no Brasil, 2003 a 2006 (n = 455)[6]

Antibiótico	Sensibilidade (%)
Fosfomicina trometamol	94,9
Mecilinam*	94,6
Ciprofloxacino	89
Nitrofurantoína	84,1
Amoxicilina/ácido clavulânico	78,7
Cefuroxima	75,7
Ácido nalidíxico	74,7
Sulfametoxazol-trimetoprim	58,4
Ampicilina	33,8

* Não disponível no Brasil.

Antimicrobianos de primeira linha para cistite

Segundo os consensos da maioria das especialidades, um determinado antibiótico pode ser utilizado para tratamento empírico da cistite quando a resistência local for inferior a 20%.[4] As opções atualmente disponíveis no Brasil são fosfomicina, nitrofurantoína e quinolonas fluoradas (Tabela 3).[9] Tratamentos de curta duração (até 3 dias) têm o mesmo efeito dos tratamentos mais longos nos casos não complicados, com menos efeitos colaterais e menor desenvolvimento de resistência. Isso não se aplica à nitrofurantoína, cuja duração do tratamento deve ser de 7 dias.[10,11]

TABELA 3 Antibióticos indicados para tratamento da cistite aguda

Droga		Dose oral	Duração
Fosfomicina trometamol		3 g	Dose única
Nitrofurantoína		100 mg a cada 6 h	7 dias
Fluoroquinolonas (FQ)	Ciprofloxacino*	250 mg a cada 12 h	3 dias (cistite não complicada)
	Ciprofloxacino de liberação prolongada*	500 mg 1 vez/dia	7 dias (cistite complicada)
	Norfloxacino*	400 mg a cada 12 h	
	Levofloxacino*	250 mg 1 vez/dia	

* Em razão da resistência bacteriana e do espectro de ação, devem ser reservadas como drogas de segunda linha no tratamento da cistite.[11]

Fosfomicina

A fosfomicina é um derivado do ácido fosfônico que inibe a síntese da parede celular bacteriana. Foi descoberta na década de 1960 produzida pela bactéria *Streptomyces fradiae*, mas atualmente é sintetizada em laboratório. A fosfomicina trometamol é um sal para administração oral. Um sachê com equivalente a 3 g de fosfomicina base deve ser dissolvido em água e tomado em dose única.

Após a administração, a fosfomicina é excretada em concentrações bactericidas por mais de 48 horas, o que permite o uso em dose única. Esse esquema tem eficácia equivalente a tratamentos com doses habituais de vários antimicrobianos, incluindo cotrimoxazol, nitrofurantoína, cefalosporinas e quinolonas.[12,13]

A metoclopramida pode alterar a absorção da fosfomicina, e a probenecida diminui a excreção urinária da droga. Os efeitos adversos da fosfomicina são sobretudo gastrointestinais (enjoo e diarreia), cefaleia e vaginite.

Por ter um mecanismo de ação exclusivo e baixo potencial de desenvolvimento de resistência, a fosfomicina é indicada como droga de primeira linha no tratamento da cistite na mulher, mas não deve ser usada nos casos de pielonefrite. O uso na gestação é considerado seguro (classe B da *Food and Drug Administration* – FDA).

Nitrofurantoína

A nitrofurantoína é um derivado nitrofurano que inibe várias enzimas bacterianas, o que interfere no metabolismo e na síntese da parede celular do microrganismo.

Após administração oral, a nitrofurantoína é rapidamente excretada por via renal, resultando em concentrações séricas desprezíveis e altas concentrações urinárias. Por essa característica, somente pode ser usada no tratamento de cistite. Seu espectro de ação inclui *E. coli* e outras enterobactérias; como só age em ambiente ácido, há resistência intrínseca nas bactérias produtoras de urease, como *Proteus* spp, *Pseudomonas* também são resistentes à nitrofurantoína. O desenvolvimento de resistência é incomum e está relacionado à redução da atividade da enzima bacteriana nitrofurano-redutase.[14]

A nitrofurantoína deve ser tomada junto às refeições, o que aumenta sua absorção e diminui os efeitos colaterais, que são predominantemente gastrointestinais. Antiácidos reduzem a sua absorção. Há risco de anemia hemolítica e megaloblástica, reações pulmonares agudas e colestase. A droga não deve ser usada em casos de insuficiência renal ou deficiência de G6PD.[15]

Os efeitos adversos mais graves, embora raros, incluem reações hepáticas, pulmonares, neuropatia periférica e superinfecção. O risco é maior em idosos e em tratamentos prolongados. Recomenda-se avaliação periódica da função hepática e de sintomas respiratórios nesses casos.[16]

O esquema de tratamento de cistite com nitrofurantoína é uma cápsula de 100 mg a cada 6 horas por 7 dias. Tratamentos mais curtos estão associados a menor eficácia e não devem ser utilizados. Nos Estados Unidos, há uma apresentação com macrocristais que pode ser utilizada a cada 12 horas.[11]

Fluoroquinolonas

As fluoroquinolonas (FQ) são muito eficazes no tratamento das ITU, pois apresentam altas concentrações urinárias. As FQ de segunda e terceira geração (ciprofloxacino, ofloxacino, levofloxacino) também são indicadas no tratamento da pielonefrite. Outra diferença se refere ao espectro que inclui ação contra *Pseudomonas* spp, o que é especialmente importante em infecções de origem hospitalar.

As FQ são drogas potencialmente indutoras de resistência bacteriana até mesmo durante o tratamento, o que tem se tornado uma preocupação atual. Vários patógenos, incluindo *Staphylococcus aureus*, enterococos, *Streptococcus pyogenes* e *Neisseria gonorrhoeae*, já apresentam resistência em vários países. Nas bactérias envolvidas em ITU, particularmente *E. coli*, a resistência aumentou mais de 40 vezes em algumas localidades, passando de 20% em regiões da América Latina.[17,18] O uso disseminado em animais, tanto em rações como em medicamentos, é uma das razões aventadas.[19]

A recomendação atual é que as quinolonas sejam reservadas para infecções mais sérias, em pacientes imunocomprometidos e em casos complicados.[20]

Tratamentos mais curtos são igualmente eficazes, mas têm menor potencial de toxicidade e de desenvolvimento de resistência. Casos de cistite não complicada devem ser tratados por 3 dias, enquanto a cistite complicada necessita de 7 dias de tratamento.[21]

As FQ têm importantes interações medicamentosas. Não podem ser ingeridas com leite e derivados, cálcio, ferro, magnésio e alumínio, incluindo antiácidos, pois essas substâncias ligam-se ao fármaco e impedem sua absorção. A droga deve ser administrada 2 horas antes ou pelo menos 4 horas após essas medicações.[22]

O uso de ciprofloxacino associado a anti-inflamatórios pode causar convulsões. Associação com varfarina aumenta o risco de sangramento. Uso com teofilina tem potencial de aumentar a toxicidade desta, devendo ter seus níveis séricos monitorados. Há risco de hipoglicemia na associação com sulfonilureias.[22]

Os efeitos adversos das FQ mais comuns são náusea, diarreia e cefaleia. Menos frequentemente são relatadas flatulência, dor abdominal, reações cutâneas, dispepsia e vaginite. Ocasionalmente pode haver fotossensibilidade, tendinite e ruptura de tendões. Esta última foi associada ao uso concomitante de corticosteroides sistêmicos, particularmente em idosos. Ação no sistema nervoso central pode causar tontura, vertigem, confusão mental, alterações do sono e paranoia. Não se recomenda dirigir ou operar máquinas até que se saiba a reação do paciente ao fármaco.[22]

A segurança do uso de quinolonas durante a gestação não foi estabelecida, portanto, os benefícios do tratamento devem ser pesados contra os possíveis riscos (categoria C da FDA).

Outros antimicrobianos
Betalactâmicos
As cefalosporinas de primeira geração (cefalexina, cefazolina) são usadas há muitos anos para tratamento da cistite, particularmente em gestantes, em razão de seu perfil de segurança (categoria B da FDA). Entretanto, o desenvolvimento de resistência, atualmente superior a 20% no Brasil, contraindica seu uso no tratamento empírico.[23] Isso se aplica também às cefalosporinas de segunda geração, como cefuroxima. Por outro lado, cefalosporinas de terceira geração (como ceftriaxona) têm espectro mais amplo e estão indicadas para casos mais graves, como pielonefrite em gestantes, enquanto se aguarda o resultado da urocultura. A associação com inibidor de penicilinase (ácido clavulânico, sulbactam) diminui o risco de resistência.[21]

Os efeitos adversos mais frequentes das cefalosporinas são candidíase vaginal, cefaleia, diarreia, náuseas, vômitos, dor abdominal e reações alérgicas. Há interação medicamentosa com metformina (aumentando o efeito desta), probenecida (redução da excreção) e varfarina (aumentando o risco de sangramento). O uso com medicamentos nefrotóxicos pode acentuar a toxicidade renal. O teste de Coombs e a pesquisa de glicose na urina podem dar resultados falso-positivos. A dose deve ser ajustada na insuficiência renal.[24]

A duração do tratamento da cistite não complicada com betalactâmicos é de 7 dias.

Sulfametoxazol-trimetoprim (SMX-TMP, cotrimoxazol)

O cotrimoxazol é uma associação de duas drogas inibidoras do metabolismo do ácido fólico. Essa combinação, na dose de 800/160 mg a cada 12 horas, mostrou eficácia em esquemas de 3 dias. Entretanto, não há vantagem em usar empiricamente o cotrimoxazol quando o percentual de resistência local é igual ou maior que 20%.[4] No estudo ARESC, o valor obtido em todas as cepas estudadas foi superior a 40% de resistência, indicando que essa droga somente pode ser utilizada quando a sensibilidade é demonstrada no antibiograma.[6] Na gestação, o cotrimoxazol é considerado categoria C no segundo trimestre e não deve ser usado no primeiro e no terceiro trimestres.

CONSIDERAÇÕES FINAIS

O tratamento da cistite é empírico e deve sempre levar em conta o padrão de resistência local. Os dados brasileiros mais recentes indicam o uso de fosfomicina ou nitrofurantoína. Em virtude da resistência crescente, as quinolonas devem ser usadas preferencialmente nos quadros complicados ou em infecções do trato urinário superior.

REFERÊNCIAS BIBLIOGRÁFICAS

1. Bleidorn J, Gagyor I, Wegscvheider K, Hummers-Pradier E. Symptomatic treatment (ibuprofen) or antibiotics (ciprofloxacin) for urinary tract infection? Results from a randomized controlled pilot trial. BMC Med 2010:8-30.

2. Agência Nacional de Vigilância Sanitária (Anvisa). Bula Pyridium. Disponível em: www4. anvisa.gov.br/base/visadoc/BM/BM[26347-1-0].PDF. Acessado em 7/8/2012.

3. Bula Sepurin. Disponível em: www.gross.com.br/pdf/Bula%20Sepurin%20-%20BU%20 11501-00.pdf. Acessado em 7/8/2012.

4. Gupta K, Hooton TM, Naber KG, Wullt B, Colgan R, Miller LG et al. International clinical practice guidelines for the treatment of acute uncomplicated cystitis and pyelonephritis in women: a 2010 update by the Infectious Diseases Society of America and the European Society for Microbiology and Infectious Diseases. Clin Infect Dis 2011; 52(5):e103-20.

5. Andersson D. The ways in which bacteria resist antibiotics. The global threat of antibiotic resistance: Exploring Roads towards Concerted Action. A multidisciplinary meeting at the Dag Hammarskjöld Foundation Uppsala, Sweden, 5–7 May 2004 – Background document. Disponível em: http://archives.who.int/prioritymeds/report/append/bacteria.pdf. Acessado em 7/8/2012.

6. Naber KG, Schito G, Botto H, Palou J, Mazzei T. Surveillance study in Europe and Brazil on clinical aspects and Antimicrobial Resistance Epidemiology in Females with Cystitis (ARESC): implications for empiric therapy. Eur Urol 2008; 54(5):1164-75.

7. Livermore DM. Bacterial resistance: origins, epidemiology, and impact. Clin Infect Dis 2003; 36(Suppl 1):S11-23.

8. McCalla DR, Kaiser C, Green MH. Genetics of nitrofurazone resistance in *Escherichia coli*. J Bacteriol 1978; 133(1):10-6.

9. Rossi P, Oliveira RB, Ribeiro RM, Castro RA, Tavares W, Lopes HV et al. Infecção urinária não-complicada na mulher: tratamento. Diretrizes clínicas na saúde suplementar: Associação Médica Brasileira e Agência Nacional de Saúde Suplementar, 2011. Disponível em: www.projetodiretrizes.org.br/ans/diretrizes/infeccao_urinaria_nao--complicada_na_mulher-tratamento.pdf. Acessado em 2/8/2012.

10. Milo G, Katchman EA, Paul M, Christiaens T, Baerheim A, Leibovici L. Duration of antibacterial treatment for uncomplicated urinary tract infection in women (Cochrane Review). In: The Cochrane Library, Issue 1, 2009. Oxford: Update Software.

11. Hooton TM. Uncomplicated urinary tract infection. N Engl J Med 2012; 366:1028-37.

12. Shrestha NK, Tomford JW. Fosfomycin: a review. Infect Dis Clin Pract (Baltim Md) 2001; 10(5):255-60.

13. Falagas ME, Vouloumanou EK, Togias AG, Karadima M, Kapaskelis AM, Rafailidis PI et al. Fosfomycin versus other antibiotics for the treatment of cystitis: a meta-analysis of randomized controlled trials. J Antimicrob Chemother 2010; 65(9):1862-77.

14. Nickel JC. Management of urinary tract infections: historical perspective and current strategies: Part 2 – Modern management. J Urol 2005; 173:27-32.

15. Agência Nacional de Vigilância Sanitária (Anvisa). Bula Macrodantina® - Nitrofurantoína. Disponível em: www4.anvisa.gov.br/base/visadoc/BM/BM[25858-1-0].PDF. Acessado em 31/7/2012.

16. Macrobid® (nitrofurantoin monohydrate/macrocrystals) Capsules. FDA Prescribing Information. Disponível em: www.accessdata.fda.gov/drugsatfda_docs/label/2009/020064s019lbl.pdf. Acessado em 30/7/2012.

17. Schito GC. Why fosfomycin trometamol as first line therapy for uncomplicated UTI? Int J Antimicrob Agents 2003; 22 Suppl 2:79-83.

18. Andrade SS, Sader HS, Jones RN, Pereira AS, Pignatari AC, Gales AC. Increased resistance to first-line agents among bacterial pathogens isolated from urinary tract infections in Latin America: time for local guidelines? Mem Inst Oswaldo Cruz 2006; 101(7):741-8.

19. Nelson JM, Chiller TM, Powers JH, Angulo FJ. Fluoroquinolone-resistant *Campylobacter* species and the withdrawal of fluoroquinolones from use in poultry: a public health success story. Clin Infect Dis 2007; 44(7):977-80.

20. Hooton TM, Besser R, Foxman B, Fritsche TR, Nicolle LE. Acute uncomplicated cystitis in an era of increasing antibiotic resistance: a proposed approach to empirical therapy. Clin Infect Dis 2004; 39(1):75-80. Epub 2004 Jun 14.

21. Grabe M, Bjerklund-Johansen TE, Botto H, Wullt B, Çek M, Naber KG et al. Guidelines on urological infections. European Association of Urology 2012. Disponível em: www.uroweb.org/gls/pdf/17_Urological%20infections_LR%20II.pdf. Acessado em 25/7/2012.

22. Agência Nacional de Vigilância Sanitária (Anvisa). Bula Cipro® (ciprofloxacino). Disponível em: www4.anvisa.gov.br/base/visadoc/BM/BM[25357-1-0].PDF. Acessado em 7/8/2012.

23. Nicolle LE. Urinary tract infection: traditional pharmacologic therapies. Am J Med 2002; 113 Suppl 1A:35S-44S.

24. Agência Nacional de Vigilância Sanitária (Anvisa). Bula Cefalexina FURP. Disponível em: www4.anvisa.gov.br/base/visadoc/BM/BM[25618-1-0].PDF. Acessado em 5/8/2012.

QUESTÕES

1. Um dos mecanismos de resistência bacteriana às quinolonas é:
   a. Produção de betalactamases.
   b. Maior síntese de proteínas ligadoras de penicilina (PBP).
   c. Inativação da topoisomerase.
   d. Lesão direta do DNA.
   e. Bombas de efluxo.

2. Paciente de 32 anos de idade refere diagnóstico de cistite há 4 dias em consulta no pronto-socorro. Está usando a medicação prescrita, mas não teve melhora dos sintomas urinários. O motivo provável e a conduta são, respectivamente:
   a. Falha terapêutica – colher urocultura e trocar de categoria de antibiótico.
   b. Evolução normal da infecção – usar sintomáticos e aguardar mais 2 dias.
   c. Dose insuficiente – aumentar a dose ou a duração do tratamento.
   d. Recaída – associar um antibiótico de classe diferente.
   e. Infecção por micoplasma – suspender a medicação e colher novos exames.

3. Paciente diabética com 65 anos de idade refere disúria e polaciúria há 1 dia. Ao exame físico, observa-se cistocele e prolapso uterino. Considerando as comorbidades, o esquema indicado para o tratamento da infecção urinária é:
   a. Nitrofurantoína, 100 mg, VO, a cada 6 horas, por 10 dias.
   b. Axetilcefuroxima, 500 mg, VO, a cada 12 horas, por 5 dias.
   c. Norfloxacino, 400 mg, a cada 12 horas, por 7 dias.
   d. Fosfomicina, 3 g, VO a cada 12 horas, por 7 dias.
   e. Cefalexina, 500 mg, VO, a cada 6 horas, por 7 dias.

SEÇÃO 8
Síndrome da Bexiga Dolorosa

29

Conceito, epidemiologia, classificação, diagnóstico e tratamento

Paulo César Rodrigues Palma
Danilo Souza Lima da Costa Cruz
Juliane de Fátima Agostini Tiecher

INTRODUÇÃO

A cistite intersticial (CI) é uma síndrome de etiologia pouco definida, sendo atualmente mais utilizada como sinônimo de síndrome da bexiga dolorosa (SBD). Tem origem provavelmente multifatorial (Figura 1). É uma condição tratável, porém, raramente curável, e que provoca sintomas do trato urinário inferior, caracterizados tipicamente por dor e sintomas de armazenamento urinário (como urgência e frequência), que aliviam após o esvaziamento vesical. Acarreta piora significativa na qualidade de vida dos pacientes. Tem início insidioso e caráter progressivo com possível agravamento dos sintomas, que normalmente são episódicos, apresentando períodos de agudização e remissão.

A SBD foi definida pela *European Society for the Study of Interstitial Cystitis* (ESSIC) como dor pélvica crônica, sensação de pressão ou desconforto percebido pelo paciente relacionado com a bexiga, com pelo menos outro sintoma urinário, como desejo persistente de esvaziamento ou frequência urinária.[1] O paciente não deve apresentar nenhuma outra afecção, como infecção do trato urinário, carcinoma ou cistite induzida por radiação ou medicações[2] que tendem a cursar com sintoma semelhante.

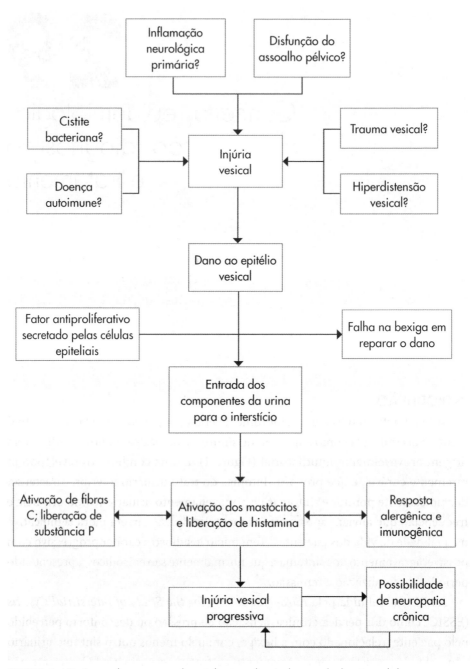

FIGURA 1 Hipótese da cascata de etiologias da síndrome da bexiga dolorosa.
Fonte: adaptada de Hanno P et al.[18]

A SBD foi primeiramente descrita em 1915 por Hunner, mas somente a partir de 1987 é que foram retomadas as pesquisas na tentativa de formular critérios clínicos diagnósticos que pudessem melhor caracterizá-la.[2]

Inicialmente, foi rotulada como cistite crônica ou síndrome uretral nas mulheres e como prostatite abacteriana nos homens, cuja frequência é subestimada e muitos pacientes permanecem sem diagnóstico.

Nos últimos anos, avanços têm sido feitos para tentar elucidar a patogênese da doença. Pesquisas baseadas na membrana urotelial, a busca por marcadores diagnósticos e mediadores inflamatórios, o papel da infecção como possível causa da síndrome, enfim, todas estas hipóteses vêm trazendo à prática clínica novas modalidades de tratamento.

EPIDEMIOLOGIA

A SBD afeta principalmente as mulheres, embora exista um número significativo de homens com a doença (relação média de 9:1).

Poucos estudos têm avaliado a prevalência de SBD[3-6] em razão de um conjunto de fatores: a falta de uma definição aceita, a ausência de marcadores diagnósticos validados e a falta de esclarecimento sobre a fisiopatologia e etiologia dificultam a interpretação da doença. Isso é perceptível nos estudos de prevalência ao redor do mundo (Tabela 1).[7] No Brasil, não há dados epidemiológicos sobre a doença.

TABELA 1 Prevalência da SBD/CI por 100.000 mulheres

Estudo	Prevalência
Overavisto, 1975 (Finlândia)	18
Jones, 1989 (EUA)	500
Held et al., 1990 (EUA)	30
Bade et al., 1995 (HOL)	30
Curhan et al., 1999 (EUA)	60
Ito et al., 2000 (JAP)	4,5
Roberts et al., 2003 (EUA)	1,6
Leppilahti et al., 2005 (Finlândia)	300
Clemens, 2007 (EUA)	197
Temml et al., 2007 (Áustria)	306
Song et al., 2009 (China)	100
Berry et al., 2009 (EUA)	2.600

SBD: síndrome da bexiga dolorosa; CI: cistite intersticial.

Uma estimativa da prevalência de SBD na população, reconhecendo que definições consistentes não têm sido utilizadas nos estudos epidemiológicos, parece ser de aproximadamente 300/100.000 em mulheres e a prevalência masculina deve ser de 10 a 20% da feminina. Dados preliminares da *American Urological Association* (AUA) de um estudo que está sendo realizado nos Estados Unidos pela *National Institutes of Health* (NIH) revelam que 2,5 a 2,7% da população feminina norte-americana têm sintomas altamente sugestivos de SBD.[7]

De acordo com Parson, a diferença epidemiológica na literatura pode refletir também a definição antiga de SBD que englobava somente a doença em fase mais avançada. Exemplifica-se por meio de estudos, como o de um centro na Inglaterra, que 50% dos pacientes com sinais e sintomas de infecção do trato urinário tinham culturas negativas. Os autores concluíram que tais pacientes tinham "síndrome uretral" (definida pelos autores como presença de sinais e sintomas de infecção do trato urinário baixo com urocultura negativa).[8]

Acredita-se que a síndrome uretral possa ser uma SBD leve ou inicial. Um estudo feito por Parson realizou o teste de sensibilidade ao potássio (quando positivo, indica um epitélio vesical anormal), o qual foi positivo em 78% dos 466 pacientes com suspeita de SBD, 56% dos pacientes com "síndrome uretral" e nenhum dos 42 controles.[2]

Os critérios diagnósticos propostos pela *National Institute of Diabetes and Digestive and Kidney Diseases* (NIDDK) podem deixar de diagnosticar até 60% dos pacientes com SBD.[9] Os questionários *The O'Leary-Sant Symptom and Problem Score (Interstitial Cystitis Symptom Index* (ICSI) e o *Problem Index* (ICPI) são reconhecidos como dois instrumentos de grande valia na identificação pelo paciente dos sintomas miccionais e dolorosos da bexiga e devem ser usados como acompanhamento durante a terapia.[10]

FISIOPATOLOGIA

A patogênese da SBD é provavelmente de etiologia multifatorial, que interage entre si, gerando um conjunto de sintomas em um mesmo indivíduo (Figura 1).

Várias etiologias já foram propostas: infecciosa, linfática, psicológica, relacionadas com fatores autoimunes e vasculites, mas grande parte delas são teorias hipotéticas com poucos dados para comprovar seu papel como causa da SBD, mas que ainda se encontram em investigação. Atualmente, a teoria mais aceita é a de defeito no epitélio vesical com perda da barreira hematourinária, resultando em defeito de fendas na membrana.

Defeito no epitélio vesical ou perda da barreira epitelial

A hipótese mais aceita nos dias de hoje como causa da SBD é a falha nos mecanismos que regulam a permeabilidade epitelial da membrana do urotélio, resultando na migração de solutos através do epitélio.

Sabe-se que o urotélio vesical é revestido por glicosaminoglicanos (GAG) e glicoproteínas que têm função de proteção, incluindo antiaderência de bactérias e cristaloides, assim como regulação da movimentação do soluto transepitelial. É importante ressaltar que ele é um tecido relativamente impermeável.

Quando alterações na superfície epitelial levam a mudanças na permeabilidade, ocorre uma migração de solutos, como íons (especialmente o potássio), alérgenos, substâncias químicas, toxinas e bactérias, através do urotélio para o interstício da parede vesical, gerando ativação mastocitária e reação inflamatória, com despolarização dos nervos sensitivos da bexiga, danos a vasos sanguíneos e linfáticos subepiteliais e, consequentemente, piora dos sintomas e progressão da doença.

Essa é a base do teste de sensibilidade intravesical ao potássio popularizado por Parson. Ele supõe que a principal substância tóxica causadora dos sintomas de SBD seja o potássio, pois sua concentração urinária varia de 40 a 150 mEq/L, com uma média de 90 mEq/L, concentração conhecida por ser tóxica a qualquer célula. Nesse teste, é instilada uma solução de água e potássio intravesical em pacientes com suspeita de SBD. Os pacientes com camada urotelial íntegra não apresentarão sintomas de dor ou urgência durante a instilação, ao contrário dos pacientes que apresentam defeito na permeabilidade do epitélio, que irão referir tais sintomas durante o teste, por causa da passagem de potássio pelo urotélio.[2]

Níveis tóxicos de potássio intersticial poderiam também induzir outros agentes neurologicamente ativos, como substância P, levando a maior ativação das fibras da dor, característica importante da SBD.[11]

Infecção

A infecção como causadora de SBD é provavelmente a teoria mais popular e também a mais antiga. Muitos estudos tentaram comprovar a hipótese de que alguns vírus ou bactéria poderiam ser os responsáveis pela patogênese da SBD. Contudo, após o surgimento de métodos moleculares altamente sensíveis e específicos para detecção de sequências únicas de DNA ou RNA para um organismo particular, inúmeros trabalhos realizados não conseguiram sustentar esse pressuposto.[10,12]

Mecanismos imunológicos

Acredita-se que a fisiopatologia dessa síndrome seja realmente multifatorial. Por conta da descrição de SBD com outras doenças autoimunes, existe a hipótese de que os fatores imunológicos possam ser causadores da doença. Vários estudos demonstraram associação da SBD com outros distúrbios do sistema imunológico, como síndrome de Sjögren, artrite reumatoide, lúpus eritematoso sistêmico (LES) e tireoidite de Hashimoto. Todas essas doenças apresentavam aumento de IgG sérico, do complemento C4 e de anticorpos antinucleares.[13]

Alagiri et al., em uma série de 6.783 pacientes com diagnóstico de SBD, relataram a presença de alergias em 41% das pacientes. Além disso, em comparação com a população geral, os indivíduos com SBD tiveram probabilidade 100 vezes maior de apresentarem doença inflamatória intestinal e 30 vezes mais chance de terem LES.[14]

Envolvimento dos mastócitos

Os mastócitos são células presentes nas reações alérgicas de hipersensibilidade tipo I, tanto nas formas agudas como crônicas de alergia. O seu papel na SBD ainda não é totalmente conhecido. A sua degranulação com liberação dos mediadores inflamatórios ocorre por uma variada gama de estímulos, tanto imunológicos como não imunológicos. Sabe-se que existe aumento e ativação dessas células em pacientes portadores de SBD e que seus mediadores pró-inflamatórios contribuem para a dor pélvica regional e para o mecanismo da resposta inflamatória.[12] No entanto, o que se discute é se os mastócitos são uma das causas de SBD (quando a degranulação dos mastócitos seria a responsável pelos sintomas) ou se têm papel secundário na origem da doença (quando a degranulação seria um mecanismo de defesa a outro tipo de agressão ao epitélio).[2]

Theoharides et al.[15] e Rudick et al.[16] demonstraram, com evidências tanto clínicas como experimentais, que a SBD está intimamente associada a um acúmulo e à ativação dos mastócitos, especialmente no detrusor, lâmina própria e submucosa.[15] Saban et al. comprovaram, em experimentos animais, que a ativação dos mastócitos resulta em permeabilidade epitelial. Postula-se, portanto, que a fisiopatologia da bexiga e dos sintomas de dor pélvica seja dependente dos mastócitos.[17]

Assim, o controle direto por meio da apoptose dos mastócitos ou do bloqueio fisiológico de sua função na bexiga seria uma estratégia interessante para reduzir a gravidade das SBD.[12]

Ativação neural

A dor é o sintoma mais importante da SBD, sugerindo a presença de aumento da ativação dos nervos sensoriais na bexiga. A maior ativação de fibras da dor pode levar a uma forma de SBD mais intensa e persistente.[2] A ativação dos nervos sensoriais, especificamente fibras da dor, é conhecida por provocar inflamação neurogênica pela liberação de neuropeptídios, como a substância P, a neuroquinina A e a calcitonina, com subsequente aumento da permeabilidade vascular, com a adesão de leucócitos e edema dos tecidos.[7]

A inflamação neurogênica parece ser a causa de alguns casos de SBD. A dor neuropática crônica pode ser o sintoma mais difícil de tratar, já que ela pode permanecer mesmo após a reestruturação do epitélio.[2]

DIAGNÓSTICO

O diagnóstico da SBD é essencialmente clínico e de exclusão, sendo uma condição crônica definida por frequência urinária, urgência, dor pélvica aliviada pela micção, noctúria e dispareunia. A dor pode ser relatada em região inguinal ou suprapúbica, períneo, vulva ou vagina na mulher, e pênis, testículos, reto ou escroto no homem. Esses sintomas podem ser exacerbados no período pré-menstrual, pela ingesta de bebidas ou alimentos ácidos, café, álcool, chocolate e alimentos condimentados.

Em virtude do quadro clínico pouco específico, o seu diagnóstico é confundido, principalmente nas fases iniciais, com infecção urinária, bexiga hiperativa, endometriose, prostatite, neoplasia urotelial, síndrome do cólon irritável, tuberculose, obstrução uretral e vaginites. Estima-se que possa coexistir com endometriose em mais de 60% dos casos. Assim, o tratamento da endometriose pode melhorar apenas parcialmente as queixas álgicas se a SBD não for tratada.[19]

O exame físico completo é essencial para avaliar presença de massas pélvicas ou cistocele, que justifique os sintomas vesicais. Cerca de 95% das pacientes referem desconforto na base da bexiga durante o exame pélvico. O mapeamento da dor é feito pelo toque vaginal, que deve reproduzir os sintomas da paciente quando se palpa a região correspondente ao trígono vesical. Aproximadamente 85 a 90% dos pacientes são do sexo feminino. Nos pacientes sexualmente ativos, a maioria (71%) refere exacerbação dos sintomas associados ao intercurso sexual.[2]

O uso do diário miccional pode facilitar a avaliação de frequência, noctúria e volume urinado. Acredita-se que indivíduos com mais de oito micções em 24 horas, associadas a dor pélvica ou vesical ou uretral, possam ter SBD. Na maioria dos pacientes, o volume urinário médio é menor que 100 mL.[2]

O uso de marcadores urinários ainda não está estabelecido, porém estudos sobre fator antiproliferativo e fator de crescimento epidérmico ligado ou não à heparina podem se tornar instrumentos diagnósticos no futuro.

A urocultura é útil para descartar infecção bacteriana. A piúria estéril deve orientar a investigação para tuberculose do trato urinário. Nos pacientes acima de 40 anos de idade, nos tabagistas e na presença de hematúria, a citologia urinária e a cistoscopia devem ser solicitadas para excluir neoplasia do trato urinário.

O diagnóstico tem sido feito com base nos critérios estabelecidos pelo *National Institutes of Health/National Institute of Arthritis, Diabetes, Digestive and Kidney Diseases* (NIDDKD) dos Estados Unidos (Tabela 2).[20]

TABELA 2 Critérios para diagnóstico de SBD, segundo NIH/NIDDKD

Critérios de inclusão
Úlcera de Hunner ou glomerulações após hidrodistensão sob anestesia e complementada pela cistoscopia
Dor pélvica, urgência e frequência urinária com urocultura negativa
Critérios de exclusão
Capacidade vesical > 350 mL
Ausência de intenso desejo miccional com enchimento vesical de 100 mL
Demonstração de contração involuntária durante cistometria
Duração de sintomas inferior a 9 meses
Ausência de noctúria
Sintomas aliviados por antibióticos, antissépticos urinários, anticolinérgicos ou antiespasmódicos
Frequência urinária diurna inferior a 8 vezes
Diagnóstico de cistite bacteriana ou prostatite dentro de 3 meses
Calculose de vias urinárias
Herpes genital em atividade
Câncer ginecológico
Divertículo uretral
Cistite química
Cistite tuberculosa
Cistite por radiação
Tumores malignos ou benignos
Vaginites
Idade inferior a 18 anos

Alguns questionários também foram elaborados no intuito de ajudar no diagnóstico e na definição mais objetiva da doença, entretanto, nenhum deles ainda foi validado como uma ferramenta diagnóstica definitiva. Os instrumentos mais comumente utilizados na avaliação dos sintomas são os índices *O'Leary-Sant IC Symptom* (ICSI) e *O'Leary-Sant IC Problem* (ICPI), *Wisconsin IC Inventory* (WICI) e *Pelvic Pain Urgency and Frequency* (PUF).[21,22] Os índices O'Leary foram desenhados para avaliar os sintomas e seu impactos na qualidade de vida do paciente. O WICI é baseado em sete questões para a avaliação dos sintomas urinários. O papel do escore de PUF pode ser utilizado como um marcador de recorrência da doença ou sucesso no tratamento.

A avaliação urodinâmica pode ser útil para afastar a presença de hiperatividade detrusora. Uma cistometria normal praticamente afasta a possibilidade de SBD. O achado característico é a urgência sensitiva que normalmente ocorre com pequeno enchimento vesical (antes da infusão de 150 mL de solução fisiológica). A capacidade cistométrica máxima encontra-se reduzida em decorrência da hipersensibilidade vesical.

A cistoscopia é utilizada com uma importante manobra terapêutica (hidrodistensão), não sendo necessária para o diagnóstico, a não ser nos casos suspeitos de neoplasia.[23] Deve ser realizada sob anestesia, pois costuma ser dolorosa para os pacientes. A hidrodistensão é realizada com uma coluna de 80 cmH_2O de solução fisiológica por cerca de 15 minutos. Em seguida, a bexiga é esvaziada, enchida novamente e reexaminada à procura de glomerulações (Figura 2A – hemorragia petequial difusa da mucosa vesical), que é bastante sugestivo de SBD (na presença de dez glomerulações por quadrante, em três de quatro quadrantes), ou úlceras de Hunner (Figura 2B), que é a forma clássica da doença, porém encontrada em menos de 5% dos casos.[24]

A biópsia vesical é indicada apenas se for necessário descartar outras enfermidades, sugeridas pela cistoscopia ou para excluir carcinoma *in situ*. Não há um padrão histológico patognomônico para os casos de SBD. O achado de infiltrado mastocitário não exclui outras doenças.

O teste do potássio é de fácil realização e de grande utilidade no diagnóstico, principalmente nos casos leves, em que a confirmação da doença ainda é incerta e baseia-se na avaliação da permeabilidade do epitélio vesical ao potássio, que, se presente, leva a despolarização das terminações nervosas e/ou lesão muscular, causando os sintomas de urgência e dor.[2]

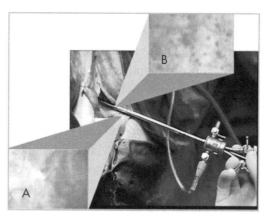

FIGURA 2 Observações feitas após a hidrodistensão. (A) Úlceras de Hunner. (B) Glomerulações.

Segundo estudos clínicos, o teste é positivo em quase 80% dos pacientes com diagnóstico clínico de SBD e é extremamente raro em pacientes normais (menos de 3%). O teste do potássio também pode ser utilizado como preditor de resposta ao tratamento.

Teste do potássio
1. Solução 1:40 mL de água destilada
2. Solução 2:40 mL de solução de KCl (0,4 mol/L)
3. Perguntar ao paciente o grau de dor e urgência de acordo com a escala abaixo
4. Introduzir um pequeno cateter na bexiga do paciente
5. Instilar a solução 1 na bexiga lentamente por 1 a 2 minutos
6. Perguntar ao paciente sobre a dor e a urgência após 5 minutos
7. Remover a solução 1 da bexiga
8. Instilar a solução 2 na bexiga lentamente por 1 a 2 minutos
9. Perguntar ao paciente sobre a dor e a urgência após 5 minutos
10. Remover a solução 2 da bexiga e lavar uma vez com 40 mL de água destilada
11. Pedir ao paciente para comparar as soluções usando os questionários abaixo

Escala para sintomas					Questionário
Dor					Qual solução foi pior?
Nenhuma	Leve	Moderada	Severa		■ Solução 1
1	2	3	4	5	■ Solução 2
Urgência					Como foi a diferença entre as soluções?
Nenhuma	Leve	Moderada	Severa		■ Nenhuma
1	2	3	4	5	■ Moderada
					■ Severa

Uma alternativa ao teste do potássio é o teste anestésico da bexiga.[22] Pode ser útil nos pacientes com desconforto ou dor vesical. O procedimento consiste na instilação vesical de lidocaína e bicarbonato (promove a absorção de lidocaína). A lidocaína é absorvida em função da descontinuidade do urotélio. Caso a instilação alivie os sintomas, pode-se concluir que a bexiga está envolvida no quadro álgico.

TRATAMENTO

A SBD é uma doença crônica que até o momento não tem cura, mas existem inúmeras modalidades de tratamento que, quando associadas, podem obter o controle dos sintomas na maioria dos casos. O preconizado é o tratamento multimodal, que inclui desde mudanças no estilo de vida, tratamento medicamentoso via oral e intravesical, e até cirurgia para os casos mais severos e refratários ao manejo conservador.

Os três pilares do tratamento medicamentoso envolvem:

- controle da disfunção epitelial com uso de compostos heparinoides;
- supressão da ativação neural com amitriptilina, imipramina ou inibidores seletivos da recaptação da serotonina;
- bloqueio da degranulação mastocitária.

Tratamento medicamentoso

Supressão da ativação neural

Normalmente é feita com o uso de antidepressivos tricíclicos, em especial a amitriptilina, e com os inibidores seletivos da recaptação da serotonina (ISRS). A hiperatividade neural também é responsável pelos sintomas de dor, urgência e frequência referidos pelos pacientes. Controlar a ativação neural é um processo lento e, muitas vezes, não se obtém sucesso, apesar do uso das medicações indicadas.

Amitriptilina

A amitriptilina é um antidepressivo tricíclico que se tornou um dos pilares do tratamento da SBD. Possui três tipos de mecanismos de ação: ação anticolinérgica em alguns sítios, bloqueio do sistema de transporte ativo no final do nervo pré-sináptico (responsável pela recaptação da serotonina e noradrenalina) e sedação (provavelmente pelas suas propriedades anti-histamínicas).

Em uma metanálise recentemente publicada, verificou-se que a amitriptilina melhora de forma estatisticamente significativa o *Interstitial Cystitis Symptom Index*

(ICSI – questionário utilizado para avaliar resposta ao tratamento da SBD), melhora o escore de dor e diminui os sintomas de urgência e frequência.[23] O aumento da dose (10 a 75 mg diários), associado a um aumento no tempo de uso da droga, mostrou efeito na diminuição da frequência urinária e nos escores do ICSI.[25] O aumento da dose está associado com efeitos adversos, como sedação e aumento do apetite.

Controle da disfunção epitelial

O objetivo primordial do tratamento é corrigir a fisiopatologia da doença, ou seja, restabelecer a camada de glicosaminoglicanos, já que a perda desse componente parece ter importante papel na patogênese da doença. Os principais glicosaminoglicanos presentes no urotélio são ácido hialurônico, sulfato de heparina e sulfato de condroitina. Portanto, preconiza-se o uso de drogas que têm como efeito restaurar a camada de GAG, restabelecendo a função de barreira urotelial. As mais utilizadas são ácido hialurônico e sulfato de heparina.

Pode-se inferir que os pacientes que respondem a essa classe de medicamentos são os mesmos que apresentam positividade ao teste do potássio.

Pentosanpolissulfato de sódio (PPS)

É um análogo da heparina. Provavelmente uma das substâncias mais estudadas no tratamento da SBD. A dose inicial recomendada é de 100 mg, 3 vezes/dia, podendo-se aumentar a dose para 300 mg, 3 vezes/dia, por um período mínimo de 3 meses. Os principais efeitos são melhora da dor e da frequência urinária. A taxa de eventos adversos é em torno de 4%, sendo os mais comuns alopecia, diarreia, náuseas e *rash* cutâneo.[26]

De acordo com Parson, a melhora dos sintomas inicia após 3 a 6 meses de tratamento, com boa resposta aos 6 a 12 meses. Sabe-se que o PPS provavelmente corrige a disfunção do urotélio em pouco tempo de uso, porém os sintomas da dor dependem da desativação neural, que pode levar mais tempo para ocorrer.[2] Tem-se demonstrado que os pacientes com positividade ao teste do potássio, em 82% dos casos, respondem à droga, contra 30% no grupo dos pacientes com teste do potássio negativo.[26]

Posteriormente, iniciaram estudos avaliando a aplicação intravesical de PPS. Em um estudo mais recente, demonstrou-se que os pacientes que fizeram uso de PPS oral obtiveram uma resposta de 24% no O'Leary-Sant Scores contra 46% quando associado PPS intravesical.[27] A dose mais utilizada por via intravesical é de 300 mg diluídos em 50 mL de solução salina, aplicada 2 vezes/semana.

Ácido hialurônico

O ácido hialurônico é um componente da camada de glicosaminoglicanos. Muitos estudos têm demonstrado melhora nos sintomas da SBD com a instilação de ácido hialurônico intravesical.

Palma et al. avaliaram o efeito do ácido hialurônico em pacientes com síndrome da bexiga dolorosa associada à SBD, relatando aumento na capacidade vesical (demonstrado por meio do estudo urodinâmico) e melhora dos sintomas após a instilação (avaliada pelo questionário Pelvic Pain and Urgency/Frequency).[28]

Estudos experimentais demonstraram que o uso de hialuronato de sódio intravesical restaura a mucosa danificada, protegendo contra microrganismos e outros agentes na urina.

Dimetilsulfóxido (DMSO)

O DMSO é utilizado no tratamento da SBD por meio da instilação intravesical. A dose recomendada é de 50 cc de DMSO intravesical, por 5 a 10 minutos, semanalmente, por 6 a 8 semanas. Sabe-se que a melhora dos sintomas relatada pelos pacientes ocorre mais no início do tratamento, podendo-se desenvolver resistência à medicação. Acredita-se que tenha propriedades anti-inflamatórias, analgésicas e miorrelaxantes, mas estudos randomizados e duplo-cegos são necessários para confirmar seu real benefício.

Drogas que bloqueiam a degranulação dos mastócitos

A atividade das células mastocitárias está presente em até 70% dos pacientes com SBD.[2] Os mastócitos parecem ser responsáveis por ativar os sintomas da SBD. Acredita-se que pacientes alérgicos portadores da doença, embora não apresentem mais disfunção epitelial, podem ter os sintomas de SBD desencadeados após uma crise alérgica, por meio do mecanismo de ativação e degranulação dos mastócitos.

Hidroxizina

A hidroxizina é um medicamento pertencente à classe dos anti-histamínicos. Seu mecanismo de ação é inibir a degranulação de mastócitos, associado a um efeito ansiolítico. Em um estudo realizado por Theoharides e Sant, em que os pacientes portadores de SBD fizeram uso de hidroxizina via oral, observou-se melhora nos sintomas em 40% dos casos e em 55% dos pacientes com alergias.[29] Isso sugere que essa droga auxilia no controle dos sintomas de SBD, especialmente em pacientes com alergias documentadas.

Drogas imunossupressoras

Ciclosporina

A ciclosporina é uma droga imunossupressora e seus resultados no tratamento da SBD parecem ser muito promissores. Em uma metanálise que avaliou o tratamento para SBD, a ciclosporina A na dose 1,5 mg/kg, 2 vezes/dia, por 6 meses, mostrou um grande efeito na melhora dos sintomas relatados pelos pacientes por meio do questionário ICSI, diminuição da dor e da frequência urinária. Embora a taxa de descontinuação do tratamento pelos efeitos colaterais tenha sido relevante, ela apresenta nível de evidência 1b e grau de recomendação A no que se refere a melhora clínica, diminuição da dor e da frequência urinária.

Tratamento não medicamentoso

Muitos pacientes podem apresentar melhora clínica com tratamento não farmacológico, incluindo a restrição dietética de alguns elementos, terapia comportamental com *biofeedback* ou terapia de relaxamento miofascial do assoalho pélvico.

Cerca de 90% dos pacientes com síndrome da dor pélvica crônica/cistite intersticial referem sensibilidade a grande variedade de alimentos.[30] Determinados alimentos, especialmente ricos em potássio e cafeína, podem causar irritação vesical. Os principais alimentos relacionados à piora dos sintomas incluem frutas cítricas, tomate, chocolate, sucos, café, álcool e bebidas gaseificadas. Por outro lado, alimentos ricos em bicarbonato de sódio e fosfato de cálcio tendem a amenizar os sintomas. A sensibilidade específica aos alimentos pode variar de acordo com cada paciente. Dessa forma, uma orientação dietética específica pode ser um passo importante no manejo dos sintomas.[22,24,30]

Pacientes com quadro de cistite intersticial apresentam elevada prevalência de dor miofascial no levantador do ânus, cujo tratamento direcionado ao assoalho pélvico tende a melhorar os sintomas. Estudos recentes têm demonstrado a presença de dor miofascial em quase 80% das pacientes com quadro de SBD.[31] A dor causada durante o exame físico geralmente se origina de outros órgãos sem relação com a bexiga, e quase 70% possuem mais de seis pontos-gatilho da dor.[21,31] Técnicas apropriadas de fisioterapia direcionadas para o relaxamento do assoalho pélvico e de pontos-gatilhos musculares devem ser oferecidas. As técnicas de fortalecimento da musculatura do assoalho pélvico (exercícios de Kegel, etc.) devem ser evitadas.[24]

A hidrodistensão vesical pode ser diagnóstica e terapêutica em até 30% dos pacientes.[20] Sob anestesia, a bexiga é distendida com solução fisiológica até uma pressão hidrostática de 80 a 100 cmH_2O, por 2 a 15 minutos, e esvaziada em seguida.[20,21,24] Deve ser mantida pressão com o dedo contra a uretra para evitar que escape água em volta do cistoscópio. Tal procedimento deve ser repetido após o esvaziamento vesical. Acredita-se que o efeito terapêutico se deve à necrose isquêmica dos elementos dos plexos nervosos suburoteliais, produzindo um grau de denervação sensorial. As glomerulações aparecem após o esvaziamento ou após o segundo enchimento vesical.

A neuromodulação periférica, já bem estabelecida no tratamento da urgeincontinência e da retenção urinária, tem mostrado resultados promissores na SBD. Tal procedimento é realizado com implante percutâneo de um eletrodo no terceiro forame sacral (S3), acoplado a um gerador de pulso implantável. Dessa forma, há estimulação do nervo sacral, levado a inibição somática aferente do processo sensorial da dor.[20,21]

O tratamento cirúrgico corresponde a tratamento de exceção e deve ser empregado após criteriosa avaliação psicológica, quando todas as alternativas descritas anteriormente falharam.[3] Ressecção transuretral, fulguração ou irradiação por *laser* podem ser usadas para eliminar as úlceras de Hunner.[24] Para pacientes com capacidade vesical reduzida, as cistoplastias supratrigonais de aumento não têm se mostrado encorajadoras, pois, apesar do aumento da capacidade vesical, pode ocorrer recorrência da dor e da frequência urinária ou requerer cateterização permanente.[2]

Para pacientes em que a terapia e cirurgias mais conservadoras tenham falhado, deve ser considerada a realização de cistectomia total com derivação urinária. Quando se realiza uma derivação urinária continente, cerca de 40% dos pacientes desenvolvem dor na neobexiga com 6 a 36 meses após a cirurgia. Isso pode ser tratado pela instilação da neobexiga com 10.000 unidades de heparina em 10 mL de água após cada cateterização.[2]

CONSIDERAÇÕES FINAIS

A SBD continua sendo um desafio aos médicos que atuam na área de uroginecologia. O diagnóstico, feito por exclusão, deve sempre ser lembrado em pacientes que apresentam sintomas de dor suprapúbica, que piora ao enchimento vesical e melhora com a micção, podendo estar geralmente associada a sintomas de urgência e frequência miccional, com urocultura negativa.

O tratamento é multimodal. Como primeira linha, inclui-se a terapia comportamental (educação do paciente e manejo do estresse), controle da dor e modificações dos hábitos de vida. Como tratamento de segunda linha, indica-se o uso de medicação oral e drogas intravesicais. A terapia de terceira linha baseia-se em cistoscopia sob anestesia, com hidrodistensão vesical e tratamento das úlceras de Hunner, se diagnosticadas. Terapia de quarta linha é a neuromodulação; o tratamento de quinta linha é a toxina botulínica (botox) intravesical e a ciclosporina A; terapia de sexta linha consiste em cirurgia (derivação urinária com ou sem cistectomia). Em todas as terapias, inclui-se o manejo da dor.[24]

Cabe ao médico orientar a paciente portadora de SBD e buscar medidas terapêuticas que melhorem sua qualidade de vida.

REFERÊNCIAS BIBLIOGRÁFICAS

1. Van de Merwe JP, Nordling J, Bouchelouche P, Cervigni M, Daha LK, Elneil S et al. Diagnostic criteria, classification, and nomenclature for painful bladder syndrome/interstitial cystitis: an ESSIC proposal. Eur Urol 2008; 53:60-7.

2. Parson CL. Interstitial cystitis: new concepts in pathogenesis, diagnosis, and management. Female Pelvic Med Reconstr Pelvic 2005; 199-211.

3. Gillenwater JY, Wein AJ. Summary of the National Institute of Arthritis, Diabetes, Digestive and Kidney Diseases Workshop on Interstitial Cystitis, National Institutes of Health, Bethesda, Maryland. J Urol 1988; 140:203-6.

4. Propert KJ, Schaeffer AJ, Brensinger CM, Kusek JW, Nyberg LM, Landis JR. A prospective study of interstitial cystitis: results of longitudinal follow-up of the interstitial cystitis database cohort. The Interstitial Cystitis Data Base Study Group. J Urol 2000; 16:1434-9.

5. Held PJ, Hanno PM, Wein AJ, Statskin DR, Krane RJ. Epidemiology of interstitial cystitis: In Interstitial cystitis. New York: Springer-Verlag, 1990. p.29-48.

6. Curhan GC, Speizer FE, Hunter DJ, Curhan SG, Stampfer MJ. Epidemiology of interstitial cystitis: a population based study. J Urol 1999; 161:549-52.

7. Hanno PM. Bladder pain syndrome (interstitial cystitis) and related disorders. In: Campbell's Urology. 10.ed. Philadelphia: Saunders, 2011.

8. Hand JR. Interstitial cystitis, a report of 223 cases. J Urol 1949; 61:291.

9. Hanno PM, Landis JR, Matthews-Cook Y, Kusek J, Nyberg Jr. L. The diagnosis of interstitial cystitis revisited: lessons learned from the National Institutes of Health Interstitial Cystitis Database Study. J Urol 1999; 161:553-7.

10. O'Leary MP, Sant GR, Fowler Jr. FJ, Whitmore KE, Spolarich-Kroll J. The interstitial cystitis symptom index and problem index. Urology 1997; 49 (Suppl 5A):58-63.

11. Spanos C, Pang X, Ligris K, Letourneau R, Alferes L, Alexacos N et al. Stress-induced bladder mast cell activation: implications for interstitial cystitis. J Urol 1997; 157:669-72.

12. Park CS, Bochner BS. Potential targeting of siglecs, mast cell inhibitory receptors. Inters Cystitis Rev Int Neurourol J 2011; 15:61-3.

13. Van de Merwe J, Kamerling R, Arendsen, Mulder D, Hooijkaas H. Sjögren syndrome in patients with interstitial cystitis. J Rheum Arthitis 1993; 20:962-6.

14. Alagiri M, Chottiner S, Ratner V, Slade D, Hanno PM. Interstitial cystitis: unexplained associations with other chronic disease and pain syndromes. Urology 1997; 49(suppl):52-7.

15. Theoharides TC, Kempuraj D, Sant GR. Mast cell involvement in interstitial cystitis: a review of human and experimental evidence. Urology 2001; 57(6 Suppl 1):47-55.

16. Rudick CN, Bryce PJ, Guichelaar LA, Berry RE, Klumpp DJ. Mast cell-derived histamine mediates cystitis pain. PLoSOne 2008; 3:e2096.

17. Bjorling DE, Saban MR, Zine MJ, Haak-Frendscho M, Graziano FM, Saban R. In vitro passive sensitization of guinea pig, rhesus monkey and human bladders as a model of noninfectious cystitis. J Urol 1994; 152:1603-8.

18. Hanno P, Lin AT, Nordling J et al. Bladder pain syndrome. In: Abrams P, Cardozo L, Khoury S, Wein A (eds.). Incontinence. Paris: Health Publication, 2009. p.1459-518.

19. Shin JH, Howard FM. Management of chronic pelvic pain. Curr Pain Headache Rep 2011; 15:377-85.

20. Gousse AE, Tiguert R, Madjar S. Current investigations and treatment of interstitial cystitis. Curr Urol Rep 2000; 1:190-8.

21. Yoost JL, Hertweck SP, Loveless M. Diagnosis and treatment of interstitial cystitis in adolescents. J Pediatr Adolesc Gynecol 2012; 25:162.

22. Rosenberg MT, Newman DK, Page SA. Interstitial cystitis/painful bladder syndrome: symptom recognition is key to early identification, treatment. Clev Clin J Med 2007; 74(Suppl 3):S54-62.

23. Giannantoni A, Bini V, Dmochowski R. Contemporary management of the painful bladder: a systematic review. Eur Urol 2012;61:29-53.

24. Hanno PM, Burks DA, Clemens JQ, Dmochowski RR, Erickson D, FitzGerald MP et al. AUA Guideline for the Diagnosis and Treatment of Interstitial Cystitis/Bladder Pain Syndrome. J Urol 2011; 185:2162-70.

25. Van Ophoven A, Pokupic S, Heinecke A, Hertle L. A prospective, randomized, placebo controlled,double-blind study ofamitriptyline for the treatment of interstitial cystitis. J Urol 2004; 172:533-6.

26. Teichman JM, Nielsen-Omeis BJ. Potassium leak test predicts outcome in interstitial cystitis. J Urol 1999; 161:1791-6.

27. Davis EL, Regan LR, Tallbott EO. Safety and efficacy of the use of intravesical and oral pentosan polysulfate sodium for interstitial cystitis: a randomized double-blind clinical trialry. J Urol 2008; 179:177-85.

28. Figueiredo AB, Palma P, Riccetto C, Herrmann V, Dambros M, Capmartin R. Clinical and urodynamic experience with intravesical hyaluronic acid in painful bladder syndrome associated with interstitial cystitis. Actas Urol Esp 2011; 35(3):184-7.

29. Theoharides TC, Sant GR. Hydroxyzine therapy for interstitial cystitis. Urology 1997; 49(suppl):108-10.

30. Friedlander JI, Shorter B, Moldwin RM. Diet and its role in interstitial cystitis/bladder pain syndrome (IC/BPS) and comorbid conditions. BJU Int 2012; 109:1584-91.

31. Bassaly R, Tidwell N, Bertolino S, Hoyte L, Downes K, Hart S. Myofascial pain and pelvic floor dysfunction in patients with interstitial cystitis. Int Urogynecol J 2011; 22:413-8.

QUESTÕES

1. Paciente feminina de 35 anos de idade apresenta-se com queixa de dor referida na bexiga há mais de 8 meses, acompanhada de urgência miccional. Refere urinar 18 vezes durante o dia; relata que a dor alivia após a micção. Traz exame de urina e urocultura normais e ultrassonografia de vias urinárias sem alterações. Ao exame físico, queixa-se de dor à palpação na parede anterior da vagina. Diante dos fatos, qual seria a abordagem inicial para esta paciente?

   a. Indicar cistoscopia.
   b. Prescrever antibioticoterapia de supressão por longo período.
   c. Orientar a paciente a respeito do provável diagnóstico e buscar uma abordagem multidisciplinar.
   d. Solicitar estudo urodinâmico.
   e. Iniciar medicação anticolinérgica.

2. A mesma paciente da primeira questão foi submetida ao teste do potássio [instilação vesical com 40 mL de KCl (0,4 mol)]. A respeito desse teste, é incorreto afirmar que:

   a. Auxilia no diagnóstico de cistite intersticial.
   b. Determina quais pacientes apresentam como etiologia a falha na permeabilidade urotelial.
   c. A maioria dos pacientes com suspeita de SBD tem o teste do potássio positivo.
   d. Quando positivo, indica presença de ulcerações na mucosa, comprovando a presença das úlceras de Hunner.
   e. Nenhuma das acima.

3. Das substâncias abaixo utilizadas para o tratamento da cistite intersticial, qual não tem como finalidade reparar o epitélio lesado pela destruição da camada de glicosaminoglicanos?

   a. Ácido hialurônico.
   b. Sulfato de condroitina.
   c. Sulfato de heparina.
   d. Pentosanpolissulfato de sódio (PPS).
   e. Ciclosporina.

SEÇÃO 9
Enurese

30

Conceito, epidemiologia, classificação, diagnóstico e tratamento

José Carlos Cezar Ibanhez Truzzi

Marcos Freire

INTRODUÇÃO

A aquisição do controle miccional é um processo longo e não plenamente compreendido. Todo esse processo é dependente de estágios de desenvolvimento até que a continência seja alcançada pela maioria das crianças entre os 3 e 4 anos de idade. Este é o padrão que perdura ao longo da vida.

A enurese noturna, ou incontinência urinária noturna, é uma disfunção frequentemente observada e de predomínio mais notório em crianças. Embora não acarrete riscos de agravo à saúde e apresente elevado índice de remissão espontânea com o avançar da idade, o impacto psicológico, social e familiar desse tipo de incontinência urinária é marcante. A despeito da prevalência focada na faixa etária dos 5 aos 15 anos, as evidências de que adultos com disfunções miccionais diversas cursaram com enurese na infância e adolescência agregam relevância ao tema. A baixa autoestima em mulheres que persistem com enurese noturna na idade adulta tem sido amplamente referenciada em estudos populacionais.

A definição de enurese varia de acordo com as diferentes sociedades médicas envolvidas. No texto de Padronização da Terminologia de Função do Trato Urinário Inferior, publicado pela *International Continence Society* (ICS) em 2002, enurese foi definida como "qualquer perda involuntária de urina", ou seja, a mesma definição adotada, por ocasião, para a incontinência urinária. De acordo com esse texto original, para que seja denotada uma incontinência que ocorre durante o sono, o termo enurese deve sempre ser utilizado em conjunto com o adjetivo "noturna".[1] Na publicação atualizada de 2010, em conjunto pela ICS e International Urogynecological Association (IUGA – Associação Internacional Uroginecológica), a definição restringiu-se apenas a enurese noturna como sendo a perda involuntária de urina que ocorre durante o sono.[2]

A Organização Mundial da Saúde (OMS) define enurese como a perda involuntária de urina, seja no período diurno ou noturno, durante ao menos 3 meses, em uma idade em que as perdas não são mais aceitáveis e que não seja consequência da falta de controle vesical secundária a transtorno neurológico, ataques epilépticos ou anomalias estruturais do trato urinário.[3]

Para a Associação Americana de Psiquiatria, enurese é a perda repetitiva de urina durante o dia ou à noite, na roupa ou na cama, considerando tanto os escapes involuntários como os voluntários. As perdas devem ocorrer duas ou mais vezes/semana, por no mínimo 3 meses, ou ainda, que provoquem comprometimento clínico significativo, deterioração social, acadêmica ou profissional, ou de outras áreas de interesse para o indivíduo. A idade cronológica mínima aceita para essa definição é de 5 anos ou equivalente idade mental, e estão excluídos casos de diabetes, uso de medicamentos diuréticos, epilepsia e transtornos anatômicos e neurológicos envolvendo o trato urinário inferior.[3]

Até mesmo por se tratar de uma patologia de grande prevalência na infância, a definição mais aceita é oriunda da *International Children's Continence Society* (ICCS – Sociedade Internacional de Continência em Crianças). Considerando-se que a aquisição do controle miccional diurno e noturno acontece entre 3 e 5 anos de idade na maioria das crianças e que o processo envolvido nesse aprendizado é complexo e não plenamente compreendido, para a ICCS, enurese noturna corresponde a toda incontinência urinária que ocorre de modo episódico no período noturno, independentemente da manifestação ou não de sintomas diurnos após o período de aquisição do controle urinário social.[3]

Nas Diretrizes da Associação Médica Brasileira de 2006, procurou-se agregar vários desses conceitos à definição. Assim, enurese noturna foi considerada como a micção involuntária durante o sono, pelos menos 2 vezes/semana, em crianças sem anomalias congênitas ou adquiridas do trato urinário ou do sistema nervoso, em idade na qual o controle esfinctérico habitualmente está presente.[4]

A enurese é categorizada como monossintomática quando a perda urinária noturna é a única manifestação do trato urinário inferior, e não monossintomática sempre que qualquer outro sintoma do trato urinário inferior estiver presente, como aumento da frequência miccional, urgência e incontinência diurna. Esta segunda categoria é encontrada com maior frequência, sobretudo em pacientes adultos.

Outro modo de classificar a enurese noturna é quanto ao período de sua manifestação, podendo ser primária ou secundária. A enurese primária é a que transcorre após um período de continência urinária inferior a 6 meses e a secundária quando há interrupção nas perdas noturnas (ou seja, retomada da continência) por um período mínimo de 6 meses. A enurese secundária pode estar associada a questões de ordem psicológica, neurológica ou estrutural e requer investigação cautelosa.

Não se sabe ao certo qual a repercussão, no padrão miccional na vida adulta de uma determinada pessoa, decorrente de distúrbios no funcionamento do trato urinário inferior apresentado durante a infância. Evidências crescentes têm demonstrado forte relação entre sintomas urinários na infância e sintomas ligados ao trato urinário inferior em mulheres adultas.[5] É possível que pessoas com predisposição genética a desenvolver sintomas urinários ao longo da vida possam ter manifestações miccionais ainda quando crianças. Em particular, o antecedente de enurese noturna tem sido reportado por mulheres adultas com hiperatividade detrusora e também associado com o desenvolvimento subsequente de sintomas de urgência miccional, noctúria e incontinência por urgência.

ASPECTOS EPIDEMIOLÓGICOS DA ENURESE NOTURNA

Uma grande variabilidade na prevalência da enurese noturna tem sido registrada nos estudos epidemiológicos acerca deste tema. Por se tratar de uma condição com melhora espontânea progressiva ao longo dos anos, os estudos longitudinais são os mais representativos. No entanto, apenas poucos estudos longitudinais foram realizados, razão pela qual os estudos transversais são os de maior disponibilidade na literatura. Diferenças nos critérios de inclusão e abordagem do tema são os responsáveis pela discrepância de resultados. Muitos estudos incluem portadores de enurese monossintomática e não monossintomática, ou então, enurese primária e secundária, enquanto outros abordam apenas a prevalência em cada um dos subgrupos. Outra diferença marcante entre os diversos estudos diz respeito à frequência das perdas noturnas; aqueles de caráter mais restritivo quanto à recorrência dos episódios de incontinência noturna identificam taxas menores de portadores desta afecção quando comparados àqueles em que foram incluídos casos com perdas urinárias noturnas esporádicas (Figura 1).

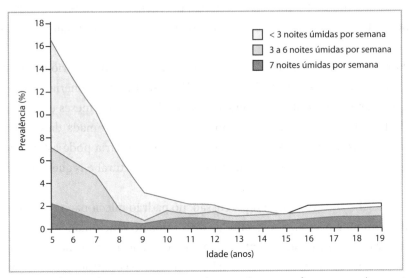

FIGURA 1 Prevalência da enurese noturna de acordo com a frequência de episódios de incontinência noturna e idade.[3]

O método mais utilizado nos levantamentos estatísticos da enurese foi o da adoção de questionários específicos. Na maioria das vezes, as questões foram estruturadas de modo direcionado ao tema ou no formato de múltipla escolha e, em menor proporção, dissertativas em número variável. A aplicação das perguntas, de modo geral, foi realizada em comunidades fechadas, escolas e ambientes hospitalares. Outras modalidades de investigação também muito utilizadas foram as pesquisas telefônicas e a revisão de prontuários médicos.[6] A maioria dos estudos avaliou coortes de crianças entre 6 e 11 anos de idade e apresentou resultados de prevalência do grupo como um todo. O enfoque dos estudos variou entre o papel da dinâmica miccional, aspectos psicológicos e até mesmo a influência do meio ambiente no comportamento urinário e desenvolvimento das crianças como determinantes da enurese.[6]

Como seria de se esperar, estudos transversais evidenciaram que, em faixas etárias específicas, a enurese em crianças com perdas mais frequentes (mais de um evento/semana) é menos prevalente se comparada ao grupo de crianças com episódios de incontinência noturna eventual. Uma metanálise em uma coorte de mais de 14 mil crianças obteve prevalência de 10% para a faixa etária de 7 anos. Este valor caiu para 3% no grupo de crianças de 11 a 12 anos. Um estudo realizado no Japão demonstrou predomínio de enurese noturna monossintomática entre 7 e 12 anos de idade. Outros estudos mostraram grande variabilidade na prevalência absoluta de monossintomáticos de 3,5 a 15%. Diferenças comportamentais e na idade de treinamento vesical podem justificar discrepâncias da prevalência de enurese noturna, como a elevada taxa de até 16% aos 7 anos em estudos realizados na Turquia e Coreia, contra menor prevalência relativa observada em adolescentes britânicos da faixa etária de 11 a 12 anos. A mesma explicação é apresentada para a baixa prevalência global entre 4 e 16 anos obtida em dois estudos conduzidos na China.[3]

A enurese noturna manifesta-se de modo predominante no sexo masculino, na proporção de 2:1. Em um amplo estudo norte-americano com crianças entre 8 e 11 anos de idade, a prevalência de enurese noturna foi 6,21% em meninos e 2,51% em meninas.[7] Sabe-se ainda que as perdas noturnas são mais acentuadas entre crianças do sexo masculino. Essa diferença tende a diminuir com o passar da idade.

Apenas um pequeno grupo de enuréticos na infância mantém as perdas noturnas ao atingir a idade adulta. A aquisição de continência noturna chegou a 11% ao ano de acordo com estudo comparativo evolutivo de um mesmo grupo, em duas faixas etárias distintas. A taxa de enuréticos atinge valores baixos, de 0,5 a 1,7%, entre 16 e 17 anos. Aparentemente não há diferença de prevalência entre as várias faixas etárias da população adulta, cujo valor global para enurese é de 0,5%. Metade dos homens nesse grupo etário relata enurese noturna primária; por sua vez, esse número é de apenas uma para cinco mulheres adultas.[8]

Apesar da enurese não representar, por si, uma situação de risco e cursar com elevada taxa de remissão com o passar da idade, tem sido observado que adultos com antecedentes pessoais de enurese noturna na infância têm disfunções miccionais com mais frequência.[9,10] Em particular, o antecedente de enurese noturna tem sido reportado por mulheres adultas com hiperatividade detrusora e também associado com o desenvolvimento subsequente de sintomas de urgência miccional, noctúria e incontinência por urgência.[5] Entre mulheres com queixas de incontinência urinária na idade adulta, o antecedente de enurese em idades mais jovens ocorreu em mais de 1/3 dos casos.[11] Das mulheres com hiperatividade detrusora idiopática, 38% sofreram de enurese na infância. Esse número chega a 63% dos homens com hiperatividade vesical, denotando maior correlação entre crianças enuréticas e homens com bexiga hiperativa.[12] Em um estudo envolvendo mais de

2.660 homens e mulheres entre 30 e 59 anos de idade, dos 17% que apresentaram incontinência urinária de várias etiologias, 6,5% reportaram enurese persistente após os 5 anos de idade, sendo que metade destes havia mantido incontinência noturna após os 10 anos.[13] A associação entre enurese e incontinência urinária de urgência também foi demonstrada em uma revisão envolvendo mais de 1.000 indivíduos de ambos os sexos. Mulheres com história de incontinência diurna e perdas noturnas frequentes na idade de 6 anos apresentaram maior propensão à incontinência urinária importante e sintomas de urgência, ao passo que essa associação não foi demonstrada para os casos em que, apesar das perdas diurnas na infância, os episódios de incontinência noturna eram esporádicos.[14] Em uma população de 2.109 mulheres, com idade entre 40 e 69 anos, aquelas que cursaram com enurese noturna na infância apresentaram risco 2,7 vezes maior de desenvolver incontinência urinária por urgência, na idade adulta, mas não de incontinência de esforço.[15] Apesar deste último resultado e da falta de conceito genético que dê maior suporte na avaliação do antecedente de enurese, verificou-se em estudo realizado na Turquia, com 1.021 pacientes com incontinência urinária na idade adulta, que 12% das mulheres com perdas urinárias noturnas durante a infância evoluíram com incontinência urinária de esforço, contra apenas 6% das mulheres sem esse antecedente.[11]

ETIOPATOGENIA

A etiopatogenia da enurese não está plenamente estabelecida. Vários fatores de risco têm sido apresentados com base nos estudos epidemiológicos e nos resultados obtidos com os tratamentos, muitos deles realizados, em um primeiro momento, de modo empírico. A inadequada relação entre a capacidade vesical de armazenar urina e a produção de urina no período noturno, somada à falha de despertar, quando tal situação ocorre, são os pré-requisitos para a enurese noturna.

Existe um forte componente genético para enurese noturna. Em um amplo estudo foi demonstrado que a chance de uma criança se tornar enurética foi 3,6 vezes maior quando houve antecedente materno de enurese.[16] Os antecedentes familiares representam um risco relativo de até 16 vezes quando pai e mãe cursaram com enurese na infância. Esse risco reduz-se pela metade se apenas um dos progenitores teve enurese.[17] A transmissão de caráter familiar está baseada em um perfil autossômico dominante em cerca de 40% dos casos, contra 9% de recessivos. A proporção de três homens para cada mulher com enurese em um estudo com 392 famílias indicou a existência de fatores ligados ao sexo ou influenciados por ele.[18]

No entanto, é clara a existência de uma heterogeneidade genética, confirmada pela diferente resposta a tratamentos medicamentosos, como o melhor resultado obtido com o uso de vasopressina em casos de enurese hereditária contra a resposta menos satisfatória na enurese secundária. Dentro de um conceito de potencial herança poligênica da enurese, estudos têm sugerido possíveis localizações dos *loci* desse polimorfismo nos cromossomos 8, 12, 13 e 22.[18]

A ausência de ritmo de secreção nictemeral normal da vasopressina, com aumento da excreção de água livre, é considerada a base da poliúria noturna na enurese. Foi demonstrado que a produção de urina por enuréticos durante noites sem perdas é substancialmente menor que aquela observada em noites com incontinência. Já na década de 1950, o aumento do débito urinário noturno passou a ter relevância na etiopatogenia da enurese. Foi a partir da identificação da molécula do hormônio antidiurético/argenina-vasopressina (ADH) que a base bioquímica desse processo foi estabelecida. A vasopressina estimula a síntese de aquaporina 2 (AQP2) nas células do ducto coletor principal dos rins. À secreção anormal da vasopressina tem sido atribuído um dos principais fatores na patogenia da enurese. Cerca de 2/3 das crianças com enurese noturna monossintomática não cursam com a variação circadiana na produção de vasopressina, fato que acarreta o aumento na produção de urina que vai além da capacidade vesical funcional. No estudo realizado por Aikawa, amostras de sangue foram coletadas com intervalos de 1 hora, durante 24 horas, em crianças enuréticas e não enuréticas. O nível plasmático de vasopressina foi menor no grupo de enuréticos no período compreendido entre 23 e 4 horas. Um segundo braço do estudo de Aikawa et al. evidenciou que a diminuição na síntese hipotalâmica de vasopressina no período noturno não justifica isoladamente a etiopatogenia da enurese[19] (Figura 2).

Recentemente, outros potenciais fatores têm sido atribuídos à fisiopatologia da poliúria noturna e enurese. O aumento da excreção urinária de sódio e potássio, assim como hipercalciúria, tem sido demonstrado em enuréticos. Entre os hormônios envolvidos no balanço hídrico, a aldosterona e a angiotensina II também possuem papel na sua gênese. Em portadores de enurese refratária à administração de DDAVP (desmopressina – análogo da vasopressina), grandes quantidades de prostaglandina E2 são encontradas na urina. A prostaglandina é o principal autacoide renal e se contrapõe ao efeito antidiurético da vasopressina na absorção tubular de água e influencia no transporte de sódio, exercendo uma potente propriedade natriurética. Por sua vez, enquanto a prostaglandina E2 exerce papel modulador via AMPc nos efeitos da vasopressina, esta estimula a síntese de prostaglandina E2 no

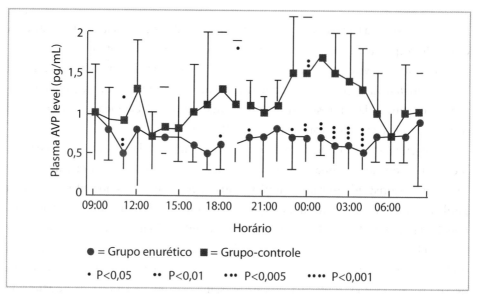

FIGURA 2 Comparação da secreção de vasopressina (AVP) no período de 24 horas no grupo de enuréticos e no grupo-controle.[17]

rim via um mecanismo de *feedback* negativo. Em um grupo de enuréticos refratários ao DDAVP, também foi demonstrada maior excreção de sódio e ureia quando comparada ao grupo-controle. A ureia tem sua reabsorção tubular renal claramente regulada pela vasopressina e exerce um papel importante no mecanismo de concentração urinária. Em pacientes com poliúria noturna há excreção aumentada de sódio e ureia durante a noite quando comparados aos não poliúricos e controles, a despeito de ritmo de balanço hídrico normal, bem como níveis urinários também normais de vasopressina e aquaporina 2. Nesses pacientes, a natriurese foi considerada como decorrente do aumento de prostaglandina 2.[20]

Em condições fisiológicas, a produção de urina sofre redução no período de sono. Um grupo de crianças teve o sono privado por no mínimo 5 horas e amostras de urina e sangue coletadas de modo fracionado ao longo do período diurno e noturno. Houve aumento superior a 50% da diurese no grupo que permaneceu acordado em comparação com o grupo que manteve o sono habitual (291 *vs.* 477 mL). A secreção de hormônio antidiurético, renina e aldosterona apresentou queda, enquanto a excreção de sódio na urina aumentou.[21]

Deve-se ressaltar que algumas pessoas produzem grandes quantidades de urina em decorrência da ingesta aumentada de líquido antes de deitar. Essa condição pode inclusive induzir a enurese em pessoas não enuréticas. O que nem sempre pode ser explicado é o porquê da poliúria levar a quadros de incontinência urinária, em vez de noctúria.

Em muitos enuréticos, a perda urinária noturna está atribuída à hiperatividade vesical. Um estudo realizado com 33 crianças chinesas com enurese primária monossintomática cuja avaliação urodinâmica foi realizada tanto no período diurno como durante o sono noturno revelou a existência de padrões distintos no comportamento urodinâmico. A hiperatividade vesical foi um achado frequente durante o dia, durante a noite ou em ambos períodos, associado ou não a outras anormalidades, como obstrução infravesical e diminuição da capacidade funcional da bexiga. Um dado importante desse estudo foi a resposta a desmopressina em metade dos casos, mesmo na vigência de disfunção vesical.[22] Outros estudos reiteraram o papel da hiperatividade detrusora na fisiopatologia da enurese ao revelar que cerca de 1/3 das crianças com enurese apresentam hiperatividade detrusora durante o sono.[23] Embora tenha sido sugerido que enuréticos com sintomas de bexiga hiperativa devam ser categorizados como não monossintomáticos, um estudo de Watanabe et al. determinou que crianças com enurese e sem sintomas diurnos podem apresentar hiperatividade detrusora.[24] Medel identificou contrações vesicais involuntárias, ou déficit de complacência, em 49% das crianças com enurese monossintomática, sendo que esse número chegou a 79% entre as não monossintomáticas.[25] Assim, pacientes com enurese monossintomática ou não monossintomática podem apresentar a atividade vesical alterada. A hiperatividade vesical nesse grupo parece causada por um retardo na maturação do sistema nervoso responsável pelo controle vesicoesfinctérico. Por essa razão, outras disfunções neurológicas, como retardo mental e déficit no desenvolvimento psíquico, estão associadas a maior frequência de casos de enurese. Essa prevalência maior de casos de enurese tem sido encontrada mesmo em situações de danos neurológicos menores, como após toxemia gravídica, baixo peso e, mais recentemente, em casos de transtorno do déficit de atenção e hiperatividade. A associação de enurese e transtorno de déficit de atenção/hiperatividade atinge um *odds ratio* de 2,9, o que reforça a necessidade de avaliação de enurese entre portadores dessa afecção neurológica e vice-versa.[7] Há ainda evidências de que comportamentos psicopatológicos encontram-se mais relacionados como consequência do que causa da enurese, sendo mais frequentemente observados nos casos de enurese secundária.[26] Nesse contexto, a enurese pode ser causa de um distúrbio comportamental importante. Por sua vez, casos de enurese secundária estão, com frequência, associados a estados de instabilidade no relacionamento e separação dos pais, e até mesmo com o nascimento de irmãos.

Dentre as várias condições correlacionadas à enurese, os distúrbios do sono e despertar foram os mais extensamente atribuídos à sua etiopatogenia. A dificuldade no despertar foi evidenciada em estudos com sinais auditivos, eletroencefalograma (EEG) e questionários. A dificuldade em despertar e mesmo o despertar confuso após períodos de sono profundo têm sido reiteradamente demonstrados em enuréticos. O elevado limiar do sono impossibilita que a sensação de plenitude vesical acorde o portador da enurese. No entanto, estudos com polissonografia evidenciaram que a perda urinária pode ocorrer em todas as fases do sono. Além disso, a arquitetura do sono de crianças com enurese não é diferente de crianças sem incontinência urinária noturna. Esses achados não tornam infundadas as teorias que relacionam a enurese com transtornos do sono. Estímulos sonoros aplicados em várias fases do ciclo de sono demonstraram que o limiar de despertar de enuréticos é maior do que o observado em controles. Essa característica corrobora o fato do limite de despertar auditivo apresentar redução com o passar da idade, sendo, portanto, atribuído um caráter neuroevolutivo nesse mecanismo da enurese. A polissonografia também evidenciou que o sono de crianças com enurese é mais fragmentado quando comparado a não enuréticos, o que acarreta maior sonolência diurna no primeiro grupo. Essa fragmentação do sono pode ser ainda a responsável pelo maior limiar de despertar desse grupo.[27]

Outros fatores secundários podem estar associados à enurese, conforme evidenciado por estudos isolados. Obstrução de vias aéreas, apneia do sono, obstipação intestinal e até diabetes tipo I podem atuar como coadjuvantes ou indutores de enurese noturna. Uma vez corrigidas tais situações, a incontinência noturna pode deixar de ocorrer. Outras condições também atribuídas à origem da enurese, como abuso sexual, podem ter sua resolução mais limitada.

A enurese monossintomática em adultos está vinculada a produção exagerada de urina no período noturno. Interessante é o fato de que o débito urinário em 24 horas é normal, assim como a osmolaridade urinária e o padrão circadiano de excreção de solutos. Há um defeito seletivo no controle da diurese noturna que se difere da poliúria noturna das crianças enuréticas, uma vez que nos adultos não há deficiência na síntese noturna da vasopressina. Isso resulta em dosagens de vasopressina com valores similares entre enuréticos e controles a qualquer hora do dia. Uma hipótese é a de redução na sensibilidade renal aos efeitos antidiuréticos da vasopressina no período noturno. Não há explicação causal para tal hipossensibilidade, entretanto, há um padrão circadiano, uma vez que não há resposta diurética similar em avaliações realizadas ao longo do período diurno. A poliúria contribui para a gênese da enurese nesse grupo de pessoas, sendo que o aumento na diurese de 300 a 500 mL excede a capacidade vesical e desencadeia o reflexo de micção.[28]

AVALIAÇÃO DIAGNÓSTICA

Na enurese, tal qual para todas as demais disfunções miccionais, o diagnóstico se inicia com anamnese detalhada. Embora a maioria dos casos de enurese noturna não coexista com alterações orgânicas, 1 a 4% dos portadores podem apresentar situações como infecção urinária, obstrução infravesical, entre outras disfunções miccionais. A história clínica deve abordar todos os aspectos da micção: padrão do jato urinário, sensação de esvaziamento vesical completo, intermitência ao final da micção, intervalo diurno e noturno de micções voluntárias e existência de episódios de urgência miccional. Com a finalidade de categorizar a gravidade da enurese, é fundamental que se saiba o número de noites por semana em que há incontinência. Além dessas características, devem ser obtidas informações sobre a ingesta hídrica e alimentar. A frequência miccional pode não ser elevada se, apesar da capacidade vesical reduzida, a quantidade de líquido ingerida também for limitada. Nesses casos, o intervalo entre as micções pode ser normal, havendo aumento apenas mediante maior aporte de líquidos. Algumas pessoas passam longos períodos do dia sem ingerir líquidos e relegam essa ingesta para o momento em que chegam em casa após o dia de trabalho. A consequente poliúria que se segue no período de sono noturno pode ter papel relevante na enurese. Muitos pacientes com bexiga hiperativa adotam essa postura, com o objetivo de não interromper suas atividades profissionais pela necessidade de urinar. Nesse grupo de pessoas, ao ser estabelecida a ingesta de líquidos de modo homogêneo ao longo do dia, a urgência miccional e o aumento da frequência passam a ter manifestação dioturna. A ocorrência de urgência miccional, frequentemente associada à síndrome da bexiga hiperativa (SBH), pode conduzir o diagnóstico para a enurese não monossintomática.

Uma ferramenta de grande utilidade na avaliação da enurese é o diário miccional. Sabe-se que quanto maior o número de informações a serem registradas no diário, maior a chance de que a adesão seja apenas parcial. Ainda assim, um diário com informações sobre o horário da ingesta de líquidos, com a estimativa da quantidade ingerida, a frequência miccional, as eventuais perdas e, sempre que possível, anotações referentes à recorrência dos episódios de incontinência noturna ao longo do período de sono, pode por si definir quais os potenciais fatores etiopatogênicos envolvidos na enurese. O tratamento, em muitas situações, pode ser direcionado a partir desses dados.

Não apenas o padrão urinário, mas o hábito intestinal tem papel importante no comportamento miccional. Em um estudo transversal com 277 crianças com enurese, o relato dos pais sobre a presença de obstipação foi de 14%, sendo que, nas anotações médicas, esse número foi de 36% para o mesmo grupo avaliado, tornando evidente a necessidade de partir do médico a iniciativa de obtenção dessas informações. Na avaliação da obstipação intestinal, o detalhamento do hábito intestinal é de grande relevância. Assim, deve-se inquirir sobre o número de evacuações por semana, se há incontinência fecal, existência de dor abdominal recorrente e aspecto das fezes.

Aspectos do desenvolvimento físico e neuropsicomotor, antecedentes patológicos pessoais e familiares, com ênfase a antepassados com enurese e outras afecções urológicas, devem ser reportados.

O exame físico voltado para avaliação de enurese deve estar focado na identificação de situações anatômicas que possam interferir com o comportamento miccional, como presença de fimose ou aderência labial, estigmas de comprometimento neurológico central (desvio de prega glútea, assimetria glútea, hiperpigmentação e hipertricose ou abaulamento na região lombossacral, alterações dos reflexos perineais e anal) e periférico (assimetria de membros inferiores, alterações na sensibilidade e motricidade das pernas).

A análise de urina é considerada obrigatória, de acordo com as diretrizes da Associação Médica Brasileira (AMB). O objetivo dessa avaliação é determinar a densidade urinária, detectar eventuais quadros de infecção urinária e até mesmo triar situações de diabetes (glicosúria).

A ultrassonografia (US) do trato urinário, recomendada por diversos autores no diagnóstico e seguimento de casos de enurese, aparentemente não traz informações relevantes no diagnóstico e compreensão da doença. Os achados ultrassonográficos não têm se mostrado úteis na diferenciação de pacientes com disfunção miccional de pacientes com funcionamento vesical normal.[29-31] Um grupo italiano, após avaliar mais de 450 crianças enuréticas, concluiu que a avaliação ultrassonográfica é efetiva no seguimento de portadores de enurese não monossintomática, devendo a urodinâmica ficar restrita aos casos de sintomas graves e refratários ao tratamento medicamentoso. Assim, a US do trato urinário é útil na avaliação de crianças enuréticas com sintomas urinários diurnos e deve ser parte da rotina de investigação do especialista. A obtenção de imagens da bexiga ao ser atingida a sensação de plenitude permite comparar a capacidade vesical com padrões de normalidade para a faixa etária. A espessura da parede vesical e a medida do volume residual são parâmetros úteis no diagnóstico de afecções adjuvantes à enurese.

O estudo urodinâmico costuma ser solicitado nos casos de enurese não monossintomática e nos casos monossintomáticos[1,32] diante da refratariedade ao tratamento conservador e medicamentoso. Um limitante na avaliação urodinâmica de portadores de enurese é a execução do teste durante o período diurno na maioria dos centros de diagnóstico. A não avaliação urodinâmica durante o período em que a enurese se manifesta pode impossibilitar a detecção de alterações específicas.

A uretrocistografia retrógrada e miccional deve ser reservada à investigação de portadores de enurese associada à incontinência diurna (não monossintomática), na presença de sintomas obstrutivos e se houver história de infecções urinárias de repetição. Estima-se que 2 a 10% das crianças com enurese são portadoras de refluxo vesicoureteral. Apesar de a existência de causas orgânicas estar mais associada à enurese secundária, um estudo com 111 crianças normais do ponto de vista neurológico evidenciou a presença de refluxo vesicoureteral apenas em casos de enurese primária.[29,32]

TRATAMENTO DA ENURESE

O tratamento da enurese deve ser baseado em boa avaliação clínica, com rigorosa anamnese, exame físico e exames subsidiários, conforme citado anteriormente neste texto. Hábitos alimentares e ingesta hídrica devem ser avaliados e condições clínicas concomitantes, como constipação intestinal, devem ser tratadas previamente à abordagem direta da enurese.

A constipação intestinal é fator de risco para enurese noturna e para resistência à terapia de primeira linha. Dessa forma, deve-se ajustar a ingesta hídrica, aumentar a ingesta de fibras, incentivar a evacuação programada e prescrever laxativos sempre que necessário.

Algumas orientações comportamentais são importantes para o paciente com enurese noturna: deve-se orientar o paciente quanto ao volume de líquidos ingeridos durante a noite, evitar bebidas com excesso de cafeína, aumentar ingesta hídrica diurna, evitar dieta com elevados níveis de sal e proteínas e incentivar o hábito de urinar antes de deitar.[33]

Nos últimos anos, várias modalidades terapêuticas foram desenvolvidas para o controle da enurese noturna. Dentre elas, podem-se destacar: terapias comportamentais, tratamento com alarmes, terapia medicamentosa (desmopressina, oxibutinina, imipramina) e terapias combinadas.[34,35]

A primeira linha de tratamento é constituída pelo uso de alarmes e da desmopressina. Em caso de falha, pode-se indicar a utilização de outros medicamentos, como antidepressivos tricíclicos, anticolinérgicos e a combinação deles. Cada uma das terapias será discutida a seguir (Figura 3).

Desmopressina (DDAVP)

A DDAVP é um análogo sintético da vasopressina. É tratamento aprovado pela *Food and Drug Administration* (FDA) desde 1990. Age nos túbulos distais sobre a concentração urinária, com retenção de água e diminuição da produção urinária.[36]

A vasopressina regula a osmolalidade sérica por seu efeito antidiurético mediado pelos receptores V2 renais. Além disso, tem forte efeito vasoconstritor mediado por receptores V1. A DDAVP tem seletividade para receptores V2, não possuindo ação nos receptores V1 renais.[37] Esse medicamento foi inicialmente introduzido para o tratamento do diabete insípido, porém sua principal indicação atualmente é para o tratamento da enurese noturna.[37]

A DDAVP tem início rápido de ação e funciona enquanto o paciente está em uso do medicamento, ou seja, é um excelente medicamento para o tratamento dos sintomas, porém não tem boa resposta em longo prazo após sua retirada. Para diminuir as chances de reincidência, sugere-se retirada paulatina da medicação, diminuindo o número de doses por semana até a retirada completa da medicação.[38]

As taxas de sucesso com a utilização da DDAVP são bastante satisfatórias, chegando a 80% de resposta completa em alguns estudos. Entretanto, apenas 40% dos pacientes permanecem secos após a retirada desse medicamento.[39]

A DDAVP possui diferentes formulações e pode ser administrada por via oral ou via intranasal. As apresentações orais em formas de tabletes podem ser administradas em doses de 0,2 a 0,6 mg. A dose pode ser titulada de acordo com os sintomas, iniciando-se com 0,2 mg até o máximo de 0,6 mg. Outra forma de administração oral da desmopressina é pelo uso de formulação liofilizada (120 ou 240 mcg), que se dissolve na cavidade oral.

Seu único efeito colateral relevante é a hiponatremia. Os sintomas da hiponatremia incluem dores de cabeça, náuseas, vômitos, alteração dos níveis de consciência e convulsões.[37] Dados demonstram que a desmopressina é segura quanto ao risco de hiponatremia durante sua administração. Os fatores de risco associados a esse efeito colateral são: idade < 6 anos, alta ingesta hídrica concomitante ao uso do medicamento, consumo de altas doses do medicamento e utilização de outros medicamentos simultaneamente à desmopressina.

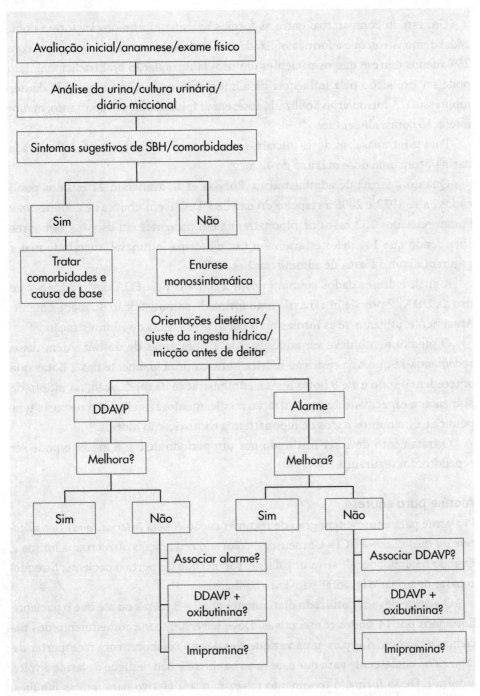

FIGURA 3 Algoritmo de avaliação e tratamento da enurese noturna.
SBH: síndrome da bexiga hiperativa; DDAVP: desmopressina.

Um estudo comparativo entre as formas orais (comprimidos *vs.* forma liofilizada) demonstrou que a forma liofilizada apresenta superior farmacocinética, com 25% menos diurese que os pacientes em uso da formulação oral tradicional. Isso pode ser explicado pela influência da alimentação na biodisponibilidade da desmopressina. A formulação liofilizada apresenta rápida absorção e, portanto, menor interação com a alimentação.[40]

Por via intranasal, as doses iniciam-se em 20 mcg (equivalente a 1 *puff* em cada narina), com uma dose máxima de 40 mcg.

Quanto à forma de administração, Robson et al. avaliaram 21 estudos publicados entre 1972 e 2006 a respeito do uso de DDAVP em crianças e adolescentes. Foram relatados 152 casos de hiponatremia em pacientes em uso de desmopressina, sendo que 141 deles estavam em uso da forma intranasal, sugerindo maior segurança com a forma de administração oral.[37]

A análise desses dados culminou com a retirada pela FDA das indicações de uso da DDAVP por via intranasal como forma de administração do medicamento. Atualmente, utilizam-se as formas orais como preferência de administração.[41,42]

O medicamento deve ser administrado 1 hora antes de dormir. Além disso, recomenda-se que haja restrição hídrica noturna principalmente nas 2 horas que antecedem o sono e até 8 horas após a administração da medicação, no intuito de aumentar a capacidade de concentração medicamentosa, melhorar a resposta terapêutica e diminuir os riscos de hiponatremia e intoxicação hídrica.[33]

O tratamento deve ser instituído por um período de 3 a 6 meses e pode ser repetido com segurança.[36,38]

Alarme para enurese

O alarme para enurese tem grau de recomendação A pela *International Consultation on Incontinence* (ICI). Um sensor é colocado nos lençóis ou na roupa íntima e, quando há umidade, ele ativa um alarme sonoro que desperta o paciente, fazendo-o parar de urinar e levantar para ir ao banheiro.

O alarme deve ser utilizado diariamente por 2 a 3 meses ou até que o paciente fique seco por 14 noites consecutivas. Deve haver um comprometimento dos pacientes e também dos pais, uma vez que eles devem colaborar com o despertar da criança ou adolescente para que este vá ao banheiro e não desligue o alarme e volte a dormir. Dessa forma, o tratamento talvez não seja efetivo para muitas famílias. Nos casos em que o alarme não é aceito por pacientes e/ou familiares, a DDAVP é a primeira opção terapêutica.[40]

Em estudo comparativo entre DDAVP e alarmes para enurese monossintomática, as taxas de sucesso foram altas para ambas as terapias (cerca de 80% de resposta completa). Entretanto, após a retirada da terapia, somente 12% dos pacientes submetidos ao alarme tiveram recorrência do quadro, contra 50% dos pacientes submetidos à desmopressina, sugerindo melhor resposta em longo prazo para a terapia não medicamentosa.[39]

FALHA NO TRATAMENTO DE PRIMEIRA LINHA
Anticolinérgicos

Em casos de falha no tratamento clínico com alarmes, DDAVP ou combinação de ambos, há possibilidade de que haja a presença de síndrome da bexiga hiperativa (SBH) ou disfunção miccional concomitante.

A presença de urgência miccional e sintomas diurnos podem ser sinais de SBH, que podem ser mascarados se há baixa ingesta hídrica diurna. Nesses casos, diário miccional e estudo urodinâmico podem servir como ferramentas complementares para o estabelecimento do diagnóstico.

Para pacientes com quadro suspeito de presença de SBH ou presença de hiperatividade detrusora, a associação de DDAVP com anticolinérgico pode ser uma boa opção terapêutica.[33,43]

Em geral, os anticolinérgicos são bem tolerados em baixas doses. Os principais efeitos colaterais são dores de cabeça, constipação intestinal e eventualmente distúrbios neurológicos, principalmente em idosos.

Para o tratamento da enurese, os anticolinérgicos podem ser utilizados especialmente quando há presença de sintomas diurnos. Na ausência deles, não há benefícios no uso de terapia anticolinérgica mesmo que em combinação com DDAVP.[44]

Lee et al. demonstraram em estudo prospectivo randomizado que a utilização da terapia combinada de DDAVP e oxibutinina para o tratamento da enurese foi melhor e mais rápida do que o uso de imipramina e DDAVP como monoterapias, principalmente em pacientes com sintomas diurnos.[45]

Ainda em pacientes resistentes à terapia com DDAVP, Montaldo et al. estudaram seus efeitos em combinação com a oxibutinina para controle da enurese noturna em pacientes monossintomáticos em estudo duplo-cego, randomizado, placebo-controlado. Nesse estudo, além da eficácia terapêutica, foram estudados parâmetros como volume vesical e espessura da parede vesical como preditores de resposta terapêutica. Os resultados mostraram controle da enurese em 45% *vs.* 17% (grupo placebo). Além disso, pacientes que responderam à associação medicamentosa possuíam menor capacidade vesical e maior espessura do detrusor. Dessa forma, pode-se concluir que esses parâmetros são bons preditores de resposta à terapia combinada.[46]

Antidepressivos tricíclicos

Os antidepressivos tricíclicos são medicamentos com efeitos anticolinérgicos que podem ser utilizados no tratamento dos pacientes com enurese noturna.

Devem ser administrados em doses diárias, cerca de 3 horas antes de deitar. A terapia deve ter no mínimo 3 meses de duração e a retirada deve ser realizada de forma lenta e progressiva. Dentre os antidepressivos tricíclicos, a droga mais estudada e utilizada para o tratamento da enurese é a imipramina.

A maioria dos pacientes tolera bem a medicação. Os principais efeitos colaterais são boca seca, sintomas gastrointestinais e distúrbios de comportamento. Doses altas têm potencial cardiotóxico e podem ser fatais. Dessa forma, esse medicamento deve ser utilizado somente por profissionais com experiência na sua utilização.

Segundo as recomendações do *National Clinical Guideline Center* (Grã-Bretanha), os antidepressivos tricíclicos podem ser utilizados para o tratamento da enurese somente quando todas as outras terapias medicamentosas falharam, sendo a imipramina a primeira escolha.[43]

OUTRAS OPÇÕES TERAPÊUTICAS

A estimulação do nervo tibial posterior (ENTP) foi descrita recentemente por Raheem et al. como terapia alternativa na falha ao tratamento clínico inicial para casos de enurese noturna. Em estudo randomizado, placebo-controlado, 28 pacientes com enurese foram avaliados e submetidos à terapia de ENTP ou placebo. Houve melhora substancial nos pacientes submetidos à ENTP, com 78,6% de resposta parcial ou completa. No entanto, após 3 meses, somente 42,9% mantiveram os mesmos índices de resposta. Um importante ponto a ser discutido nesse artigo é o tamanho reduzido da amostra e, além disso, o pequeno intervalo de acompanhamento (3 meses).[34]

Inibidores de cicloxigenase possuem propriedades antidiuréticas e, sabendo-se que crianças com enurese noturna apresentam níveis elevados de prostaglandinas durante a noite, o uso desses medicamentos pode ser uma alternativa em casos de enurese refratária ao tratamento clínico com terapias convencionais.

Kamperis et al. estudaram o efeito da indometacina (na dose de 50 mg ao deitar) em 23 crianças entre 7 e 14 anos com enurese noturna monossintomática e poliúria noturna resistente à DDAVP. O volume urinário diminuiu sobremaneira nos pacientes-controle e nos pacientes com enurese. No entanto, pacientes com enurese ainda apresentaram maior diurese noturna que os pacientes-controle. Apesar da resposta parcial, os autores concluíram que o medicamento pode ser usado nesses casos específicos, servindo como possível terapia alternativa quando há falha terapêutica com a DDAVP.[47]

REFERÊNCIAS BIBLIOGRÁFICAS

1. Abrams P, Cardozo L, Fall M, Griffiths D, Rosier P, Ulmsten U et al. Standardisation sub-committee of the International Continence S. The standardisation of terminology of lower urinary tract function: report from the Standardisation Sub-committee of the International Continence Society. Neurourol Urodyn 2002; 21:167-78.

2. Haylen BT, de Ridder D, Freeman RM, Swift SE, Berghmans B, Lee J et al. An International Urogynecological Association (IUGA)/International Continence. Neurourol Urodyn 2010; 29:4-20.

3. Milson I, Altman D, Lapitan M, Nelson R, Sillén U, Thom D. Epidemiology of urinary (UI) and faecal (FI) incontinence and pelvic organ prolapse (POP). In: Abrams P, Cardozo L, Khoury S, Wein A. Incontinence. Paris: Health Publication, 2009. p.38-42.

4. Denes F, Zerati Filho M, Souza N. Enurese: diagnóstico e tratamento. In: Jatene F, Nobre M, Bernardo W. Projeto Diretrizes. Associação Médica Brasileira. Brasília, vol. VI, pp 209-20.

5. Salvatore S, Serati M, Origoni M, Candiani M. Is overactive bladder in children and adults the same condition? ICI-RS 2011. Neurourol Urodyn 2012; 31:349-51.

6. Ramirez-Backhaus M, Arlandis Guzman S, Garcia Fadrique G, Agullo M, Martinez Garcia R, Jimenez-Cruz JF. Nocturnal enuresis. A frequent problem with a difficult estimation of its prevalence. Actas Urol Esp 2010; 34:460-6.

7. Shreeram S, He JP, Kalaydjian A, Brothers S, Merikangas KR. Prevalence of enuresis and its association with attention-deficit/hyperactivity disorder among U.S. children: results from a nationally representative study. J Am Acad Child Adolesc Psychiatry 2009; 48:35-41.

8. Hirasing RA, van Leerdam FJ, Bolk-Bennink L, Janknegt RA. Enuresis nocturna in adults. Scand J Urol Nephrol 1997; 31:533-6.

9. Yarnell JW, Voyle GJ, Sweetnam PM, Milbank J, Richards CJ, Stephenson TP. Factors associated with urinary incontinence in women. J Epidemiol Community Health 1982; 36:58-63.

10. D'Ancona CA, Lopes MH, Faleiros-Martins AC, Lucio AC, Campos RM, Costa JV. Childhood enuresis is a risk factor for bladder dysfunction in adult life? Neurourol Urodyn 2012; 31:634-6.

11. Gurbuz A, Karateke A, Kabaca C. Enuresis in childhood, and urinary and fecal incontinence in adult life: do they share a common cause? BJU Int 2005; 95:1058-62.

12. Moore KH, Richmond DH, Parys BT. Sex distribution of adult idiopathic detrusor instability in relation to childhood bedwetting. Br J Urol 1991; 68:479-82.

13. Foldspang A, Mommsen S. Adult female urinary incontinence and childhood bedwetting. J Urol 1994; 152:85-8.

14. Kuh D, Cardozo L, Hardy R. Urinary incontinence in middle aged women: childhood enuresis and other lifetime. J Epidemiol Community Health 1999; 53:453-8.

15. Fitzgerald MP, Thom DH, Wassel-Fyr C, Subak L, Brubaker L, Van Den Eeden SK et al. Childhood urinary symptoms predict adult overactive bladder symptoms. J Urol 2006; 175:989-93.

16. von Gontard A, Heron J, Joinson C. Family history of nocturnal enuresis and urinary incontinence: results from a large epidemiological study. J Urol 2011; 185:2303-6.

17. Jarvelin MR, Vikevainen-Tervonen L, Moilanen I, Huttunen NP. Enuresis in seven--year-old children. Acta Paediatr Scand 1988; 77:148-53.

18. Arnell H, Hjalmas K, Jagervall M, Lackgren G, Stenberg A, Bengtsson B et al. The genetics of primary nocturnal enuresis: inheritance and suggestion of a second major gene on chromosome 12q. J Med Genet 1997; 34:360-5.

19. Aikawa T, Kasahara T, Uchiyama M. Circadian variation of plasma arginine vasopressin concentration, or arginine vasopressinin enuresis. Scand J Urol Nephrol Suppl 1999; 202:47-9.

20. Kamperis K, Rittig S, Jorgensen KA, Djurhuus JC. Nocturnal polyuria in monosymptomatic nocturnal enuresis refractory to desmopressin treatment. Am J Physiol Renal Physiol 2006; 291:F1232-40.

21. Mahler B, Kamperis K, Schroeder M, Frokiaer J, Djurhuus JC, Rittig S. Sleep deprivation induces excess diuresis and natriuresis in healthy children. Am J Physiol Renal Physiol 2012; 302:F236-43.

22. Yeung CK, Chiu HN, Sit FK. Bladder dysfunction in children with refractory monosymptomatic primary nocturnal. J Urol 1999; 162:1049-54; discussion 1054-5.

23. Neveus T, Hetta J, Cnattingius S, Tuvemo T, Lackgren G, Olsson U et al. Depth of sleep and sleep habits among enuretic and incontinent children. Acta Paediatr 1999; 88:748-52.

24. Watanabe H, Imada N, Kawauchi A, Koyama Y, Shirakawa S. Physiological background of enuresis type I. A preliminary report. Scand J Urol Nephrol Suppl 1997; 183:7-9; discussion 9-10.

25. Medel R, Ruarte AC, Castera R, Podesta ML. Primary enuresis: a urodynamic evaluation. Br J Urol 1998; 81 Suppl 3:50-2.

26. Feehan M, McGee R, Stanton W, Silva PA. A 6 year follow-up of childhood enuresis: prevalence in adolescence and. J Paediatr Child Health 1990; 26:75-9.

27. Cohen-Zrubavel V, Kushnir B, Kushnir J, Sadeh A. Sleep and sleepiness in children with nocturnal enuresis. Sleep 2011; 34:191-4.

28. Robertson G, Rittig S, Kovacs L, Gaskill MB, Zee P, Nanninga J. Pathophysiology and treatment of enuresis in adults. Scand J Urol Nephrol Suppl 1999; 202:36-8; discussion 38-9.

29. Naseri M, Hiradfar M. Monosymptomatic and non-monosymptomatic nocturnal enuresis: a clinical evaluation. Arch Iran Med 2012; 15:702-6.

30. Tafuro L, Montaldo P, Iervolino LR, Cioce F, del Gado R. Ultrasonographic bladder measurements can replace urodynamic study for the diagnosis of non-monosymptomatic nocturnal enuresis. BJU Int 2010; 105:108-11.

31. Sreedhar B, Yeung CK, Leung VY, Chu CW. Ultrasound bladder measurements in children with severe primary nocturnal enuresis: pretreatment and posttreatment evaluation and its correlation with treatment outcome. J Urol 2008; 179:1568-72; discussion 1572.

32. Hjalmas K, Arnold T, Bower W, Caione P, Chiozza LM, von Gontard A et al. Nocturnal enuresis: an international evidence based management strategy. J Urol 2004; 171:2545-61.

33. Vande Walle J, Rittig S, Bauer S, Eggert P, Marschall-Kehrel D, Tekgul S. Practical consensus guidelines for the management of enuresis. Eur J Pediatr 2012; 171:971-83.

34. Raheem AA, Farahat Y, El-Gamal O, Ragab M, Radwan M, El-Bahnasy AH et al. Role of posterior tibial nerve stimulation in the treatment of refractory. J Urol 2013; 189(4):1514-8. doi: 10.1016/j.juro.2012.10.059. Epub 2012 Oct 24.

35. Neveus T. Nocturnal enuresis-theoretic background and practical guidelines. Pediatr Nephrol 2011; 26:1207-14.

36. Mammen AA, Ferrer FA. Nocturnal enuresis: medical management. Urol Clin North Am 2004; 31:491-8, ix.

37. Robson WL, Leung AK, Norgaard JP. The comparative safety of oral versus intranasal desmopressin for the treatment of children with nocturnal enuresis. J Urol 2007; 178:24-30.

38. O'Flynn N. Nocturnal enuresis in children and young people: NICE clinical guideline. Br J Gen Pract 2011; 61:360-2.

39. Kwak KW, Lee YS, Park KH, Baek M. Efficacy of desmopressin and enuresis alarm as first and second line treatment for primary monosymptomatic nocturnal enuresis: prospective randomized crossover study. J Urol 2010; 184:2521-6.

40. De Guchtenaere A, Van Herzeele C, Raes A, Dehoorne J, Hoebeke P, Van Laecke E et al. Oral lyophylizate formulation of desmopressin: superior pharmacodynamics compared. J Urol 2011; 185:2308-13.

41. FDA. Information for Healthcare Professionals: Desmopressin Acetate (marketed as DDAVP Nasal Spray, DDAVP Rhinal Tube, DDAVP, DDVP, Minirin, and Stimate Nasal Spray). FDA ALERT [12/4/2007], 2007.

42. Hoffmann F, Glaeske G, Steuber C. Did the removal of the indication of nocturnal enuresis for intranasal. Pharmacoepidemiol Drug Saf 2011; 20:105-9.

43. National Clinical Guideline C: National Institute for Health and Clinical Excellence: Guidance: Nocturnal Enuresis: The Management of Bedwetting in Children and Young People. London: Royal College of Physicians (UK) National Clinical Guideline Centre, 2010.

44. Dictor M, Warenholt J. Single-tube multiplex PCR using type-specific E6/E7 primers and capillary electrophoresis genotypes 21 human papillomaviruses in neoplasia. Infect Agent Cancer 2011; 6:1.

45. Lee T, Suh HJ, Lee HJ, Lee JE. Comparison of effects of treatment of primary nocturnal enuresis with oxybutynin plus desmopressin, desmopressin alone or imipramine alone: a randomized controlled clinical trial. J Urol 2005; 174:1084-7.

46. Montaldo P, Tafuro L, Rea M, Narciso V, Iossa AC, Del Gado R. Desmopressin and oxybutynin in monosymptomatic nocturnal enuresis: a randomized. BJU Int 2012; 110:E381-6.

47. Kamperis K, Rittig S, Bower WF, Djurhuus JC. Effect of indomethacin on desmopressin resistant nocturnal polyuria and nocturnal enuresis. J Urol 2012; 188:1915-22.

QUESTÕES

1. É falsa a afirmação abaixo no que se refere à enurese noturna:

a. Existe tendência à resolução espontânea de cerca de 11% ao ano, em caráter progressivo, de tal modo que menos de 1% dos adultos apresentam esta disfunção urinária.

b. O predomínio de enurese entre crianças do sexo feminino explica a maior proporção de casos de bexiga hiperativa em mulheres ao atingir a idade adulta.

c. Enurese secundária é aquela em que a incontinência urinária noturna volta a ocorrer após um período de remissão das perdas noturnas de pelo menos 6 meses.

d. A produção aumentada de urina no período noturno, a redução da capacidade funcional da bexiga e a dificuldade de despertar durante o período de sono são os pilares da etiopatogenia da enurese noturna.

e. Mulheres adultas portadoras de disfunções do trato urinário inferior, como bexiga hiperativa, urgência miccional e incontinência urinária, apresentam com frequência antecedentes pessoais de enurese noturna na infância.

2. Quanto à etiopatogenia da enurese noturna, é correto afirmar:

a. A secreção nictemeral de vasopressina encontra-se alterada em crianças enuréticas, tendo como resposta usual poliúria noturna.

b. A hiperatividade vesical ocorre em menor frequência entre enuréticos quando comparados a não enuréticos.

c. Ainda que exista certa correlação familiar quanto ao desenvolvimento de enurese noturna, não há evidências de transmissão autossômica ou alterações cromossômicas ligadas a essa afecção miccional.

d. O exame polissonográfico evidenciou diferenças relevantes no padrão da arquitetura do sono de enuréticos quando comparados a crianças sem enurese e demonstrou que as perdas urinárias ocorrem apenas na fase inicial do sono REM.

e. Uma potencial alteração funcional identificada em portadores de enurese refratária ao tratamento com desmopressina é a redução da excreção urinária de sódio e ureia.

3. É correto afirmar quanto ao tratamento da enurese noturna:

a. A primeira linha de tratamento da enurese monossintomática é a associação de DDAVP à oxibutinina e ao alarme noturno.

b. O uso de oxibutinina de liberação lenta é comprovadamente eficaz para casos de enurese monossintomática.

c. A hiponatremia é a principal complicação relacionada ao uso de DDAVP.

d. O uso de DDAVP tem efeito prolongado e a medicação pode ser retirada após 6 meses de uso com manutenção dos elevados índices de continência noturna.

e. Os antidepressivos tricíclicos correspondem à primeira linha de tratamento, com baixos índices de efeitos adversos e resultados superiores aos apresentados pelo uso da desmopressina.

SEÇÃO 10
Afecções Congênitas

31
Conceito, epidemiologia, classificação, diagnóstico e tratamento

Cláudia Cristina Takano
Juliane Dornelas
Vanessa Rodrigues Apfel

INTRODUÇÃO

As anormalidades congênitas do trato genital são chamadas de anomalias mülle-rianas, pois os ductos müllerianos são os primórdios embrionários do trato genital feminino, diferenciando-se para formar as tubas uterinas, o útero, o colo uterino e a parte superior da vagina. Alterações no seu desenvolvimento podem originar várias malformações, desde pequenas alterações da cavidade uterina até agenesia uterovaginal e duplicações do útero e vagina.[1]

Apesar de não serem frequentes, dependendo do órgão comprometido, tais anomalias podem causar importantes repercussões na atividade sexual e no futuro reprodutivo, impossibilitando a gravidez ou levando a aumento de risco de compli-cações obstétricas. Além disso, é comum a associação com malformações do trato urinário, musculoesquelético e anorretal.[2]

O desenvolvimento sequencial do trato reprodutivo explica as grandes varia-ções observadas nas anomalias. Os ductos paramesonéfricos, ou de Müller, situam--se lateralmente aos ductos mesonéfricos ou de Wolff. Sem a supressão do gene *SRY*, presente nos embriões masculinos, o desenvolvimento dos ductos de Müller é estimulado. Esses ductos migram caudal e medialmente. Os ductos canalizam, e a porção cranial do lúmen abre para a cavidade peritoneal, resultando na formação das tubas uterinas. A fusão caudal dos ductos, seguida de reabsorção da parte medial, origina uma cavidade uterina e colo únicos.[2]

A origem do tecido vaginal permanece não totalmente esclarecida. A teoria mais aceita é de que a vagina origina-se da fusão da porção mais caudal dos ductos de Müller com o seio urogenital. Entretanto, anomalias complexas são incompatíveis com essa origem apenas mülleriana. Recentemente, estudos experimentais sugerem que os ductos de Wolf não regridem completamente e se fundem na linha média, unindo-se aos ductos de Müller cranialmente e ao seio urogenital caudalmente, formando a cavidade vaginal.[3,4]

As malformações müllerianas podem resultar de interrupção ou alteração no desenvolvimento dos ductos müllerianos nos vários estágios da morfogênese. Em geral, ocorre esporadicamente e a maioria dos casos familiares é multifatorial. Outros modelos de transmissão hereditária, incluindo autossômica dominante, autossômica recessiva e ligada ao cromossomo X, também são descritas. As anomalias müllerianas também podem representar um componente de uma síndrome de múltiplas malformações.[1]

A grande maioria das anomalias müllerianas é associada com ovários funcionantes e genitália externa normal, sendo o diagnóstico realizado frequentemente após a puberdade, em virtude de distúrbios menstruais ou dificuldade no início da atividade sexual, ou, mais tarde, por complicações obstétricas e infertilidade.[1]

A classificação atualmente mais utilizada é a da American Fertility Society (Tabela 1), que descreve compreensivelmente todas as anomalias.[5]

TABELA 1 Classificação das anomalias dos ductos müllerianos, segundo a American Fertility Society

Classificação	Achados clínicos	Descrição
I	Agenesia ou hipoplasia segmentar ou completa	Agenesia ou hipoplasia de vagina, colo, útero, tubas ou qualquer combinação dessas estruturas. A síndrome de Mayer-Rokitansky-Kuster-Hauser é o exemplo mais comum
II	Útero unicorno com ou sem corno rudimentar	Desenvolvimento completo de um corno e desenvolvimento ausente ou incompleto do outro corno
III	Útero didelfo	Caracterizado por duplicação parcial ou completa da vagina, do colo e do útero

(continua)

		(continuação)
IV	Útero bicorno parcial ou completo	Útero bicorno completo caracteriza-se pela presença de septo que se estende do fundo até o orifício interno do colo. Útero bicorno parcial apresenta um septo localizado no fundo. Em ambas as condições, há colo e vagina únicas
V	Útero septado completo ou parcial	Um septo completo ou parcial está presente na linha média de um útero único
VI	Útero arqueado	Um pequeno septo está presente no fundo uterino
VII	Anormalidades relacionadas ao DES	Presença de cavidade uterina em forma de "T" com ou sem cornos dilatados

DES: dietil bestrol.

AGENESIA VAGINAL E UTERINA
Conceito e epidemiologia

A frequência estimada da agenesia vaginal congênita é de 1 em cada 4.000 nascimentos do sexo feminino, observando-se desenvolvimento normal do corpo uterino em menos de 10% dessas mulheres. Em aproximadamente 90% dos casos, a agenesia vaginal está associada à síndrome de Mayer-Rokitansky-Kuster-Hauser (SMRKH), caracterizada como a forma completa de anomalia mülleriana com agenesia de tubas e útero (ou presença de útero rudimentar) associados à agenesia dos 2/3 superiores da vagina. O fenótipo dessas pacientes é feminino e o cariótipo, 46, XX. A função ovariana e a genitália externa são normais.[6,7]

A SMRKH por muito tempo foi considerada uma anomalia esporádica associada a fatores teratogênicos. Mais recentemente, observou-se aumento de casos de padrão familiar, com baixo risco de recorrência em parentes de 1º grau. Ao que parece, trata-se de um traço autossômico dominante com penetrância incompleta e expressão variável de um gene mutante ou uma variação cromossômica ainda não detectada em cariótipos padrões.[8]

Essa malformação pode ocorrer de forma isolada (tipo I ou sequência de Rokitansky) ou associada a malformações renais, esqueléticas e defeitos da audição. Anomalias cardíacas e digitais são mais raras. As anomalias associadas são conhecidas como associação MURCS (*Müllerian duct aplasia*, *Renal dysplasia and Cervical Somite anomalies*), também chamada síndrome MRKH tipo II, ou síndrome genital, renal e auditiva (SGRA), se o ouvido médio também é afetado. As malformações mais frequentes são os defeitos do trato urinário superior, incluindo agenesia renal unilateral, ectopia renal unilateral ou bilateral, hipoplasia renal, rim em ferradura e hidronefrose.[9]

A agenesia cervicovaginal (CVA) é considerada uma anomalia mülleriana em razão da insuficiência ou ausência do tubérculo de Müller (vagina) e das porções divergentes dos ductos de Müller (atresia cervical). A presença do útero e endométrio funcionante precipita a ocorrência de menstruação retrógrada, hematométrio e, posteriormente, maior probabilidade de endometriose. Após a puberdade, a amenorreia primária pode ser o único sinal de atresia cervicovaginal, mas normalmente se associa a dor pélvica cíclica e progressiva.[10]

Diagnóstico clínico e laboratorial

As pacientes apresentam caracteres sexuais bem desenvolvidos e procuram o médico com queixa de amenorreia primária e dificuldade no coito vaginal. Como em alguns casos há tecido endometrial funcionante no útero rudimentar, pode ocorrer dor pélvica cíclica e hematométrio a partir da época esperada da menarca. No exame físico, apresentam vestíbulo vaginal normal e, às vezes, até com uma pequena profundidade inicial, já que o terço inferior da vagina deriva embriologicamente do seio urogenital, não envolvido nessa patologia. Na insensibilidade androgênica completa, apesar do desenvolvimento mamário normal, chama a atenção a escassez de pelos axilares e púbicos.[6,8]

Perfil hormonal

O teste da progesterona é negativo e a paciente não apresenta sangramento vaginal mesmo após a associação com estrogênio. A função gonadal é normal (FSH, LH e estradiol). Nos casos de insensibilidade androgênica, os níveis de LH estão elevados e os de FSH, estrogênio e testosterona estão normais ou elevados, em relação aos homens normais.[6]

Exames de imagem

A ultrassonografia (US) pélvica e a ressonância nuclear magnética (RM) da pelve evidenciam ausência de útero e canal vaginal com ovários normais. Nos casos de insensibilidade androgênica, os testículos podem se localizar no abdome ou no canal inguinal. Na atresia vaginal isolada, septo vaginal ou hímen imperfurado, o útero é palpado no exame retal ou preferencialmente identificado pela US pélvica. A urografia excretora e a radiografia da coluna podem afastar as malformações associadas mais frequentes do trato urinário superior e esqueléticas.[1,2]

Cariótipo

Nas pacientes com síndrome MRKH, o cariótipo é XX, enquanto na síndrome da insensibilidade aos androgênios é XY. A disgenesia gonadal pode estar associada à aplasia mülleriana; nesses casos, o cariótipo costuma apresentar diversas anormalidades envolvendo o cromossomo X.

Terapêutica clínica

As pacientes devem ser encaminhadas para um centro com equipe multidisciplinar, pois é fundamental a assistência psicológica e o esclarecimento sobre o futuro sexual e reprodutivo. O tratamento ideal tem como objetivo criar uma vagina com aparência e função o mais próximo possível do normal e deve ser oferecido apenas quando as pacientes estiverem preparadas para iniciar a atividade sexual. A dilatação perineal progressiva é recomendada como primeira opção de tratamento, e a cirurgia é reservada para os casos frequentes de falha ou de não adesão ao método.[11] A técnica consiste na introdução de moldes de tamanho e diâmetro progressivamente maiores no introito vaginal, o que faz a pressão constante abrir um canal vaginal histologicamente idêntico a uma vagina normal. É um procedimento não invasivo com taxas de sucesso de aproximadamente 88%. Entretanto, outros autores relatam taxas de sucesso menos animadoras e ressaltam pontos negativos, como uso indefinido dos dilatadores e necessidade de grande motivação e persistência das mulheres.[12]

Terapêutica cirúrgica

Não há consenso na literatura sobre qual procedimento deve ser considerado padrão. A escolha deve ser baseada na experiência do cirurgião após detalhada discussão de todas as possibilidades com a paciente. Na presença de útero funcionante, o tratamento cirúrgico inclui a construção da vagina e sua canalização com a cavidade uterina, a fim de evitar o hematométrio e permitir condições de fertilidade.[13]

As maiores diferenças entre as técnicas cirúrgicas são o acesso (laparotomia, laparoscopia ou via vaginal) e o tipo de tecido utilizado para revestimento da cavidade da neovagina (membrana amniótica, peritônio, retalho de pele, intestino, tecidos sintéticos e outros).

A técnica de Abbér McIndoe ainda hoje é a mais utilizada para reconstrução vaginal. Os pequenos lábios são separados e é feita uma incisão vertical no vestíbulo vaginal. O espaço retovesical é dissecado, criando-se uma cavidade entre a bexiga e a ampola retal, que é recoberto por um enxerto de pele retirado da face interna da coxa e moldado sobre um conformador.

Na técnica de McIndoe clássica, o enxerto de pele sofre adaptações das suas características, mas não ocorre completa metaplasia em mucosa vaginal típica. Mantendo as características morfológicas e estruturais da pele, esse enxerto tem lubrificação e elasticidade bem diferentes da vagina normal.[14] O resultado estético é um dos problemas mais importantes e o local doador do enxerto frequentemente mostra uma cicatriz.

A neovaginoplastia com a técnica de McIndoe modificada, utilizando a celulose oxidada, é um procedimento vantajoso por usar um material de fácil disponibilidade, que não oferece risco de transmissão de doenças e não envolve procedimento cirúrgico adicional, evitando a morbidade dos enxertos de pele.[15] Estudos iniciais avaliaram o uso de tecido vaginal autólogo cultivado *in vitro* e o uso de células pluripotentes como técnicas promissoras. Apresentam a vantagem de ser um tecido não só autólogo, como também ortotópico, o que permite epitelização mais rápida do canal. A grande limitação da técnica parece ser a necessidade de realização em centros terciários equipados com laboratórios especializados em cultura celular.[16]

ÚTERO UNICORNO

Conceito e epidemiologia

O útero unicorno resulta do desenvolvimento completo de apenas um ducto mülleriano, com desenvolvimento incompleto ou ausente contralateral. É uma anomalia rara, correspondendo a 5% de todas as anomalias uterinas e prevalência em torno de 0,06%.[17]

Quadro clínico

Podem ocorrer quatro diferentes apresentações do útero unicorno, dependendo do grau de desenvolvimento do lado contralateral. Quando um corno acessório rudimentar está presente, esta classe é subdividida em comunicante, quando existe continuidade com a cavidade uterina principal, e não comunicante, quando não existe continuidade. Neste último caso, subdivide-se ainda de acordo com a presença ou não de cavidade endometrial. A forma mais comum é o corno contralateral rudimentar e não comunicante.

As pacientes apresentam 40% de risco de anomalias renais associadas, 15% de endometriose e, raramente, ovários ausentes ou extrapélvicos.[18]

As complicações significativas mais associadas com útero unicorno são as obstétricas, sendo uma das anomalias müllerianas com piores resultados reprodutivos. Apresenta taxas superiores a 25% de abortamento no primeiro e início do segundo trimestre. A prevalência de parto prematuro é superior a 40% e de óbito fetal no terceiro trimestre, 10%. O risco de rotura de um útero gravídico rudimentar é de 50 a 89%, independentemente de ser comunicante ou não. Pode ocorrer gravidez no corno acessório não comunicante por migração transperitoneal dos espermatozoides.[19,20]

Diagnóstico

A histerossalpingografia pode ser útil, porém não permite detectar um corno não comunicante. A laparoscopia raramente é indicada, já que muitas vezes não auxilia no diagnóstico de corno comunicante. A RM é o exame mais utilizado para o diagnóstico, permitindo a identificação de um útero de volume reduzido e adjacente à cavidade uterina principal; pode haver a presença de um corno acessório, com ou sem cavidade endometrial. Esta pode ou não ser comunicante.[17,21]

Terapêutica cirúrgica

O tratamento cirúrgico é recomendado se houver corno acessório rudimentar (com cavidade endometrial), sendo indicada a hemi-histerectomia, preferencialmente por via laparoscópica.[17-19]

A conduta recomendada atualmente para o útero unicorno rudimentar gravídico é a imediata excisão e reparo, podendo-se administrar metotrexato no pré--operatório. Apenas 30% das gestações em corno rudimentar chegam ao termo, com taxa de nascidos vivos oscilando entre 0 e 13%. A conduta expectante é de alto risco, pelos riscos de hemorragia secundária à rotura uterina, acretismo placentário e atonia uterina pós-parto.[18]

A gestação no útero unicorno (não rudimentar) tem alto risco para parto pré--termo, porém, até o momento, a indicação de circlagem de rotina permanece controversa.[17-19]

ÚTERO DIDELFO
Conceito e epidemiologia

O útero didelfo decorre da interrupção completa ou parcial da fusão dos ductos müllerianos na linha média. Corresponde a 11% das malformações uterinas.[22]

Quadro clínico

A forma completa é caracterizada por dois hemiúteros e dois canais endocervicais. A vagina pode ser única ou, mais frequentemente, dupla. Neste caso, há presença de um septo longitudinal incompleto ou completo (este último presente em 75% das vezes). As pacientes geralmente são assintomáticas, exceto quando existe obstrução da vagina. Seis por cento dos casos de septo vaginal com duplicidade de colo e útero são caracterizados por obstrução unilateral de uma hemivagina pelo septo vaginal, e em 65% dos casos, a hemivagina obstruída é à direita. Obstrução persistente pode levar a endometriose, doença inflamatória pélvica e aderências.[23,24] Nestes casos, o diagnóstico é feito em geral na puberdade, e as pacientes apresentam desenvolvimento normal dos caracteres secundários, dismenorreia progressiva, dor abdominal e massa pélvica palpável. Na maioria dos casos, a presença de fluxo menstrual regular pelo hemiútero comunicante leva a falha diagnóstica e aumenta o risco de procedimentos inadequados para sua correção.

Essa condição frequentemente é associada com agenesia renal ipsilateral ou displasia renal.[25]

Diagnóstico

A RM apresenta alta sensibilidade e especificidade no diagnóstico. Revela duas cavidades uterinas e dois colos e, frequentemente, um septo vaginal longitudinal. É indicada a complementação da investigação do trato urinário com US ou urografia excretora.[17,21]

Terapêutica cirúrgica

O tratamento é indicado nos casos de obstrução vaginal e consiste na ressecção do septo vaginal, que deve ser cuidadosa, evitando-se lesões do hímen ou do colo. Recentemente foram descritas técnicas cirúrgicas utilizando-se ressecção por vaginoscopia.[26,27]

Quando a vagina não está obstruída, a indicação cirúrgica limita-se aos casos de dispareunia.

Em geral, as complicações obstétricas são pouco comuns nessa anomalia. Em pacientes com antecedentes de perdas gestacionais recorrentes, a cirurgia de metroplastia pode ser benéfica, porém os estudos têm mostrado resultados desapontadores nos casos de útero didelfo, ao contrário do útero septado. A cirurgia de unificação do colo também não é preconizada, já que é tecnicamente difícil e pode levar a incompetência cervical ou estenose.[1,28]

ÚTERO BICORNO

Conceito e epidemiologia

O útero bicorno origina-se da fusão incompleta dos ductos müllerianos. Na forma completa, há presença de um septo que se estende do fundo até o orifício interno do colo; na forma incompleta, o septo apresenta-se apenas no fundo. A cavidade vaginal e o canal cervical são únicos. Corresponde a cerca de 10% das anomalias müllerianas.[1,2]

Quadro clínico

O útero bicorno parcial raramente está associado a complicações obstétricas, e frequentemente é diagnosticado durante cesárea ou outro procedimento cirúrgico, ou como "achado de exame". Já o útero bicorno total associa-se com taxas mais elevadas de abortamento espontâneo e parto pré-termo (28% e 20%, respectivamente).[1,29]

Diagnóstico

É importante o diagnóstico diferencial com o útero septado, já que o prognóstico obstétrico no útero septado é pior, sendo frequentemente necessário tratamento cirúrgico. Para diferenciação, a RM apresenta melhor acurácia.[1,17]

A imagem na RM de um útero bicorno caracteriza-se pela presença de dois corpos uterinos e um colo único. A distância intercornual é maior que 105°, e o tecido miometrial que separa os dois corpos uterinos tem um sinal idêntico ao do miométrio. O contorno externo do útero é côncavo, diferente do contorno convexo de um útero septado ou normal. Os achados da RM no útero septado mostram um septo dividindo a cavidade uterina, com ângulo entre os cornos menor ou igual a 75°.[17,30,31]

Terapêutica cirúrgica

O útero bicorno raramente necessita de tratamento cirúrgico, sendo que a indicação de metroplastia é restrita aos casos de perdas gestacionais recorrentes, em que foram descartadas outras causas.[1,32]

Embora várias técnicas de metroplastia sejam descritas, para os casos de útero bicorno, a metroplastia de Strassmann é a preconizada. Consiste na remoção do septo e unificação das duas cavidades.[1]

SEPTO UTERINO COMPLETO

Conceito e epidemiologia

É a anomalia mülleriana mais comum, correspondendo a 55% das anomalias. Resulta da incompleta reabsorção do septo medial, após fusão dos ductos müllerianos. Esse septo é composto por tecido fibromuscular pouco vascularizado. Há variações no tipo e no tamanho do septo, e há associação com septo longitudinal vaginal em 25% dos casos.[1]

Quadro clínico

O septo uterino completo é geralmente diagnosticado na juventude. Nos casos em que há obstrução por septo vaginal, a apresentação clínica mais comum é a presença de dispareunia e dismenorreia. Infertilidade, perdas gestacionais e complicações obstétricas também podem ocorrer. Em 20% dos casos, há anomalias renais associadas e endometriose concomitante em 2 a 56% das vezes.[1,2]

A diferenciação com útero bicorno e didelfo deve ser feita por meio de RM, pois o prognóstico obstétrico é pior no útero septado, e o septo deve ser removido por histeroscopia. Já nos casos de útero didelfo e bicorno, raramente é necessária a intervenção cirúrgica.[1] O prognóstico obstétrico é ruim, sendo que, em revisão recente, foi relatado 10% de partos pré-termo, 58% de nascidos vivos, 1,9% de gestações ectópicas e 75% de abortamentos espontâneos.[19] Apesar desses altos índices, nem sempre há associação dessa condição com prognóstico desfavorável, e a simples presença do septo não é indicação de tratamento cirúrgico.[1,2]

Diagnóstico

Em geral, há necessidade de combinação de métodos para o diagnóstico. A histerossalpingografia e a histeroscopia são úteis, porém não diferenciam o útero didelfo do útero septado. A RM ajuda nessa diferenciação, mostrando contorno externo do útero convexo e sinal de baixa intensidade no septo. A US tridimensional também pode ser bastante útil, porém atualmente não está disponível na maioria dos centros. A laparoscopia pode auxiliar nos casos de dúvida diagnóstica, sendo indicada principalmente no intraoperatório, quando indicado tratamento cirúrgico.[17,30,33,34]

Terapêutica cirúrgica

Mulheres que apresentam abortos espontâneos recorrentes ou partos pré-termo são candidatas ao tratamento cirúrgico, sendo que a indicação em casos assintomáticos permanece controversa. A técnica de eleição é a metroplastia histeroscópica; a laparoscopia concomitante pode ajudar a reduzir o risco de perfuração uterina. Em casos raros, em que não é possível a ressecção histeroscópica, indica-se a metroplastia abdominal. A incisão do septo cervical permanece controversa, não sendo indicada pela maioria dos autores.[1,35,36]

O tratamento cirúrgico tem demonstrado melhora reprodutiva importante em pacientes com abortamento recorrente. Estudos têm demonstrado decréscimo importante das taxas de abortamento e prematuridade após a metroplastia histeroscópica de 81% para 18%.[35,36]

A melhora nas taxas de infertilidade primária após o tratamento cirúrgico, porém, não foi demonstrada em várias séries de casos.[37]

SEPTOS VAGINAIS

Conceito e epidemiologia

Os septos vaginais são anormalidades estruturais decorrentes de alterações müllerianas nas quais não ocorre a fusão completa dos ductos müllerianos na linha média, originando os chamados septos longitudinais, ou quando há falha na reabsorção das células da placa vaginal, originando os chamados septos transversos. Caso a reabsorção não ocorra mais distalmente, onde ocorreu a junção do seio urogenital com o primórdio uterovaginal, pode originar-se oclusão total ou parcial da vagina, passando a ser chamado de hímen imperfurado ou cribiforme, sendo este quando há perfuração parcial da membrana.[2]

O septo transversal pode situar-se em qualquer altura da extensão da vagina, sendo mais comum entre os terços superior e médio. É uma das anomalias müllerianas mais raras, com incidência de 1 a cada 80.000 mulheres. Normalmente, é diagnosticado quando a paciente tenta iniciar sua vida sexual e percebe um obstáculo à penetração vaginal ou quando apresenta quadro de amenorreia primária ou criptomenorreia, também chamada pseudoamenorreia. Raramente está associado a alterações urológicas, porém pode estar ligado a outras anomalias estruturais, como ânus imperfurado, coarctação de aorta e malformação de coluna lombar.[38]

Quadro clínico

Raramente o diagnóstico pode ser feito na infância, se a obstrução leva a acúmulo de líquido e muco importantes. Geralmente, a suspeita diagnóstica ocorre após a idade da menarca, quando ocorre a pseudoamenorreia já descrita. Em alguns casos, pode haver ainda dor abdominal em cólica, de caráter periódico e engravescente, formação tumoral em hipogástrio, hematocolpo, hematométrio e até quadro de abdome agudo hemorrágico. A anamnese revela história de amenorreia e dor abdominal, e o exame físico revela membrana imperfurada, podendo estar arroxeada pelo sangue acumulado a montante.[1,32]

Diagnóstico

A RM está indicada para confirmar o diagnóstico, avaliar a anatomia pélvica e determinar a espessura do septo. US de rins e vias urinárias deve ser realizada para detectar as raras malformações urinárias associadas.[1,32]

Terapêutica cirúrgica

A técnica cirúrgica depende da localização do septo e de sua espessura. Em casos de hematocolpo por hímen imperfurado, pratica-se a himenectomia por incisão cruciforme com a retirada da parte central da membrana.

Nos septos localizados nos terços inferiores da vagina, é realizada excisão do septo por meio de múltiplas incisões radiadas e sutura das bordas superior e inferior da mucosa vaginal com pontos interrompidos com fio absorvível. Já nos septos localizados no terço superior, é realizada pequena incisão transversa no septo, permitindo a introdução de um cateter. Realiza-se então dissecção cuidadosa entre a bexiga e o reto, com a identificação dos limites do septo a serem excisados. A seguir, realiza-se a aproximação da mucosa vaginal, sendo que, se não houver tecido vaginal suficiente para adequada aproximação, preconiza-se a colocação de uma prótese recoberta por enxerto de pele ou material sintético, como realizado na cirurgia de neovaginoplastia pela técnica de McIndoe já descrita.[2]

CONSIDERAÇÕES FINAIS

As malformações congênitas do trato genital têm diferentes espectros de apresentação, com quadro clínico diverso, assim como propedêutica e prognóstico. A RM é atualmente o exame de escolha para a avaliação. Recentes avanços nos métodos de RM e US tridimensional têm melhorado a acurácia diagnóstica. Entretanto, o principal fator envolvido no aumento da sensibilidade e especificidade do diagnóstico é o encaminhamento da paciente a um centro de referência diante da suspeita clínica. Refinamento das técnicas cirúrgicas têm permitido relações sexuais normais às mulheres com agenesia vaginal e melhora nas taxas de fertilidade e no prognóstico obstétrico nas mulheres com malformações uterinas. Em virtude da complexidade e da raridade dessas condições, no momento, as condutas cirúrgicas são, na maioria das vezes, baseadas em séries de casos. É, portanto, importante a criação de centros de referência para tratamento dessas afecções, e a realização de estudos multicêntricos para comparação das diversas técnicas de tratamento.[1,2,17]

REFERÊNCIAS BIBLIOGRÁFICAS

1. Amesse LS, Pfaff-Amesse T. Müllerian duct anomalies. Medscape Reference [Internet] (atualizada em 2012 março 5; acesso em 2012 abril 18). Disponível em: http://emedicine.medscape.com/article/273534-overview.

2. Vallerie AM, Breech LL. Update in müllerian anomalies: diagnosis, management, and outcomes. Curr Opin Obstet Gynecol 2010; 22:381-7.

3. Grimbizis GF, Campo M. Congenital malformations of the female genital tract: the need for a new classification system. Fertl Steril 2010; 94:401-7.

4. Acien P. Embrylogical observations on the female genital tract. Hum Reprod 1992; 7:437-45.

5. The American Fertility Society classifications of adnexal adhesions, distal tubal obstruction, tubal occlusion secondary to tubal ligation, tubal pregnancies, müllerian anomalies and intrauterine adhesions. Fertil Steril 1984; 49:944-55.

6. Guerrier D, Mouchel T, Pasquier L, Pellerin I. The Mayer-Rokitansky-Küster-Hauser syndrome (congenital absence of the uterus and vagina) – phenotypic manifestations and genetic approaches. J Negative Results BioMed 2006; 5:1.

7. Hauser GA, Schreiner WE. Mayer-Rokitansky-Kuester syndrome. Rudimentary solid bipartite uterus with solid vagina. Schweiz Med Wochenschr 1996; 91:381-4.

8. Morcel K, Camborieux L, Guerrier D. Mayer-Rokitansky-Kuester syndrome: clinical description and genetics. J Gynecol Obstet Biol Reprod 2008; 37(6):539-46.

9. Hofstetter G, Concin N, Janecke A. Genetic analyses in variant of Mayer-Rokitansky--Kuster-Hauser syndrome (MURCS association). Wien Klin Wochenschr 2008; 120/13-14:435-9.

10. Fliegner JR, Pepperell RJ. Management of vaginal agenesis with a functioning uterus. Is Hysterectomy advisable? Aust NZ J Obstet Gynaecol 1994; 34(4):467-70.

11. Commitee on Adolescent Health Care. American College of Obstetrics and Gynecology. ACOG Comitee Opinion No. 335: Vaginal agenesis: diagnosis, management, and routine care. Obstet Gynecol 2006; 108:1605.

12. Gargollo P, Cannon G, Diamond D, Thomas P, Laufer M. Should progressive perineal dilation be considered first line therapy for vaginal agenesis? J Urology 2009; 182:1882-91.

13. Davies MC, Creighton SM. Vaginoplasty. Curr Opin Urol 2007; 17:415-8.

14. Alessandrescu D, Peltecu GC, Buhimschi CS, Buhimschi IA. Neocolpopoiesis with split-thickness skin graft as a surgical treatment of vaginal agenesis: retrospective review of 201 cases. Am J Obstet Gynecol 1996; 175(1):131-8.

15. Sharma JB, Gupta N, Suneeta M. Creation of a neovagina using oxidized celulose (Surgicel) as a surgical treatment of vaginal agenesis. Arch Gynecol Obstet 2007; 275:231-5.

16. Panici PB, Bellati F, Boni T, Francescangeli F, Frati L, Marchese C. Vaginoplasty using autologous in vitro cultured vaginal tissue in patients with Mayer-Von Rokitansky-Küster-Hauser syndrome. Human Reproduction 2007; 22:2025-8.

17. Troiano RN, McCarthy SM. Müllerian duct anomalies: imaging and clinical issues. Radiology 2004; 233:19-34.

18. Jayasinghe Y, Rane A, Stalewski H, Grover S. The presentation and early diagnosis of the rudimentar uterine horn. Obstet Gynecol 2005; 105:1456-67.

19. Reichman D, Laufer MR, Robinson BK. Pregnancy outcomes in unicornuate uterus: a review. Fertl Steril 2009; 91:1886-94.

20. Lin PC. Reproductive outcomes in women with uterine anomalies. J Womens Health (Larchmt) 2004; 13(1):33-9.

21. Scarsbrook AF, Moore NR. MRI appearances of müllerian duct abnormalities. Clin Radiol 2003; 58(10):747-54.

22. Nahum GG. Uterine anomalies. How common are they, and what is their distribution among subtypes? J Reprod Med 1998; 43(10):877-87.

23. Heinonen PK. Complete septate uterus with longitudinal vaginal septum. Fertil Steril 2006; 85:700-5.

24. Buttram VC Jr. Müllerian anomalies and their management. Fertil Steril 1983; 40(2):159-63.

25. Golan A, Langer R, Bukovsky I, Caspi E. Congenital anomalies of the müllerian system. Fertil Steril 1989; 51(5):747-55.

26. Miller RJ, Breech LL. Surgical correction of vaginal anomalies. Clin Obstet Gynecol 2008; 51:223-36.

27. Roth M, Mingin G, Dharamsi N, Psooy K, Koyle M. Endoscopic ablation of longitudinal vaginal septa in prepuberal girls: a minimally invasive alternative to open ressection. J Pediatr Urol 2010; 6(5):464-8.

28. Rock JA. Surgery for anomalies of the müllerian ducts. In: Tompson JD, Rock JA (eds.). TeLind's operative gynecology. 9.ed. Philadelphia: Lippincott Williams & Wilkins, 2003. p.705.

29. Heinonen PK, Saarikoski S, Pystynen P. Reproductive performance of women with uterine anomalies. An evaluation of 182 cases. Acta Obstet Gynecol Scand 1982; 61(2):157-62.

30. Marten K, Vosshenrich R, Funke M, Obenauer S, Baum F, Grabbe E. MRI in the evaluation of müllerian duct anomalies. Clin Imaging 2003; 27(5):346-50.

31. Saleem SN. MR imaging diagnosis of uterovaginal anomalies: current state of the art. Radiographics 2003; 23(5):e13.

32. Patton PE, Novy MJ. Reproductive potential of the anomalous uterus. Sem Reprod Endocrinol 1988; 6:217.

33. Homer HA, Li TC, Cooke ID. The septate uterus: a review of management and reproductive outcome. Fertil Steril 2000; 73(1):1-14.

34. Wu MH, Hsu CC, Huang KE. Detection of congenital müllerian duct anomalies using three-dimensional ultrasound. J Clin Ultrasound 1997; 25(9):487-92.

35. Wang JH, Xu KH, Lin J, Chen XZ. Histeroscopic septum resection of complete septate uterus with cervical duplication, sparing the double cervix in patients with recurrent spontaneous abortion or infertility. Fertil Steril 2009; 91:2643-9.

36. Patton PE, Novy MJ, Lee DM, Hickok LR. The diagnosis and reproductive outcome after surgical treatment of complete septate uterus, duplicated cervix and vaginal septum. Am J Obstet Gynecol 2004; 90:1669-75.

37. Lin K, Zhu X, Xu H, Liang Z, Zhang X. Reproductive outcomes following resectoscope metroplasty in women having a complete uterine septum with double cervix and vagina. Int J Gynecol Obstet 2009; 105:25-8.

38. Suidan FG, Azoury RS. The transverse vaginal septum: a clinicopathologic evaluation. Obstet Gynecol 1979; 54(3):278-83.

QUESTÕES

1. Assinale a assertiva correta em relação à formação normal da genitália externa em pacientes com anomalias müllerianas:

   a. Forma-se na dependência da presença de receptores para hormônios sexuais na pele genital e do *pool* de hormônios circulantes.

   b. Forma-se na dependência da presença do gene *SRY* e da ausência de testosterona.

   c. Forma-se na dependência da presença do gene *SRY* e da presença de estrógenos.

   d. Forma-se na dependência da ausência de gene *SRY* e presença do SIM.

   e. Forma-se na dependência da ausência do gene *SRY* e da presença de testosterona.

2. Sobre a formação normal da vagina, pode-se afirmar que ocorre por:

   a. Fusão caudal dos ductos de Müller e indução do seio urogenital.

   b. Fusão cranial dos ductos de Müller e indução do seio urogenital.

   c. Fusão cranial e caudal dos ductos de Müller e indução do seio urogenital.

   d. Recanalização da placa vaginal.

   e. Indução do conduto uterovaginal sobre o seio urogenital, com posterior recanalização da placa vaginal.

3. Dentre as anomalias müllerianas, a mais frequente é o útero:

   a. Septado.

   b. Unicorno.

   c. Bicorno.

   d. Bicorno, com um corno rudimentar.

   e. Didelfo.

SEÇÃO 11
Fístula Geniturinária

32

Conceito, epidemiologia, classificação, diagnóstico e tratamento

Fabio Baracat
Ricardo Muniz Ribeiro
Rafael Clusella de Mello

INTRODUÇÃO

A perda urinária pela vagina após procedimento cirúrgico é um grande desconforto psíquico tanto para a paciente quanto para a equipe cirúrgica.

Em geral, medidas conservadoras como sondagem prolongada e antibioticoterapia de largo espectro pouco colaboram para o fechamento do trajeto fistuloso e é comum que uma nova intervenção cirúrgica seja necessária para a correção do problema.

Clinicamente, apesar da ausência de comprometimento do estado geral da paciente, é uma doença que a afasta de suas atividades sociais normais, segregando-a do seu meio social e atividades diárias básicas.

ETIOLOGIA

Nos países desenvolvidos, a principal causa de fístula vesicovaginal está relacionada com cirurgia ginecológica, seguida de procedimentos urológicos, trauma e radiação pélvica.[1]

Atualmente 75% dos casos de fístula vesicovaginal devem-se à histerectomia total abdominal por doença ginecológica benigna.[2]

Fato curioso ocorre nos países em desenvolvimento, onde as fístulas causadas por má assistência obstétrica ainda são o principal fator etiológico.

DIAGNÓSTICO

O primeiro passo no diagnóstico de fístula vesicovaginal é confirmar que o líquido de drenagem pela vagina é urina. No serviço de Uroginecologia do Hospital das Clínicas da Faculdade de Medicina da Universidade de São Paulo (HC-FMUSP), toda paciente com suspeita clínica de fístula é submetida a exame uroginecológico com prova de azul de metileno. Esse exame consiste em realização de inspeção genital e toque vaginal seguida de exame especular. Realiza-se cistoscopia na tentativa de visualização, caracterização e localização da fístula vesicovaginal. Após a cistoscopia, injeta-se azul de metileno intravesical e observa-se, no exame especular, a saída do corante pelo orifício fistuloso vaginal.

Nos casos em que a dúvida diagnóstica persiste, pode-se realizar cistouretrografia miccional com a paciente posicionada em perfil. Quando existe dúvida sobre o possível acometimento ureteral, a urografia excretora é realizada de modo complementar.

A fístula vesicovaginal, ou melhor, a fístula uretrovesicovaginal (FUVV), é uma entidade patológica de etiologia variada e de diagnóstico extremamente fácil, porém de correção nem sempre feliz.

A rigor, a FUVV deve ser diferenciada apenas da fístula ureterovaginal. Uma sonda vesical e a instilação de azul de metileno desfazem a dúvida, pela saída imediata do corante pela fístula na vagina.

O exame radiológico de eleição no diagnóstico das fístulas urinárias é a tomografia computadorizada com multidetectores. Além de mostrar uma reconstituição tridimensional da fístula e o ponto exato dela, esse exame permite diagnosticar também a existência de outros possíveis acometimentos do trato urinário.

TRATAMENTO

O cirurgião que se propõe a operar uma fístula vesicovaginal pela primeira vez é o que terá a maior responsabilidade no fechamento desta, porque encontrará, teoricamente, as melhores condições locais para obter sucesso.

Existem duas questões que se tornaram controversas em relação ao tratamento de FUVV: a época da cirurgia e a via de acesso utilizada.

Época da cirurgia

Para os que defendem a correção precoce após o diagnóstico, a justificativa é a preservação do estado psicológico da paciente, dos familiares e dos médicos envolvidos. Nesse aspecto, é de fundamental importância a etiologia da fístula. Assim, uma fístula vesicovaginal causada por histerectomia total na ausência de neoplasia ou radioterapia pélvica pode ser corrigida precocemente com sucesso. Contudo, uma FUVV produzida por traumatismo perineal com lesão parcial ou total da uretra não teria uma boa resolução. O mesmo se aplica para situações envolvendo tecidos comprometidos por neoplasia, infecção ou radioterapia prévia.

Quem mais defende a resolução precoce das fístulas vesicovaginais são os vaginalistas, que geralmente não desdobram as fístulas, mas sepultam os tecidos perifistulares com bom trofismo.

Os que defendem a correção tardia se apoiam em dois fatos importantes:

- cerca de 10 a 15% das fístulas se fecham espontaneamente com ou sem drenagem vesical, principalmente as fístulas puntiformes;
- do ponto de vista cirúrgico, é notório que a eliminação da infecção e o desaparecimento da inflamação tornam os tecidos mais viáveis para receber suturas.

É evidente que toda lesão do trato urinário reconhecida no ato operatório deve ser corrigida imediatamente.

Via de acesso

Em relação às opções de acesso cirúrgico, a controvérsia é ainda maior. Mafhouz, ginecologista egípcio, afirmava que de mil fístulas por ele operadas, 99% foram corrigidas por via vaginal. Naquela época (50 anos atrás), 80% das fístulas eram de etiologia obstétrica e, consequentemente, de localização baixa, comprometendo o colo vesical e a uretra. Forçosamente, tais fístulas devem ser corrigidas por via vaginal. Por outro lado, as fístulas altas, isto é, aquelas situadas acima da barra interuretérica, devem ser corrigidas por via suprapúbica. A etiologia mais comum no aparecimento dessas fístulas é a histerectomia total não neoplásica.

Recomenda-se sempre a via de acesso com a qual o cirurgião tem maior experiência.

TÉCNICA CIRÚRGICA
Via de acesso suprapúbico
Pode ser realizada por via transvesical ou transabdominal.[3,4,5]

No acesso transvesical, a bexiga é aberta e a fístula é tratada pela técnica do desdobramento. A parede vesical deve ser separada por dissecção da parede vaginal, porém não se deve retirar o trajeto fistuloso, o que ampliará desnecessariamente a fístula. Uma vez separadas as paredes vesical e vaginal, reavivam-se as bordas e a sutura pode ser iniciada. No primeiro plano, são passados pontos separados de Vycril 00 na parede vaginal, seguidos por pontos separados na musculatura vesical com Vycril 000, e, finalmente, por sutura contínua de mucosa vesical com Vycril 0000 (Figura 1).

Termina-se com fechamento em dois planos da abertura anterior da bexiga e inserção de sonda de permanência de 8 a 10 dias. Essa técnica deve ser utilizada nas fístulas virgens de correção.

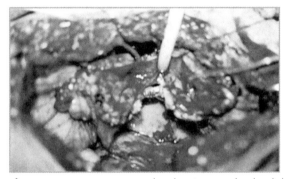

FIGURA 1 Fistulorrafia por acesso transvesical pela técnica de desdobramento.

O acesso transabdominal está indicado nas fístulas vesicovaginais que apresentam as seguintes características:

- pós-histerectomia total;
- grandes (> 6 cm^2);
- recidivadas;
- justameatais;
- pós-radioterapia.

Nessa via de acesso, pode-se empregar a técnica intraperitoneal ou a extraperitoneal.

Intraperitoneal
Após a abertura da parede e do peritônio, dissecam-se e liberam-se do fundo do saco as aderências de cirurgias anteriores. A parede posterior da bexiga é aberta, juntamente com o peritônio parietal, bipartindo-se a bexiga (O'Connor).

A abertura é completada até a exposição e incorporação da fístula na incisão. A parede vaginal é dissecada e separada da parede vesical (Figura 2).

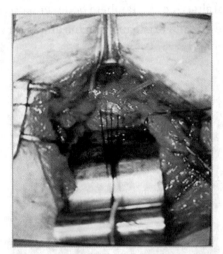

FIGURA 2 Fistulorrafia por acesso transabdominal intraperitoneal, com bipartição vesical e incorporação da fístula na incisão.

A seguir, sutura-se a parede da vagina, com pontos separados com Vycril 00. Uma vez tratada a parte vaginal da fístula, inicia-se a sutura da parede da bexiga. Por fora, a bexiga e o peritônio são suturados com pontos separados de Vycril 000. A sutura da mucosa vesical é feita com Vycril 000 contínua e interrompida. Completa-se com fechamento da incisão vesical na parede abdominal de maneira rotineira.

Extraperitoneal
A parede vesical é separada do peritônio sem abri-la. A seguir, incisa-se a parede posterior da bexiga em direção à fístula, completando-se então a fistulorrafia e o fechamento vesical, como na técnica anteriormente descrita.

Nas duas técnicas descritas, se a fístula for próxima ao meato ureteral, um cateter deve ser colocado no ureter por segurança. Uma vez terminado o procedimento, ele pode ser retirado. Quando necessário, podem-se manter dois cateteres ureterais, exteriorizados pela uretra, para manter a bexiga seca e facilitar a cicatrização.

Via de acesso vaginal

Emprega-se a via vaginal na correção das fístulas baixas (trígono vesical e uretra). Na fístula vesicovaginal alta, o acesso também pode ser feito utilizando-se a técnica de Raz, principalmente quando existe uma vagina ampla ou cistocele (Figura 3).

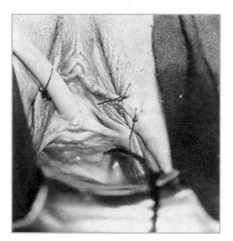

FIGURA 3 Fistulorrafia por acesso vaginal demonstrando a incisão, dissecção e sutura da fístula antes do fechamento da mucosa vaginal.

No tratamento cirúrgico da FUVV baixa por via vaginal, em vez da posição ginecológica clássica, utiliza-se a posição genupeitoral, de Moir modificada. Essa posição, esquematizada na Figura 4, oferece excelente visão e acesso, inclusive em fístulas uretrais não visíveis em posição clássica de exame.

Nas fístulas uretrais, deve-se considerar a extensão da lesão uretral, podendo estar presente perda parcial ou total da uretra.

Na primeira, procura-se evitar a técnica do desdobramento por causa da retração cicatricial e da estenose. O ideal é o emprego da técnica de retalho de mucosa vaginal, sepultando a fístula como uma "meia sola", seguida de fechamento da falha da mucosa em sentido cruzado ao eixo uretral (Figura 5).

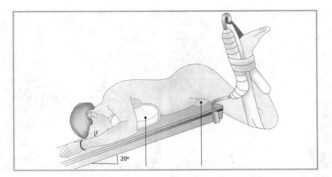

FIGURA 4 Posição genupeitoral e visão da genitália nessa posição.

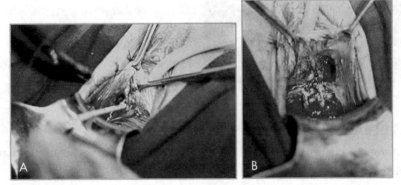

FIGURA 5 Fistulorrafia vaginal pela técnica de "meia sola".

Na perda total da uretra, deve-se considerar, além da reconstrução do tubo uretral, o aspecto da continência, comprometida nessas circunstâncias.

O tubo uretral é feito com mucosa vaginal, associando-se, em seguida, a plicatura do músculo bulbovaginal sobre a uretroplastia, com a qual é possível a obtenção de continência (Figura 6).

A gordura pediculada do grande lábio também pode ser usada em um plano intermediário, antes da sutura da mucosa vaginal. Se a vagina ficar estreita, um retalho pediculado de pele na coxa pode substituir o último plano vaginal, mas, para isso, é preciso demarcá-lo no início da cirurgia.

Se a continência ficar comprometida, pode-se posteriormente realizar injeção na submucosa do colo vesical com agente de preenchimento ou colágeno.

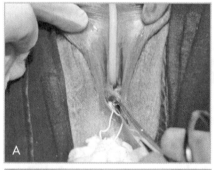
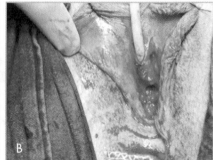
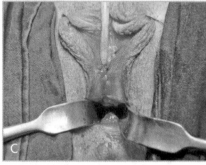

FIGURA 6 (A) Confecção de tubo uretral com retalho de mucosa vaginal. (B) Tubularização do retalho de mucosa vaginal. (C) Sepultamento do tubo de mucosa, abaixo da plicatura do músculo bulbovaginal.

CONSIDERAÇÕES GERAIS

No tratamento cirúrgico das FUVV, é importante observar os seguintes aspectos técnicos:

- manter boa hemostasia;
- evitar tensão nas suturas;
- evitar espaçamento entre as suturas;
- utilizar apenas fios absorvíveis;
- manter a paciente em repouso no leito por 3 dias, sem fazer esforço, mas podendo realizar exercícios no leito;
- quanto à sonda de permanência, utilizar apenas uma sonda vesical (Foley) nº 20 ou 22 por 8 a 10 dias, não sendo necessária a sonda de cistostomia.

Deve-se atentar para a presença de coágulos, que devem ser removidos. Recomenda-se a hiperidratação para aumentar a diurese e, com isso, evitar entupimento da sonda.

O cuidado com a sonda é um dos aspectos mais importantes na correção de uma fístula. Ela deve ser permanentemente observada. Se a urina estiver hematúrica, o cuidado deve ser redobrado. Por isso, recomenda-se sua lavagem cuidadosa sempre que necessário.

REFERÊNCIAS BIBLIOGRÁFICAS

1. Falk HC. Urologic injuries in gynecology. Oxford: Oxford Blackwell, 1964.
2. Everett HS, Mattingly RF. Urinary tract injuries resultiry from pelvic surgery Om J Obstet Gynecol 1956; 71:502-14.
3. Elkins TE, Drescher C, Martey JO, Fort D. Vesicovaginal fistula revisited. Obstet Gynecol 1988; 72:307-12.
4. O'Connor VJ Jr. Review of experience with vesicovaginal fistula repair. J Urol 1980; 123:367-9.
5. Hedlund H, Lindstedt E. Urovaginal fistulas: 20 years of experience with 45 cases. J Urol 1987; 137:926-8.

BIBLIOGRAFIA

1. Azevedo JRF. Aspectos do tratamento cirúrgico das fístulas vesicogenitais: experiência pessoal em 188 casos operados. São Paulo, 1968. Tese (Livre-docência). Departamento de Obstetrícia da Faculdade de Medicina da Universidade de São Paulo (FMUSP).
2. Cabral AD, Cesar AP, Santos PQ. Correção cirúrgica de fístula uretrovaginal iatrogênica: técnica de retalho basculante. J Bras Urol 1984; 10(2):75-6.
3. Castillo J. Reparación de fistula vesico y vaginal com estomago. II Curso de Video-Urologia. Valparaiso. Chile, 1991.
4. Elkins TE, Delancey JO, McGuire EJ. The use of modified Martins graft as an adjunctive technique in vesicovaginal and rectovaginal fistula repair. Obstet Gynecol 1990; 75:727-33.
5. Goodwin WE, Scardino PT. Vesicovaginal and ureterovaginal fistulas: a summary of 25 years of experience. J Urol 1980; 123:370-4.
6. Hermite J, Peilleron B, Hubert J, Amicable C, Conoy JS. Cure of complex post irradiation urogenital fistulae. Ann Urol (Paris) 1989; 23:412-6.
7. Moir CJ. The vesicovaginal fistula. 2.ed. London: Billière Tindall and Cassel, 1967.
8. Montellato NID, Monti PR, Góes GM. A posição genitopeitoral modificada no tratamento da fístula uretrovesicovaginal. J Bras Urol 1984; 10(2):79-80.
9. Petty WM, Lowy RO, Oyana AA. Total abdominal hysterectomy after radiation therapy for cervical cancer: use of omental graft fot fistula prevention. Am J Obst Gynecol 1986: 1222-5.
10. Raz. S. Atlas of transvaginal surgery, 1992.
11. Turner-Warwick RT, Wynne EJC, Handley-Ashken M. The use of the omental pedicle graft in the repair and reconstruction of the urinary tract. Br J Surg 1967; 54:849-53.

QUESTÕES

1. A principal causa de fístula vesicovaginal em países desenvolvidos é:

   a. Partos vaginais.

   b. Partos cesárias.

   c. Cirurgia oncológica.

   d. Cirurgia ginecológica benigna.

   e. Cirurgia gastrointestinal.

2. O acesso transabdominal para correção de fístulas vesicovaginais é indicado, exceto:

   a. Fístulas acima de 5 cm^2.

   b. Fístulas recidivadas.

   c. Fístulas próximas ao meato ureteral.

   d. Pós-radioterapia.

   e. Fístulas próximas do colo vesical.

3. Entre as técnicas de correção cirúrgicas de fístula, evita-se:

   a. Uso de fio de sutura inabsorvível.

   b. Fechamento em 2 planos.

   c. Ressecão dos bordos das fístula.

   d. Sondagem vesical de 7 a 14 dias.

   e. Interposição de tecido autólogo ou material heterólogo entre os tecidos do trajeto fistuloso.

SEÇÃO 12
Prolapso Genital

33
Conceito, epidemiologia, classificação e diagnóstico

Jorge Milhem Haddad
Tatiane de Lima Takami

CONCEITO

O prolapso de órgão pélvico (POP) é definido como o descenso da parede vaginal anterior e/ou posterior ou do ápice da vagina, incluindo cérvice, útero ou cúpula vaginal, em pacientes histerectomizadas.[1]

EPIDEMIOLOGIA

É uma queixa muito comum nos ambulatórios de ginecologia, sendo considerado um problema de saúde que afeta mulheres de todo o mundo,[2] com risco estimado entre 11 e 19% de necessidade de um procedimento cirúrgico para corrigir essa condição.[3] Apesar de raramente resultar em morbidade e mortalidade significativas, pode reduzir drasticamente a qualidade de vida da paciente. Portanto, é uma condição de grande importância no contexto da assistência à saúde da mulher.

Entretanto, a incidência e a prevalência do POP é um dado subestimado, visto que há poucos estudos que tenham feito essa avaliação de modo preciso. Além disso, muitas pacientes não são sintomáticas e, portanto, não procuram assistência médica, enquanto outras só procuram assistência quando o prolapso atinge estágios avançados. Apesar dos dados limitados, estudos mostram prevalência acima de 37% em mulheres multíparas,[4,5] podendo aumentar com a idade. Em um estudo realizado na Inglaterra, a prevalência média encontrada foi de 19,7%,[6] variando de 3,4 a 56,4%.

A incidência da cirurgia de correção do POP é maior em idades mais avançadas. A prevalência de POP aumenta com a idade, sendo que, entre 20 e 59 anos, a incidência de POP dobra a cada década.[6] Esse achado pode ser resultado de processos degenerativos e/ou hipoestrogenismo.[6] Estima-se que até os 80 anos de idade as mulheres tenham 11,1% de chance de se submeterem a esse tipo de cirurgia e, dentre as que foram operadas, 30% têm chance de se submeterem a um segundo procedimento.[7]

No Brasil, a expectativa de vida é de cerca de 75 anos de idade, havendo estimativa de atingir 80 anos em 2050.[8] Com esse aumento da expectativa de vida da mulher, há uma tendência em aumentar a prevalência de prolapso genital na população feminina brasileira.

O fator de risco citado com maior frequência é o parto vaginal, sendo que a multiparidade está associada com a severidade do POP.[6] Muitos estudos já tentaram provar a associação entre fatores de risco obstétricos e o POP, mas esses dados ainda se mostram controversos. Tais comparações incluíram macrossomia, período expulsivo prolongado, episiotomia, laceração do esfíncter anal, analgesia epidural, uso de fórceps, uso de ocitocina e idade do primeiro parto. Apesar do intuito de se estudar cada fator separadamente, a tendência atual é de aceitar que a soma e a interação de diversos fatores é mais significativa para predisposição da ocorrência de POP. A cesariana já foi relatada como fator protetor contra o desenvolvimento de POP[7] (Tabela 1), porém não é recomendada como prevenção primária de disfunções do assoalho pélvico.

O colágeno é uma fibra proteica e o principal componente do tecido conjuntivo. Ele produz força tênsil a pele, tendões e ossos.[9] Alterações no metabolismo do colágeno são muito relevantes na etiologia do POP, como as encontradas na síndrome de Ehlers-Danlos ou na síndrome de Marfan,[9] e estão associadas a maior incidência dessa afecção em membros da mesma família.[5,10]

A deficiência de estrogênio pode afetar a composição bioquímica, a qualidade e a quantidade de colágeno, pois esse hormônio aumenta a síntese e reduz a degradação do colágeno. Sabe-se também que o hipoestrogenismo determina várias alterações no assoalho pélvico. Além da alteração das fibras de colágeno e da matriz extracelular, alterações da expressão gênica e diminuição da vascularização do trato urinário podem causar também menor tônus e trofismo da musculatura do

TABELA 1 Risco de prolapso genital[7]

Variáveis	Valor de p	OR (IC 95%)
Pelo menos um parto normal	0,005	7,22 (1,84-28,27)
Idade	0,020	1,05 (1,0-1,1)
IMC	0,025	1,08 (1,0-1,1)
Partos com fórceps	0,82	1,0 (0,59-1,91)
Cesarianas	0,006	0,43 (0,24-0,78)
História familiar positiva	0,038	2,27 (1,04-4,9)
Peso do recém-nascido > 4.000 g	0,014	2,9 (1,24-6,79)

OR: *odds ratio*; IC: intervalo de confiança; IMC: índice de massa corpórea.

assoalho pélvico. Todas essas alterações podem levar ao surgimento de incontinência urinária e prolapso genital.[11]

Algumas afecções neurológicas podem predispor o surgimento de prolapso, dentre elas esclerose múltipla, doença de Parkinson, demência, acidentes cerebrovasculares secundários, trauma lombar, estenose medular, neuropatia periférica e lesão aos nervos pélvicos.[12]

Alguns estudos mostraram valores diferentes de prevalência do POP entre as diferentes etnias.[13] Mulheres negras e asiáticas apresentam risco menor de POP, enquanto as mulheres hispânicas apresentam risco maior.[14] Essas diferenças podem estar associadas a diferenças anatômicas, assim como diferenças na composição do colágeno. No entanto, esses dados são controversos.[2]

Outras condições que estariam associadas a maior risco de POP são associadas a aumento da pressão intra-abdominal cronicamente, como obesidade, constipação crônica, pneumopatia crônica e levantamento repetitivo de peso.[15]

CLASSIFICAÇÃO DO PROLAPSO

O tecido conjuntivo que sustenta a pelve inclui condensações organizadas de colágeno denso (ligamentos) e uma agregação menos definida de colágeno, músculo liso, elástico e feixes fibrovasculares (fáscia endopélvica). O útero e/ou cúpula vaginal são sustentados pelos ligamentos uterossacral e cardinal, e a vagina pelo paracolpo.[12] A etiopatogenia do POP começa com lesão ou alteração nas estruturas de suporte pélvico, como resultado de estiramento e rompimento da fáscia endopélvica que circunda a vagina e/ou dos ligamentos. As alterações dessas estruturas propiciam a herniação dos órgãos pélvicos, e a localização dessa alteração determina o tipo do prolapso.

Em 1994, De Lancey[16] avaliou os níveis de sustentação dos órgãos pélvicos classificando-os didaticamente em três níveis. O nível I de sustentação (apical) compreende a porção proximal da vagina; é representado pelos ligamentos cardinais, uterossacrais e anel pericervical. Portanto, lesões no nível I são responsáveis pelo aparecimento dos prolapsos totais ou parciais do útero ou da cúpula vaginal.

O nível II localiza-se na porção média da vagina. Nesse nível, o paracolpo fixa a vagina lateralmente, entre a bexiga e o reto. No terço distal do nível II, a linha branca (arco tendíneo da fáscia endopélvica) bifurca-se, sua porção posterior é denominada arco tendíneo do levantador do ânus e recebe a expansão lateral da fáscia retovaginal. Lesões ou traumas que determinem rotura, excesso de distensão com relaxamento consecutivo e/ou desinserções dessas fáscias na linha branca determinam o aparecimento de retoceles nos seus mais variados tipos.

Ainda no nível II, se houver ruptura da fáscia pubocervical, pode ocorrer prolapso de parede vaginal anterior. Quando esse prolapso envolve a protrusão da bexiga, ele é denominado cistocele. A enterocele pode manifestar-se através da parede vaginal anterior, mas é anatomicamente classificada como prolapso apical, pois se origina da desinserção da fáscia pubocervical do anel pericervical.

Inferiormente, a porção distal da vagina (nível III), também conhecida como área de fusão, pela presença do corpo perineal, é responsável pela fixação da vagina em sua porção distal. Ruptura ou lesões na fáscia pubocervical podem originar o descenso da uretra no lúmen vaginal, denominado uretrocele. Lesões na fáscia retovaginal nesse nível originam também as retoceles. Lesões no corpo perineal originam ruptura perineal.

A classificação e os termos utilizados para o POP permitem descrever a localização e a extensão da protrusão das paredes vaginais. O processo de classificação do POP já passou por muitas mudanças e tem-se tentado encontrar a melhor forma de descrever e registrar essa condição de uma maneira mais clara e objetiva. As principais classificações, e mais aceitas atualmente, são o sistema de Baden-Walker e o Sistema de Quantificação do Prolapso de Órgão Pélvico (*Pelvic Organ Prolapse Quantification System* – POP-Q).

Baden e Walker idealizaram um sistema de fácil execução, porém os termos utilizados para descrever o POP nas mulheres eram muito genéricos e inespecíficos, e isso não possibilitava uma comparação entre as condições pré e pós-operatórias das pacientes.[12] Eles criaram um sistema que avalia separadamente os seis tipos potenciais de lesão:

1. Ureterocele.
2. Cistocele.
3. Prolapso uterino.
4. Enterocele.
5. Retocele.
6. Laceração perineal.

Essas lesões são correlacionadas com cinco graus de prolapso: 0, 1º grau, 2º grau, 3º grau e 4º grau (Tabela 2). Nessa classificação, os defeitos são avaliados durante a manobra de Valsalva e o ponto de referência é o anel himenal (carúnculas himenais).[17] Contudo, esse sistema não é preciso e é pouco reprodutível.

TABELA 2 Descrição da classificação de Baden-Walker[17]

Grau	Descrição
0	Normal
1	Protrusão parcial sem atingir o hímen
2	Protrusão que atinge o hímen, mas não o ultrapassa
3	Protrusão parcial que ultrapassa o hímen
4	Protrusão completa

Por isso, em 1996, o Subcomitê de Padronização da ICS, em colaboração com a Sociedade Americana de Uroginecologia (AUGS) e a Sociedade de Cirurgiões Ginecológicos (SGS), propuseram um sistema mais preciso para quantificar o POP.[18] Esse sistema é uma maneira padronizada de descrever os achados, sendo facilmente reprodutível, com menor diferença entre os examinadores.[19] Permite que os examinadores descrevam precisamente o estado do aparelho de suporte da pelve feminina. Possibilita ainda avaliações da estabilidade e progressão do prolapso observadas pelo mesmo ou por diferentes examinadores, e permite avaliações similares quanto ao resultado ou prognóstico de correções cirúrgicas.[19]

O POP-Q mostra que a descrição clínica da anatomia pélvica deve ser determinada durante o exame físico da genitália externa e do canal vaginal e, para isso, são avaliados segmentos do trato genital inferior em substituição aos termos primários utilizados na classificação anterior.

É necessário que o examinador observe o ponto de maior prolapso e lembre que a extensão deste em geral se correlaciona com a queixa da paciente. Para tanto, o examinador pode precisar examinar a paciente em diferentes posições durante a manobra de Valsalva,[19] sendo que a maioria dos prolapsos pode ser avaliada adequadamente na posição de litotomia.[20] Nesse momento, realizam-se nove medidas predefinidas: seis medidas dinâmicas (durante manobra de Valsalva) e três estáticas (em repouso). Os pontos dinâmicos mensurados no POP-Q estão localizados nas paredes vaginais e no útero da seguinte forma: parede vaginal anterior (Aa/Ba), parede vaginal posterior (Ap/Bp), cérvice ou cúpula (C) e fórnice posterior (D). Os três pontos estáticos são hiato genital (HG), corpo perineal (CP) e comprimento total da vagina (CTV).[19] O ponto de referência utilizado nesse sistema é o anel himenal (posição zero – 0), sendo que os pontos que se encontram em posição cranial ou proximal recebem valor negativo e os pontos que se encontram em posição caudal ou distal recebem valor positivo.[19] Todas as medidas são registradas em centímetros.[19] As medidas e os estágios correspondentes estão resumidos na Figura 1 e nas Tabelas 3 e 4.

Aa	Ba	C
HG	CP	CTV
Ap	Bp	D

FIGURA 1 Resumo das nove medidas mensuradas no POP-Q localizadas nas paredes vaginais e no útero.[18]

Obs.: os valores da primeira e terceira linhas recebem sinal positivo (externos ao anel himenal) ou negativo (internos ao anel himenal), e são medidos durante a manobra de Valsalva.

TABELA 3 Diagrama de registro dos pontos de medidas usados no POP-Q[19]

Aa – Ponto na parede anterior a 3 cm acima do anel himenal	Ba – O ponto de maior prolapso da parede anterior entre o ponto Aa e o ponto C	C – Lábio anterior do colo uterino ou cúpula vaginal
GH – Hiato genital. Distância entre o meio do meato uretral e a carúncula himenal posterior	PB – Corpo perineal. Distância entre o meio do orifício anal e a carúncula himenal posterior	CTV – Comprimento total da vagina
Ap – Ponto na parede posterior a 3 cm acima do anel himenal	Bp – O ponto de maior prolapso da parede posterior entre o ponto Ap e o ponto D	D – Fundo de saco posterior

TABELA 4 Estágios usados no POP-Q[1]

Estágio	Descrição
0	Nenhum prolapso é demonstrado durante o esforço máximo
I	O ponto de maior prolapso está localizado até 1 cm acima do anel himenal ($\leq$ -1 cm)
II	O ponto de maior prolapso está localizado de 1 cm acima do anel himenal até 1 cm abaixo do anel himenal (> -1 cm e $\leq$ +1 cm)
III	O ponto de maior prolapso está localizado de 1 cm abaixo do anel himenal até o comprimento total da vagina menos 2 cm, isto é, não há eversão total da vagina (> +1 cm e $\leq$ [CTV – 2] cm)
IV	O ponto de maior prolapso está localizado além do comprimento total da vagina menos 2 cm abaixo do anel himenal ou eversão completa da vagina (> [CTV – 2] cm)

CTV: comprimento total da vagina; valor negativo: medida acima do anel himenal; valor positivo: medida abaixo do anel himenal.

Inicialmente, o POP-Q era considerado um sistema de fácil aprendizado e de rápida realização durante o exame físico ginecológico.[19] Contudo, mais de uma década após a sua criação, foi constatado que tem sido muito complicado realizar essa classificação na prática diária dos ginecologistas.

Um novo sistema simplificado de POP-Q foi proposto no encontro anual da IUGA no final de 2006 chamado POP-Q simplificado (*simplified POP-Q*).[18] Nesse novo sistema, não são avaliados os pontos Aa e Ap e o estágio é similar ao sistema anterior.[18] Swift et al. estudaram, em 2006, a variação da avaliação do POP entre diferentes examinadores e encontrou concordância entre medidas dos examinadores estudados em relação ao sistema simplificado comparado com o POP-Q tradicional.[21] Essa nova classificação ainda não foi preconizada para avaliação rotineira do POP, pois são necessários estudos que a avaliem melhor.[18]

DIAGNÓSTICO

Segundo a teoria integral, os estados de prolapso e os sintomas de incontinência urinária, alterações durante o esvaziamento vesical, anormalidades intestinais e algumas formas de dor pélvica surgem por flacidez vaginal ou enfraquecimento dos ligamentos pélvicos causado por lesões intrínsecas dessas estruturas ou alterações no tecido conjuntivo que as compõem.[22]

A teoria integral de Petros e Ulmsten defende que a pelve funciona por meio de um sistema integral, visto que todos os órgãos pélvicos estão em contato direto ou indireto com a vagina. Um defeito em qualquer um dos elementos participantes desse sistema pode afetar a função das demais estruturas da pelve.[22] O diagnóstico se baseia na identificação do defeito, e o tratamento, na sua correção específica.

Para melhor avaliação do POP, é preciso seguir uma abordagem sistemática. Embora seja possível relacionar alguns sintomas a uma causa específica, frequentemente há combinação de fatores etiológicos. Portanto, deve-se iniciar a avaliação da paciente com anamnese completa, seguido de exame físico detalhado e finalizando a avaliação com exames complementares, se necessário. Dessa forma, é possível optar pelo tipo de tratamento mais adequado para cada paciente.

A ICS, em 2010, estabeleceu que mulheres com POP podem apresentar um quadro clínico que inclui sintomas como sensação de bola, massa ou saliência exteriorizando-se através da vagina, dor lombar ou lombossacral, sensação de peso na região pélvica, alterações urinárias ou intestinais e até a necessidade de redução digital do prolapso para iniciar micção ou evacuação.[1] Comumente, as pacientes referem piora dos sintomas quando permanecem em posição ortostática por períodos prolongados ou em situação que demandam esforço.[1] No entanto, nenhum desses sintomas é patognomônico dessa condição, visto que muitas mulheres com POP são assintomáticas e não necessitam de tratamento.

Quando o POP se torna significativo, as pacientes podem começar a se queixar de determinados sintomas. Incontinência urinária pode estar associada a essa condição, principalmente quando o defeito da parede anterior causar lesão ou estiramento do ligamento pubouretral.[1] No entanto, quando o prolapso encontra-se em estágios mais avançados, pode causar obstrução por compressão direta da uretra.[23] Assim, em pacientes com prolapso em estágios mais avançados (III e IV), esse sintoma pode estar mascarado, caracterizando uma entidade clínica conhecida como incontinência urinária oculta (IUO).

A IUO é evidenciada após a correção do prolapso ou após manobras que mimetizem essa correção em pacientes sem queixas de incontinência urinária de esforço.[24] Atualmente, os dados da literatura mantêm-se controversos em relação à conduta nesses casos, sendo que alguns autores recomendam a cirurgia profilática para IU no mesmo tempo cirúrgico da correção do prolapso genital, enquanto outros recomendam reavaliação após a cirurgia e correção em um segundo tempo, caso ela seja necessária.[25,26] Deve-se investigar, ainda, queixa clínica de infecções urinárias de repetição que podem ser facilitadas no prolapso vaginal anterior pelo aumento do volume residual vesical, e também sintomas irritativos como urgência, frequência e noctúria, pela ativação precoce dos receptores de tensão vesicais. Retenção urinária é outro sintoma frequente, geralmente ocasionada por obstrução infravesical pelo prolapso genital.

Quanto às queixas intestinais concomitantes mais frequentes, ressalta-se a incontinência fecal, ocasionada por lesão da musculatura do assoalho pélvico, sobretudo esfíncter anal, que pode ser reconstituído no mesmo tempo cirúrgico da correção do prolapso, e retenção fecal, geralmente ocasionada por obstrução em prolapso genital acentuado. A obstipação crônica também deve ser investigada, já que resulta em aumento da pressão intra-abdominal e, portanto, é fator de risco para a ocorrência de POP.

Outros sintomas comuns relacionados à disfunção intestinal são sensação de esvaziamento incompleto, necessidade de pressão digital na vagina ou no períneo para iniciar ou completar a defecação, urgência ou incontinência fecal.[1] Contudo, deve-se salientar que essa associação de sintomas nem sempre se relaciona com a gravidade do prolapso.[26]

Outra queixa muito comum é a presença de disfunção sexual, sendo habitualmente relatada como a sensação de lassidão vaginal ou dispareunia.[1] Tal queixa pode afetar a qualidade de vida da mulher por dificultar a manutenção de uma vida sexual ativa normal.

Além da pesquisa dos sintomas, é necessário questionar a paciente sobre procedimentos prévios, como cirurgia para correção de incontinência urinária ou fecal, histerectomia, correções de prolapso anteriores ou tratamentos radioterápicos, para compreender melhor a sintomatologia da paciente.[12]

Uma história obstétrica cuidadosa deve ser explorada, incluindo o tipo de parto, pesos fetais, uso de fórceps ou outros tipos de trauma urogenital significativo. Outras condições associadas que devem ser indagadas são aquelas ligadas a aumentos significativos e repetitivos na pressão intra-abdominal, como tosse crônica, constipação crônica e levantamento de peso.[1] A condição da paciente quanto à menopausa e aos níveis de estrogênio também deve ser averiguada, em virtude do efeito marcante que os hormônios femininos podem ter na função urogenital.[11]

Um exame pélvico completo na posição de litotomia é necessário para o adequado diagnóstico. Devem-se pesquisar sinais de atrofia, ulcerações da mucosa vaginal, lesões e tumorações. O exame bimanual é importante para afastar massas pélvicas e para avaliar a dor. O exame retal pode ser realizado para se avaliar o tônus do esfíncter anal no repouso e durante a contração voluntária. O exame do prolapso genital deve ser criterioso. Durante a avaliação, é necessário avaliar separadamente os compartimentos anterior, posterior e apical para identificar com precisão o tipo de defeito do assoalho pélvico. Esse exame pode ser realizado com o auxílio de uma válvula, afastador ou espéculo vaginal.[12]

As funções sensorial e motora, que correspondem a função de L1 a S4, são de particular importância. A função sensitiva pode ser testada com um leve toque e/ou alfinetadas sobre o períneo, parte interna e anterior das coxas e área pré-tibial. O exame motor deve incluir extensão e flexão de quadril, joelho e tornozelo. Reflexos sacrais, que incluem os reflexos bulbocavernoso e cutaneoanal, são confirmados por meio de testes muito simples. O reflexo bulbocavernoso pode ser verificado pelo toque nos lábios vaginais ou leve estímulo no clitóris, buscando-se a contração dos músculo bulbocavernoso. O reflexo cutaneoanal é testado por leve estímulo na pele perianal, observando-se a contração do esfíncter anal externo. Esses testes devem ser realizados bilateralmente. Os reflexos sacrais podem ser de difícil avaliação e estar ausentes em mulheres com POP.[12]

A fraqueza dos músculos do assoalho pélvico (MAP) contribui para a ocorrência de disfunções do assoalho pélvico, portanto, é necessária uma avaliação dinâmica apropriada dessa função. Estima-se que de 30 a 50% das mulheres são incapazes de contrair corretamente esse grupo muscular. Vários métodos foram descritos para quantificar a função dinâmica do assoalho pélvico. Dentre os testes adotados para avaliar a musculatura do assoalho pélvico, destacam-se a eletromiografia, a avaliação clínica pela palpação bidigital vaginal ou perineometria.[1]

Atualmente, as técnicas em uso mais comuns e mais simples são exames pélvicos de escala digital, que notam o poder e a duração da contração do músculo do assoalho pélvico e a elevação perineal.[30] É um método simples, que não requer instrumentação e pode fornecer dados quantitativos sobre a força e a resistência muscular perineal. Os métodos dinâmicos de avaliação funcional da musculatura do assoalho pélvico (AFA) mais utilizados são a classificação de Contreras Ortiz e a escala de Oxford modificada.[27,28] A utilidade científica desses métodos é limitada pela sua subjetividade.[12] É necessário que a paciente contraia e mantenha a contração dos músculos perineais ao redor do dedo do examinador, que gradua essa função de acordo com as escalas apresentadas na Tabela 5.

TABELA 5 Escalas de avaliação funcional da musculatura do assoalho pélvico[27,28]

Escala	Contreras Ortiz	Oxford modificada
0	Ausente	Nenhuma pressão: ausência de resposta muscular dos múscu-los perivaginais
1	Reconhecível	Esboço de contração muscular não sustentada
2	Reconhecível	Presença de contração de pequena intensidade, mas que se sustenta com resistência
3	Sem resistência	Contração moderada: sentida com aumento de pressão intra-vaginal que comprime os dedos do examinador com pequena elevação cranial da parede vaginal
4	Com resistência < 5" (resistência não mantida)	Contração satisfatória: aperta os dedos do examinador com elevação da parede vaginal em direção à sínfise púbica
5	Com resistência > 5" (resistência mantida)	Contração forte: compressão firme dos dedos do examinador com movimento positivo em direção à sínfise púbica

Outra forma de realizar a avaliação funcional do assoalho pélvico é a perineome-tria, realizada por meio de sensores de pressão conectados a uma sonda que possui um balonete em sua extremidade. A sonda é inserida na vagina e são realizadas três manobras de contração vaginal máxima com 30 segundos de repouso entre elas; então, é mensurada a potência da contração muscular pélvica.[27]

CONSIDERAÇÕES FINAIS

O POP é uma condição muito comum na população feminina e os sintomas rela-cionados são principalmente causados por alterações na composição dos tecidos de sustentação, lesões teciduais ou enfraquecimento dos ligamentos pélvicos. O entendimento da anatomia do assoalho pélvico e a fisiopatologia dessa condição são fundamentais para o diagnóstico correto. A partir desse conceito, pode-se proce-der a correção específica dos defeitos fasciais e ligamentares e, assim, restabelecer a integridade anatômica da pelve e devolver a qualidade de vida a essas pacientes.

REFERÊNCIAS BIBLIOGRÁFICAS

1. Haylen BT, Ridder D, Freeman RM, Swift SE, Berghmans B, Lee J et al. IUGA/ICS Joint Report on the Terminology For Female Pelvic Floor Dysfunction. Standardisation and Terminology Committees IUGA and ICS, Joint IUGA/ICS Working Group on Female Terminology. Neurourol Urodyn 2010; 29:4-20.

2. Stanford EJ, Cassidenti A, Moen MD. Traditional native tissue versus mesh-augmented pelvic organ prolapse repairs: providing an accurate interpretation of current literature. Int Urogynecol J 2012; 23(1):19-28.

3. Dällenbach P, Jungo Nancoz C, Eperon I, Dubuisson JB, Boulvain M. Incidence and risk factors for reoperation of surgically treated pelvic organ prolapse. Int Urogynecol J 2012; 23(1):35-41.

4. Maher C, Baessler K, Glazener CM, Adams EJ, Hagen S. Surgical management of pelvic organ prolapse in women: a short version Cochrane review. Neurourol Urodyn 2008; 27(1):3-12.

5. Lammers K, Lince SL, Spath MA, van Kempen LC, Hendriks JC, Vierhout ME et al. Pelvic organ prolapse and collagen-associated disorders. Int Urogynecol J 2012; 23(3):313-9.

6. Swift S, Theofrastous J. Etiology and classification of pelvic organ prolapse. In: Cardozo L, Staskin D (eds.). Textbook of female and urogynecology. London: Martin Dunitz, 2002. p.576-85.

7. Rodrigues AM, Oliveira LM, Martins KF, Del Roy CA, Sartori MCF, Girão MJBC et al. Fatores de risco para o prolapso genital em uma população brasileira. Rev Bras Ginecol Obstet 2009; 31(1):17-21.

8. Brasil. Ministério do Planejamento, Orçamento e Gestão. Instituto Brasileiro de Geografia e Estatística. Projeção para a população do Brasil po r sexo e idade para o período de 1980-2050. Coordenação de população e indicadores sociais, 2005.

9. Kerkhof MH, Hendriks L, Brölmann HA. Changes in connective tissue in patients with pelvic organ prolapse – a review of the current literature. Int Urogynecol J Pelvic Floor Dysfunct 2009; 20(4):461-74.

10. Takano CC, Girão MJ, Sartori MG, Castro RA, Arruda RM, Simões MJ et al. Analysis of collagen in parametrium and vaginal apex of women with and without uterine pr olapse. Int Urogynecol J Pelvic Floor Dysfunct 2002; 13(6):342-5.

11. Kosmiskas JV, Girão MJBC, Sartori MGF, Baracat EC, Lima GR. Análise dos vasos do trato urinário inferior de ratas durante e após a prenhez. Rev Bras Ginecol Obstet 2002; 24(4):227-31.

12. Szóbel DC, Davila GW. Diagnóstico e tratamento do prolapso genital associado. In: Amaro JL, Haddad JM, Trindade JCS, Ribeiro RM (eds.). Reabilitação do assoalho pélvico nas disfunções urinárias e anorretais. São Paulo: Segmento Farma, 2012. p.69-80.

13. Schaffer JI, Wai CY, Boreham MK. Etiology of pelvic organ prolapse. Clin Obstet Gynecol 2005; 48(3):639-47.

14. Kim S, Harvey MA, Johnston S. A review of the epidemiology and pathophysiology of pelvic floor dysfunction: do racial differences matter? J Obstet Gynaecol Can 2005; 27(3):251-9.

15. Bodner-Adler B, Shrivastava C, Bodner K. Risk factors for uterine prolapse in Nepal. Int Urogynecol J Pelvic Floor Dysfunct 2007; 18(11):1343-6.

16. De Lancey JOL. Structural support of the urethra as it relates to stress urinary incontinence: The hammock hypothesis. Am J Obstet Gynecol 1994; 170:1713-23.

17. Baden WF, Walker TA. Genesis of the vaginal profile: a correlated classification of vaginal relaxation. Clin Obstet Gynecol 1972; 15:1048-54.

18. Chen GD, Cheen S. Updated definition of female pelvic organ prolapse. Incont Pelvic Floor Dysfunct 2007; 1(4):121-4. Review.

19. Bump RC, Mattiasson A, Bø K, Brubaker LP, DeLancey JO, Klarskov P et al. The standardization of terminology of female pelvic organ prolapse and pelvic floor dysfunction. Am J Obstet Gynecol 1996; 175(1):10-7.

20. Swift SE, Herring M. Comparison of pelvic organ prolapse in the dorsal lithotomy compared with the standing position. Obstet Gynecol 1998; 91:961-4.

21. Swift S, Morris S, McKinnie V, Freeman R, Petri E, Scotti RJ et al. Validation of a simplified technique for using the POPQ pelvic organ prolapse classification system. Int Urogynecol J Pelvic Floor Dysfunct 2006; 17:615-20.

22. Petros PE, Ulmsten U. An integral theory of female urinary incontinence. Acta Obst Gynecol Scand 1990; 69(Suppl 153):1-79.

23. Jelovsek JE, Barber MD. Women seeking treatment for advanced pelvic organ prolapse have decreased body image and quality of life. Am J Obstet Gynecol 2006; 194:1455-61.

24. Yamakami LJY, Haddad JM, Guidi HGC, Belickas K, Ribeiro RM, Baracat EC. Incontinência urinária oculta: diagnóstico e tratamento. Femina 2010; 38(6):287-91.

25. Ellerkmann RM, Cundiff GW, Melick CF, Nihira MA, Leffler K, Bent AE. Correlation of symptoms with location and severity of pelvic organ prolapse. Am J Obstet Gynecol 2001; 185(6):1332-7.

26. Ennemoser S, Schönfeld M, von Bodungen V, Dian D, Friese K, Jundt K. Clinical relevance of occult stress urinary incontinence (OSUI) following vaginal prolapse surgery: long-term follow-up. Int Urogynecol J 2012; 23(7):851-5.

27. Ortiz OC, Gutnisky R, Nunez FC, Cotese G. Valoración dinamica de la disfunción perinal em la mujer. Propuesta de classificación. Bo Soc Latinoameric Uroginecol Cir Vaginal 1994; 1:7-9.

28. Sanches PRS, Ramos JGL, Schmidt AP, Nickel SD, Chaves CM, Silva Jr. DP et al. Correlação do escore de Oxford modificado com as medidas perineométricas em paciente incontinentes. Rev HCPA 2010; 30(2):125-30.

QUESTÕES

1. Qual dos fatores abaixo não é considerado fator de risco para o surgimento de prolapso genital?

   a. Multiparidade.
   b. Síndrome de Marfan.
   c. Constipação crônica.
   d. Doença pulmonar obstrutiva crônica.
   e. Baixo nível de escolaridade.

2. Um defeito fascial no nível I de De Lancey pode causar que tipo de prolapso genital?

   a. Incontinência urinária de esforço.
   b. Prolapso de cúpula vaginal.
   c. Incontinência fecal.
   d. Encurtamento do corpo perineal.
   e. Retocele.

3. Uma paciente de 65 anos de idade procura o ginecologista queixando-se de sensação de "bola na vagina". Ao exame físico uroginecológico, ela apresenta o ponto de maior prolapso na parede anterior em 0 (zero) e na parede posterior em -2. O estádio do POP-Q dessa paciente é:

   a. 0.
   b. 1.
   c. 2.
   d. 3.
   e. 4.

34

Terapêutica clínica

Thais Peterson
Jorge Milhem Haddad

INTRODUÇÃO

O prolapso genital ou prolapso de órgão pélvico (POP) é definido como deslocamento das vísceras pélvicas no sentido caudal em direção ao hiato genital. O POP é uma condição extremamente comum e pode ocasionar sintomas que afetam significativamente as atividades diárias e a função sexual da mulher, além de ter impacto na imagem corporal.[1] A determinação da prevalência exata de mulheres com POP não é conhecida, principalmente no Brasil, pois a maior parte dos estudos tem diferentes critérios diagnósticos e não define o prolapso como sintomático ou assintomático. Além disso, muitas mulheres com essa condição não procuram atendimento médico. Nos Estados Unidos, estima-se que cerca de 200 mil procedimentos para correção de POP sejam realizados anualmente, e que cerca de 11% das mulheres aos 80 anos de idade tenham sido submetidas a cirurgia para correção de POP ou incontinência urinária de esforço, das quais 30% serão submetidas a cirurgias repetidas em virtude da persistência ou recorrência do prolapso.[2,3]

O tratamento do POP geralmente é indicado para pacientes sintomáticas. A escolha do tipo de tratamento é individual, de acordo com os sintomas apresentados e o seu impacto na qualidade de vida. Esse tratamento pode ser expectante, conservador ou cirúrgico. Alguns estudos sugerem que o grau do prolapso, dor pélvica associada e cirurgias prévias para correção de POP sejam fatores independentes para a escolha do tipo de tratamento. Pacientes mais idosas e com dor pélvica tendem a preferir tratamento conservador ao cirúrgico, e as com prolapso mais acentuado ou cirurgias prévias preferem cirurgia.[4]

O tratamento expectante é uma opção viável para as mulheres que toleram bem os sintomas e não desejam ser submetidas a nenhum tipo de tratamento. O seguimento com intervalos regulares das pacientes com POP em estágio avançado (estágios III ou IV) é muito importante para descartar a deterioração nas funções urinária e defecatória. O tratamento conservador, incluindo o uso de pessários, modificações no estilo de vida e exercícios do assoalho pélvico, apresenta inúmeros benefícios, como baixo custo, baixo índice de efeitos adversos, além de não interferir em nenhum tipo de tratamento subsequente, como o cirúrgico. Assim, esses tratamentos são considerados de primeira linha e devem ser oferecidos a todas as pacientes com POP.

Além disso, recentemente, o cenário do tratamento cirúrgico do POP tem passado por inúmeras mudanças, com restrições ao uso de telas por causa de complicações. Desse modo, o tratamento clínico assume relevância ainda maior, já que o tratamento cirúrgico está associado ao risco de complicações e recorrência.[5]

PESSÁRIOS

Pessários são dispositivos usados para o suporte dos órgãos pélvicos. Há inúmeros tipos e tamanhos, e a maior parte é feita de silicone, podendo existir também os de látex e policarbonato. As principais indicações e contraindicações para o uso de pessários encontram-se na Tabela 1.

TABELA 1 Indicações e contraindicações para o uso de pessários

Indicações	Contraindicações
Paciente que não deseja tratamento cirúrgico	Infecção local
Comorbidades que contraindicam procedimento cirúrgico	Impossibilidade de seguimento
Necessidade de postergar a cirurgia em semanas ou meses	Incapacidade de manipulação do pessário durante atividade sexual
Paciente que não deseja ser submetida à nova cirurgia após recorrência do prolapso	Alergia a látex (para pessários de látex)
Gestação	
Desejo reprodutivo (o benefício de um procedimento cirúrgico pode ser anulado pela gestação e parto)	

Existem dois tipos de pessários: os de suporte e os *space-filling*. Os de suporte geralmente são utilizados para casos de incontinência urinária de esforço e todos os tipos de prolapso, enquanto os *space-filling* são usados em pacientes com prolapsos mais avançados (estágios III e IV).

Pessários de suporte

Criam um mecanismo de mola que se apoia posteriormente no fórnice vaginal posterior e anteriormente atrás da sínfise púbica, resultando em uma elevação da porção superior da vagina. O pessário em anel é o mais comumente utilizado para casos de prolapso e incontinência urinária de esforço,[6] tendo sucesso em aproximadamente 70% das pacientes. Dentre suas principais vantagens, destaca-se o fato de poderem ser facilmente manipulados pelas pacientes e não interferirem na atividade sexual, podendo ser deixados no lugar durante a penetração.

Pessários *space-filling*

Criam um mecanismo de sucção entre o pessário e as paredes vaginais e tornam o diâmetro maior que o hiato genital. O tipo mais comumente utilizado é o Gelhorn. Esse pessário contém um disco côncavo que deve ficar posicionado contra o colo uterino ou cúpula vaginal, criando sucção e mantendo o suporte da porção superior da vagina, e uma haste que deve ficar direcionada ao introito vaginal, permitindo a remoção do dispositivo.

Estudos demonstram que os pessários em anel e o Gelhorn apresentam resultados semelhantes quanto a alívio dos sintomas relacionados ao POP.

Clemons et al.,[6] em estudo observacional prospectivo, reportaram sucesso de 100 e 71% com pessários em anel para prolapsos com estadiamento II e III, respectivamente, enquanto pacientes com prolapsos estágio IV requereram o uso de pessários de Gelhorn (64%). Por outro lado, um estudo randomizado comparando a utilização de pessários em anel e Gelhorn para pacientes com prolapsos estágios II a IV demonstrou benefício significativo com ambos, sem diferenças entre eles.[7]

Para a colocação de um pessário com sucesso, deve-se realizar um exame ginecológico minucioso. O tipo de pessário a ser utilizado é definido de acordo com o comprimento e a largura da vagina e o estadiamento do prolapso. Atenção especial deve ser dada ao trofismo vaginal e à presença de úlceras. No seguimento das pacientes, a utilização de cremes vaginais à base de estrogênio é geralmente recomendada. Os pessários devem ser retirados e higienizados com água e sabão neutro em intervalos regulares pela própria paciente ou pelo médico, no caso dela não conseguir. Consultas com o especialista também devem ser realizadas periodicamente para avaliação da satisfação da paciente e da integridade vaginal.

Complicações

As principais complicações decorrentes do uso de pessários são: erosões e úlceras vaginais, sangramento vaginal, corrimento vaginal e sintomas irritativos. A maior parte dessas complicações está relacionada à atrofia genital, e tratamentos tópicos à base de estrogênios são eficazes. As erosões vaginais ocorrem em cerca de 10% dos casos.[6,8] Nesses casos, o uso do pessário pode ser descontinuado ou trocado por outro tipo ou tamanho. Se for optado por manter o pessário, acompanhamento ambulatorial semanal deve ser realizado até a completa cicatrização das lesões. A vaginose bacteriana pode ocorrer em até 32% das usuárias de pessário.[9]

Outras complicações possíveis são dificuldade para evacuar, infecções do trato urinário e incontinência urinária de esforço (incontinência oculta). Outras complicações são mais raras e relacionadas à falta de cuidados e seguimento. Casos de pessários encarcerados, fístulas vesicovaginais e retovaginais já foram descritos.[10]

Sucesso

Nem sempre a adaptação ao pessário é imediata; muitas vezes, são necessárias inúmeras tentativas, com tipos e tamanhos diferentes até que a paciente se adapte. Na primeira visita, consegue-se colocar o pessário com sucesso em 71% das pacientes, e em 62% dos casos, o sucesso é obtido em visitas sucessivas para sua colocação e manejo.[6,9,11]

Dentre as razões para a não adaptação ao uso de pessários, incluem-se desconforto, expulsão, piora ou manutenção da incontinência urinária e ausência de melhora dos sintomas relacionados ao prolapso. Os fatores preditores mais comuns para falha na colocação do pessário são: cirurgia prévia para correção de prolapso, histerectomia prévia e POP e incontinência urinária de esforço concomitante.[12,13] Outros fatores incluem vagina curta (< 6 cm) e introito vaginal amplo (> 4 cm),[6] pacientes jovens e obesidade.[14]

EXERCÍCIOS DO ASSOALHO PÉLVICO

O mecanismo de ação do treinamento da musculatura do assoalho pélvico no prolapso de órgão pélvico não é totalmente conhecido. Nesses exercícios, a paciente é treinada a contrair a musculatura do assoalho pélvico antes e durante aumentos na pressão intra-abdominal, o que teoricamente contribui para a prevenção ou não evolução do prolapso. Recentemente, algumas teorias foram propostas para elucidar a ação desses exercícios. O treinamento visando a aumentar o volume muscular eleva o platô dos levantadores e diminui o hiato genital, promovendo melhor suporte para os órgãos pélvicos.[15,16]

Exercícios para a musculatura do assoalho pélvico envolvem a contração voluntária dos músculos levantadores do ânus. Os exercícios podem ser isométricos ou isotônicos. Durante as contrações isotônicas, as pacientes devem contrair por algum tempo e, depois, relaxar essa musculatura. Muitas vezes, as pacientes têm dificuldade em isolar e contrair os grupos musculares corretos e contraem a musculatura abdominal. É importante que o profissional de saúde se certifique que o exercício está sendo realizado de maneira correta, o que pode ser feito por meio do toque vaginal bidigital. Durante os exercícios isométricos, deve-se contrair e relaxar rapidamente a musculatura dos levantadores do ânus. Para a realização desses exercícios, a paciente deve ser orientada a esvaziar a bexiga, pois a repleção vesical pode agravar disfunções miccionais.

Para melhorar a eficácia desses exercícios, cones vaginais podem ser utilizados para aumentar a resistência contra a musculatura do assoalho pélvico.

ELETROESTIMULAÇÃO

A eletroestimulação pode ser uma opção para os exercícios do assoalho pélvico. Um probe vaginal pode inserido para promover estímulo de baixa frequência aos músculos levantadores do ânus.

BIOFEEDBACK

A técnica de *biofeedback* mede os sinais fisiológicos, como a tensão muscular, e os exibe à paciente em tempo real. Em geral, sinais visuais, auditivos e/ou verbais são direcionados para a paciente durante as sessões de terapia. Especificamente no *biofeedback* para treinamento da musculatura do assoalho pélvico, uma sonda vaginal estéril que mede as alterações de pressão no interior da vagina durante a contração do músculo levantador do ânus é normalmente utilizada. As sessões são individualizadas e modificadas com base na resposta ao tratamento.

A resposta aos exercícios para defeitos do assoalho pélvico é individual. Pacientes com prolapso estádio I ou II apresentam melhor resposta em comparação àquelas com prolapso estádio III ou IV. A adesão aos exercícios é o principal fator que influencia no sucesso.

Braekken et al., em estudo randomizado incluindo 109 pacientes (59 fisioterapia e 50 controles) submetidas a sessões de exercícios para o assoalho pélvico por 6 meses, demonstraram benefícios em relação ao estágio do prolapso e à severidade dos sintomas. Esses resultados, entretanto, não foram significativos para pacientes com prolapso abaixo do hímen.[17]

Outro estudo randomizado multicêntrico realizado com 447 pacientes demonstrou benefícios com exercícios em relação à severidade dos sintomas e à necessidade de outros tipos de tratamento.[18]

MODIFICAÇÕES NO ESTILO DE VIDA

Não há na literatura estudos randomizados que foquem a influência das intervenções no estilo de vida sobre o POP. Estudos observacionais, entretanto, descrevem que o excesso de peso e o aumento crônico da pressão intra-abdominal estão relacionados ao POP sintomático. Assim, parece lógico que modificações dessas atividades beneficiem as pacientes com POP. Dentre as principais mudanças no estilo de vida, perda de peso, redução de atividades que causem aumento crônico da pressão intra-abdominal (como levantamento de peso e tosse) e tratamento da obstipação merecem destaque, por evitar a progressão do prolapso, reduzindo a pressão intra-abdominal. A Tabela 2 sumariza as modificações comportamentais sugeridas pelos autores.

TABELA 2 Recomendações de modificações no estilo de vida

Evitar obstipação
Perder peso
Evitar levantamento de peso
Evitar exercícios de alto impacto
Cessar tabagismo

CONSIDERAÇÕES FINAIS

O POP é uma condição extremamente comum que pode ocasionar sintomas que afetam sobremaneira as atividades diárias e a função sexual da mulher. A escolha do tipo de tratamento é individual, de acordo com os sintomas apresentados e o seu impacto na qualidade de vida. Esse tratamento pode ser expectante, conservador ou cirúrgico. O tratamento conservador, incluindo o uso de pessários, modificações no estilo de vida e exercícios do assoalho pélvico, apresenta inúmeros benefícios, como baixo custo, baixo índice de efeitos adversos, além de não interferir em nenhum tipo de tratamento subsequente.

Pessários são uma opção efetiva para pacientes com prolapso, porém não há consenso sobre o melhor tipo de pessário para cada tipo de POP. Exercícios do assoalho pélvico podem melhorar a sustentação das vísceras pélvicas e reduzir a severidade dos sintomas, principalmente em pacientes com prolapso menos avançado. Modificações no estilo de vida também podem influenciar positivamente na redução de sintomas e devem ser recomendadas a todas as pacientes com POP.

REFERÊNCIAS BIBLIOGRÁFICAS

1. Lowder JL, Ghetti C, Nikolajski C, Oliphant SS, Zyczynski HM. Body image perceptions in women with pelvic organ prolapse: a qualitative study. Am J Obstet Gynecol 2011; 204(5):441.
2. Jones KA, Shepherd JP, Oliphant SS, Wang L, Bunker CH, Lowder JL. Trends in patient prolapse procedures in the United States, 1979-2006. Am J Obstet Gynecol 2010; 202(5):501.
3. Olsen AL, Smith VJ, Bergstrom JO, Colling JC, Clark AL. Epidemiology of surgically managed pelvic organ prolapse and urinary incontinence. Obstet Gynecol 1997; 89(4):501.
4. Heit M, Rosenquist C, Culligan P, Graham C, Murphy M, Shott S. Predicting treatment choice for patients with pelvic organ prolapse. Obstet Gynecol 2003; 101(6):1279.
5. Culligan PJ. Nonsurgical management of pelvic organ prolapse. Obstet Gynecol 2012; 119(4):852-60.
6. Clemons JL, Aguilar VC, Tillinghast TA, Jackson ND, Myers DL. Risk factors associated with an unsuccessful pessary fitting trial in women with pelvic organ prolapse. Am J Obstet Gynecol 2004; 190(2):345.
7. Cundiff GW, Amundsen CL, Bent AE, Coates KW, Schaffer JI, Strohbehn K et al. The PESSRI study: symptom relief outcomes of a randomized crossover trial of the ring and Gellhorn pessaries. Am J Obstet Gynecol 2007; 196(4):405.
8. Powers K, Lazarou G, Wang A, LaCombe J, Bensinger G, Greston WM et al. Pessary use in advanced pelvic organ prolapse. Int Urogynecol J Pelvic Floor Dysfunct 2006; 17(2):160.
9. Hanson LA, Schulz JA, Flood CG, Cooley B, Tam F. Vaginal pessaries in managing women with pelvic organ prolapse and urinary incontinence: patient characteristics and factors contributing to success. Int Urogynecol J Pelvic Floor Dysfunct 2006; 17(2):155.

10. Arias BE, Ridgeway B, Barber MD. Complications of neglected vaginal pessaries: case presentation and literature review. Int Urogynecol J Pelvic Floor Dysfunct 2008; 19(8):1173.

11. Maito JM, Quam ZA, Craig E, Danner KA, Rogers RG. Predictors of successful pessary fitting and continued use in a nurse-midwifery pessary clinic. J Midwifery Womens Health 2006; 51(2):78.

12. Donnelly MJ, Powell-Morgan S, Olsen AL, Nygaard IE. Vaginal pessaries for the management of stress and mixed urinary incontinence. Int Urogynecol J Pelvic Floor Dysfunct 2004; 15(5):302.

13. Fernando RJ, Thakar R, Sultan AH, Shah SM, Jones PW. Effect of vaginal pessaries on symptoms associated with pelvic organ prolapse. Obstet Gynecol 2006; 108(1):93.

14. Nguyen JN, Jones CR. Pessary treatment of pelvic relaxation: factors affecting successful fitting and continued use. J Wound Ostomy Continence Nurs 2005; 32(4):255.

15. Bø K. Can pelvic floor muscle training prevent and treat pelvic organ prolapse? Acta Obstet Gynecol Scand 2006; 85(3):263-8.

16. Hagen S, Stark D. Conservative prevention and management of pelvic organ prolapse in women. Cochrane Database Syst Rev 2011; (12):CD003882.

17. Brækken IH, Majida M, Engh ME, Bø K. Can pelvic floor muscle training reverse pelvic organ prolapse and reduce prolapse symptoms? An assessor-blinded, randomized, controlled trial. Am J Obstetr Gynecol 2010; 203:170e1-7.

18. Hagen S. A multi-centre randomised controlled trial of a pelvic floor muscle training intervention for women with pelvic organ prolapse (POPPY Trial) NCT00476892 {unpublished data only} 2010.

QUESTÕES

1. Em relação ao tratamento do prolapso de órgão pélvico, pode-se afirmar que:

   a. Os exercícios para o assoalho pélvico devem ser oferecidos somente a pacientes com prolapso avançado.

   b. Pessários são contraindicados em mulheres sexualmente ativas.

   c. A perda de peso deve ser encorajada a todas as pacientes com prolapso genital.

   d. Para pacientes jovens, o tratamento cirúrgico é sempre a melhor opção.

   e. Pacientes idosas não podem usar pessários.

2. Com relação ao tratamento do prolapso genital, pode-se afirmar:

   I. O melhor tratamento para o prolapso de parede vaginal anterior é o cirúrgico.

   II. O risco de disfunções miccionais impõe cirurgia para prolapso de órgão pélvico na senilidade.

   III. O exercício muscular não está indicado no prolapso estádio III.

   IV. O pessário é opção à cirurgia em pacientes com desejo reprodutivo.

   Está correto apenas o que se afirma em:

   a. I, II e III.

   b. I e III.

   c. II e IV.

   d. IV.

   e. II.

3. Paciente de 82 anos de idade, com cardiopatia grave, apresenta prolapso genital estádio IV. O tratamento inicial indicado é:

   a. Histerectomia vaginal.

   b. Histeropexia retroperitoneal.

   c. Pessário.

   d. Colpopexia sacroespinal.

   e. Colpocleise.

35
Tratamento cirúrgico

Paulo Cezar Feldner Jr.
Marair Gracio Ferreira Sartori
Manoel João Batista Castello Girão

INTRODUÇÃO

A indicação do tratamento cirúrgico baseia-se nos achados do exame físico, no grau de prolapso e na severidade dos sintomas. O principal objetivo é restaurar a anatomia normal da vagina, preservando ou melhorando as funções urinárias, intestinais e sexuais das pacientes, ou seja, sua qualidade de vida.

Com a evolução cirúrgica e anestésica, dificilmente existirão pacientes sem condições clínicas para cirurgias. Assim, o tratamento será eminentemente cirúrgico. Este pode ser radical ou conservador, dependendo da idade, do desejo procriativo, do grau do prolapso, da eventual associação com outras afecções ginecológicas e das condições clínicas. Na conduta terapêutica do prolapso genital, a correção dos defeitos é tempo obrigatório. A reconstituição, tanto anatômica como funcional, dos diafragmas pélvico e urogenital é fundamental para que se alcancem bons resultados ao longo do tempo.

Nas mulheres jovens, em idade reprodutiva que desejam procriar, mas são muito sintomáticas em relação ao prolapso, indicam-se cirurgias conservadoras. Em todas as demais, preconizam-se cirurgias completas. É preciso lembrar que, como a incontinência urinária de esforço (IUE) não está obrigatoriamente associada ao prolapso uterino, quando presente, recomenda-se associar cirurgia específica para a sua correção.

O tratamento cirúrgico pode ser dividido, didaticamente, em tratamentos específicos para cada compartimento vaginal afetado, sendo anterior, apical ou posterior. No entanto, frequentemente os defeitos estão associados e requerem tratamentos associados. Também pode-se dividir o tratamento cirúrgico em reparos sítio-específicos ou reparos com materiais sintéticos ou biológicos.

As técnicas sítio-específicas baseiam-se na utilização da própria fáscia endopélvica para a correção dos defeitos. Esse fato poderia justificar as recidivas, uma vez que o tecido lesado provavelmente não possui as propriedades físicas e biomecânicas desejáveis para o adequado suporte pélvico. Nas situações em que os tecidos próprios da paciente estão extremamente comprometidos, pode-se considerar a possibilidade de utilizar telas de material biológico ou sintético na correção de alguns tipos de prolapso genital, com exceção do comportamento posterior.

TRATAMENTO CIRÚRGICO DOS DEFEITOS DE PAREDE ANTERIOR
Colporrafia anterior

Iniciou-se em 1913, com a descrição da técnica por Howard Kelly, com a plicatura da fáscia pubocervical. As taxas de sucesso da colporrafia anterior para o prolapso genital variaram de 40 a 100% em séries retrospectivas.

Nessa cirurgia, realiza-se plicatura da fáscia endopélvica na região central da vagina, reduzindo-se a cistocele. Portanto, está indicada nos defeitos centrais da fáscia endopélvica.[1]

A paciente fica em posição ginecológica, com sonda vesical de demora. Realiza-se incisão longitudinal na mucosa da parede vaginal anterior, de 2 cm do meato uretral até próximo ao colo do útero. A mucosa é, então, separada da fáscia endopélvica por dissecção romba, digital, com gaze ou até mesmo com tesoura. A hidrodissecção com solução salina com ou sem vasoconstritor pode facilitar essa dissecção. Em seguida, faz-se o pregueamento da fáscia endopélvica com pontos de fio absorvível, resseca-se o excesso de mucosa e sutura-se a parede vaginal. A sonda vesical é mantida apenas durante o efeito do bloqueio raquimedular.

Não se recomenda a plicatura da uretra e do colo vesical (cirurgia de Kelly-Kennedy), nem mesmo nos casos com IUE associada ao prolapso anterior. Nessa situação, estão indicados os *slings* de uretra média, por seus resultados terapêuticos muito superiores.

Correção de defeito paravaginal

Consiste na reinserção da fáscia pubocervical no arco tendíneo da fáscia pélvica (linha branca), que é um espessamento da fáscia do músculo obturador interno. Está indicada nos casos em que se identifica o desgarramento da fáscia endopélvica de sua inserção no arco tendíneo.

A técnica foi descrita por White em 1912 e Richardson et al. em 1976, que introduziram o conceito de múltiplos defeitos na fáscia pubocervical. Estudos posteriores demonstraram taxa de sucesso entre 75 e 97% para a correção paravaginal abdominal.

A correção paravaginal pode ser realizada tanto por via vaginal quanto abdominal, aberta ou por laparoscopia, com taxas de cura semelhantes. Nas vias abdominal ou laparoscópica, existem complicações relativas à técnica, como obstrução ureteral, hematoma retropúbico, abscessos ou sangramento excessivo.

Por via vaginal, a paciente é colocada em posição ginecológica com sonda vesical de demora. A incisão é semelhante à realizada na colporrafia anterior, dissecando-se a mucosa até a borda medial do osso púbico, ramo descendente. Com tesoura curva direcionada ao ombro ipsilateral da paciente, perfura-se a fáscia endopélvica e entra-se no espaço de Retzius. O cirurgião introduz o dedo e abre esse espaço em direção à espinha ciática, bilateralmente. O arco tendíneo é identificado com auxílio de válvulas de Briesky, afastando a bexiga e o colo vesical. Assim, inicia-se uma linha de sutura com 3 a 6 pontos separados de fio inabsorvível, que começa na altura da espinha ciática e segue até a altura da junção uretrovesical, unindo o arco tendíneo à fáscia endopélvica. Pode-se primeiro passar todos os pontos e só atá-los no final da cirurgia, quando ambos os lados estiverem com a linha de sutura pronta. Nesse momento, amarram-se sequencialmente os fios, começando pelos pontos mais próximos da espinha ciática. Resseca-se o excesso de mucosa e encerra-se a cirurgia. A sonda vesical é mantida durante o efeito do anestésico utilizado no bloqueio raquimedular.

Por via abdominal, pode-se utilizar incisão de Pfannenstiel ou utilizar a via laparoscópica tradicional. Na via laparoscópica, recomenda-se manter a bexiga cheia com cerca de 300 mL de solução salina, para sua melhor identificação durante o procedimento. Na via aberta, a bexiga é mantida vazia.

Em ambas as situações, atinge-se o espaço de Retzius e realiza-se dissecção romba do tecido conjuntivo frouxo medialmente ao longo do osso púbico. Afasta-se cuidadosamente a bexiga e a uretra para o lado contralateral e acessa-se o arco tendíneo da fáscia endopélvica. O cirurgião faz o toque vaginal, elevando os tecidos paravaginal e paravesical, realizando, então, suturas com fios absorvíveis entre esses tecidos e o arco tendíneo, bilateralmente. Do mesmo modo que na via vaginal, os pontos se estendem da espinha ciática até a junção uretrovesical. Há risco de sangramento venoso nesse espaço, o que requer hemostasia rigorosa e até drenagem em alguns casos. A sonda vesical é mantida até que a paciente possa se levantar ou até que não haja efeito de bloqueio raquimedular.

TRATAMENTO CIRÚRGICO DOS DEFEITOS APICAIS (ÚTERO, CÚPULA VAGINAL)

É importante lembrar que o prolapso uterino dificilmente é um problema isolado. Em geral, observam-se também defeitos de compartimentos anterior e posterior em associação ao apical. Desse modo, o tratamento envolve o reparo completo dos defeitos encontrados.

As cirurgias de correção do prolapso uterino envolvem a preservação ou não do útero. A histerectomia vaginal ainda é a opção mais indicada para mulheres sem desejo reprodutivo e com prolapsos acentuados.

Cirurgia de Manchester

Entre as técnicas operatórias compatíveis com a manutenção da função reprodutiva, anota-se a operação de Manchester (operação de Donald-Fothergill-Shaw), em que se amputa parcialmente o colo nos casos de alongamento hipertrófico e se encurtam os paramétrios, recolocando o útero em sua posição mais adequada. Atualmente, essa cirurgia está praticamente abandonada, indicada apenas nos raríssimos casos de pacientes jovens, sintomáticas e com prole incompleta. No entanto, a amputação do colo pode levar a estenose cervical ou incompetência do istmo cervical, atrapalhando o futuro obstétrico da paciente. Portanto, deve-se ter cuidado na indicação dessa técnica.

Colpocleise

Consiste no fechamento das paredes vaginais. Pode ser indicada nos prolapsos uterinos ou de cúpula vaginal pós-histerectomia.

Por ser uma cirurgia pouco invasiva, tem indicação restrita a mulheres idosas ou com sérias complicações clínicas que impeçam outras opções cirúrgicas. No entanto, a paciente deve estar amplamente esclarecida sobre o fato de a cirurgia impedir a atividade sexual. As potenciais complicações incluem hematomas, infecção urinária e disfunções do trato urinário.

A cirurgia é feita com a paciente em posição ginecológica, com sonda vesical de demora. Expõem-se as paredes vaginais prolapsadas e realiza-se incisão horizontal próxima ao colo ou à cúpula vaginal, ressecando-se a mucosa vaginal em forma de retângulo até cerca de 3 cm do meato uretral, anteriormente. Deixa-se faixa de mucosa vaginal longitudinal a cada lado e resseca-se outro retângulo de mesma extensão da parede vaginal posterior. Com a fáscia endopélvica assim exposta, são dados pontos separados de fios absorvíveis, da região anterior para a posterior, em sentido horizontal, caminhando progressivamente da extremidade distal para a proximal. Desse modo, a vagina vai sendo invaginada, até que esteja totalmente fechada entre a parede anterior e posterior. Evita-se a junção uretrovaginal, por isso, a sutura atinge cerca de 3 cm do meato uretral, o que deixa a vagina residual apenas com essa extensão. Finalmente, aproximam-se os músculos levantadores do ânus e os bulbocavernosos. Mantém-se a sonda vesical até que o efeito do bloqueio raquimedular passe.

Histeropexia ou colpopexia laparoscópica

Consiste na suspensão do útero até o periósteo sacral ou na plicatura dos ligamentos uterossacrais com o colo uterino. Nos casos de prolapso de cúpula vaginal, a culdoplastia de McCall sutura os ligamentos uterossacrais ao ápice das paredes vaginais, proporcionando adequado suporte vaginal. A taxa de sucesso dessa técnica é de aproximadamente 80%, havendo risco de 10 a 15% de lesão dos ureteres.

A fixação da cúpula vaginal no periósteo sacral, chamada colpossacrofixação, é uma das opções mais indicadas nos prolapsos de cúpula vaginal pós-histerectomia. Pode ser realizada por via aberta, com incisão de Pfannenstiel, ou laparoscópica.[2] Restaura o eixo vaginal, preservando o comprimento vaginal e a função sexual.

A paciente é colocada em posição semiginecológica, com sonda vesical de demora. Pode-se colocar um coxim abaixo da região lombar, facilitando a exposição do sacro. O auxiliar eleva a cúpula vaginal com pinça longa com chumaço de gaze, para que o cirurgião possa separar a bexiga da cúpula vaginal. A seguir, expõe-se o peritônio pré-sacral, que é incisado cuidadosamente, evitando-se lesão vascular. São dados cerca de 4 pontos separados com fios inabsorvíveis no periósteo sacral, que são ligados à tela de polipropileno inabsorvível monofilamentar, que será ligada à cúpula vaginal. A tela tem o formato de Y, em que a extremidade bifurcada é levada à parede anterior e à parede posterior da vagina, e a outra extremidade é ligada ao sacro. Nos casos em que o útero é preservado, as extremidades da tela são passadas ao redor do istmo, na altura do anel pericervical. Por fim, realiza-se a sutura do peritônio por cima da tela.

As taxas de sucesso variam entre 73 e 100%. As principais complicações são a lesão da artéria sacral média e a erosão e a extrusão da tela pelos tecidos.

Histeropexia ou colpopexia vaginal

Tanto o útero quanto a cúpula vaginal podem ser fixados em estruturas firmes por via vaginal. São descritas as técnicas de suspensão ileococcígea e de fixação no ligamento sacroespinhal a seguir.

Suspensão ileococcígea

Consiste em fixar a fáscia retovaginal às fibras do músculo ileococcígeo, próximo à sua inserção na espinha isquiática, refazendo a anatomia do septo retal. A execução bilateral do procedimento parece diminuir o risco de recidiva de retocele ou enterocele.

Fixação sacroespinhal (FSE)

A cúpula vaginal ou o colo uterino são suturados ao ligamento sacroespinhal, utilizando-se fio inabsorvível ou de absorção lenta, sendo indicada na correção do prolapso de cúpula vaginal ou como finalização da histerectomia vaginal para a prevenção do prolapso.

Com a paciente em posição ginecológica e sonda vesical de demora, realiza-se a abertura da parede vaginal posterior, expondo-se o defeito apical. Afasta-se o reto para a esquerda e disseca-se o tecido pararretal até a espinha ciática. Utiliza-se válvula de Briesky para exposição de ligamento sacroespinhal, onde são passados pontos de fio inabsorvível, 2 cm anteromedial à espinha ciática, para evitar lesão neurovascular. Esse fio é atado à cúpula vaginal ou ao colo do útero. As lesões associadas de parede anterior ou posterior são corrigidas no mesmo ato cirúrgico. Em geral, o procedimento é feito apenas do lado direito, o que pode modificar o eixo vaginal.

Em pacientes com acesso abdominal dificultado por obesidade ou múltiplas cirurgias abdominais, essa técnica está bem indicada.

Histerectomia vaginal

É a cirurgia de escolha nos casos de prolapso uterino em paciente sem desejo reprodutivo.[3] Trata-se de procedimento de baixa morbidade e mortalidade. As complicações mais comuns descritas na literatura são: hemorragia (2,6%), infecção do trato urinário – ITU (3,4%), lesão vesical (11,4%), lesão ureteral (0,1%), lesão intestinal (0,4%), doença tromboembólica (0,3%) e íleo paralítico (0,2%).

É realizada com a paciente em posição ginecológica, com sonda vesical de demora. Traciona-se o colo do útero e abre-se a parede vaginal anterior como descrito para a colporrafia anterior. Abre-se a parede vaginal posterior, isolando-se os paramétrios laterais e uterossacrais. Os paramétrios são pinçados, seccionados e ligados com fios de absorção tardia, e deixados reparados no campo. Abre-se o peritônio posterior, ligam-se as artérias uterinas e os ligamentos largos. Pode-se, então, abrir o peritônio anterior, exteriorizando-se o corpo do útero. Com a mão protegendo a bexiga, pode-se ligar e seccionar as tubas e os ligamentos redondos, retirando-se o útero.

A seguir, encurtam-se os paramétrios uterossacrais, que são fixados à cúpula vaginal, assim como os paramétrios laterais. Corrige-se a cistocele pela técnica mais adequada ao caso e fecha-se a parede vaginal anterior. A seguir, havendo necessidade, corrige-se eventual distopia da parede vaginal posterior, com ou sem perineoplastia.

CORREÇÃO DOS DEFEITOS DA PAREDE POSTERIOR
Colporrafia posterior
É a técnica mais utilizada para a correção da retocele e costuma ser realizada concomitantemente à perineoplastia. Após incisão da mucosa vaginal expondo os feixes puborretais dos elevadores do ânus, realiza-se a correção da retocele com sutura da fáscia retovaginal com pontos de fio absorvível. A seguir, realiza-se sutura entre os feixes puborretais para corrigir a rotura perineal.

Correção sítio-específica
Identificam-se os defeitos presentes na fáscia pré-retal e, aproximando-se suas bordas, refaz-se a anatomia do septo retovaginal. As taxas de recidiva da retocele com essa técnica estão entre 8 e 18%.

CORREÇÃO DAS DISTOPIAS COM USO DE TELAS
Grande variedade de materiais tem sido utilizada no tratamento da distopia genital. De forma genérica, as telas podem ser divididas em sintéticas e biológicas.[4,5]

As telas sintéticas são atóxicas e devem ser monofilamentares e macroporosas. De acordo com o material, classificam-se em absorvíveis (p.ex., poligalactina, ácido poliglicólico), inabsorvíveis (p.ex., polipropileno, polietileno) ou mistas. O tipo de tela sintética recomendado é de polipropileno monofilamentar e macroporosa (tipo I). As principais complicações pelo uso de telas sintéticas podem incluir: infecção, formação de seromas, extrusão, erosão, fístulas, dor pélvica e retração cicatricial. Uma grande desvantagem das telas sintéticas decorre das taxas de erosão e de extrusão do material, que podem chegar a 25%.

As telas biológicas podem ser autólogas ou heterólogas. Essas últimas dividem-se em aloenxertos ou xenoenxertos. A utilização de material autólogo aumenta a morbidade intraoperatória e pode predispor ao aparecimento de hérnias incisionais. As telas biológicas heterólogas, por sua vez, apesar do menor risco de erosão em comparação com as telas sintéticas, estão associadas ao risco de transmissão de príons, vírus, como o HIV, e de zoonoses. Além disso, o potencial antigênico desses materiais pode desencadear reações imunológicas tipo corpo estranho, com subsequente autólise e falha cirúrgica. As técnicas de preparo de algumas dessas telas podem comprometer a qualidade do material, com diminuição de sua resistência.

A partir desse grande debate sobre o uso de telas na correção das distopias genitais, seguiram-se algumas revisões sistemáticas na tentativa de avaliar a eficácia, a segurança e outros dados de morbidade.

Jia et al.[6] avaliaram 30 estudos envolvendo 2.472 mulheres. O seguimento médio foi de 14 meses, com intervalo variando entre 1 e 38 meses. Na correção do prolapso da parede anterior, houve melhora anatômica com significativa redução das recidivas com qualquer tipo de tela, comparada com o não uso (risco relativo de 0,48; IC 95% 0,32-0,72). As taxas de recorrência do prolapso, consoante o tipo de tela, foram:

- 8,8% nas sintéticas não absorvíveis;
- 23,1% nas sintéticas absorvíveis;
- 17,9% nas biológicas.

Os autores concluíram que os dados atuais ainda são insuficientes para se formar decisão definitiva sobre o valor desses materiais de forma rotineira. Eles enfatizaram a necessidade de mais estudos randomizados, controlados, prospectivos com cálculo e poder de amostra satisfatórios.

Foon et al.,[7] em outra revisão sistemática, avaliaram a taxa objetiva de recidiva e complicações com telas especificamente para o tratamento do prolapso da parede vaginal anterior. Incluíram, nessa revisão, 10 estudos randomizados com avaliação de 1.087 pacientes. Observaram menor risco de recidiva objetiva com os materiais biológicos (risco relativo de 0,56; 95% IC 0,34-0,92) e sintéticos absorvíveis (risco relativo de 0,44; 95% IC 0,21-0,89) em seguimento de 1 ano, em comparação com as técnicas tradicionais. Contudo, ressaltaram que os intervalos de confiança são largos e os dados são insuficientes para estabelecer diferenças no risco de dispareunia, dificuldades miccionais ou recidiva subjetiva dos sintomas. Da mesma forma, as informações sobre taxa de reoperação para o prolapso também são insuficientes. Reforçaram a necessidade de mais estudos randomizados, controlados, prospectivos com cálculo e poder de amostra satisfatórios.

Sung et al.,[8] também em revisão sistemática incluindo estudos no período de 1950 a 1997, analisaram as taxas de cura e descreveram os efeitos adversos relacionados às telas em prolapso genital. Incluíram estudos com no mínimo 30 participantes em cada grupo. Ao final, obtiveram 16 estudos comparativos, seis ensaios clínicos randomizados, 37 estudos não comparativos, 11 séries de casos e 10 relatos de caso sobre evento adverso. Dentre as complicações avaliadas, destacaram: sangramento aumentado entre 0 e 3%; lesão de órgãos entre 1 e 4%; infecção urinária entre 0 e 19%; erosão da tela entre 0 e 30%; e fístulas em 1%. Os dados eram inconclusivos em relação a dificuldades defecatórias, miccionais e dispareunia. Concluíram que os dados ainda eram insuficientes para se determinar a eficácia das telas na correção do prolapso genital anterior e posterior.

A literatura médica ainda não dispõe de resultados de longo prazo, portanto, a sua indicação deve ser criteriosa. Especial atenção deve ser dada aos comunicados da *Food and Drug Administration* (FDA) que, em 2008 e atualizado em 2011,[9] fez importante alerta sobre sérias complicações adversas, como erosão, dor, infecção, sangramento intraoperatório aumentado, dispareunia, perfuração de órgãos, disfunções urinárias, problemas neuromusculares, cicatrizes e retrações vaginais, problemas emocionais e até mortes, associadas com a colocação transvaginal de telas para tratamento do prolapso. Assim, a FDA não recomenda o uso de telas sintéticas por via transvaginal para o tratamento do prolapso genital, com o que concordamos totalmente.

Atualmente, existe pouca informação disponível sobre a conduta mais adequada nas erosões de telas. As opções incluem terapia conservadora, repouso, uso de cremes à base de estrogênios e substâncias cicatrizantes, ou ainda a remoção transvaginal da tela e nova sutura da mucosa. Felizmente, a remoção da tela não resulta necessariamente na recidiva do prolapso, caso já tenha se passado tempo suficiente para a formação de fibrose.

REFERÊNCIAS BIBLIOGRÁFICAS

1. Boyles SH, Edwards SR. Repair of the anterior vaginal compartment. Clin Obstet Gynecol 2005; 48(3):682-90.

2. Maher C, Feiner B, Baessler K, Schmid C. Surgical management of pelvic organ prolapse in women. Cochrane Database Syst Rev. 2013 Apr 30; 4:CD004014. doi: 10.1002/14651858.CD004014.

3. Sartori MG et al. Distopia genital. In: Girão MJ et al. (eds.). Cirurgia vaginal e uroginecologia. São Paulo: Artes Médicas, 2001. p.201.

4. Birch C, Fynes MM. The role of synthetic and biological prostheses in reconstructive pelvic floor surgery. Curr Opin Obstet Gynecol 2002; 14(5):527-35.

5. Chen CC, Ridgeway B, Paraiso MF. Biologic grafts and synthetic meshes in pelvic reconstructive surgery. Clin Obstet Gynecol 2007; 50(2):383-411.

6. Jia X, Glazener C, Mowatt G, MacLennan G, Bain C, Fraser C et al. Efficacy and safety of using mesh or grafts in surgery for anterior and/or posterior vaginal wall prolapse: systematic review and meta-analysis. BJOG 2008; 115(11):1350-61.

7. Foon R, Toozs-Hobson P, Latthe PM. Adjuvant materials in anterior vaginal wall prolapse surgery: a systematic review of effectiveness and complications. Int Urogynecol J 2008; 19(12):1697-706.

8. Sung VW, Rogers RG, Schaffer JI, Balk EM, Uhlig K, Lau J et al. Graft use in transvaginal pelvic organ prolapse repair: a systematic review. Obstet Gynecol 2008; 112(5):1131-42.

9. Food and Drug Administration (FDA). Medical device safety – Surgical mesh. For updated information about Surgical Mesh for Pelvic Organ Prolapse, see: Urogynecologic Surgical Mesh Implants, released July 13, 2011 Available at: www.fda.gov/MedicalDevices/Safety/AlertsandNotices/ucm142636.htm#popsui.

QUESTÕES

1. Em relação aos prolapsos genitais, é correto afirmar que:
   a. Colporrafia anterior é técnica abandonada na literatura médica.
   b. A correção paravaginal é sempre realizada via abdominal.
   c. A cirurgia de Manchester é contraindicada na mulher com desejo reprodutivo.
   d. A fixação sacroespinhal reabilitada pela via abdominal é o padrão ouro do tratamento do prolapso de cúpula vaginal.
   e. Tanto o útero quanto a cúpula vaginal podem ser fixados no ligamento sacroespinhal.

2. As seguintes técnicas são indicadas no prolapso uterino com exceção de:
   a. Colporrafia posterior.
   b. Suspensão ileococcígea.
   c. Fixação sacroespinhal.
   d. Histerectomia vaginal.
   e. Cirurgia de Manchester.

3. São complicações da tela em cirurgias de prolapso genital, exceto:
   a. Dor pélvica e dispareunia.
   b. Extrusão para a bexiga.
   c. Erosão vaginal.
   d. Incontinência anal.
   e. Retração cicatricial.

36
Complicações das cirurgias para correção do prolapso genital

Maria Augusta Tezelli Bortolini
Zsuzsanna Ilona Katalin de Jármy-Di Bella

INTRODUÇÃO

Neste capítulo, serão descritos os aspectos mais relevantes dos efeitos adversos decorrentes das atuais cirurgias para correção do prolapso genital. Algumas das complicações são inerentes aos procedimentos que envolvem as próteses sintéticas. Nos últimos anos, tem-se observado significativa redução das complicações decorrentes da padronização do uso das telas de polipropileno do tipo macroporosas e monofilamentares (tipo I), em substituição às próteses microporosas e multifilamentares (tipo II) previamente utilizadas em cirurgia pélvica reconstrutiva. Têm sido descritas complicações importantes e graves em consequência do uso das telas tipo II, como erosões de vísceras pélvicas e formação de fístulas, infecções de difícil tratamento que evoluíram com fasceítes necrotizantes, óbitos, dentre outras.[1,2] Diante da interrupção na utilização dessas malhas, este capítulo se restringirá a apresentar os dados da literatura recente relacionada somente às técnicas preconizadas atualmente.

CLASSIFICAÇÃO DAS COMPLICAÇÕES CIRÚRGICAS

Nas correções do prolapso genital, as complicações podem ser técnica-dependentes (procedimento cirúrgico e cirurgião) ou material-dependentes (próteses)[3] (Tabela 1).

TABELA 1 Classificação das complicações cirúrgicas

Técnica-dependentes (procedimento/cirurgião)	Material-dependente (próteses)
Lesões viscerais	Extrusão/exposição de tela
Lesão vascular, hemorragia, hematomas	Erosão visceral
Lesão nervosa	Contração/retração da tela
Infecção/abscesso	Infecção/abscesso
Fístulas	Fístulas
Dor	Dor
Recorrência	Recorrência
Reoperação	Reoperação
Dispareunia	Dispareunia/hispareunia
Obstrução/disfunções miccionais e evacuatórias	

Recentemente, a *International Urogynecological Association* (IUGA) e a International Continence Society (ICS) padronizaram conjuntamente a terminologia e a classificação das complicações relacionadas às cirurgias reconstrutivas pélvicas nas quais somente os tecidos nativos da própria paciente são reparados, bem como às associadas diretamente com o uso da inserção das próteses e malhas para sustentação do assoalho pélvico.[4] A terminologia surgiu do reconhecimento de que a prática contemporânea carecia de evidência científica suficiente para ajudar os profissionais a aplicar os dados da literatura na prática clínica. Com isso, a terminologia almeja fornecer relatos padronizados dos efeitos adversos dos procedimentos operatórios, de modo a propiciar troca de informações na comunidade médica e científica. A uniformidade na nomenclatura proposta permite adequada avaliação dos dados epidemiológicos, seguimento, manejo, bem como a elaboração de estratégias de prevenções das complicações.

As classificações são baseadas em classes e divisões de categorias (C), tempo do evento (T) e sítios (S) envolvidos (classificação CTS), englobando todos os possíveis cenários para a descrição das complicações e anormalidades do processo de cicatrização.

As categorias são divididas em sete, baseando-se no órgão ou sistema envolvido:

- 1, 2 e 3: comprometimento da mucosa vaginal;
- 4: comprometimento do trato urinário;
- 5: comprometimento do intestino e o reto;
- 6: comprometimento da pele e o aparelho musculoesquelético;
- 7: comprometimento sistêmico, podendo estar relacionadas a risco de morte.

Os tempos do evento são divididos conforme a cirurgia e o início do quadro em:

- T1: do período intraoperatório até 48 horas de pós-operatório;
- T2: entre 48 horas e 2 meses de pós-operatório;
- T3: entre 2 e 12 meses de pós-operatório;
- T4: mais de 12 meses de pós-operatório.

O local da complicação é caracterizado em:

- S0: sistêmica, sem sítio específico;
- S1: vaginal, na linha de sutura;
- S2: vaginal, fora da linha de sutura;
- S3: vísceras adjacentes, sem envolvimento da cavidade intra-abdominal;
- S4: pele e aparelho musculoesquelético, longe da ferida/sítio local primária;
- S5: intra-abdominal, intestinal.

A descrição das classificações é apresentada na Tabela 2. Exemplo de descrição das complicações: 3C/T3/S2; 5B/T3/S1 (exposição maior que 1 cm da tela na parede vaginal lateral, com secreção de odor fétido, e presença de fístula retovaginal na linha média diagnosticada 8 meses após colporrafia posterior).

COMPLICAÇÕES INTRAOPERATÓRIAS
Sangramento
Sangramentos aumentados e hemorragias intraoperatórias são relativamente frequentes na cirurgia vaginal, porém podem ser minimizados com a injeção de soluções vasoconstritoras nas paredes vaginais imediatamente antes do procedimento. Utiliza-se solução de lidocaína 2% diluída em soro fisiológico para esse fim (um frasco de 20 mL em 100 mL de soro fisiológico) com o cuidado de não injetar a solução nos vasos sanguíneos.

TABELA 2 Terminologia e classificação das complicações das cirurgias para correção de prolapso genital com ou sem uso de telas sintéticas, de acordo com IUGA e ICS

Descrição	Categoria			
	A – Assintomático	B – Sintomático	C – Infecção	D – Abscesso
1 **Vaginal** Sem separação epitelial; proeminência, tecido cicatricial excessivo, invaginação e dor	1A Achados anormais ao exame clínico, com ou sem a presença de prótese ou malha	1B Presença incomum de dor, desconforto, dispareunia, hispareunia ou sangramento	1C Suspeita ou atual	1D Abscesso
2 **Vaginal** Pequena área (≤ 1 cm) de separação, úlcera ou exposição da malha	2A Assintomático	2B Sintomático	2C Infecção	2D Abscesso
3 **Vaginal** Área > 1 cm de separação, úlcera, extrusão de sutura ou exposição da malha	3A Assintomático 1-3A: ausência de dor relacionada à cirurgia ou prótese/malha	3B Sintomático 1-3B: dor relacionada à cirurgia ou prótese/malha	3C Infecção 1-3C: dor relacionada à cirurgia ou prótese/malha	3D Abscesso 1-3D: dor relacionada à cirurgia ou prótese/malha
4 **Trato urinário** Comprometimento ou perfuração incluindo fístula ou cálculo, envolvendo ou não próteses	4A Pequena lesão intraoperatória: perfuração vesical	4B Retenção urinária ou outras complicações do trato urinário	4C Complicações envolvendo ureteres ou trato urinário superior	4D Abscesso
5 **Intestinal ou retal** Comprometimento ou perfuração incluindo fístula ou cálculo, envolvendo ou não próteses	5A Pequena lesão intestinal intraoperatória	5B Perfuração ou comprometimento do reto	5C Perfuração ou comprometimento de reto ou intestino delgado	5D Abscesso
6 **Pele e/ou musculoesquelético** Complicações envolvendo secreção, dor, abaulamento ou formação de trajeto	6A Achados anormais ao exame clínico, com ou sem a presença de prótese ou malha	6B Secreção vaginal, dor ou abaulamentos	6C Infecção: formação de trajeto infeccioso	6D Abscesso
7 **Paciente** Comprometimento sistêmico ou envolvendo hematoma	7A Sangramentos, hematomas	7B Necessidade de ressuscitação ou tratamento intensivo incluindo hematoma séptico	7C Mortalidade	7D Mortalidade

Em recente revisão sistemática avaliando as correções de prolapso genital, observou-se taxas de hemorragias que requerem hemotransfusão variando de 0 a 3,8%, enquanto hematomas de diversas dimensões são comuns em até 6% dos casos.[3]

No maior estudo randomizado e controlado publicado até o momento, os autores observaram aumento significativo do sangramento intraoperatório nas correções de parede vaginal anterior com o uso de telas sintéticas (84,7 mL) se comparado com a colporrafia anterior sem telas (35,4 mL). Os autores relataram um caso de sangramento superior a 1.000 mL e quatro casos de sangramento superior a 500 mL no grupo de tela envolvendo 186 pacientes.[5]

Acredita-se que haja subnotificação, na literatura, das complicações maiores decorrentes de sangramento. Casos de aumento de sangramento que evoluíram para óbito como complicação de cirurgias com o uso de malhas sintéticas são apresentados pela base de dados MAUDE *(Manufacturer and User Facility Device Experience)*, mantida pelo órgão norte-americano de regulamentação do uso de próteses, a *Food and Drug Administration* (FDA).

Nas cirurgias vaginais que envolvem o ligamento sacroespinhal ou o músculo ileococcígeo, como nas fixações corretivas ou preventivas do prolapso apical nessas estruturas, os riscos de sangramento estão presentes pela proximidade anatômica e potencial lesão das artérias pudenda interna e glútea inferior. Nas cirurgias reconstrutivas que envolvem o acesso ao forame obturatório, como as técnicas que utilizam malhas sintéticas e agulhas helicoidais nas quais a membrana obturatória é um dos pontos de ancoragem das próteses, o risco de sangramento importante ocorre quando há envolvimento do canal obturatório em que se encontram os nervos e vasos obturatórios. Na cirurgia de correção de prolapsos genitais apicais pelas vias abdominais, aberta ou laparoscópica, como a colpossacrofixação, há de se atentar principalmente para as artérias ilíaca interna direita e sacral mediana, a fim de evitar lesões vasculares maiores.[6]

No manejo dos sangramentos intra e pós-operatórios, pode haver necessidade desde medidas de compressão local até exploração cirúrgica extensa ou utilização do recurso da embolização arterial intervencionista, a fim de conter a hemorragia.[7]

Os sangramentos de menor extensão ou gravidade, não diagnosticados ou controlados no intraoperatório, podem apresentar-se como equimoses superficiais ou hematomas superficiais ou profundos, de pequena ou grande extensão. O diagnóstico pode ser clínico ou por meio de exames de imagem, como a ultrassonografia (US) e a ressonância magnética (RM). A conduta terapêutica é conservadora expectante na maioria dos casos, e eventualmente a exploração cirúrgica é necessária.

Sangramento aumentado no pós-operatório imediato é sugerido pelas condições clínicas da paciente, como presença de exteriorização do sangramento, quadro anêmico agudo com queda acentuada dos níveis de hematócrito e hemoglobina, instabilidade hemodinâmica com alterações de frequências cardíacas e respiratórias, hipotensão e choque hipovolêmico. Exames de imagem como a US, bem como a utilização das técnicas de radiologia intervencionista, podem auxiliar no diagnóstico e no tratamento das hemorragias. O suporte hemodinâmico é realizado por meio de reposição volêmica e uso de drogas vasoativas para a manutenção da pressão arterial, bem como hemotransfusões e cuidados intensivos, quando necessário.

A compressão intraoperatória do leito cirúrgico sangrante e o uso de tampão vaginal pós-operatório nas primeiras 24 horas diminuem o risco de sangramento. Também deve-se atentar ao uso pré-operatório de drogas como a *ginkgo biloba* e a aspirina, que são potenciais facilitadores de hemorragia.

Lesões viscerais

Durante a realização das cirurgias de correção dos prolapsos genitais, pode haver lesões inadvertidas de órgãos pélvicos como uretra, bexiga, ureteres, reto e intestino. A incidência dessas lesões não é alta, porém certamente podem ser graves se não diagnosticadas e reparadas precocemente.

De modo geral, revisões da literatura descrevem taxas de lesões viscerais variando de 0 a 3,5%, sendo as lesões vesicais as mais frequentes.[3,5] Na base de dados MAUDE, são descritos casos de óbitos secundários a complicações por perfurações intestinais nas cirurgias pélvicas (FDA, 2011).

O manejo apropriado das lesões viscerais deve ser realizado por meio de reparo cirúrgico nos casos de diagnóstico imediato intraoperatório. Na suspeita de lesão vesical, pode-se usar o teste de azul de metileno intravesical na busca de eventuais perfurações, bem como a cistoscopia intraoperatória. Na suspeita de lesões ureterais, como nas plicaturas inadvertidas, a administração intravenosa de índigo carmim permite visualizar a ejaculação da urina corada pelos orifícios ureterais ou a presença de fios de sutura por meio de cistoscopia intraoperatória.

As lesões viscerais diagnosticadas no pós-operatório imediato devem ser suspeitadas na vigência de dor não habitual, sinais de peritonite, íleo, febre, disfunções evacuatórias e miccionais sugestivas de processos obstrutivos, perda de urina ou fezes pela vagina. O diagnóstico das lesões viscerais pode ser auxiliado por meio de exames de imagem.

Há descrições de lesões uretrais ou vesicais crônicas, normalmente evidenciadas pela presença de pontos de sutura ou próteses sintéticas no interior desses órgãos. A presença de corpo estranho intraluminal pode acarretar infecções recorrentes, abscessos, formação de cálculos e de fístulas.[8,9] É importante ressaltar que, em cirurgias nas quais malhas sintéticas são utilizadas, a perfuração visceral pode decorrer de erosão causada pela presença da prótese ou de alterações no processo de cicatrização e reparação teciduais que culminam com a extrusão do material sintético para as vísceras, e não estar obrigatoriamente relacionada com acidentes no intraoperatório.

O tratamento das lesões viscerais consiste no reparo cirúrgico, na maioria das vezes, com sutura das camadas da parede das vísceras e ressecção da tela, caso presente e tecnicamente viável. A via vaginal é a principal via de abordagem, mas alguns casos também são abordados por via abdominal, endoscópica ou laparoscópica. Os casos de lesões vesicais ou uretrais pequenas e decorrentes, por exemplo, da passagem das agulhas dos *kits* de material sintético, em geral, são manejados conservadoramente pela manutenção de sonda vesical de demora.[10,11]

COMPLICAÇÕES PÓS-OPERATÓRIAS

Lesões nervosas

A incidência de lesões nervosas secundárias às cirurgias de prolapso genital é baixa, sendo em sua maioria reportada em séries de casos.

Os principais nervos que podem ser acometidos são o nervo obturador, nas cirurgias com acesso transobturatório, e o nervo pudendo nas cirurgias de acesso à fossa isquiorretal. O nervo íleo-hipogástrico pode ser lesado nas cirurgias abdominais. Geralmente, manifestam-se como neuralgia, podendo ser transitória no pós-operatório de até 3 meses, ou crônica persistente em pós-operatório tardio. O diagnóstico é eminentemente clínico.

Os sintomas de neuralgia do obturador incluem dores em fisgadas e abruptas, do tipo choque elétrico ou em queimação nas regiões inguinais, face interna e superficial da raiz da coxa, agravadas por alguns movimentos e à deambulação. A palpação do forame obturador pode desencadear o choque elétrico. Por outro lado, a neuralgia do pudendo manifesta-se por dor no trajeto anatômico do nervo e seus ramos, exacerbação ao sentar-se, ausência de perda de sensibilidade ao exame clínico, não responsável pelo ato de acordar durante a noite e aliviada pelo bloqueio no nervo. A dor é desencadeada pela palpação da espinha isquiática.[12]

As manifestações de neuropatias em geral são de difícil manejo, sendo o tempo de intervenção crítico para a resposta ao tratamento. Evita-se a exploração cirúrgica nos primeiros 3 meses de pós-operatório pela possibilidade de remissão espontânea e pelos riscos inerentes à proximidade de cirurgias.

Técnicas fisioterapêuticas, uso de anti-inflamatórios e analgésicos, bem como infiltrações de corticosteroides e anestésicos locais, podem ser utilizadas. Nos casos em que não há melhora com tratamento conservador, é necessária a exploração cirúrgica local com retirada de eventual granuloma de corpo estranho, exérese total ou parcial de próteses e neurólise.[13] Mais recentemente, técnicas laparoscópicas de liberação de nervos pélvicos e pudendos fibrosados têm melhorado essas neuropatias.

Dor

As dores decorrentes das cirurgias de prolapso genital geralmente são autolimitadas e podem afetar as regiões lombar, perineal, vulvar, glútea e raiz medial da coxa. No entanto, as dores crônicas podem representar um desafio no manejo.[14] Em revisão sistemática, observou-se que cerca de 1,9 a 24,4% das pacientes apresentam dor no pós-operatório de prolapso genital.[3] As dores pós-operatórias podem decorrer do posicionamento da paciente no ato operatório e, portanto, devem ser diferenciadas dos sintomas decorrentes do procedimento cirúrgico. Devem ser evitadas com o adequado posicionamento da paciente na mesa cirúrgica e o acolchoamento da região poplítea.

Cirurgias abdominais de colpossacrofixação podem resultar em dores principalmente na região lombar. Cirurgias envolvendo a fixação de prolapsos apicais no ligamento sacroespinhal ou músculo ileococcígeo podem causar dores frequentemente relatadas na região glútea e perineal. As cirurgias que utilizam acesso ao forame obturatório estão mais relacionadas às dores na raiz medial da coxa e inguinais.

Dores no pós-operatório imediato e recente devem ser manejadas inicialmente com analgésicos e anti-inflamatórios. Nos casos de dor residual crônica, adicionais infiltrações locais de corticosteroides podem sem utilizadas, bem como técnicas de relaxamento muscular por fisioterapia. Nos casos de ausência de melhora com tratamento conservador, é necessária a exploração cirúrgica local com retirada de eventual granuloma de corpo estranho ou exérese das próteses.

Disfunções miccionais e incontinência urinária

As disfunções miccionais secundárias às cirurgias pélvicas reconstrutoras são caracterizadas sobretudo por incontinência urinária de esforço, bexiga hiperativa *de novo* e retenção urinária.

As disfunções miccionais pós-operatórias muito comumente decorrem de processos obstrutivos parciais ou totais. Resultam da compressão extrínseca da uretra ou da junção uretrovesical em situações de hipercorreção de parede vaginal anterior por colporrafia tradicional ou pelo ajuste excessivo das malhas sintéticas usadas na correção das cistoceles. Ainda, casos de retenção urinária podem decorrer da plicatura dos ureteres durante as cirurgias de histerectomias vaginais ou culdoplastias de McCall.

Em revisão sistemática recente, Maher et al. avaliaram pacientes continentes no pré-operatório e relataram que, de modo geral, a incontinência urinária de esforço *de novo*, subjetivamente diagnosticada, ocorre na frequência de 15% das pacientes pós-cirurgia de prolapso genital. O mesmo estudo calcula que 12% das pacientes apresentam bexiga hiperativa *de novo*, enquanto as disfunções miccionais ocorreram em 12% dos casos.[15]

Além disso, os autores descreveram que, nos casos de realização das cirurgias preventivas para incontinência concomitantes às correções de prolapso em pacientes continentes no pré-operatório, não houve diferenças na redução do risco de incontinência de esforço pós-operatória nas avaliações subjetivas e objetivas.[15]

Na avaliação de quatro grandes estudos envolvendo a presença de incontinência urinária de esforço oculta, foi comprovado objetivamente que as taxas de incontinência no pós-operatório foram significativamente maiores nos casos de não associação de procedimentos anti-incontinência quando comparados aos casos em que o procedimento de correção de incontinência foi concomitante à correção do prolapso (37% *vs.* 16%, respectivamente).[15]

Altman et al. observaram que as disfunções miccionais, como dificuldade de esvaziamento e retenção urinária, são significativamente mais frequentes após correção de parede vaginal anterior com tela se comparado com colporrafia com tecidos nativos. No maior estudo randomizado descrito na literatura avaliando as duas técnicas para correções de cistocele, 6/189 (3,2%) pacientes do grupo colporrafia tradicional e 16/200 (8%) do grupo tela apresentaram disfunções miccionais no período de internação, sendo que 2 e 3, respectivamente, necessitaram de cateterização nos primeiros 2 meses de pós-operatório.[5]

Suspeita-se de obstruções urinárias imediatas quando estão presentes sintomas vesicais irritativos, dificuldade de esvaziamento vesical repercutindo em aumento do resíduo pós-miccional, anúria ou oligúria associadas a dor lombar ou suprapúbica. Nas disfunções que evoluem para cronicidade, as pacientes podem ainda cursar com infecções urinárias recorrentes e com comprometimento da função do trato urinário superior.

O manejo das disfunções miccionais depende da gravidade e de suas potenciais repercussões clínicas. Processos obstrutivos totais devem ser imediatamente diagnosticados e sua causa, tratada, envolvendo a revisão das suturas e dos pontos de fixação. Casos de obstruções parciais podem ser confundidos com sintomas inflamatórios em função da manipulação do trato urinário nos procedimentos operatórios. Na dúvida diagnóstica, pode-se optar pelo tratamento conservador com uso de sondagem vesical de alívio ou de demora, treinamento vesical e uso de anticolinérgicos e relaxantes musculares. Não há consenso sobre o período ideal destinado às intervenções conservadoras. Na ausência de melhora clínica, é necessária a reintervenção cirúrgica para exérese ou reajuste da malha ou uretrólise.

Caso a incontinência urinária de esforço ocorra no pós-operatório, seu tratamento conservador ou cirúrgico deve ser instituído posteriormente.

Extrusão e exposição das malhas ou telas de polipropileno

A IUGA propõe uma definição mais característica dos cenários clínicos envolvendo a evidência de telas na inspeção da mucosa vaginal ou no interior das vísceras pélvicas. Exposição é descrita como a presença da prótese sintética na linha de sutura da mucosa vaginal através da separação das mucosas, geralmente por deficiência na cicatrização; já extrusão refere-se à exteriorização gradual, parcial ou total, da tela pela cavidade vaginal. A perfuração é a abertura de orifício no órgão ou víscera.[16]

Comumente, a literatura descreve essas condições como erosão de modo geral, com taxa estimada de aproximadamente 10% após correção do prolapso genital com uso de telas do tipo I.[15] Estas são importantes causas de reoperação,[17] sendo a parede vaginal anterior a mais frequentemente acometida. Altman et al. relatam taxa de reoperação por erosão da faixa de polipropileno de 3,2% após a correção da parede vaginal anterior.[5] Relatório da FDA esclarece que as erosões de mucosa vaginal são as complicações do uso de telas mais relatadas.

Importante metanálise evidenciou que a associação da histerectomia com a correção do prolapso por via vaginal usando tela sintética aumenta sobremaneira o risco de erosão das telas quando comparado às cirurgias sem histerectomia concomitante (19,2% e 7,3%, respectivamente).[18] Cirurgias abdominais como as colpossacrofixações apresentam taxas de erosões menores do que as correções do prolapso por via vaginal com uso de tela sintética, aproximadamente de 3% e 13%, respectivamente, refletindo diretamente nas taxas de reoperação.[15,19,20] Nas correções do tipo colpossacrofixação, é mais frequente a erosão quando a tela é suturada por via vaginal se comparada com a via abdominal.[21] O tabagismo é fator de risco sabidamente associado ao aumento das taxas de erosão de telas em pelo menos 4 vezes após cirurgia abdominal de sacrocolpoperineorrafia.[22] Além disso, o tabagismo e a obesidade aumentam o risco de erosões nas cirurgias via vaginal.[23]

Embora mais raras, há descrição de erosões das telas para o interior de vísceras pélvicas.[24-27] A erosão visceral tardia após colpossacrofixação laparoscópica é estimada em 0,5 a 1% dos casos.

O diagnóstico de exposição e extrusão das telas é feito clinicamente durante o exame físico. Sinais e sintomas sugestivos incluem sangramentos vaginais, secreção vaginal com odor fétido, dispareunia e hispareunia. Exames endoscópicos podem auxiliar na detecção das perfurações de vísceras pela prótese. As do trato urinário são suspeitadas em vigência de sintomas uretrais ou vesicais irritativos, disúria, hematúria, infecções urinárias recorrentes, cálculos intravesicais ou perda de urina pela vagina quando há formação de trajeto fistuloso. Perfurações intestinais manifestam-se como dor do tipo cólica ou tenesmo, sangramento às evacuações, fezes com muco e fezes na cavidade vaginal nos casos que evoluem para fístulas.

É recomendada a investigação do trato urinário inferior quanto à presença de erosão visceral nos casos em que há erosão da tela na mucosa vaginal. O tratamento das exposições da tela vaginal pode ser conservador, com uso de estrogênio tópico e abstinência sexual, até a reepitelização da vagina, recobrindo a área exposta. A efetividade do tratamento clínico é de cerca de 23%.[18] Na falha terapêutica ou diante de áreas de exposição maiores, opta-se pela ressecção parcial da porção da tela exposta com sutura da mucosa vaginal. Em situações especiais, pode-se optar pela ressecção ampliada da tela sintética. As extrusões das telas são similarmente excisadas, parcial ou totalmente, dependendo de sua extensão, sintomas e presença de infecções associadas (Figuras 1 a 3).

Diante de perfurações das vísceras, o tratamento cirúrgico é mandatório. Dá-se preferência ao acesso endoscópico com a exérese da faixa que adentra a víscera. Na impossibilidade técnica ou clínica, a correção cirúrgica é realizada pela via vaginal, abdominal ou transretal, com a retirada da prótese e sutura dos bordos teciduais revitalizados.[10,11]

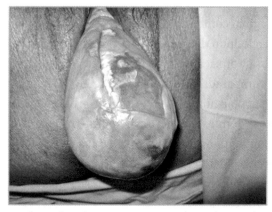

FIGURA 1 Prolapso total recidivado após correção de prolapso da parede vaginal anterior com uso de tela de polipropileno tipo I. Erosão e exposição da malha.
Fonte: Imagem gentilmente cedida pelo Dr. Pedro Sérgio Magnani.

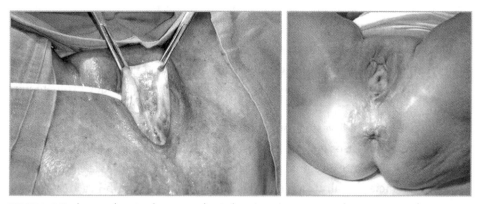

FIGURA 2 Prolapso de cúpula vaginal pós-histerectomia vaginal e correção de prolapso com uso de tela de polipropileno tipo I. Área de erosão da malha na parede vaginal posterior com infecção crônica de sítio operatório.
Fonte: Imagens gentilmente cedidas pelo Dr. Rodrigo Cerqueira de Souza.

Contração ou retração da malha sintética

A contração ou retração das malhas sintéticas é descrita como uma das complicações das cirurgias vaginais em que se utilizam as próteses, nas quais as pacientes apresentam dor vaginal à movimentação, dispareunia, presença de áreas localizadas de proeminência, deformações, dor, tensão à palpação abaixo do epitélio vaginal, eventual encurtamento e estreitamento da vagina e disfunções urinárias e eva-

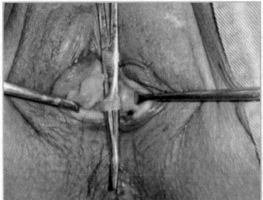
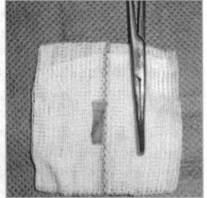

FIGURA 3 Extrusão de faixa de polipropileno tipo I em parede vaginal anterior. Exérese de porção acometida.
Fonte: Imagens gentilmente cedidas pelo Dr. Carlos Antônio Delroy.

cuatórias.[28,29] Decorrem da redução e retração do tamanho da malha. Acredita-se que as malhas retraem de 25 a 40% do seu tamanho original no pós-operatório.[3] A incidência de retração dolorosa é de 4 a 11%.[18,29] Em 2011, Tidjink et al. publicaram estudo de 60 casos de complicações por uso de malhas (12 por colpossacrofixação e 48 por cirurgia vaginal), no qual 77% das pacientes que foram reoperadas tinham como causa a dor com os eventos adversos mais frequentes (vaginal, dispareunia, nádegas, abdome ou coxa), sendo a indicação mais comum de reintervenção.[30] A taxa de reoperação por retração das malhas mostrou-se significativamente maior nas cirurgias vaginais, comparada com as abdominais para colpossacrofixações (7% e 0, respectivamente).[19]

O tratamento conservador inclui o uso de analgésicos, estrogenoterapia local, injeções locais de anti-inflamatórios e fisioterapia do assoalho pélvico.[3] Na falha do tratamento conservador, a abordagem cirúrgica é necessária para aliviar a tensão da tela e/ou da mucosa vaginal por meio de secção, ressecção total ou parcial da prótese. Feiner et al. descrevem uma série de 17 pacientes e relatam que 88% delas apresentaram alívio das dores vaginais e 64%, redução da dispareunia após o tratamento cirúrgico. Cerca de 17% necessitaram de segunda intervenção para melhora dos sintomas.[29]

Infecção pós-operatória

As infecções pós-operatórias mais comuns são as de sítio cirúrgico e as urinárias. Podem variar de quadros mais brandos a quadros graves, envolvendo tecidos superficiais e/ou profundos, nas mais variadas formas: cistites, pielonefrites, celulites, abscessos, osteomielites, fasceítes e sepses.[31-35]

Estima-se que a incidência de infecções do trato urinário pós-operatórias varie de 0 a 18%.[3] Com o abandono das telas sintéticas do tipo II nas cirurgias corretivas, as taxas de infecções no sítio cirúrgico, bem como a gravidade destas, foram consideravelmente reduzidas. Há descrição de taxa de infecção de 13% decorrente do uso das malhas do tipo II,[36] enquanto taxas de 1,6 a 7,8% são estimadas com o uso das próteses do tipo I.[37] É frequente a associação de infecções com a presença de erosões. Vários patógenos são causadores de infecções, incluindo Gram-positivos e negativos, bactérias anaeróbias e fungos.[38]

O quadro clínico normalmente inicia-se entre o 3º e o 5º dia de pós-operatório, e suas manifestações incluem: disúria e sintomas vesicais irritativos, febre, dor local, pélvica ou lombar incomum, secreção vaginal aumentada e de odor fétido, sangramentos e sinais inflamatórios locais. No entanto, os quadros infecciosos podem surgir tardiamente, às vezes anos após a operação. Nos casos mais graves, os sinais e sintomas de extensão da inflamação e infecção locais podem ser observados, assim como as manifestações sistêmicas cardiovasculares, respiratórias e metabólicas decorrentes de infecção disseminada. A avaliação pode ser complementada pelo uso de métodos de imagem.[38]

O tratamento das infecções envolve antibioticoterapia, analgésicos e anti-inflamatórios. Em casos de coleções ou extenso processo de infecção, é necessária a exploração cirúrgica para drenagem de coleções (abscessos, hematomas infectados) ou mesmo o debridamento das áreas acometidas. Cuidados intensivos podem ser solicitados em casos de maior gravidade. Na vigência de infecções crônicas sítio-específicas ou trajetos fistulosos refratários ao tratamento conservador e secundários ao implante de tela sintética, a sua excisão deve ser considerada (ver Figura 2).[38]

Dispareunia/hispareunia

A dispareunia é uma complicação de difícil tratamento e motivo de grande questionamento sobre o uso ou não de telas sintéticas nas correções das distopias genitais. Geralmente é causada por erosão, infecção ou retração das telas, ou intensa fibrose local. Recente metanálise envolvendo 70 estudos descreveu a taxa de 9% de incidência de dispareunia após cirurgias com uso de próteses sintéticas,[39] enquanto outra publicação mostrou taxas que variavam de 5,2 a 20,2%.[3] No entanto, alguns trabalhos de revisão sistemática não observaram diferenças nas taxas de dispareunia nas cirurgias que utilizam tela e nas cirurgias tradicionais com tecidos nativos.[40,41] Weber et al. descrevem taxa de 19% de dispareunia pós-cirurgias tradicionais para correção de prolapso ou incontinência urinária.[42]

Hispareunia é a dor peniana durante o intercurso sexual referida pelo parceiro. Normalmente decorre de fricção e trauma peniano, nos casos em que há exposição das telas na mucosa vaginal da paciente submetida à cirurgia corretiva. Mohr et al. avaliaram 32 homens com hispareunia e observaram que, após a excisão das porções expostas da tela das parceiras, houve alívio da dor de 8 para 1 no escore da escala visual analógica de dor.[43]

O tratamento da dispareunia e da hispareunia envolve o tratamento da causa da dor e assemelha-se ao manejo das situações de retração das telas. Assim, recomenda-se exérese das porções das telas nos casos de exposição ou extrusão pela vagina e nos casos de retração da malha, quando o tratamento conservador não é eficaz. Na dispareunia de causa muscular, a fisioterapia pélvica para relaxamento muscular pode ser associada ao tratamento medicamentoso.[44]

Fístulas

As fístulas são complicações pouco frequentes das cirurgias de correção de prolapso genital realizadas atualmente. Interessante metanálise avaliando cerca de 70 estudos descreve taxa de ocorrência de fístulas em torno de 1% após cirurgia para prolapso.[45] As fístulas são mais descritas com o uso de telas do tipo II para correção de parede vaginal posterior, procedimento não mais recomendado.[32,33,46,47] Podem ser do tipo vesicovaginal, ureterovaginal, vesicocutânea, cutaneovaginal, retovaginal e retocutânea (Figura 4).

Apesar de menos frequentes, alguns autores relataram casos de fístulas após correção de prolapso genital com telas tipo I.[48-50]

A formação das fístulas pode ser secundária aos processos inflamatórios reativos dos tecidos na presença de material sintético, assim como reações de corpo estranho, aumento de fibrose, retração e erosões. Podem ainda ser consequência de processos infecciosos pós-operatórios de cirurgias com ou sem o uso de próteses e de lesões viscerais inadvertidas não diagnosticadas e adequadamente corrigidas no ato operatório.[38]

O tratamento das fístulas é cirúrgico na sua grande maioria. Idealmente, as lesões viscerais no intraoperatório devem ser reparadas imediatamente, para evitar a formação de trajetos fistulosos. Tratamento com antibioticoterapia deve ser empregado na vigência de infecções. Fístulas secundárias aos procedimentos com uso

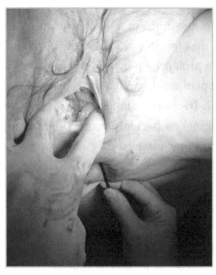

FIGURA 4 Presença de fístula retovaginal secundária à correção de prolapso de parede vaginal posterior com uso de faixa sintética.
Fonte: Imagem gentilmente cedida pelo Dr. Bernard Haylen.

de malhas sintéticas requerem a remoção da maior extensão possível da prótese, seguida de debridamento e revitalização dos bordos teciduais e sutura das vísceras em camadas anatômicas.

Disfunções evacuatórias

As disfunções evacuatórias não são comuns após procedimentos de correção de prolapso genital e são muito pouco descritas na literatura científica. Possíveis disfunções incluem quadro de íleo nas cirurgias abdominais, semioclusões ou obstruções intestinais, esvaziamento incompleto e constipação.

Podem decorrer de cirurgias abdominais nas quais há manipulação de alças intestinais, bem como da correção da parede vaginal posterior com ou sem uso de tela sintética, dependendo do ajuste e da tensão impostos às plicaturas. Pacientes com dores importantes no pós-operatório podem apresentar dificuldades de evacuação iniciais.

Whitehead et al. descrevem que 1 em cada 20 mulheres que se submeteram à colpossacrofixação desenvolveram alguma morbidade gastrointestinal. Em avaliação de 322 pacientes, os autores observaram que 19 (5,9%) apresentaram quadro de íleo ou obstrução intestinal, suspeitos ou confirmados. Dessas 19, quatro submeteram-

-se a novo procedimento operatório, e as demais foram manejadas clinicamente em regime hospitalar.[51]

O manejo das disfunções baseia-se em tratar suas causas. Assim, o tratamento conservador com ingesta hídrica, dieta balanceada, laxativos e analgésicos pode ajudar nos casos de constipação. Nos casos de obstrução intestinal baixa (retal e anal), deve-se afastar causa extrínseca secundária ao procedimento realizado, como nas plicaturas de parede vaginal posterior e corpo perineal. Nesses casos, a revisão cirúrgica é necessária. Nos casos de íleo, obstrução intestinal alta parcial ou total, como nas cirurgias abdominais, o tratamento clínico intra-hospitalar normalmente é recomendado até que se restabeleçam as funções fisiológicas. A reintervenção cirúrgica é necessária na falha do tratamento clínico.

CONSIDERAÇÕES FINAIS

As cirurgias atuais para correção de prolapso genital são efetivas, porém também sujeitas a complicações. O uso de telas sintéticas na cirurgia pélvica reconstrutiva está associado com o risco de complicações específicas, independentemente da abordagem cirúrgica ou do tipo de prótese utilizada.

As pacientes devem ser devidamente informadas quanto aos riscos das diferentes técnicas operatórias antes de optarem pelo tratamento cirúrgico.

Cabe ao médico estar capacitado e treinado para a realização desses procedimentos, para que as complicações sejam menos frequentes.

REFERÊNCIAS BIBLIOGRÁFICAS

1. Amid PK. Classification of biomaterials and their related complications in abdominal wall surgery. Hernia 1997; 1:15-21.
2. Huebner M, Hsu Y, Fenner DE. The use of graft material in vaginal pelvic floor surgery. Int J Gynaecol Obstet 2006; 92:279-88.
3. Shah HN, Badlani GH. Mesh complications in female pelvic floor reconstructive surgery and their management: a systematic review. Indian J Urol 2012; 28(2):129-53.
4. Haylen BT, Freeman RM, Lee J, Swift SE, Cosson M, Deprest J et al. An International Urogynecological Association (IUGA)/International Continence Society (ICS) joint terminology and classification of the complications related to native tissue female pelvic floor surgery. Int Urogynecol J 2012; 23(5):515-26.
5. Altman D, Väyrynen T, Engh ME, Axelsen S, Falconer C; Nordic Transvaginal Mesh Group. Anterior colporrhaphy versus transvaginal mesh for pelvic-organ prolapse. N Engl J Med 2011; 12;364(19):1826-36.

6. Corton MM. Critical anatomic concepts for safe surgical mesh. Clin Obstet Gynecol 2013; 56(2):247-56.

7. Gomelsky A, Penson DF, Dmochowski RR. Pelvic organ prolapse (POP) surgery: the evidence for the repairs. BJU Int 2011; 107(11):1704-19.

8. Wadie BS. Endoscopic excision of an eroding calcified mesh sling, 10 years after primary surgery. Int Urogynecol J Pelvic Floor Dysfunct 2009; 20(2):255-7.

9. Derpapas A, Digesu GA, Panayi D, Vale J, Khullar V. A persistent bladder erosion with ureteric involvement following mesh augmented repair of cystocele. Am J Obstet Gynecol 2010; 202(6):e5-7.

10. Zoorob D, Karram M. Management of mesh complications and vaginal constriction: a urogynecology perspective. Urol Clin North Am 2012; 39(3):413-8.

11. Marks BK, Goldman HB. Controversies in the management of mesh-based complications: a urology perspective. Urol Clin North Am 2012; 39(3):419-28.

12. Labat JJ, Riant T, Robert R, Amarenco G, Lefaucheur JP, Rigaud J. Diagnostic criteria for pudendal neuralgia by pudendal nerve entrapment (Nantes criteria). Neurourol Urodyn 2008; 27(4):306-10.

13. Marcus-Braun N, Bourret A, von Theobald P. Persistent pelvic pain following transvaginal mesh surgery: a cause for mesh removal. Eur J Obstet Gynecol Reprod Biol 2012; 162(2):224-8.

14. Lin LL, Haessler AL, Ho MH, Betson LH, Alinsod RM, Bhatia NN. Dyspareunia and chronic pelvic pain after polypropylene mesh augmentation for transvaginal repair of anterior vaginal wall prolapse. Int Urogynecol J Pelvic Floor Dysfunct 2007; 18(6):675-8.

15. Maher CF, Feiner B, DeCuyper EM, Nichlos CJ, Hickey KV, O'Rourke P. Laparoscopic sacral colpopexy versus total vaginal mesh for vaginal vault prolapse: a randomized trial. Am J Obstet Gynecol 2011; 204(4):360.

16. Haylen BT, Freeman RM, Swift SE, Cosson M, Davila GW, Deprest J et al. An International Urogynecological Association (IUGA)/International Continence Society (ICS) joint terminology and classification of the complications related directly to the insertion of prostheses (meshes, implants, tapes) & grafts in female pelvic floor surgery. Int Urogynecol J 2011; 22(1):3-15.

17. Nguyen JN, Jakus-Waldman SM, Walter AJ, White T, Menefee SA. Perioperative complications and reoperations after incontinence and prolapse surgeries using prosthetic implants. Obstet Gynecol 2012; 119(3):539-46.

18. Maher C, Baessler K, Barber M et al. Surgical management of pelvic organ prolapse. In: Cardozo A, Wein K (eds.). Incontinence. 5.ed. Paris: ICUD-EAU, 2013a. p.1377-442.

19. Maher CF, Qatawneh AM, Dwyer PL, Carey MP, Cornish A, Schluter PJ. Abdominal sacral colpopexy or vaginal sacrospinous colpopexy for vaginal vault prolapse: a prospective randomized study. Am J Obstet Gynecol 2004; 190(1):20-6.

20. Nygaard IE, McCreery R, Brubaker L, Connolly A, Cundiff G, Weber AM et al.; Pelvic Floor Disorders Network. Abdominal sacrocolpopexy: a comprehensive review. Obstet Gynecol 2004; 104(4):805-23.

21. Higgs PJ, Chua HL, Smith AR. Long term review of laparoscopic sacrocolpopexy. BJOG 2005; 112(8):1134-8.

22. Cundiff GW, Varner E, Visco AG, Zyczynski HM, Nager CW, Norton PA et al. Risk factors for mesh/suture erosion following sacral colpopexy. Am J Obstet Gynecol 2008; 199(6):688.e1-5.

23. Araco F, Gravante G, Sorge R, Overton J, De Vita D, Primicerio M et al. The influence of BMI, smoking, and age on vaginal erosions after synthetic mesh repair of pelvic organ prolapses. A multicenter study. Acta Obstet Gynecol Scand 2009; 88(7):772-80.

24. Hopkins MP, Rooney C. Entero mesh vaginal fistula secondary to abdominal sacral colpopexy. Obstet Gynecol 2004; 103(5 Pt 2):1035-6.

25. Ignjatovic I, Stosic D. Retrovesical haematoma after prolift procedure for cystocele correction. Int Urogynecol J 2007; 18:1495-7.

26. Nicolson A, Adeyemo D. Colovaginal fistula: a rare long-term complication of polypropylene mesh sacrocolpopexy. J Obstet Gynaecol 2009; 29(5):444-5.

27. Bekker MD, Bevers RF, Elzevier HW. Transurethral and suprapubic mesh resection after prolift bladder perforation: a case report. Int Urogynecol J 2010; 21(10):1301-3.

28. Margulies RU, Lewicky-Gaupp C, Fenner DE, McGuire EJ, Clemens JQ, Delancey JO. Complications requiring reoperation following vaginal mesh kit procedures for prolapse. Am J Obstet Gynecol 2008; 199(6):678.

29. Feiner B, Maher C. Vaginal mesh contraction: definition, clinical presentation, and management. Obstet Gynecol 2010; 115(2 Pt 1):325-30.

30. Tijdink MM, Vierhout ME, Heesakkers JP, Withagen MI. Surgical management of mesh-related complications after prior pelvic floor reconstructive surgery with mesh. Int Urogynecol J 2011; 22(11):1395-404.

31. Weidner AC, Cundiff GW, Harris RL, Addison WA. Sacral osteomyelitis: an unusual complication of abdominal sacral colpopexy. Obstet Gynecol 1997; 90(4 Pt 2):689-91.

32. Hart SR, Weiser EB. Abdominal sacral colpopexy mesh erosion resulting in a sinus tract formation and sacral abscess. Obstet Gynecol 2004; 103(5 Pt 2):1037-40.

33. Baessler K, Hewson AD, Tunn R, Schuessler B, Maher CF. Severe mesh complications following intravaginal slingplasty. Obstet Gynecol 2005; 106(4):713-6.

34. Milani R, Salvatore S, Soligo M, Pifarotti P, Meschia M, Cortese M. Functional and ana-tomical outcome of anterior and posterior vaginal prolapse repair with prolene mesh. BJOG 2005; 112(1):107-11.

35. Silva-Filho AL, Santos-Filho AS, Figueiredo-Netto O, Triginelli SA. Uncommon com-plications of sacrospinous fixation for treatment of vaginal vault prolapse. Arch Gyne-col Obstet 2005; 271(4):358-62.

36. Choe JM, Ogan K, Bennett S. Antibacterial mesh sling: a prospective outcome analysis. Urology 2000; 55(4):515-20.

37. van Geelen JM, Dwyer PL. Where to for pelvic organ prolapse treatment after the FDA pronouncements? A systematic review of the recent literature. Int Urogynecol J 2013; 24(5):707-18.

38. Falagas ME, Velakoulis S, Iavazzo C, Athanasiou S. Mesh-related infections after pelvic organ prolapse repair surgery. Eur J Obstet Gynecol Reprod Biol 2007; 134(2):147-56.

39. Murray S, Haverkorn RM, Lotan Y, Lemack GE. Mesh kits for anterior vaginal prolapse are not cost effective. Int Urogynecol J 2011; 22(4):447-52.

40. Diwadkar GB, Barber MD, Feiner B, Maher C, Jelovsek JE. Complication and reope-ration rates after apical vaginal prolapse surgical repair: a systematic review. Obstet Gynecol 2009; 113(2 Pt 1):367-73.

41. Withagen MI, Milani AL, den Boon J, Vervest HA, Vierhout ME. Trocar-guided mesh compared with conventional vaginal repair in recurrent prolapse: a randomized con-trolled trial. Obstet Gynecol 2011; 117(2 Pt 1):242-50.

42. Weber AM, Walters MD, Piedmonte MR. Sexual function and vaginal anatomy in wo-men before and after surgery for pelvic organ prolapse and urinary incontinence. Am J Obstet Gynecol 2000; 182(6):1610-5.

43. Mohr S, Kuhn P, Mueller MD, Kuhn A. Painful love – "hispareunia" after sling erosion of the female partner. J Sex Med 2011; 8(6):1740-6.

44. Ellington DR, Richter HE. Indications, contraindications, and complications of mesh in surgical treatment of pelvic organ prolapse. Clin Obstet Gynecol 2013; 56(2):276-88.

45. Sung VW, Rogers RG, Schaffer JI, Balk EM, Uhlig K, Lau J et al.; Society of Gynecologic Surgeons Systematic Review Group. Graft use in transvaginal pelvic organ prolapse repair: a systematic review. Obstet Gynecol 2008; 112(5):1131-42.

46. Dwyer PL, O'Reilly BA. Transvaginal repair of anterior and posterior compartment prolapse with Atrium polypropylene mesh. BJOG 2004; 111(8):831-6.

47. Hilger WS, Cornella JL. Rectovaginal fistula after posterior intravaginal slingplasty and polypropylene mesh augmented rectocele repair. Int Urogynecol J Pelvic Floor Dys-funct 2006; 17(1):89-92.

48. Yamada BS, Govier FE, Stefanovic KB, Kobashi KC. Vesicovaginal fistula and mesh erosion after Perigee (transobturator polypropylene mesh anterior repair). Urology 2006; 68(5):1121.e5-7.

49. Caquant F, Collinet P, Debodinance P, Berrocal J, Garbin O, Rosenthal C et al. Safety of trans vaginal mesh procedure: retrospective study of 684 patients. J Obstet Gynaecol Res 2008; 34(4):449-56.

50. Jacquetin B, Fatton B, Rosenthal C, Clavé H, Debodinance P, Hinoul P et al. Total transvaginal mesh (TVM) technique for treatment of pelvic organ prolapse: a 3-year prospective follow-up study. Int Urogynecol J 2010; 21(12):1455-62.

51. Whitehead WE, Bradley CS, Brown MB, Brubaker L, Gutman RE, Varner RE et al.; Pelvic Floor Network. Gastrointestinal complications following abdominal sacrocolpopexy for advanced pelvic organ prolapse. Am J Obstet Gynecol 2007; 197(1):78.e1-7.

QUESTÕES

1. As infecções pós-operatórias mais comuns são:

   a. Respiratória e urinária.

   b. Cutânea e gastrointestinal.

   c. Urinária e intestinal.

   d. Bucal e urinária.

   a. Sítio-cirúrgica e urinária.

2. Entre as disfunções miccionais pós-operatórias, citam-se as abaixo, exceto:

   a. Incontinência urinária *de novo*.

   b. Fluxo urinário diminuído.

   c. Resíduo miccional aumentado.

   d. Síndrome da bexiga dolorosa.

   e. Urgência miccional.

3. São complicações das cirurgias que utilizam tela de polipropileno, exceto:

   a. Síndrome do cólon irritável.

   b. Extrusão para o reto.

   c. Abscesso e fístula.

   d. Exposição da tela.

   e. Dispareunia.

SEÇÃO 13
Disfunções Anorretais

37
Avaliação clínica e laboratorial

Mara Rita Salum

INTRODUÇÃO

As disfunções anorretais do assoalho pélvico raramente manifestam sintomas isolados. Ao contrário, o doente geralmente tem queixas urinárias e genitais associadas. É de fundamental importância o primeiro médico-assistente definir os sintomas mais exuberantes e avaliar a necessidade de investigação mais especializada, seja ela uroginecológica ou proctológica.

DEFINIÇÃO

A disfunção anorretal do assoalho pélvico é representada clinicamente por incontinência anal, nos seus diversos graus, e por dificuldade na evacuação. Não raramente, os dois sintomas acometem o mesmo doente.

A incontinência anal pode ser definida como a perda da habilidade em controlar a saída de gás ou fezes pelo ânus. Trata-se de uma condição com impacto psicológico muito grande e que, nos casos mais graves, causa isolamento social progressivo do doente.

Dificuldade para evacuar é qualquer processo que impede o mecanismo fisiológico da exoneração das fezes.

ASPECTOS FISIOLÓGICOS
Mecanismos de continência

Os mecanismos responsáveis em manter a continência são a ação dos músculos esfíncteres anais interno e externo, puborretal e elevadores, associada à integridade sensorial.[1,2]

A continência depende da consistência das fezes, da capacidade retal, do reflexo inibitório retoanal e do tônus esfinctérico de repouso adequado.[3]

Mecanismo da evacuação

A evacuação fisiológica é a exoneração dos resíduos fecais conforme a vontade do indivíduo. Existem variações relacionadas à consistência das fezes, à frequência e ao esforço. A frequência normal da evacuação é de 2 vezes/dia até 3 vezes/semana. A consistência deve ser de fezes pastosas, macias, úmidas e com capacidade de se deformarem.[4] Mais do que a frequência, o importante é saber da facilidade com que a evacuação ocorre.

A massa fecal já semissólida que fica armazenada no cólon sigmoide segue até a ampola retal por meio do movimento de propulsão. Nessa localização, acontece o chamado reflexo inibitório retoanal ou de amostragem. O reflexo consiste no relaxamento temporário do músculo esfíncter interno do ânus após rápida distensão das paredes retais. O relaxamento muscular promove o contato de pequena quantidade do material com a mucosa do canal anal, que consegue determinar o tipo de conteúdo, se gasoso, líquido ou sólido. O indivíduo tem a capacidade, então, de decidir se o momento e o local são apropriados para responder ao chamado da evacuação. Se não for, há uma contração da musculatura pélvica que transporta o conteúdo novamente para a junção retossigmoide até a próxima oportunidade. Se o estímulo for correspondido, a pessoa assume a posição sentada e, pela contração da musculatura abdominal, aumenta a pressão intra-abdominal que propulsiona a massa distalmente. Ao mesmo tempo, os músculos esfinctéricos relaxam e o músculo puborretal, que no repouso traciona o reto anteriormente, promovendo sua angulação em relação ao canal anal, necessariamente relaxa e promove a retificação do reto, facilitando a passagem do conteúdo fecal.

QUADRO CLÍNICO

O doente com incontinência anal pode ser relutante em procurar ajuda e, por vezes, o sintoma deve ser questionado passivamente durante a anamnese. Isso se deve ao fato dos sintomas serem constrangedores e acompanhados, em alguns casos, de quadros depressivos e de limitação social, com comprometimento da qualidade de vida.

Durante a anamnese, questões são colocadas com o objetivo de se classificar a gravidade do problema. Fatores relevantes são:

- início e evolução dos sintomas de incontinência, se estáveis ou progressivamente mais intensos;
- frequência dos episódios de incontinência;
- material que se perde, ou seja, se são gases, fezes líquidas ou sólidas;
- percepção pelo doente de quando o episódio está ocorrendo ou se só é notado depois que já ocorreu;
- necessidade do uso de protetores e com que frequência;
- comprometimento da qualidade de vida no que se refere a mudança de estilo de vida, relacionamentos pessoais prejudicados ou até mesmo repercussões psicológicas com necessidade de uso de medicamentos e/ou psicoterapia;
- concomitância de episódios recorrentes de infecção urinária e/ou vaginites;
- necessidade de tratamento de dermatite perianal.

Por meio dessas informações, o médico é capaz de classificar a incontinência, o que será muito útil na decisão da abordagem tanto investigativa como terapêutica.

Já foram descritas várias classificações da incontinência anal cujos objetivos são avaliar os resultados do tratamento proposto e comparar resultados entre diferentes técnicas ou centros de atendimento.

Atualmente, a classificação mais utilizada no Brasil tem sido a da Cleveland Clinic Florida, descrita na Tabela 1.[5] Esse sistema leva em consideração a frequência dos episódios de incontinência, o tipo de material que se perde, a necessidade do uso de protetores e o grau de alteração do estilo de vida. É dada uma pontuação para cada item avaliado e o total representa o escore de incontinência do indivíduo, sendo 0/20 a pessoa totalmente continente e 20/20 o caso mais grave de incontinência anal.

TABELA 1 Classificação de incontinência anal da Cleveland Clinic Florida

	Nunca	Raramente	Algumas vezes	Geralmente	Sempre
Incontinência a sólido	0	1	2	3	4
Incontinência a líquido	0	1	2	3	4
Incontinência a gás	0	1	2	3	4
Uso de protetor	0	1	2	3	4
Alteração do estilo de vida	0	1	2	3	4

Quando a queixa predominante é de evacuação obstruída, os sintomas mais comuns são de evacuações pouco frequentes ou insatisfatórias e incompletas, fezes endurecidas ou cibalosas, com a necessidade de manobras digitais para facilitar a exoneração. Sensação de peso na pelve ou de dor após o esforço evacuatório pode acompanhar o quadro.

Durante a anamnese do doente com disfunção anorretal, deve-se inquirir sobre:

- uso de medicamentos (laxativos ou obstipantes);
- antecedentes cirúrgicos (afecções orificiais, ressecções de cólon ou reto);
- antecedentes obstétricos, como número de partos, assistência no parto, uso de fórceps, trabalho de parto prolongado, fetos grandes;
- cirurgias ginecológicas prévias;
- doenças sistêmicas com potencial neuropatia periférica.

CAUSAS

A patofisiologia da incontinência anal é geralmente multifatorial. As causas mais comuns estão listadas na Tabela 2.

TABELA 2 Causas de incontinência anal

Alteração da consistência das fezes
Diminuição da capacidade e/ou complacência retal
Sensibilidade retal diminuída
Lesão anatômica muscular
Denervação do assoalho pélvico

Vale ressaltar que a consistência das fezes pode causar episódios de incontinência mesmo em indivíduos com aparelho esfinctérico íntegro, mas que não consegue reter fezes líquidas ou que, por causa da formação de fecaloma na ampola retal, tem a saída paradoxal e involuntária de fezes líquidas por transbordamento.

A lesão muscular pode ser resultado de trauma perineal ou de procedimento cirúrgico proctológico, principalmente para o tratamento de fístula anorretal e fissura anal. A lesão esfinctérica pode ser complicação de parto vaginal e, mais frequentemente, após o uso de fórceps. Mais raras são as anomalias congênitas, o descenso perineal aumentado e a procidência do reto como causas da incontinência.

As lesões neurológicas são advindas de complicação de parto vaginal, longos períodos de constipação crônica com evacuações que exigem muito esforço e por degeneração por doenças sistêmicas com neuropatia periférica, como diabete melito e esclerose múltipla, além do próprio envelhecimento.

A constipação crônica é um problema muito comum que atinge de 2 a 28% da população.[6] A etiologia da constipação pode variar, assim como os sintomas. Pode ser classificada em primária ou secundária e subdividida em constipação com trânsito lento ou por disfunção do assoalho pélvico. Não raramente, essas duas condições coexistem.[7] Há um grande número de causas que interferem na evacuação, mas, na grande maioria dos casos, o processo se regulariza com o aumento da ingestão hídrica e com dieta rica em fibras. Nas outras situações, devem ser afastadas causas medicamentosas, doenças sistêmicas ou até mesmo tumores obstrutivos. A minoria dos pacientes que ainda sofrerem de sintomas de dificuldade para evacuar, com sensação de evacuação incompleta, evacuações fragmentadas, necessidade de manobras digitais e sensação de peso na pelve é que deve ter a hipótese diagnóstica de disfunção anorretal. Essa disfunção também pode ser denominada evacuação obstruída ou obstrução pélvica de saída.

Sabe-se que o descenso perineal pode estar aumentado no repouso, quando é chamado de fixo, e durante o esforço, quando se denomina descenso perineal dinâmico. Idade, parto vaginal e diâmetro da retocele estão associados com descenso perineal aumentado fixo. Sexo feminino, intussuscepção e retocele estão associados com descenso perineal aumentado dinâmico.[8] As causas mais frequentes de disfunção anorretal que levam à constipação estão listadas na Tabela 3.[9]

TABELA 3 Disfunção anorretal como causa de constipação

Megarreto
Neoplasias, pólipos
Estenose anal
Compressão extrínseca
Aganglionose
Prolapso retal interno
Procidência do reto
Prolapso retal
Úlcera solitária do reto
Miopatia do músculo esfíncter interno do ânus (adquirida ou congênita)
Anismo
Síndrome do descenso perineal
Enterocele
Retocele

DIAGNÓSTICO E DIAGNÓSTICO DIFERENCIAL

O diagnóstico de incontinência deve ser feito por meio de anamnese completa e detalhada e do exame físico especial proctológico.

O exame proctológico se inicia com a inspeção estática da região anal, observando-se a presença e a intensidade de dermatite perianal, deformidades do orifício anal ou ânus patuloso, presença de doença hemorroidária, prolapso retal e cicatrizes de cirurgias prévias tanto orificiais como perineais. A seguir, a inspeção dinâmica consiste em solicitar ao paciente que faça força de contração anal seguida de esforço evacuatório. Durante essas manobras, é possível identificar descenso perineal aumentado. Completando o exame proctológico, o examinador primeiramente faz o exame digital do reto e canal anal avaliando tônus muscular de repouso, presença de resíduo fecal na ampola retal e, com uso de manobras de contração e esforço, é capaz de detectar o tônus esfinctérico e definir possíveis defeitos musculares com a respectiva posição. A avaliação física termina com o exame digital vaginal combinado com o do reto, quando se torna possível a melhor avaliação da espessura do corpo perineal e a identificação de falha muscular esfinctérica anterior e presença de retocele.

O diagnóstico diferencial da incontinência anal é feito com o sintoma de *soiling*, que é o escape de material fecal em mínima quantidade, porém com função muscular esfinctérica preservada. Neste caso, não se considera incontinência, e sim escape de sujidade mucofecaloide por causas que vão desde higiene precária até prolapso hemorroidário ou deformidade anal.

Para finalizar o exame proctológico, é realizada a anuscopia, que pode determinar a existência de prolapso mucoso ou a presença de tumorações.

A suspeita de evacuação obstruída é feita por meio do quadro clínico do paciente. A fim de facilitar o diagnóstico e dirigir a investigação, foram criados critérios para classificar o doente como portador de constipação funcional, conforme descrito na Tabela 4.

TABELA 4 Critérios ROMA III para diagnóstico de constipação funcional[10]

1. Deve incluir dois ou mais dos seguintes sintomas
■ esforço durante pelo menos 25% das evacuações
■ fezes cibalosas ou endurecidas em pelo menos 25% das evacuações
■ sensação de bloqueio ou obstrução em, no mínimo, 25% das evacuações
■ manobras manuais para facilitar em, no mínimo, 25% das evacuações
■ menos de 3 evacuações/semana

(continua)

(continuação)

2. Fezes amolecidas raramente acontecem a não ser com o uso de laxativos

3. Critérios insuficientes para o diagnóstico de síndrome do intestino irritável

Obs.: os critérios devem ser preenchidos por pelo menos 3 meses, com o início dos sintomas há pelo menos 6 meses do diagnóstico.

EXAMES FISIOLÓGICOS ANORRETAIS

Manometria anorretal

A manometria anorretal é o método mais antigo disponível para se avaliar objetivamente a função esfinctérica anal. O sistema consiste em bomba de perfusão de água que permite que canais de um mesmo cateter (de 4 a 8) sejam perfundidos a velocidade constante de fluxo e possibilitem a medição da pressão transmitida pelos músculos esfinctéricos (Figuras 1 e 2). Os registros das pressões são enviados para um polígrafo que digitaliza as informações, que ficam acessíveis em aplicativo computadorizado na forma de curvas para a interpretação objetiva dos dados. O exame se inicia pela inserção do cateter de silicone com balão de látex acoplado na sua extremidade pelo ânus até 6 cm da borda anal (Figura 3). Ele é tracionado manualmente conforme as medidas forem sendo registradas de 1 em 1 cm distalmente. O paciente permanece em decúbito lateral esquerdo, sem sedação. Medem-se as pressões do canal anal durante o repouso e durante a contração voluntária. Indiretamente, conclui-se a função do músculo esfíncter interno do ânus e do músculo externo do ânus, respectivamente. Outros parâmetros avaliados são: extensão do canal anal funcional, também chamada de zona de alta pressão, a presença do reflexo inibitório retoanal, sensibilidade anorretal, capacidade e complacência retais.

A indicação principal desse exame é a avaliação do doente com incontinência anal. No entanto, casos de constipação intestinal crônica também podem se beneficiar de parâmetros que analisam a presença de colopatia chagásica, megacólon congênito ou anismo.

Eletroneuromiografia anal

A eletroneuromiografia é o exame que acessa a integridade neuromuscular anal por meio de eletrodo locado em agulha. Em virtude do alto nível de desconforto referido pelos doentes investigados, esse exame tem sido cada vez menos utilizado. Outro fator que contribuiu para a baixa frequência com que esse exame é solicita-

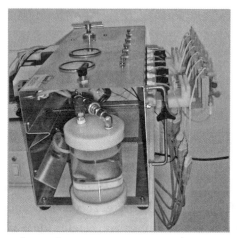

FIGURA 1 Bomba de perfusão de água.

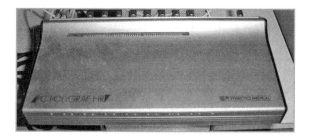

FIGURA 2 Polígrafo da manometria anorretal.

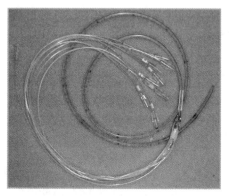

FIGURA 3 Cateter anal de silicone para manometria.

do foi o desenvolvimento da ultrassonografia (US) endoanal, que é capaz de fazer o mapeamento muscular esfinctérico.

Tempo de latência motora do nervo pudendo terminal

Este exame avalia a integridade do nervo pudendo na sua porção próxima à espinha isquiática, de ambos os lados, por meio de um eletrodo especialmente desenvolvido para esse fim, também conhecido como eletrodo de St. Mark. O eletrodo é descartável e autocolante; é acoplado no dedo indicador do examinador, sobre a luva, e contém um eletrodo de estimulação na extremidade distal. Na base do dedo, existem dois eletrodos laterais de captação de atividade elétrica que registram a função muscular esfinctérica. O intervalo entre o estímulo e a onda de contração muscular é medido e deve ser de 2 ms +/- 0,2. Intervalo aumentado sugere pudendopatia, porém latências normais não excluem lesão neurológica.

Ultrassonografia endoanal

O aparelho de US ideal para se realizar o mapeamento esfinctérico deve ser de alta frequência, que possibilita a avaliação de estruturas próximas ao transdutor. Outra característica muito útil é a imagem radial em 360° que idealmente registra estruturas pesquisadas também circunferenciais. Esse exame está indicado em todos os casos de incontinência anal com perspectiva de tratamento cirúrgico, além de ser fundamental para se detectar lesões musculares ocultas, ou seja, assintomáticas, em casos em que a função esfinctérica possa ser colocada em risco, como em cirurgias orificiais ou anastomoses colorretais baixas ou coloanais. É um exame bem tolerável, de baixo custo, simples de ser realizado e o aparelho é facilmente transportado. Apesar de ser examinador-dependente, a US endoanal bidimensional e tridimensional tem alta sensibilidade e especificidade para se detectar defeitos musculares tanto do músculo esfíncter anal interno como externo. É possível também calcular o tamanho do defeito muscular em graus. Outro parâmetro avaliado em doentes do sexo feminino é a medida do corpo perineal por meio do exame digital vaginal concomitante, que, em casos de defeitos anteriores, está adelgaçado. Imagens são obtidas do canal anal superior, onde se visualiza o músculo puborretal, o canal anal médio, quando são analisados ambos os esfíncteres, e o canal anal inferior, quando apenas o músculo esfíncter externo do ânus é observado (Figuras 4 a 6).

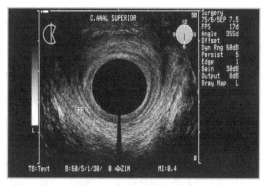

FIGURA 4 Canal anal superior à ultrassonografia endoanal.

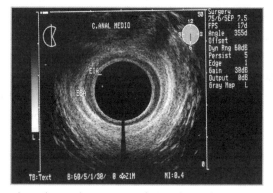

FIGURA 5 Canal anal médio à ultrassonografia endoanal.

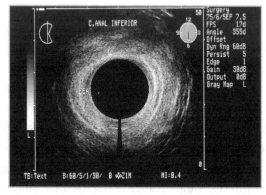

FIGURA 6 Canal anal inferior à ultrassonografia endoanal.

Videodefecografia

A videodefecografia é um exame dinâmico que registra em imagens de vídeo a simulação da evacuação em ambiente de radioscopia. Injeta-se material contrastado pastoso pelo ânus até o doente sentir o desejo de evacuar. A fim de se avaliar possíveis prolapsos de órgãos pélvicos, o doente é solicitado a ingerir com antecedência o contraste com bário, cuja função é realçar as imagens do intestino delgado. Em mulheres, é colocado um tampão vaginal embebido em contraste para se calcular a proximidade da vagina com o reto. E, finalmente, se existir suspeita de cistocele, pode ser infundido contraste vesical. Manobras de contração muscular e de esforço evacuatório são registradas. O exame torna possível a avaliação de alterações como falha da retificação do reto durante a evacuação por não relaxamento do músculo anorretal (anismo), herniações de órgãos pélvicos como cistocele, enterocele, sigmoidocele e retocele anterior, e prolapsos internos, como intussuscepção retorretal. Ao final do exame, calcula-se a quantidade de material retido.

Em casos de incontinência anal, há dificuldade em realizar o exame, pois é difícil o doente reter o contraste dentro do reto. No entanto, o exame está bem indicado quando existe a suspeita de disfunções anorretais associadas à incontinência e que pode representar o fator desencadeante dos sintomas.

Estudo do tempo de trânsito cólico

Trata-se de exame radiográfico de simples execução e que consiste na ingestão de cápsula contendo marcadores radiopacos no seu interior. No 3º e 5º dia de exame, são realizadas as radiografias simples do abdome e a posição e quantidade dos marcadores são analisadas. O doente com distúrbio do assoalho pélvico com dificuldade para evacuar apresenta um acúmulo anormal de marcadores na pelve, demonstrando obstrução pélvica de saída. O exame normal revela que no mínimo 80% dos marcadores são eliminados até o 5º dia de acompanhamento.

Ressonância magnética pélvica dinâmica

A ressonância pélvica dinâmica é um instrumento excelente para acessar disfunções do assoalho como prolapso de órgãos pélvicos, evacuação obstruída e incontinência anal, principalmente em mulheres. Isso se deve ao fato de que alterações dos três compartimentos pélvicos estão frequentemente associadas.[11,12]

CONSIDERAÇÕES FINAIS

Paciente com sintomas de disfunção anorretal merecedor de investigação fisiológica especializada deve primeiramente ter descartada qualquer causa orgânica de seus problemas. Dependendo das características do quadro clínico, é fundamental fazer o diagnóstico diferencial com afecções de origem tumoral antes mesmo de se iniciar a investigação funcional.

A interpretação dos resultados da investigação funcional deve ser feita à luz da clínica do doente e associando os achados de vários exames. O conjunto dos achados é que vai nortear a tomada de decisão terapêutica mais acertada e, logo, com maiores chances de sucesso e bons resultados.

REFERÊNCIAS BIBLIOGRÁFICAS

1. Bannister JJ, Gibbons C, Read NW. Preservation of faecal continence during rises in intra-abdominal pressure: is there a role for flap valve? Gut 1987; 28(1):242-5.

2. Bartolo DC, Roe AM, Locke-Edmunds JC, Virjee J, Mortensen NJ. Flap valve theory of anorectal incontinence. Br J Surg 1986; 73:1012-5.

3. Keighley MRB, Williams NS (eds.). Surgery of the anus, rectum and colon. Filadélfia: WB Saunders, 1993.

4. Lewis SJ, Heaton KW. Stool form scale as a useful guide to intestinal transit time. Scand J Gastroenterol 1997; 32(9):920-4.

5. Jorge JM, Wexner SD. Etiology and management of fecal incontinence. Dis Colon Rectum 1993; 36:77-97.

6. Higgins PD, Johanson J. Epidemiology of constipation in North América: a systematic review. Am J Gastroenterol 2004; 99(4):750-9.

7. Ragg J, McDonald R, Hompes R, Jones OM, Cunningham C, Lindsey I. Isolated colonic inertia is not usually the cause of chronic constipation. Colorectal Dis 2011; 13(11):1299-302.

8. Baek HN, Hwang YH, Jung YH. Clinical significance of perineal descent in pelvic outlet obstruction diagnosed by using defecography. J Korean Soc Coloproctol 2010; (26):395-401.

9. Andromanakos N, Skandalakis P, Troupis T, Filipou D. Constipation of anorectal outlet obstruction: pathophysiology, evaluation and management. J Gastroenterol Hepatol 2006; 21:638-46.

10. Longstreth GF, Thmpson W, Chey W, Houghton L, Mearin F, Spiller R. Functional bpwel disorders. Gastroenterology 2006; 130(5):1480-91.

11. Colaiacomo MC, Masselli G, Polettini E, Lanciotti S, Casciani E, Bertini L et al. Dynamic MR imaging of the pelvic floor: a pictorial review. Radiographics 2009; 29(3):e35.
12. Rentsch M, Paetzel C, Lenhart M, Feuerbach S, Jauch KW, Fürst A. Dynamic magnetic resonance imaging defecography: a diagnostic alternative in the assessment of pelvic floor disorders in proctology. Dis Colon Rectum 2001; 44(7):999-1007.

QUESTÕES

1. Quadros de incontinência anal têm como origem:
   a. Defeito muscular esfinctérico.
   b. Lesão neurológica.
   c. Lesão muscular e neurológica associadas.
   d. Função esfinctérica normal e diarreia.
   e. Todas as anteriores.

2. Em relação à retocele anterior, aponte a resposta verdadeira:
   a. O tratamento cirúrgico da retocele é indicado quando há retenção de resíduo fecal ao término da evacuação.
   b. Toda paciente portadora de retocele necessita de digitação para terminar a evacuação.
   c. O tratamento cirúrgico da retocele é indicado se medir mais de 3 cm.
   d. Retocele é sempre causa de evacuação incompleta.
   e. O sintoma mais frequente da retocele é incontinência anal.

3. A ultrassonografia endoanal tem como objetivo:
   a. Avaliar a presença de doença hemorroidária.
   b. Avaliar a presença de defeito muscular esfinctérico.
   c. Avaliar o tamanho de retocele anterior.
   d. Avaliar a força muscular esfinctérica no repouso e na contração.
   e. Avaliar a existência de neuropatia do pudendo.

38
Tratamento

Carlos Walter Sobrado
Isaac José Felippe Corrêa Neto

INTRODUÇÃO

O termo assoalho pélvico refere-se às estruturas que compõem a cavidade pélvica localizada entre o peritônio e a pele vulvar, no caso do sexo feminino,[1] e tem como funções principais suportar as vísceras abdominopélvicas resistindo a aumentos da pressão intra-abdominal, auxiliar na estabilização lombopélvica, ação esfinctérica uretral e anal, função sexual e passagem do feto pela via vaginal no parto.[2]

É composto pelo complexo esfinctérico, os músculos que participam da pelve e os músculos do assoalho pélvico, cujo componente mais importante é o levantador do ânus. Esse complexo muscular é formado por três músculos estriados: ileococcígeo, pubococcígeo e puborretal[3,4] (Figura 1). O quarto componente, músculo ileococcígeo, é bastante rudimentar nos humanos.

Dessa forma, os principais distúrbios do assoalho pélvico podem ser caracterizados por três grupos principais de patologias:

1. Incontinência anal.

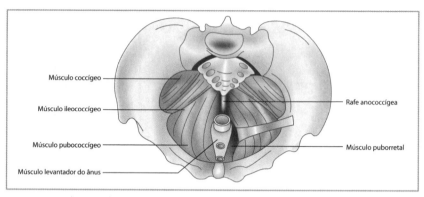

FIGURA 1 Musculatura do assoalho pélvico.
Fonte: adaptada de ASCRS.[3]

2. Constipação intestinal na forma de evacuação obstruída: compreende basicamente duas enfermidades, ou seja, a retocele e a contração paradoxal do músculo puborretal.
3. Síndromes dolorosas pélvicas: nesse grupo, encontram-se inúmeras doenças. Entretanto, para fins mais práticos e de vivência clínica, este capítulo descreverá apenas a proctalgia fugaz, a coccigodínia e a síndrome dos elevadores.

As disfunções pélvicas são caracterizadas por terem diagnóstico e manejo terapêutico de difícil execução, por causa de sua baixa suspeição e necessidade de tratamento especializado pouco conhecido por razoável parcela de profissionais médicos com conhecimento nessa região anatômica tão peculiar, notadamente nas pacientes do sexo feminino.

Fatores bem estabelecidos, como gestação, cirurgias pélvicas e hipoestrogenismo, podem aumentar ou provocar deficiência na função dos músculos do assoalho pélvico (MAP) em mulheres.[2,5] Estudos ainda apontam que fatores que aumentam a pressão intra-abdominal, como tosse crônica, constipação intestinal de longa data com esforço crônico para defecar e atividades físicas extenuantes também contribuem para disfunções do assoalho pélvico.[5]

Com relação especificamente à gestação, sabe-se que os fatores de risco para disfunções do assoalho pélvico, notadamente a incontinência anal, são: aumento do peso corporal e uterino durante a gestação, partos, peso do feto, trabalho de parto prolongado, trauma obstétrico, via de parto transvaginal, uso de fórceps, laceração perineal e posição fetal occipitoposterior.[6,7] Embora cada vez menos utilizada, a episiotomia mediana apresenta taxas de laceração esfinctérica que podem alcançar índices de 12% quando comparada a mediolateral esquerda que é de 2%.[8]

Além da gestação, outro fator de risco, independentemente do sexo, para disfunções do assoalho pélvico é a idade avançada. Sabe-se que na população idosa ocorre deterioração de alguns dos mecanismos da continência anal, incluindo os processos de atrofia muscular e denervação, resultando em redução das pressões intra-anais, e o comprometimento do mecanismo de reservatório funcional do reto (capacidade e complacência reduzidas) e redução da sensibilidade retal. Ademais, ocorre o aparecimento de doenças sistêmicas, sobretudo endócrinas (diabete melito), neurológicas e gastrointestinais, que podem desencadear ou agravar os sintomas de disfunções pélvicas, notadamente a incontinência anal no idoso associada à redução de mobilidade e motricidade, *status* funcional e cognitivo.[9]

Entretanto, observa-se que a incontinência anal acontece predominantemente em mulheres na pós-menopausa com tal importância que, ao se comparar a incidência dessa morbidade entre os sexos, verifica-se ocorrência até 8 vezes superior em mulheres acima dos 60 anos de idade.[10] Ademais, recente estudo estima que 1 em cada 10 mulheres desenvolvem incontinência anal durante sua vida, sendo que 15% destas apresentam quadro de incontinência moderada ou severa.[11]

Sabe-se ainda que, segundo estudo de Wang et al.,[12] ao se comparar mulheres jovens com idosas portadoras de incontinência anal, verifica-se maior predominância de defeito esfinctérico superior a 90° entre as jovens (p < 0,001), enquanto nas mais idosas preponderam as causas multifatoriais, como danos nervosos ao esfíncter anal, história de multiparidade, alterações dos hábitos intestinais, doenças sistêmicas e uso de medicações.

Ademais, ao se analisar especificamente mulheres com sintomas de evacuação obstruída, Murad-Regadas et al.,[13] em estudo que avaliou 469 mulheres por meio de sintomas e ecodefecografia endoanal, demonstraram, de maneira estatisticamente significativa, maior prevalência de retocele, intussuscepção retal e injúria esfinctérica oculta em mulheres com idade superior a 50 anos (p = 0,0432; p = 0,0028; p = 0,0001, respectivamente).

Dessa maneira, ressalta-se a importância das principais disfunções pélvicas sobre as quais os médicos, sobretudo uroginecologistas e coloproctologistas, devem ter conhecimento. Assim, neste capítulo, serão descritas a incontinência anal, a evacuação obstruída e as síndromes dolorosas pélvicas.

INCONTINÊNCIA ANAL

A perda da capacidade voluntária de exoneração do conteúdo intestinal em local e momento adequados, também denominada incontinência anal, é uma condição que ainda hoje apresenta aspectos controvertidos quanto a sua incidência, seu diagnóstico correto e, sobretudo, seu tratamento.

Dessa forma, a incontinência anal é definida como a passagem involuntária e recorrente de fezes ou gases através do canal anal[11,14] e representa distúrbio de etiologia multifatorial com impacto significativo na qualidade de vida, em razão do transtorno físico e psicológico que acarreta,[15,16] sendo a segunda causa de institucionalização na população idosa nos Estados Unidos.[4] A incidência estimada encontra-se entre 2 e 7%, podendo alcançar valores de até 13,6% em pessoas com mais de 65 anos de idade[17] e 16,9% em populações acima de 85 anos.[5] No entanto, é preciso ressaltar que esses dados são bastante subestimados, já que cerca de 50 a 70% dos pacientes com incontinência anal nunca a reportou aos seus médicos,[6,18] o que torna de suma importância a investigação e o questionamento dessa afecção para a adoção mais adequada das várias opções terapêuticas.

A investigação com exames complementares dos pacientes portadores de incontinência anal, após a determinação do índice de incontinência anal segundo a classificação de Jorge-Wexner[19] (Tabela 1), deve iniciar-se com a realização da manometria anorretal para determinar os valores funcionais esfinctéricos com valores objetivos das pressões anais de repouso e de contração voluntária, além de determinar o reflexo inibitório retoanal, a sensibilidade e a capacidade retal. Após isso, procede-se ao mapeamento anatômico do complexo esfinctérico por meio da ultrassonografia (US) endoanal (Figura 2) ou da ressonância nuclear magnética (RNM).

TABELA 1 Índice de incontinência anal de Jorge-Wexner

	Nunca	Raramente	Às vezes	Geralmente	Sempre
Gás	0	1	2	3	4
Fezes líquidas	0	1	2	3	4
Fezes sólidas	0	1	2	3	4
Uso de proteção	0	1	2	3	4
Alteração na qualidade de vida	0	1	2	3	4

Raramente = < 1 vez/mês; às vezes = > 1 vez/mês e < 1 vez/semana; geralmente = > 1 vez/ semana e < 1 vez/dia; sempre: > 1 vez/dia.

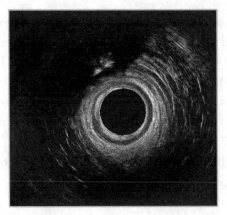

FIGURA 2 Ultrassonografia endoanal.

Em seguida, realiza-se avaliação do componente neurogênico responsável pela inervação do canal anal e dos músculos esfinctéricos. Para tanto, realiza-se eletroneuromiografia anal, pesquisa do reflexo clitóris-anal e o tempo de latência do nervo pudendo (TLNP). O primeiro exame consiste no registro da atividade mioelétrica do componente estriado do esfíncter anorretal em repouso, durante a tosse, atividade voluntária e reflexa e esforço evacuatório. Já o TLNP é um método simples de avaliar a integridade da inervação motora do assoalho pélvico, determinada pela função do nervo pudendo. É indicado principalmente na suspeita clínica de incontinência neurogênica, adquirindo particular importância no pré-operatório da esfincteroplastia ou reparo esfinctérico, sobretudo quando existe antecedente de parto vaginal.

A grande maioria dos pacientes com incontinência anal leve/moderada é submetida ao tratamento conservador, que inclui a manipulação dietética e medicamentosa, exercícios pélvicos e *biofeedback*.[20] Essas medidas podem restaurar, ainda que parcialmente, a continência anal em 50 a 70% dos pacientes.[21] No entanto, a escolha do tratamento adequado da incontinência anal depende de vários fatores, incluindo etiologia, idade do paciente, gravidade dos sintomas, presença e tipo de defeito anatômico esfinctérico e presença de lesão neurológica.

Dentre as opções cirúrgicas, destacam-se injeção de agentes de preenchimento, radiofrequência, esfincteroplastia ou reparo esfinctérico, neuromodulação sacral, neoesfíncter com músculo grácil ou glúteo, esfíncter anal artificial e colostomia. A operação mais frequentemente realizada é o reparo esfinctérico, com índices de sucesso em torno de 60 a 80%.[19,22] Existe, no entanto, tendência marcante à recaída dos sintomas com o passar dos anos.[6,9,23] Inicialmente, devem-se excluir doenças gastrointestinais (diarreia crônica, síndrome do intestino irritável), uma vez que o tratamento específico, clínico ou cirúrgico, de condições associadas pode melhorar ou solucionar os sintomas da incontinência. Sintomas mais leves de incontinência anal são relativamente comuns em pacientes idosos e, na maioria dos casos, as medidas terapêuticas conservadoras oferecem bons resultados. Sintomas graves a ponto de requerer tratamento cirúrgico são geralmente decorrentes de lesões anatômicas esfinctéricas.

O tratamento da incontinência anal é, portanto, dividido em medidas clínicas, tratamento minimamente invasivo e invasivo.

Tratamento clínico

Pacientes com incontinência leve são inicialmente tratados com medidas dietéticas e regularização do hábito intestinal com o intuito de produzir fezes mais bem formadas para melhor controle esfinctérico. Com esse objetivo, o paciente é orientado a ingerir uma dieta rica em fibras, incluindo o uso de suplementos de fibra, como o farelo de trigo. Em casos de diarreia crônica ou aumento da frequência evacuatória, pode-se lançar mão de agentes antidiarreicos, como loperamida, carbonato de cálcio e derivados opioides, como o elixir paregórico.

Hallgren et al.[24] avaliaram os efeitos da utilização de loperamida em pacientes previamente submetidos a proctectomia e verificaram redução dos episódios de incontinência noturna, com diminuição dos episódios de *soiling* e menor utilização de protetores das roupas.

Adicionalmente, orientam-se os pacientes para a realização dos exercícios de contração esfinctérica para os casos de incontinência anal, notadamente para aqueles com quadro leve ou portadores de *soiling*. Nesses casos, realizam-se 2 a 3 séries diárias de 10 a 20 contrações da musculatura perianal, os chamados exercícios de Kegel.[19] Entretanto, os benefícios dessa modalidade terapêutica podem ser pífios, provavelmente porque os exercícios são realizados às cegas, sem que o paciente receba informações sobre o exato grupo muscular que está sendo contraído e sua intensidade.

Biofeedback

A fim de minimizar ou de contornar essa deficiência dos exercícios de contração esfinctérica, a técnica de *biofeedback* busca a reeducação esfinctérica com consequente aumento da percepção à distensão retal e da força de contração muscular anal e a coordenação de suas atividades. No Brasil, Santos et al.,[25] em 1992, obtiveram melhora da continência em 57% dos pacientes submetidos à terapia com *biofeedback.*

Em recente estudo realizado por Accetta et al.,[26] avaliou-se a resposta terapêutica ao *biofeedback* em 30 pacientes com média de idade de 66 anos, em que todos apresentavam alguma hipotonia à manometria anorretal. Verificou-se que 18 pacientes (60%) ficaram satisfeitos com o tratamento, 10 (34%) sentiram-se parcialmente satisfeitos, nenhum paciente ficou completamente insatisfeito e 2 (6%) abandonaram o tratamento.

A utilização do *biofeedback* para o tratamento da incontinência tem sido motivo de interesse nos últimos anos, existindo inúmeras séries descritas na literatura, com resultados conflitantes.[19,27,28] Embora os estudos apresentem número limitado de pacientes e método diverso, o índice de sucesso com a utilização desse método, principalmente se associado ao treinamento da sensibilidade retal, oscila em torno de 60 a 70% (recuperação completa ou redução de pelo menos 90% dos episódios de incontinência). Entre os fatores determinantes do sucesso, destacam-se a motivação, a capacidade de compreender e cooperar com o tratamento e a preservação, ainda que parcial, da sensibilidade retal e da contração esfinctérica.[19] Apesar das controvérsias existentes e da necessidade de estudos bem desenhados com maior número de pacientes, a reeducação esfinctérica tornou-se a principal opção não cirúrgica para o tratamento da incontinência anal leve a moderada.

Terapia hormonal

A reposição hormonal, apesar da deficiência na literatura de estudos duplo-cegos randomizados, pode ser utilizada no tratamento medicamentoso da incontinência anal em mulheres com déficit estrogênico.

Donnelly et al.,[29] em estudo de mulheres incontinentes pós-menopausa e com déficit de estrogênio, observaram melhora significativa dos sintomas durante 6 meses de tratamento hormonal, com desaparecimento dos sintomas em 25% das mulheres. Esse estudo preliminar demonstrou também melhora objetiva dos parâmetros pressóricos do canal anal, o que foi atribuído ao aumento do colágeno e componente elástico do assoalho pélvico. Além disso, estudos de histometria demonstraram que há um fator hormônio-dependente que influencia o assoalho pélvico.[30]

Métodos minimamente invasivos

A injeção local de "agentes de preenchimento" tem sido proposta nos pacientes com incontinência anal associada a lesões isoladas do esfíncter interno, uma vez que a correção isolada desse músculo é um procedimento delicado (Figura 3). Portanto, a principal indicação da injeção de agentes de preenchimento é a incontinência anal decorrente de operações orificiais, com ocorrência de sujidade das roupas ou *soiling*. Esse tipo de incontinência anal, denominada "passiva", é caracterizado não pela urgência evacuatória, mas pela persistência de fezes no canal anal após as evacuações. No Brasil, os principais agentes de preenchimento são silicone, carbono pirolítico e acetato de polivinil.

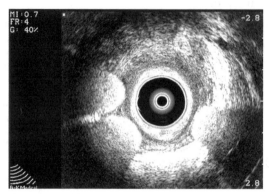

FIGURA 3 Aspecto ultrassonográfico do canal anal evidenciando três sítios de aplicação de agente de preenchimento (silicone).

Tjandra et al.[31] avaliaram 84 pacientes quanto à eficácia do emprego de silicone como agente de preenchimento. Esses autores obtiveram índice de sucesso, caracterizado pela redução em pelo menos 50% no índice de incontinência da Cleveland Clinic,[19] e melhora nos índices de qualidade de vida global de 93%. Entretanto, estudos de longo prazo demonstram que, após 3 anos, mais de 20% dos pacientes apresentam deterioração moderada da melhora clínica inicialmente alcançada.[31]

No Brasil, em estudo realizado com 35 pacientes, houve melhora significativa no índice de incontinência anal após 3 meses da aplicação do silicone com redução dos valores desse índice de 11,3 para 4,3 ($p < 0,001$).[32]

Tratamento invasivo (cirúrgico)
Esfincteroplastia anal
As esfincteroplastias estão indicadas para doentes com lesão muscular bem definida, em geral decorrente de trauma obstétrico, iatrogenias cirúrgicas ou acidente automobilístico. O reparo esfinctérico é o tratamento de escolha em casos de defei-

to anterior no esfíncter anal externo, principalmente quando não existe dano neurológico significativo, e as fibras musculares do esfíncter remanescente possuem função contrátil preservada (Figura 4).

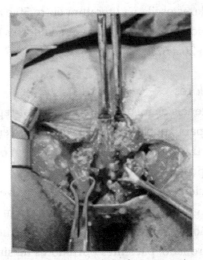

FIGURA 4 Visualização das extremidades do esfíncter anal para confecção da técnica de aposição dos cabos musculares.

Sabe-se que a laceração perineal durante o parto ocorre entre 0,5 e 5% dos partos transvaginais em centros nos quais a episiotomia mediolateral é praticada, e associa-se a morbidade significativa da mãe, incluindo dor perineal, fístula retovaginal, dispareunia e incontinência anal.[33] Na maioria dos casos, essas lesões são corrigidas primariamente pelo obstetra por meio da técnica de reaproximação dos cabos musculares do esfíncter anal externo término-terminal.

Entretanto, estudos recentes demonstram que entre 25 e 59% dessas mulheres persistem com sintomas de incontinência anal,[34] e esses índices decepcionantes podem ser atribuídos a baixo conhecimento anatômico da região perineal, técnica inadequada ou baixa eficácia da sutura por aposição dos cotos musculares.[33]

Nesse ínterim e com o objetivo de avaliar aspectos pós-operatórios de pacientes submetidas à reconstrução esfinctérica primária pela técnica de sobreposição, Abramov et al.[33] avaliaram 21 pacientes que sofreram laceração perineal de 3º ou 4º grau e verificaram que duas (9,5%) evoluíram com incontinência para flatos e urgência fecal e nenhuma apresentou quadro de incontinência fecal no pós-parto em um seguimento médio de 9,2 meses ± 1,4 meses. Demonstrou-se ainda que a técnica de esfincteroplastia por sobreposição foi capaz de reduzir os riscos de incontinência anal, dispareunia e dor perineal após correção cirúrgica primária da lesão esfinctérica.

Dessa maneira, o índice de sucesso da esfincteroplastia anterior por sobreposição dos cotos musculares oscila na literatura entre 50 e 80% (Tabela 2), sendo o sucesso inicial alcançado em 76 a 81%, com queda desses índices, após 3 a 5 anos de pós-operatório, para 26 a 62%.[35]

Transposições musculares

Para os casos de persistência da incontinência anal após reparo pós-anal ou esfincteroplastias prévias, e para aqueles casos em que há extensa destruição da musculatura esfinctérica, a transposição muscular e também o esfíncter anal artificial apresentam-se como opções atraentes.

É indicada para pacientes com dano esfinctérico grave que impossibilita a esfincteroplastia, trauma grave com lesão esfinctérica em mais de um quadrante da circunferência, alteração neural severa e doenças congênitas, como atresia anal e espinha bífida. Por outro lado, pacientes portadores de síndrome do intestino irritável, constipados ou que apresentam diarreia crônica, portadores de problemas cardíacos, doenças anal e perianal, retite actínica e idosos têm resultados subótimos ou ineficazes. É contraindicado em pacientes com doença de Crohn, sepse perineal, uso de marca-passo e portadores de deficiência motora de membros superiores que limitam a movimentação dos braços.[30]

Vários grupamentos musculares podem ser utilizados alternativamente na substituição ou no reforço funcional para o esfíncter anal lesado. Entre eles, figuram o grácil, o glúteo maior, o pubococcígeo, o adutor longo, o transverso superficial do períneo, entre outros. Destes, o mais comumente utilizado é o músculo grácil.

Os índices de sucesso da graciloplastia associada à neuroestimulação oscilam entre 35 e 85%.[3,6] Em dissertação de mestrado defendida em 1995, Sobrado et al.[36] tiveram a oportunidade de estudar 19 doentes submetidos à graciloplastia por meio de avaliação clínica, eletromanométrica e do grau de satisfação pós-operatória. Nesse trabalho, observaram-se resultados funcionais bom e regular (continência para fezes sólidas e pastosas) em 15 doentes, sendo que os quatro restantes não apresentaram melhora evidente, necessitando de medidas complementares. Quanto ao grau de satisfação pós-operatória, mesmo os quatro pacientes que não apresentaram melhora evidente com a operação, pois permaneciam com incontinência para fezes sólidas, preferiram permanecer na situação atual a receber uma ostomia. Insta ressaltar que, dos 19 doentes desse estudo, 15 já haviam usado colostomia previamente.

Esfíncter anal artificial

O esfíncter anal artificial é uma prótese de silicone sólido, modificada a partir de um modelo análogo utilizado para tratamento da incontinência urinária (Figura 5).

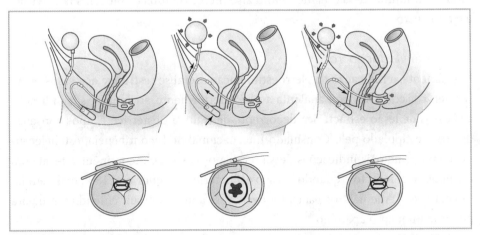

FIGURA 5 Esquema demonstrando o controle por meio da compressão da bomba reguladora pelo paciente, promovendo o esvaziamento do *cuff* e abertura do canal anal durante a evacuação.

A seleção adequada de pacientes para o procedimento é crucial. Dentre as contraindicações ao método, vale destacar: deficiência mental que impossibilite a compreensão do procedimento; presença de fibrose excessiva na área do implante; distúrbios afetando a destreza manual ou motivação; esclerose múltipla; pacientes com história prévia de reação alérgica à solução de contraste; diarreia ou constipação intestinal; doença inflamatória intestinal; estenose anal; radioterapia pélvica; capacidade retal máxima menor que 150 mL; gravidez; sexo anal receptivo; e síndrome do intestino irritável como a causa de incontinência fecal.[37,38]

Segundo Francis Michot et al.,[39] 78,9% de seus pacientes tornaram-se continentes para fezes líquidas, 100% para fezes sólidas e 63,1% para flatos em um seguimento de 37 pacientes, demonstrando, assim, falha terapêutica em torno de 12%. No Brasil, Jorge et al.[40] relataram os resultados clínicos e funcionais em 10 pacientes submetidos à implantação da prótese. Os valores médios dos índices de incontinência anal e de qualidade de vida foram de 18,3 ± 1,9 e 56,0 ± 17,8 no pré-operatório, 5,1 ± 4,0 e 77,2 ± 26,7 no pós-operatório, respectivamente (p < 0,05). Dessa forma, concluíram que o procedimento levou à melhora significativa do índice de incontinência, restaurando, na maioria dos pacientes, a continência a fezes líquidas e sólidas, e reduzindo o uso de protetor das roupas. Não ocorreu, entretanto, melhora significativa da incontinência a gases. Os principais fatores limitantes dessa técnica são o alto índice de infecção local, sua extrusão e o alto custo.

Eletroestimulador sacral

Inicialmente, a indicação da eletroestimulação sacral se restringia aos casos de lesão nervosa com esfíncter anal intacto.[41] Posteriormente, atribuiu-se sua indicação aos casos de lesão esfinctérica decorrente de trauma obstétrico e, após consenso de 2010, estipulado pelo Consulado Internacional de Incontinência, estabeleceu-se como principais indicações dessa terapia os casos de incontinência fecal com esfíncter anal intacto e quando a lesão esfinctérica é menor que 180°, mas sem lesão nervosa.[42] Ademais, os pacientes devem ser aptos e possuir entendimento para poder manipular o aparelho.

Os índices de sucesso com esse método oscilam entre 70 e 90%, sendo relatada continência completa em 41 a 75% e melhora da incontinência entre 75 e 100%. Ganio et al.,[43] em estudo envolvendo 19 pacientes com seguimento de 19,2 meses, relataram redução de 50% dos episódios de incontinência a fezes líquidas, sólidas em 89,4% e continência completa em 73,6%. Malouf et al.[44] verificaram melhora significativa no índice de incontinência da Cleveland Clinic Florida[19] de uma média de 16 antes do implante do estimulador sacral para dois após (p < 0,001). Esse mesmo autor relata melhora da qualidade de vida em todos os pacientes analisados e seguidos após 16 meses do implante.

No Brasil, em 2010, foram realizados quatro implantes de estimulador sacral no Hospital das Clínicas da Faculdade de Medicina da Universidade de São Paulo (HC-FMUSP). Todos os pacientes eram do sexo feminino, com idades entre 29 e 58 anos, com índice de incontinência superior a 14, sendo que 75% tinham passado de cirurgia orificial prévia e parto transvaginal. Além disso, verificou-se aparelho esfinctérico anatomicamente normal em todos os casos, ressaltando o fato que, em uma paciente, era compatível com esfincteroplastia e, em outra, com implante de agente de preenchimento prévios. Em todos os casos, foi implantado o estimulador definitivo com melhora em mais de 50% do índice inicial de incontinência fecal. Após 6 meses de seguimento, verificou-se melhora significativa dos índices de incontinência de 18 para 5,5 (p = 0,05).

EVACUAÇÃO OBSTRUÍDA

Constipação intestinal é um sintoma bastante frequente no mundo ocidental, notadamente após o início da inserção das mulheres no mercado de trabalho. Dados norte-americanos informam prevalência entre 2 e 27%,[45] com predominância em mulheres, idosos, negros e nas classes sociais menos favorecidas.[46] Em trabalho realizado por Collete et al.,[46] verificou-se prevalência de constipação intestinal de 26,9%, em estudo populacional realizado na cidade de Pelotas, no Rio Grande do Sul.

Excluindo as causas endócrino-metabólicas, neurológicas e medicamentosas, a constipação intestinal crônica pode ser didaticamente classificada em:

- trânsito intestinal normal: 60%;
- inércia colônica: 15%;
- obstrução de saída: 25%.

Para se restringir ao tema do capítulo, serão descritas duas das principais causas de evacuação obstruída: retocele e contração paradoxal do músculo puborretal.

Retocele

A retocele é definida como uma herniação da parede anterior do reto através da parede posterior da vagina. É geralmente decorrente de esforços evacuatórios crônicos, lesões do septo retovaginal resultantes de trauma obstétrico e deficiência progressiva do assoalho pélvico consequente à idade. A importância da retocele na patogênese da defecação obstruída é discutível, embora alguns autores relatem ser esta a causa em 20 a 80% das mulheres.[47] Apesar de ser mais frequente em multíparas, essa disfunção do assoalho pélvico nem sempre está relacionada ao histórico de partos transvaginais.[13,48] Nesse quesito, Murrad-Regadas et al.,[48] em recente estudo, compararam nulíparas, mulheres com passado de partos transvaginais e mulheres com histórico de cesariana com auxílio da ecodefecografia endoanal para avaliar e verificar diferenças entre os grupos na evacuação obstruída.

Para tanto, o estudo foi dividido nesses três grupos e verificou-se a ocorrência de retocele em 64,8%, 69,7% e 71% nos grupos de nulíparas, partos transvaginais e cesarianas, respectivamente, sem diferença estatística. Dessa maneira e corroborado por trabalho realizado por Soares et al.,[49] esses autores demonstraram a ausência de correlação patogênica entre retocele e partos transvaginais.

Os sintomas mais observados em pacientes portadores de retocele são: plenitude retal, sensação de abaulamento na parede posterior da vagina durante evacuação, esforço evacuatório intenso, sensação de peso durante a evacuação, evacuação incompleta, dor anorretal e necessidade de manobras digitais vaginal ou perineal para exoneração intestinal.[50-53] Ao exame físico, pode-se identificar a retocele por meio da inspeção vaginal com evidência de abaulamento da parede posterior. Além disso, deve-se realizar o exame de toque retal com avaliação concomitante do tônus esfinctérico, verificar eventual ressecamento da mucosa vaginal, presença de cistocele, descenso perineal e até prolapso uterino.[50] Para que se alcance o diagnóstico definitivo, deve-se utilizar a propedêutica mais avançada. Para tanto, os principais recursos de exames complementares são representados pela ecodefecografia endoanal, defecografia (Figura 6) e a RNM pélvica. Todavia, tal condição pode ser assintomática e diagnosticada incidentalmente em defecografias em 15 a 40% dos indivíduos.[54]

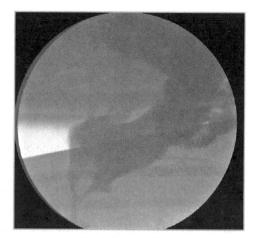

FIGURA 6 Retocele anterior em videodefecografia.

Feito o diagnóstico de que a causa da evacuação obstruída é a retocele, inicia-se seu manejo terapêutico com dieta rica em fibras (25 a 35 g/dia), ingestão de 2 a 3 L de água/dia, medidas comportamentais, exercícios físicos e avaliações psicológicas, se necessário. Além disso, pode-se submeter o paciente a sessões de *biofeedback*.

Após isso e com falhas dessas medidas, devem-se selecionar adequadamente os pacientes para o tratamento cirúrgico, que pode obter taxas de sucesso próximas a 82% em um ano de seguimento.[50]

Existem diversas técnicas cirúrgicas para a correção da retocele no sexo feminino, as quais serão relacionadas a seguir.

Reparo transvaginal
Realiza-se uma incisão triangular ou transversal na parede vaginal posterior com subsequente dissecção entre essa parede e o reto, posterior e lateralmente, até o músculo puborretal. A seguir, realiza-se incisão no limite cranial da retocele para ressecção do excesso de parede vaginal. Após isso, procede-se à plicatura dos músculos puborretais à direita e à esquerda, com invaginação da parede retal para baixo e sutura da vagina para finalizar o procedimento (Figura 7).

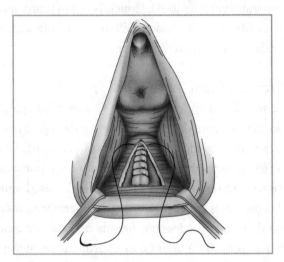

FIGURA 7 Reparo de retocele transvaginal.

Reparo perineal
Realiza-se incisão arciforme entre o ânus e a vagina com posterior dissecção entre as estruturas e plicatura dos músculos puborretais com auxílio ou não de prótese.

Reparo transanal
Esta técnica é utilizada principalmente por cirurgiões colorretais e apresenta como principal vantagem a não ocorrência de dispareunia, que pode alcançar valores de até 50% ao se proceder o reparo transvaginal.

Realiza-se incisão na mucosa anorretal arciforme, horizontal ou até vertical, com dissecção ao nível da submucosa com a obtenção de um *flap* mucoso. Posteriormente, praticam-se a plicatura do músculo puborretal e fáscia retovaginal, excisão da mucosa redundante e consequente síntese da mucosa inicialmente incisada no anorreto.

Recente trabalho coreano[55] comparou os resultados entre as técnicas de correção via transvaginal e transanal da retocele. Demonstrou que em ambos os grupos houve melhora significativa da retocele após estudo com defecografia, no entanto, com maior significância no grupo submetido ao reparo transanal (p = 0,04). Após 12 meses de seguimento, 77% e 75% das pacientes dos grupos de correção transanal e transvaginal, respectivamente, afirmavam melhora dos sintomas e, além disso, constatou-se que esse sucesso foi mais significativo em casos de retoceles maiores que 4 cm no pré-operatório (p = 0,001). Conclui-se, portanto, que ambas as técnicas podem ser aplicadas com eficácia semelhante, embora metanálises recentes indiquem superioridade da correção via vaginal.

Ressecção retal transanal com stapler (STARR)

Nesta técnica de correção cirúrgica da retocele, após a introdução do dilatador anal, procede-se ao abaixamento da parede posterior da vagina em direção ao reto. Posteriormente, três pontos semicircunferenciais são realizados 3 cm acima da linha denteada e confeccionadas duas linhas de sutura com grampeador circular.

Hasan et al.,[56] em estudo envolvendo 40 pacientes do sexo feminino, demostraram que, de 90% das pacientes com retocele no pré-operatório, apenas 15% tiveram permanência dessa doença em videodefecografia no pós-operatório, evidenciando queda significativa (p < 0,001). Além disso, verificou-se que, após 12 meses de seguimento, 20% das pacientes julgaram seu resultado excelente, 55% bom, 15% regular e apenas 10% julgaram os resultados ruins.

Reparo transanal de retocele e mucosectomia retal com stapler circular (TRREMS)[57]

Técnica na qual se remove a mucosa anorretal de forma circunferencial e reforça-se a junção anorretal anteriormente com a utilização do *stapler* circular. Para tanto, posiciona-se o paciente em Loyd-Davies, introduz-se um dilatador anal e abaixa-se com o dedo indicador a parede vaginal posterior em direção ao reto. Após a preensão do ápice da retocele por via retal, realiza-se sutura horizontal geralmente cerca de 2 cm acima da linha denteada, dependendo das dimensões da retocele. A mucosa retal prolapsada excedente é então ressecada. Posteriormente, uma sutura circunferencial envolvendo as camadas mucosa e submucosa do reto distal é realizada, por onde se introduzirá subsequentemente o grampeador circular para confecção da mucosectomia retal.

Cruz et al.[57] avaliaram 75 pacientes do sexo feminino submetidas a técnica de TRREMS e verificaram que todas as pacientes permaneceram internadas entre 1 e 2 dias de pós-operatório. Dez pacientes (13,3%) apresentaram complicações pós-operatórias, principalmente estenose de anastomose. Realizou-se cinedefecografia em todas as pacientes no pós-operatório e evidenciou-se retocele residual grau I em oito pacientes (10,6%). Ademais, demonstrou-se de maneira significativa (p < 0,0001) melhora dos índices de constipação intestinal.

Contração paradoxal do músculo puborretal

Na exoneração fecal normal, após a distensão retal pelo bolo fecal e diante da possibilidade física e social de defecação, ocorre o relaxamento dos músculos puborretal e esfíncter anal externo.[52]

A contração paradoxal do músculo puborretal, anismo ou então dissinergia do assoalho pélvico, caracteriza-se por uma falha de relaxamento dos músculos do assoalho pélvico durante o ato evacuatório.[53,58] Frequentemente, associa-se a dificuldade para a defecação, incluindo sintomas de esforço evacuatório, sensação de evacuação incompleta e manobras digitais.[52,58] Sua prevalência na população é desconhecida, entretanto, entre as pessoas com constipação intestinal crônica, pode alcançar índices de 25 a 50%,[59] sem diferença significativa entre os sexos.[58] Todavia, verifica-se maior incidência em mulheres vítimas de abuso sexual.[52,58]

Para diagnóstico adequado, utiliza-se a propedêutica por meio de manometria anorretal, teste de expulsão do balão anal, eletroneuromiografia anal, videodefecografia, RNM pélvica e ecodefecografia endoanal.

O tratamento é baseado na terapia psicológica, comportamental, emocional e dietética aliada ao uso do *biofeedback*, o qual apresenta taxas de sucesso em torno de 60 a 65%.[52,53] Kairalouma et al.[60] avaliaram portadores de anismo e verificaram sucesso significativo com o *biofeedback* em 77% dos pacientes (p = 0,002). Além disso, demonstrou-se redução importante das manobras digitais e melhora importante da sensação de evacuação incompleta (p < 0,001) e esforço evacuatório (p < 0,001).

Lewicky-Gaupp et al., entre 2004 e 2007,[61] identificaram, por meio de critérios objetivos para sua inclusão, 124 pacientes com constipação intestinal. Destes, 22 pacientes (17,7%) eram portadores da contração paradoxal do músculo puborretal e 16 pacientes completaram o estudo. Demonstraram que a resposta clínica à terapia com *biofeedback* não parece ser transitória, mesmo após 1 ano de seguimento. Ademais, verificou-se melhora significativa dos sintomas de depressão antes e após a terapia (p = 0,008) com melhora importante da utilização de manobras digitais (p = 0,005). Houve, ainda, melhora da qualidade de vida após o término de terapia com *biofeedback*, que se correlacionou com o grau de satisfação com o método.

Outra opção passível de ser aplicada em pacientes com contração paradoxal do puborretal que não responderam às medidas anteriores é a injeção de toxina botulínica no músculo puborretal: 10 unidades em cada lado do músculo e 20 unidades posteriormente. Ron et al.[62] estudaram 25 pacientes portadores de anismo tratados com injeção de toxina botulínica e obtiveram índices de sucesso em 58,3% dos pacientes, com necessidade de reaplicação em oito pacientes.

SÍNDROMES DOLOROSAS PÉLVICAS

A dor pélvica e posterior baixa, que afeta aproximadamente 3,8% das mulheres,[3] é sintoma relativamente comum, principalmente por estar relacionada etiologicamente a uma centena de doenças. Em coloproctologia, as causas mais comuns têm origem nas afecções anorretais de caráter inflamatório, infeccioso ou neoplásico, ou então nas estruturas adjacentes, urogenitais internas ou externas e ginecológicas.[63] Além dessas, a dor pélvica de origem neuromuscular não deve ser esquecida e necessita de investigação adequada para seu diagnóstico e correto tratamento e, por isso, será abordada.

Essa doença complexa e comum, de etiologia frequentemente considerada inexplicável, tanto em homens como em mulheres,[63,64] projeta alto nível de ansiedade e depressão com os consequentes danos para a saúde e piora na qualidade de vida dos pacientes, não só pelas sensações subjetivas como pelas perturbações funcionais decorrentes.

Essas dores associam-se a constipação intestinal, obstrução retal, diminuição do jato urinário, dor à ejaculação, dor posterior baixa, dispareunia superficial e profunda, pressão pélvica, tenesmo vesical, tenesmo uretral, frequência urinária, urgência urinária, evacuação incompleta, micção incompleta e disfunção erétil.

Dessa maneira, após a aferição da presença de dor pélvica, deve-se considerar duas categorias de abordagens. A primeira é a causa mecânica da dor relacionada às alterações estruturais ósseas e articulares, podendo estar implicado o sedentarismo e o excesso de peso. Já a segunda categoria refere-se a alterações orgânicas, localizadas nos seguintes órgãos: intestino grosso, reto, bexiga, órgãos genitais internos e complexo muscular do assoalho pélvico.

Proctalgia fugaz

Como o próprio nome indica, caracteriza-se por ser uma dor retal ou anal, com possível irradiação para o glúteo, que dura não mais que 1 a 2 minutos, desaparece completamente e que recorre em intervalos irregulares.[3,58,63] Ocorre mais à noite e pode ser aliviada com o relaxamento do períneo, por exemplo, durante a micção ou evacuação. Sugere-se que muitos desses pacientes sejam perfeccionistas, tensos, ansiosos e hipocondríacos.

Relaciona-se a espasmos do reto ou do músculo puborretal, mas também com contrações espásticas da musculatura lisa do assoalho pélvico e do esfíncter anal interno, podendo inclusive estar associada a neuralgia do nervo pudendo.

Por ser uma afecção álgica bastante fugaz e com recorrência bastante esporádica, o tratamento pode ser considerado impraticável. Dessa maneira, deve-se esclarecer ao paciente de forma clara e objetiva que sua enfermidade é benigna e autolimitada, com encaminhamento ao psiquiatra, se necessário. Para casos com crises mais frequentes, a inalação de salbutamol pode ser uma opção com resultados mais satisfatórios que o placebo. Ademais, pode-se utilizar terapia com *biofeedback* e/ou antidepressivos.

Solanas et al.[64] analisaram 15 pacientes entre 1996 e 2002. Destes, 11 eram do sexo feminino (73,3%). Inicialmente propuseram o tratamento da proctalgia fugaz com utilização de esclarecimento claro da doença ao paciente, banho de assento e benzodiazepínicos via oral. Observaram melhora em todos os pacientes nesse grupo, mas, ao adotarem métodos objetivos na mensuração dessa melhora, verificou-se que apenas sete pacientes realmente obtiveram êxito com cura. Dessa forma, procedeu-se à segunda linha de tratamento com uso de bloqueadores de canal de cálcio oral ou local. Novamente, observaram melhora em todos, todavia, com dados objetivos, em apenas três e uma cura. Após isso, e com verificação de hipertrofia e hipertonia do músculo esfíncter anal interno, procedeu-se à esfincterotomia interna nos três casos refratários, com evidência de melhora em um e cura nos outros dois pacientes. Nos casos de hipertonia muscular mantida, relatos de utilização de toxina botulínica com bons resultados têm sido descritos.

Coccigodínia

Afecção caracterizada por dor no cóccix, de incidência predominante no sexo feminino, relacionada ao excesso de peso[65] e geralmente decorrente de trauma recente ou antigo do cóccix, mas também podendo relacionar-se a trabalho de parto.[66] Ocorre, na maior parte das vezes, em conjunção com a subluxação ou hipermotilidade do cóccix, devendo-se, portanto, questionar a ocorrência de trauma local.

Manifesta-se por quadro de dor na região do cóccix que piora aos movimentos, principalmente ao se levantar, e na posição sentada. Pode haver irradiação da dor para as nádegas e os membros inferiores.[4] Ademais, verifica-se dor ao se realizar o toque retal ao se dirigir o exame digital posteriormente.[4]

A seguir, procede-se a radiografia estática e dinâmica do cóccix, que pode ser complementada por cintilografia, tomografia computadorizada e RNM. Ressalta-se, no entanto, que a melhor forma de investigação propedêutica é pela radiografia dinâmica.

Deve-se, inicialmente, classificar a coccigodínia em aguda ou crônica, esta com sintomatologia superior a 2 meses. Geralmente, os quadros agudos decorrem de trauma local e o tratamento baseia-se em uso de almofadas apropriadas e analgésicos comuns, já que a cura é certa em poucas semanas. Na forma crônica, o trauma também é um elemento comum, no entanto, mais tardio. As possíveis formas de tratamento incluem analgésicos via oral, infiltração local de corticosteroide, massagem local por meio do toque retal e, por fim, ressecção cirúrgica parcial ou total do cóccix.

Síndrome dos levantadores do ânus

Apresenta como sinonímia síndrome espástica dos levantadores, proctalgia crônica, síndrome piriforme e mialgia tensional pélvica[67] e afeta principalmente mulheres entre 30 e 60 anos de idade.

A síndrome dos elevadores tem como característica sintomatológica a dor em peso no reto, descrita às vezes como sensação de bola dentro do reto, que piora ao sentar e melhora na posição deitada ou ortostática. O tratamento pode envolver banhos de assento, *biofeedback* e massagem retal no nível dos músculos elevadores do ânus.

REFERÊNCIAS BIBLIOGRÁFICAS

1. Messelink B, Benson T, Berghmans B, Bo K, Corcos J, Fowler C et al. Standardization of terminology of pelvic floor muscle function and dysfunction: report from pelvic floor clinical assessment group of the international continence society. Neurol Urodyn 2005; 24(4):374-80.
2. Almeida MBA, Barra AA, Figueiredo EM, Velloso FSB, Silva AL, Monteiro MVC et al. Disfunções de assoalho pélvico em atletas. Femina 2011; 39(8):395-402.
3. Wolff BG, Fleshman JW, Beck DE, Pemberton JH, Wexner SD. The ASCRS textbook of colon and rectal surgery. New York: Springer, 2007. p.687-92.

4. Gordon PH, Nivatvongs. Principles and practice of surgery for the colon, rectum and anus. 3.ed. New York: Informa Healthcare, 2007. p.293-332.

5. Bo K. Urinary incontinence, pelvic floor dysfunction, exercise and sport. Sports Med 2004; 34(7):451-64.

6. Galandiuk S, Roth LA, Greene QJ. Anal incontinence—sphincter ani repair: indications, techniques, outcome. Langenbecks Arch Surg 2009; 394:425-33.

7. Swash M. Anal incontinence: childbirth is responsible for most cases. BMJ 1993; 307:363-7.

8. Coats PM, Chan KK, Wilkins M, Beard RJ. A comparison between midline and mediolateral episiotomies. Br J Obstet Gynaecol 1980; 87:408-12.

9. Tan JJ, Chan M, Tjandra JJ. Evolving therapy for fecal incontinence. Dis Colon Rectum 2007; 50:1950-67.

10. Thomas TM, Ruff C, Karran O, Mellows S, Meade TW. Study of the prevalence and management of patients with faecal incontinence in old people's homes. Community Med 1987; 9:232-7.

11. Bharucha AE, Zinsmeister AR, Locke GR, Seide BM, McKeon K, Schleck CD et al. Prevalence and burden of fecal incontinence: a population-based study in women. Gastroenterology 2005; 129:42-9.

12. Wang JY, Patterson TR, Hart SL, Varma MG. Fecal incontinence: does age matter? Characteristics of older vs. younger women presenting for treatment of fecal incontinence. Dis Colon Rectum 2008; 51:426-31.

13. Murad-Regadas SM, Regadas FSP, Rodrigues LV, Furtado DC, Gondim AC, Dealcanfreitas ID. Influence of age, mode of delivery and parity on the prevalence of posterior pelvic floor dysfunctions. Arq Gastroenterol 2011; 48(4):265-9.

14. Navarro JM, Sebastián AA, Vicente FP, Romero AMS, Legaz JP, Paz PS et al. Sacral root neuromodulation as treatment for fecal incontinence. Preliminary results. Rev Esp Enferm Dig 2007; 99(11):636-42.

15. Rockwood TH, Church JM, Fleshman JW, Kane RL, Mavrantonis C, Thorson AG et al. Anal incontinence quality of life scale: quality of life instrument of patients with anal incontinence. Dis Colon Rectum 2000; 3:9-17.

16. Yusuf SAI. Avaliação da qualidade de vida na incontinência anal: validação do questionário "Fecal Incontinence Quality of Life" (FIQL). São Paulo, 2001. Dissertação (Mestrado). Faculdade de Medicina da Universidade de São Paulo (FMUSP).

17. Aspiroz F. Guía práctica sobre incontinencia anal. Rev Esp Enferm Dig 2003; 95:722-6.

18. Johanson JF, Lafferty J. Epidemiology of fecal incontinence: the silent affliction. Am J Gastroenterol 1996; 91:33-6.

19. Jorge JMN, Wexner SD. Etiology and management of anal incontinence. Dis Colon Rectum 1993; 36:77-97.

20. Tan EK, Jacovides M, Khullar V, Teoh TG, Fernando RJ, Tekkis PP. A cost-effectiveness analysis of delayed sphincteroplasty for anal sphincter injury. Colorectal Disease 2008; 10:653-62.

21. Dorcaratto D, Vilalta MM, Parés D. Indicacion actual, técnica quirúrgica y resultados de la reparación anterior esfincteriana en el tratamiento de la incontinencia fecal. Cirurgía Española 2010; 87(5):273-81.

22. Mevik K, Norderval S, Kileng H, Johansen M, Vonen B. Long-term results after anterior sphincteroplasty for anal incontinence. Scand J Surg 2009; 98:234-8.

23. Grey BR, Sheldon RR, Telford KJ, Kiff ES. Anterior anal sphincter repair can be of long term benefit: a 12-year case cohort from a single surgeon. BMC Surgery 2007; 7:1.

24. Hallgren T, Fasth S, Delbro DS, Nordgren S, Oresland T. Hulten Loperamide improves anal sphincter function and continence after restorative proctocolectomy. Dig Dis Sci 1994; 39(12):2612-8.

25. Santos VLCG, Koizumi MS. Estudo sobre os resultados da irrigação em colostomizados submetidos a um processo de treinamento sistematizado. Rev Esc Enf USP 1992; 26:303-14.

26. Accetta AF, Vasconcelos RS, Cueto GD, Pupo Neto JA, Lacombe D, Accetta I. Análise da resposta ao biofeedback nos pacientes com incontinência fecal. Rev Bras Coloproct 2011; 31(2):165-8.

27. Guillemot F, Bouche B, Gower-Rousseau C, Chartier M, Wolschies E, Lamblin MD et al. Biofeedback for the treatment of anal incontinence. Long-term clinical results. Dis Colon Rectum 1995; 38(4):393-7.

28. Enck P, Musial F. Biofeedback in pelvic floor disorders. In: Pemberton JH, Swash M, Henry MM (eds.). The pelvic floor. London: WB Saunders, 2002. p.393-404.

29. Donelly V, O'Connell PR, O'Herlihy C. The influence of oestrogen replacement on faecal incontinence in postmenopausal women. Br J Obstet Gynaecol 1997; 104:311-5.

30. Corman ML. Colon & Rectal Surgery. 5.ed. Lippincott Willians & Wilkins, 2005. p.347-425.

31. Tjandra JJ, Lim JF, Hiscock R, Rajendra P. Injectable silicone biomaterial for fecal incontinence caused by internal anal sphincter dysfunction is effective. Dis Colon Rectum 2004; 47:2138-46.

32. Oliveira LCC. Fisiologia anorretal. Rubio, 2010.

33. Abramov Y, Feiner B, Rosen T, Bardichev M, Gutterman E, Lissak A et al. Primary repair of advanced obstetric anal sphincter tears: should it be performed by overlapping sphincteroplasty technique? Int Urogynecol J 2008; 19:1071-4.

34. Sultan AH, Thakar R. Lower genital tract and anal sphincter trauma. Best Pract Res Clin Obstet Gynecol 2002; 16:99-115.

35. Campos FGCM, Regadas FSP, Pinho M. Tratado de coloproctologia. São Paulo: Atheneu, 2012. p.1067-80.

36. Sobrado CW. Neoesfíncter anal com músculo grácil para o tratamento da incontinência anal e após. Amputação do reto. São Paulo, 1995. Tese (Doutorado). Faculdade de Medicina da Universidade de São Paulo. p.1-107.

37. Gregorcyk SG. The Current Status of the Acticon® Neosphincter Clinics in colon and rectal surgery. Clin Colon Rectal Surg 2005; 18(1):32-7.

38. Wong WD, Jensen LL, Bartolo DC, Rothenberger DA. Artificial anal sphincter. Dis Colon Rectum 1996; 39:1345-51.

39. Michot F, Costaglioli B, Leroi AM, Denis P. Artificial anal sphincter in severe fecal incontinence outcome of prospective experience with 37 patients in one institution. Ann Surg 2003; 237(1):52-6.

40. Jorge JMN. O esfíncter artificial no tratamento da incontinência anal: experiência inicial. São Paulo, 2001. Tese (Livre-docência). Faculdade de Medicina da Universidade de São Paulo.

41. Ratto C, Litlta F, Parello A, Donisi L, De Simone V, Zaccone G. Sacral nerve stimulation in faecal incontinence associated with na anal sphincter lesion: a systematic review. Colorectal Disease 2012; 14:297-304.

42. Abrams P, Andersson KE, Birder L, Brubaker L, Cardozo L, Chapple C et al. Fourth International Consultation on Incontinence Recommendations of the International Scientific Committee: evaluation and treatment of urinary incontinence, pelvic organ prolapse, and fecal incontinence. Neurourol Urodyn 2010; 29:213-40.

43. Ganio E, Luc AR, Clerico G, Trompetto M. Sacral nerve stimulation for treatment of fecal incontinence: a novel approach for intractable fecal incontinence. Dis Colon Rectum 2001; 44:619-31.

44. Malouf AJ, Vaizey CJ, Nicholls RJ, Chir M, Kamm MA. Permanent sacral nerve stimulation for fecal incontinence. Ann Surg 2000; 232(1):143-8.

45. Higgins PD, Johanson JF. Epidemiology of constipation in North America: a systematic review. Am J Gastroenterol 2004; 99:750-9.

46. Collete VL, Araújo CL, Madruga SW. Prevalência e fatores associados à constipação intestinal: um estudo de base populacional em Pelotas, Rio Grande do Sul, Brasil. Cad Saúde Pública 2010; 26(7):1391-402.

47. Porter WE, Steele A, Walsh P, Kohli N, Karram MM. The anatomic and functional outcomes of defect-specific rectocele repairs. Am J Obstet Gynecol 1999; 181:1353-9.

48. Murad-Regadas SM, Regadas FSP, Rodrigues LV, Oliveira L, Barreto RGL, Souza MHLP et al. Types of pelvic floor dysfunctions in nulliparous, vaginal delivery, and cesarean section female patients with obstructed defecation syndrome identified by echodefecography. Int J Colorectal Dis 2009; 24:1227-32.

49. Soares FA, Regadas FSP, Murad Regadas SM, Rodrigues LV, Silva FR, Escalante RD et al. Role of age, bowel function and parity on anorectocele pathogenesis according to cinedefecography and anal manometry evaluation. Colorectal Disease (CDI-00299-2007 – submitted for publication), 2008.

50. Beck DE, Allen NL. Rectocele. Clin Colon Rectal Surg 2010; 23(2):90-8.

51. Martin GM, Armengol JG, Vila JVR, Corest MJG, SanJuan VM, Notari PA et al. Analisis de nuetra experiência mediante el uso de ressonância magnética dinâmica pelviana em la evaluacion del síndrome de defecacion obstructiva. Cir Esp 2012; 90(5):292-7.

52. Berman L, Aversa J, Abir F, Longo WE. Management of disorders of the posterior pelvic floor. Yale J Biology Med 2005; 78:209-18.

53. Armengol JG, Moro D, Ruiz MD, Alós R, Solana A, Roig-Vila JV. Defecación obstructiva. Métodos diagnósticos y tratamento. Cir Esp 2005; 78(Supl 3):59-65.

54. Murad-Regadas SM, Regadas FSP, Rodrigues LV, Furtado DC, Gondim AC et al. Influence of age, mode of delivery and parity on the prevalence of posterior pelvic floor dysfunctions. Arq Gastroenterol 2011; 48(4):265-9.

55. Chung CS, Yu SH, Lee JE, Lee DK. Comparison of long-term clinical outcomes according to the change in the rectocele depth between transanal and transvaginal repairs for a symptomatic rectocele. Korean Soc Coloproctol 2012; 28(3):140-4.

56. Hasan HM, Hasan HM. Stapled transanal rectal resection for the surgical treatment of obstructed defecation syndrome associated with rectocele and rectal intussusception. International Scholarly Research Network ISRN Surgery. Article ID 652345, 6 pages doi:10.5402/2012/652345, 2012.

57. Cruz JV, Regadas FSP, Murad-Regadas SM, Rodrigues LV, Benício F, Leal R et al. TRREMS procedure (Transanal repair of rectocele and rectal mucosectomy with one circular stapler. A prospective multicenter trial. Ar Gastroenterol 2011; 48(1):3-7.

58. Whitehead WE, Wald A, Diamant NE, Enck P, Pemberton JH, Rao SSC. Functional disorders of the anus and rectum. Gut 1999; 45(Suppl II):II55-9.

59. Duthie GS, Bartolo DCC. Anismus: the cause of constipation? Results of investigation and treatment. World J Surg 1992; 16:831-5.

60. Kairaluoma M, Raivio P, Kupila J, Aarnio M, Kellokumpu I. The role of biofeedback therapy in functional proctologic disorders. Scand J Surg 2004; 93:184-90.

61. Lewicky-Gaupp C, Morgan DM, Chey WD, Muellerleile P, Fenner DE. Successful physical therapy for constipation related to puborectalis dyssynergia improves symptom severity and quality of life. Dis Colon Rectum 2008; 51:1686-91.

62. Ron Y, Avni Y, Lukovetski A, Wardi J, Geva D, Birkenfeld S et al. Botulinum toxin type-A in therapy of patients with anismus. Dis Colon Rectum 2001; 44:1821-6.

63. Santos Jr JCM. Dor posterior baixa e dor pélvica: o que interessa ao proctologista? Rev Bras Coloproct 2009; 29(3):393-403.

64. Solanas JAG, Rodríguez JMR, Guedea ME, Diago VA, Díez MM. Sequential treatment for proctalgia fugax. Mid-term follow-up. Rev Esp Enferm Dig 2005; 97(7):491-6.

65. Maigne JY, Doursounian L, Chatellier G. Causes and mechanisms of common coccydynia: role of body mass index and coccygeal trauma. Spine 2000; 25(23):3072-9.

66. Chueire AG, Carvalho Filho G, Souza LB. Coccigodínia: tratamento cirúrgico. Acta Ortop Bras 2002; 10(4):26-30.

67. Bharucha AE, Trabuco E. Functional and chronic anorectal and pelvic pain disorders. Gastroenterol Clin North Am 2008; 37(3):685-99.

QUESTÕES

1. A incontinência anal pode ser tratada, exceto:

   a. Esfincteroplastia anal.

   b. Injeção de agentes de preenchimento.

   c. Reparo do prolapso da parede vaginal anterior.

   d. Eletroestimulador sacral.

   e. Esfíncter anal artificial.

2. Os sintomas mais observados na retocele são, exceto:

   a. Plenitude retal.

   b. Saída de fezes líquidas pela vagina.

   c. Sensação de abaulamento na parede posterior da vagina durante evacuação.

   d. Esforço evacuatório intenso.

   e. Manobra digital para exoneração completa.

3. A dor pélvica crônica se manifesta com, exceto:

   a. Diarreia.

   b. Constipação intestinal.

   c. Dispareunia.

   d. Obstrução retal.

   e. Tenesmo vesical.

SEÇÃO 14
Situações Especiais

39

Gestação, trato urinário e assoalho pélvico

Antonio Pedro Flores Auge
Silvia da Silva Carramão

INTRODUÇÃO

A gestação e o parto são fenômenos fisiológicos que, embora muito desejados pela maioria das mulheres, podem trazer lesões ao corpo feminino.

Os pesquisadores buscam respostas de como conduzir melhor esse período tão importante para a vida humana. A medicina, como ciência mutável, modifica-se ao longo dos anos conforme a evolução dos conhecimentos adquiridos. Em função disso, é possível estabelecer novas condutas ou manter os procedimentos que se mostrarem eficazes, de modo a proporcionar a melhor assistência à gestante e a sua prole.

Existem duas questões fundamentais para apreciar na idealização deste capítulo. A primeira é se existe inter-relação entre gestação e disfunções do assoalho pélvico (DAP). A outra questão se refere à existência suficiente de dados que permitam estabelecer a relação entre tipo de parto e disfunções do assoalho pélvico.[1]

A incontinência urinária (IU) é definida como qualquer perda involuntária de urina. O prolapso de órgãos pélvicos (POP) é definido como o deslocamento permanente, parcial ou total, de qualquer segmento vaginal ou órgão pélvico da sua localização habitual, abrangendo a procidência das paredes vaginais ou uterinas.[2] São morbidades frequentes, geralmente associadas, que afetam a qualidade de vida das mulheres. Olsen et al., em 1997,[3] relataram que 11% das mulheres necessitam de cirurgia para a correção dessas disfunções durante a vida e que 29% delas apresentaram recidivas, necessitando de nova cirurgia.[3]

Estima-se que 4 a 25% das primíparas apresentem incontinência fecal (IF) no pós-parto[4] e aproximadamente 26% desenvolvam incontinência urinária de esforço (IUE),[5] enquanto 52% apresentam algum grau de prolapso da parede vaginal anterior.[6]

Estudo brasileiro demonstrou que 35% das mulheres entre 45 e 60 anos de idade apresentam IU e que a IUE é referida em média por 20,7% das mulheres.[7]

A IU também é relatada durante o pré-natal entre 31 e 60% das gestantes e pode ter remissão espontânea entre 4 e 6 semanas após o parto. Aproximadamente 9% das gestantes mantêm a queixa de IU por longo tempo.[8] Viktrup e Lose[9] relatam que a persistência da IUE 3 meses após o parto representa um dos mais importantes fatores de risco para a manutenção da perda urinária na vida futura, mostrando que 90% das mulheres nessa condição continuaram incontinentes 5 anos mais tarde.

A IU afeta a qualidade de vida das mulheres, estigmatizando, causando prejuízos ao convívio social e, muitas vezes, também interferindo na atividade sexual, pois a perda de urina durante o coito traz constrangimento e, por vezes, o afastamento do parceiro.

A etiologia precisa das DAP na gestação é desconhecida, mas as várias mudanças fisiológicas da gestação, principalmente hormonais e mecânicas, estão envolvidas nessa condição.

MODIFICAÇÕES GRAVÍDICAS DO TRATO URINÁRIO E ASSOALHO PÉLVICO

No primeiro trimestre da gestação, a alta concentração de progesterona circulante induz ao aumento de 50% do fluxo vascular renal e, consequentemente, ao aumento da taxa de filtração glomerular. O aumento do volume uterino exerce pressão sobre as paredes vesicais, contribuindo para a diminuição da capacidade vesical.[10] Essas modificações podem determinar o aumento da frequência urinária, sintomas de urgência miccional e noctúria, e há evidências de que a IU durante a gestação esteja associada à hiperatividade do detrusor.[11]

Na literatura, os resultados dos trabalhos com estudo urodinâmico durante a gestação são contraditórios. Francis[12] relatou diminuição da capacidade vesical na gestação, porém Cutner et al.[11] não observaram diferenças na capacidade vesical em gestantes na idade gestacional entre 28 e 36 semanas, assim como no pós-parto.

A pressão máxima de fechamento uretral e o comprimento uretral se apresentam aumentados durante a gestação, provavelmente para manter a continência.[13]

O peso uterino na gestação também promove compressão dos ureteres, o que contribui para uma discreta dilatação pielocalicial que, associada ao relaxamento da musculatura lisa, diminui a mobilidade ureteral, favorecendo a ascensão de bactérias pelo trato urinário. Portanto, a infecção urinária na gestação é fator de risco para pielonefrite, devendo ser adequadamente tratada.[14]

No segundo trimestre, o crescimento uterino o torna um órgão extrapélvico, diminuindo a pressão sobre a bexiga, o que diminui os sintomas urinários nesse período.[15] Contudo, no terceiro trimestre, o polo cefálico se insinua pela pelve, voltando às condições de compressão vesical e retorno dos sintomas.[15]

A IU é referida por 15% das gestantes no primeiro trimestre, aumentando para 40% no terceiro trimestre da gestação.[10,16] Quanto ao POP, sabe-se que a sustentação anatômica normal das estruturas do assoalho pélvico é baseada na interação delicada entre ossatura pélvica, ligamentos, tecidos fibromuscular e neuromuscular, que necessitam estar intactos para propiciar adequada sustentação fascial aos órgãos pélvicos.[17]

ASPECTOS ANATÔMICOS

O suporte e a função dos órgãos pélvicos dependem da interação dinâmica existente entre a musculatura do assoalho pélvico e a fáscia endopélvica. Na mulher em posição ortostática, a fáscia suspende a porção superior da vagina, a bexiga e o reto por meio do platô do levantador do ânus, enquanto a musculatura do assoalho pélvico promove o fechamento do hiato do levantador (antigo hiato urogenital) e a formação de plataforma estável, na qual as vísceras repousam.[17,18]

As forças intra-abdominais e gravitacionais são aplicadas perpendicularmente à vagina e ao assoalho pélvico, enquanto a musculatura do assoalho promove contração com tônus constante para compensar tais forças. A rafe mediana presente entre o ânus e o cóccix é denominada placa ou platô do levantador, na qual os órgãos pélvicos repousam.[17,18]

Na posição ortostática, o platô encontra-se horizontalizado e suporta o reto e os 2/3 proximais da vagina. O platô do levantador é dinâmico, alterando constantemente sua tensão e ajustando-se às alterações da pressão intra-abdominal, ou seja, durante os aumentos da pressão intra-abdominal, ele propicia oclusão do hiato do levantador, dificultando o POP.[13,14]

A musculatura esquelética do assoalho pélvico é composta pelos músculos levantador do ânus, coccígeo, esfíncter anal externo, esfíncter estriado da uretra e superficiais e profundos do períneo. O músculo levantador do ânus e o coccígeo estão aderidos à face interna da pelve menor. O complexo do músculo levantador do ânus é composto pelos ramos pubococcígeo (pubovisceral), puborretal e ileococcígeo. O músculo coccígeo estende-se desde a espinha isquiática até o cóccix, localizando-se anteriormente ao ligamento sacroespinal.[13,14]

A porção da pelve, classicamente conhecida como diafragma urogenital, atualmente denominada triângulo urogenital, é dividida em espaço perineal superficial e profundo, separados pela membrana perineal. No espaço perineal superficial, encontram-se os músculos perineais superficiais (músculo isquiocavernoso, músculo bulbocavernoso, músculo transverso superficial do períneo), tecido eretor do clitóris, bulbo vestibular e glândulas vestibulares maiores (ou de Bartholin). Em contrapartida, o espaço perineal profundo está localizado abaixo da membrana perineal e inferiormente aos músculos levantadores do ânus. Esse espaço contém os músculos esfíncter uretral externo, compressor da uretra e transverso profundo do períneo.[17,18]

Os feixes musculares do levantador do ânus compõem o diafragma pélvico, constituindo a principal estrutura de sustentação dos órgãos pélvicos. O levantador do ânus é revestido pela fáscia endopélvica, a qual se fixa lateralmente à parede óssea pelo arco tendíneo bilateralmente.[17] Espessamentos dessa fáscia originam o ligamento uretropélvico e os ligamentos uterossacrais e cardinais. Os ligamentos e as fáscias são constituídos por fibras de colágeno interligadas com elastina, células musculares lisas, nervos e estruturas vasculares,[17] tendo função simultânea de conduto neurovascular e estrutura de suporte.[17,18]

ETIOPATOGENIA E FISIOPATOLOGIA

A etiopatogenia do POP é multifatorial, envolvendo a combinação de vários fatores de risco como predisponentes, iniciantes, promotores e descompensadores, que são sumarizados na Tabela 1.

TABELA 1 Fatores envolvidos na gênese dos prolapsos de órgãos pélvicos[19]

Predisponentes	Iniciantes	Promotores	Descompensadores
Genética	Gestações Partos	Obesidade	Idade
Raça branca	Neuropatias Miopatias	Tabagismo	Menopausa
		Doenças pulmonares obstrutivas crônicas Obstipação intestinal crônica	Neuropatias Miopatias

Estudos com mulheres gêmeas demonstram que fatores genéticos estão envolvidos na gênese das DAP. Também é notória a maior incidência do POP em mulheres brancas do que em mulheres negras. Essas diferenças são atribuídas à qualidade do colágeno nos tecidos.[20-24]

Fatores de risco, como multiparidade, tipo de parto, avanço da idade, ação gravitacional sobre o assoalho pélvico, acentuados por situações que propiciam o aumento da pressão intra-abdominal, como obesidade, doença pulmonar ou obstipação intestinal crônica, favorecem graus variados de lesão neurológica com consequente diminuição do tônus muscular e sobrecarga dos tecidos conjuntivos. A manutenção dessa situação determina o aparecimento do POP.[17,18]

Outros importantes fatores de risco para DAP após o parto são obesidade e gestação em idade mais avançada. Rortveitere e Hunskaar[25] mostraram que gestantes acima de 25 anos de idade na primeira gestação têm maior risco de desenvolver IUE do que gestantes mais novas. Groutz[26] demonstrou que mulheres acima de 37 anos de idade têm maior risco para IU após o parto.

Para a melhor compreensão da fisiopatologia das distopias genitais, é necessário o conhecimento da teoria de DeLancey,[27] que divide didaticamente as estruturas que sustentam a vagina em três níveis, correspondentes a três diferentes áreas ou grupos de suporte:[27]

- nível I: sustenta o útero e o terço superior da vagina; formado pelas fibras do complexo uterossacrocardinal e pelas fibras superiores do paracolpos. Lesões nessa região propiciam o aparecimento do prolapso uterino ou de cúpula vaginal nas mulheres histerectomizadas, associados ou não à enterocele;
- nível II: sustenta o terço médio da vagina; formado pelas fibras do paracolpos, que unem as paredes vaginais anterior e posterior aos arcos tendíneos da fáscia

pélvica e músculos ileococcígeos, respectivamente. Lesões nessa região determinam prolapso das paredes vaginais anterior (PPVA) e/ou posterior (PPVP);

- nível III: compreende a área de fusão da vagina com as estruturas adjacentes, o músculo levantador do ânus lateralmente, o corpo perineal posteriormente e a uretra anteriormente. Lesões nessa área, dependendo de sua localização predominante, propiciam a IU quando ocorrem anteriormente, podendo determinar a incontinência fecal (IF) ou de flatos em consequência das lesões posteriores, que atingem o corpo perineal.[17,27]

Segundo Petros e Ulmsten,[28] na descrição da teoria integral, tanto a IUE como as distopias podem derivar do mesmo distúrbio anatômico, ou seja, frouxidão e/ou enfraquecimento do suporte vaginal. Este pode decorrer de defeito intrínseco dos tecidos constituintes da parede vaginal ou defeito nas estruturas de suporte, como ligamentos, fáscias e músculos.

Didaticamente, pode-se considerar que a vagina divide a pelve em três compartimentos: apical, anterior e posterior. De acordo com o compartimento e o nível acometido, ocorre um tipo de prolapso genital. Com a inversão da parede vaginal, as mulheres experimentam grande desconforto ao caminhar ou sentar, obstipação intestinal, IUE, ulcerações vaginais, infecções recorrentes do trato urinário e dificuldade ao coito.[17,27,28]

INTER-RELAÇÃO ENTRE GESTAÇÃO E DISFUNÇÕES DO ASSOALHO PÉLVICO

A gestação promove alterações significativas nos órgãos pélvicos, mas existe pouco conhecimento sobre suas modificações do assoalho pélvico. Em estudo com 135 gestantes nulíparas, O'Boyle et al.[29] utilizaram a Quantificação do Prolapso de Órgãos Pélvicos (POP-Q), recomendada pela International Continence Society (ICS), [30] e demonstraram que o prolapso se acentua durante a gestação, pois houve significativo aumento do estádio do prolapso das paredes vaginais, quando comparado o primeiro com o terceiro trimestre de gestação (p < 0,001). Os autores também observaram que, após o parto, o estádio II foi significativamente mais frequente em mulheres que tiveram parto vaginal comparando às mulheres que tiveram parto cesariano (p = 0,002).

Esses dados estão de acordo com os estudos de Lennox Hoyte et al.[31] sobre ressonância magnética (RM) da musculatura do assoalho pélvico, que demonstraram importante diminuição do volume do músculo levantador do ânus em mulheres multíparas portadoras de prolapso grave em comparação às nulíparas. É notório que ocorre perda de massa muscular e ruptura da inserção do músculo aos ligamentos do arco tendíneo, lesões que não estão presentes nas nulíparas.[31]

O polo cefálico, após a sua insinuação na pelve óssea, também promove a compressão dos feixes vasculares, determinando a isquemia dos tecidos do assoalho pélvico. Consequentemente, ocorrem lesões de fibras musculares e neurológicas, resultando em atrofia da musculatura do assoalho pélvico. Nesta situação, é provável que as mudanças físicas durante a gestação contribuam para POP, IUE e IF, independentemente da via de parto.[5,32]

As lesões do nervo pudendo frequentemente resultam em desmielinização de suas fibras, sendo que a lesão axonal pode ocorrer sem sua recuperação.[33] Estudos com eletroneuromiografia mostraram que 80% das primíparas desenvolveram denervação parcial do nervo pudendo, com sinais de reinervação e aumento da densidade das fibras nervosas no período pós-parto.[34,35] A maioria das lesões da inervação pode se recuperar espontaneamente com processos regenerativos até 1 ano após o parto, entretanto, lesões do nervo pudendo geralmente determinam denervação do esfíncter externo do ânus, que podem ser persistentes e se agravar em longo prazo.[36] Exames neurofisiológicos revelam lesões da inervação em 36% das mulheres com IUE persistente 3 meses após parto.[37]

Multiparidade, parto prolongado ou obstrutivo, assim como história de IUE durante a gestação, são reconhecidos fatores de risco para a mulher se tornar incontinente após o parto.[13,16] As lesões da musculatura pélvica durante a gestação podem ser agravadas pela descida do polo cefálico pela pelve, que infortunadamente causa distensão acentuada ou ruptura das fibras musculares.[13,16]

Nielsen et al.[38] relataram que as parturientes não recuperam a força muscular até 8 meses após o parto e que 34% delas não são hábeis em contrair voluntariamente a musculatura pélvica no 6º mês de puerpério.

O músculo puborretal e a porção medial do pubococcígeo (pubovisceral) são estirados 3,26 vezes mais que outras fibras musculares do assoalho pélvico durante a expulsão fetal, excedendo em 217% o ponto máximo de estiramento muscular sem risco de ruptura das fibras musculares de mamíferas não grávidas.[39] A avulsão do músculo puborretal tem um importante impacto na força muscular do assoalho pélvico.[40]

As imagens de RM mostram que mulheres com lesões do puborretal após 6 semanas de puerpério voltam a ter imagens normais apenas 6 meses após o parto. Entretanto, não foi observada a total recuperação em mulheres com lesões nos feixes do puborretal e do iliococcígeo.[41] Os estudos com imagem têm mostrado que 20% das mulheres que tiveram parto vaginal têm visíveis defeitos nos músculos levantadores do ânus, sendo que a maioria se localiza na porção pubovisceral do levantador. Esses defeitos podem ser uni ou bilaterais e estão associados com sintomas de incontinência urinária.[42,43]

Mulheres portadoras de avulsão do levantador do ânus detectada por ultrassonografia 3D após o parto apresentaram porcentagem 2 vezes maior de estádio II ou maior de POP, quando comparadas àquelas que não apresentaram lesões do levantador do ânus após o parto.[44] Também é relatado que, quando ocorre aumento do hiato genital após parto vaginal, o desenvolvimento do POP está associado, assim como a sua maior recorrência.[45]

RELAÇÃO ENTRE O TIPO DE PARTO E DISFUNÇÕES DO ASSOALHO PÉLVICO

Com base no Banco de Dados de Registros de Nascimentos Suecos, mantido pelo Conselho Nacional de Saúde e Bem-estar, que contém dados pré-natais, obstétricos e neonatais de quase 99% das mulheres que dão à luz em hospitais suecos, Leijonhufvud et al.[46] executaram estudo de coorte com mulheres tendo em sua primeira e nas demais gestações subsequentes apenas parto cesariano (n = 33.167), comparadas com mulheres que tiveram apenas partos vaginais a partir da primeira gestação (n = 63.229). Concluíram que as mulheres que tiveram apenas partos vaginais apresentaram risco 2 vezes maior de IUE (RR = 2,9; IC 95% 2,4–3,6) e risco 9 vezes maior para cirurgia de correção do POP (RR = 9,2; 95% IC, 7,0–12,1) em comparação às mulheres que tiveram apenas partos cesarianos.

Em virtude do trauma neuromuscular, partos vaginais podem induzir às DAP. Atualmente, há pouco conhecimento sobre o efeito de partos cesarianos como fator de proteção do POP em longo prazo. Estudos epidemiológicos sugerem que tal tipo de parto reduz os riscos de IU após o procedimento. Entretanto, utilizar a cesariana como prevenção da IU é controverso, pois esta via de parto é uma cirurgia de maior porte que o parto vaginal e os efeitos protetores da cesariana para a IU diminuem ao longo do tempo; praticamente desaparecem após múltiplas gestações.[1]

Partos usando instrumentos como o fórceps aumentam os riscos das DAP, principalmente lesões do esfíncter anal. Leijonhufved et al.[46] mostraram importante aumento do risco para cirurgia de correção do POP após uso de fórceps, sendo 2 vezes maior em comparação ao parto vaginal espontâneo e 20 vezes maior em comparação ao parto cesariano.

Traumas perineais afetam aproximadamente 85% das mulheres submetidas ao parto vaginal. O trauma pode ser espontâneo ou ocorrer após intervenções como a episiotomia ou em associação a partos operatórios.[47] A maioria das roturas perineais situa-se entre o primeiro e o segundo grau, envolvendo somente o períneo. As formas mais graves de rotura perineal de terceiro e quarto graus, envolvendo esfíncter anal, têm incidência de 0,5 a 3%.[48] Infelizmente, essas mulheres têm alto índice de IF após o parto, em comparação àquelas que não apresentaram rotura perineal.[1]

Existem controvérsias na literatura sobre a associação da episiotomia e as DAP. Alguns estudos sugerem que a episiotomia é um fator de risco para lesões do assoalho pélvico e não deve ser realizada de rotina,[49,50] porém outros estudos a consideram como um procedimento protetor contra a lesão esfinctérica. Uma revisão sistemática de 2009 da Cochrane concluiu que a episiotomia não deve ser indicada rotineiramente, apenas quando os benefícios superarem os riscos da lesão do assoalho pélvico.[51]

Alguns estudos mostram correlação positiva entre o peso do feto ao nascimento e injúrias no assoalho pélvico,[48,49,52] porém não há limites precisos para evitar o parto vaginal, sendo apenas contraindicado quando o peso do feto for superior a 4 kg. Lavy et al.[1] sugerem adotar como fator preditor do tamanho fetal a medida da circunferência cefálica: quando for superior a 35,5 cm, o parto vaginal está contraindicado.

Outro fator de risco pode ser a duração prolongada do segundo período do parto, pois alguns estudos mostram maior frequência das lesões quanto maior o tempo de duração do trabalho de parto.[1] Controversamente, estudos sugerem que um segundo período mais prolongado, porém com a gestante fazendo menos manobras de esforço expulsório, pode diminuir as lesões ao assoalho pélvico.[53] A duração do segundo período, incluindo a fase passiva e a fase ativa, com duração superior a 3 horas em gestantes sem cesariana prévia, e de 2 horas em paciente com cesariana prévia, seriam indicações para se realizar cesariana como prevenção para rotura uterina.[54] Não se conhece o limite de duração do segundo período do parto para a prevenção das DAP.[1]

Lavy et al.,[1] revisando estudos da literatura sobre gestação e disfunções do assoalho pélvico (DAP), propuseram algumas condutas que hipoteticamente possam minimizar lesões do assoalho pélvico durante a gestação, sumarizadas na Figura 1. Essas condutas incluem a orientação para exercícios perineais para fortalecimento da musculatura do assoalho pélvico, associada à massagem perineal, permitindo um relaxamento adequado.

Atualmente, recomenda-se o uso do EPI NO, um dilatador vaginal de silicone que é introduzido por via vaginal, inflado paulatinamente, aumentando o seu volume conforme a adaptação e a aceitação da gestante. Associa-se às massagens perineais até que, no final do tratamento, seja possível a manutenção do EPI NO com um diâmetro de aproximadamente 10 cm, simulando a cabeça fetal. O objetivo do tratamento é adaptar gradativamente a musculatura do assoalho à futura passagem do polo cefálico, evitando lesões das fibras musculares.[1]

No intraparto, recomenda-se limitar a duração do segundo período do parto, evitar o uso de fórceps e indicar a episiotomia somente em casos em que o obstetra avalie que o benefício supera o risco de lesão perineal. Os autores também sugerem que o parto cesariano pode ser indicado como fator de proteção para as DAP, quando a mãe apresentar idade superior a 35 anos, índice de massa corporal superior a 30 ou quando a circunferência da cabeça fetal for igual ou superior a 35,5 cm. O histórico familiar de mulheres portadoras de DAP também pode ser um fator para a indicação da cesariana.[1]

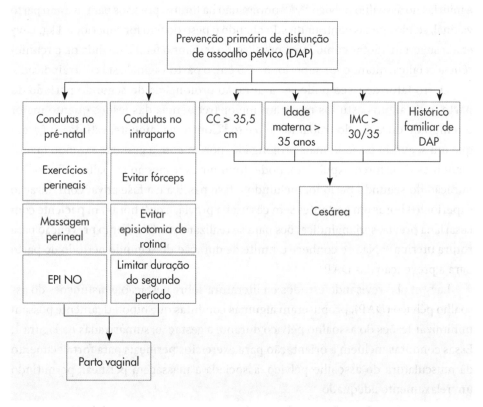

FIGURA 1 Medidas preventivas para evitar lesões do assoalho pélvico.[1]
CC: circunferência cefálica do feto; IMC: índice de massa corpórea; DFA: disfunções do assoalho pélvico; EPI NO: dilatador perineal de silicone inflável.

Após o término da gestação e o parto, observam-se alterações morfológicas e funcionais no assoalho pélvico. Nielsen et al.[38] demonstraram que as pacientes não recuperam a força muscular do assoalho pélvico até 8 meses após o parto. Nesse contexto, muitos indicam a fisioterapia para o fortalecimento da musculatura do assoalho pélvico. Em revisão sistemática, Hay-Smith et al.[55] concluíram que há alguma evidência de que o treinamento muscular do assoalho pélvico (TMAP) em mulheres nulíparas pode prevenir a IU no final da gravidez e no pós-parto. O TMAP pode também ser indicado para o tratamento da IUE após o parto, porém não há evidências científicas de que os resultados obtidos se mantenham no longo prazo.[55]

CONSIDERAÇÕES FINAIS

Conclui-se que, de fato, a gestação e o parto estão associados ao risco de desenvolvimento das disfunções do assoalho pélvico. Portanto, cabe ao médico adotar condutas que minimizem os riscos às suas pacientes durante o ciclo gravídico-puerperal.

REFERÊNCIAS BIBLIOGRÁFICAS

1. Lavy Y, Sand PK, Kaniel CI. Can pelvic floor injury secondary to delivery be prevented? Int Urogynecol J 2012; 23:168-73.
2. Abrams P, Cardozo L, Fall M, Griffiths D, Rosier P, Ulmsten U et al. The standardization of terminology of female pelvic organ prolapse and pelvic floor dysfunction. Am J Obstet Gynecol 1996; 175(1):10-7.
3. Olsen AL, Smith VJ, Bergstrom JO, Colling JC, Clark AL. Epidemiology of surgically managed pelvic organ prolapse and urinary incontinence. Obstet Gynecol 1997; 89(4):501-6.
4. Hall W, McCracken K, Osterweil P, Guise JM. Frequency and predictors for postpartum fecal incontinence. Am J Obstet Gynecol 2003; 188(5):1205-7.
5. Dolan LM, Hosker GL, Mallett VT, Allen RE, Smith AR. Stress incontinence and pelvic floor neurophysiology 15 years after the first delivery. BJOG 2003; 110(12):1107-14.
6. Meyer S, Schreyer A, DeGrandi P, Hohlfeld P. The effects of birth on urinary continence mechanisms and other pelvic floor characteristics. Obstet Gynecol 1998; 92:613-8.
7. Scarpa KP, Herrmann V, Palma PCR, Ricetto CIZ, Morais SS. Prevalence and correlates of stress urinary incontinence during pregnancy: a survey at Unicamp Medical School, São Paulo, Brazil. Int Urogynecol J 2006; 17:219-23.
8. Guarisi T, Pinto-Neto M, Osis MJ, Pedro AO, Paiva LH, Faúndes A. Urinary incontinence after vaginal delivery or cesarean section. Incontinência urinária entre mulheres climatéricas brasileiras: inquérito domiciliar. Rev Saúde Pública 2001; 35:428-35.

9. Viktrup G, Lose G. The risk of stress incontinence 5 years after first delivery. Am J Obstet Gynecol 2001; 185:82-7.

10. Martindale AD, Paisley AM. Surgical and urological problems in pregnancy. Curr Obstetr Gynaecol 2004; 14:350-5.

11. Cutner A, Cardozo LD, Benness CJ, Carey A, Cooper D. Detrusor instability in early pregnancy. Neurourol Urodyn 1990; 9:328-9.

12. Francis WJA. Disturbances of bladder function in relation to pregnancy. J Obstet Gynaecol Br Emp 1960; 67:353-66.

13. Hvidman L, Hvidman L, Foldspang A, Mommsen S, Bugge Nielsen J. Correlates of urinary incontinence in pregnancy. Int Urogynecol J 2002; 13:278-83.

14. Santos JFM, Ribeiro RM, Rossi P, Haddad JM, Guidi HGC, Pacetta AM et al. Symposium: urinary tract infections. Int Urogynecol J 2002; 13:204-9.

15. Varney H, Kriebs JM, Gregor C. Normal pregnancy database: adaptation of the mother, development and growth of the embryo and the fetus an the placenta. In: Varney H, Kriebs JM, Gregor CL (eds.). Varney's midwifery. 4.ed. Sudbury: Jones and Bartlett Publishers, 2004. p.543-93.

16. Cardozo L, Cutner A. Lower urinary tract symptoms in pregnancy. Br J Urol 1997; 80(Suppl 1):14-23.

17. DeLancey JO. Anatomy and biomechanics of genital prolapse. Clin Obstet Gynecol 1993; 36(4):897-909.

18. Norton PA. Pelvic floor disorders: the role of fascia and ligaments. Clin Obstet Gynecol 1993; 36(4):926-38.

19. Bump RC, Norton PA. Epidemiology and natural history of pelvic floor dysfunctions. Obstet Gynecol Clin North Am 1998; 25:723-46.

20. Abramov Y, Sand PK, Botros SM, Gandhi S, Miller JJ, Nickolov A et al. Risk factors for female anal incontinence: new insight through the Evanston-Northwestern twin sisters study. Obstet Gynecol 2005; 106(4):726-32.

21. Goldberg RP, Abramov Y, Botros S, Miller JJ, Gandhi S, Nickolov A et al. Delivery mode is a major environmental determinant of stress urinary incontinence: results of the Evanston-Northwestern Twin Sisters Study. Am J Obstet Gynecol 2005; 193(6):2149-53.

22. Hannestad YS, Lie RT, Rortveit G, Hunskaar S. Familial risk of urinary incontinence in women: population based cross sectional study. BMJ 2004; 329.

23. Twiss C, Triaca V, Rodríguez LV. Familial transmission of urogenital prolapse and incontinence. Curr Opin Obstet Gynecol 2007; 19(5):464-8.

24. Jack GS, Nikolova G, Vilain E, Raz S, Rodríguez LV. Familial transmission of genitovaginal prolapse. Int Urogynecol J Pelvic Floor Dysfunct 2006; 17(5):498-501.

25. Rortveit G, Hunskaar S. Urinary incontinence and age at the first and last delivery: The Norwegian HUNT/EPICONT study. Am J Obstet Gynecol 2006; 195(2):433-8.

26. Groutz A. First vaginal delivery at an older age: does it carry an extra risk for the development of stress urinary incontinence. Neurourol Urodyn 2007; 26:779-82.

27. DeLancey JOL. Anatomic aspects of vaginal eversion after hysterectomy. Am J Obstet Gynecol 1992; 166:1717-24.

28. Petros PE, Ulmsten UI. An integral theory of female urinary incontinence. Experimental and clinical considerations. Acta Obstet Gynecol Scand Suppl 1990; 153:7.

29. O'Boyle AL, O'Boyle JD, Ricks RE, Patience TH, Calhoun B, Davis G. The natural history of pelvic organ support during pregnancy. Int Urogynecol J 2003; 14:46-9.

30. Bump RC, Mattiasson A, Bo K, Brubaker LP, DeLancey JO, Klarskov P et al. The standartization of terminology of female pelvic organ prolapse and pelvic floor dysfunction. Am J Obstet Gynecol 1996; 175(1):10-7.

31. Hoyte L, Schierlitz L, Zou K, Flesh G, Fielding JR. Two- and 3-dimensional MRI comparison of levator ani structure, volume, and integrity in women with stress incontinence and prolapse. Am J Obstet Gynecol 2001; 185(1):11-9.

32. Cardozo L, Cutner A. Lower urinary tract symptoms in pregnancy. Br J Urol 1997; 80(Suppl 1):14-23.

33. Fitzpatrick M, O'Herlihy C. The effects of birth of labour and delivery on the pelvic floor. Best Pract & Res Clin Obstet Gynecol 2001; 15(1):63-79.

34. Snooks SJ, Setchell M, Swash M, Henry MM. Injury to innervation of pelvic floor sphincter musculature in childbirth. Lancet 1984; 2(8402):546-50.

35. Allen RE, Hosker GL, Smith AR, Warrell DW. Pelvic floor damage and childbirth: a neurophysiological study. Br J Obstet Gynaecol 1990; 97:770-9.

36. Snooks SJ, Swash M, Mthers SE, Henry MM. Effect of vaginal delivery on the pelvic floor: a 5-year follow-up. BR J Surg 1990; 77(12):1358-60.

37. Weidner AC, Barber MD, Visco AG, Bump RC, Sanders DB. Pelvic muscle electromyography of levator ani and external anal sphyncter in nuliparous women and women with pelvic floor dysfunction. AM J Obstet Gynecol 2000; 183(6):1390-9, discussion.

38. Nielsen CA, Sigsgaard I, Olsen M, Tolstrup M, Danneskiold-Samsoee B, Bock JE. Trainability of the pelvic floor: a prospective study during pregnancy and after delivery. Acta Obstet Gynecol Scand 1998; 67:437-40.

39. Lien KC, Mooney B, DeLancey JOL, Ashton-Miller J. Levator ani muscle stretch induced by simulated vaginal birth. Obstet Gynecol 2004; 203(1):31-40.

40. Dietz HP, Shek C. Levator avulsion and grading of pelvic floor muscle strength. Int Urogynecol J Pelvic Floor Dysfunct 2008; 19(5):633-6.

41. Brahan V, Thomas J, Jafle T, Crockett M, South M, Jamison M et al. Levator ani abnormality 6 weeks after delivery persists at 6 months. AM J Obstet Gynecol 2007; 197(1):65 e165-66e1.

42. Delancey JO, Kearney R, Chou O, Speights S, Birro S. The appearance of levator ani muscle abnormalities in magnetic resonance images after vaginal delivery. Obstet Gynecol 2003; 101(1):46-53.

43. Dietz HP, Lanzarone V. Levator trauma after vaginal delivery. Obstet Gynecol 2005; 106(4):707-12.

44. Dietz HP, Simpson JM. Levator trauma is associated with pelvic organ prolapse. BJOG 2008; 115(9):979-84.

45. Dietz HP, Shek C, De Leon J, Steensma AB. Balloning of the levator hiatus. Ultrasound Obstet Gynecol 2008; 31(6):676-80.

46. Leijonhufvud A, Lundholm C, Cnattingius S, Granath F, Andolf E, Altman D. Risks of stress urinary incontinence and pelvic organ prolapse surgery in relation to mode of childbirth. Am J Obstet Gynecol 2011; 204:70.e1-6.

47. Bick DE, Kettle C, Macdonald S, Thomas PW, Hills RK, Ismail KMK. Perineal Assessment and Repair Longitudinal Study (PEARLS): protocol for a matched pair cluster trial. BMC Pregn Childbir 2010; 10:10.

48. Sultan AH, Kamm MA, Hudson CN, Bartram CI. Third degree obstetric anal sphincter tears: risk factors and outcome of primary repair. BMJ 1994; 308(6933):887-91.

49. Hornemann A. Advanced age is a risk factor for higher grade perineal lacerations during delivery in nulliparous women. Arch Gynecol Obstet 2010; 281:59-64.

50. Handa V. Pelvic floor disorders associated with pregnancy and childbirth. UpToDate. Disponível em: www.uptodate.com/contents/pelvic-floor-disorders-associated-with--pregnancy-and-childbirth.

51. Argentine Episiotomy Trial Collaborative Group. Routine vs selective episiotomy: a randomised controlled trial. Lancet 1993; 342(8886–8887):1517-8.

52. Hudelist G, Gelle'n J, Singer C, Ruecklinger E, Czerwenka K, Kandolf O et al. Factors predicting severe perineal trauma during childbirth: role of forceps delivery routinely combined with mediolateral episiotomy. Am J Obstet Gynecol 2005; 192(3):875-81.

53. Eskandar O, Shet D. Risk factors for 3rd and 4th degree perineal tear. J Obstet Gynaecol 2009; 29(2):119-22.

54. Ophir K. Uterine rupture: risk factors and pregnancy outcome. Am J Obstet Gynecol 2003; 189(4):1042-6.

55. Hay-Smith J, Mørkved S, Fairbrother KA, Herbison GP. Pelvic floor muscle training for prevention and treatment of urinary and faecal incontinence in antenatal and postnatal women. Cochrane Database Syst Rev 2008; (4) CD007471. Com Nat Clin Pract Urol 2009; 6(3):122-3.

QUESTÕES

1. São importantes fatores de risco para as disfunções do assoalho pélvico após o parto:

   a. Tabagismo durante a gestação.

   b. Raça negra.

   c. Obesidade e gestação em idade mais avançada.

   d. Infecção do trato urinário recorrente.

   e. Nenhuma das alternativas anteriores.

2. Em relação à queixa de incontinência urinária de esforço após o parto:

   a. A multiparidade, o parto prolongado ou obstrutivo, assim como a história de IUE durante a gestação, são reconhecidos fatores de risco.

   b. Não são conhecidos os fatores desencadeantes.

   c. O peso do feto não representa risco.

   d. A circunferência cefálica maior que 30 cm é um fator agravante.

   e. O período expulsivo maior que 1 hora precede o seu desenvolvimento.

3. Com base nas evidências, sabe-se que a episiotomia:

   a. É sempre um procedimento protetor para o assoalho pélvico.

   b. Não deve ser realizada de maneira rotineira.

   c. Está associada a melhores índices de Apgar ao nascimento.

   d. Acelera o segundo período do parto, quando executada precocemente.

   e. É atitude plenamente injustificável pelos padrões atuais.

40

Afecções urogenitais no climatério e na senescência

Letícia Maria de Oliveira

INTRODUÇÃO

A Sociedade Americana de Medicina Reprodutiva propôs, em 2001, a divisão do climatério em duas fases: transição menopausal e pós-menopausa. A primeira ocorre no fim do período reprodutivo, com o início da disfunção menstrual, sendo dividida em precoce (variação de mais de 7 dias no intervalo entre os ciclos) e tardia, quando os ciclos são espaniomenorreicos (falha de mais de dois ciclos ou 60 dias). A pós-menopausa também se divide em precoce (até 4 anos de amenorreia) e tardia (5 ou mais anos de amenorreia). A perimenopausa tem início com a transição menopausal e termina após 1 ano de amenorreia.[1]

A menopausa é a data da última menstruação que a mulher terá em sua vida. Ocorre, em geral, aos 50 anos de idade, sendo precoce quando ocorre antes dos 40 anos e tardia após os 52 anos.[2]

A senescência é um período indefinido que começa, em geral, após os 65 anos de idade, ou seja, na pós-menopausa tardia.[1]

Durante o climatério, mais precisamente durante a fase de transição menopausal, ocorre a queda da produção de estrogênio e progesterona e os ciclos tendem a se tornar mais irregulares. O nível de estrogênio circulante cai de 20 a 30% em relação ao ciclo menstrual normal. Há também maior concentração de estrona do que de estradiol, resultante da conversão periférica de androstenediona produzida pelo ovário e pela suprarrenal, especialmente no tecido gorduroso.[3]

Receptores estrogênicos alfa e beta no tecido epitelial escamoso, no tecido conjuntivo e na musculatura lisa da vulva, vagina, uretra e trígono vesical medeiam numerosas funções fisiológicas e bioquímicas durante o período reprodutivo da mulher.[4] Com a perda da estimulação estrogênica, profundas mudanças ocorrem na mucosa vulvovaginal e urogenital. Na derme, fibras colágenas se fundem e sofrem hialinização, resultando na perda de elasticidade da mucosa.[5,6] Além disso, há diminuição de concentrações de mucopolissacarídeos e ácido hialurônico, o que reduz a hidratação da mucosa.[7] A paraqueratose do epitélio escamoso vulvar, induzida pelo estrogênio, diminui progressivamente e raramente é vista em mulheres mais velhas.[4] A vagina perde as rugosidades, que permitem sua distensibilidade, ocorrendo seu encurtamento e estreitamento. A mucosa e o introito vaginais e os lábios menores tornam-se finos e pálidos.[8,9] A vascularização, altamente estrogênio-dependente, diminui dentro das camadas adventícias e da lâmina própria.[8]

Como a vagina não possui células caliciformes e não produz seu próprio muco, secreções vaginais são primariamente o transudato dos vasos sanguíneos circundantes. Juntamente a esse transudato estão componentes do muco cervical, células epiteliais, fluidos endometriais e tubários, leucócitos, bactérias e secreções vulvares das glândulas vestibulares maiores (ou de Bartholin) e Skene. Com a menopausa e a perda do suporte vascular, o volume de secreções vaginais diminui. Além da perda do transudato, o volume do muco cervical e o número de células epiteliais diminuem com o avançar da idade.[10,11]

Na vagina de mulheres na pré-menopausa, os lactobacilos de Doderlein, a flora dominante, convertem o glicogênio em ácido lático que mantém o pH da vagina entre 3,5 e 4,5, o que ajuda a suprimir outros microrganismos potencialmente patogênicos. Com o afinamento do epitélio vaginal na menopausa, menor número de células escamosas é lançado na secreção vaginal; as que são lançadas contêm quantidade significativamente menor de glicogênio. Os níveis de glicogênio vaginal e a população de lactobacilos diminuem, e o pH vaginal aumenta. Essa alteração do pH para 5 a 7,5, associada à diminuição do peróxido de hidrogênio, permite o crescimento de outras bactérias patogênicas, incluindo *Staphylococcus*, *Streptococcus* do grupo B e coliformes. O crescimento dessas bactérias pode causar frequentes infecções vaginais sintomáticas em mulheres menopausadas.[10,12] Embora espécies de *Candida* sejam consideradas parte da flora vaginal normal e mulheres menopausadas possam desenvolver candidíase vulvovaginal sintomática, esta é proporcionalmente menos problemática em mulheres mais velhas, pois as leveduras florescem mais prontamente em ambientes ricos em glicogênio, dominados pelo estrogênio.[4]

EXAME VULVAR E VAGINAL

A inspeção da vulva e da vagina da mulher menopausada mostra múltiplas diferenças em relação às mulheres mais jovens. Com o avanço da menopausa, os pelos púbicos embranquecem e tornam-se esparsos; a gordura subcutânea do monte de Vênus e dos lábios maiores diminui e há redução do volume dos lábios menores a ponto de ficarem ocultos pelos lábios maiores.[4]. O introito aparece pálido, brilhante e seco. Quando se pressiona a parte posterior do anel himenal, com pequena inserção digital na vagina, pode-se sentir uma área circular de tensão, 1 cm acima desse anel. Mulheres com alterações atróficas mais severas podem apresentar fissuras na fúrcula, como resultado de coito recente ou de pressão durante o exame físico. O comprimento médio da vagina diminui em relação ao comprimento de vagina de mulheres na pré-menopausa. Frágil e inelástica, a mucosa do introito vaginal também pode conter agrupamentos de pequenas petéquias ou equimoses ao redor do anel himenal, resultantes do atrito causado pela penetração. Em algumas mulheres, pode ser observada a carúncula uretral, que se constitui em uma pápula pequena e amolecida, vermelha ou violácea, clinicamente podendo lembrar um granuloma piogênico e, em geral, assintomática; no entanto, algumas mulheres podem desenvolver sintomas de disúria ou sangramento esporádico. O verdadeiro prolapso uretral, a eversão circular do meato uretral distal, é visto menos comumente.[4]

A queda dos níveis estrogênicos não é a única causa para as mudanças que ocorrem na menopausa; o envelhecimento em si também contribui para a atrofia. As progressivas alterações podem culminar, em um estágio final, em uma vagina rígida e contraída; as paredes vaginais podem se tornar aderentes, com sinéquias resultantes da inflamação crônica.[4]

SINTOMAS DE DEFICIÊNCIA ESTROGÊNICA

Aproximadamente 15% das mulheres na pré-menopausa e 40 a 57% das mulheres na pós-menopausa apresentam sintomas resultantes da atrofia urogenital.[13] O diagnóstico de vaginite atrófica é aplicado a um conjunto de sintomas que inclui dispareunia, secura, dor ou prurido vaginais, infecções do trato urinário de repetição e corrimento vaginal. Com a diminuição da lubrificação vaginal e o estreitamento do diâmetro himenal, as mulheres frequentemente se queixam de inflamação dos lábios menores pós-coito, fissura do introito e fúrcula e, ainda, dor e sangramento pós-coito. A atrofia vulvovaginal e a disfunção sexual, que inclui diminuição da libido, dificuldade de excitação e orgasmo, estão muito relacionadas. Mulheres com disfunção sexual têm 3 vezes mais chances de apresentar atrofia vulvovaginal do que mulheres sem disfunção sexual.[14] Além disso, a dispareunia está diretamente relacionada à diminuição da frequência das relações sexuais em mulheres na pós--menopausa.[15] Mesmo sem atividade sexual, algumas mulheres podem sentir secura vulvar, queimação ou prurido.[4]

A bexiga e a uretra proximal têm origem endodérmica, enquanto o trígono vesical deriva do ducto mesonéfrico, de origem mesodérmica. Como a uretra distal e a vagina derivam do seio urogenital, ambos os locais contêm receptores de esteroides, particularmente receptores estrogênicos. No trato urinário inferior, estrogênios agem nos receptores alfa-adrenérgicos, encontrados na musculatura periuretral, aumentando seu número e sensibilidade.[16]

Uma vez que têm os mesmos receptores estrogênicos do trato genital, a uretra, a bexiga e a musculatura do assoalho pélvico também são afetadas pela perda do estrogênio. As queixas urinárias incluem desconforto durante a micção, aumento da frequência urinária, hematúria, disúria, urgeincontinência e infecções do trato urinário de repetição.[4] Em algumas mulheres, esses problemas ocorrem logo após o início da menopausa. Em outras, eles nunca ocorrem, mesmo anos depois.[17]

Outros fatores, além do estado hormonal, podem influenciar a gravidade dos sintomas genitais. Mulheres que nunca tiveram partos vaginais tendem a ser mais sintomáticas do que mulheres que se submeteram à distensão vulvovaginal associada ao parto vaginal de termo.[9] O tabagismo pode exacerbar as mudanças pela diminuição da perfusão vascular genital e diminuir a biodisponibilidade do estrogênio na mucosa vulvovaginal.[18] São descritos casos de aglutinação labial, tendo como etiologia o processo inflamatório, além do hipoestrogenismo. Isto pode levar a vários sintomas urinários, inclusive infecção urinária de repetição, retenção ou incontinência urinária.[19]

INCONTINÊNCIA URINÁRIA E PROLAPSO

Vários fatores estão envolvidos na gênese da incontinência urinária de esforço. Para que a continência ocorra, é necessário que a pressão uretral seja maior que a pressão vesical. Os vasos periuretrais respondem por 1/3 da pressão uretral. Os músculos estriados respondem por mais 1/3 e o restante é atribuído aos músculos lisos e ao tecido conjuntivo periuretral.[20] Grandes vasos venosos em região periuretral, desproporcionais para o suprimento de sangue da uretra, formam um tipo de corpo esponjoso com função erétil, cuja pressão intravascular é transmitida mecanicamente à uretra, obstruindo sua luz e, consequentemente, impedindo a perda de urina.[16]

Em 1961, Enhörning descreveu essa rede como um importante fator selante da uretra em mulheres continentes. Esse plexo uretral é também influenciado pelo estrogênio, que não apenas aumenta o suprimento sanguíneo para o epitélio uretral, como também aumenta a pressão sanguínea. A progesterona, ao contrário, compromete o efeito estrogênico no mecanismo de fechamento uretral.[21] Além disso, na uretra, o efeito selante é alcançado pela nutrição adequada da mucosa uretral, representada pela espessura e pela flexibilidade. Todas essas estruturas sofrem ação hormonal e, dessa forma, a deficiência estrogênica diminui não apenas o número de vasos na bexiga, na parede uretral e na região periuretral, mas também leva a um fluxo sanguíneo insuficiente, o que pode causar oxigenação e nutrição mais baixas das fibras musculares e células epiteliais, causando atrofia. Isso pode explicar os sintomas como urgência, disúria e infecção do trato urinário; além disso, a pressão vascular mais baixa, exercida pela transmissão às paredes uretrais, faz a uretra permanecer entreaberta, podendo predispor à incontinência urinária de esforço.[16]

A teoria integral, proposta por Petrus e Ulmsten, em 1990, afirma que a incontinência urinária de esforço pode resultar da frouxidão vaginal ou de seus ligamentos de tecido conjuntivo. O assoalho pélvico é composto de vários músculos, dentre os quais o músculo levantador do ânus e seus feixes pubococcígeos determinam um complexo eixo de forças que puxam a uretra nas direções posterior, anterior e inferior, fechando-a durante o esforço físico.[22]

Receptores de esteroides são também detectados nos músculos do assoalho pélvico, tornando esses músculos suscetíveis às mudanças decorrentes da privação estrogênica na pós-menopausa.[16] Os elementos de suspensão dos órgãos pélvicos, como ligamentos, músculos e fáscias, também possuem receptores de estrogênio e progesterona. Consequentemente, essas estruturas são influenciadas pelo hipoestrogenismo e podem tornar-se mais frágeis, levando à incontinência urinária ou ao prolapso.[16]

O principal componente do tecido conjuntivo é o colágeno, que representa 30% do total de proteínas do corpo. O colágeno do tipo III, que forma fibras finas e organizadas, é encontrado ao lado do colágeno do tipo I, especialmente em fáscias e ligamentos.[16]

Na lâmina própria da bexiga, na camada superficial, densas fibras de colágeno sustentam o epitélio. A porção média tem fibras orientadas em várias direções, suportando forças mecânicas. A porção mais profunda contém fibras mais largas que acomodam as mudanças de estiramento e compressão. Na musculatura vesical, fibras musculares são arranjadas circular, longitudinal e obliquamente e são envoltas individualmente com o colágeno tipo III.[16] Sartori et al. encontraram grande infiltração de fibras de colágeno na camada muscular de uretra e bexiga de ratas castradas. Quando o estrogênio foi administrado, o número de fibras musculares aumentou.[23]

A adequada ação do estrogênio permite que o músculo detrusor e a musculatura uretral funcionem com grande força contrátil porque eles têm menor infiltração de colágeno. O efeito pode contribuir para uma micção efetiva e ajuda na contenção urinária. Por outro lado, segundo a teoria de De Lancey, o colágeno faz seu papel mantendo a estática dos órgãos pélvicos. A integridade dessa rede contribui para a manutenção da posição dos órgãos pélvicos e da continência urinária.[24]

O aumento na incidência de sintomas urinários irritativos na pós-menopausa levou a vários estudos sobre a influência do hipoestrogenismo. Essa síndrome, denominada bexiga hiperativa, é caracterizada por urgência miccional, com ou sem perda urinária, normalmente acompanhada de noctúria e aumento da frequência urinária, na ausência de fatores infecciosos, metabólicos ou locais.[16]

A atividade simpática na bexiga ocorre com a ativação de certos receptores. Na base da bexiga e na uretra, há predominância de receptores alfa-adrenérgicos que contraem a musculatura lisa na presença de epinefrina, enquanto o músculo detrusor expressa os receptores beta-adrenérgicos, que relaxam a bexiga. A estimulação parassimpática é transmitida aos músculos da bexiga por meio de receptores muscarínicos, que são classificados em cinco subtipos de M1 a M5. Na musculatura lisa da bexiga, o subtipo M2 representa 70 a 80% da população de receptores muscarínicos, enquanto o subtipo M3 representa 20%. A contração do detrusor é estimulada pela ação direta do receptor M3. O receptor M2, por outro lado, parece contribuir para a contração apenas indiretamente. Estudos mostram que níveis alterados de estrogênio podem modular a expressão de receptores muscarínicos e diminuir seu número na bexiga.[16]

Muitos autores observaram interferência dos baixos níveis de estrogênio e terapia hormonal com as funções vesicouretrais, com forte correlação entre hipoestrogenismo e sintomas do trato urinário baixo.

TRATAMENTO
Tratamento não hormonal
Lubrificantes

São usados como medida temporária para alívio da secura vaginal durante o coito. Há diferentes tipos, podendo ser à base de água, óleo ou silicone. Lubrificantes vaginais podem causar irritação por causa da osmolaridade do produto; quanto maior a osmolaridade, maior o risco de irritação.[13]

Hidratantes

Contêm substâncias como a pectina e a policarbofila, que anexam mucina e células epiteliais à parede vaginal e retêm água. Hidratantes podem levar ao alívio mais duradouro da secura vaginal e necessitam de aplicações menos frequentes que os lubrificantes. Estudos comparativos entre tratamentos com hidratante vaginal com policarbofila e com estrogênios mostraram o mesmo grau de eficácia em reduzir sintomas como prurido, irritação e dispareunia.[13] Contudo, observa-se que os hidratantes aliviam os sintomas, mas não melhoram a atrofia em si.[16]

Tratamento hormonal

O número de receptores estrogênicos na mucosa vaginal diminui após a menopausa, mas eles nunca desaparecem completamente e, em resposta ao estrogênio exógeno, o número de receptores pode retornar aos níveis pré-menopausa.[13] O uso de terapia estrogênica em mulheres na pós-menopausa traz inúmeros benefícios urogenitais, como o aumento do número de vasos periuretrais e da espessura das camadas mucosa e submucosa, levando a melhor coaptação uretral. O estrogênio também aumenta o fluxo do plexo vascular da submucosa, provavelmente por aumentar o número de anastomoses vasculares, promovendo vasodilatação e, consequentemente, reduzindo a resistência vascular. Além disso, com a terapia estrogênica, também ocorre aumento do índice de maturação celular vaginal, aumento da vascularização da parede da bexiga e dos músculos levantadores do ânus, diminuição de fibras colágenas na camada muscular da uretra e da bexiga e aumento da concentração de receptores muscarínicos na bexiga.[16,20]

A terapia mais efetiva e o tratamento de escolha para reduzir os sintomas de vaginite atrófica é a reposição estrogênica local. Embora a terapia hormonal sistêmica, usada por via oral ou transdérmica, também melhore os sintomas vulvovaginais, a terapia local é mais efetiva, evita grandes exposições sistêmicas ao estrogênio, bem como a circulação entero-hepática e causa menos efeitos colaterais. Além disso, aproximadamente 10 a 25% das mulheres que usam reposição sistêmica continuam apresentando sintomas urogenitais, necessitando de terapia vaginal adicional para aliviá-los.[25] Sintomas como secura, queimação vaginal, prurido, dispareunia, disúria e urgência miccional tendem a melhorar com o uso de terapia estrogênica. Todas as formas de aplicação de estrogênio local foram eficazes em aliviar esses sintomas, bem como melhoraram os índices de hidratação, elasticidade vaginal e volume de fluido. Além disso, infecções urinárias são menos frequentes durante a terapia hormonal por conta da acidificação vaginal e do aumento da presença de lactobacilos.[16]

Cabe salientar que a terapia hormonal pode ainda ser um adjuvante dos tratamentos cirúrgico e fisioterápico, melhorando a vascularização e a nutrição do assoalho pélvico.[16]

O uso de terapia hormonal sistêmica para melhora da incontinência urinária de esforço permanece controverso. Embora alguns estudos mostrem que o estrogênio por via oral aumenta a pressão máxima de fechamento uretral e leva à melhora dos sintomas, outros não confirmam isto. Além disso, uma revisão bibliográfica mostrou que a reposição com estrogênios equinos conjugados por via oral teve pior resultado do que o placebo no tratamento da incontinência. Por outro lado, há evidências de que o uso de terapia estrogênica por via vaginal pode melhorar a incontinência, diminuindo a frequência e a urgência miccionais.[26]

Há algumas evidências de que o uso de estrogênio por via vaginal seria benéfico no tratamento dos sintomas de bexiga hiperativa, em particular melhorando o sintoma de urgência. Estudos demonstraram que sintomas de frequência, urgência, urgeincontinência e incontinência de esforço tiveram melhora subjetiva com o uso de estrogênio local, embora não tenha sido realizada avaliação urodinâmica.[26]

Embora haja evidências de que o estrogênio age nos tecidos urogenitais, não há estudos mostrando se o tempo decorrido entre o início da menopausa e o início do uso da terapia hormonal influenciou seus efeitos.[16]

CONSIDERAÇÕES FINAIS

Portanto, conclui-se que a terapia hormonal em mulheres na pós-menopausa tem efeitos positivos na melhora de sintomas resultantes da atrofia urogenital. Além disso, o uso de terapia estrogênica local melhora os sintomas de bexiga hiperativa e mostra superioridade sobre a terapia sistêmica no tratamento da urgência, urgeincontinência, noctúria e frequência urinária, bem como na prevenção de infecções urinárias de repetição. Embora haja controvérsia na literatura a respeito dos benefícios da terapia hormonal sobre a incontinência urinária de esforço, o uso isolado de estrogênio parece ter pouco efeito na melhora desse sintoma, especialmente em mulheres com incontinência urinária grave, com defeito esfinctérico, prolapso genital associado e cujos sintomas tiveram início no período pré-menopausa.

REFERÊNCIAS BIBLIOGRÁFICAS

1. Baracat EC, Haidar MA, Nunes MG, Soares Jr. JM, Rodrigues de Lima G. Transição para menopausa e pós-menopausa. In: Girão MJBC, Rodrigues de Lima G, Baracat EC (eds.). Ginecologia. Barueri: Manole, 2009.

2. Santoro N. The menopausal transition. Am J Med 2005; 118 Suppl 12B:8-13.

3. Speroff L, Fritz MA (eds.). Menopause and perimenopausal transition. In: Clinical gynecologic endocrinology and infertility. 7.ed. Filadélfia: Lippincott Willians & Wilkins, 2005.

4. Stika CS. Atrophic vaginitis. Derm Ther 2010; 23:514-22.

5. Castelo-Branco C, Cancelo MJ, Villero J, Nohales F, Julia MD. Management of post-menopausal vaginal atrophy and atrophyc vaginitis. Maturitas 2005; 52(Suppl 1):46-52.

6. Smith P. Estrogens and the urogenital tract. Studies on steroid hormone receptors and a clinical study on a new estradiol-releasing vaginal ring. Acta Obstet Gynecol Scand Suppl 1993; 157:1-26.

7. Oriba HA, Elsner P, Maibach HI. Vulvar physiology. Semin Dermatol 1989; 8:2-6.

8. Forsberg JG. A morphologist's approach to the vagina – age-related changes and estrogen sensivity. Maturitas 1995; 2(Suppl):S7-S15.

9. Pandit L, Ouslander JG. Postmenopausal vaginal atrophy and atrophic vaginitis. Am J Med Sci 1997; 314:228-31.

10. Caillouette JC, Sharp CF, Zimmerman GJ, Roy S. Vaginal pH as a marker for bacterial pathogens and menopausal status. Am J Obstet Gynecol 1997; 176:1270-5.

11. Paavonen J. Physiology and ecology of the vagina. Scand J Infect Dis Suppl 1983; 40:31-5.

12. Roy S, Caillouette JC, Roy T, Faden JS. Vaginal pH is similar to follicle-stimulating hormone for menopause diagnosis. Am J Obstet Gynecol 2004; 190:1272-7.

13. Palacios S. Managing urogenital atrophy. Maturitas 2009; 63:315-8.

14. Levine KB, Williams RE, Hartmann KE. Vulvovaginal atrophy is strongly associated with female sexual dysfunction among sexually active postmenopausal women. Menopause 2008; 15:661-6.

15. Thomas HM, Bryce CL, Ness RB, Hess R. Dyspareunia is associated with decreased frequency of intercourse in the menopausal transition. Menopause 2011; 18:152-7.

16. Sartori MG, Feldner PC, Jarmy-Di Bella ZI, Castro RA, Baracat EC, Lima GR et al. Esteróides sexuais em uroginecologia. In: Castro RA, Jármy-Di Bella ZIK (eds.). Uroginecologia e defeitos do assoalho pélvico. São Paulo: Atheneu, 2012.

17. Moreira ED, Glasser DB, Nicolosi A, Duarte FG, Gingell C. Sexual problems and help-seeking behaviour in adults in the United Kingdom and Continental Europe. BJU Int 2008; 101:1005-11.

18. Monfrecola G, Riccio G, Savarese C, Posteraro G, Procccini EM. The acute effect of smoking on cutaneous microcirculation blood flow in habitual smokers and nonsmokers. Dermatology 1998; 197:115-8.

19. Pulvino JQ, Flynn MK, Buchsbaum GM. Urinary incontinence secondary to severe labial agglutination. Int Urogynecol J 2008; 19:253-6.

20. Kobata SA, Girão MJBC, Baracat EC, Kajikawa M, Di Bella Jr. V, Sartori MGF et al. Estrogen therapy influence on periurethral vessels in postmenopausal incontinent women using Doppervelocimetry analysis. Maturitas 2008; 61:243-7.

21. Enhörning G. Simultaneous recording of intravesical and intra-urethral pressure. Acta Chir Scand 1961; 276:1-68.

22. Petrus PE, Ulmsten UI. An integral theory of female urinary incontinence. Experimental and clinical considerations. Acta Obstet Gynecol Scand Suppl 1990; 153:7-31.

23. Sartori MG, Girão MJBC, de Jesus Simões M, Sartori JP, Baracat EC, Rodrigues de Lima G. Quantitative evaluation of collagen and muscle fibers in the lower urinary tract of castrated and under-hormone replacement female rats. Clin Exp Obstet Gynecol 2001; 28(2):92-6.

24. DeLancey JO, Starr RA. Histology of the connection between the vagina and levator ani muscles. Implications for urinary tract function. J Reprod Med 1990; 35(8):765-71.

25. Willhite LA, O'Connell MB. Urogenital atrophy: prevention and treatment. Pharmacotherapy 2001; 21:464-80.

26. Robinson D, Cardozo L. Estrogens and the lower urinary tract. Neurourol Urodyn 2011; 30:754-7.

QUESTÕES

1. Assinale a alternativa correta. O meio vaginal na pós-menopausa inclui:
   a. pH extremamente ácido.
   b. Aumento do peróxido de hidrogênio.
   c. Aumento do crescimento de bactérias patogênicas como *Staphylococcus*, *Streptococcus* e enterobactérias.
   d. Aumento do glicogênio nas células escamosas.
   e. Aumento do volume de transudato e de muco cervical.

2. A gênese da incontinência urinária na pós-menopausa inclui todos os fatores, exceto:
   a. Diminuição do número de vasos na parede da bexiga, da uretra e região periuretral.
   b. Frouxidão vaginal e de seus ligamentos de tecido conjuntivo.
   c. Diminuição de receptores muscarínicos na bexiga.
   d. Colo vesical em posição retropúbica.
   e. Aumento da infiltração de colágeno nas camadas musculares da bexiga e da uretra.

3. No que se refere à terapia hormonal, os melhores resultados para o tratamento dos sintomas de bexiga hiperativa são alcançados com o uso de:
   a. Terapia estrogênica sistêmica isolada.
   b. Terapia com estrogênio e progesterona por via sistêmica.
   c. Terapia local com androgênios.
   d. Terapia local com estrogênio e progesterona.
   e. Terapia estrogênica local.

41
Genética e biologia molecular em uroginecologia

Maria Augusta Tezelli Bortolini

INTRODUÇÃO

Há cerca de duas décadas, pesquisas envolvendo as áreas de genética e biologia molecular aplicadas à uroginecologia têm gerado interesse da comunidade científica. Várias linhas de pesquisa têm surgido e objetivam melhorar o entendimento da etiologia e da fisiopatologia das disfunções pélvicas, visando a futuras opções de diagnóstico e tratamento.

O conteúdo deste capítulo concentra-se nas bases biomoleculares, bioquímicas e genéticas envolvidas na gênese e na progressão das principais disfunções uroginecológicas: prolapso de órgãos pélvicos (POP) e incontinência urinária de esforço (IUE).

ETIOLOGIA E FISIOPATOLOGIA DAS DISFUNÇÕES DO ASSOALHO PÉLVICO

As etiologias do POP e da IUE não estão completamente elucidadas. Embora existam várias teorias, nenhuma delas explica plenamente a origem e a história natural dessa disfunções. De modo geral, inúmeros fatores de risco têm sido identificados, sendo o parto vaginal o mais importante deles. Outros fatores de risco relacionados às disfunções do assoalho pélvico são: gestação, aumento crônico da pressão intra-abdominal (obesidade, miomas grandes ou tumores, tosse ou esforço crônico), cirurgia pélvica, lesões ou doenças medulares, menopausa, envelhecimento, doenças genéticas, doenças do tecido conjuntivo, etnia e história familiar. No entanto, é provável que as disfunções tenham bases multifatoriais atribuíveis à combinação desses fatores, os quais atuariam nas estruturas de suporte do assoalho pélvico causando-lhes lesões, comprometendo a sustentação anatômica dos órgãos e sua funcionalidade.[1-4]

O suporte do assoalho pélvico é garantido pela interação entre a musculatura pélvica (músculo levantador do ânus) e o tecido conjuntivo da fáscia endopélvica (ligamentos e fáscias atrelados às camadas vaginal e uretral).[5,6] As disfunções pélvicas decorrentes do parto vaginal ocorreriam pela compressão de partes fetais contra os tecidos maternos, causando secção e estiramento de músculos e nervos, bem como desarranjo estrutural do tecido conjuntivo, alterando toda a estática pélvica e podendo repercutir em desenvolvimento de POP e incontinência urinária.[7] Adicionalmente, a deficiência uretral, causada por alterações na composição e na estrutura das musculaturas estriada e lisa, do plexo vascular e do tecido conjuntivo uretral, geraria um déficit no mecanismo de fechamento intrínseco da uretra, contribuindo para a perda de urina.[8]

Vários estudos sustentam a teoria de que o desequilíbrio dos componentes da matriz extracelular (MEC), repercutindo em tecidos conjuntivos deficientes, possa estar por trás da gênese e/ou progressão do POP e da IUE.[9-11]

A homeostase e a atividade reparativa fisiológica da MEC requerem, de um lado, a síntese, a maturação e a deposição, e, de outro, a degradação proteolítica de seus componentes.[11] O colágeno e a elastina são as duas principais proteínas que compõem a MEC dos tecidos conjuntivos. O colágeno é responsável pela resistência à ruptura e pela integridade da matriz, enquanto a elastina proporciona elasticidade e resistência aos tecidos. A pró-colágeno-C-proteinase (PCP/BMP1), a família das lisil oxidases (LOX), fibulinas (FIB), fibrilinas e lamininas (LAM) são algumas das proteínas responsáveis pela biossíntese da MEC. As enzimas proteolíticas capazes de degradar diversos componentes da MEC são divididas em três grupos principais:

- proteinases de serinas (elastase neutrofílica é a mais conhecida das enzimas degradativas e é neutralizada pela alfa 1-antitripsina);
- proteinases de cisteína (catepsinas L, S e K);
- matriz metaloproteinases (MMP, que são neutralizadas pelas enzimas inibidoras teciduais de metaloproteinases – TIMP)[11,12] (Figura 1).

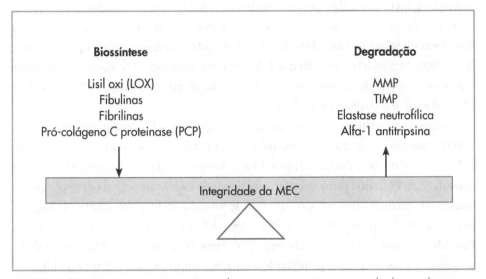

FIGURA 1 Representação esquemática das principais enzimas envolvidas na homeostase da MEC. A integridade da MEC é garantida pelo equilíbrio entre os mecanismos de síntese e a degradação de seus componentes.

ANÁLISES BIOQUÍMICAS E MOLECULARES NAS DISFUNÇÕES PÉLVICAS

Há muitas evidências que comprovam que as deficiências na produção e/ou na degradação das fibras colágenas e elásticas podem estar associadas ao POP e à IUE. Várias alterações moleculares e bioquímicas envolvendo essas proteínas têm sido descritas em estudos animais e em tecidos de mulheres com essas disfunções.

Estudos experimentais

Resultados de estudos em animais apontam para deficiências na elastogênese envolvendo enzimas que participam desse processo na gênese/evolução do POP e da IUE. A lisil oxidase-*like* 1 (LOXL1) é uma proteína essencial para a deposição pós-natal das fibras elásticas, como etapa do processo fisiológico de reparação de dano tecidual causado pelo trauma do parto. O bloqueio da LOXL1 (silenciamento por manipulação gênica) causou a incapacidade dos tecidos reprodutivos em repor as fibras elásticas após o parto, levando ao desenvolvimento do POP em ratas logo após o nascimento (1 a 2 dias), enfraquecimento da parede vaginal, desorganização das paredes da uretra e do tecido conjuntivo parauretral com redução das fibras elásticas, bem como disfunção do trato urinário inferior caracterizado por redução no ponto de pressão de perda de urina.[13-15] Esses dados demonstram a importância das fibras elásticas na manutenção da integridade estrutural e funcional do assoalho pélvico feminino e sugerem que falhas na manutenção da homeostase de fibras elásticas envolvendo as proteínas da família LOX estejam subjacentes às disfunções do assoalho pélvico na mulher.

Estudos em animais sugerem ainda que a FIB-5 é a fibulina predominante na parede vaginal, e que ela é crucial para a recuperação da sustentação dos órgãos pélvicos após o parto vaginal. Após o bloqueio do gene da FIB-5, camundongos desenvolveram POP nos primeiros 3 meses de idade e agravamento da distopia com o avançar da idade. No entanto, o aumento acentuado do POP foi observado logo na primeira semana pós-parto.[16] O tecido vaginal dos animais que tiveram o gene da FIB-5 bloqueado e que desenvolveram POP também apresentou diminuição da resistência, aumento da distensibilidade e tensão, e diminuição da rigidez teciduais,[17] fenótipos que se assemelham às disfunções do assoalho pélvico em seres humanos.

Semelhante aos animais com genes da LOXL1 e FIB-5 mutados, a mutação nula no gene que codifica a FIB-3 gerou ratos com prolapso de bexiga e útero associado com prolapso retal e hérnias inguinais.[18]

Ratas incontinentes apresentaram aumento na expressão do gene *MMP13*, contribuindo para a hipótese de que o aumento da sua atividade levaria ao aumento da degradação do colágeno e à consequente diminuição da pressão de fechamento uretral. Portanto, esses estudos em animais sugerem que alterações no metabolismo do colágeno podem também aumentar o risco de IU.[19]

Estudos em humanos

No Brasil, Takano et al. observaram diminuição na quantidade total de colágeno no paramétrio de mulheres com prolapso uterino comparadas com mulheres sem POP,[20] além de apresentarem modificações qualitativas das fibras, sendo menores, mais finas e esparsas no grupo de mulheres com POP.[21] Apesar de alguns resultados controversos na literatura, parece que as pacientes com POP apresentam diminuição na quantidade total de colágeno, com maior proporção de colágeno tipo III e de colágeno imaturo mais suscetíveis à ruptura.[9-11] De forma semelhante, as investigações mostram haver relação entre o conteúdo de colágeno periuretral e a incidência de IUE. Alguns autores observaram significativa redução na quantidade de colágeno tipo I e tipo III ao redor da uretra e na fáscia pubocervical de mulheres com IUE em comparação a mulheres continentes.[22,23] A redução no teor de colágeno total pode ser secundária ao aumento da atividade colagenolítica. A expressão de *MMPs* mostrou-se aumentada no ligamento uterossacral e no tecido vaginal de pacientes com IUE/POP em relação a controles, assim como foram evidenciadas reduções significativas nas expressões da alfa-1 antitripsina e TIMP-1 em tecidos de mulheres com IUE/POP.[9,11,24-26]

PCP/BMP1 é crucial para a biossíntese da MEC. Em estudo recente, observa-se que a expressão do gene *PCP/BMP1* esteve diminuída em mulheres com POP acentuado na pré e na pós-menopausa em comparação com mulheres assintomáticas, ao passo que a expressão de algumas isoformas da proteína foi significativamente diferente entre as pacientes e as controles de acordo com o estado de menopausa. Com isso, postula-se que a desregulação da enzima PCP/BMP1 pode contribuir para um deficiente tecido conjuntivo e suporte vaginais.[27]

Semelhante ao colágeno, o conteúdo total da elastina parece diminuído nos tecidos do assoalho pélvico de mulheres com POP,[11,28,29] e é descrito que a proteína encontra-se irregularmente fragmentada no tecido conjuntivo periuretral de mulheres com IUE acentuada após a menopausa.[23] O aumento da atividade elastolítica tem sido relacionado com POP pela evidência de aumento da atividade da elastase neutrofílica e diminuição da expressão da alfa-1 antitripsina em mulheres com disfunções do assoalho pélvico.[26]

Alguns relatos em humanos demonstraram redução significativa nos níveis de RNAm da LOX em ligamentos uterossacrais e cardinais de pacientes com POP em relação a controles.[28,30] Reduções dos genes e proteínas LOX, LOXL1 e LOXL3 foram detectadas também em amostras vaginais de pacientes na pré-menopausa com POP,[31] o que pode comprometer a síntese e a organização da MEC, resultando na formação deficiente do tecido conjuntivo.

Diminuição da expressão da FIB-5 no tecido parauretral,[32] na parede vaginal anterior[33] e no ligamento uterossacral[34] das mulheres com POP em relação a controles foi observada em estudos humanos, reforçando a associação entre FIB-5, elastogênese e POP.

Assim, acredita-se que POP e IUE possam ser resultantes de MEC deficiente por desequilíbrio entre os processos de síntese e degradação dos seus componentes (Figura 2).

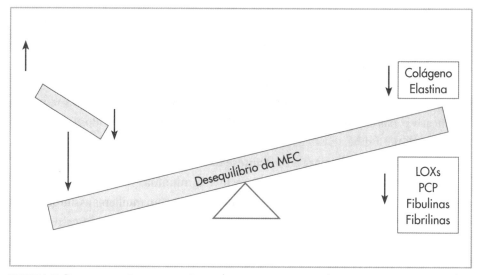

FIGURA 2 Representação esquemática do comportamento das principais enzimas da MEC em tecidos pélvicos de mulheres com prolapso de órgãos pélvicos. Nota-se o aumento da quantidade e da atividade das enzimas de degradação e redução das proteínas envolvidas na síntese dos componentes da MEC, repercutindo em um desarranjo estrutural e funcional do tecido conjuntivo sustentador do assoalho pélvico.

GENÉTICA NAS DISFUNÇÕES PÉLVICAS

Há forte relação entre fatores obstétricos e POP. No entanto, na maioria dos casos de POP, os sintomas surgem longo tempo após o parto vaginal, e a maioria das mulheres que têm filhos não desenvolve prolapso sintomático.[2,35]

Algumas evidências sugerem que fatores hereditários ou genéticos podem contribuir para o desenvolvimento do POP.[36] A incidência familiar de POP é estimada em cerca de 60%.[31] Irmãs de mulheres jovens (menos de 55 anos) com prolapso acentuado têm risco 5 vezes maior de desenvolver POP comparado com a população geral,[37] e a prevalência de prolapso sintomático foi maior em mulheres cujas mães ou irmãs submeteram-se à cirurgia para correção de prolapso comparadas com mulheres sem história familiar desse tipo (OR 3,1; IC 95% 1,4-3,0).[38]

No entanto, a incidência de POP em uma mesma família não é invarialmente resultado de fatores genéticos.[39] Membros de uma família comumente estão sob a influência de fatores ambientais semelhantes, como tabagismo, prática de exercícios, hábitos alimentares, fatores socioeconômicos, dentre outros, os quais podem ter efeito direto sobre a transmissão de risco para POP. Em um grande estudo de pares de gêmeos do sexo feminino (3.376 monozigóticos e 5.067 dizigóticos), houve maior similaridade entre gêmeas monozigóticas, sugerindo um componente genético para IUE e POP, enquanto em gêmeas dizigóticas, fatores genéticos e fatores ambientais não compartilhados contribuíram igualmente para o desenvolvimento de disfunções (ambos 40%).[40]

Além disso, alguns autores acreditam que o POP seja parte de uma doença generalizada do tecido conjuntivo. História de varizes, hérnias, hemorroidas, hipermobilidade articular e estrias abdominais foram significativa e positivamente associadas com POP sintomático.[39,41,42] Mulheres com distúrbios do tecido conjuntivo, como síndrome de Marfan (mutação no gene da fibrilina), *cutis laxa* (mutação nos genes da elastina e FIB-5) e síndrome de Ehlers-Danlos (mutação em genes do colágeno) têm maiores taxas de POP.[43]

Para verificar um potencial marcador genético para POP, sequenciamento de DNA e pesquisa de mutações, bem como estudos genômicos de ligação e de associação, têm sido realizados na população afetada. Diante das descobertas prévias em estudos experimentais e em seres humanos, não é surpreendente que os estudos de genes candidatos concentrem-se principalmente naqueles relacionados ao metabolismo da MEC. A Tabela 1 resume os principais resultados de estudos genéticos em diferentes populações.

TABELA 1 Análise de polimorfismos (SNP) específicos em genes envolvidos na manutenção da MEC e associação com POP

Autor	Gene	SNPs	n (POP × C)	População	POP
Skorupski, 2007[47]	*COL1A1*	Sítio de ligação Sp1 (G/T)	37 × 40	Polonesa	-
Rodrigues, 2008[48]	*COL1A1*	Sítio de ligação Sp1 (G/T)	107 × 209	Brasileira ■ Brancos ■ Não brancos	-
Martins, 2010[49]	*COL3A1*	Exon 31 (G/A)	107 × 209	Brasileira ■ Brancos ■ Não brancos	-

(continua)

(continuação)

Autor	Gene	SNPs	n (POP × C)	População	POP
Joon, 2009[50]	COL3A1	Exon 31 (G/A)	72 × 86	Coreana	+
Kluivers, 2009[52]	COL3A1	rs 1800255 (G/A)	202 × 102	Dinamarquesa	+
Chen, 2008[53]	COL3A1	rs 1800255 (G/A) rs 1801184 (G/A)	84 × 147	Chinesa	+
Ferrell, 2009[54]	LOXL1	rs 45008784 (A/C)	137 × 141	Afroamericana Caucasiana	-
Nikolova, 2007[55]	LAMC1	rs 109911193 (C/T)	9 famílias, duas gerações, gêmeas	Caucasiana	+
Chen, 2010[56]	LAMC1	rs 109911193 (C/T) rs 20563 (A/G) rs 20558 (T/C)	165 × 246	Afroamericana Caucasiana	-
Skorupski, 2010[57]	MMP1	Posição-1607/1608 (G/GG)	Total: 347	Polonesa	-
Skorupski, 2010[57]	MMP3	Posição-1612/1617 (G/GG)	Total: 347	Polonesa	-
Chen, 2010[58]	MMP9	rs 17576 (A/G) (G/G) rs 3918242 (C/T) rs 2250889 (C/G)	92 × 152	Taiwanesa	+ - -

Estudos de polimorfismos

Quando quaisquer dois genomas humanos são comparados lado a lado, eles são 99,9% idênticos.[44] O restante (0,1%) de DNA contém variações de sequência que determinam a diversidade na população, a individualidade, a suscetibilidade a doenças e a resposta individual a medicamentos.[45] Polimorfismos de nucleotídeo único (SNP) são os tipos mais abundantes de variação de sequência de DNA humano, em que um único par de base ou nucleotídeo varia de pessoa para pessoa, e que, quando funcional, é a base para as diversidades físicas encontradas em seres humanos.[46] Como marcadores genéticos, os SNP podem ser usados para seguir os padrões de herança de regiões cromossômicas de geração em geração, e são poderosas ferramentas para o estudo de fatores genéticos associados com doenças humanas. Os SNP podem influenciar a atividade e a conformação do DNA e da molécula de pré-RNAm, o que pode ocasionar alteração na sequência de aminoácidos e função da proteína. Portanto, os SNP podem desempenhar um papel direto ou indireto na expressão fenotípica.[45]

Vários pesquisadores têm explorado diferentes genes à procura de SNP em grupos de pacientes com POP. Alguns investigaram potenciais variações nas regiões cromossômicas que codificam os tipos de colágeno. A substituição de uma guanina por uma timina (G>T) no sítio de ligação do fator de transcrição Sp1 leva a uma produção anormal da cadeia α-1 do colágeno em comparação com a cadeia α-2, o que levanta a possibilidade de que alguns colágenos podem estar presentes sob a forma de homotrímeros [α1(I)3], em vez dos normais heterotrímeros [α1(I)2α2(I)]. Esse polimorfismo foi investigado em estudos polonês e brasileiro, mas nenhuma relação com o POP foi observada.[47,48] Por outro lado, foi relatada a associação entre POP e mutação G>A na posição 2092 do éxon 31 da sequência que codifica o colágeno tipo III (COL3A1) em mulheres coreanas, o que não foi observado na população brasileira miscigenada.[49,50] Essa variante tem sido associada com doenças do colágeno, como prolapso de válvula de mitral, doença claramente associada à síntese anormal de colágeno tipo III na população chinesa.[51] Portanto, a etnia pode explicar a discrepância dos resultados observados em ambos os estudos. Curiosamente, outro candidato, a mutação rs1800255 (2209G>A) na região de codificação do colágeno tipo III (COL3A1), foi associado ao POP nas populações holandesa e taiwanesa.[52,53]

Diversos outros polimorfismos de DNA envolvendo LOXL1, LAMC1, MMP1 e MMP3 foram investigados em diferentes populações, não havendo correlação significativa com a disfunção.[54-58] Ferrell et al. investigaram a presença do SNP 45008784A>C na região promotora da LOXL1 em 137 pacientes com POP e 141 controles, em um estudo de caso-controle envolvendo caucasianas e afroamericanas. Nenhuma associação foi observada entre polimorfismo e POP, assim como nenhuma das frequências alélicas foi significativamente associada à etnia.[54] No entanto, uma associação positiva foi observada entre o polimorfismo rs17576 (A>G) no éxon 6 da sequência de MMP9 e POP em mulheres taiwanesas.[58]

As maiores críticas desses estudos referem-se ao pequeno número de pacientes envolvidas na análise. O polimorfismo deve ocorrer em uma frequência que ultrapassa 1% da população em geral.[59] Portanto, parece plausível que estudos de coorte maiores são necessários para identificar potenciais marcadores genéticos para POP.

Estudos de ligação genômica

A ligação genética é a tendência de alguns *loci* ou alelos serem herdados em conjunto. *Loci* genéticos que estão fisicamente próximos um do outro no mesmo cromossomo tendem a permanecer juntos durante a meiose e são, portanto, ligados geneticamente.

A análise de ligação é uma técnica para identificar os efeitos genéticos e se baseia no fato de que, se os membros da família afetados pela doença compartilham uma área específica de um cromossomo, não compartilhado por membros não afetados, os genes de predisposição para a doença estão provavelmente próximos da ou na área.[45,59] Em um grande estudo envolvendo irmãs afetadas por POP, Allen-Brady et al.[60] identificaram 32 famílias com pelo menos dois membros que receberam tratamento para POP moderado ou acentuado, incluindo um total de 70 membros afetados na análise de ligação. A ligação significativa foi evidente para predisposição às disfunções do assoalho pélvico na região do cromossomo 9p21, onde há certos genes candidatos próximos a área que incluem o do colágeno tipo V (COL5A1). Outro estudo de ligação foi realizado por Nikolova et al.[55] pela análise de várias gerações de uma única família com seis indivíduos afetados que apresentaram POP de início precoce. Os autores identificaram 10 regiões de ligação, sendo que nelas encontram-se fortes genes candidatos envolvidos no metabolismo da MEC. Um deles é o polimorfismo rs10911193 (C>T) no promotor de LAMC1, que pode aumentar a predisposição para o aparecimento precoce de POP baseado na maior frequência dessa mutação nos membros afetados em relação à população geral.

É possível que o POP, assim como outras doenças multifatoriais e complexas, seja causado pela combinação de fatores genéticos e ambientais. Portanto, é provável que a variação da sequência por si só não seja suficiente para prever o risco de suscetibilidade à doença. No entanto, essas variantes podem proporcionar um ponto de partida para investigação posterior.[59]

Estudos de associação genômica

O campo da genômica inclui esforços intensivos para determinar a completa sequência de DNA e mapeamento genético de fina-escala.[61] O estudo de associação genômica é baseado na análise de associação caso-controle, no qual o genoma total é genotipado com centenas de milhares de marcadores de DNA de uma população não relacionada entre si e que apresenta o mesmo fenótipo.[39] No maior e mais relevante estudo na área, Allen-Brady et al. analisaram 115 pacientes caucasianas com POP moderado ou acentuado e que apresentavam pelo menos um familiar próximo que também era portador da disfunção, e compararam com 2.976 pacientes controles sem POP. Após genotipagem, os autores evidenciaram seis diferentes SNP significativamente associados com POP, localizados nos cromossomos 4q21 (rs1455311), 8q24 (rs1036819), 9q22 (rs430794), 15q11 (rs8027714), 20p13 (rs1810636) e 21q22 (rs2236479). A região do cromossomo 21q codifica o colágeno tipo XVIII (CO-

L18A1). Concluíram, portanto, que o POP é uma doença de componente genético e origem poligênica.[62]

CONSIDERAÇÕES FINAIS

Dentre as disfunções uroginecológicas, tem-se observado maior número de investigações na área de biologia molecular nos POP, seguidos dos estudos de IU. Seguramente, as análises bioquímicas e moleculares permitiram o melhor entendimento dos mecanismos fisiopatogênicos subjacentes ao POP. Há um consenso comum de que a desregulação dos componentes do tecido conjuntivo do assoalho pélvico em POP pode ser a causa ou o efeito dessas disfunções. Mulheres com POP podem ter "tecidos deficientes" herdados que as predispõem a desenvolver a disfunção espontaneamente ou incitada por eventos como gravidez, parto vaginal, menopausa ou envelhecimento. Por outro lado, o trauma do parto pode influenciar diretamente a expressão de genes e proteínas, ou mesmo as alterações moleculares podem resultar da progressão do POP por si só, pelo estiramento e pela tensão aos quais os tecidos do assoalho pélvico são submetidos. Assim, estudos caso-controles em humanos não elucidam o efeito causa-consequência na gênese e progressão do POP. Além disso, alterações nos mecanismos de reparação dos tecidos em situações fisiológicas ou desencadeadas por lesões patológicas, contribuiriam para o desenvolvimento do POP.

Nesse contexto, os investigadores têm explorado o campo da genética por meio da análise de DNA como potencial fonte para a identificação e o rastreamento de mulheres predispostas ao POP. Estas ainda são investigações iniciais, mas parecem ser promissoras. Outros estudos populacionais em larga escala são necessários a fim de se somar evidências consistentes quanto a possíveis marcadores moleculares pela análise de variações gênicas.

Atualmente, o principal objetivo da comunidade uroginecológica que se dedica ao estudo da etiopatogenia de POP é prever quais mulheres desenvolverão a disfunção, para fins de aconselhamento e assistência, especialmente obstétrica. É evidente, portanto, a necessidade de compreender melhor as bases moleculares do POP, reconhecer os potenciais marcadores moleculares da disfunção e seus moduladores nos tecidos de suporte do assoalho pélvico e identificar as mulheres que são geneticamente predispostas a desenvolver POP.

REFERÊNCIAS BIBLIOGRÁFICAS

1. Mant J, Painter R, Vessey M. Epidemiology of genital prolapse: observations from the Oxford Family Planning Association Study. Br J Obstet Gynecol 1997; 104(5):579-85.

2. Bump RC, Norton PA. Epidemiology and natural history of pelvic floor dysfunction. Obstet Gynecol Clin North Am 1998; 25:723-46.

3. Hendrix SL, Clark A, Nygaard I, Aragaki A, Barnabei V, McTiernan A. Pelvic organ prolapse in the Women's Health Initiative: gravity and gravidity. Am J Obstet Gynecol 2002; 186:1160-6.

4. Schaffer JI, Wai CY, Boreham MK. Etiology of pelvic organ prolapse. Clin Obstet Gynecol 2005; 48:639-47.

5. DeLancey JOL. Anatomy and biomechanics of genital prolapse. Clin Obstet Gynecol 1993; 36:897-909.

6. Jelovsek JE, Maher C, Barber MD. Pelvic organ prolapse. Lancet 2007; 369(9566):1027-38.

7. Ashton-Miller JA, Delancey JO. On the biomechanics of vaginal birth and common sequelae. Ann Rev Biomed Eng 2009; 11:163-76.

8. Rud T, Andersson KE, Asmussen M, Hunting A, Ulmsten U. Factors maintaining the intraurethral pressure in women. Invest Urol 1980; 17(4):343-7.

9. Jackson SR, Avery NC, Tarlton JF, Eckford SD, Abrams P, Bailey AJ. Changes in metabolism of collagen in genitourinary prolapse. Lancet 1996; 347(9016):1658-61.

10. Moalli PA, Shand SH, Zyczynski HM, Gordy SC, Meyn LA. Remodeling of vaginal connective tissue in patients with prolapse. Obstet Gynecol 2005; 106:620-7.

11. Kerkhof MH, Hendriks L, Brölmann HA. Changes in connective tissue in patients with pelvic organ prolapse – a review of the current literature. Int Urogynecol J 2009; 20(4):461-74.

12. Bortolini MA, Rizk DE. Genetics of pelvic organ prolapse: crossing the bridge between bench and bedside in urogynecologic research. Int Urogynecol J 2011; 22(10):1211-9.

13. Liu X, Zhao Y, Pawlyk B, Damaser M, Li T. Failure of elastic fiber homeostasis leads to pelvic floor disorders. Am J Pathol 2006; 168(2):519-28.

14. Liu G, Daneshgari F, Li M, Lin D, Lee U, Li T et al. Bladder and urethral function in pelvic organ prolapsed lysyl oxidase like-1 knockout mice. BJU Int 2007; 100(2):414-8.

15. Alperin M, Debes K, Abramowitch S, Meyn L, Moalli PA. LOXL1 deficiency negatively impacts the biomechanical properties of the mouse vagina and supportive tissues. Int Urogynecol J Pelvic Floor Dysfunct 2008; 19(7):977-86.

16. Drewes PG, Yanagisawa H, Starcher B, Hornstra I, Csiszar K, Marinis SI et al. Pelvic organ prolapse in fibulin-5 knockout mice: pregnancy-induced changes in elastic fiber homeostasis in mouse vagina. Am J Pathol 2007; 170(2):578-89.

17. Rahn DD, Ruff MD, Brown SA, Tibbals HF, Word RA. Biomechanical properties of the vaginal wall: effect of pregnancy, elastic fiber deficiency, and pelvic organ prolapse. Am J Obstet Gynecol 2008; 198(5):590.e1-6.

18. Rahn DD, Acevedo JF, Roshanravan S, Keller PW, Davis EC, Marmorstein LY et al. Failure of pelvic organ support in mice deficient in fibulin-3. Am J Pathol 2009; 174(1):206-15.

19. Lin G, Shindel AW, Banie L, Deng D, Wang G, Hayashi N et al. Molecular mechanisms related to parturition-induced stress urinary incontinence. Eur Urol 2009; 55(5):1213-22.

20. Takano CC, Girão MJ, Sartori MG, Castro RA, Arruda RM, Simões MJ et al. Analysis of collagen in parametrium and vaginal apex of women with and without uterine prolapse. Int Urogynecol J Pelvic Floor Dysfunct 2002; 13(6):342-5.

21. Barbiero EC, Sartori MGF, Girão MJBC, Baracat EC, Rodrigues de Lima G. Analysis of type I collagen in the parametrium of women with and without uterine prolapse according to hormonal status. Int Urogynecol J Pelvic Floor Dysfunct 2003; 14:331-4.

22. Liapis A, Bakas P, Pafiti A, Frangos-Plemenos M, Arnoyannaki N, Creatsas G. Changes of collagen type III in female patients with genuine stress incontinence and pelvic floor prolapse. Eur J Obstet Gynecol Reprod Biol 2001; 97(1):76-9.

23. Goepel C, Hefler L, Methfessel HD, Koelbl H. Periurethral connective tissue status of postmenopausal women with genital prolapse with and without stress incontinence. Acta Obstet Gynecol Scand 2003; 82(7):659-64.

24. Gabriel B, Watermann D, Hancke K, Gitsch G, Werner M, Tempfer C et al. Increased expression of matrix metalloproteinase 2 in uterosacral ligaments is associated with pelvic organ prolapse. Int Urogynecol J Pelvic Floor Dysfunct 2006; 17(5):478-82.

25. Chen BH, Wen Y, Li H, Polan ML. Collagen metabolism and turnover in women with stress urinary incontinence and pelvic prolapse. Int Urogynecol J 2002; 13(2):80-7.

26. Chen B, Wen Y, Polan ML. Elastolytic activity in women with stress urinary incontinence and pelvic organ prolapse. Neurourol Urodyn 2004; 23(2):119-26.

27. Bortolini MAT, Shynlova O, Drutz HP, Girão MJ, Castro RA, Lye S et al. Expression of bone morphogenetic protein-1 in vaginal tissue of women with severe pelvic organ prolapse. Am J Obstet Gynecol 2011; 204(6):544.e1-8.

28. Klutke J, Ji Q, Campeau J, Starcher B, Felix JC, Stanczyk FZ et al. Decreased endopelvic fascia elastin content in uterine prolapse. Acta Obstet Gynecol Scand 2008; 87:111-5.

29. Yamamoto K, Yamamoto M, Akazawa K, Tajima S, Wakimoto H, Aoyagi M. Decrease in elastin gene expression and protein synthesis in fibroblasts derived from cardinal ligaments of patients with prolapsus uteri. Cell Biol Int 1997; 21:605-11.

30. Kobak W, Lu J, Hardart A, Zhang C, Stanczyk F, Felix JC. Expression of Lysyl oxidase and transforming growth factor B2 in women with severe pelvic organ prolapse. J Rep Med 2005; 50(11):827-31.

31. Alarab M, Bortolini MA, Drutz H, Lye S, Shynlova O. LOX family enzymes expression in vaginal tissue of premenopausal women with severe pelvic organ prolapse. Int Urogynecol J Pelvic Floor Dysfunct 2010; 21(11):1397-404.

32. Söderberg MW, Byström B, Kalamajski S, Malmström A, Ekman-Ordeberg G. Gene expressions of small leucine-rich repeat proteoglycans and fibulin-5 are decreased in pelvic organ prolapse. Mol Hum Reprod 2009; 15(4):251-7.

33. Takacs P, Nassiri M, Viciana A, Candiotti K, Fornoni A, Medina CA. Fibulin-5 expression is decreased in women with anterior vaginal wall prolapse. Int Urogynecol J Pelvic Floor Dysfunct 2009; 20(2):207-11.

34. Jung HJ, Jeon MJ, Yim GW, Kim SK, Choi JR, Bai SW. Changes in expression of fibulin-5 and lysyl oxidase-like 1 associated with pelvic organ prolapse. Eur J Obstet Gynecol Reprod Biol 2009; 145(1):117-22.

35. Patel DA, Xu X, Thomason AD, Ransom SB, Ivy JS, DeLancey JO. Childbirth and pelvic floor dysfunction: an epidemiologic approach to the assessment of prevention opportunities at delivery. Am J Obstet Gynecol 2006; 195(1):23-8.

36. Hansell NK, Dietz HP, Treloar SA, Clarke B, Martin NG. Genetic covariation of pelvic organ and elbow mobility in twins and their sisters. Twin Res 2004; 7(3):254-60.

37. Jack GS, Nikolova G, Vilain E, Raz S, Rodríguez LV. Familial transmission of genitovaginal prolapse. Int Urogynecol J Pelvic Floor Dysfunct 2006; 17(5):498-501.

38. Miedel A, Tegerstedt G, Maehle-Schmidt M, Nyrén O, Hammarström M. Nonobstetric risk factors for symptomatic pelvic organ prolapse. Obstet Gynecol 2009; 113(5):1089-97.

39. Norton P, Milsom I. Genetics and the lower urinary tract. Neurourol Urodyn 2010; 29:609-11.

40. Altman D, Forsman M, Falconer C, Lichtenstein P. Genetic influence on stress urinary incontinence and pelvic organ prolapse. Eur Urol 2008; 54(4):918-22.

41. Norton PA, Baker JE, Sharp HC, Warenski JC. Genitourinary prolapse and joint hypermobility in women. Obstet Gynecol 1995; 85(2):225-8.

42. Sayer TR, Dixon JS, Hosker GL, Warrel DW. A study of paraurethral connective tissue in women with stress incontinence of urine. Neurourol Urodyn 1990; 9:319-20.

43. Carley ME, Schaffer J. Urinary incontinence and pelvic organ prolapse in women with Marfan or Ehlers Danlos syndrome. Am J Obstet Gynecol 2000; 182(5):1021-3.

44. Cooper DN, Smith BA, Cooke HJ, Niemann S, Schmidtke J. An estimate of unique DNA sequence heterozygosity in the human genome. Hum Genet 1985; 69:201-5.

45. Shastry BS. SNP alleles in human disease and evolution. J Hum Genet 2002; 47:561-6.

46. Collins FS, Guyer MS, Charkravarti A. Variations on a theme: cataloging human DNA sequence variation. Science 1997; 278:1580-1.

47. Skorupski P, Miotła P, Jankiewicz K, Rechberger T. Polymorphism of the gene encoding alpha-1 chain of collagen type I and a risk of pelvic organ prolapse--a preliminary study. Ginekol Pol 2007; 78(11):852-5.

48. Rodrigues AM, Girão MJ, da Silva ID, Sartori MG, Martins K de F, Castro R de A. COL1A1 Sp1-binding site polymorphism as a risk factor for genital prolapse. Int Urogynecol J Pelvic Floor Dysfunct 2008; 19(11):1471-5.

49. Martins K de F, de Jármy-DiBella ZI, da Fonseca AM, Castro RA, da Silva ID, Girão MJ et al. Evaluation of demographic clinical characteristics, and genetic polymorphism as risk factors for pelvic organ prolapse in Brazilian women. Neurourol Urodyn 2011; 30(7):1325-8.

50. Jeon MJ, Chung SM, Choi JR, Jung HJ, Kim SK, Bai SW. The relationship between COL3A1 exon 31 polymorphism and pelvic organ prolapse. J Urol 2009; 181(3): 1213-6.

51. Chou HT, Hung JS, Chen YT, Wu JY, Tsai FJ. Association between COL3A1 collagen gene exon 31 polymorphism and risk of floppy mitral valve/mitral valve prolapse. Int J Cardiol 2004; 95:299.

52. Kluivers KB, Dijkstra JR, Hendriks JC, Lince SL, Vierhout ME, van Kempen LC. COL3A1 2209G>A is a predictor of pelvic organ prolapse. Int Urogynecol J Pelvic Floor Dysfunct 2009; 20(9):1113-8.

53. Chen HY, Chung YW, Lin WY, Wang JC, Tsai FJ, Tsai CH. Collagen type 3 alpha 1 polymorphism and risk of pelvic organ prolapse. Int J Gynaecol Obstet 2008; 103(1):55-8.

54. Ferrell G, Lu M, Stoddard P, Sammel MD, Romero R, Strauss JF 3rd et al. A single nucleotide polymorphism in the promoter of the LOXL1 gene and its relationship to pelvic organ prolapse and preterm premature rupture of membranes. Reprod Sci 2009; 16(5):438-46.

55. Nikolova G, Lee H, Berkovitz S, Nelson S, Sinsheimer J, Vilain E et al. Sequence variation in laminin gamma 1 (LAMC1) gene associated with familial pelvic organ prolapse. Human Genet 2007; 120:847-56.

56. Chen C, Hill LD, Schubert CM, Strauss JF 3rd, Matthews CA. Is laminin gamma-1 a candidate gene for advanced pelvic organ prolapse? Am J Obstet Gynecol 2010; 202(5):505.e1-5.

57. Skorupski P, Miotła P, Jankiewicz K, Rechberger T. MMP-1 and MMP-3 gene encoding polymorphism and the risk of the development of pelvic organ prolapse and stress urinary incontinence. Ginekol Pol 2010; 81(8):594-9.

58. Chen HY, Lin WY, Chen YH, Chen WC, Tsai FJ, Tsai CH. Matrix metalloproteinase-9 polymorphism and risk of pelvic organ prolapse in Taiwanese women. Eur J Obstet Gynecol Reprod Biol 2010; 149(2):222-4.

59. Hirschhorn JN. Genetic approaches to studying common diseases and complex traits. Pediatr Res 2005; 57(5 Pt 2):74R-77R.

60. Allen-Brady K, Norton P, Farnham JM, Teerlink C, Cannon-Albright LA. Significance linkage evidence for a predisposition gene for pelvic floor disorders on chromosome 9q2. Am J Hum Genet 2009; 84:678-82.

61. Roberts R, Wells GA, Stewart AFR, Dandona S, Chen L. The Genome-Wide Association Study — A new era for common polygenic disorders. J Cardiovasc Trans Res 2010; 3:173-82.

62. Allen-Brady K, Cannon-Albright L, Farnham JM, Teerlink C, Vierhout ME, van Kempen LC et al. Identification of six loci associated with pelvic organ prolapse using genome--wide association analysis. Obstet Gynecol 2011; 118(6):1345-53.

QUESTÕES

1. São alguns mecanismos biomoleculares e bioquímicos envolvidos na gênese e na evolução do POP:

   a. Alterações na expressão de genes responsáveis pela síntese de matriz extracelular.

   b. Alterações na expressão de proteínas responsáveis pela degradação de matriz extracelular.

   c. Deficiente homeostase dos componentes do tecido conjuntivo das fáscias e ligamentos pélvicos.

   d. Alteração qualitativa e quantitativa do colágeno do sistema de sustentação pélvico.

   e. Todas as alternativas acima.

2. São algumas evidências sugestivas do componente genético como fator de risco para POP, exceto:

   a. Associação positiva entre doenças do tecido conjuntivo e disfunções do assoalho pélvico.

   b. Observação da presença de disfunções pélvicas em gemelares e parentes próximos.

   c. Estudos epidemiológicos de hábitos de vida familiar.

   d. Presença de alteração cromossômica monogênica relacionada ao gene do colágeno.

   e. Duas alternativas anteriores.

3. São marcadores específicos para prolapso de órgãos pélvicos:

   a. Polimorfismo rs1800255 (G/A) na sequência de DNA em que se localiza o gene para COL3A1.

   b. Detecção de redução na quantidade de colágeno total nos ligamentos do assoalho pélvico.

   c. Mutação nos genes da LOXL1 e fibulinas 3 e 5 evidenciada por estudos de silenciamento gênico.

   d. Todas as anteriores.

   e. Nenhuma das anteriores.

42

Terapia celular em uroginecologia

Rodrigo de Aquino Castro
Rodrigo Cerqueira de Souza
Maria Augusta Tezelli Bortolini
Andreisa Paiva Monteiro Bilhar

INTRODUÇÃO

A medicina regenerativa e a engenharia tissular são novos campos da Medicina destinados ao entendimento dos mecanismos de regeneração tecidual e desenvolvidos de modo a promover o crescimento dos tecidos danificados por meio do uso de substitutos biológicos para restaurar e manter as funções originais de órgãos e tecidos. Nas disfunções do trato geniturinário, destacam-se a utilização de matrizes biológicas acelulares e/ou a terapia celular.[1,2]

As matrizes naturais ou biológicas podem ser obtidas a partir de um tecido do qual são retirados todos os elementos celulares. Elas funcionam como arcabouço estrutural que estimulam a habilidade normal dos tecidos de repararem-se espontaneamente e ajudar a determinar a direção de crescimento dos novos tecidos ou órgãos.[1]

As matrizes podem ser utilizadas sem outros elementos ou semeadas com células específicas de interesse.[3] Há trabalhos que utilizaram células do próprio tecido a ser regenerado. Por exemplo, células uroteliais e da musculatura lisa podem ser cultivadas a partir de biópsias de bexiga para posterior implantação.[4] Como exemplos, podem ser citados os trabalhos de Atala,[5,6] em que foi desenvolvida a técnica de semear células adultas diferenciadas do urotélio e de tecido muscular liso em uma tela de ácido poliglicólico (PGA) e polímeros sintéticos, desenvolvendo tecido urinário *in vitro*. Essas matrizes foram implantadas em cães submetidos à cistectomia parcial, e bexigas normais desenvolveram-se a partir das telas.[7]

Em 2006, os mesmos autores[8] publicaram os resultados iniciais dessa técnica em humanos. Os pacientes necessitavam de cistoplastia por diversos motivos, entre os quais a bexiga hiperativa grave. Como resultado, obtiveram bexigas com melhor complacência, capacidade maior, menor pressão de enchimento e maiores períodos sem perda.

Em Uroginecologia, têm sido utilizadas as matrizes de colágeno, tanto derivadas de submucosa de intestino delgado[9] como de lâmina própria de bexiga,[3,10-12] bem como as matrizes sintéticas, como as formadas por PGA.[13] Na prática clínica, reconstruções de uretra[12] e correção de hipospádias[11] mostraram bom resultado. As telas biológicas são utilizadas há algum tempo para a correção de prolapsos genitais,[14,15] e as telas sintéticas absorvíveis de PGA têm sido descritas em estudos de correções cirúrgicas de agenesia de vagina ou síndrome de Mayer-Rokitansky-Kuster-Hauser.[13]

Em 2003, pesquisadores publicaram o primeiro estudo descrevendo a experiência bem-sucedida da técnica de engenharia tecidual vaginal em coelhas a partir de amostras de células vaginais epiteliais e musculares autólogas, cultivadas *in vitro* sobre uma matriz de PGA. As matrizes contendo as células cultivadas foram implantadas no tecido subcutâneo abaixo da pele dos animais, e análises histológicas, imuno-histoquímicas e moleculares evidenciaram a neoformação de tecido vaginal, com a presença de camadas epitelial e muscular, bem como a formação de nova vascularização na matriz semeada.[13] Posteriormente, o mesmo grupo de pesquisadores relatou os resultados da aplicação clínica dessa técnica: a substituição vaginal total em coelhas usando células vaginais autólogas cultivadas em laboratório sobre uma base tubular de PGA. Assim, vaginas de calibres normais foram observadas por ecografias, bem como as análises histológicas revelaram camadas epitelial e muscular vaginais bem organizadas, com respostas fisiológicas habituais da vagina após estimulação elétrica.[16] Panici et al. relataram o primeiro caso de neovaginoplastia com a técnica de McIndoe modificada utilizando tecido vaginal produzido em laboratório em uma paciente de 28 anos com agenesia vaginal, a partir de biópsia de tecido vaginal autólogo. As células foram cultivadas e incubadas em matrizes de colágeno e transplantadas na paciente. Após 6 semanas, verificou-se que o canal vaginal encontrava-se totalmente revestido por epitélio normal, confirmado por meio de colposcopia e biópsia.[17]

Portanto, na terapia celular, diversos tipos de células de diferentes origens têm sido estudadas, podendo ser diferenciadas ou precursoras indiferenciadas.[18] O resultado em longo prazo do uso de células diferenciadas de um tecido ou órgão já doente é questionável pelo fato de haver maior dificuldade para essas células se proliferarem.[19]

Com isso, houve crescimento do interesse no estudo usando-se células precursoras que apresentam tanto capacidade de proliferação como de diferenciação, conhecidas como células-tronco.

CÉLULAS-TRONCO

As células-tronco são células indiferenciadas com potencial para originar vários tipos celulares durante o desenvolvimento inicial e o crescimento do organismo. Além disso, são fonte de reparo de tecidos e órgãos, podendo se dividir e se diferenciar em células especializadas, de maneira praticamente ilimitada, durante toda a vida.[20,21]

Essas células têm duas características que as destacam das demais. São indiferenciadas e capazes de se renovar por meio de divisão celular, produzindo cópias de si mesmas ainda que após longos períodos. Além disso, podem se diferenciar em células específicas com características estruturais e funcionais mais complexas quando estimuladas adequadamente pelo microambiente do tecido em que se encontram.[20,21]

As células-tronco são classificadas de acordo com sua capacidade de se diferenciar em células especializadas. Assim, podem ser totipotentes, pluripotentes ou multipotentes. As totipotentes originam células dos três folhetos germinativos (ectoderme, endoderme e mesoderme) e também as células dos anexos (placenta, córion, âmnio, etc.). As pluripotentes diferenciam-se também nas três linhagens, mas não nas células dos anexos. Por fim, as multipotentes originam mais de um tipo de célula, não pertencentes aos três folhetos germinativos.[20,21]

Outra maneira de diferenciar os tipos de célula-tronco é pela sua origem. Basicamente, existem dois tipos de célula-tronco: a célula-tronco embrionária (CTE) e a célula-tronco adulta (CTA), que são as mais estudadas na atualidade. Recentemente, um terceiro tipo de célula-tronco vem sendo estudado: a célula-tronco com pluripotência induzida (CTPI).[20]

Célula-tronco embrionária

As CTE são células derivadas de um embrião na fase de blastocisto (estágio de pré-implantação uterina). O blastocisto consiste em uma esfera delimitada por trofoblastos; no seu interior, existe uma cavidade (blastocele) e uma massa celular formada por CTE. Estudos com esse tipo celular só se tornaram possíveis no início da década de 1980 com o desenvolvimento da técnica que permitia o cultivo das CTE em laboratório.[22,23]

O que torna as CTE únicas é o fato de serem pluripotentes, isto é, capazes de originar diferentes tipos celulares e dos três folhetos germinativos embrionários.[24]

Além disso, essas células que se proliferam extensamente no embrião são capazes de se diferenciar em todos os tipos celulares que ocorrem em adultos e podem ser isoladas e cultivadas *ex vivo* (fora do organismo), onde continuam se replicando e mantendo a pluripotência. Aparentemente, a capacidade das CTE em participar da formação de todos os tecidos de um embrião, e, portanto, ser pluripotente, depende da integridade de seu cariótipo e da manutenção da organização estrutural de sua cromatina em estado de célula-tronco.[25] Isso pode variar com a qualidade e o tempo em cultura.[26]

A capacidade de proliferação e a manutenção da pluripotência dependem da espécie animal; os camundongos têm se mostrado como a melhor espécie para esse tipo de experimento, pois suas células conservam o cariótipo estável, podendo formar colônias de células geneticamente idênticas a partir de uma única célula.[27]

Muitos trabalhos vêm mostrando que as CTE são realmente capazes de se diferenciarem *in vitro* em grande variedade de células, como neurônios,[28,29] músculo liso vascular,[30] músculo estriado,[31] células endoteliais, vasos sanguíneos[30,32] e muitos outros.

A inervação, a musculatura estriada e o tecido conectivo alterados em um processo como o trabalho de parto, por exemplo, poderiam ser reorganizados por meio de engenharia tissular com CTE. A bexiga urinária, a uretra e a vagina têm origem endodérmica, ao passo que os músculos estriados e o tecido conectivo são mesodérmicos.[20]

Há problemas que devem ser avaliados na terapia com CTE. Elas podem não funcionar adequadamente no órgão-alvo ou formar tumores, além de haver a possibilidade de serem rejeitadas pelo sistema imunológico.[18,33] Existem problemas éticos relacionados ao modo de obtenção das células, que, teoricamente, destruiriam um embrião viável – técnicas mais recentes parecem ter solucionado esse problema, mas ainda são iniciais. Outros estudos mostraram que a diferenciação em células somáticas permanece ineficiente e origina populações heterogêneas.[33]

Célula-tronco adulta

As CTA apresentam as características de células-tronco e são encontradas em tecidos ou órgãos completamente formados, porém apresentam manipulação menos trabalhosa e maior segurança em aplicações terapêuticas, uma vez que há pouquíssimas chances dessas células adultas originarem tumores quando comparadas com as embrionárias.

As principais funções das CTA em um organismo vivo são manter a homeostase do tecido – isto é, renová-lo sempre que necessário – e repor as células destruídas por trauma ou doença.[34] Isto as difere das CTE, pois as CTA parecem só se diferenciar em tipos celulares mais específicos, restritos aos tecidos a que pertencem. Entretanto, alguns tipos de CTA têm maior plasticidade, isto é, as células podem se diferenciar em tipos celulares que não têm a mesma origem embrionária. Um bom exemplo de plasticidade são as CTA derivadas da medula óssea (origem mesodérmica), que podem formar tecido nervoso (origem ectodérmica).[35]

Esse tipo de célula pode ser encontrado na medula óssea, sangue periférico, cérebro, medula espinal, polpa do dente, vasos sanguíneos, epitélios da pele e do sistema digestório, córnea, retina, fígado, pâncreas e músculo esquelético. Em nenhum desses tecidos foi isolada uma CTA capaz de formar todos os tipos celulares de organismo, ou seja, não se encontrou ainda uma CTA pluripotente.[36]

As técnicas que se servem das CTA derivadas de medula óssea são as mais utilizadas atualmente. Existem dois tipos de células-tronco na medula óssea. As células-tronco hematopoiéticas originam as células do sangue, enquanto as estromais podem gerar osso, cartilagem, gordura, tecido conjuntivo e até endotélio vascular.[37-39]

As células-tronco estromais de medula óssea são originárias do mesoderma. Há uma teoria de que essas células têm um progenitor comum com precursores mesodérmicos que se diferenciam em células miogênicas.[40] Assim, essas células estromais poderiam originar tecido conjuntivo para a recuperação das fáscias lesadas no parto normal, assim como tecido muscular para o esfíncter externo da uretra e até mesmo tecido nervoso.

Recentemente, houve o desenvolvimento de células-tronco derivadas de músculo (CTDM), que atualmente são as mais utilizadas na uroginecologia. São obtidas a partir de técnicas de purificação de biópsia de músculo do próprio paciente.[41,42] Podem originar células musculares, cartilagem, osso, etc.[43-45]

Célula-tronco com pluripotência induzida

Por fim, a CTPI é uma célula somática reprogramada para se comportar como uma célula-tronco embrionária. As primeiras CTPI de camundongos foram relatadas por Takahashi e Yamanaka,[46] e as primeiras CTPI humanas, por Takahashi et al.[47] e Yu et al.[48]. As CTPI de camundongo demostraram importantes características de pluripotência, incluindo expressão de marcadores de célula-tronco, formação de tumores contendo células dos três folhetos germinativos e formação de diferentes tecidos quando injetadas em embriões de camundongos em estágios muito precoces de desenvolvimento. As CTPI humanas também expressam marcadores de células-tronco e são capazes de gerar tecidos dos três folhetos germinativos.[20]

As CTPI de camundongo foram produzidas a partir de fibroblastos de camundongo embrionários e de fibroblastos adultos de camundongo, com a introdução de quatro fatores de transcrição em seu DNA original (Oct3/4, Sox2, c-Myc, e Klf4) com mediação de retrovírus.[46] Essas células são indistinguíveis das CTE em morfologia, proliferação, expressão gênica e produção de tumores. Quando transplantadas em blastocistos, essas CTPI originaram quimeras adultas, com os três folhetos germinativos.[49-51] Esses experimentos demonstraram que células-tronco pluripotentes podem ser geradas a partir de células somáticas com a introdução de pequeno número de fatores.

O fibroblasto humano adulto foi utilizado para fazer a mesma experiência que a do camundongo, utilizando os mesmos fatores de transcrição,[47] e os resultados foram semelhantes.

A pesquisa com CTPI ainda é inicial, e problemas têm que ser resolvidos. Vírus são utilizados para introduzir fatores de reprogramação em células adultas, e os testes têm de ser rigorosos para estabelecer a segurança em uso clínico. Por exemplo, em animais, alguns vírus determinaram o aparecimento de câncer e, por isso, há estudos em andamento utilizando técnicas sem vírus. De qualquer modo, a CTPI é um avanço muito importante, pois praticamente elimina o risco de rejeição pelo sistema imune do tecido regenerado e é uma célula pluripotente obtida a partir de meios que não suscitam problemas éticos, como a CTE.[20]

USO DE CÉLULAS-TRONCO EMBRIONÁRIAS EM UROGINECOLOGIA

O uso de CTE em uroginecologia restringe-se a trabalhos experimentais e, mesmo assim, são muito poucos. Frimberger et al.[19] utilizaram técnica que semeou as citadas células humanas em faixas de matriz acelular feita de submucosa de intestino delgado suíno. Essas faixas foram utilizadas para reconstruir bexigas de ratos previamente submetidos à cistectomia parcial. Como resultado, os pesquisadores obtiveram regeneração dos tecidos da bexiga mais rapidamente, com mínima formação de litíase vesical e ausência de retrações, observadas muito frequentemente no grupo-controle.

Há restrições importantes ao uso de células embrionárias, e talvez por essa razão, a quantidade de estudos seja tão escassa. É importante ressaltar que estão sendo realizadas pesquisas para contornar os problemas éticos, de maneira que esse campo de estudo não está abandonado definitivamente.

USO DE CÉLULAS-TRONCO ADULTAS EM UROGINECOLOGIA

As pesquisas com CTA são as mais avançadas, já existindo experimentos clínicos. Elas focam a terapêutica de prolapsos genitais e, principalmente, da incontinência urinária. Dentre as CTA, as mais utilizadas e estudadas em uroginecologia são as células-tronco derivadas de músculo (CTDM), as células-tronco derivadas de adipócitos (CTDA) e as células-tronco derivadas de medula óssea (CTMO).

Células-tronco derivadas de músculo (CTDM)

As CTDM diferenciam-se principalmente em células mesodérmicas (músculo estriado, gordura, cartilagem e osso).[43-45] São obtidas por meio da purificação de amostras de músculo estriado e cultivadas *in vitro*.[41,42] As células cultivadas podem então ser injetadas diretamente no local a ser tratado (tecido lesado) ou na circulação sanguínea, dependendo do tipo de regeneração que se pretende.[52]

Huard et al.[53] injetaram cerca de 1.500.000 CTDM obtidas por biópsia de músculo estriado, cultivadas e altamente purificadas em parede de bexigas lesadas por criocauterização de camundongos e ratas. Houve regeneração dessas paredes, com formação de miotúbulos e miofibras de músculo estriado com junção neuromuscular a partir das CTDM, além da formação de músculo liso. Adicionalmente, foi analisada a contratilidade dessas bexigas regeneradas, mostrando-se normal do ponto de vista funcional.

Os estudos utilizando a CTDM no esfíncter uretral são promissores. Em modelo animal com ratas, Chermansky et al.[54] conseguiram demonstrar que as CTDM se integraram às camadas de músculo estriado de uretras submetidas à cauterização uretral após 4 semanas da lesão. Além disso, houve regeneração da inervação no grupo injetado com CTDM quando comparado com o grupo que foi injetado apenas com solução salina, o que sugere a multipotência da CTDM. Nesse mesmo estudo, o *leak point pressure* (LPP) foi significativamente maior no grupo com CTDM em comparação com o grupo que recebeu solução salina, e não houve diferença significativa do LPP do grupo com CTDM comparado ao grupo não lesado após 4 e 6 semanas da lesão.

Esse estudo e outros similares demonstraram a eficácia da CTDM e sua relativa inocuidade, pois são células cultivadas a partir de biópsias de músculo estriado do próprio animal (autólogo), o que diminui a praticamente zero o risco de rejeição, formação de tumores ou outras complicações mesmo após a injeção de grandes quantidades de células.[55,56]

Com essa segurança comprovada em estudos animais, foram realizados os primeiros trabalhos clínicos com CTDM na Europa. Strasser et al.[57] compararam 63 pacientes que receberam mioblastos e fibroblastos autólogos, obtidos com biópsia no braço, com 28 pacientes que receberam injeção de colágeno para incontinência urinária de esforço (IUE). Guiados por ultrassonografia (US), os mioblastos foram injetados no esfíncter estriado, e os fibroblastos, na submucosa da uretra. O grupo tratado com colágeno obteve cura de somente 10% (dois pacientes), enquanto o grupo fibroblasto-mioblasto teve cura de 85% em 1 ano, associado ao aumento da espessura do esfíncter uretral e da submucosa. Do mesmo grupo de estudo, Mitterberger et al.[58] relataram o resultado da mesma técnica em 123 mulheres, após 1 ano de seguimento, com 79% de cura total da incontinência de esforço e 21% com melhora parcial. Contudo, não é possível saber quanto de melhora foi decorrente dos mioblastos no esfíncter externo uretral e quanto dos fibroblastos na submucosa, o que torna imperativa a continuação da pesquisa com desenhos diferentes de estudo.

Entretanto, em 2008, o trabalho de Strasser et al.[57] foi posto em dúvida em uma nota de "expressão de preocupação" dos editores da revista *The Lancet*,[59] uma vez que o estudo estaria em desacordo com a regulamentação austríaca e também com os protocolos da Conferência Internacional para Harmonização da Boa Prática Clínica. Os principais problemas citados foram: inconsistência no modo de obtenção do consentimento informado junto às pacientes, ausência de aprovação por comitê de ética e suspeita de documento forjado. Além disso, a própria existência do estudo foi questionada.[60]

Em estudo canadense, Carr et al.[61] obtiveram CTDM da coxa de oito pacientes, injetando-as no esfíncter externo da uretra e na uretra média. Essas injeções foram intra ou periuretrais. Os autores notaram melhora significativa nas duas pacientes com injeção intrauretral e nas duas com injeção periuretral, em que a agulha usada foi de 10 mm, mas não tiveram bom resultado com as duas pacientes iniciais, nas quais se utilizou agulha de 8 mm. Cinco das oito pacientes com seguimento após 1 ano tiveram melhora significativa. Duas pacientes foram operadas, com colocação de faixa suburetral, e não foi notada nenhuma alteração na área da injeção, além de as cistoscopias de todas as pacientes, realizadas ao fim de 1 ano, terem sido normais. Esse estudo sugere que a CTDM restaura a função esfinctérica, com a ressalva de que parece ser necessária uma injeção mais profunda no músculo.

O mesmo grupo publicou, em 2010, um novo estudo também com CTDM.[62] Nele, 20 pacientes que tiveram tratamento convencional por 1 ano, sem sucesso, foram randomizadas em cinco grupos: receberam 1, 2, 4, 8 e 16 milhões de CTDM na região periuretral por via cistoscópica. Foram avaliadas por diário miccional, *pad-test* e questionário de qualidade de vida validado. Com 3 meses, as pacientes foram questionadas se desejavam uma segunda injeção, com a mesma quantidade de células. Outras nove pacientes foram divididas em três grupos, que receberam 32, 64 e 128 milhões de células, também com a opção de segunda dose com 3 meses de seguimento. Os resultados mostraram que 86% das 29 pacientes quiseram a segunda injeção. Houve melhora dos sintomas urinários em 61% das pacientes, 3 meses após as injeções. No final de 1 ano de seguimento, houve diminuição de perda urinária em 76% das pacientes – aparentemente, quanto maior o número de células, melhor o resultado. Os efeitos colaterais relatados foram poucos, sendo os principais: dor na região da biópsia muscular e do sítio de injeção das células, além de retenções urinárias leves e temporárias e infecções de urina.

Esses estudos utilizam apenas a CTDM no tratamento, o que permite o entendimento da eficácia do uso dessas células específicas no tratamento da IUE.

Há um estudo experimental muito interessante que reuniu as técnicas de engenharia tissular com CTDM. Cannon et al.[63] compararam os seguintes grupos: ratas sem intervenção (grupo-controle), ratas com lesão de nervo ciático e dissecção periuretral sem colocação de *sling* (grupo A), ratas com lesão ciática e colocação de *sling* biológico com tela de submucosa de intestino delgado suíno (grupo B) e grupo com lesão ciática e colocação de *sling* com a mesma tela, semeada com CTDM (grupo C). O resultado medido foi o LPP após 2 semanas da intervenção. Não houve diferença entre os grupos-controle e grupos B e C, e o LPP foi significativamente maior nesses grupos quando comparados ao grupo B. Não foi observada retenção urinária nos grupos B e C.

Além do estudo funcional, também foi realizada avaliação histopatológica nesse trabalho. Observou-se que as telas biológicas de intestino delgado suíno foram incorporadas ao tecido parauretral com mínima reação inflamatória inicial, com proliferação de células produtoras de matriz e de músculo e vasos sanguíneos. A adição das CTDM não provocou alterações histopatológicas significativas no tecido parauretral. Por outro lado, também não houve efeitos colaterais com a presença das CTDM. Concluindo, as telas biológicas têm lugar na pesquisa do tratamento cirúrgico da incontinência urinária, e a presença ou não de CTDM nestas telas não provocaram modificações anatômicas ou funcionais significativas.

Com o objetivo de avaliar a terapia celular nos casos de prolapsos de órgãos pélvicos, Ho et al.[64] desenvolveram modelo experimental com o uso de ratas divididas em quatro diferentes grupos:

1. Controle não submetido a quaisquer procedimentos cirúrgicos.
2. Grupo de animais submetidos à histerectomia abdominal associada à vaginectomia parcial, com a indução de defeitos apical, anterior e posterior do suporte pélvico.
3. Ratas com defeitos vaginais semelhantes ao grupo 2, que tiveram matrizes biológicas de submucosa de intestino delgado suíno (SIS) implantadas à porção vaginal residual no mesmo ato cirúrgico.
4. Grupo submetido à cirurgia com criação de defeitos do assoalho pélvico similares ao grupo 2, com implante de SIS semelhante ao grupo 3, porém com adicional semeadura de CTDM na matriz.

Com esse estudo, os pesquisadores objetivaram avaliar se as CTDM cultivadas sobre a matriz acelular SIS geram células musculares lisas *in vitro* e após implante nos ratos lesados, e se estimulam a reparação da vagina. Com o estudo, foi confirmado que as CTDM diferenciaram-se em cultura em células musculares lisas, na presença ou não da matriz, por meio da detecção dos marcadores específicos alfa-actina de músculo liso, calponina e marcadores de esmotelina. Além disso, ensaios de fluorescência identificaram a conversão das CTDM em músculo liso. CTDM associadas à matriz SIS estimularam o reparo vaginal mais rapidamente do que se somente utilizada a matriz. A reparação foi detectada pela presença de queratina-5 no epitélio e a prevenção da formação de fibrose, bem como com a identificação de aumento da camada de músculo liso normal e de epitélio mais espesso. Os autores acreditam que o uso de matriz acelular juntamente com CTDM autólogas constitui-se em potencial terapêutica nos reparos vaginais.

Células-tronco derivadas de adipócitos (CTDA)

As CTDA são obtidas da gordura branca (a mais predominante em adultos), sendo que o tecido adiposo é composto por 40 a 60% de adipócitos maduros e por uma fração estromal composta por fibroblastos, macrófagos, mastócitos, células endoteliais, células hematopoiéticas e pré-adipócitos. Os pré-adipócitos são as precursoras denominadas CTDA.[65] Foi demonstrado que elas podem se diferenciar *in vitro* em células adipogênicas, miogênicas e osteogênicas,[66] e que podem ter um papel no tratamento da incontinência urinária. Jack et al.[67] demonstraram formação de músculo liso a partir das CTDA em detrusor, e com capacidade de contração e relaxamento, enquanto Zeng et al.[68] conseguiram bons resultados com ratas, melhorando a LPP e a função uretral após a injeção das CTDA em uretras lesadas.

Na prática clínica, há um relato de dois casos de pacientes que receberam injeção de CTDA após prostatectomia radical.[69] Eles tinham IUE moderada após a cirurgia há pelo menos 2 anos, não faziam tratamento para a IUE e não apresentavam recidiva da doença. Foram retirados 250 mL de tecido adiposo da parede abdominal anterior, e as CTDA foram posteriormente isoladas. A seguir, as células foram injetadas no tecido parauretral, na região do esfíncter externo da uretra por via cistoscópica. Foram aplicados 1 mL de solução com CTDA puras no rabdoesfíncter (profundidade de 5 mm) e 20 mL de solução de tecido adiposo íntegro e CTDA na submucosa, como agente selante. Os resultados foram animadores: melhora progressiva da IUE (medida por *pad-test* de 24 horas e questionário) e aumento do comprimento funcional da uretra e da pressão média de fechamento uretral. A US mostrou que o material injetado na região parauretral não desapareceu após 12 semanas, além de haver fluxo sanguíneo ao Doppler na área em que as CTDA foram aplicadas. Não houve relatos de efeitos colaterais.

Células-tronco derivadas de medula óssea (CTMO)

A medula óssea é fonte muito importante de células-tronco. A linhagem derivada do mesênquima (célula-tronco mesenquimal – CTM) é a mais importante neste campo, pois pode desenvolver osso, cartilagem, gordura e tecido conjuntivo.[37-39] A maioria dos trabalhos com essas células estudou a regeneração vesical em modelos animais, com a colocação de matrizes acelulares semeadas com as CTM.[70-73] As células foram cultivadas *in vitro* e semeadas nas matrizes acelulares (submucosa intestinal), que foram implantadas nas bexigas dos animais, e houve desenvolvimento de músculo liso funcional a partir das CTM. Além desses, há um estudo de

Kinebuchi et al.[74] que analisa a regeneração do esfíncter uretral de ratas. Após 7 dias de lesão realizada cirurgicamente, as ratas foram operadas novamente e receberam injeção de 200 a 500.000 CTM suspensas em meio de cultura no tecido periuretral, e comparadas com animais que receberam injeção somente do meio de cultura das células e com animais sem lesão uretral. Os valores de LPP de cada grupo foram avaliados antes da lesão uretral e 1, 4, 6, 8 e 12 semanas após a injeção (células ou meio de cultura puro). As ratas sem lesão não apresentaram diferença nas medidas de LPP. As ratas lesadas e tratadas com injeção somente do meio de cultura tiveram o LPP reduzido significativamente após 1 semana e não se recuperaram até a 12ª semana. Já as ratas tratadas com CTM tiveram recuperação gradual do LPP, mas não significativamente maior que no grupo com injeção do meio de cultura puro. Histologicamente, houve proliferação de musculatura esquelética no grupo com CTM, mas não de músculo liso. Adicionalmente, observou-se aumento de inervação no grupo com CTM.

Células-tronco derivadas de cordão umbilical (CTCU)

As células derivadas do sangue do cordão umbilical utilizadas para investigação de regeneração uretral e tratamento de incontinência urinária ainda são iniciais, e foram examinadas em um ensaio pré-clínico e em outro clínico pelo mesmo grupo de pesquisadores.

Lim et al.[75] estudaram os valores de LPP em ratos com esfíncteres uretrais lesados por eletrocauterização e tratados com injeção periuretral de 2.000.000 de CTCU humanas. Nesse trabalho, foi observada melhora nos valores de LPP e na análise histológica no grupo tratado quando comparado com o grupo-controle. No entanto, não foram detectados marcadores de células precursoras locais após 4 semanas da injeção, sendo a melhora dos parâmetros atribuída aos efeitos parácrinos mediados pelas citocinas e fatores de crescimento.

Em ensaios humanos, Lee et al.[76] investigaram 39 mulheres que apresentavam IUE e que se submeteram ao tratamento com injeção transuretral de CTCU alogênicas. Após avaliação clínica com tempo de seguimento de 12 meses, os autores relataram que 26 (77,8%) pacientes estavam mais de 50% satisfeitas de acordo com o teste de satisfação empregado, sendo que 13 (36,1%) consideraram-se curadas. Além disso, houve melhora da pressão máxima de fechamento uretral após o procedimento, sugerindo seu uso nos casos de defeitos esfinctéricos. Os autores relatam somente dois casos de interrupção da injeção por conta da dor como complicações do procedimento.

Células-tronco derivadas de líquido amniótico (CTDLA)

O líquido amniótico como fonte de células-tronco foi estudado apenas recentemente, mas a técnica parece ser bastante promissora. As CTDLA expressam marcadores tanto de células embrionárias como de células adultas e podem diferenciar-se em qualquer uma das três camadas germinativas.[77] É factível diferenciá-las em linhagens miogênicas,[78] e isto possibilitou estudos em incontinência urinária. Assim, Chun et al.[79] utilizaram modelo de neurectomia pudenda em camundongos fêmeas para simular o defeito do esfíncter uretral. Após 1 semana do procedimento, os animais foram divididos em quatro grupos: cirurgia simulada (incisão abdominal sem neurectomia), neurectomia sem tratamento, neurectomia com injeção de 500.000 CTDLA diretamente na uretra e neurectomia com injeção de 500.000 células musculares progenitoras (diferenciadas a partir das CTDLA em meio de cultura específico).

Foi realizado estudo urodinâmico nos grupos 2 e 4 semanas após a injeção, seguido de sacrifício dos animais. A pressão de perda e a pressão uretral do grupo tratado com células musculares progenitoras foram semelhantes ao grupo de cirurgia simulada, enquanto o grupo tratado com CTDLA apresentou melhora desses parâmetros, mas em menor grau. Realizada a dissecção das uretras, a histopatologia e a imuno-histoquímica mostraram que houve integração das células progenitoras com o esfíncter estriado.

EXPERIÊNCIA DA EPM-UNIFESP

O Setor de Uroginecologia e Cirurgia Vaginal do Departamento de Ginecologia da Escola Paulista de Medicina da Universidade Federal de São Paulo (EPM-Unifesp) tem sua própria linha de pesquisa desenvolvida com células-tronco adultas. É analisado o efeito da administração das células-tronco derivadas de medula óssea em modelo animal de trauma uretral por distensão vaginal.

Estudam-se as uretras de três diferentes grupos de ratas: grupo-controle, grupo de distensão vaginal (DV) e grupo de distensão vaginal tratado com células-tronco. Utiliza-se a técnica de distensão vaginal desenvolvida e padronizada no laboratório da Instituição, no qual uma sonda de Foley é inserida no interior da vagina de ratas com o balão mantido insuflado com 3 mL de água por período de 12 horas intermitentemente. As lesões uretrais foram confirmadas em análises histológicas.

As células-tronco foram obtidas da medula óssea de ratas saudáveis SD-Tg(GFP)2BalRrrrc, que expressam o marcador *green fluorescent protein* (GFP). Estas células marcadas são facilmente detectadas nos tecidos em razão da cor verde que refletem sob a luz fluorescente.

Para determinar se as células utilizadas são realmente células-tronco, são usados vários tipos de marcadores e, de acordo com a combinação deles, pode-se inferir com qual tipo de células se está trabalhando.

Nesse estudo, a caracterização das células-tronco mesenquimais de medula óssea obtidas foi realizada pela presença dos marcadores de células-tronco mesenquimais CD73, CD90, CD105 e ausência de CD34, CD45 e CD31. As células-tronco diferenciaram-se em adipócitos, condroblastos e osteoblastos.

Com as células cultivadas e identificadas, realizou-se o tratamento das ratas após 72 horas da lesão uretral. As células-tronco foram injetadas na veia caudal das ratas traumatizadas. A seguir, a localização das células GFP e a morfologia dos tecidos uretrais foram avaliadas nos dias 7, 14, 21 e 28 após a terapia, utilizando-se análise histoquímica e microscopia eletrônica. Os resultados são mostrados nas Figuras 1 a 3.

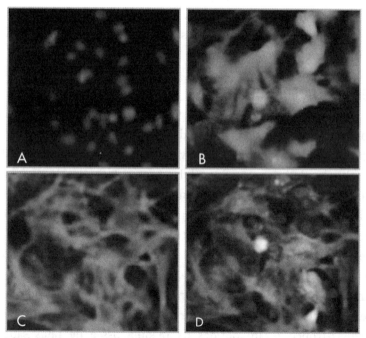

FIGURA 1 Morfologia das células-tronco derivadas de medula óssea injetadas nas ratas. (A) Núcleos celulares corados por DAPI. (B) Células-tronco coradas com GFP. (C) Citoesqueletos corados com rodamina. (D) Colorações sobrepostas. Escala 100 mcm.

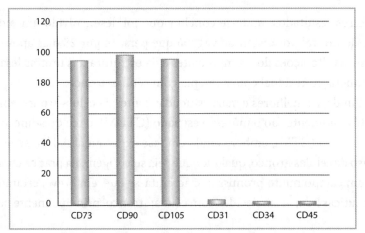

FIGURA 2 Imunofenotipagem por citometria de fluxo. Caracterização das células--tronco mesenquimais usando anticorpos específicos. Notam-se a baixa expressão (< 5%) dos marcadores celulares hematopoéticos CD31, CD34 e CD45 e a alta expressão dos marcadores de células-tronco mesenquimais CD73, CD90 e CD105.

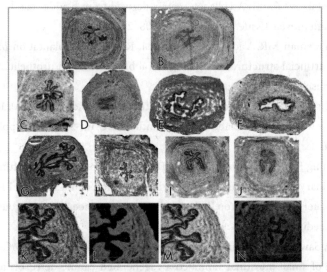

FIGURA 3 Análise histológica e detecção de células-tronco GFP. (A e B) Grupo-controle. (C, D, E e F) Grupo distensão vaginal – 7, 14, 21 e 28 dias pós-trauma. (G, H, I e J) Grupo distensão vaginal e terapia celular – 7, 14, 21 e 28 dias pós-trauma. (K) Figura G em detalhe. (L) Figura K com células GFP. (M) Colocalização. (N) Figura mostrando células GFP após 28 dias do trauma. Nota-se a presença de células-tronco mesenquimais GFP na uretra de ratas de 7 a 28 dias pós-trauma.

Diante desses resultados, pode-se concluir que foi desenvolvido um modelo animal de lesão uretral por distensão vaginal que persiste por 28 dias após o trauma. Além disso, as alterações dos componentes e da estrutura das uretras lesadas sugerem a recuperação tecidual com a terapia com células-tronco.

Concluindo, as melhores e mais estudadas fontes de célula-tronco em uroginecologia até o momento são o músculo estriado (CTDM), o tecido adiposo (CTDA) e a medula óssea (CTM), embora ainda em fase experimental. Não se pode ainda falar no uso de células-tronco, qualquer que seja sua origem, na prática clínica. É, no entanto, um campo muito promissor, e acredita-se que, em breve, estarão disponíveis terapêuticas bem estabelecidas com células-tronco, principalmente para a IUE.

REFERÊNCIAS BIBLIOGRÁFICAS

1. Shokeir AA, Harraz AM, El-Din AB. Tissue engineering and stem cells: basic principles and applications in urology. Int J Urol 2010; 17(12):964-73.
2. Olson JL, Atala A, Yoo JJ. Tissue engineering: current strategies and future directions. Chonnam Med J 2011; 47(1):1-13.
3. Kim BS, Atala A, Yoo JJ. A collagen matrix derived from bladder can be used to engineer smooth muscle tissue. World J Urol 2008; 26:307-14.
4. Atala A, Freeman MR, Vacanti JP, Shepard J, Retik AB. Implantation *in vivo* and retrieval of artificial structures consisting of rabbit and human urothelium and human bladder muscle. J Urol 1993; 150:608-12.
5. Atala A. Tissue engineering for bladder substitution. World J Urol 2000; 18:364-70.
6. Atala A. New methods of bladder augmentation. BJU Int 2000; 85(Suppl 3):24-34 discussion 36.
7. Oberpenning F, Meng J, Yoo JJ, Atala A. De novo reconstruction of a functional mammalian urinary bladder by tissue engineering. Nat Biotechnol 1999; 17:149-55.
8. Atala A, Bauer SB, Soker S, Yoo JJ, Retik AB. Tissue-engineered autologous bladders for patients needing cystoplasty. Lancet 2006; 367:1241-6.
9. Kropp BP, Sawyer BD, Shannon HE, Rippy MK, Badylak SF, Adams MC et al. Characterization of small intestinal submucosa regenerated canine detrusor: assessment of reinnervation, *in vitro* compliance and contractility. J Urol 1996; 156:599-607.
10. Chen F, Yoo JJ, Atala A. Acellular collagen matrix as a possible "off the shelf" biomaterial for urethral repair. Urology 1999; 54:407-10.
11. Atala A, Guzman L, Retik AB. A novel inert collagen matrix for hypospadias repair. J Urol 1999; 162:1148-51.

12. El-Kassaby AW, Retik AB, Yoo JJ, Atala A. Urethral stricture repair with an off-the shelf collagen matrix. J Urol 2003; 169:170-3 discussion 173.

13. De Filippo RE, Yoo JJ, Atala A. Engineering of vaginal tissue *in vivo*. Tissue Eng 2003; 9(2):301-6.

14. Birch C, Fynes MM. The role of synthetic and biological protheses in reconstructive pelvic floor surgery. Curr Opin Obstet Gynecol 2002; 14:527-35.

15. Silva WA, Karram MM. Scientific basis for use of grafts during vaginal reconstructive procedures. Curr Opin Obstet Gynecol 2005; 17:519-29.

16. De Philippo RE, Bishop CE, Freitas Filho L, Yoo JJ, Atala A. Tissue engineering a complete vaginal replacement from a small biopsy of autologous tissue. Transplantation 2008; 86:208-14.

17. Panici PB, Bellati F, Boni T, Francescangeli F, Frati L, Marchese C. Vaginoplasty using autologous in vitro cultured vaginal tissue in a patient with Mayer-von-Rokitansky--Kuster-Hauser syndrome. Hum Reprod 2007; 22(7):2025-8.

18. Atala A. Regenerative medicine and urology. BJU Int 2003; 92(Suppl 1):58-67.

19. Frimberger D, Morales N, Shamblott M, Gearhart JD, Gearhart JP, Lakshmanan Y. Human embryoid body-derived stem cells in bladder regeneration using rodent model. Urology 2005; 65(4):827-32.

20. Stem Cell Basics: Introduction. In: Stem Cell Information [World Wide Web site]. Bethesda, MD: National Institutes of Health, U.S. Department of Health and Human Services, 2009. Available from: http://stemcells.nih.gov/info.

21. USA Department of Health and Human Services. Stem Cells: Scientific Progress and Future Research Directions 2001. Available from: www.nih.gov/news/stemcell/scirepo.

22. Evans MJ, Kaufman MH. Establishment in culture of pluripotential cells from mouse embryos. Nature 1981; 292:154-6.

23. Martin GR. Isolation of a pluripotencial cell line from early mouse embryos cultured in medium conditioned by teratocarcinoma stem cells. Proc Natl Acad Sci USA 1981; 78:7634-8.

24. Gossller A, Thomas D, Reinhard K, Edgar S, Rolf K. Transgenesis by means of blastocyst-derived embryonic stem cell lines. Proc Natl Acad Sci USA 1986; 83(23):9065-9.

25. Rasmussen TP. Embryonic stem cell differentiation: a chromatin perspective. Reprod Biol Endocrinol 2003; 1(1):100.

26. Matise MP et al. In: Joyner AL. Gene targeting: a practical approach. 2.ed. Oxford: Oxford University Press, 1999. p.111.

27. Smith AG. Origins and properties of mouse embryonic stem cells. Ann Rev Cell Dev Biol 2001; 17:420-34.

28. Bain G, Kitchens D, Yao M, Huettner JE, Gottlieb DI. Embryonic stem cells express neuronal properties in vitro. Dev Biol 1995; 168:342-57.

29. Strubing C, Ahnert-Hilger G, Shan J, Wiedenmann B, Hescheler J, Wobus AM. Differentiation of pluripotent embryonic stem cells into the neuronal lineage *in vitro* gives rise to mature inhibitory and excitatory neurons. Mech Dev 1995; 53:275-87.

30. Yamashita J, Itoh H, Hirashima M, Ogawa M, Nishikawa S, Yurugi T et al. Flk1-positive cells derived from embryonic stem cells serve as vascular progenitors. Nature 2000; 408:92-6.

31. Rohwedel J, Maltsev V, Bober E, Arnold HH, Hescheler J, Wobus AM. Muscle cell differentiation of embryonic stem cells reflects myogenesis *in vivo*: develpmentally regulated expression of myogenic determination genes and functional expression of ionic currents. Dev Biol 1994; 164:87-101.

32. Risau W, Sariola H, Zerves HG, Sasse J, Ekblom P, Kemler R et al. Vasculogenesis and angiogenesis in embryonic-stem-cell-derived embryoid bodies. Development 1988; 102:471-8.

33. Wobus AM, Boheler KR. Embryonic stem cells: prospects for developmental biology and cell therapy. Physiol Rev 2005; 85:635-78.

34. Leblond CP. Classification of cell populations on the basis of their proliferative behavior. Nat Cancer Inst 1964; 14:119-50.

35. Brazelton TR, Rossi FM, Keshet GI, Blau HM. From marrow to brain: expression of neuronal phenotypes in adult mice. Science 2000; 290:1775-9.

36. Slack JM. Stem cells in epithelial tissues. Science 2000; 287:1431-3.

37. Becker AJ, McCullough EA, Till JE. Cytological demonstration of the clonal nature of spleen colonies derived from transplanted mouse narrow cells. Nature 1963; 197:452-4.

38. Friedenstein AJ, Chailakhjan RK, Lalykina KS. The development of fibroblast colonies in monolayer cultures of guinea-pig bone marrow and spleen cells. Cell Tissue Kinet 1970; 3:393-403.

39. Owen M. Marrow derived stromal stem cells. J Cell Science Supp 1988; 10:63-76.

40. Bianco P, Cossu G. Uno, nessuno e centomila: searching for the identity of mesodermal progenitors. Exp Cell Res 1999; 251:257-63.

41. Lee JY, Qu-Petersen Z, Cao B. Clonal isolation of muscle-derived cells capable of enhance muscle regeneration and bone healing. J Cell Biol 2000; 150:1085-100.

42. Qu-Petersen Z, Deasy B, Jankowsky R. Identification of a novel population of muscle stem cell in mice: potential for muscle regeneration. J Cell Biol 2002; 157:851-4.

43. Pate DW. Isolation and differentiation of mesenchymal stem cells from rabbit muscle. Clin Res 1993; 41:374A.

44. Rogers JJ. Differentiation factors induce expression of muscle, fat, cartilage, and bone in a clone of mouse pluripotent mesenchymal stem cells. Am Surg 1995; 61:231-6.

45. Williams JT. Cells isolated from adult human skeletal muscle capable of differentiating into multiple mesodermal phenotypes. Am Surg 1999; 65:22-6.

46. Takahashi K, Yamanaka S. Induction of pluripotent stem cells from mouse embryonic and adult fibroblast cultures by defined factors. Cell 2006; 126(4):663-76.

47. Takahashi K, Tanabe K, Ohnuki M, Narita M, Ichisaka T, Tomoda K et al. Induction of pluripotent stem cells from adult human fibroblasts by defined factors. Cell 2007; 131(5):861-72.

48. Yu J, Vodyanik MA, Otto KS, Bourget JA, Frane JL, Tian S et al. Induced pluripotent stem cell lines derived from human somatic cells. Science 2007; 21:1917-20.

49. Maherali N, Sridharan R, Xie W, Utikal J, Eminli S, Arnold K et al. Directly reprogrammed fibroblasts show global epigenetic remodelling and widespread tissue contribution. Cell Stem Cell 2007; 1:55-70.

50. Okita K, Ichisaka T, Yamanaka S. Generation of germ-line competent induced pluripotent stem cells. Nature 2007; 448:313-7.

51. Wernig M, Meissner A, Foreman R, Brambrink T, Ku M, Hochedlinger K et al. *In vitro* reprogramming of fibroblasts into a pluripotent ES cell-like state. Nature 2007; 448:318-24.

52. Cao B, Huard J. Muscle-derived stem cell. Cel l Cycle 2004; 3(2):104-7.

53. Huard J, Yokoyama T, Pruchnics R, Qu Z, Li Y, Lee JY et al. Muscle-derived cell-mediated ex vivo gene therapy for urological dysfunction. Gene Therapy 2002; 9:1617-26.

54. Chermansky CJ, Tarin T, Kwon DD, Jankowski RJ, Cannon TW, de Groat WC et al. Intraurethral muscle-derived cell injections increase leak point pressure in a rat model of intrinsic sphincter deficiency. Urology 2004; 63:780-5.

55. Kwon D, Kim Y, Pruchnic R, Jankowski R, Usiene I, de Miguel F et al. Periurethral cellular injection:comparison of muscle-derived progenitor cells and fibroblasts with regard to efficacy and tissue contractility in an animal model of stress urinary incontinence. Urology 2006; 68:449-54.

56. Smaldone MC, Chancellor MB. Muscle derived stem cell therapy for stress urinary incontinence. World J Urol 2008; 26:327-32.

57. Strasser H, Marksteiner R, Margreiter E, Mitterberger M, Pinggera GM, Frauscher F. Transurethral ultrasonography- guided injection of adult autologous stem cells versus transurethral endoscopic injection of collagen in treatment of urinary incontinence. World J Urol 2007; 25:385-92.

58. Mitterberger M, Marksteiner R, Margreiter E, Pinggera GM, Colleselli D, Frauscher F. Autologous myoblasts and fibroblasts for female stress incontinence: a 1-year follow-up in 123 patients. BJU Int 2007; 100:1081-5.

59. The editors of The Lancet. Expression of concern – autologous myoblasts and fibroblasts for treatment of stress urinary incontinence: a randomized controlled trial. Lancet 2008; 371:1490.

60. Kleinert S, Horton R. Retraction - autologous myoblasts and fibroblasts for treatment of stress urinary incontinence: a randomized controlled trial. Lancet 2008; 372:789-90.

61. Carr LK, Steele D, Steele S, Wagner D, Pruchnic R, Jankowski R et al. 1-year follow-up of autologous muscle-derived stem cell injection pilot study to treat stress urinary incontinence. Int Urogynecol J Pelvic Floor Dysfunct 2008; 19(6):881-3.

62. Herschorn S, Carr L, Birch C, Murphy M, Robert M, Jankowski R. Autologous muscle derived ells as therapy for stress urinary incontinence: a randomized, blinded trial. Neurourol Urodyn 2010; 29(2):307.

63. Cannon TW, Sweeney DD, Conway DA, Kamo I, Yoshimura N, Sacks M et al. A tissue-engineered suburethral sling in an animal model of stress urinary incontinence. BJU Int 2005; 96:664-9.

64. Ho MH, Heydarkhan S, Vernet D, Kovanecz I, Ferrini MG, Bhatia NN et al. Stimulating vaginal repair in rats through skeletal muscle-derived stem cells seeded on small intestinal submucosal scaffolds. Obstet Gynecol 2009; 114(2 Pt 1):300-9.

65. Roche R, Festy F, Fritel X. Stem cells for stress urinary incontinence: the adipose promise. J Cell Mol Med 2010; 14(1-2):135-42.

66. Zuk PA, Zhu M, Mizuno H, Huang J, Futrell JW, Katz AJ. Multilineage cells from human adipose tissue: implications for cell based therapies. Tissue Eng 2001; 7:211-28.

67. Jack GS, Zhang R, Lee M. Urinary bladder smooth muscle engineered from adipose stem cell and a three dimensional synthetic composite. Biomaterials 2009; 30:3259-70.

68. Zeng X, Jack GS, Zhang R. Treatment of SUI using adipose derived stem cells: restoration of urethral function. J Urol 2006; 175:291.

69. Yamamoto T, Gotoh M, Hattori R, Toriyama K, Kamei Y, Iwaguro H et al. Periurethral injection of autologous adipose derived stem cells for the treatment of stress urinary incontinence in patients undergoing radical prostatectomy: Report of two initial cases. Int J Urol 2010; 17:75-82.

70. Chung SY, Krivorov NP, Rausei V, Thomas L, Frantzen M, Landsittel D. Bladder reconstitution with bone marrow derived stem cells seeded on small intestinal submucosa improves morphological and molecular composition. J Urol 2005; 174:353-9.

71. Zhang Y, Lin HK, Frimberger D, Epstein RB, Kropp BP. Growth of bone marrow stromal cells on small intestinal submucosa: an alternative cell source for tissue engineered bladder. BJU Int 2005; 96:1120-5.

72. Zhang Y, Frimberger D, Cheng EY, Lin HK, Kropp BP. Challenges in a larger bladder replacement with cell-seed and unseeded small intestinal submucosa grafts in a subtotal cystectomy model. BJU Int 2006; 98:1100-5.

73. Shukla D, Box GN, Edwards EA, Tyson DR. Bone marrow stem cells for urologic tissue engineering. World J Urol 2008; 26:341-9.

74. Kinebuchi Y, Aizawa N, Imamura T, Ishizuka O, Igawa Y, Nishizawa O. Autologous bone marrow derived mesenchymal stem cell transplantation into injured rat urethral sphincter. Int J Urol 2010; 17(4):359-68.

75. Lim JJ, Jang JB, Kim JY, Moon SH, Lee CN, Lee KJ. Human umbilical cord blood mononuclear cell transplantation in rats with intrinsic sphincter deficiency. J Korean Med Sci 2010; 25(5):663-70.

76. Lee CN, Jang JB, Kim JY, Koh C, Baek JY, Lee KJ. Human cord blood stem cell therapy for treatment of stress urinary incontinence. J Korean Med Sci 2010; 25(6):813-6.

77. De Coppi P, Bartsch G Jr, Siddiqui MM, Xu T, Santos CC, Perin L et al. Isolation of amniotic stem cell lines with potential for therapy. Nat Biotechnol 2007; 25:100-6.

78. Kim BS, Chun SY, Lee JK, Lim HJ, Bae JS, Chung HY et al. Human amniotic fluid stem cell injection therapy for urethral sphincter regeneration in an animal model. BMC Med 2012; 10:94.

79. Chun SY, Cho DH, Chae SY, Choi KH, Lim HJ, Yoon GS et al. Human amniotic fluid stem cell-derived muscle progenitor cell therapy for stress urinary incontinence. J Korean Med Sci 2012; 27:1300-7.

QUESTÕES

1. Com relação ao uso de células-tronco na medicina regenerativa, assinale o que for incorreto:

a. Células-tronco são células indiferenciadas, com potencialidade para dar origem aos mais diversos tipos de células especializadas que formam os tecidos do organismo.

b. As células-tronco de um paciente podem ser usadas para regenerar seus tecidos ou órgãos lesados, eliminando o risco de rejeição imunológica.

c. As células-tronco embrionárias têm maior capacidade de diferenciação, são totipotentes e podem originar todos os tecidos corporais. Quando retiradas de embriões congelados, eliminam as questões éticas e religiosas associadas à obtenção de órgãos para transplantes.

d. As células-tronco podem ser usadas em vários procedimentos de neoformação de tecidos em órgãos com degenerações, necrose e lesões. Para isso, precisam receber tratamento especial para orientar a diferenciação em determinado tipo de tecido.

e. Células-tronco adultas são encontradas em vários tecidos (como medula óssea, sangue, fígado, gordura, polpa dentária, etc.), e também no cordão umbilical e na placenta. As células-tronco da medula óssea, dos adipócitos e do músculo esquelético podem dar origem a células musculares estriadas.

2. Sobre a utilização da terapia celular na Uroginecologia, podemos afirmar que:

a. As células-tronco derivadas de músculo são as mais estudadas para o tratamento da incontinência urinária de esforço. Elas se diferenciam principalmente em células mesodérmicas (músculo estriado, gordura, cartilagem e osso).

b. A terapia celular tem efeito comprovado no tratamento da síndrome da bexiga hiperativa. A principal fonte de células-tronco para este fim é o tecido epitelial, rico em colágeno. Sua aplicação é feita por meio de uretrocistoscopia.

c. Pesquisas experimentais demonstram que as células-tronco adultas têm efeito na regeneração de uretras danificadas, atuando principalmente na recuperação estrutural e funcional das camadas musculares.

d. Extensas pesquisas demonstram que a terapia celular com células-tronco isoladas não tem efeito benéfico no tratamento do prolapso genital se usada sem associação com a tela sintética.

e. Duas das anteriores estão corretas.

3. No tratamento da IUE com células-tronco, é correto afirmar que:

a. As células cultivadas *in vitro* podem ser injetadas diretamente no tecido lesado (uretra) a ser tratado ou na circulação sanguínea, sendo que a via sistêmica confere melhores resultados.

b. A célula-tronco de pluripotência induzida é uma célula somática reprogramada para se comportar como uma célula-tronco embrionária, sendo seu uso, portanto, passível de complicações como tumores uretrais ou vesicais.

c. Estudos clínicos iniciais sugerem que, quanto maior o número de células injetadas na região periuretral, melhor o resultado terapêutico. Os efeitos colaterais secundários ao tratamento incluem dores na região da biópsia e do sítio de injeção das células, além de retenções urinárias leves e temporárias e infecções de urina.

d. A terapia com células-tronco adultas já é uma realidade no tratamento da IUE, sendo seus resultados clínicos comparáveis às técnicas cirúrgicas, porém com menor morbidade.

e. Todas as alternativas anteriores estão corretas.

43

Doenças neurológicas e trato urinário

Monica Suzana Costa Diniz

INTRODUÇÃO

As disfunções neurogênicas do trato urinário inferior (DNTUI) são aquelas associadas à afecção confirmada do sistema nervoso.[1] Uma grande variedade de condições neurológicas pode afetar a função do trato urinário inferior, determinando o comprometimento da função de enchimento, de esvaziamento vesical ou de ambas, e pode ainda ter consequências mais graves, como lesões renais ou perda da função renal.

As DNTUI decorrem de lesões cerebrais, da medula espinal ou do sistema nervoso periférico. É comum apresentarem múltiplos e variados sintomas, como incontinência urinária, urgência miccional e problemas do esvaziamento vesical. A gravidade desses sintomas depende de fatores como a natureza, o sítio, a extensão e o desenvolvimento da lesão neurológica. A identificação dessas lesões é importante, pois cada uma dessas áreas tende a produzir padrões característicos de disfunção vesical e esfinctérica. Assim, é necessário identificar se o caso é uma condição neurológica estável ou se é uma condição progressivamente deletéria, como nos processos inflamatórios ou degenerativos, se a lesão ocorreu em nível suprapontino, suprassacral ou sacral e periférico, ou, ainda, se ocorreu na criança, na qual os defeitos congênitos são mais prováveis (Tabela 1).

TABELA 1 Características das principais doenças neurológicas que repercutem no trato urinário

Lesões congênitas	Paralisia cerebral, espinha bífida (meningomielocele), agenesia sacral, neuropatia congênita
Lesões adquiridas	Trauma, AVC, tumores, Parkinson, esclerose múltipla, hérnia de disco, PET/MAH
Lesões suprapontinas	Doença de Parkinson, tumores, trauma, esclerose múltipla, AVC, doença de Alzheimer, demência vascular, demência de Lewy, doença de Huntington
Lesões suprassacrais	Trauma, hérnia de disco, tumores, esclerose múltipla, disrafismo toracolombar, neuroesquistossomose, PET/MAH, mielites de origem indeterminada
Lesões sacrais e de nervos periféricos	Espinha bífida sacral, agenesias e malformações sacrais, traumatismo ou compressão do cone medular e cauda equina, cirurgias pélvicas radicais, diabetes
Causas infecciosas	PET/MAH, neuropatia herpética, neuroesquistossomose
Causas degenerativas	Parkinson, demências, esclerose múltipla, neuropatia diabética

AVC: acidente vascular cerebral; PET/MAH: paraparesia espástica tropical/mielopatia associada ao HTLV1.

Os sintomas do trato urinário têm um impacto significativo na qualidade de vida: podem levar ao isolamento social, prejudicar as atividades da vida diária e reduzir a expectativa de vida. Outros fatores clínicos colaboram para o aumento da morbimortalidade associada às disfunções neurológicas do trato urinário inferior: infecções do trato urinário (ITU) recorrentes, que podem ser graves e evoluírem para urossepses e dano renal, intervenções médicas frequentes, refluxo vesicoureteral, efeitos colaterais de medicações, uso de fraldas, cateterismo vesical e institucionalização. Também é substancial o impacto econômico, pois despesas significativas estão associadas a necessidades de acompanhamento médico, tratamento clínico e cirúrgico, além de manejo das complicações. Há também grandes custos associados à utilização de cateteres e fraldas, além dos gastos relativos à equipe de apoio, como fisioterapeutas, fonoaudiólogos, técnicos de enfermagem e cuidadores, que necessitam ser treinados adequadamente.

FUNÇÃO DO TRATO URINÁRIO BAIXO

Na saúde e na continência, a decisão de quando urinar é determinada pela percepção de plenitude vesical associada à ponderação da adequação social para fazê-lo.[2] O trato urinário inferior tem duas funções distintas: o enchimento e o esvaziamento vesical.

Na fase de enchimento normal, o detrusor permanece relaxado e com baixas pressões vesicais, o que permite receber volume e atingir uma capacidade suficiente. A sensibilidade está conservada, a capacidade de adiar a micção é possível e o esfíncter uretral fica fechado, permitindo que a continência seja mantida. A fase de esvaziamento vesical acontece voluntariamente, portanto, em momento socialmente adequado. Nela, o esfíncter uretral relaxa e o detrusor contrai, permitindo a saída do fluxo urinário, que acontece com pressões fisiológicas, volume adequado, de forma ininterrupta e completa, sem urina residual.

Para efetuar ambas as funções, as conexões entre a ponte e a medula espinal sacral precisam estar intactas, bem como a inervação periférica que surge do segmento mais caudal da medula sacral. De lá, parte a inervação periférica pela cauda equina para o plexo sacral e via nervos pélvico e pudendo, para a inervação da bexiga e do esfíncter uretral.[2]

CONTROLE NEUROLÓGICO DA MICÇÃO

É necessário conhecer o controle neurofisiológico da micção para compreender as muitas e variadas queixas urinárias que podem surgir como resultado das doenças neurológicas e para entender que a continência urinária é um teste severo para a integridade neurológica, fato que tem sido reconhecido desde que os testes neurológicos foram escritos.[3]

O desenvolvimento do controle urinário é complexo e ainda não entendido completamente. O início voluntário da contração do detrusor e o controle do esfíncter dependem de maturação da coordenação neurológica sobre o trato urinário inferior. O controle voluntário da micção é dependente do córtex cerebral, capaz de facilitar ou inibir o reflexo pontino da micção.[4]

No córtex pré-frontal, existem várias conexões com regiões que, direta ou indiretamente, mantêm conexões com a substância cinzenta periaquedutal, o hipotálamo e outras áreas associadas ao controle autonômico e, portanto, envolvidas no controle consciente e social da função vesical.[2]

Com base em estudos das regiões cerebrais envolvidas no controle da micção usando tomografia funcional da bexiga[5] e avaliadas as regiões corticais nas fases de enchimento e esvaziamento vesical, tem sido postulado que a tarefa do córtex pré-frontal é a tomada de decisão de quando a micção vai ocorrer ou não, em um determinado lugar e tempo.[5,6] Outros estudos foram realizados com imagens de ressonância nuclear magnética funcional (fRNM)[7] sobre o mapeamento das sensações vesicais normais e o envolvimento de centros emocionais (límbico). Esses estudos mostram o envolvimento de emoção, como é esperado, para a sensação anormal de urgência, pois mesmo quando a sensação de forte desejo de urinar é intensa, é diferente da urgência. Por isso, é de se esperar que a ação dessas áreas no centro pontino da micção seja inibitória.[7]

O sistema nervoso autônomo simpático facilita a função de armazenamento urinário por meio de suas fibras nervosas emergindo de T10 a L2, que compõem parte do nervo hipogástrico. Betarreceptores localizados sobretudo no fundo da bexiga respondem a estímulos gerados pela distensão vesical, relaxando o músculo detrusor. Alfarreceptores localizados principalmente no colo vesical e uretra proximal atuam contraindo tais regiões, aumentando a resistência local e evitando a perda urinária (Figura 1A). Em condições sociais apropriadas para que o esvaziamento vesical ocorra, sinais são enviados do córtex para o centro pontino da micção e, então, para os núcleos motores eferentes (parassimpáticos) nos segmentos medulares S2 e S3, resultando em contração do músculo detrusor. O estímulo supraespinal pontino também inicia a inibição do sistema nervoso simpático e do ramo perineal do nervo pudendo, resultando em concomitante relaxamento do esfíncter urinário e do assoalho pélvico, permitindo o esvaziamento vesical (Figura 1B).[4]

De forma sucinta, pode-se dizer que o controle neurológico da micção ocorre por meio de três alças:

- alça I, entre o córtex e a ponte, inibitória na maior parte do tempo, que garante relaxamento vesical durante armazenamento de urina e controle voluntário da micção;
- alça II, entre a ponte e o centro sacral da micção, é responsável pelo sinergismo vesicoesfinctérico;
- alça III, entre a medula e a bexiga, é responsável pelo ato reflexo da micção.[8]

É importante conhecer essas três alças para entender como o nível de lesão neurológica determina um padrão vesicoesfinctérico mais provável[1,9] (Tabela 2 e Figura 2).

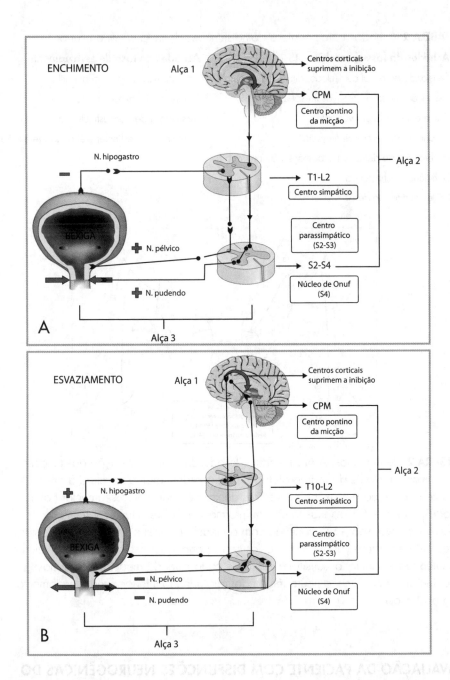

FIGURA 1 Esquema do controle neurológico na fase de enchimento (A) e no esvaziamento vesical (B), bem como a interação entre os diversos níveis de controle neurológico da micção – cortical, pontino, medular e periférico – e a correspondente resposta vesical e esfinctérica.

TABELA 2 Achados característicos das disfunções do trato urinário inferior

Achados da fase de enchimento	Achados da fase de esvaziamento
Sensibilidade vesical aumentada, diminuída ou ausente	Detrusor hipoativo ou acontrátil
Sensações neurovegetativas inespecíficas	Obstrução infravesical
Baixa complacência vesical	Dissinergia detrusor-esfinctérica
Capacidade vesical aumentada	Obstrução do esfíncter uretral não relaxado
Hiperatividade detrusora espontânea ou provocada	
Deficiência esfinctérica	

Fonte: modificada de Abrams et al.[1]

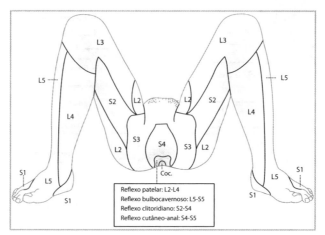

FIGURA 2 Dermátomos. A área medular lesada determina alteração das funções sensitivas e motoras da região afetada. O termo dermátomo se refere à área da pele inervada por axônios sensitivos dentro de cada nervo segmentar (raiz) correspondente. Os reflexos fornecem informações sobre o funcionamento do nervo sensitivo, sobre sua conexão com a medula espinal e sobre o nervo motor que dela emerge e vai até os músculos correspondentes. Esses reflexos identificam a integridade funcional sensitivo-motora de cada nível da medula espinal das pacientes com disfunção neurogênica do trato urinário inferior, sendo fundamentais na avaliação.[9]

AVALIAÇÃO DA PACIENTE COM DISFUNÇÕES NEUROGÊNICAS DO TRATO URINÁRIO INFERIOR

O diagnóstico das pacientes com DNTUI deve ser sempre baseado em vasta avaliação das condições neurológicas e não neurológicas. Embora as pacientes com DN-

TUI possam ser sintomáticas ou assintomáticas, a anamnese deve ser padronizada e realizada rotineiramente, buscando sintomas passados e presentes de distúrbios urinários, evacuatórios e sexuais.[9,10] Contudo, ênfase maior deve ser dada à pesquisa minuciosa de sintomas neurológicos somáticos e sensoriais, incluindo início, evolução e qualquer tratamento realizado, e aos sintomas e sinais complicadores, identificação da espasticidade ou de possível disreflexia autonômica, ao uso de medicamentos e antecedentes cirúrgicos, estado mental e cognitivo e à mobilidade.[9,10] Na avaliação do exame físico, o estado neurológico de uma paciente com DNTUI deve ser descrito o mais completamente possível. A avaliação sensitiva bilateral dos dermátomos nos níveis L2-S4 da medula espinal, os reflexos urogenitais e da parte inferior da medula espinal (Figura 2),[9] o tônus anal e a avaliação funcional dos músculos do assoalho pélvico devem ser pesquisados, identificados e valorizados. Esses dados representam uma avaliação não invasiva da inervação aferente e eferente da pelve, e as várias respostas reflexas são indicativas da integridade ou não da função das raízes sacrais e/ou do cone medular (Figura 2).[9] Alguns testes não invasivos, como o diário miccional e a medida do resíduo pós-miccional pela ultrassonografia, também são formalmente recomendados na avaliação das pacientes com DNTUI, pois são dados relevantes na orientação da investigação, no diagnóstico e no tratamento.[9,10] Vale salientar que a presença de sintomas e sinais neurológicos indica a necessidade de avaliação mais profunda, pois a própria disfunção do trato urinário inferior pode ser sintoma de doença neurológica e pode representar o alerta necessário para que a busca por uma doença neurológica seja iniciada, antes que qualquer conduta invasiva, principalmente cirúrgica, seja tomada (Tabela 2).[1,11]

Sintomas e complicações de longo prazo não se correlacionam, sendo, desta forma, importante identificar pacientes com DNTUI e estabelecer se têm alto ou baixo risco de complicações posteriores. A investigação urodinâmica é o único método que pode avaliar objetivamente a função do trato urinário inferior, sendo, portanto, altamente recomendada em pacientes com DNTUI,[9,10] pois documenta de modo objetivo os distúrbios miccionais, determina critérios prognósticos e orienta a terapêutica. Contudo, o estudo urodinâmico tem como principal objetivo em pacientes com DNTUI definir o padrão disfuncional do detrusor e do esfíncter e detectar fatores de risco clinicamente silenciosos, antes que produzam danos ao trato urinário.[1,9] Os fatores de risco e o mau prognóstico quanto ao dano renal podem estar sozinhos ou em associação, conforme demonstrado na Tabela 3.[12]

TABELA 3 Fatores de risco e mau prognóstico quanto ao dano renal

Pressão de armazenamento vesical elevada
Elevada pressão de perda do detrusor (DLPP), acima de 40 cmH$_2$O
Baixa complacência vesical
Dissinergia detrusor-esfíncter
Resíduo pós-miccional elevado
Presença de refluxo vesicoureteral

A classificação funcional e motora das disfunções neurogênicas do trato urinário inferior leva em conta dados clínicos e urodinâmicos e determina importante correlação com o nível da lesão neurológica (Figura 3).[13] De acordo com a investigação de cada caso, a videourodinâmica e/ou a eletromiografia do esfíncter uretral, do esfíncter anal e dos músculos do assoalho pélvico devem ser associadas, bem como testes neurológicos mais específicos, como testes de sensibilidade, medidas de latência, potenciais evocados e estudos da condução da inervação pélvica.[10] Entretanto, outros fatores podem induzir padrões miccionais diferentes do esperado para determinada doença, tornando o exame urodinâmico de suma importância para portadores de disfunções miccionais de origem neurogênica.[8]

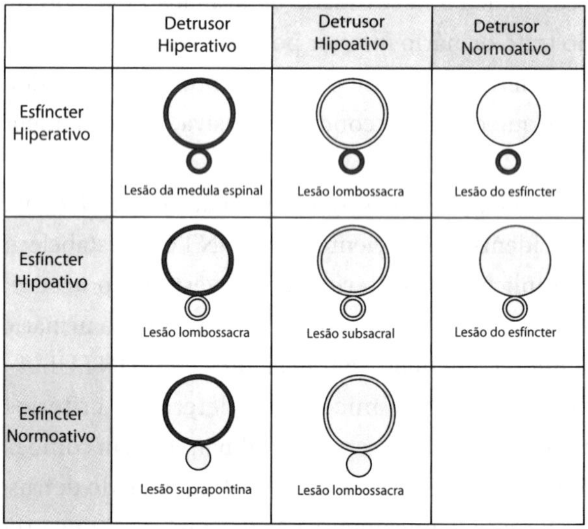

	Detrusor Hiperativo	Detrusor Hipoativo	Detrusor Normoativo
Esfíncter Hiperativo	Lesão da medula espinal	Lesão lombossacra	Lesão do esfíncter
Esfíncter Hipoativo	Lesão lombossacra	Lesão subsacral	Lesão do esfíncter
Esfíncter Normoativo	Lesão suprapontina	Lesão lombossacra	

FIGURA 3 Sistema de classificação funcional de paciente com DNTUI: as linhas grossas correspondem à hiperatividade detrusora ou esfinctérica; as linhas duplas, à normalidade do detrusor ou esfíncter; e as linhas finas, à hipoatividade do detrusor ou esfíncter.
Fonte: adaptada de Madersbacher et al.[13]

LESÕES NEUROLÓGICAS E REPERCUSSÃO NO TRATO URINÁRIO

Lesões corticais

Antes da descoberta dos experimentos com imagens funcionais do cérebro em humanos, tudo que se sabia sobre o controle cortical da bexiga era baseado em estudos clínicos de pacientes com lesões cerebrais.[14] O quadro clínico típico da disfunção urinária secundária à lesão do lobo frontal pode ser desencadeado por traumatismo, tumor, aneurisma, lesão penetrante, hematoma, abscesso ou lobotomia. Caracteriza-se por urgência severa, frequência, urgeincontinência e micção coordenada. A retenção urinária é menos frequente, e quando a lesão é muito extensa, a paciente torna-se desinibida e não se preocupa com a incontinência.[2,15]

Acidente vascular cerebral (AVC) hemorrágico ou isquêmico é a primeira causa de deficiência funcional grave e sua frequência aumenta com o avançar da idade. As repercussões do AVC na função do trato urinário baixo dependem da extensão, localização e gravidade da lesão. Vários estudos têm tentado correlacionar o local do dano vascular cerebral com alterações urodinâmicas, porém sem sucesso.

O quadro clínico comumente encontrado na fase inicial após o AVC, chamada de "choque cortical", é geralmente transitório e observa-se retenção urinária decorrente de arreflexia do detrusor acompanhada de esfíncter hiperativo. Após 3 meses, mais de 50% das pacientes permanecem com queixas urinárias, e o quadro clínico estabelece-se com hiperatividade detrusora e micção cooordenada, sem sinais de dissinergia vesicoesfinctérica. Foi demonstrado que as lesões cerebrais anteriores têm muito mais probabilidade de estarem associadas à incontinência do que as posteriores.

Estudos epidemiológicos concluem que a incontinência urinária que ocorre dentro de 7 dias subsequentes ao AVC é um indicador específico de mau prognóstico mais poderoso para a baixa sobrevivência e dependência funcional eventual do que história de depressão do nível de consciência.[16] A razão para isso não é clara; talvez sejam as alterações no centro da fala que dificultam a comunicação, o comprometimento da mobilidade ou mesmo por ser um AVC mais grave e com maior repercussão emocional e, portanto, menor motivação para recuperação funcional.[16]

As síndromes demenciais são caracterizadas pela presença de déficit progressivo na função cognitiva, com maior ênfase na perda de memória e interferência nas atividades sociais e ocupacionais. Doença de Alzheimer, demência vascular, demência de Lewy, doença de Huntington e demência frontotemporal são exemplos de síndromes demenciais.

Não é fácil distinguir a demência associada à disfunção neurogência do trato urinário baixo daquela causada por mudanças relacionadas a idade e outras doenças concomitantes. Observa-se que incontinência é muito mais frequente em pacientes geriátricos com demência do que sem demência, embora nem todo idoso incontinente esteja cognitivamente deficiente.[2,15]

A principal causa de demência é a doença de Alzheimer, que responde por cerca de 60% de todas as demências e é mais frequente em mulheres. A ocorrência de incontinência urinária é relatada entre 23 e 48%, e o surgimento geralmente se correlaciona com a progressão da doença.

O achado urodinâmico mais frequente nesse grupo de pacientes é a hiperatividade detrusora. Contudo, existe dificuldade em estabelecer alguns parâmetros urodinâmicos, principalmente de sensibilidade, e o estudo urodinâmico é indicado apenas nas situações em que ocorre falha no tratamento ou pré-operatório.[17]

Lesões dos gânglios da base

Doença de Parkinson (DP) é uma doença do movimento associada com a degeneração dos neurônios dopaminérgicos na substância negra. Além do distúrbio do movimento, frequentemente os pacientes apresentam problemas neuropsiquiátricos e do sono, sintomas sensoriais e distúrbios autonômicos, como disfunção vesical.[18]

A incidência de DNTUI secundária a DP varia entre 37,9 e 70%. Hattori et al.[19] relataram que 60% dos pacientes com DP tinham sintomas urinários. Os sintomas vesicais da DP ocorrem nos estágios avançados após o aparecimento do distúrbio motor, em geral alguns anos depois do tratamento da DP. Existe correlação direta entre degeneração dopaminérgica, estágio da doença, incapacidade neurológica e sintomas do trato urinário inferior.[18,19]

A doença de Parkinson pode influenciar na micção e determinar DNTUI por mecanismos distintos ou correlacionados:[6,15]

- ao processo da doença: depleção de células da substância negra determina a perda de impulsos inibitórios normais ao centro pontino da micção, produzindo sintomas e hiperatividade detrusora;
- com os efeitos farmacológicos de medicamentos antiparkinsonianos: L-dopa exacerba a hiperatividade detrusora na fase de enchimento e aumenta a contratilidade do detrusor; os volumes residuais pós-miccionais podem diminuir;
- a comorbidades: senilidade, diabetes, prolapsos genitais, lesões de nervos periféricos, etc.

Em geral, os sintomas urinários encontrados são urgência, frequência e, às vezes, urgeincontinência. O estudo urodinâmico comumente mostra detrusor hiperativo.[19] Embora o dissinergismo vesicoesfinctérico não seja comum, alguns autores têm sugerido que relaxamento deficiente ou bradicinesia do esfíncter uretral pode resultar em micção incoordenada e dificuldade para iniciar a micção.[19]

Vale salientar que se uma paciente apresentar sintomas urinários severos ainda no início da DP, o diagnóstico diferencial com a atrofia de múltiplos sistemas (MAS – doença neurodegenerativa que se caracteriza pela presença de sinais parkinsonianos, cerebelares, autonômicos e piramidais) deve ser considerado. Na MAS, ocorre hiperatividade detrusora decorrente da perda das células em regiões do tronco cerebral e da inervação parassimpática do detrusor, associada à denervação do esfíncter uretral por perda de células do corno anterior do núcleo de Onuf. Isto produz um quadro clínico diferente da DP, uma combinação de bexiga hiperativa, esvaziamento incompleto e deficiência esfinctérica.[20]

Lesões da medula espinal

Lesões da medula espinal podem ter causa traumática, vascular, iatrogênica ou congênita (disrafismo). A incidência de 30 a 40 casos novos por 1 milhão de habitantes é a média nos Estados Unidos. No Brasil, essa taxa pode ser mais alta e a maioria desses pacientes desenvolve DNTUI. Há forte evidência do declínio na incidência de disrafismo em todo o mundo, provavelmente relacionado ao uso sistemático de ácido fólico antes e durante a gestação.[21]

A lesão da medula espinal pode resultar na perda de locomoção, alteração da função vesical, intestinal e sexual e ter grande impacto na qualidade de vida. Um importante critério clínico é que, pelo fato de a inervação da bexiga surgir mais caudalmente do que a inervação dos membros inferiores, qualquer forma de doença na medula espinal que cause disfunção vesical pode produzir sinais clínicos nos membros inferiores, a menos que a lesão seja completamente restrita ao cone medular. Esta é uma regra suficientemente confiável e de grande valor, quando se considera que um paciente tem bexiga neurogênica em virtude do envolvimento da medula espinal.[2]

Na disfunção vesical secundária a lesão na medula espinal, encontra-se hiperatividade detrusora, diminuição da complacência e dissinergia vesicoesfinctérica, que pode ter tal gravidade a ponto de causar refluxo ureteral, hidronefrose e danos renais.

Imediatamente após a transecção da medula espinal ocorre perda do controle voluntário e supraespinal da micção e instala-se a fase de "choque medular", que produz uma bexiga arreflexa e, portanto, acontrátil, acarretanto retenção urinária completa. A partir daí, segue-se um lento desenvolvimento de micções automáticas e, gradualmente, ao longo de algumas semanas, as contrações reflexas do detrusor se desenvolvem em resposta a baixos volumes de enchimento, mediado pelo reflexo medular.[2,22]

A bexiga hiperativa de baixa capacidade caracteriza a doença da medula espinal. Os sintomas de urgência e frequência são significativos; a urgeincontinência ocorre especialmente quando a hiperatividade detrusora é grave e diante do déficit motor, como a paraparesia espástica, que dificulta a chegada ao banheiro a tempo. Na maioria dos casos, a sensibilidade vesical está abolida ou é inespecífica e o esvaziamento vesical é comprometido e ineficente por causa da contração simultânea do esfíncter uretral e da bexiga (dissinergia detrusor-esfíncter).[2]

O dissinergismo vesicouretral decorre da perda da inibição cerebral sobre o esfíncter externo e também da ação excitatória dos aferentes vesicais no nível do eferente pudendo, produzindo contração do esfíncter externo. Como o esvaziamento não se processa adequadamente, grandes volumes de urina residual ocorrem, determinando a necessidade de cateterismo uretral para esvaziar a bexiga e colaborando na promoção de quadros de cistite e infecção. O músculo esquelético do esfíncter uretral externo fadiga rápido, e a alta pressão intravesical frequentemente ultrapassa a resistência desse músculo, produzindo perda de urina. Assim, na lesão medular, também é possível encontrar bexiga de capacidade aumentada associada à incontinência constante.[22]

As lesões medulares que acometem a região sacral geralmente apresentam disfunção motora, sensorial e autonômica. Clinicamente, os pacientes apresentam dor, fraqueza das extremidades, anestesia perineal e disfunção vesical. A DNTUI secundária a lesão sacral tem como padrão a arreflexia detrusora, uma vez que o centro parassimpático da micção é lesado. O mecanismo esfinctérico pode ser afetado, mas geralmente mantém tônus moderado. Os pacientes com lesões nesse nível geralmente apresentam sintomas de dificuldade miccional associados a perda total ou parcial da sensibilidade vesical, e podem apresentar incontinência por transbordamento. Quando a lesão predominante é do núcleo de Onuf, responsável pela inervação do esfíncter externo, pode ocorrer deficiência esfinctérica intrínseca (DEI) e incontinência aos esforços (IUE).[2,22]

As consequências fisiopatológicas da doença neurológica progressiva que afetam a medula espinal são semelhantes às do trauma medular, mas o contexto médico da deficiência crescente e a probabilidade de ocorrer envolvimento neurológico geral devem ser considerados juntamente com a DNTUI.[2]

A esclerose múltipla (EM) é uma doença neurológica que pode ser muito incapacitante, normalmente afetando adultos jovens entre 20 e 45 anos de idade. A disfunção miccional é uma consequência comum nessa afecção, também produzindo importante impacto negativo na qualidade de vida. Trata-se de uma afecção evolutiva que potencialmente pode comprometer qualquer localização do sistema nervoso central (SNC) de forma imprevisível. Apresenta sinais clínicos de paraparesia e sinais do neurônio motor superior no exame do membro inferior.[23]

EM é causada pelo surgimento de áreas de desmielinização disseminadas pelo SNC, provavelmente de etiologia autoimune, com períodos de exacerbação e de remissão em 60% dos casos, sendo mais comum em mulheres.[8] Provoca DNTUI em 50 a 90% dos casos; os sintomas aparecem geralmente após 10 anos do diagnóstico e estão relacionados com o estado de incapacidade. O sintoma urinário mais comum é a urgência associada à frequência e à urgeincontinência, que é agravada quando existe déficit motor e subjacente a hiperatividade.[4] Os sintomas de dificuldade miccional muitas vezes são menos proeminentes, mas pode haver incapacidade de iniciar a micção voluntariamente, esvaziando a bexiga à custa de contração involuntária, frequentemente com padrão de fluxo partido. Existe pobre correlação entre sintomas e achados urodinâmicos. Até 88% dos pacientes assintomáticos podem apresentar alterações urodinâmicas; os achados tendem a se modificar com a evolução da doença e é mais comum a hiperatividade detrusora, que ocorre em 50 a 90% das vezes, sendo associada a dissinergia vesicoesfinctérica em até 50% dos casos. A arreflexia detrusora ocorre em 20 a 30% dos casos, com esvaziamento vesical incompleto ou retenção urinária na maioria das vezes; muito raramente causa danos ao trato urinário alto.[2,24] Outra doença neurológica progressiva que causa DNTUI é a mielopatia inflamatória causada por infecção pelo vírus HTLV1, denominada paraparesia espástica tropical; é endêmica em algumas regiões do Brasil, como no Nordeste. Caracteriza-se por fraqueza muscular, hiper-reflexia das extremidades, espasticidade e distúrbios urinários.

Manifestações do trato urinário inferior estão presentes em até 90% dos pacientes do paraparesia espástica tropical (PET/MAH) e caracterizam-se por frequência, urgência e urgeincontinência. A hiperatividade do detrusor e do esfíncter da bexiga-dissinergia são os achados urodinâmicos mais comuns.[25]

A disfunção vesical causada pela neurossífilis agora é rara. *Tabes dorsalis* é classicamente descrita como bexiga acontrátil e hipossensível pelo envolvimento das raízes dorsais. Os pacientes mostram sinais característicos da síndrome da medula presa, na qual existe disfunção urinária, dor e déficit neurológico. O estudo urodinâmico mostra um quadro misto com hiperatividade e esvaziamento vesical incompleto.[2]

Lesões da cauda equina e do cone medular

A síndrome da cauda equina origina-se de alterações na função das raízes de L2 a S5. Caracteriza-se por graus variáveis de fraqueza muscular nos membros inferiores, associada à disfunção vesical e intestinal e à perda da sensibilidade na área do períneo (anestesia em sela). Pode ser desencadeada por trauma direto ou indireto das raízes, isquemia, processos infecciosos e reações neurotóxicas.

O quadro clínico é, portanto, tipicamente de perda sensorial perineal, associado à perda do controle voluntário tanto do esfíncter anal como uretral, bem como da capacidade de resposta sexual. A inervação parassimpática de segunda ordem emerge da medula na cauda equina em direção ao detrusor e termina no gânglio parassimpático na parede da bexiga. Assim, após lesão da cauda equina, o detrusor não é denervado, mas descentralizado, e a inervação simpática do colo vesical pode ser preservada. Uma série de disfunções neurogênicas secundárias à lesão da cauda equina tem sido descrita, inclusive a hiperatividade detrusora. A queixa principal não é disfunção vesical, mas a profunda perda sensorial genital ou incapacidade de defecar normalmente. Retenção urinária tem sido descrita em vários tipos de mielorradiculítica sacral viral, incluindo infecções herpéticas.[2,15]

Distúrbios da inervação periférica

Todas as três divisões da inervação da bexiga (parassimpático, simpático e somáticas) contêm fibras aferentes. Por sua extensa inervação autonômica, disfunção vesical é mais comumente vista nas neuropatias generalizadas que envolvem pequenas fibras nervosas, como diabetes, amiloidose, neuropatia autonômica distal, neuropatia imunomediadora e neuropatia congênita. A neuropatia geralmente ocorre como a parte distal de uma neuropatia sensorial generalizada. A disfunção vesical tem início insidioso ao longo de vários anos, com perda progressiva da sensação vesical e problemas no esvaziamento, eventualmente culminando na retenção urinária crônica de baixa pressão. Estudos urodinâmicos demonstram contratilidade do detrusor prejudicada, fluxo urinário reduzido e aumento do volume residual pós-miccional, associados a sensibilidade vesical reduzida.[15]

Lesões dos nervos pélvicos

A inervação periférica dos órgãos pélvicos pode ser danificada em cirurgia pélvica, como em ressecções abdominoperineais de cirurgias oncológicas, histerectomia radical ou cirurgia para correção de prolapso genital, entre outros.[26] Nervos podem ser lesados primariamente na intervenção cirúrgica em virtude de coagulação, sutura, isquemia ou corte removidos junto com outros tecidos ou por tração durante a mobilização de tecidos e vísceras, ou ainda podem sofrer compressão do tecido cicatricial resultante do procedimento cirúrgico. Tudo isso pode produzir dor ou disfunção neurogênica do trato urinário imediatamente após a cirurgia ou algum tempo depois. As disfunções vesicais, como retenção ou incontinência urinária, podem estar presentes. A implantação de suturas ou material de malha, a formação de abscesso ou hematoma na proximidade de nervos, possibilitam alto risco para dor ou compressão secundária do nervo. No entanto, tais relatos de lesões nervosas iatrogênicas são raros na literatura atual.

CONSIDERAÇÕES FINAIS

A partir da valorização dos dados clínicos e complementares, especificamente os dados urodinâmicos, é possível correlacionar as doenças neurológicas e as disfunções do trato urinário inferior e, então, iniciar condutas terapêuticas que, somadas e aplicadas caso a caso, podem produzir o efeito protetor no trato urinário alto, melhorar a continência e os demais sintomas, bem como a qualidade de vida.

O tratamento das DNTUI necessita converter a bexiga hiperativa de altas pressões em um reservatório de baixas pressões, mesmo que isso resulte em resíduo pós-miccional elevado. Também devem ser observadas as condições clínicas e as possiblidades de complicações, além do custo e da eficácia. A conduta diante das DNTUI deve ser baseada não somente em dados clínicos, mas também em exames complementares, de imagem e, sobretudo, na urodinâmica, que consiste no principal método de avaliação do trato urinário baixo. Dentre todos os dados clínicos, a avaliação do resíduo urinário é fundamental no manejo e direcionamento da conduta. Os exames de imagens são importantes na avaliação do trato urinário alto e na identificação de possíveis complicações, como a presença de refluxo vesicoureteral. Contudo, é o estudo urodinâmico associado à eletromiografia que norteia o tratamento, pois juntos podem identificar o tipo de disfunção neurogência do trato urinário inferior e os fatores de risco e de mau prognóstico para lesão do trato urinário alto. O tratamento é frequentemente multifatorial, pois precisa abranger vários aspectos, como melhorar o enchimento vesical, diminuir a hiperatividade, melhorar o esvaziamento e, outras vezes, aumentar a resistência uretral. Além disso, somam-se as medidas adjuvantes ao tratamento, que melhoram a qualidade de vida e a convivência social.

TRATAMENTO DA DNTUI[9,10]
Tratamentos conservadores
A Tabela 4 demonstra as diversas modalidades de tratamento conservador recomendadas em pacientes com DNTUI e seu principal objetivo da ação terapêutica, conforme listados a seguir:

1. Drogas para tratamento da bexiga neurogência hiperativa: anticolinérgicos são altamente recomendados no tratamento das disfunções neurogênicas do trato urinário inferior. As pacientes com DNTUI frequentemente necessitam de doses maiores para conseguir controle vesical, o que determina efeitos colaterais muitas vezes intensos.
2. Drogas para tratamento da bexiga neurogênica hipocontrátil ou flácida: não há evidência de drogas para o tratamento dessa condição.
3. Drogas para diminuir a resistência uretral: alfabloqueadores têm sido usados com relativo sucesso na diminuição da resistência infravesical, do resíduo pós--miccional e da disreflexia autonômica. O uso é recomendado como parte do arsenal terapêutico na tentativa de favorecer o esvaziamento, colaborando para a diminuição das altas pressões intravesicais.
4. Cateterismo vesical intermitente: altamente recomendado para DNTUI. É o padrão-ouro na abordagem dessas pacientes, tanto o autocateterismo quanto o cateterismo por terceiros. O caterismo estéril reduz sobremaneira o risco de infecção do trato urinário inferior quando comparado com o cateterismo limpo. Qualquer dessas opções é válida.
5. Esvaziamento vesical assistido: técnicas de esvaziamento vesical assistido por manobras de Credê. Valsalva e estimulação suprapúbica não são recomendadas e seu uso deve ser desestimulado, pois costumam promover esvaziamento inadequado e produzir altas pressões intravesicais, favorecendo o refluxo vesicoureteral, mantendo resíduos urinários altos e ITU.
6. Reabilitação: micções solicitadas, micções programadas, mudanças de estilo de vida e tratamento fisioterápico com *biofeedback*, eletroestimulação e cinesioterapia. É indicada dependendo de cada caso e de acordo com a limitação que o nível de lesão determina. É recomendada como tratamento adjuvante em pacientes com DNTUI.
7. Absorventes e fraldas: pode ser eficaz para algumas pacientes com DNTUI; mantêm a continência social e pode ser a uma solução prática, segura e aceitável para algumas pessoas.

TABELA 4 Principais tratamentos conservadores recomendados para pacientes com DNTUI[9]

Anticolinérgicos orais: tratam a hiperatividade	Oxibutinina, tróspio, tolterodina, darifecina*, solifenacina*	Muito recomendados
Alfabloqueadores: melhoram o esvaziamento	Alfuzoxina, doxazosina, tansulosina	Recomendadas
Cateterismo vesical	Autocateterismo ou feito por terceiros, limpo ou estéril	Muito recomendado
Fisioterapia	*Biofeedback*, cinesioterapia, eletroestimulação	Recomendados
Mudanças de estilo de vida	Micções programadas ou solicitadas, diminuição da ingesta hídrica, uso de absorventes e fraldas	Recomendadas

*Usadas na prática, ainda sem dados de longo prazo em pacientes com DNTUI.
DNTUI: disfunção neurogênica do trato urinário inferior.
Fonte: Stöhrer et al.[9]

Tratamentos minimamente invasivos

A Tabela 5 demonstra as diversas modalidades de tratamentos não conservadores recomendados em pacientes com DNTUI e o principal objetivo da terapêutica.[9]

TABELA 5 Principais tratamentos não conservadores recomendados para pacientes com DNTUI

Tratamento	Método	Recomendação
Toxina botulínica do tipo A: trata a hiperatividade	Injeção endoscópica no detrusor. Uso de 300 U	Muito recomendada
Esfincterotomia: melhora o esvaziamento	Cirúrgica ou química	Recomendada
Agentes *burking* e reimplante de ureter: trata o refluxo vesicoureteral		Recomendados
Ampliação vesical, substituição vesical, derivações vesicais		Casos selecionados e de exceção
Esfíncter artificial		Recomendado
Sling	De colo vesical e uretra média	Pouco recomendado
Denervações: trata a hiperatividade e a hipoatividade	Rizotomia dorsal	Casos selecionados
Neuromodulação sacral: trata a hiperatividade e a hipoatividade	Implante do gerador e eletrodos nas raízes S2 a S4	Casos selecionados

DNTUI: disfunção neurogênica do trato urinário inferior.
Fonte: Stöhrer et al.[9]

1. Toxina botulínica: a toxina botulínica do tipo A é recomendada em pacientes com DNTUI para tratamento da hiperatividade. Produz denervação química e transitória após injeção no músculo detrusor por endoscopia. Eficaz por aproxidamente 6 meses e a reaplicação não parece trazer danos adicionais. Apresenta como efeito colateral transitório a retenção urinária e, ocasionalmente, fraqueza muscular generalizada.

2. Tratamento intravesical com vaniloides: capsaicina e resiniferotoxina têm ação dessensibilizante das fibras C, diminuindo temporariamente a hiperatividade. Apresentam resultados menos eficazes que a toxina botulínica e possibilidade de complicações maiores, como disreflexia autonômica, sendo, portanto, pouco recomendado.

3. Procedimentos do colo vesical e da uretra: visam a reduzir a resistência infravesical para proteger o trato urinário alto, o que pode ser obtido por meio da esfincterotomia ou por denervação química transitória do esfíncter usando a toxina botulínica. O tratamento pode produzir incontinência urinária. Nos procedimentos no colo vesical e na uretra que objetivam aumentar a resistência infravesical, a indicação dos agentes *burking* não é recomendada para tratamento de longo prazo. Nas cirurgias para colocação de esfíncter artificial e *sling*, existe grande possibilidade de vir a necessitar de cateterismo futuro.

4. Tratamento do refluxo vesicoureteral secundário à hiperatividade detrusora neurogênica: o tratamento padrão é reduzir a pressão intravesical. No refluxo persistente, o uso de agentes *burking* ou reimplante ureteral pode ser considerado.

Tratamentos invasivos

1. Ampliações vesicais: os procedimentos cirúrgicos, como a ampliação vesical, são indicados para o tratamento da hiperatividade detrusora neurogênica apenas quando todas as medidas não cirúrgicas foram esgotadas e ineficazes para reduzir elevadas pressões vesicais com alto risco de dano renal.

2. Denervações: outra opção efetiva de tratamento invasivo da hiperatividade neurogênica em pacientes selecionados é a rizotomia dorsal, com ou sem estimulação sacral da raiz anterior, indicada nas lesões completas; também pode ser recomendada no detrusor hipoativo.

3. Substituição vesical ou derivações estão indicadas apenas em bexiga pequena, rígida e de complacência muito reduzida.

4. Esfíncter artificial e *slings*: no tratamento da deficiência esfinctérica em pacientes com DNTUI, o esfíncter artificial é o mais recomendado. Os *slings* do

colo vesical ou uretra média são procedimentos alternativos. Contudo, qualquer um desses procedimentos só será recomendado quando a atividade do detrusor estiver controlada e não existir refluxo vesicoureteral ou resíduo urinário alto associado.

5. Neuromodulação sacral: recomendada para tratar a hiperatividade e também para melhorar o esvaziamento vesical. É realizada pela implantação de um gerador que envia pulsos constantes para eletrodos implantados nas raízes S2 a S4, produzindo estimulação aferente de S3, determinando estimulação neuronal contínua e modulando o controle reflexo do trato urinário inferior. Promove estimulação simpática, inibição parassimpática e diminuição da hiperatividade. É recomendada em casos selecionados e refratários aos tratamentos conservadores e minimamente invasivos em pacientes com alto risco de dano renal e grande comprometimento da qualidade de vida.

Vale salientar que, diante de uma paciente com DNTUI, a conduta deve ser, dentro do possível, abrangente. Seguindo o algoritmo de tratamento, é possível dispor, conforme cada caso, principalmente com as perspectivas que a doença neurológica de base determina, da melhor conduta para cada paciente.

REFERÊNCIAS BIBLIOGRÁFICAS

1. Abrams P, Cardozo L, Fall M, Griffiths D, Rosier P, Ulmsten U et al. The standardisation of terminology of lower urinary tract function: Report from the Standardisation Sub-committee of the International Continence Society. Neurourol Urodyn 2002; 21(2):167-78.

2. Clare J. Fowler. Neurological disorders of micturition and their treatment. Brain 1999; 122:1213-31.

3. Muller LR. Das vegetatives nerven systen. Berlin: Springer, 1920.

4. Chancellor MB, Blaivas JG. Neurophysiology of micturation. In: Chancellor MB, Blaivas JG (eds.). Pratical neuro urology. Boston: Butterworth-Heinemann, 1995. p.9-23.

5. Blok BF, Willemsen AT, Holstege G. A PET study on brain control of micturition in humans. Brain 1997; 120:111-21.

6. Fowler CJ. Integrated control of lower urinary tract – Clinical perspective. Brit J Pharmacol 2006; 147:S14-S24.

7. Griffiths D, Derbyshire S, Stenger A, Resnick N. Brain control of normal and overactive bladder. J Urol 2005; 174:1862-7.

8. Rocha FET, Gomes CM. Bexiga neurogênica. In: Nardozza Jr A, Zerati Filho M, Reis RB (eds.). Urologia fundamental. São Paulo: Planmark, 2010. p.240-9.

9. Stöhrer M, Blok B, Castro-Diaz D, Chartier-Kastler E, Del Popolo G, Kramer G et al. EAU Guidelines on neurogenic lower urinary tract dysfunction. Eur Urol 2009; 56:81-8.

10. Abrams P, Andersson KE, Birder L, Brubaker L, Cardozo L, Chapple C et al. Fourth International Consultation on Incontinence Recommendations of the International Scientific Committee: Evaluation and Treatment of Urinary Incontinence, Pelvic Organ Prolapse, and Fecal Incontinence. Neurourol Urodyn 2010; 29:213-40.

11. Satar N, Bauer SB, Shefner J, Kelly MD, Darbey MM. The effects of delayed diagnosis and treatment in patients with an occult spinal dysraphism. J Urol 1995; 154:754.

12. Blaivas JG, Sinha HP, Zayed AA, Labib KB. Detrusor-external sphincter dyssinergia: a detailed electromyographic study. J Urol 1981; 125(8):545-8.

13. Madersbacher H. The various types of neurogenic bladder dysfunction: an update of current therapeutic concepts. Paraplegia 1990; 28:217-29.

14. Andrew J, Nathan PW. Lesions of the anterior frontal lobes and disturbances of micturition and defaecation. Brain 1964; 87:233-62.

15. DasGupta R, Fowler CJ. Neurological causes of bladder, bowel and sexual dysfunction. In: Bradley WG, Daroff RB, Fenichel G, Jankovic J. Neurology in clinical practice. 5.ed. Philadelphia: Butterworth Heinemann, 2008. p.413-23.

16. Wade DT, Hewer RL. Outlook after an acute stroke: urinary incontinence and loss of consciousness compared in 532 patients. Q J Med 1985; 56:601-8.

17. Sugiyama T, Hashimoto K, Kiwamoto H, Ohnishi N, Esa A, Park YC et al. Urinary incontinence in senile dementia of the Alzheimer type (SDAT). Int J Urol 1994; 1:337-40.

18. Sakakibara R, Kishi M, Ogawa E, Tateno F, Uchiyama T, Yamamoto T et al. Bladder, bowel, and sexual dysfunction in Parkinson's disease. Parkinsons Dis 2011; 2011:924605. doi: 10.4061/2011/924605. Epub 2011 Sep 12.

19. Hattori T, Yasuda K, Kita K, Hirayama K. Voiding dysfunction in Parkinson's disease. J Psychiatry Neurol 1992; 46:181-6.

20. Sakakibara R, Harttori T, Tojo M, Yamanishi T, Yasuda K, Hirayama K. Micturitional disturbance in multiple systen athophy. J Psychiatry Neurol 1993b; 47:591-8.

21. Furlan MFFM, Ferriani MGC, Gomes R. O cuidar de crianças portadoras de bexiga neurogênica: representações sociais das necessidades dessas crianças e de suas mães. Rev Latin Am Enf 2003; 11(6):763-70.

22. Fowler CJ, Griffiths D, de Groat WC. The neural control of micturition. Nat Rev Neurosci 2008; 9(6):453-66.

23. Betts CD, D'Mellow MT, Fowler CJ. Urinary symptoms and neurological features of bladder dysfunction in multiple sclerosis. J Neurol Neurosurg Psychiat 1993; 56:245.

24. Chancellor MB, Blaivas JG. Multiple sclerosis and diabetic neurogenic bladder. In: Blaivas JG, Chancellor MB (eds.). Atlas of urodynamics. Baltimore: Williams & Wilkins, 1995. p.183-91.

25. Diniz MSC, Feldner PC, Castro RA, Sartori MGF, Girão MJBC. Impact of HTLV-I in quality of life and urogynecologic parameters of women with urinary incontinence. Eur J Obstetr Gynecol Reprod Biol 2009; 147:230-3.

26. Possover M, Lemos N. Risks, symptoms, and management of pelvic nerve damage secondary to surgery for pelvic organ prolapse: a report of 95 cases. Int Urogynecol J 2011; 22(12):1485-90.

QUESTÕES

1. São os principais tratamentos conservadores do DNTUI, exceto:

   a. Fisioterapia.

   b. Cateterismo vesical.

   c. Anticolinérgicos.

   d. Alfabloqueadores.

   e. Betabloqueadores.

2. Em relação às lesões da medula espinhal:

   a. Pode ser de causa traumática, vascular ou intestinal.

   b. Ocorre hiperatividade detrusora, diminuição da complacência e dissinergia vesicoes-finctérica.

   c. No choque medular, presencia-se intensa hiperatividade do detrusor.

   d. Nunca se observa retenção urinária.

   e. A lesão sacral desencadeia hiperatividade detrusora.

3. As lesões corticais promovem, exceto:

   a. Esfíncter normoativo e detrusor hiperativo.

   b. No "choque cortical", observam-se arreflexia do detrusor e esfíncter hiperativo.

   c. O achado urodinâmico mais comum na demência é a hiperatividade detrusora.

   d. O dissinergismo vesicouretral decorre do estímulo cerebral contínuo sobre os ureteres.

   e. Lesão do lobo frontal leva a urgência miccional, frequência e urgeincontinência.

44

Influência do exercício no trato urinário e assoalho pélvico feminino

Maíta Poli de Araujo
Zsuzsanna Ilona Katalin de Jármy-Di Bella

INTRODUÇÃO

A prática regular de exercício é uma medida importante na prevenção primária de diversas doenças crônicas.[1] Nesse sentido, estudos demonstram que se exercitar de forma moderada, no mínimo 90 minutos/semana, aumenta em cerca de 3 anos a expectativa de vida.[2]

Entretanto, o exercício crônico, extenuante e sem acompanhamento multiprofissional é um fator de estresse que pode levar a mudanças sistêmicas, com envolvimento do eixo suprarrenal-hipofisário-hipotalâmico, sistemas musculoesquelético e neuroendócrino. Por isso, estudos procuram responder por que as mulheres têm mais lesões ligamentares que os homens, por que ocorrem distúrbios menstruais nas atletas e por que este grupo específico de mulheres, normalmente nuligestas, pode ter incontinência urinária.

A influência do exercício no sistema urinário e no assoalho pélvico feminino tem sido evidenciada desde a década de 1990, consoante ao aumento da queixa de perda involuntária de urina entre praticantes de diferentes modalidades esportivas.[3] Isto repercutiu como novidade, pois esse grupo de mulheres não tinha os clássicos fatores de risco para as disfunções do assoalho pélvico (idade e paridade).[4] Mesmo assim, o assunto ainda é pouco conhecido entre técnicos, atletas e até profissionais da saúde, embora o problema afete consideravelmente a concentração e o desempenho.[5,6]

Estudos clínicos e biomecânicos têm contribuído para maior compreensão do impacto do exercício no assoalho pélvico e têm permitido a criação de protocolos de prevenção e tratamento específicos. O objetivo final é estimular a atividade física consciente, intercalada à fisioterapia pélvica personalizada e de acordo com a modalidade e a frequência esportiva.

Este capítulo aponta a prevalência de certas disfunções do assoalho pélvico relacionadas ao exercício físico, sua fisiopatologia, métodos de prevenção e tratamento.

PREVALÊNCIA E TIPOS DE DISFUNÇÕES DO ASSOALHO PÉLVICO ASSOCIADAS AO EXERCÍCIO

Dentre todas as disfunções do assoalho pélvico que podem ocorrer, a incontinência urinária (IU) e a incontinência fecal (IF) têm sido relatada em mulheres que praticam atividade física de forma regular.[3,7]

A perda involuntária de urina durante o exercício físico depende do movimento efetuado e de sua intensidade. Os movimentos que mais provocam perda são: pular com a perna aberta (30%), correr (30%) e saltar com as pernas unidas (28%).[8,9]

O tipo de modalidade esportiva também é fator determinante no episódio de IU.[10] A prevalência varia de 0 (golfe) até 80% (cama elástica).[11-13] A maior prevalência ocorre em esportes que envolvem atividades de alto impacto, como ginástica, atletismo e alguns jogos com bola (basquete, vôlei).[14,15]

No primeiro estudo de prevalência da IU em atletas, observou-se a queixa em 30% das entrevistadas (Figura 1).[9] Os maiores índices foram relatados em atividades de alto impacto, como corrida e aeróbica (36%). Houve maior ocorrência de IU entre a ginástica quando comparada a natação (p = 0,0004), vôlei (p = 0,0002) e golfe (p = 0,002). Também houve maior perda de urina no basquete quando comparado com natação (p = 0,002). Sintomas associados, como incontinência por urgência (13%) e dor vesical (8%), foram referidos.

Bourcier, em 1995, relacionou modalidades esportivas quanto ao risco para o assoalho pélvico: baixo, médio e alto risco (Tabela 1). Esta divisão, embora tenha caráter meramente didático, é importante para a determinação de programas de prevenção e tratamento das disfunções do assoalho pélvico em esportistas. Esta é a classificação que o Setor de Ginecologia do Esporte da Escola Paulista de Medicina da Universidade Federal de São Paulo (EPM-Unifesp) tem adotado.[16]

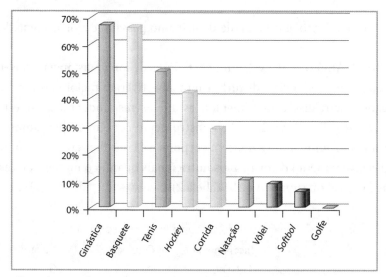

FIGURA 1 Prevalência da incontinência urinária durante a prática esportiva.

TABELA 1 Modalidades esportivas de risco para disfunções do assoalho pélvico

Alto risco	Risco moderado	Baixo risco
Atletismo	Corrida	Natação
Ginástica olímpica	Tênis	Remo
Basquete	Esqui	Ciclismo
Vôlei		
Judô		
Fisiculturismo		

Praticantes de cama elástica (trampolim acrobático) apresentam as maiores taxas de IU. Estudo com 35 trampolinistas, nulíparas, com idades entre 12 e 22 anos (média de 15 anos) evidenciou que 80% das atletas relataram perda involuntária de urina exclusivamente durante o treino. Todas as mulheres com mais de 15 anos de idade (n = 23) relataram perda urinária.[14]

Um estudo interessante foi realizado com ex-atletas olímpicas, que foram divididas em grupos de alto impacto (basquete e ginástica) e baixo impacto (natação). Quando eram competidoras, 35,8% do grupo de alto impacto tinham IU, contra apenas 4,5% do grupo de baixo impacto. Entretanto, após pararem os treinamentos, não houve relação entre a perda de urina no passado e a ocorrência de IU no futuro.[10,37]

No Brasil, Araújo et al. avaliaram corredoras de longa distância e observaram que aquelas com tendência a distúrbio alimentar tiveram maior ocorrência de IU. Para quantificar o distúrbio alimentar, as atletas responderam ao questionário *Eating Attitudes Test* (EAT-26).[17] Este instrumento contém 26 perguntas sobre o comportamento alimentar e a imagem corporal e é considerado indicador de risco para o desenvolvimento de distúrbios nutricionais quando o número de respostas positivas for igual ou superior a 21 (Tabela 2).

TABELA 2 Comparação entre corredoras continentes e incontinentes

Variável	Incontinente	Continente	Valor de p
Teste do absorvente (em gramas)	1,2±0,6	0,9±0,9	0,02*
EAT-26	22,5±6,4	16,1±10	0,03*
Horas de treino por dia	2,4±1,2	2,2±0,9	0,4
Menarca (em anos)	12,9±2,2	12,9±1,3	0,9
IMC (kg/m²)	22,1±3,2	21,8±2,4	0,6
Paridade	0,13±0,5	0,21±0,6	0,8

IMC: índice de massa corpórea.
*Significativo.

No Setor de Ginecologia do Esporte da EPM-Unifesp, a prevalência de IU é de 36%, com predomínio do esforço (60%) seguida do tipo mista (13%) e por urgência (2%). A modalidade em que ocorre mais perda de urina é o atletismo seguido do basquetebol.

Com relação à IF, a prevalência é ao redor de 15%, sobretudo em esportes de alta intensidade e representado principalmente pela perda de flatos.

ETIOPATOGENIA DA IU NA MULHER ATLETA

Segundo Kulpa, quase metade de todas as mulheres que se exercitam regularmente apresenta algum sintoma de IUE e, embora a causa seja multifatorial, a atividade física deve ser considerada.[18]

Diversos fatores isolados ou associados procuram explicar a influência do exercício no assoalho pélvico feminino.[13] Alguns autores consideram que, embora esses músculos sejam fortes, eles não são capazes de neutralizar o aumento súbito da pressão intra-abdominal como ocorre durante os saltos na cama elástica.[18] Outros defendem que o exercício aeróbio associado ao impacto repetitivo leva a sobrecarga e estiramento das fáscias e dos ligamentos, predispondo às disfunções do assoalho pélvico.[13]

O impacto ao assoalho pélvico durante a corrida é cerca de 3 vezes o peso corpóreo, 9 vezes durante queda após salto, e 16 vezes após salto com vara.[19] Ademais, quanto maior o contato do pé no solo, maiores são as lesões encontradas no assoalho pélvico; portanto, utilizando a parte anterior dos pés, a força transmitida ao assoalho pélvico diminuiria para 3 vezes o peso corpóreo, sendo absorvida e dissipada para outras regiões dos pés.[3]

Estudo realizado na Universidade do Porto em parceria com a Unifesp avaliou o assoalho pélvico de atletas praticantes de diferentes modalidades esportivas.[20] Por meio da aquisição de imagens de ressonância magnética (RM), foram construídos modelos tridimensionais de atletas com e sem incontinência urinária (Figuras 2 e 3). Pelas imagens adquiridas, pode-se observar nitidamente uma alteração na morfologia do músculo levantador do ânus ao se comparar a modalidade esportiva e a presença de IU.

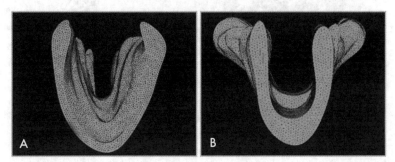

FIGURA 2 Modelo tridimensional do músculo levantador do ânus em ginasta sem incontinência urinária (A) e com incontinência urinária (B).

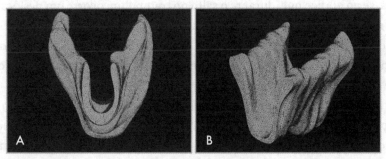

FIGURA 3 Modelo tridimensional do músculo levantador do ânus em nadadora sem incontinência urinária (A) e com incontinência urinária (B).

Resultado semelhante foi encontrado por Kruger et al., que estudaram atletas de alto rendimento praticantes de atividade de alto impacto.[21] As alterações mais significativas relacionaram-se ao músculo levantador do ânus, puborretal e à área do hiato urogenital.

Analisando apenas as praticantes de cama elástica (esporte em que ocorre maior frequência de IU), observa-se grande deslocamento do assoalho pélvico durante o salto (Figura 4).

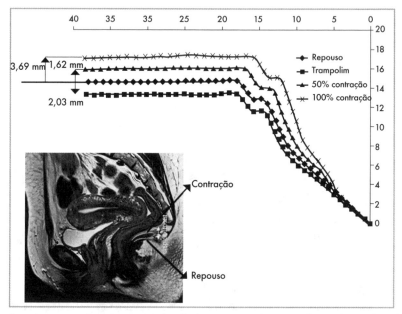

FIGURA 4 Simulação gráfica (em mm) do deslocamento do assoalho pélvico de atletas praticantes de cama elástica.

Observa-se no gráfico que, durante o salto no trampolim, ocorre um deslocamento de 2,03 mm do assoalho pélvico. Caso a atleta realize uma contração muscular de 50%, o deslocamento será de 1,62 mm e ocorrerá perda de urina. Por isso, essas atletas devem ser treinadas para contraírem os músculos acima de 50% da capacidade de contração e antes do impacto.[22]

Outro fator que pode contribuir para o impacto negativo do exercício ao assoalho pélvico é a presença de distúrbios menstruais.[23] Estudos apontam que cerca de 30% das praticantes de atividade física intensa têm algum problema menstrual, seja na forma de insuficiência da fase lútea, anovulação ou até amenorreia. As modalidades de risco para essas disfunções são nado sincronizado, balé, saltos ornamentais e maratonas. Como consequência, o hipoestrogenismo diminui o tônus da uretra e da bexiga, predispondo à incontinência urinária.

A tríade da mulher atleta é uma afecção exclusiva de mulheres que praticam atividade física intensa.[24] É formada pelo desequilíbrio energético (treina muito e come pouco) associado à disfunção menstrual e à baixa densidade mineral óssea.[25] Não existem estudos que associem a tríade à ocorrência de disfunção do assoalho pélvico em esportista, contudo, o hipoestrogenismo secundário à síndrome pode afetar negativamente o sistema de contenção e sustentação da uretra e bexiga.

A síndrome de hipermobilidade, em que proporcionalmente há maior número de colágeno tipo III do que o tipo I, também pode interferir na mobilidade do colo vesical e do assoalho pélvico.[26] Esta síndrome ocorre mais frequentemente em esportes como aeróbica e ginástica artística. O diagnóstico é clínico e existem diferentes instrumentos de avaliação, como a classificação de Wilkinson-Carter ou a classificação de Beigthon.[27]

AVALIAÇÃO DO ASSOALHO PÉLVICO EM MULHERES PRATICANTES DE ATIVIDADE FÍSICA

Mulheres que praticam atividade física regular devem ter acompanhamento multidisciplinar com o objetivo de prevenir certas afecções relacionadas com o esporte, como: síndrome patelar, síndrome de *overuse* e disfunções do assoalho pélvico (Figura 5).[28] Os técnicos têm participação importante, na medida que muitas vezes os treinos devem ser modificados para diminuir o impacto do exercício no sistema genital feminino.

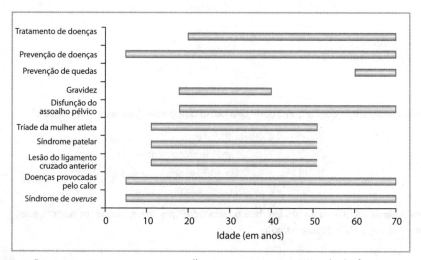

FIGURA 5 Preocupações comuns em mulheres que praticam atividade física consoante à idade.

Avaliação clínica

Na avaliação do assoalho pélvico de esportistas, o Setor de Ginecologia do Esporte da EPM-Unifesp focaliza sintomas de perda involuntária de urina e incontinência fecal.

As questões acerca da IU são realizadas por meio do questionário *International Continence Questionnaire Short Form* (ICIQ-SF).[29] O ICIQ-SF é simples, autoadministrável e possui perguntas sobre a frequência, a quantidade e a severidade da IU (Tabela 3).

Ressalta-se que o exercício físico é frequentemente recomendado para o tratamento da obstipação intestinal crônica. Entretanto, alguns sintomas do trato intestinal baixo (dor abdominal baixa, urgência para evacuar, necessidade de interromper a atividade física para evacuar, diarreia, incontinência retal e sangramento) podem ocorrer após corrida de alta intensidade.[7] Vários mecanismos etiológicos têm sido propostos para esses sintomas, porém as causas ainda continuam incertas. Por isso, torna-se importante avaliar os sintomas intestinais nessas mulheres.

A avaliação da incontinência fecal é feita por meio do índice de incontinência da Cleveland Clinic Florida.[30]

TABELA 3 Avaliação da incontinência urinária e da incontinência fecal em praticantes de atividade física

Questionário de incontinência urinária	
Você perde urina sem querer?	
Nunca	0
1 vez/semana ou menos	1
2 ou 3 vezes/semana	2
1 vez/dia	3
Diversas vezes ao dia	4
O tempo todo	5
Se você perde urina, qual a quantidade que pensa que perde? (assinale uma resposta)	
Nenhuma	0
Uma pequena quantidade	2
Uma moderada quantidade	4
Uma grande quantidade	6

Se você perde urina, quanto isto interfere na sua vida? (por favor, circule um número entre 0 [não interfere] e 10 [interfere muito])

0	1	2	3	4	5	6	7	8	9	10
Não interfere										Interfere muito

(continua)

(continuação)

Quando você perde urina? Assinale todas as alternativas que se aplicam a você.
Nunca
Perco antes de chegar ao banheiro
Perco quando tusso ou espirro
Perco quando estou dormindo
Perco quando estou fazendo atividades físicas
Perco quando terminei de urinar e estou me vestindo
Perco sem razão óbvia
Perco o tempo todo

Questionário de incontinência fecal

Você perde	Nunca	1 a 3 vezes/mês	1 vez/ semana	2 ou mais ve- zes/semana	1 vez/dia	2 ou mais vezes/dia
Flatos (gases)	0	2	1	2	7	11
Muco	0	1	0	1	0	0
Fezes líquidas	0	1	4	3	2	13
Fezes sólidas	0	2	9	3	4	5

Fonte: Setor de Ginecologia do Esporte EPM-Unifesp.

Avaliação funcional

A avaliação funcional do assoalho pélvico das esportistas consiste na visualização e na medida da contração desses músculos.[31] A visualização da contração pode ser realizada por simples observação durante o exame físico ou por meio de dispositivos, como ultrassonografia (US) ou eletromiografia.[32] Já a medida da contração pode ser feita pelo toque vaginal (manobra digital) ou com perineômetros, dinamômetros ou cones vaginais.[33]

Manobra digital

A manobra digital foi descrita por Kegel, em 1948, que classificava a capacidade das pacientes em apertar e levantar a vagina como correta ou incorreta. Posteriormente, diferentes escalas foram criadas.[32]

Utilizando-se a palpação vaginal, é possível observar a habilidade da esportista em contrair e relaxar os músculos, a capacidade de sustentar as contrações e avaliar o número de contrações. Ainda é possível verificar trofismo, coordenação, presença de cicatrizes ou aderências, contração reflexa da musculatura durante a tosse e aumento ou redução da sensibilidade.[31]

A graduação da capacidade de contração e da força dessa musculatura é realizada por meio de diferentes escalas.[33] No Setor de Ginecologia do Esporte da EPM-Unifesp, utiliza-se a escala de Oxford modificada, que determina cinco graus de contração com nota mínima de 0 e máxima de 5 (Tabela 4).

TABELA 4 Classificação de Oxford modificada para avaliação funcional do assoalho pélvico de mulheres que praticam atividade física

Grau 0	Ausência de resposta muscular dos músculos perivaginais
Grau 1	Esboço de contração muscular não sustentada
Grau 2	Presença de contração de pequena intensidade, mas que não se sustenta
Grau 3	Contração moderada, sentida como um aumento de pressão intravaginal, que comprime os dedos do examinador com pequena elevação cranial da parede vaginal
Grau 4	Contração satisfatória. Aperta os dedos do examinador com elevação da parede vaginal em direção à sínfise púbica
Grau 5	Contração forte. Compressão firme dos dedos do examinador com movimento positivo em direção à sínfise púbica

Perineometria

O perineômetro é um aparelho que mede, de forma indireta, a força dos músculos do assoalho pélvico por meio de uma sonda vaginal de silicone que detecta a pressão exercida pelas paredes deste órgão durante a contração.[31]

No Setor de Ginecologia do Esporte da EPM-Unifesp, utiliza-se um perineômetro digital de precisão (marca Peritron 9300®). O equipamento é composto por um sensor de borracha siliconado de 26 mm de largura conectado a um tubo de plástico com 80 cm de comprimento (Figura 6). O sensor é ativado de acordo com a contração da musculatura do assoalho pélvico, e a pressão é transferida para a unidade leitora, onde o registro é dado em centímetros de água (cmH_2O).

Estudos em atletas têm demonstrado que tanto a pressão vaginal de repouso como a pressão vaginal máxima são diferentes entre esportistas com e sem incontinência urinária, embora maiores do que em mulheres sedentárias e sem incontinência urinária.

Exames de imagem

A US tridimensional tem permitido a avaliação morfológica e funcional do assoalho pélvico, de forma não onerosa e não invasiva de mulheres que praticam atividade física.

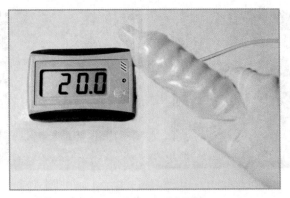

FIGURA 6 Perineômetro digital. Marca Peritron 9300®.

O exame é feito por meio de um transdutor volumétrico de frequência variável de 4 a 8 Mhz, que é colocado com ângulo de 85° de aquisição na região subclitoridiana, com a paciente em posição ginecológica e com a bexiga vazia. As imagens são realizadas em repouso, na manobra de Valsalva e na contração máxima (Figura 7).

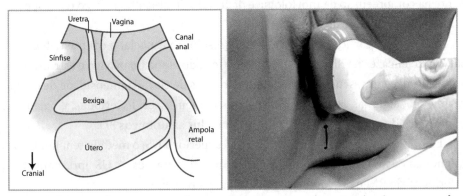

FIGURA 7 Posição da paciente e do transdutor para a realização da ultrassonografia transperineal.

As primeiras aquisições são de imagens bidimensionais, sagital, e que serão incluídas em programas de criação de imagens tridimensionais (Figura 8). Os parâmetros utilizados são: área do músculo levantador do ânus e diâmetro do músculo pubovisceral. Para tanto, as aferições são efetuadas durante o repouso, na contração máxima e à manobra de Valsalva. É importante também avaliar a descida da bexiga durante a manobra de Valsalva e sinais indiretos de deficiência intrínseca do esfíncter da uretra (sinal de *funneling*).

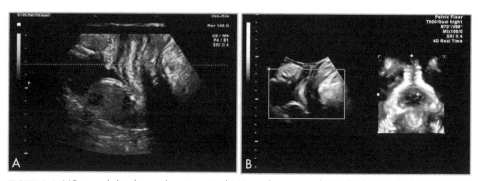

FIGURA 8 US translabial no plano sagital (A) e plano axial (B) do hiato do levantador.

Em esportistas, observam-se maior descida do colo vesical e maior área do hiato na manobra de Valsalva quando comparada a mulheres sedentárias.[21]

O uso de exames de imagem, como US 3D/4D e RM, tem papel importante não só no contexto clínico, mas também por ser uma ferramenta de investigação relevante na compreensão da morfologia e da função do assoalho pélvico (em especial, o músculo levantador do ânus).

As imagens por RM, pela sua elevada resolução espacial e contraste tecidual, são muito eficazes na distinção e caracterização do assoalho pélvico e estruturas de suporte adjacentes, sendo que, em equipamentos de elevada intensidade de campo magnético, algumas estruturas musculares tendem a ser discernidas, a partir das quais têm sido construídos com sucesso modelos anatômicos 3D.

Embora a resolução espacial da RM seja superior à US, o método tem limitações quanto ao custo elevado e a contraindicação em gestantes. A US apresenta custo inferior ao da RM e desconforto mínimo para a paciente.

A RM de mulheres que realizam treinamento de alto impacto e frequência intensa (*high-impact, frequence intense training* – HIFIT) mostra aumento da área transversal do músculo levantador do ânus quando comparado ao grupo-controle. Já nos estudos em US, observa-se que as atletas são capazes de aumentar sobremaneira a área do hiato do levantador durante uma manobra de Valsalva voluntária. Isto significa que essas mulheres têm consciência cinestésica maior do que não atletas e, portanto, a capacidade de recrutar os músculos em tarefas específicas.

TRATAMENTO DA IU EM ATLETAS

O tratamento conservador é considerado a primeira escolha de intervenção em esportistas com IU.[32] Essa abordagem associa-se a melhora dos sintomas, de forma minimamente invasiva e sem efeitos colaterais.

Intervenções terapêuticas

O treino baseado na contração voluntária dos músculos do assoalho pélvico ocasiona sua elevação e aproximação, resultando em fechamento uretral e favorecendo o mecanismo de continência. Esses exercícios visam a um aumento da força e/ou resistência, com melhora dos sintomas entre 56 e 84%.

Antes da fisioterapia pélvica, é imprescindível determinar se a esportista é capaz de ativar voluntariamente os músculos do assoalho pélvico sem a contração de músculos acessórios (glúteos, adutores do quadril ou abdominal). Esta primeira fase, chamada de conscientização, por vezes é a mais difícil de ser incorporada nos treinamentos.

A segunda parte da fisioterapia pélvica em atletas depende do tipo de modalidade esportiva. Nesse sentido, os músculos do assoalho pélvico são treinados com a atividade física que replica, tanto quanto for possível, o movimento funcional exigido (p.ex., uma atleta de maratona requer uma especificidade durante a corrida que é diferente para a ginasta).

Rivalta, em 2010, propôs um programa de reabilitação para jogadoras de vôlei com incontinência urinária por meio de eletroestimulação, *biofeedback* e exercícios para o assoalho pélvico, com melhora importante dos sintomas e da função objetiva.[33]

Atletas de elite estão acostumadas ao treinamento regular e são fortemente motivadas para o exercício. Adicionando exercícios específicos para o assoalho pélvico, intercalados com o treinamento da modalidade esportiva, não é uma grande sobrecarga.[34]

O Setor de Ginecologia do Esporte da EPM-Unifesp utiliza como método de tratamento das disfunções do assoalho pélvico um protocolo dividido em quatro níveis:

- estabilização;
- força;
- potência;
- complemento da potência.

Cada nível tem duração de 2 semanas e pode ser realizado em casa, com o auxílio de um DVD.

Pesquisas recentes demonstram a interação que existe entre os músculos abdominais e o assoalho pélvico.[34] Por isso, métodos alternativos, como pilates e ioga, melhoram a força da musculatura central do corpo (*core*) e talvez possam ser incorporados como medidas preventivas em esportistas.[35]

CONSIDERAÇÕES FINAIS

A prática regular de exercício físico é uma medida importante de promoção à saúde e melhora da qualidade de vida.

Mulheres que praticam atividade física devem ter acompanhamento multidisciplinar, tendo em vista que alguns movimentos podem ter influência sobre o assoalho pélvico.

A incontinência urinária e a incontinência fecal têm sido relatadas por esportistas que praticam modalidades de impacto, como a ginástica e esportes com bola.

As condições que contribuem para a ocorrência das disfunções do assoalho pélvico em mulheres esportistas ainda não estão completamente elucidadas. Injúrias diretas ao assoalho pélvico (sobretudo o músculo levantador do ânus) e/ou alterações hormonais são algumas das hipóteses mais estudadas.

A avaliação das disfunções do assoalho pélvico em atletas deve ser realizada por meio de instrumentos objetivos que incluam questionários padronizados, classificação e quantificação do prolapso genital, além de avaliação funcional dos músculos do assoalho pélvico.

Assim, é essencial o acompanhamento multidisciplinar dessas mulheres, com a introdução da fisioterapia pélvica e estabilização da musculatura central do corpo, bem como a identificação precoce de alterações hormonais e/ou alimentares.

REFERÊNCIAS BIBLIOGRÁFICAS

1. Haennel RG, Lemire F. Physical activity to prevent cardiovascular disease. How much is enough? Can Fam Physician 2002; 48:65-71.
2. Pang Wen C, Man Wai JP, Kuang Tsai M, Chen Yang Y, David Cheng TY, Meng-Chih L et al. Minimum amount of physical activity for reduced mortality and extended life expectancy: a prospective cohort study. The Lancet 2012; 378:9798-10000.
3. Nygaard IE, Glowacki C, Saltzman CL. Relationship between foot flexibility and urinary incontinence in nulliparous varsity athletes. Obstet Gynecol 1996; 87:1049-51.
4. Jácome C, Oliveira D, Marques A, Sá-Couto P. Prevalence and impact of urinary incontinence among female athletes. Int J Gynaecol Obstet 2011; 114:60-3.
5. Brown WJ, Miller YD. Too wet to exercise? Leaking urine as a barrier to physical activity in women. J Sci Med Sport 2001; 4:373-8.
6. Glavind K. Use of a vaginal sponge during aerobic exercises in patients with stress urinary incontinence. Int Urogynecol J Pelvic Floor Dysfunct 1997; 8:351-3.
7. Vitton V, Baumstarck-Barrau K, Brardjanian S, Caballe I, Bouvier M, Grimaud JC. Impact of high-level sport practice on anal incontinence in a healthy young female population. J Womens Health 2011; 20:757-63.

8. Salvatore S, Serati M, Laterza R, Uccella S, Torella M, Bolis PF. The impact of urinary stress incontinence in young and middle-age women practicing recreational sports activity: an epidemiological study. Br J Sports Med 2009; 43:1115-8.

9. Nygaard IE, Thompson FL, Svengalis SL, Albright JP. Urinary incontinence in elite nulliparous athletes. Obstet Gynecol 1994; 84:183-7.

10. Thyssen HH, Clevin L, Olesen S, Lose G. Urinary incontinence in elite female athletes and dancers. Int Urogynecol J Pelvic Floor Dysfunct 2002; 13:15-7.

11. Eliasson K, Larsson T, Mattsson E. Prevalence of stress incontinence in nulliparous elite trampolinists. Scand J Med Sci Sports 2002; 12:106-10.

12. Eliasson K, Edner A, Mattsson E. Urinary incontinence in very young and mostly nulliparous women with a history of regular organised high-impact trampoline training: occurrence and risk factors. Int Urogynecol J Pelvic Floor Dysfunct. 2008; 19:687-96.

13. Bø K, Borgen JS. Prevalence of stress and urge urinary incontinence in elite athletes and controls. Med Sci Sports Exerc 2001; 33:1797-802.

14. Bø K. Urinary incontinence, pelvic floor dysfunction, exercise and sport. Sports Med 2004; 34:451-64.

15. Caylet N, Fabbro-Peray P, Marès P, Dauzat M, Prat-Pradal D, Corcos J. Prevalence and occurrence of stress urinary incontinence in elite women athletes. Can J Urol 2006; 13:3174-9.

16. Bourcier AP, Juras JC. Nonsurgical therapy for stress incontinence. Urol Clin North Am 1995; 22:613-27.

17. Araújo MP, Oliveira E, Zucchi EV, Trevisani VF, Girão MJ, Sartori MG. The relationship between urinary incontinence and eating disorders in female long-distance runners. Rev Assoc Med Bras 2008; 54:146-9.

18. Kulpa P. Preventing urinary incontinence in active women. Phys Sportsmed 1996; 24:62.

19. Hay-Smith EJ, Bø Berghmans LC, Hendriks HJ, de Bie RA, van Waalwijk van Doorn ES. Pelvic floor muscle training for urinary incontinence in women. Cochrane Database Syst Rev 2001; (1):CD001407.

20. Da Roza T, Araujo MP, Mascarenhas T, Parente M, Loureiro J, Natal Jorge R. Analysis of the contraction of the pubovisceral muscle based on a computational model. Proceeding of the 29 International Conference on Biomechanics in Sports; 2011. Portug J Sport Sciences 2011; 11:797-800.

21. Kruger JA, Dietz HP, Murphy BA. Pelvic floor function in elite nulliparous athletes. Ultrasound Obstet Gynecol 2007; 30:81-5.

22. Araujo MP, da Roza T, Mascarenhas T, Brandão S, Jorge Natal R, Parente M et al. Determining the displacement of the pelvic floor during trampoline in younger female athlete using a 3D finite element model. Int Urogynecol J 2011; 22 Suppl 1:S1-195.

23. Barbosa WS, Bicalho DS, Costa BRM, Silva HMS, Lopes GP, Marinho RM et al. Menstrual disorders in ballet dancers and volley-ball players J Bras Ginecol 1987; 97:623-7.

24. Warren MP, Shantha S. The female athlete. Baillieres Best Pract Res Clin Endocrinol Metab 2000; 14:37-53.

25. Deimel JF, Dunlap BJ. The female athlete triad. Clin Sports Med 2012; 31:247-54.

26. Konopinski MD, Jones GJ, Johnson MI. The effect of hypermobility on the incidence of injuries in elite-level professional soccer players: a cohort study. Am J Sports Med 2012; 40:763-9.

27. Gannon LM, Bird HA. The quantification of joint laxity in dancers and gymnasts. J Sports Sci 1999; 17:743-50.

28. Joy EA, Van Hala S, Cooper L Health-related concerns of the female athlete: a lifespan approach. Am Fam Physician 2009; 15(79):489-95.

29. Tamanini JT, Dambros M, D'Ancona CA, Palma PC, Rodrigues Netto N Jr. Validation of the "International Consultation on Incontinence Questionnaire – Short Form" (ICIQ--SF) for Portuguese. Rev Saúde Pública 2004; 38:438-44.

30. Jorge JM, Wexner SD. Etiology and management of fecal incontinence. Dis Colon Rectum 1993; 36(1):77-97.

31. Frawley HC, Galea MP, Phillips BA, Sherburn M, Bø K. Reliability of pelvic floor muscle strength assessment using different test positions and tools. Neurourol Urodyn 2006; 25:236-42.

32. Ferreira CH, Barbosa PB, de Oliveira Souza F, Antônio FI, Franco MM, Bø K. Inter-rater reliability study of the modified Oxford Grading Scale and the Peritron manometer. Physiotherapy 2011; 97:132-8.

33. Rivalta M, Sighinolfi MC, Micali S, De Stefani S, Torcasio F, Bianchi G. Urinary incontinence and sport: first and preliminary experience with a combined pelvic floor rehabilitation program in three female athletes. Health Care Women Int 2010; 31:435-43.

34. Bø K, Sherburn M. Evaluation of female pelvic-floor muscle function and strength. Phys Ther 2005; 85:269-82.

35. Bø K, Mørkved S, Frawley H, Sherburn M. Evidence for benefit of transversus abdominis training alone or in combination with pelvic floor muscle training to treat female urinary incontinence: A systematic review. Neurourol Urodyn 2009; 28:368-73.

36. Carls C. The prevalence of stress urinary incontinence in high school and college-age female athletes in the midwest: implications for education and prevention. Urol Nurs 2007; 27:21-4, 39.

37. Bø K, Sundgot-Borgen J. Are former female elite athletes more likely to experience urinary incontinence later in life than non-athletes? Scand J Med Sci Sports 2010; 20:100-4.

QUESTÕES

1. São considerados esportes de risco para a incontinência urinária:

   a. Basquete, voleibol, natação.

   b. Basquete, atletismo, nado sincronizado.

   c. Remo, natação e saltos ornamentais.

   d. Basquete, voleibol, ginástica olímpica.

   e. Golfe, natação, basquete.

2. O tratamento da incontinência urinária em mulheres atletas deve ser preferencialmente:

   a. Cirúrgico seguido de fisioterapia pélvica.

   b. Medicamentoso.

   c. Medicamentoso e fisioterápico.

   d. Fisioterápico.

   e. Cirúrgico.

3. A tríade da mulher atleta é composta por:

   a. Osteoporose, osteopenia e hipoestrogenismo.

   b. Incontinência urinária, incontinência fecal e hipoestrogenismo.

   c. Incontinência urinária, hipoestrogenismo e osteoporose.

   d. Baixa densidade mineral óssea, irregularidade menstrual e distúrbio alimentar.

   e. Baixa densidade mineral óssea, incontinência urinária e incontinência fecal.

45

Trato urinário e trauma

Sérgio Felix Ximenes

INTRODUÇÃO

Trauma é a principal causa de morte no adulto jovem, principalmente nas grandes cidades. Aproximadamente 10% dos traumas acometem o trato urinário, sendo o rim o órgão mais acometido (até 5%).[1] O trauma fechado é o mais comum, ocorrendo em cerca de 90% dos casos, sendo que o trauma penetrante pode chegar a 20% nos grandes centros, sobretudo em homens.[2]

Com exceção do rim, lesões do trato geniturinário têm baixa mortalidade precoce, porém podem causar graves sequelas.

TRAUMA RENAL

Trauma renal é o mais frequente dos traumas geniturinários (1 a 5%), com elevada morbimortalidade. Decorre sobretudo de acidentes automobilísticos, queda ou agressão. Dados sobre o mecanismo do trauma são importantes para o direcionamento da avaliação e da conduta. Trauma fechado, envolvendo rápida desaceleração, pode resultar em trombose da artéria renal, rotura da veia renal ou avulsão do pedículo, por exemplo.[3] Lesões penetrantes por arma de fogo ou arma branca no abdome superior também devem alertar o socorrista para a possibilidade de trauma renal.

Informações como malformações renais, doenças preexistentes e, principalmente, a possibilidade de rim único também devem ser obtidas por meio da história ou por métodos de imagem.

Avaliação clínica

O exame físico das regiões abdominal, lombar e torácica deve ser realizado buscando indícios de possível lesão renal, como a fratura de alguns arcos costais baixos. Massas palpáveis ou distensão abdominal, equimoses ou abrasões devem ser pesquisadas.

No politraumatizado grave, o atendimento da vítima segue uma sequência padronizada, e a possibilidade de lesão renal é avaliada conjuntamente com os demais órgãos. Nos traumas mais simples, como quedas ou agressões, muitas vezes somente o rim pode ter sido lesado e merece ser individualizado. A presença de hematúria micro ou macroscópica pode indicar lesão renal, mas não está relacionada diretamente à gravidade, pois pode estar ausente em 36% dos traumas com lesão vascular grave.[4] Deve ser coletada a primeira urina, por cateterismo ou micção espontânea.

Avaliação hemodinâmica e controle seriado de hematócrito fazem parte da rotina para avaliação de sangramento.

Avaliação radiológica

Atualmente, o padrão-ouro para avaliação do trauma renal é a tomografia computadorizada (TC) com contraste endovenoso (Figura 1). Ela possibilita localizar a lesão e sua extensão e repercussão, além de avaliar órgãos adjacentes comprometidos. A ultrassonografia é inespecífica para avaliar lesão renal, mas pode apontar pacientes que necessitem de imagens mais acuradas.

Nos pacientes com instabilidade hemodinâmica e que serão operados imediatamente, pode-se realizar a urografia excretora *one shot* no centro cirúrgico – uma radiografia simples de abdome após 10 minutos da injeção de 2 mL/kg de contraste. Esse exame é útil para evidenciar possíveis lesões, presença do rim contralateral e lesões ureterais não diagnosticadas.[5]

A lesão identificada na TC deve ser classificada de acordo com a proposta da Associação Americana para Cirurgia do Trauma (AAST) (Tabela 1).

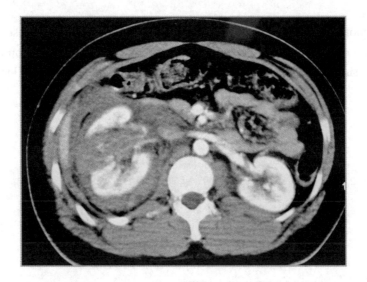

FIGURA 1 TC evidenciando trauma em rim direito.

TABELA 1 Classificação do trauma renal, segundo a AAST

I	Contusão ou hematoma subcapsular
II	Laceração < 1 cm. Hematoma perirrenal
III	Laceração > 1 cm
IV	Laceração do sistema coletor ou vasos segmentares
V	Lesão do pedículo renal ou avulsão

Manejo clínico

A conduta clássica é que pacientes com traumas I a III podem ser tratados conservadoramente, e os com trauma graus IV e V, cirurgicamente. Novos estudos têm tentado manter o maior número de pacientes em tratamento conservador, visando a preservar o rim.

Novas diretrizes têm surgido, de modo que pacientes com instabilidade hemodinâmica que apresentam sangramento ativo ou hematoma perirrenal pulsátil em expansão devem ser operados em regime de urgência. Todos os demais pacientes podem ser mantidos em observação ativa e tratamento conservador, mesmo os que apresentam extravasamento urinário ou fragmentação renal.[6]

A exploração cirúrgica deve focar o controle da hemorragia e a preservação renal sempre que possível, por meio da ráfia renal ou mesmo da nefrectomia parcial. Mesmo assim, cerca de 13% dos traumas renais requerem nefrectomia (Figura 2).[7]

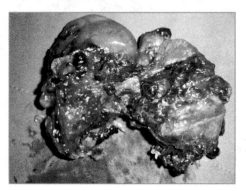

FIGURA 2 Nefrectomia de rim traumatizado.

O tratamento conservador é o tratamento de escolha, desde que o paciente apresente-se estável. Ele deve ser colocado em monitoração hemodinâmica e imagens seriadas com tomografia devem ser realizadas conforme a necessidade.

TRAUMA URETERAL

O ureter é acometido em cerca de 1% dos traumas do trato urinário. A maioria, cerca de 75% das lesões ureterais, é iatrogênica, sendo 73% em procedimentos ginecológicos, 14% em cirurgia geral e 14% em cirurgias urológicas. Traumas fechados e penetrantes ocorrem em menos de 20% dos casos.[8]

Geralmente, a lesão ureteral está associada a cólica renal, obstrução ou fístula. O exame preferencial é a TC de abdome ou a urografia excretora, porém, nos casos de resultados inconclusivos, deve-se realizar a pielografia retrógrada (Figura 3). O trauma ureteral é classificado conforme mostra a Tabela 2.

TABELA 2 Classificação do trauma ureteral, segundo a AAST

I	Somente hematoma
II	Laceração < 50% da circunferência do ureter
III	Laceração > 50% da circunferência do ureter
IV	Rotura completa < 2 cm
V	Rotura completa > 2 cm

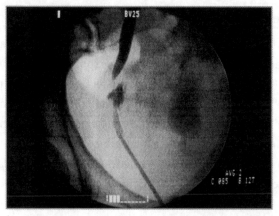

FIGURA 3 Pielografia retrógrada em lesão de ureter pós-laparoscopia por endometriose.

Manejo clínico

As lesões graus I e II podem ser tratadas com a colocação de cateter duplo J sempre que possível. Isto possibilita a drenagem renal com estabilização da lesão e cicatrização. Lesões mais graves, acima de grau III, devem ser tratadas cirurgicamente. A técnica a ser utilizada depende da localização da lesão.

Nas lesões proximais, opta-se por ureteroureterostomia ou ureterocalicostomia. Para lesões de ureter médio, realiza-se a ureteroureterostomia, transureteroureterostomia ou Boari *flap*. Nas lesões distais, a melhor opção é o reimplante ureteral com ou sem bexiga psoica (Figura 4). Nas situações em que ocorrem grandes lacerações e perdas de tecidos, podem ser necessários interposição ileal, autotransplante e, como último recurso, nefrectomia.

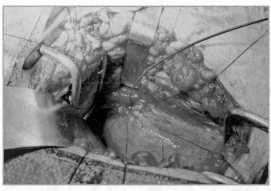

FIGURA 4 Reimplante ureteral por lesão de ureter distal.

TRAUMA DE BEXIGA

A bexiga é um órgão protegido pela bacia, no adulto; na criança, apresenta uma porção intra-abdominal maior, estando mais exposta ao trauma. A maioria das lesões de bexiga (67 a 86%) decorre de trauma fechado.[9] Trauma penetrante ocorre em 14 a 33%,[10] sendo o acidente automobilístico a causa em cerca de 90% dos casos.[11] Cerca de 90% dos traumas fechados de bexiga apresentam fratura de bacia associada, com metade envolvendo o ramo púbico.

A bexiga é o órgão urológico mais sujeito a lesão iatrogênica, sendo a maioria durante procedimento obstétrico ou ginecológico, seguido pela cirurgia geral e urológica.[12]

As lesões por trauma fechado podem ser divididas em lesões intraperitoneais, com rotura da membrana peritoneal e extravasamento urinário para a cavidade abdominal, entre alças ou extraperitoneais, com extravasamento para o espaço perivesical. Essa diferenciação é fundamental para a estratégia terapêutica.

A AAST classifica o trauma vesical conforme mostra a Tabela 3.

TABELA 3 Classificação do trauma vesical, segundo a AAST

I	Contusão ou hematoma intramural
II	< 2 cm extraperitoneal
III	> 2 cm extraperitoneal < 2 cm intraperitoneal
IV	> 2 cm intraperitoneal
V	Lesão do colo vesical ou trígono (intra ou extraperitoneal)

Avaliação clínica

O paciente com trauma de bexiga pode apresentar hematúria (80 a 100%) e rigidez abdominal (60%), sinais e sintomas mais frequentes.[13] Outras manifestações, como distensão abdominal, edema perineal e escrotal ou vaginal, podem estar presentes e dependem da magnitude do trauma.

A associação de fratura de bacia e hematúria macroscópica é fortemente sugestiva de lesão vesical e necessita de investigação apropriada. Já a presença de hematúria microscópica pode sugerir lesão vesical, porém deve ser avaliada em conjunto com outros sinais.

Avaliação radiológica

O padrão-ouro para o diagnóstico de lesão vesical é a cistografia retrógrada. Ela apresenta acurácia de 85 a 100% desde que realizada de maneira correta, isto é, enchimento vesical com 350 mL de contraste.[14] O principal objetivo da cistografia é determinar se a lesão é intra ou extraperitoneal. Bexiga com pouco contraste e presença de contraste nas goteiras parietocólicas são indicativas de lesão intraperitoneal; por outro lado, bexiga cheia com extravasamento para o retroperitônio é sinal de lesão extraperitoneal (Figura 5). Outra forma de captação de imagem após o enchimento vesical é pela TC. O exame é conhecido como cistotomografia e apresenta acurácia compatível com a cistografia (Figura 6).[15]

Manejo clínico

O tratamento do trauma de bexiga depende do tipo de lesão observada. Nos casos de ruptura extraperitoneal da bexiga, o paciente pode ser tratado com simples cateterismo vesical de demora por 5 a 7 dias, desde que não haja lesão do colo vesical ou fragmentos ósseos na bexiga em decorrência da fratura de bacia; nestes casos, o paciente deve ser explorado cirurgicamente.[16]

Nos casos de ruptura intraperitoneal, deve-se realizar reconstrução cirúrgica da bexiga pelos riscos inerentes a essa lesão, como peritonite por extravasamento de urina ou por lacerações extensas (Figura 7).

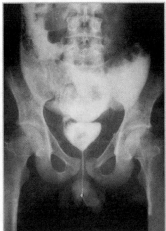 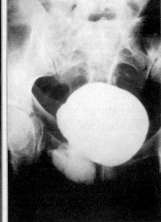

FIGURA 5 Cistografia com lesão intraperitoneal à esquerda e extraperitoneal à direita.

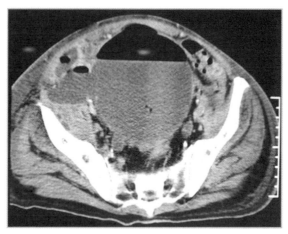

FIGURA 6 TC evidenciando lesão de bexiga.

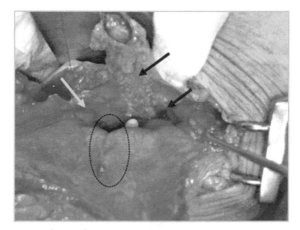

FIGURA 7 Trauma vesical com laceração extensa.

Lesões penetrantes da bexiga devem ser sempre exploradas cirurgicamente. Os casos de lesões iatrogênicas podem ser resolvidos com sutura em dois planos, com fio absorvível durante o procedimento cirúrgico, mesmo por via vaginal.

TRAUMA DE URETRA
Uretra feminina

A uretra feminina possui cerca de 4 cm de extensão e posiciona-se posteriormente à sínfise púbica, acompanhando a parede anterior da vagina. Essa posição privilegiada da uretra torna as lesões extremamente raras. Quando ocorrem, são resultado de fratura de bacia em cerca de 45% dos casos.[17,18]

As lesões variam de contusão uretral a rotura parcial, total ou longitudinal. Quando a lesão ocorre na porção proximal da uretra, ela geralmente é completa e associada à laceração vaginal ou retal.[19]

Embora sejam muito raras, tais lesões ocorrem. O diagnóstico é radiológico, por meio da uretrocistografia.

A abordagem, que depende da gravidade da lesão e da condição da paciente, pode ser imediata, logo após a estabilização da fratura da bacia pelo ortopedista, se necessário, o que é defendido por alguns, principalmente para recuperação da continência. É importante derivar a bexiga por meio da cistostomia na fase aguda do trauma.

Uretra masculina

A uretra masculina é traumatizada com muito mais frequência. Ela pode ser divida em dois grandes segmentos: uretra anterior e posterior. A uretra anterior compreende a uretra navicular, a uretra peniana e a uretra bulbar. A uretra posterior compreende a uretra membranosa e a uretra prostática.

A uretra pode ser lesada por diferentes mecanismos. Didaticamente, as lesões podem ser divididas em lesões externas, como traumas fechados ou penetrantes, e lesões internas, como iatrogênicas durante a instrumentação da uretra ou por introdução de corpo estranho. Assim como em outros órgãos, o trauma de uretra foi classificado pela AAST conforme mostra a Tabela 4.

TABELA 4 Classificação do trauma de uretra, segundo a AAST

I	Contusão com uretrorragia. UCM normal
II	Uretra alongada. UCM sem extravasar
III	Ruptura incompleta
IV	Ruptura completa e afastamento < 2 cm
V	Ruptura completa e afastamento > 2 cm

Lesão da uretra anterior geralmente ocorre por trauma direto, em virtude da maior exposição desse segmento. Em alguns casos, a lesão não é imediatamente percebida e se apresenta tardiamente em forma de estenose. Trauma fechado, fratura peniana, queda a cavaleiro e lesões iatrogênicas são as causas mais frequentes.

Lesão da uretra posterior está associada a trauma de maior magnitude, com fratura de bacia, muitas vezes relacionada a lesões de outros órgãos. Cerca de 3 a 25% das fraturas de bacia apresentam lesão uretral associada. Outras causas de lesões de uretra posterior incluem lesões penetrantes por arma de fogo e iatrogênicas, principalmente em decorrência de cirurgias prostáticas.[20]

Quadro clínico

A manifestação clínica da estenose de uretra é muito variada e depende da localização e do tipo de lesão. Uretrorragia, dificuldade miccional ou retenção urinária e hematoma perineal são os principais sinais e sintomas da lesão uretral.

Deve-se suspeitar de lesão uretral em todo paciente com fratura de bacia, e não manipular a uretra antes da confirmação diagnóstica.

Avaliação radiológica

A uretrocistografia retrógrada (Figura 8) é o exame de escolha para a avaliação inicial da lesão uretral.[21] Não há indicação de exames mais sofisticados, como ressonância magnética, no momento do trauma, porém ela pode ser utilizada tardiamente na avaliação de uma possível complicação da lesão.

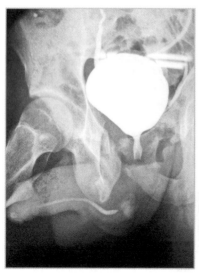 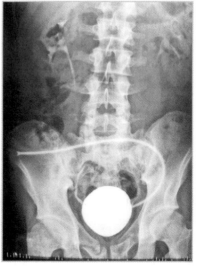

FIGURA 8 Uretrocistografia retrógrada com lesão de uretra posterior.

Manejo clínico

O tratamento da lesão uretral depende da classificação e da localização da lesão.

Nas lesões parciais de uretra anterior, a opção é a passagem de sonda uretral, sempre orientada por endoscopia; caso não seja possível, realiza-se a cistostomia, que é sempre uma boa opção, pois desvia a urina do local lesionado e evita a manipulação uretral. Cerca de 50% dessas lesões apresentam recanalização satisfatória no seguimento tardio.[22]

As lesões de uretra posterior são mais complexas, muitas vezes associadas a outras lesões que requerem cirurgias de emergência, deixando a cistostomia como melhor opção inicial. O realinhamento endoscópico primário, realizado nos primeiros dias pós-trauma, é recomendado se o local oferecer a aparelhagem necessária, como cistoscópios rígidos e flexíveis e fluoroscópios. Ele pode diminuir a incidência de estenose cirúrgica em 50%. O realinhamento primário cirúrgico não é mais recomendado em razão de sua dificuldade e dos altos índices de impotência e incontinência.[23]

CONSIDERAÇÕES FINAIS

Traumas urológicos são comuns, sendo o mais frequente o renal. Podem ocorrer por mecanismos fechados ou penetrantes. Muitas vezes, eles não são percebidos nas avaliações iniciais, sendo diagnosticados alguns dias após o trauma ou a iatrogenia.

Eles devem sempre ser considerados durante o atendimento ao politraumatizado. Apesar de a maioria desses traumas não oferecer ameaça à vida do paciente de maneira aguda, eles podem deixar graves sequelas que comprometerão severamente a qualidade de vida.

REFERÊNCIAS BIBLIOGRÁFICAS

1. MacAninch JW. Genitourinary trauma. World J Urol 1999; 17:95-6.
2. Jolly BB, Sharma SK, Vaidyanathan S, Mandal AK. Gunshot wounds of the male genitalia. Urol Int 1994; 53:92-96.
3. Santucci RA, Bartley JM. Urologic trauma guidelines: a 21st century update. Nat Rev Urol 2010; 7:510-19.
4. Cass AS. Renovascular injuries from external trauma. Urol Clin North Am 1989; 16:213-20.
5. Morey AF, McAninch JW, Tiller BK, Duckett CP, Carroll PR. Single shot intraoperative excretory urography for immediate evaluation of renal trauma. J Urol 1999; 161:1088-92.

6. Moudouni SM, Hadj Slimen M, Manunta A, Patard JJ, Guiraud PH, Guille F et al. Management of major blunt renal lacerations: is a nonoperative approach indicated? Eur Urol 2001; 40:409-14.

7. Davis KA, Reed RL 2nd, Santaniello J, Abodeely A, Esposito TJ, Poulakidas SJ et al. Predictors of the need for nephrectomy after renal trauma. J Trauma 2006; 60:164-9.

8. Dobrowolski Z, Kusionowicz J, Drewniak T, Habrat W, Lipczyñski W, Jakubik P et al. Renal and ureteric trauma: diagnosis and management in Poland. BJU Int 2002; 89:748-51.

9. Carlin BI, Renick MI. Indications and techniques for urologic evaluation of the trauma patiente with suspected urologic injury. Semin Urol 1995; 13:9.

10. Corriere Jr JN, Sandler CM. Management of ruptured bladder: seven years of experience with 111 cases. J Trauma 1986; 26:830-3.

11. Sandler CM, Goldman SM, Kawashima A. Lower urinary tract trauma. World J Urol 1998; 16:69-75.

12. Armenakas NA, Pareek G, Fracchia JA. Iatrogenic bladder perforations: long term follwup of 65 patients. J Am Coll Surg 2004; 198:78-82.

13. Carrol PR, McAninch JW. Major bladder trauma: mechanismas of injury and unified method of diagnosis and repair. J Urol 1984; 132:254-7.

14. Sandler CM, Goldman SM, Kawashima A. Lower urinary tract trauma. World J Urol 1998; 16:69.

15. Deck AJ, Shaves S, Talner L, Porter JR. Computerized tomography cystography for the diagnosis of traumatic bladder rupture. J Urol 2000; 164:43-5.

16. Morey AF, Hernandez J, McAninch JW. Reconstructive surgery for trauma of the lower urinary tract. Urol Clin North Am 1999; 26:49-60.

17. Carter CT, Schafer N. Incidence of urethral disruption in females with traumatic pelvic fractures. Am J Emerg Med 1994; 11:218-20.

18. Perry MO, Husmann DA. Urethral injuries in female subjects following pelvic fracture. J Urol 1992; 147:139-42.

19. Podesta ML, Jordan GH. Pelvic fracture urethal injuries in girls. J Urol 2001; 165:1660-5.

20. Moore EE, Cogbill TH, Jurkovich GJ, McAninch JW, Champion HR, Gennarelli TA et al. Organ injury scaling III: Chest wall, abdominal vascular, ureter, bladder and urethra. J Trauma 1992; 33:337.

21. Nicolaisen GS, Melamud A, Williams RD, McAninch JW. Rupture of the corpus cavernosum: surgical management. J Urol 1983; 130:917.

22. Shewakramani S, Reed KC. Genitourinary trauma. Emerg Med Clin N Am 2011; 29:501-18.

23. Martínez-Piñeiro L, Djakovic N, Plas E, Mor Yoram M, Santucci RA, Serafetinidis E et al. EAU Guidelines on urethral trauma. Eur Urol 2010; 57:791-803.

QUESTÕES

1. O órgão mais acometido do trato urinário em traumas é:

   a. Bexiga.

   b. Uretra.

   c. Rim.

   d. Ureter direito.

   e. Ureter esquerdo.

2. As lesões da uretra podem ser, exceto:

   a. Rotura parcial.

   b. Rotura total.

   c. Rotura longitudinal.

   d. Contusão.

   e. Concussão.

3. Assinale a alternativa incorreta:

   a. Ureter é acometido em 25% dos traumas do trato urinário.

   b. Lesões ureterais grau I e II são tratadas com cateter duplo J.

   c. Lesão distral do ureter deve ser tratada com reimplante de bexiga.

   d. Melhor exame radiológico para avaliar a uretra é a uretrocistografia retrograda.

   e. O trauma renal graus I, II e III tem tratamento conservador.

46

Impacto das afecções uroginecológicas na sexualidade

Rosemary Aparecida Villela de Freitas

Este capítulo tem por finalidade abordar a sexualidade feminina e o impacto que as afecções uroginecológicas têm sobre ela.

A sexualidade humana representa um aspecto amplo do ser humano e está presente desde o momento de sua concepção até a sua morte. Não se deve reduzi-la única e exclusivamente à fisiologia e à anatomia do corpo e do mecanismo de reprodução. Para cada época e sociedade, a sexualidade tem suas representações simbólicas, bem como seus mitos e tabus que permitem ou coíbem as práticas e atitudes sexuais. Isso é perceptível, inclusive, nas diversas formas de arte e literatura.

No decorrer da história, a sexualidade, sobretudo a feminina, passa por várias transformações, sendo ora reprimida, ora livre e acessível ao conhecimento e ao prazer. Antes mesmo de Freud, a maioria dos psiquiatras franceses e alemães já havia atentado para a vida sexual e admitia a precocidade com que o impulso sexual se manifestava.[1] Contudo, foi de fato com Freud que começaram os estudos sobre os impulsos da sexualidade no desenvolvimento da personalidade. A mais importante contribuição foi incorporar as impressionantes revelações da psicopatologia sexual ao complexo edipiano, isto é, a psicopatologia tinha como origem o recalcamento dos desejos sexuais infantis. A ansiedade funciona como "alarme", alertando o indivíduo sobre os impulsos subjacentes à sexualidade reprimida, mobilizando suas defesas contra ela. Os sintomas neuróticos surgiam a partir do desejo proibido.

Não somente dentro dos aspectos biológicos da reprodução, mas também quanto ao prazer e ao bem-estar do indivíduo, a sexualidade sempre foi alvo de preocupação e mesmo de precaução de vários estudiosos da área da saúde. Hirschfeld, em 1918, fundou o primeiro "instituto para a sexologia", com a ajuda socialista, e, embora com pretensões científicas, acabou por se tornar especializado, basicamente, na assistência social terapêutica. Em 1921, organizou o primeiro Congresso Mundial sobre Sexologia, em Berlim. Além do caráter social, a sexologia, naquela época, baseava-se principalmente na biologia.[2]

Reich, pensador e cientista de papel revolucionário na (re)formulação das questões ligadas à sexualidade, em 1931, fundou a Sexpol (Associação para uma Política Sexual Proletária), que tinha ideologia de libertação política e sexual.[3]

Kinsey, junto com outros pesquisadores, foi o primeiro a estudar cientificamente o comportamento sexual humano. Em 1947, na Universidade de Indiana, fundou o Instituto de Pesquisa sobre Sexo. Seus relatórios descreveram a enorme variedade de práticas e preferências sexuais, impondo inusitada abertura ao tema, que já se firmara como acadêmico. Os "relatórios Kinsey" se tornaram um marco na discussão dos limites da normalidade, que tinha como padrão o comportamento heterossexual.[4,5]

Nas décadas de 1960 e 1970, a sexualidade passou a ser investigada como uma função biológica natural. Máster e Johnson publicaram trabalhos cuja preocupação estava voltada para as alterações da falta de resposta aos estímulos sexuais, chamadas de disfunções sexuais. Por meio de observações diretas, dividiram a resposta sexual em quatro fases: excitação, platô, orgasmo e resolução. Neste modelo, tanto os estímulos sexuais internos, como fantasias, quanto os externos, como contato físico e visual, desencadeiam a excitação fisiológica, representada pela ereção no homem e pela vasocongestão da vagina e da vulva na mulher; havendo continuidade da estimulação, chega-se ao platô (pico de excitação), desencadeando o orgasmo para, em seguida, ocorrer a resolução ou período refratário, quando o organismo volta a seu estado normal.[6]

Outra autora importante à configuração teórica, Kaplan, em 1974, introduziu o conceito bifásico da resposta sexual: excitação e orgasmo; em 1977, acrescentou uma terceira fase, o desejo sexual, sugerindo o modelo trifásico: desejo, excitação e orgasmo, base das classificações atuais. Quando a resposta ou qualquer uma das fases componentes é prejudicada, o resultado é a disfunção sexual.[7]

A resposta sexual humana depende de uma inter-relação de fatores fisiológicos, hormonais e psicológicos e são subdivididos em cinco estágios:

1. Desejo: vontade de estabelecer relação sexual, a partir de algum estímulo sensorial (visão, tato, olfato e auditivo), pela memória de fantasias e vivências eróticas; esse processo ocorre via córtex e sistema límbico. Sabe-se também que o hormônio responsável pela libido é a testosterona e o hormônio que a inibe é a progesterona.
2. Excitação: nesta fase, ocorrem mudanças tanto internas como externas. Na mulher, as reações visam a preparar o corpo para receber a cópula: há vasocongestão local que, por sua vez, aumenta a lubrificação, há aumento de volume do clitóris, elevação do útero e expansão da vagina.
3. Platô: chega-se à plataforma orgástica pela vasocongestão local máxima. Os pequenos lábios ficam engurgitados e aumentam de volume, o útero se eleva mais e há retração do clitóris; a expansão vaginal nesta fase é completa.
4. Orgasmo: ocorre expansão máxima do canal vaginal e contrações musculares clônicas reflexas dos músculos vaginais, perineais e do útero. Acontecem também reações extravaginais, como ereção e turgidez do mamilo, rubor facial, hiperventilação, aumento da frequência cardíaca, da pressão arterial e da temperatura, sudorese e aumento das secreções.
5. Resolução: retorno às condições de repouso e normalização da frequência cardíaca, respiratória, pressão arterial e temperatura.

Durante a relação sexual, são produzidas endorfinas e ocitocinas, que causam sensação de relaxamento e bem-estar plenos.

Quando há comprometimento em uma dessas fases, pode-se considerar a mulher como disfuncional. São vários os fatores que levam à disfunção sexual feminina: doenças cardiovasculares, problemas geniturinários, diabetes, depressão, doenças crônicas, transtornos psiquiátricos e/ou psicológicos, medicações como antidepressivo e anticoncepcional, além de desconhecimento do próprio corpo, mitos, tabus, criação repressiva, religião, escolaridade, idade e dificuldade de comunicação entre os parceiros.[8]

Algumas disfunções sexuais aparecem relacionadas ao parceiro, e não unicamente a conflitos intrapsíquicos individuais.

Os modelos de respostas sexuais femininos sempre foram vistos de forma puramente fisiológica, até Basson propor um modelo circular, no qual algumas mulheres precisam ser estimuladas para terem desejo, ou seja, o desejo passa a existir em função da estimulação, mas, para isso acontecer, a mulher precisa sentir-se desejada, ter boa relação e comunicação com seu parceiro e, dessa forma, encontrar motivação para a busca de intimidade emocional.[9]

Na edição do Manual de Diagnóstico e Estatística das Perturbações Mentais (DSM IV-1994), as disfunções sexuais são divididas em: transtorno do desejo sexual (transtorno do desejo hipoativo e transtorno de aversão sexual), transtorno de excitação sexual, transtorno orgásmico e transtorno de dor sexual (dispareunia e vaginismo). Cada um desses diagnósticos implica a combinação de subtipos: ao longo da vida ou adquirido; generalizado ou situacional; decorrente de fatores psicológicos ou de fatores combinados. A 10ª edição da Classificação Internacional de Doenças (CID-10) apresenta os mesmos diagnósticos do DSM-IV, com exceção da inclusão do diagnóstico de impulso sexual excessivo.

Com o passar da idade, as probabilidades de ocorrência de disfunções sexuais tendem a aumentar, pois cerca de 45% das mulheres apresentam, ao menos, uma disfunção sexual ao longo da vida, seja primária (quando ocorre desde o primeiro contato sexual) ou situacional (quando ocorre apenas em algumas situações).[10] É importante frisar que o hipoestrogenismo da pós-menopausa é um dos fatores desencadeantes da disfunção sexual, pela queda hormonal, a qual gera atrofia genital, secura vaginal e, consequentemente, coito dolorido, levando algumas mulheres a evitarem a relação sexual.[11]

De acordo com Lewis, o transtorno do desejo sexual hipoativo afeta cerca de 10% das mulheres até os 49 anos de idade; dos 50 aos 65 anos, esse número passa para 22%; dos 66 aos 74 anos, chega à marca de 47%. Esses dados corroboram a visão de Penteado et al. em relação à pós-menopausa. O transtorno de excitação varia de 8 a 15%; o transtorno orgásmico chega a 25%; o vaginismo, a 6% e a dispareunia varia de 2 a 20%.

Importantes estudos no Brasil, como aqueles de Abdo, revelam que 50,9% das mulheres referem alguma disfunção sexual, sendo 8,2% inibição do desejo sexual, 26,6% transtorno de excitação, 26,2% transtorno orgásmico e 17,8% dispareunia.[12]

AFECÇÃO UROGINECOLÓGICA E SEXUALIDADE

São várias as afecções uroginecológicas que afetam a mulher, desde infecção urinária até prolapso uterino. Os estudos que mais aparecem sobre as afecções uroginecológicas e sexualidade estão relacionados à incontinência urinária. Assim, este capítulo abordará a incontinência urinária e a sexualidade. Pode-se fazer uma aproximação das outras afecções, pois também interferem de alguma forma na resposta sexual feminina, mesmo tendo em pauta que sexo/sexualidade não é apenas penetração, e sim algo muito mais complexo que envolve determinantes biológicos, psicológicos e interpessoais.

A sexualidade, assim como qualquer afecção uroginecológica, caracteriza-se como um fenômeno complexo (anatômico, fisiológico, cultural e emocional) e também requer análise multidisciplinar. Para entender como uma afecção uroginecológica pode interferir na sexualidade feminina, vale observar o modelo cognitivo proposto por Barlow. Para o autor, em indivíduos que não apresentam disfunção sexual, o contato com o parceiro propicia uma resposta afetiva positiva, associada à expectativa de uma relação sexual satisfatória. Quando a expectativa é alcançada e as sensações são prazerosas, a atenção concentra-se nos estímulos eróticos. Isso não acontece aos indivíduos com disfunção sexual ou com outro comprometimento emocional, pois a expectativa de alcançar um desempenho, no caso, o orgasmo feminino, dispara uma resposta sexual negativa, que inclui a percepção de falta de controle, portanto, receio de fracasso. O foco de atenção deixa de ser externo (estímulos eróticos) e passa a ser interno (pensamentos de autoavaliação negativos, como "não vou conseguir atingir o orgasmo"). A pessoa se torna tão absorvida em suas preocupações que se distrai totalmente dos estímulos eróticos, impossibilitando-a de um desempenho sexual satisfatório.[13]

Vários estudos comprovam a teoria de Barlow quando afirmam que uma das afecções uroginecológicas mais frequentes em mulheres, a incontinência urinária, pode levar à disfunção sexual pelo constrangimento de perder urina durante o intercurso sexual, a umidade noturna e o odor. A mulher precisa estar envolvida com a relação sexual e se entregar para alcançar o prazer.[14-17]

Dentre as disfunções sexuais que acometem as mulheres que apresentam algum comprometimento uroginecológico, há diminuição do desejo e da frequência de coitos, dificuldade em obter orgasmo e dispareunia. A resposta sexual do parceiro também pode ser afetada por algum tipo de afecção uroginecológica da mulher, como perda do desejo sexual, ejaculação rápida e disfunção erétil.[14-18]

Algumas mulheres que já apresentam algum tipo de disfunção sexual acabam utilizando a incontinência urinária como meio para evitar o contato sexual; a este comportamento dá-se o nome de "ganho secundário".[19]

Outra situação muito típica são as queixas de incontinência urinária tornarem-se um reflexo de conflito sexual já existente ou em situações em que não há queixa sexual anterior, ou a reação do parceiro aos sintomas pode ser a causa da disfunção sexual.[19]

O constrangimento é outro aspecto presente na vida das mulheres que sofrem perda de urina durante o intercurso sexual, seja pela penetração ou durante o orgasmo.

Com relação à depressão, observa-se um dado importante: ela se manifesta mais nos casos de incontinência urinária de urgência, sendo em torno de 44 contra 17,5% nos casos de incontinência de esforço. Também há tendência de se desenvolver quadros psicossomáticos que podem contribuir para o agravamento de seus sintomas; por isso, afirma-se que quanto maior a depressão, menor é a qualidade de vida. O desentendimento conjugal pode levar alguns casos a separação.[20-22]

Dentro dos aspectos emocionais, Freitas encontrou também déficit relacional, com poucas habilidades para abordar e tratar os vínculos interpessoais. São mulheres que apresentam baixa autoestima e dificuldades com autoimagem, com pouca confiança em seus recursos pessoais, não se valorizam e têm menor capacidade de reflexão. Esses aspectos se referem a condições de personalidade construídas ao longo do desenvolvimento psicológico.

PERSPECTIVA PSICOLÓGICA DO ATO DE URINAR

A dimensão psicológica está presente tanto na sexualidade como no ato de urinar, pois compreende a fase do desenvolvimento de uma criança; ter o controle dos esfíncteres está diretamente ligado com o desenvolvimento psicossexual de um indivíduo. Assim, é fundamental verificar a questão simbólica, afetiva e emocional, além dos aspectos estritamente anatômicos e fisiológicos, compondo, assim, o quadro da saúde individual (e coletiva) que envolve o ato de urinar.

Freud, em seus textos, menciona as zonas erógenas, relacionando a elas fases do desenvolvimento infantil (fase oral, anal, fálica e genital). Um bebê, ao mamar, não só sacia uma necessidade fisiológica, como também descobre uma fonte de prazer neste ato.[23] Também referida por Freud, mas menos conhecida do que as outras, a fase do erotismo uretral é marcada pelo fato de a criança muito nova experimentar sensações altamente prazerosas na região genital, em função da própria anatomia, que vai desde as secreções produzidas até o cuidado da higiene pelo adulto. A criança descobre, no ato de urinar, além do orgulho, um imenso prazer. Sente a urina como parte de seu corpo e como algo que dará como presente à pessoa que ama.[23]

Para Navarro, a micção tem um componente erótico, pois ocorre uma satisfação e uma excitação ligada à região genital: a micção equivale ao orgasmo. "A educação repressiva, sob disfarce de higiene, é logo substituída na vida da criança pela repressão social da sexualidade. É desse modo que a atividade urinária pode tornar-se um substituto da atividade sexual." O mesmo autor relata que uma deficiência crônica do controle do tônus do esfíncter uretral pode indicar falta de controle emocional erótico ou destrutivo.[24]

Desse modo, como para Freud, qualquer estímulo urinário transforma-se em estimulações sexuais e seus representantes simbólicos, até mesmo sonhos com estímulos urinários são representantes de sonhos sexuais.[23]

Freud relata que o homem pré-histórico apagava o fogo com a própria urina, o que lhe conferia um prazer sexual infantil de potência. É possível que venha daí o dito popular "quem brinca com fogo faz xixi na cama".[25]

A história do ato de urinar tem várias conotações, desde prazer, punição e vergonha, esta última associada à civilização, com a revolução médica e suas técnicas correspondentes, interferindo nos costumes de higiene, passando da limpeza à repugnância pelo mau cheiro.[26]

Existem vários autores que abordam aspectos psíquicos e associam o ato de urinar com questões ligadas à sexualidade, dentro dos aspectos simbólicos. Pensando nesse modelo, que vai além da fisiologia da micção, qual será o impacto que a incontinência urinária exerce sobre a sexualidade feminina e como este problema afeta o relacionamento com seu parceiro, principalmente quando aceitamos que a impossibilidade de um relacionamento sexual causa sofrimento acentuado e dificuldades interpessoais?[27]

CONSIDERAÇÕES FINAIS

A incontinência urinária aproxima-se da disfunção sexual quanto à prevalência, que é alta, às dificuldades encontradas pelas mulheres que sofrem com essas questões, desde a gravidade do problema com o avanço da idade até o despreparo dos profissionais de saúde para lidarem com ambos os assuntos. Além disso, é claro, há as crendices populares, levando essas mulheres a acreditarem que tanto a incontinência urinária quanto as dificuldades sexuais são normais com o avançar da idade e que todas passarão por isso. São mulheres que sofrem em silêncio, sem ter com quem dividir a angústia, pois mesmo achando normal, sentem-se envergonhadas com essa situação, diminuindo, inclusive, a qualidade de vida.

Apresentam dificuldade para enfrentar o meio social, são frágeis e sensíveis, com poucas habilidades para lidar com as pessoas que as rodeiam, em que sentimentos de desvalorização e baixa autoestima são comuns, levando-as, inclusive, a serem diagnosticadas e tratadas como depressivas. São dependentes, pouco criativas e utilizam poucos recursos de reflexão, além de baixa tolerância à frustração nos relacionamentos.[28]

A sexualidade está além dos fatores biológicos da reprodução e não se restringe apenas à penetração; envolve sentimento, pensamento, ações, envolvimento, contato e proximidade. É uma fonte de prazer que começa a se desenvolver desde o nascimento, por meio dos cuidados maternos. Essa relação nos primórdios da vida, muitas vezes, define o tipo de envolvimento que o indivíduo vai estabelecer na vida adulta. Freitas, em seu estudo com mulheres incontinentes, observou que elas demonstraram dificuldade de relacionamento não somente pelas próprias características pessoais, mas também pelos problemas sexuais apresentados pelos parceiros, como ejaculação rápida e dificuldade para obter ereção. Não foi possível, nesse estudo, verificar se a disfunção sexual masculina advém da incontinência urinária de suas parceiras.

O corpo, para essas mulheres, é uma fonte de sofrimento, denotando uma autoimagem distorcida, pois a percepção que têm de si é a de um corpo danificado e com prejuízo de suas funções. Provavelmente, o fato de algumas mulheres não conhecerem o próprio órgão genital e sua função,[29] não diferenciarem vagina de uretra (não saber qual órgão serve para micção e qual serve para penetração), acentua o impacto da incontinência urinária na sexualidade.

Estudo recente sobre sexualidade e incontinência urinária aponta que antes da incontinência urinária, o índice de satisfação sexual era de 82,4% (n = 24) e, depois, a satisfação baixou para 37,9% (n = 11), apesar de 79,3% das mulheres afirmarem que a incontinência urinária não tenha afetado a sua vida sexual, assim como questões ligadas à atração sexual e excitação/lubrificação também serem positivas. Em relação à masturbação e ao orgasmo, não houve diferença estatística entre antes e depois da incontinência urinária, pois, em relação à masturbação, as mulheres não se tocavam nem antes e nem depois da incontinência urinária; quanto ao orgasmo,

65,5% das mulheres tinham orgasmo antes da incontinência urinária, passando para a marca de 55,2% depois da incontinência. O estudo aponta ainda baixa frequência sexual, falta de comunicação e tendência a evitar o ato sexual.[28] Nota-se que esses achados estão de acordo com os de Abdo, que pesquisou sobre a vida sexual do brasileiro e concluiu que 50,9% das mulheres têm alguma disfunção sexual, independentemente da comorbidade.[12]

Pode-se concluir que a incontinência urinária compromete o desempenho sexual e, em alguns casos, acentua as disfunções sexuais já existentes.

O profissional que trabalha com a saúde feminina deve ficar atento à queixa que a paciente lhe traz e procurar, na medida do possível, verificar se apresenta também alguma queixa sexual e poder encaminhar para os devidos cuidados. Sabe-se que a Organização Mundial da Saúde (OMS) considera a sexualidade saudável como um dos aspectos para uma boa qualidade de vida.

Embora existam profissionais da área de saúde que tenham muita dificuldade em lidar com o tema por falta de aprendizagem em suas formações acadêmicas e, muitas vezes, somando a isso as crenças e as dificuldades pessoais em lidar com a temática ou pela sua própria história de vida, acabam negligenciando a questão diante de suas pacientes que, por sua vez, não se sentem confortáveis para falar com seus médicos sobre suas dificuldades sexuais, pois não encontram abertura e acolhimento para expressar algo tão íntimo e carregado de tabu.

REFERÊNCIAS BIBLIOGRÁFICAS

1. Mezan R. Freud, pensador da cultura. São Paulo: Brasiliense, 1990.
2. Silva MCA. A história da terapia sexual. In: Rodrigues Jr. OM (org.). Aprimorando a saúde sexual. Manual de técnicas de terapia sexual. São Paulo: Summus, 2001. p.19-73.
3. Reich W. Psicopatologia e sociologia da vida sexual. São Paulo: Globo, s.d., trad. original de 1937.
4. Kinsey AS, Pomeroy WB, Martin CF, Gebhard PH. Sexual behaviour in the human female. Philadelphia: Saunders, 1953.
5. Abdo CHN (org.). Sexualidade humana e seus transtornos. 2.ed. São Paulo: Lemos, 2000.
6. Saadeh A. Disfunção sexual feminina. In: Abdo CHN (org.). Sexualidade e seus transtornos. São Paulo: Lemos, 2000. p.61-8.
7. Kaplan HS. O desejo sexual e novos conceitos e técnicas da terapia do sexo. Rio de Janeiro: Nova Fronteira, 1979.

8. Heiman JR. Sexual dysfunction: overview of prevalence, etiological factors and treatments. J Sex Research 2002; 39(1):73-8.

9. Basson R. Human sex response cycles. J Sex Marital Ther 2001; 27(1):33-43.

10. Lewis RW, Fugl-Meyer KS, Bosch R, Fugl-Meyer AR, Laumann EO, Lizza EO et al. Epidemiology/risk factors of sexual dysfunction. J Sex Med 2004; 1(1):35-9.

11. Penteado SRL, Fonseca AM, Bagnoli VR, Assis JS, Pinotti JA. Avaliação da capacidade orgástica em mulheres na pós menopausa. RAMB 2004; 50(4).

12. Abdo CHN. Estudo da vida sexual do brasileiro. São Paulo: Bregantini, 2004.

13. Barlow DH. Anxiety and its disorders. New York: Guilford, 1988.

14. Gordon D, Groutz A, Sinai T, Wiezman A, Lessing JB, David MP et al. Sexual function in women attending a urogynecology clinic. Int Urogynecol J 1999; 10:325-8.

15. Bo K, Talseth T, Vinsnes A. Randomized controlled trial on the effect of pelvic floor muscle training on quality of life and sexual problems in genuine stress incontinent women. Acta Obstet Gynecol Scand 2000; 79:598-603.

16. Abrams P, Cardozo L, Fall M, Griffiths D, Rosier P, Ulmsten U et al. The standardisation of terminology of lower urinary tract function: report from the standardisation sub-committee of the International Continence Society. Neurourol Urodyn 2002; 21:167-78.

17. Beji NK, Yalcin O, Erkan HA, Kayir A. Effect of urinary leakage on sexual function during sexual intercourse. Urol Int 2005; 74:250-5.

18. Waitman MC. Repercussões da cinesioterapia do assoalho pélvico na resposta sexual de mulheres com incontinência urinária de esforço. São Paulo, 2007. Dissertação (Mestrado). Universidade Federal de São Paulo.

19. Hilton P. Urinary incontinence during sexual intercourse: a common but rarely volunteered, symptom. Brit J Obstetr Gynaecol 1988; 95:377-81.

20. Sutherst JR, Brown M. Sexual dysfunction associated with urinary incontinence. Urol Int 1980; 35:414-6.

21. Stach LB, Hakala AL, Laippala P, Lehtinen K, Metsanoja R. Severe depression determines quality of life in urinary incontinent women. Neurourol Urodyn 2003; 22(6):563-8.

22. Chiara G, Piccioni V, Perino M, Ohlmeier U, Fassino S, Leombruni P. Psychological investigation of female patients suffering from urinary incontinence. Int Urogynecol J 1999; 9(2):73-7.

23. Ferreira MP. Transtornos da excreção. Clínica psicanalítica. São Paulo: Casa do Psicólogo, 2004.

24. Navarro FA. Somatopsicodinâmica: sistemática reichiana da patologia e da clínica médica. São Paulo: Summus, 1995.

25. Freud S. Fragmentos de análise de um caso de histeria, três ensaios sobre a sexualidade e outros. Edição Standard brasileira das obras psicológicas de Sigmund Freud. Rio de Janeiro: Imago, 1972. v. 7.
26. Albertini P. Reich e a possibilidade do bem estar na cultura. Psicol USP 2003; 14(2).
27. American Psyhiatric Association. Diagnostic and statistical manual of mental disorders (DSM IV). 4.ed. Washington, 1994.
28. Freitas RAV. Incontinência urinária de esforço e sexualidade feminina. São Paulo, 2009. Dissertação (Mestrado). Universidade Federal de São Paulo.
29. Etienne M, Waitman MC. Disfunções sexuais femininas: fisioterapia como recurso terapêutico. São Paulo: LMP, 2006.

QUESTÕES

1. Em relação ao erotismo uretral, é correto afirmar que:

   a. É definido como a penetração peniana na uretra.

   b. Sensações prazerosas na tenra fase infantil no ato de micção e na higiene regional.

   c. Só acontece nas mulheres com incontinência urinária de esforço.

   d. É comum na síndrome de bexiga hiperativa.

   e. É desencadeada pela micção na mulher.

2. A disfunção sexual ao longo de vida da mulher:

   a. Tende a aumentar.

   b. Mantém-se contante.

   c. Tende a diminuir.

   d. Aumenta até os 45 anos de idade e depois fica em um platô.

   e. Transforma-se de primária para situacional com o passar dos anos.

3. Durante a relação sexual são produzidas:

   a. Endorfinas e vasopressinas.

   b. Ocitocinas.

   c. Vasopressinas e ocitocinas.

   d. Endorfinas e ocitocinas.

   e. Nenhuma das alternativas anteriores.

47

Hematúria na mulher

Marcus Sadi
Alexandre Iscaife
David Jacques Cohen

INTRODUÇÃO

Hematúria, ou a presença de sangue em quantidade anormal na urina, é um dos sintomas urológicos mais prevalentes, ocorrendo em 2 a 3% da população; é diretamente proporcional à idade e mais comum em mulheres. Estima-se que seja responsável por pelo menos 4% das consultas ambulatoriais e 13% das internações hospitalares urológicas.[1-4]

A hemoglobina é um potente corante, e somente 1 mL de sangue diluído em 1.000 mL de urina já é suficiente para dar um aspecto hemático a urina. Clinicamente, é dividida em microscópica e macroscópica.

Na hematúria microscópica, a urina se apresenta de aspecto normal a olho nu e o aumento do número de hemácias somente pode ser diagnosticado por exame laboratorial. É definida como a presença de mais de 3 a 5 hemácias por campo de grande aumento (400×) ou mais de 8.000 hemácias por mL, em duas ou três amostras de urina colhidas de forma apropriada. Por outro lado, na hematúria macroscópica, a urina tem, em geral, mais de 100 hemácias por campo de grande aumento ou 10^6 hemácias por mL e apresenta aspecto avermelhado, vinhoso ou acastanhado, de acordo com a quantidade e o tempo que o sangue se encontra no trato urinário.[2,5]

Na hematúria macroscópica, existe até 60% de chance de ser encontrada enfermidade clinicamente significativa, sendo que cerca de 20% dos casos podem apresentar neoplasias malignas.[1,6-8] Em contrapartida, doença significativa ocorre em menos de 20% das pacientes com hematúria microscópica e neoplasia maligna, em menos de 5% dos casos[1] (Tabela 1).

TABELA 1 Incidência de neoplasia maligna do trato urinário na investigação de hematúria macro ou microscópica em 4.020 pacientes[1]

	Neoplasias geniturinárias malignas
Hematúria microscópica	4,8%
Hematúria macroscópica	18,9%

Mariani et al. analisaram 1.000 pacientes com hematúria e documentaram que, em mulheres com hematúria macroscópica, 18% necessitaram de intervenções invasivas por doença grave, enquanto o mesmo aconteceu somente em 2% daquelas com hematúria microscópica.[8] Ainda assim, mesmo após uma investigação urológica completa, até 1/3 dos casos pode permanecer sem etiologia definida, sendo classificadas como hematúria essencial ou idiopática.[6-9]

ETIOLOGIA E EPIDEMIOLOGIA

A prevalência de hematúria microscópica na população geral varia de 0,2 a 20%.[1-6,8] Froom et al. descreveram que 39% de adultos jovens entre 18 e 33 anos de idade apresentaram pelo menos um episódio de hematúria microscópica assintomática durante um seguimento de 15 anos.[10]

As causas de hematúria são diversas e compreendem um número extenso de enfermidades (Tabela 2). Existem diversos fatores de risco para desenvolvimento de hematúria de origem neoplásica (Tabela 3). Recomenda-se que as pacientes portadoras desses fatores de risco realizem investigação urológica completa, que inclui exames de imagem e endoscópicos, enquanto as demais podem ter uma investigação simplificada (Tabela 3).[5-7,11,12]

Do ponto de vista prático, as causas de hematúria podem ser divididas em glomerulares e extraglomerulares; esta última inclui os sangramentos tubulointersticiais e da via excretora (urológicos). Nas crianças, predominam nefropatias, hipercalciúria e infecção por anomalias congênitas do trato urinário.[4,9] Nos adultos, as causas urológicas são as mais frequentes e as principais etiologias são representadas por infecção, cistites, calculose e neoplasias malignas, em especial da bexiga.

TABELA 2 Diagnóstico diferencial da hematúria nas mulheres

Etiologia
Hematológica: anemia falciforme, coagulopatia
Ginecológica: placenta percreta, endometriose
Iatrogênica: instrumentação, cistite actínica, medicação citotóxica (ciclofosfamida), anticoagulação, nefropatia por analgésicos
Traumática
Infecciosa: ITU, pielonefrite, tuberculose
Idiopática: induzida por exercício, síndrome hematúria-dor lombar
Inflamatória: cistites, uretrites
Neoplásica: bexiga, rim, pelve renal, ureter, uretra, metástases
Nefrológica: síndrome de Alport, hematúria familiar benigna, nefropatia por IgA, glomerulonefrites (membranoproliferativa, rapidamente progressiva, pós-infecciosa), púrpura de Henoch-Schönlein, lúpus eritematoso sistêmico
Calculose: hipercalciúria, hiperuricosúria
Estrutural: doença cística renal, malformações arteriovenosas, trombose de veia renal, divertículos caliciais, infarto renal, necrose papilar, hidronefroses, refluxo vesicoureteral, síndrome da veia ovariana (*nutcracker*)

ITU: infecção do trato urinário.

TABELA 3 Fatores de risco para neoplasia urológica em pacientes com hematúria microscópica[7]

Idade acima de 40 anos
Tabagismo
Exposição ocupacional a corantes ou agentes químicos (benzeno, aminas aromáticas)
História pregressa de uropatia
Sintomas urinários irritativos
Infecção urinária pregressa
Abuso de analgésicos
História de irradiação pélvica
História de uso de ciclofosfamida

INVESTIGAÇÃO CLÍNICA

Não existem estudos de boa qualidade sobre a investigação de hematúria. A maioria das informações está baseada em reuniões de consenso e diretrizes de sociedades médicas.[4,12]

História clínica e exame físico

O momento do aparecimento da hematúria durante o jato urinário é útil e fornece indícios sobre sua possível localização. Hematúria inicial sugere doença da uretra; hematúria total com reforço terminal pode indicar origem vesical; hematúria total significa sangramento proveniente do rim, ureter ou bexiga. Hematúria franca, indolor e imotivada é forte indício de câncer de bexiga. Sintomas urinários irritativos podem estar associados a cistite ou carcinoma *in situ* da bexiga.

O local da dor associado com a hematúria também pode sugerir o sítio da doença. Dor lombar, hematúria e massa palpável é tríade sugestiva de neoplasia renal. Cólica ureteral é mais frequentemente associada com ureterolitíase, mas também pode representar tumor ou coágulo ureteral.

História de infecção das vias aéreas superiores pode estar associada ao desenvolvimento de glomerulonefrite. Doenças sexualmente transmissíveis ou instrumentação uretral predispõem a traumas e estenose de uretra. Antecedentes de tuberculose, irradiação pélvica ou quadros hemorrágicos são relevantes. Deve-se também levar em consideração síndromes de caráter familiar como Alport, Von Hippel-Lindau, Goodpasture, hematúria familiar benigna e a doença de Fabry. Na mulher, a hematúria cíclica, relacionada ao ciclo menstrual, pode indicar a presença de endometriose na via urinária.[13-18]

Especial atenção deve ser dada ao uso de anticoagulantes. Esses medicamentos, quando dentro da faixa terapêutica, não predispõem à hematúria, o que significa que existe a necessidade de uma investigação urológica completa à procura de alterações que justifiquem o sangramento.

O exame físico deve incluir medida da pressão arterial e frequência cardíaca, pesquisa de petéquias, edema e sinais de infecção estreptocócica. O exame do abdome pode evidenciar tumores do trato urinário. O exame da genitália externa, incluindo o meato uretral, é importante para identificar carúncula uretral ou prolapso vaginal e para afastar um possível sangramento vaginal interpretado erroneamente como hematúria pela paciente.

AVALIAÇÃO LABORATORIAL

A análise da urina deve iniciar a investigação. Pode ser realizada de duas maneiras: pelo teste da fita ou de sedimentação microscópica (urina tipo I). No teste da fita, resultados de 1+ ou maior indicam presença de hemoglobina na urina e são considerados positivos. Resultados falso-positivos podem ocorrer em casos de hemoglobinúria, mioglobinúria e presença de contaminantes urinários, como agentes oxidantes. Apesar de apresentar alta sensibilidade (91 a 100%) e boa especificidade (65 a 99%), geralmente é utilizado como teste de triagem e deve ser complementado pelo teste de microscopia.[11] O exame microscópico serve para diferenciar a hematúria verdadeira da pseudo-hematúria, assim como quantificar os demais sedimentos da urina que possam fornecer dados para o diagnóstico.[2,19]

Existem condições especiais de falsa hematúria. Nesses casos, a urina se apresenta avermelhada por interferência de diversos fatores, entre eles: uso de medicamentos, presença de pigmentos orgânicos ou alimentos contendo betacaroteno (Tabela 4).

Em mulheres, a urina pode ainda ser contaminada com sangue oriundo do trato genital. Nesses casos, um tampão vaginal no momento da coleta do material pode ajudar no diagnóstico diferencial.

TABELA 4 Substâncias que afetam a cor da urina e provocam confusão clínica com hematúria[1-5,13,14]

Alimentos: beterraba, abóbora, amora, páprica
Medicamentos: cloroquina, furazolidona, hidroxicloroquina, nitrofurantoína, fenazopiridina, fenolftaleína, rifampicina

A morfologia das hemácias oferece indícios para o diagnóstico etiológico da hematúria, se de origem glomerular ou não glomerular. Sangramento não glomerular é caracterizado por eritrócitos normais. Sangramento glomerular é caracterizado por eritrócitos dismórficos, células de forma irregular e distorcidas, além de cilindros hemáticos. A pesquisa de eritrócitos dismórficos presentes na urina tem grande acurácia para caracterizar o sangramento como sendo de origem glomerular, mas sua quantidade ainda não está bem determinada. Acredita-se que 80% de hemácias disformes sugiram sangramento glomerular.[12] Isso ocorre porque os eritrócitos dismórficos também podem ser detectados em doenças de causas não glomerulares, como infecções do trato urinário, litíase e nefropatia de refluxo.[11,12]

A cultura de urina e a pesquisa de tuberculose devem ser sempre realizadas. A dosagem de ureia, creatinina e eletrólitos, assim como o perfil hematimétrico para avaliar a repercussão da hematúria e pesquisa de células falciformes, são importantes. O coagulograma é importante para afastar coagulopatias.

Citologia urinária deve ser realizada nas pacientes com risco para neoplasia do trato urinário. No entanto, deve-se ter em mente que esse exame possui alta sensibilidade e especificidade apenas para tumores uroteliais de alto grau, sendo baixa, entre 40 e 70%, para os tumores de baixo grau.[20] Assim, diante de resultados de citologia negativa em pacientes de alto risco, a investigação deve prosseguir com a realização de exames de imagem e cistoscopia e/ou ureteroscopia para exclusão de tumores uroteliais pequenos e de baixo grau.[9] O papel dos marcadores moleculares urinários, como NMP22, BTAs e telomerase, entre outros, ainda não está estabelecido.

Exames de imagem

Existem diversos exames de imagem para a avaliação da paciente com hematúria: urografia excretora (UGE), pielografia ascendente retrógrada, ultrassonografia (US), ressonância magnética (RM) e tomografia computadorizada (TC) do abdome. Como não existem estudos comparativos adequados entre as diversas modalidades de imagem, nenhuma recomendação formal pode ser feita sobre a melhor sequência de exames.

A US do trato urinário pode ser utilizada para a investigação da hematúria microscópica em pacientes sem fatores de risco, mas estudos recentes sugerem que a TC do trato urinário (uroTC) é o exame de escolha para a investigação das hematúrias, pois permite avaliar todo o trato urinário, detectar e caracterizar tumores sólidos, císticos e cálculos.[21] A UGE ainda é considerada um bom exame para o estudo inicial da hematúria, pois é amplamente disponível e detecta bem os tumores de via excretora e do ureter. Contudo, a UGE não consegue distinguir as massas renais sólidas das císticas e apresenta baixa sensibilidade para detectar tumores renais pequenos.[21,22] Exames complementares, como pielografia ascendente, RM e variações, como a angioRM e uroRM, e arteriografia renal têm indicação seletiva. A uretrocistografia miccional pode ser útil em crianças, quando se suspeita de refluxo vesicoureteral associado a hematúria.

A Tabela 5 resume as principais limitações dos exames de imagem utilizados na investigação das hematúrias.[7, 21,22]

TABELA 5 Limitações dos exames de imagem na avaliação das hematúrias[7,21]

Exame	Limitações
Urografia excretora	Má caracterização de lesões do parênquima renal; exposição a contraste
Pielografia retrógrada	Má caracterização de lesões do parênquima renal; invasiva
US	Falha em avaliar litíase em algumas porções do trato urinário; limitação em identificar pequenas massas renais e tumores de sistema coletor
RM	Alto custo, longa duração, má definição de litíase urinária e pequenos tumores
TC	Exposição a contraste e irradiação

US: ultrassonografia; RM: ressonância magnética; TC: tomografia computadorizada.

Exames endoscópicos

A uretrocistoscopia é parte essencial na investigação da hematúria, principalmente em pacientes com fatores de risco para neoplasia. Alguns preconizam a sua realização como primeiro passo na avaliação da hematúria. Deve ser realizada mesmo que os exames de imagem já tenham sugerido o diagnóstico, para exclusão de pequenos tumores vesicais. Podem-se utilizar aparelhos rígidos ou flexíveis. Os flexíveis são mais confortáveis e menos traumáticos, mas a vantagem dos aparelhos rígidos é fornecer uma imagem melhor e a possibilidade de tratamento definitivo no mesmo ato operatório. Permitem a evacuação de coágulos ou debris intravesicais, assim como a ressecção de tumores e fragmentação de cálculos. Outra informação obtida pela cistoscopia é a possibilidade de lateralização da hematúria, realizada pela coleta seletiva de urina de cada ureter. Isto permite uma investigação direcionada ao lado comprometido com o uso da ureterorrenoscopia.[23]

TRATAMENTO

O tratamento da hematúria varia de acordo com os resultados obtidos na investigação diagnóstica (Figura 1).

Tratamento de urgência

Na presença de um sangramento importante, o tratamento deve ser imediato, antes mesmo de qualquer investigação diagnóstica, já que a paciente pode apresentar quadro de retenção urinária por coágulos, anemia aguda ou insuficiência renal aguda. Nesses casos, deve-se realizar cistoscopia para a evacuação dos coágulos da bexiga e identificar a causa do sangramento.

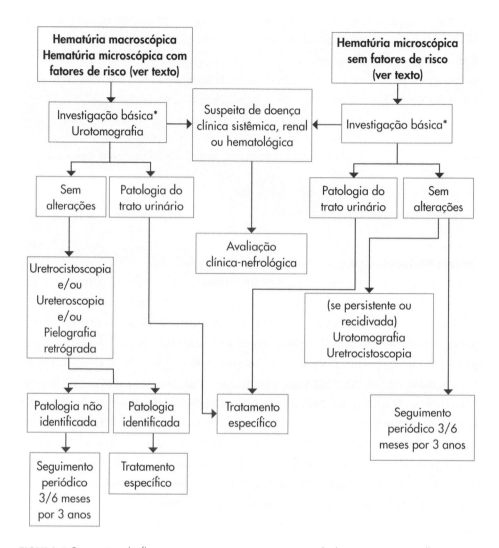

FIGURA 1 Sugestão de fluxograma para a investigação de hematúria na mulher.
* Hemograma; estudo da coagulação; exames de função renal; urina I e urocultura; testes metabólicos: cálcio, ácido úrico, glicemia; pesquisa de dismorfismo eritrocitário; citologia oncótica urinária; pesquisa de BK; provas para anemia falciforme; US das vias urinárias.

Abordagem de urgência para hematúria macroscópica:

1. Acesso venoso obtido para coleta de amostras e hidratação com solução salina.
2. Sondagem vesical de demora com três vias, com sonda de grosso calibre (≥ 20 Fr) e irrigação contínua com soro fisiológico.
3. US de vias urinárias.

4. Cistoscopia sob anestesia com evacuação dos coágulos. Nas lesões vesicais, deve-se tentar cauterização ou ressecção da lesão no mesmo ato cirúrgico.

Hematúria intratável/incoercível de origem vesical tem como principais causas tumores inoperáveis, cistite actínica ou induzida por ciclofosfamida.[20,24] Essa situação tem alta taxa de morbimortalidade. Algumas opções a serem instituídas são:

- nitrato de prata 0,5 a 1%: instilação por 10 a 20 minutos;
- sulfato de alumínio 1%: irrigação contínua;
- formol solução 3 a 10%: instilação por um período de 5 a 30 minutos. Seu uso está associado com complicações severas, como insuficiência renal, fibrose retroperitoneal e redução da capacidade vesical;
- câmara hiperbárica: 15 a 20 sessões de 90 minutos;
- embolização ou ligadura bilateral dos vasos hipogástricos;
- derivação urinária: exclui a bexiga criando um sistema fechado que tampona o sangramento e permite outros tratamentos associados;
- cistectomia.

Para sangramentos do trato urinário superior com repercussão clínica importante, prefere-se realizar embolização do vaso sangrante após a lateralização da hematúria.[25]

Tratamento eletivo

O tratamento eletivo visa à etiologia da hematúria e, portanto, tem carácter específico (Tabela 6).

TABELA 6 Investigação básica inicial da hematúria

Hemograma
Estudo da coagulação
Exames de função renal
Urina I e urocultura
Testes metabólicos: cálcio, ácido úrico, glicemia
Pesquisa de dismorfismo eritrocitário
Citologia oncótica urinária
Pesquisa de BK
Provas para anemia falciforme
Ultrassonografia das vias urinárias

SEGUIMENTO

Pacientes sem diagnóstico etiológico após a investigação devem ser acompanhadas por cerca de 3 anos. Apenas 1 a 2% das pacientes com avaliação inicial negativa para neoplasia apresentam tumores malignos do trato urinário durante o seguimento.[12,26] As diretrizes da Associação Americana de Urologia (AUA) preconizam a realização de exame de urina tipo I, citologia urinária e mensuração de pressão arterial no 6º, 12º, 24º e 36º mês após a investigação inicial da hematúria. Exames de imagem e cistoscopia devem ser reservados para pacientes com hematúria persistente ou para aqueles com alto risco para neoplasia do trato urinário.[12]

CONSIDERAÇÕES FINAIS

Hematúria é um sintoma frequente e importante que sempre merece investigação clínica, pois pode ser a manifestação de doença séria no trato urinário. Em geral, hematúria macroscópica está associada a doenças mais graves do que hematúria microscópica, em especial neoplasias uroteliais. Inexistem estudos comparativos de boa qualidade entre as diversas modalidades diagnósticas para uma recomendação formal sobre a melhor sequência de exames de investigação, mas uma avaliação radiológica e endoscópica completa do trato geniturinário deve ser sempre realizada. A uroTC parece ser o exame de imagem com melhor acurácia. O tratamento deve ser direcionado à etiologia, porém um número significativo de pacientes permanece sem diagnóstico etiológico definitivo.

REFERÊNCIAS BIBLIOGRÁFICAS

1. Edwards TJ, Dickinson AJ, Natale S, Gosling J, McGrath JS. A prospective analysis of the diagnostic yield resulting from the attendance of 4020 patients at a protocol-driven haematuria clinic. BJU Int 2006; 97:301-5.

2. Higashihara E, Nishiyama T, Horie S, Marumo K, Mitarai T, Koyama T et al. Hematuria: definition and screening test methods. Int J Urol 2008; 15:281-4.

3. Chou R, Dana T. Screening adults for bladder cancer: a review of the evidence for the U.S. preventive services task force. Ann Intern Med 2010; 153(7):461-8.

4. Phadke KD, Vijayakumar M, Sharma J, Iyengar A. Consensus statement on evaluation of hematuria. Indian Pediatr 2006; 43:965-73.

5. Sutton JM. Evaluation of hematuria in adults. JAMA 1990; 263:2475-80.

6. Khadra MH, Pickard RS, Charlton M, Powell PH, Neal DE. A prospective analysis of 1,930 patients with hematuria to evaluate current diagnostic practice. J Urol 2000; 163:524-7.

7. Margulis V, Sagalowsky AI. Assessment of hematuria. Med Clin North Am 2011; 95(1):153-9.

8. Mariani AJ, Mariani MC, Macchioni C, Stams UK, Hariharan A, Moriera A. The significance of adult hematuria: 1,000 hematuria evaluations including a risk–benefit and cost-effectiveness analysis. J Urol 1989; 41:350-5.

9. Tu WH, Shortliffe LD. Evaluation of asymptomatic, atraumatic hematuria in children and adults. Nat Rev Urol 2010; 7(4):189-94.

10. Froom P, Ribka J, Benbassat J. Significance of microscopic hematuria in young adults. Br Med J 1984; 288:20-2.

11. Abi G, Cohen NP. Diagnosis of urologic malignancies in patients with asymptomatic dipstick hematuria: prospective study with 13 years' follow-up. Urology 2008; 71:13-6.

12. Grossfeld GD, Wolf Jr. JS, Litwin MS, Hricak H, Shuler CL, Agerter DC et al. Asymptomatic microscopic hematuria in adults: summary of the AUA best practice policy recommendations. Am Fam Physician 2001; 63:1145-54.

13. Jimbo M. Evaluation and management of hematuria. Prim Care 2010; 37(3):461-72.

14. Wang LP, Thaller TR. Evaluation of asymptomatic microscopic hematuria in adults. Am Fam Physician 1999; 60:1143-54.

15. Greenfield SP, Williot P, Kaplan D. Gross hematuria in children: a ten-year review. Urology 2007; 69:166-9.

16. Kelley JD, Fawcett DP, Goldberg LC. Assessment and management of non-visible haematuria in primary care. BMJ 2009; 338:227-32.

17. McDonald MM, Swagerty D, Wetzel L. Assessment of microscopic hematuria in adults. Am Fam Physician 2006; 73:1748-54.

18. Pan CG. Evaluation of gross hematuria. Pediatr Clin N Am 2006; 53:401-12.

19. Hiatt RA, Ordonez JD. Dipstick urinalysis screening, asymptomatic microhematuria, and subsequent urological cancers in a population-based sample. Cancer Epidemiol Biomarkers Prev 1994; 3(5):439-43.

20. Ghahestani SM, Shakhssalim N. Palliative treatment of intractable hematuria in context of advanced bladder cancer: a systematic review. Urol J 2009; 6(3):149-56.

21. O'Connor OJ, Fitzgerald E, Maher MM. Imaging of hematuria. Am J Roentgenol 2010; 195(4):W263-7.

22. Van Der Molen AJ, Cowan NC, Mueller-Lisse UG, Nolte-Ernsting CC, Takahashi S, Cohan RH; CT Urography Working Group of the European Society of Urogenital Radiology (ESUR). CT urography: definition, indications and techniques: a guideline for clinical practice. Eur Radiol 2008; 18:4-17.

23. Patterson DE, Segura JW, Benson RC Jr., Leroy AJ, Wagoner R. Endoscopic evaluation and treatment of patients with idiopatic gross hematuria. J Urol; 1984;132:1199-200.

24. Mukhtar S, Woodhouse C. The management of cyclophosphamide-induced haematuria. BJU Int 2010; 105(7):908-12.

25. Geavlete P, Multescu R, Geavlete B. Retrograde flexible ureteroscopy: reshaping the upper urinary tract endourology. Arch Esp Urol 2011; 64(1):3-13.

26. Elias K, Svatek RS, Gupta S, Ho R, Lotan Y. High-risk patients with hematuria are not evaluated according to guideline recommendations. Cancer 2010; 116(12):2954-9.

QUESTÕES

1. Qual a chance aproximada de um paciente com hematúria microscópica apresentar tumor urotelial de bexiga durante a investigação inicial?

a. < 5%.

b. 25%.

c. 50%.

d. 75%.

e. 90%.

2. Qual o exame de imagem com melhor acurácia para investigação de paciente com hematúria macroscópica?

a. Urografia excretora.

b. Tomografia *multislice* das vias urinárias.

c. Pielografia ascendente.

d. Ultrassonografia do abdome total.

e. Arteriografia renal seletiva.

3. Qual o tempo de seguimento mínimo recomendado para pacientes com diagnóstico de hematúria de origem urológica sem etiologia definida?

a. 3 meses.

b. 6 meses.

c. 12 meses.

d. 24 meses.

e. 36 meses.

Índice Remissivo

A

acidente vascular cerebral 679
ácido hialurônico 431
adenosina trifosfato 264
agenesia vaginal e uterina 469
agonistas dos receptores alfa-adrenérgicos
    200
alça
  I 674
    entre o córtex e a ponte 674
  II 674
    entre a ponte e o centro sacral da
      micção 674
  III 674
    entre a medula e a bexiga 674
alimentos e bebidas irritativos 277
amitriptilina 429
ampliação vesical 344
anomalias müllerianas 467
anormalidades congênitas do trato genital
    467
anticolinérgicos 296
antidepressivos tricíclicos 199, 373, 458

área do músculo levantador do ânus 703
assoalho pélvico (AFA) 506
atividade
  elétrica 150
  física 696
atletas de elite 705
atrofia
  genital 516
  urogenital 624
aumento crônico da pressão intra-abdominal
    518
avaliação
  da mobilidade do colo vesical 95
  de resíduo miccional 95
  funcional
    da musculatura 506
    do assoalho pélvico 701

B

bacteriúria assintomática 393
betalactâmicos 411
bexiga
  hiperativa 285, 301

idiopática 311
neurogênica 345
refratária 324
urinária 13
biofeedback 175, 182, 517, 589

C

capacidade cistométrica 66
capsaicina 304
carbono pirolítico 233
cateterismo vesical intermitente 247
célula(s)-tronco 649
  adulta 651
  com pluripotência induzida 652
  derivadas de
    adipócitos 657
    cordão umbilical 658
    líquido amniótico 659
    medula óssea 657
    músculo 653
  embrionária 650
ciclosporina 432
cirurgia de Manchester 526
cirurgias conservadoras 523
cistite 403
  aguda 395
  intersticial 419
cistografia retrógrada 717
cistometria 62
cistoplastias 344
cistoscópio 121
  flexível 121
  rígido 121
citologia urinária 742
coccigodínia 591
colágeno 621
  bovino 229
colpocleise 526
colpopexia
  laparoscópica 527
  vaginal 528
colporrafia
  anterior 524

posterior 529
colpossuspensão retropúbica 205
compartimento
  anterior 110
  médio 111
  posterior 112
complacência 71
complicações intraoperatórias 243
cones vaginais 182
constipação 563
  intestinal 585
contração(ões)
  dos músculos do assoalho pélvico 278
  involuntárias do detrusor 69
  isotônicas 517
  paradoxal do músculo puborretal 589
controle
  do desejo miccional 278
  miccional 441
  neurofisiológico da micção 673
contusão uretral 719
correção sítio-específica 529
crista urogenital 3

D

darifenacina 295
defeito paravaginal 525
deficiência intrínseca do esfíncter 215
denervação vaginal 357
descenso perineal 117
desejo 727
desempenho sexual 733
desmopressina 454
diâmetro do músculo pubovisceral 703
diário miccional 173, 276
dimetilsulfóxido 431
disfunção(ões)
  anorretais 559
  do assoalho pélvico 606, 608
  miccional(is) 247, 451
  neurogênicas 676
    do trato urinário inferior 671
  sexual 728

dissinergismo vesicouretral 682
distensão
  vesical 356
    dolorosa 381
doença
    de Alzheimer 679
    de Parkinson 680
dopplervelocimetria dos vasos periuretrais
      87
ductos
  de Müller 470
  mesonéfricos 7

E

efeitos adversos do uso da toxina botulínica
      315
elastogênese 631
eletroestimulação 182, 517
  do nervo tibial posterior 287
  funcional 286
eletroestimulador sacral 584
eletromiografia 147
eletroneuromiografia anal 565
engenharia tissular 647
enterocele 166, 500
enurese 76
  monossintomática 450
  noturna 441
eritrócitos dismórficos 741
erotismo uretral 730
Escherichia coli 395
esclerose múltipla 682
esfíncter
  anal artificial 583
  externo do ânus 96
esfincteroplastia anal 580
espaço de Retzius 207
espessura vesical 89
estimulação
  do nervo tibial posterior 458
  nervosa sacral (ENS) 334
  percutânea do nervo tibial 334
estudo urodinâmico 61

esvaziamento vesical incompleto 381
etiopatogenia de POP 639
evacuação fisiológica 560
excitação 727
exposição vaginal da faixa 249
extrusão no trato urinário 249

F

fáscia
  endopélvica 524
  retovaginal 107
feixe do músculo levantador do ânus 89
fenazopiridina 404
fenômenos bioelétricos 149
fisioterapia 168, 285
fístula vesicovaginal 486
fistulorrafia 488
fluoroquinolonas 410
fosfomicina 409

G

GAG 430
genômica 638
gestação 606
gotejamento terminal 76

H

hematúria 737
  macroscópica 737
  microscópica 737
hesitação 76
hidratantes 623
hidroxiapatita de cálcio 233
hiperatividade
  detrusora 65
    neurogênica 309
  do detrusor 263
hipermobilidade 217
hipertrofia muscular 183
hipocontratilidade do detrusor 79
hiponatremia 454
histerectomia vaginal 528
histeropexia 527, 528

753

I

ICIQ-SF 142
impacto
  ao assoalho pélvico 697
  negativo do exercício 698
implante
  da NMS 328
  de dispositivos de eletroestimulação 341
incontinência
  anal 142, 559
  urinária 159, 167, 193
    de esforço 75, 205
    mista 367
    oculta 504
infecção do trato urinário (ITU) 393
influência do exercício no 693
  assoalho pélvico feminino 693
  sistema urinário 693
inibidores da recaptação de noradrenalina e
    serotonina 199
injeção de toxina botulínica 341
intussuscepção 115
invaginação retal 115
ITU
  complicada 394
  não complicada 394

K

King's Health Questionnaire 131

L

lesão(ões)
  adquiridas 672
  da medula espinal 681
  do assoalho pélvico 160
  do trato urinário 245
  intestinal 246
  sacrais 672
  suprapontinas 672
ligamento
  de Cooper 207
  ileopectíneo 206
lisil oxidase-like 1 631

localização das faixas de polipropileno 96
lubrificantes 623

M

manobra de Valsalva 502
manometria anorretal 565
mastócitos 424
matriz extracelular 196, 630
mecanismo
  da perda de urina 161
  de ação 326
medicina regenerativa 647
micropartículas de silicone 230
miotomia do detrusor 342
mobilidade do colo vesical 86
mudanças comportamentais 274
multiparidade 498
músculos 105
  do assoalho pélvico 506
  estriados 161
  iliococcígeo 105
  pubococcígeo 105
  puborretal 105

N

nervos periféricos 672
neuromodulação 323
  sacral 323
neurossífilis 683
neurotomia sacral 358
nitrofurantoína 409
níveis de sustentação dos órgãos pélvicos
    500
nomogramas de obstrução 72

O

OAB-V8 142
observação dinâmica do assoalho pélvico 96
orgasmo 727
osteíte púbica 206
oxibutinina 293, 457
óxido nítrico 264

P

parto 608
pentosanpolissulfato de sódio 430
perda da barreira epitelial 423
perineômetro 702
pessário(s) 514
  contém um disco côncavo 515
  em anel 515
platô 727
poliacrilamida hidrogel 232
polimorfismos 636
  de nucleotídeo único 636
poliúria 76
ponto de maior prolapso 502
POP-Q 500
pressão de perda 67
  abdominal 67
  na Valsalva 67
procedimento de Burch 209
proctalgia fugaz 591
prolapso
  de órgão pélvico 497
  genital 513
  uretral 619

Q

questionário(s) 142
  de qualidade de vida 130
  I-QoL 141
  P-QoL 142

R

reabilitação para jogadoras 705
receptores
  beta-3-adrenérgicos 265
  estrogênicos 196
reeducação vesical 174
reflexo sacral 151
reparo
  perineal 587
  transanal 587
  transvaginal 587
resíduo pós-miccional 65

resiniferatoxina 305
resistência bacteriana 404
  aos antibióticos 407
resposta sexual humana 727
ressonância magnética 103
retenção urinária 247, 381
  pós-parto e pós-operatória 383
retocele 585
ruptura
  extraperitoneal da bexiga 717
  intraperitoneal 717

S

sangramento
  glomerular 741
  não glomerular 741
seio urogenital 3
senescência 617
septo(s)
  uterino 476
  vaginais 477
sexualidade feminina 725
síndrome
  da bexiga hiperativa 261
  da cauda equina 684
  de Fowler 384
  de urgência 261
  de urgência-frequência 261
  MRKH 471
  uretral 422
sintomas
  de deficiência estrogênica 619
  urinários mistos 371
sistema
  de Quantificação do Prolapso de Órgão Pélvico 500
  de suspensão e sustentação dos órgãos pélvicos 160
Sling(s) 215
  de uretra média
    retropúbico 218
    transobturador 220
  suburetrais 206

Sociedade Internacional de Continência 209
solifenacina 295
substância P 264
sulfametoxazol-trimetoprim 412

T

taxas de complicação das cirurgias para
IUE 241
técnica(s) 228, 229
  de Abbér McIndoe 471
  de administração vesical da toxina
      botulínica 312
  de desdobramento 488
  de "meia sola" 491
  minisling ou *sling* de incisão única 221
  periuretral 228, 229
  sítio-específicas 524
  transuretral 228, 229
telas 529
tension-free vaginal tape 206
Teoria Integral 162, 216, 504
terapia
  celular 647
  com células-tronco 234
  comportamental 167, 273
  estrogênica 198
  hormonal 199, 624
teste do absorvente 127
tiras reativas 397
tolterodina 294
toxina botulínica 301
transecção vesical 357
tratamento
  cirúrgico do POP 514
  conservador 514, 704
  expectante 514
trauma(s)

de bexiga 716, 717
de uretra 718
neuromuscular 608
renal 711
urológicos 721
ureteral 714
treinamento
  muscular do assoalho pélvico 181, 288
  vesical 276
treino vesical 174
tríade da mulher atleta 699
tubérculo genital 9

U

ultrassonografia 85
  endoanal 567
  bidimensional 89
  tridimensional 90, 95
    translabial 90
ureter 17
uretra 16
uretrocistografia retrógrada 720
uretrocistoscopia 121, 743
urinálise 397
urodinâmica 61
urofluxometria 62
útero
  bicorno 475
  didelfo 473
  unicorno 472

V

vaniloides 303
vasos periuretrais 88
videodefecografia 569

CADERNO COLORIDO

Capítulo 1

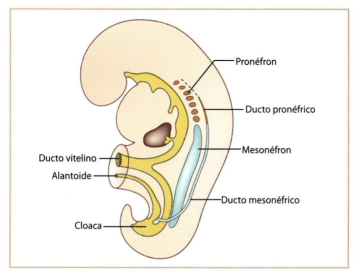

FIGURA 1 Embrião de 4,5 semanas mostrando a relação entre os sistemas pronéfrico e mesonéfrico. Nota-se a desembocadura do ducto mesonéfrico na cloaca.

Fonte: adaptada de Sadler.[3]

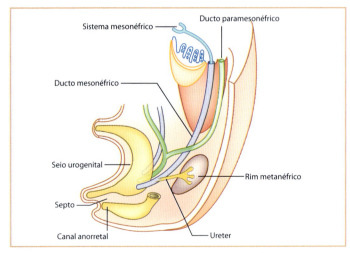

FIGURA 2 Corte longitudinal de feto de aproximadamente 6 semanas mostrando a relação espacial das gônadas e dos ductos mesonéfricos, paramesonéfricos e o ureter.

Fonte: adaptada de Sajjad et al.[5]

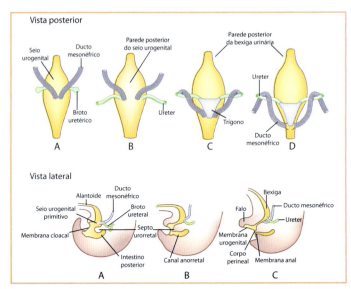

FIGURA 3 Vista posterior do seio urogenital primitivo e lateral do corpo de embrião mostrando a inserção e o destino dos ductos mesonéfricos com o passar do tempo. Notam-se, na vista posterior, a parede do seio urogenital, da bexiga e a absorção do ducto mesonéfrico. O mesmo pode ser visto lateralmente. (A) Fim da 5ª semana. (B) 7 semanas. (C) 8 semanas. (D) 9 semanas.

Fonte: adaptada de Sadler.[3]

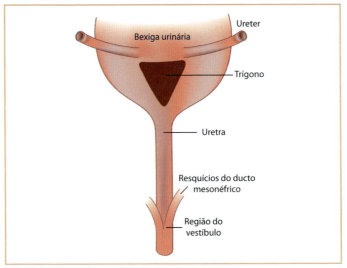

FIGURA 4 Vista posterior da bexiga urinária mostrando a inserção dos ureteres, a uretra e os resquícios dos ductos mesonéfricos.

Fonte: adaptada de Simões e Simões.[2]

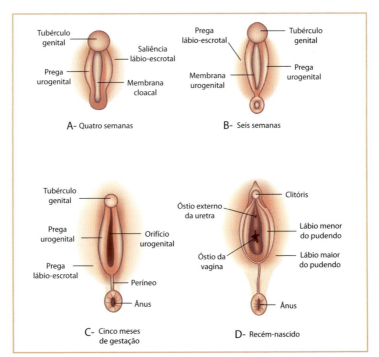

FIGURA 5 Estágios indiferenciados da genitália externa (A e B). (C e D) Estágios já diferenciados da genitália feminina.

Fonte: adaptada de Sadler.[3]

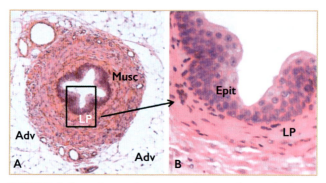

FIGURA 6 Fotomicrografias mostrando corte de parede do ureter (A) e detalhe em (B). Observam-se em A as túnicas mucosa, muscular (Musc) e a adventícia (Adv), rica em células adiposas. Em B, nota-se detalhe da túnica mucosa no epitélio urinário (Epit) e lâmina própria (LP).

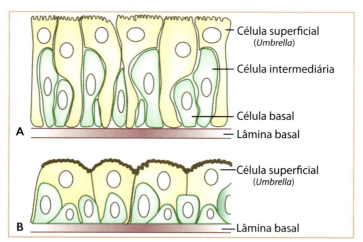

FIGURA 7 Esquema de epitélio urinário mostrando as células que o constituem. (A) Órgão vazio. (B) Órgão cheio. Notam-se as modificações que ocorrem na forma das células, em especial na superficial.
Fonte: adaptada de Kierszenbaum.[19]

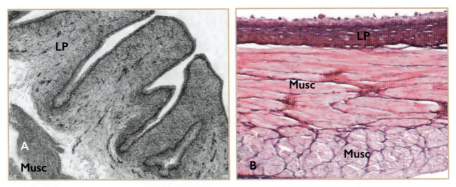

FIGURA 8 Fotomicrografias revelam cortes da parede de bexigas urinárias mostrando em (A) dobras da parede vesical quando está vazia, e em (B) a parede retificada quando cheia.
LP: lâmina própria; Musc: túnica muscular.

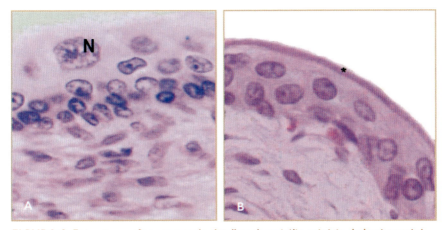

FIGURA 9 Fotomicrografias mostrando detalhes do epitélio urinário de bexigas urinárias quando vazia (A) e quando cheia (B). Observar em (A) epitélio mais espesso e núcleo de célula superficial volumoso poliploide (N). Em (B), epitélio mais delgado e a presença de uma região superficial mais corada (*).

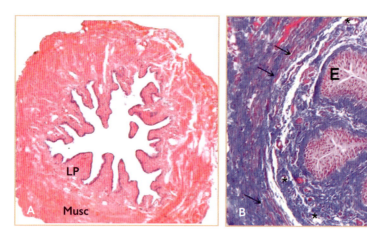

FIGURA 10 Fotomicrografias mostrando cortes de porções de uretras femininas com lúmen aberto (A) e colabado (B). Observam-se em (A) túnica muscular (Musc) e lâmina própria pregueada (LP); e em (B), epitélio urinário (E) colabado e grande concentração de vasos sanguíneos na mucosa (*) e fibras musculares lisas (setas).

Capítulo 2

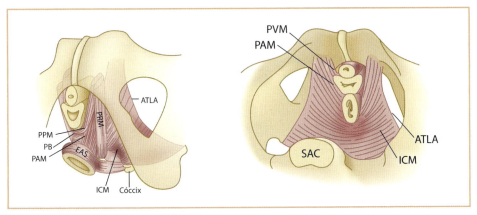

FIGURA 1 Músculo pubovisceral.[2]
ATLA: arco tendíneo do músculo levantador do ânus; PRM: músculo puborretal; ICM: músculo iliococcígeo; PPM: músculo puboperineal; PB: corpo perineal; PAM: músculo puboanal; EAS: esfíncter externo do ânus.

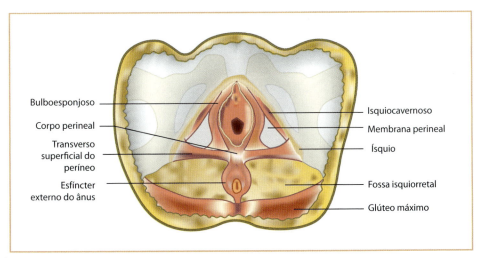

FIGURA 2 Músculos do espaço perineal superficial.

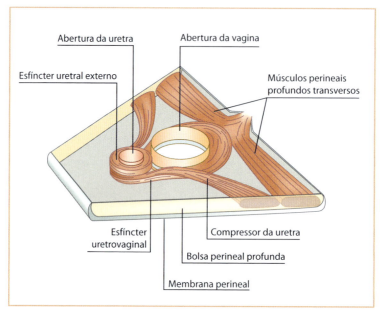

FIGURA 3 Membrana perineal e músculos do espaço perineal profundo.

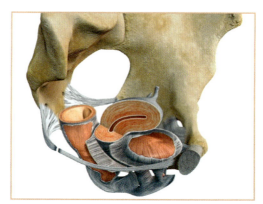

FIGURA 4 Fáscia endopélvica: nome dado ao tecido que conecta as vísceras à parede pélvica, representado nesta figura.

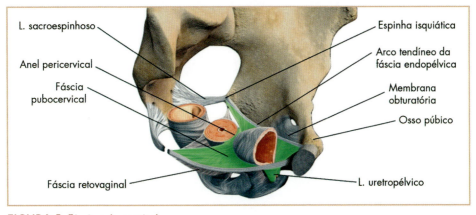

FIGURA 5 Fáscia pubocervical.

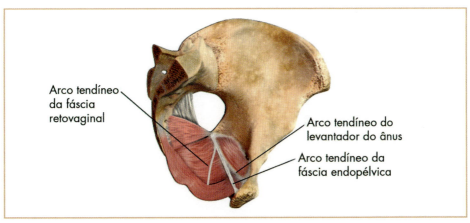

FIGURA 6 Arcos tendíneos.

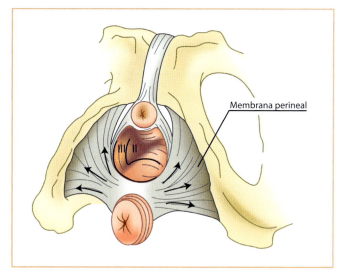

FIGURA 7 Membrana perineal.

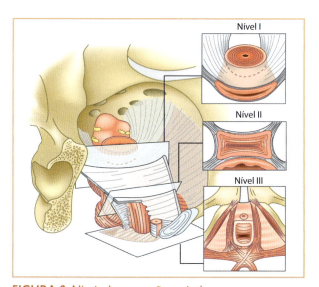

FIGURA 9 Níveis de suspensão vaginal.
Fonte: adaptada de Delancey, 1994.

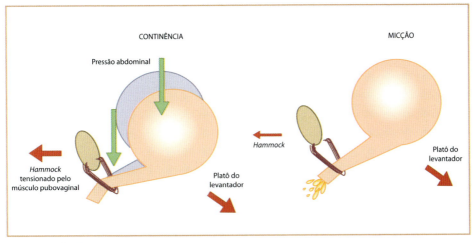

FIGURA 10 Continência urinária e micção.

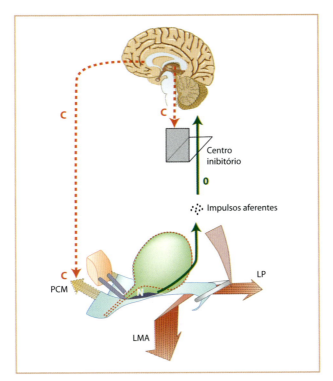

FIGURA 12 Interação entre o assoalho pélvico e o sistema nervoso: reflexos da micção.

LP: placa do levantador do ânus; LMA: músculo longitudinal do ânus; PCM: porção pubovaginal do músculo pubococcígeo.

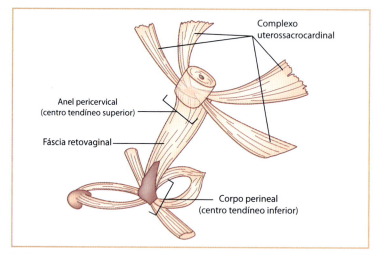

FIGURA 13 Estruturas do compartimento posterior.

Capítulo 3

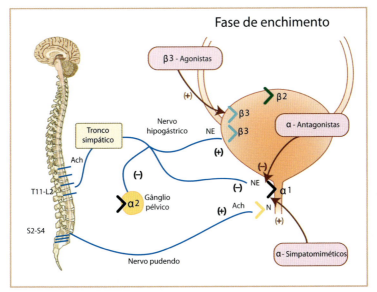

FIGURA 1 Fase de armazenamento ou enchimento da micção. Nesta fase, há predominância do sistema simpático com a inibição da contração do detrusor por ação sobre o receptor beta-adrenérgico, e aumento da resistência uretral por excitação dos receptores alfa. Além disso, os neurônios motores são ativados e estímulos excitatórios atuam nos receptores N, causando contração dos músculos pélvicos e aumentando a resistência do colo vesical e da uretra. Observam-se os potenciais alvos de ação dos agentes agonistas beta-3, alfa-1-simpatomiméticos e alfa-1-antagonistas.

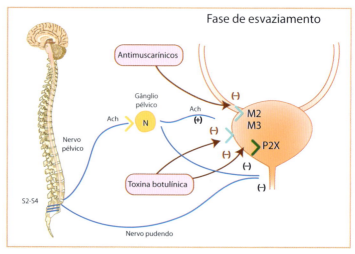

FIGURA 2 Fase de esvaziamento da micção. Há predominância do sistema parassimpático agindo em receptores M, com contração do detrusor sob os estímulos do tronco cerebral no centro da micção sacral. Ao mesmo tempo, os núcleos simpático e somático são inibidos com consequente relaxamento simultâneo dos EIU, EEU e músculos do assoalho pélvico. Observam-se os alvos de ação dos agentes antimuscarínicos e da toxina botulínica, que diminui os estímulos sensoriais aferentes vesicais.

M: muscarínicos; EIU: esfíncter interno da uretra; EEU: esfíncter externo da uretra.

Capítulo 4

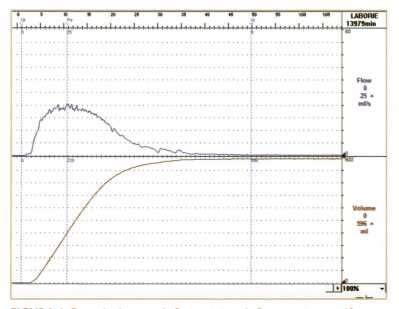

FIGURA 1 Exemplo de curva de fluxo urinário da fluxometria normal.[5]

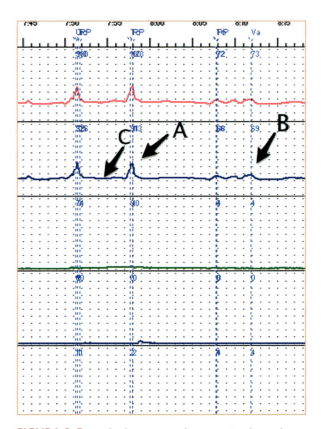

FIGURA 2 Exemplo de como medir a pressão de perda ao esforço na cistometria.[5] (A) Pressão de perda na tosse = 80 cmH$_2$O. (B) Pressão baixa na Valsalva sem perda. (C) Pressão de base (50 cmH$_2$O) que deve ser subtraída da pressão em (A) para se obter a pressão de perda (30 cmH$_2$O).

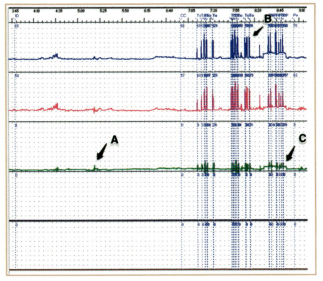

FIGURA 3 Exemplo de como medir a pressão de perda ao esforço na cistometria.[5] (A) Movimentação da sonda vesical que gera artefato. (B) Mútiplas tosses que dificultam a interpretação no gráfico em *full screen*. Não utilizou Valsalva. (C) A pressão do detrusor aumentou porque houve deslocamento da sonda retal (mais próxima ao esfíncter).

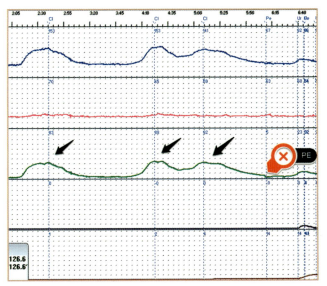

FIGURA 4 Múltiplas contrações involuntárias de alta amplitude (88 cmH$_2$O) (setas). Antes da permissão para urinar, é necessário que a pressão detrusora volte ao normal (PE).

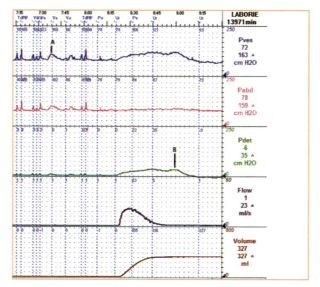

FIGURA 5 (A) Múltiplas manobras de Valsalva e tosse são executadas para obter pressão de perda. (B) Presença de contração involuntária do detrusor pós-miccional, sem significado clínico.

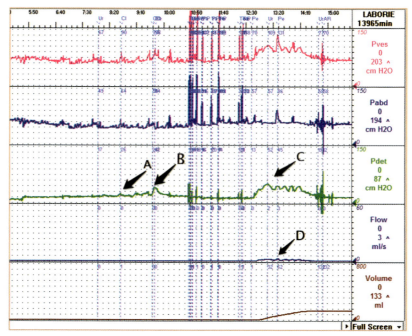

FIGURA 6 (A) Complacência diminuída 12 mL/cmH$_2$O. (B) Contração involuntária do detrusor de 42 cmH$_2$O. (C) Pressão detrusora alta para o esvaziamento (PdetQmáx = 45) e (D) fluxo muito baixo (Qmáx = 3 mL/s).

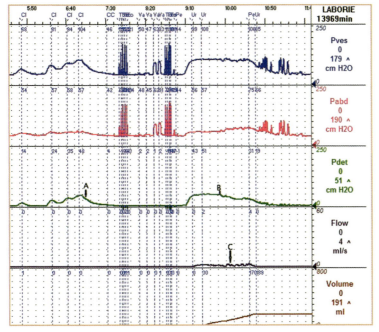

FIGURA 7 (A) Contração involuntária do detrusor de alta amplitude, fásica, sem perda de urina. (B) PdetQmáx alta indicativa de obstrução. (C) Fluxo baixo e interrompido.

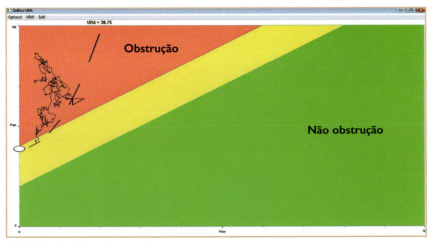

FIGURA 8 URA = 38 (padrão obstrutivo).

Capítulo 5

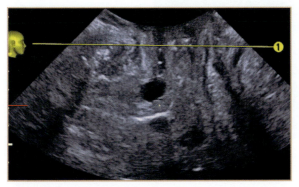

FIGURA 1 Imagem bidimensional do trato urinário baixo no plano médio sagital.

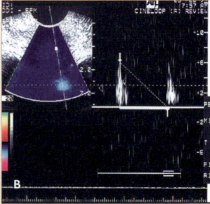
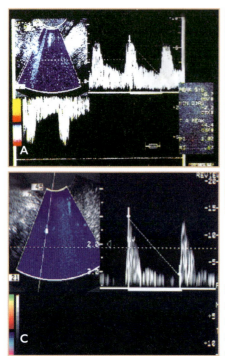

FIGURA 3 Imagem bidimensional da uretra observada em corte longitudinal no plano médio sagital. Observa-se a vascularização da uretra no menacme (A), na pós-menopausa (B) e na terapia hormonal na pós-menopausa (C).

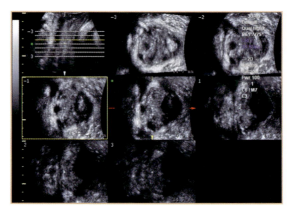

FIGURA 7 Cortes tomográficos com espessura de 2,5 mm do assoalho pélvico utilizando o *Tomographic Ultrasound Imaging* (TUI).

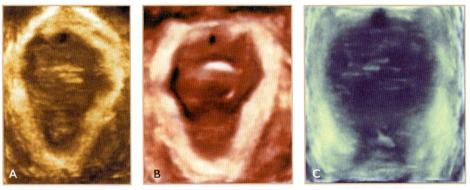

FIGURA 11 Imagem tridimensional do assoalho pélvico no repouso (A), na contração dos músculos (B) e na manobra de Valsalva (C) de nuligesta.

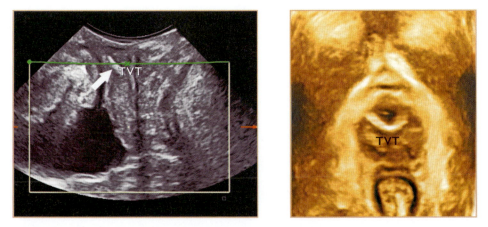

FIGURA 13 Imagem da faixa de polipropileno (cirurgia TVT) bidimensional e tridimensional.

Capítulo 7

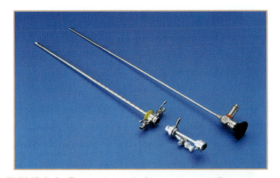

FIGURA 1 Cistoscópio rígido, camisa metálica e ponte.

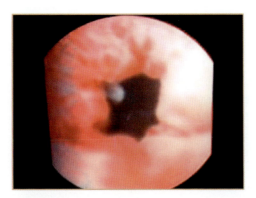

FIGURA 2 Colo vesical.

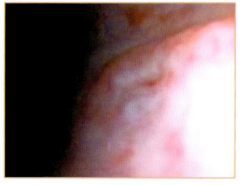

FIGURA 3 Meato ureteral.

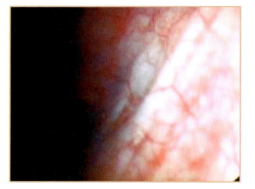

FIGURA 4 Trabeculações vesicais.

Capítulo 11

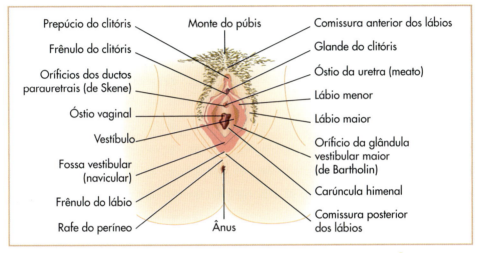

FIGURA 1 Referência das regiões importantes para conhecimento das pacientes.[7]

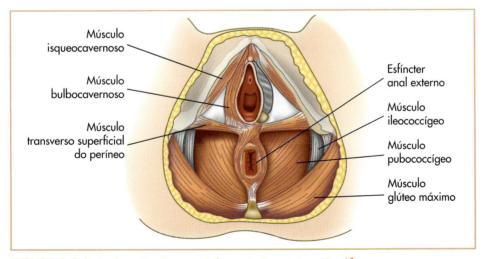

FIGURA 2 Relação dos músculos associados ao treinamento perineal.[7]

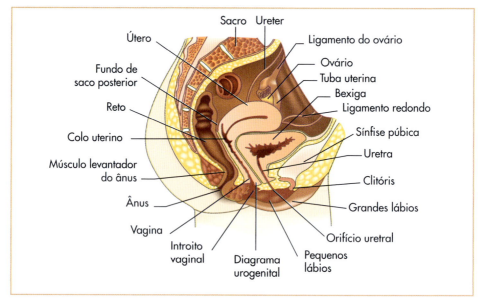

FIGURA 3 Relação entre os órgãos internos e a sustentação do assoalho pélvico.[7]

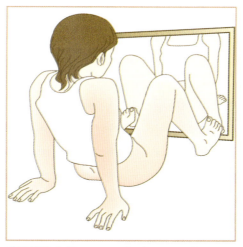

FIGURA 4 Demonstração da contração perineal e visualização em frente ao espelho.[8]

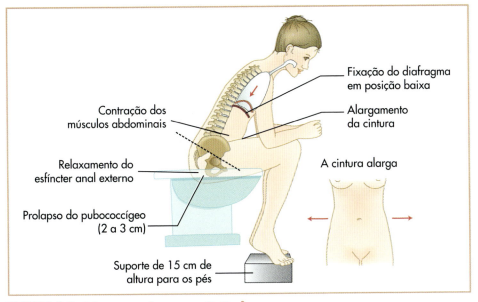

FIGURA 5 Posicionamento durante as micções.[9]

Capítulo 16

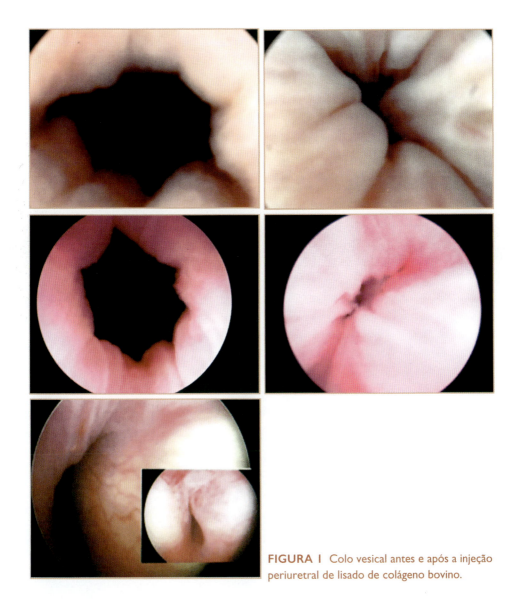

FIGURA 1 Colo vesical antes e após a injeção periuretral de lisado de colágeno bovino.

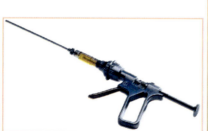 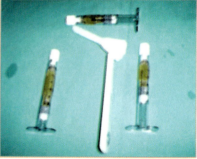

FIGURA 2 Instrumental necessário para a aplicação do polidimetilsiloxane (Macroplastique®).

Capítulo 22

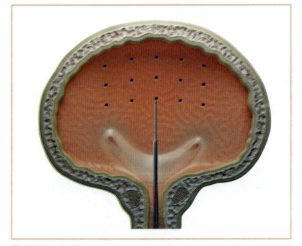

FIGURA 2 Técnica de injeção de toxina botulínica intravesical.

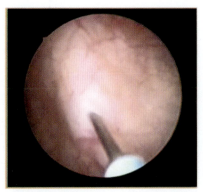

FIGURA 3 Imagem cistoscópica da aplicação de toxina botulínica intravesical.

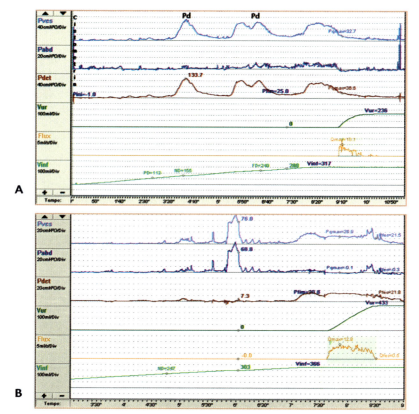

FIGURA 4 (A) Estudo urodinâmico: hiperatividade detrusora refratária ao tratamento primário em mulher de 47 anos de idade – pré-aplicação de toxina botulínica. Ocorrência precoce de contrações vesicais involuntárias com incontinência urinária (Pd). (B) Estudo urodinâmico: 3° mês pós-aplicação intradetrusor de toxina botulínica. Nota-se ausência das contrações vesicais involuntárias com ganho da capacidade cistométrica.

Capítulo 23

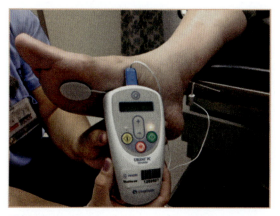

FIGURA 3 Aparelho Urgent PC® de EPNT da Uroplasty (Minnetonka, Minn, EUA) mostrado com agulha de eletrodo inserida na posição correta.

Capítulo 24

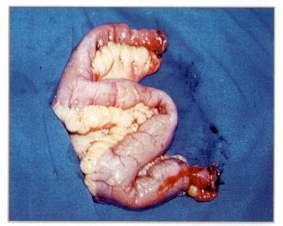

FIGURA 1 Segmento intestinal já isolado do trânsito, com pedículo preservado. Técnica de Hautman.
Fonte: Cedida pelo Prof. Ubirajara Ferreira – coleção particular.

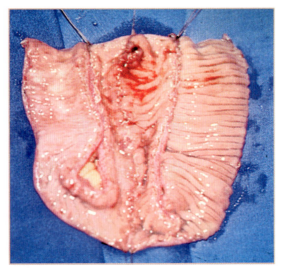

FIGURA 2 Conduto aberto e suturado para a formação de um "manchão" de grande superfície.
Fonte: Cedida pelo Prof. Ubirajara Ferreira – coleção particular.

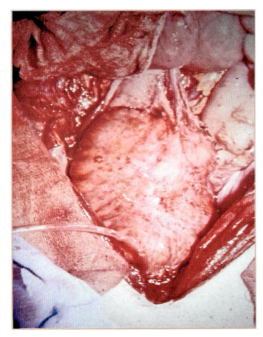

FIGURA 3 Aspecto final da neobexiga já *in situ*.
Fonte: Cedida pelo Prof. Ubirajara Ferreira – coleção particular.

Capítulo 27

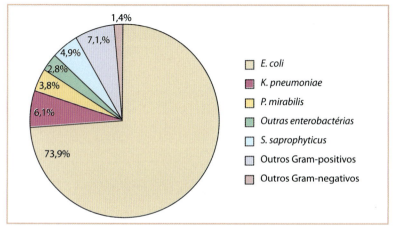

FIGURA 1 Etiologia da cistite no Brasil (Estudo ARESC).[13]

Capítulo 28

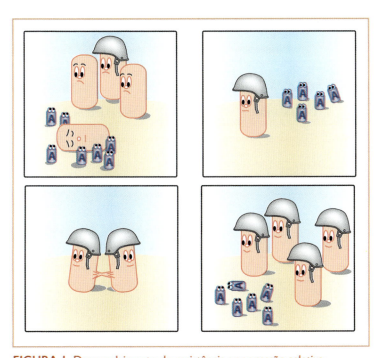

FIGURA 1 Desenvolvimento de resistência por pressão seletiva.

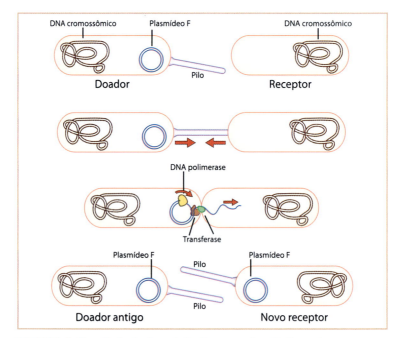

FIGURA 3 Transferência de resistência por conjugação bacteriana.

Capítulo 29

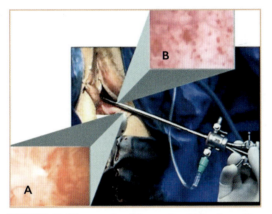

FIGURA 2 Observações feitas após a hidrodistensão.
(A) Úlceras de Hunner. (B) Glomerulações.

Capítulo 30

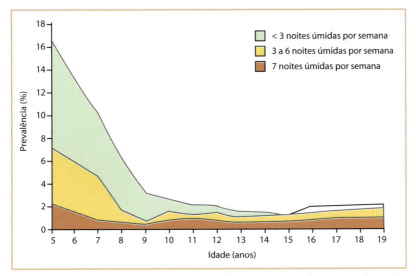

FIGURA 1 Prevalência da enurese noturna de acordo com a frequência de episódios de incontinência noturna e idade.[3]

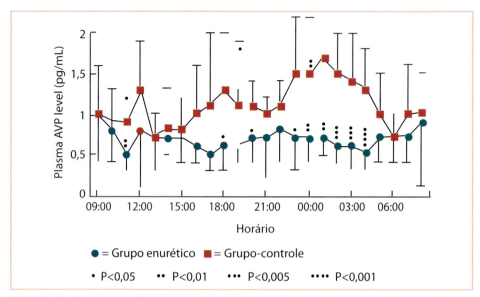

FIGURA 2 Comparação da secreção de vasopressina (AVP) no período de 24 horas no grupo de enuréticos e no grupo-controle.[17]

Capítulo 32

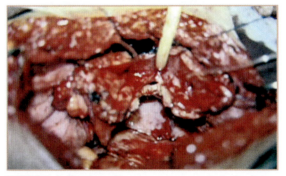

FIGURA 1 Fistulorrafia por acesso transvesical pela técnica de desdobramento.

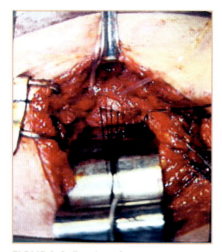

FIGURA 2 Fistulorrafia por acesso transabdominal intraperitoneal, com bipartição vesical e incorporação da fístula na incisão.

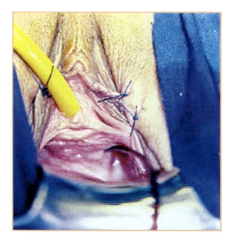

FIGURA 3 Fistulorrafia por acesso vaginal demonstrando a incisão, dissecção e sutura da fístula antes do fechamento da mucosa vaginal.

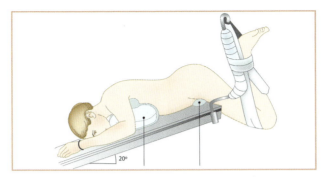

FIGURA 4 Posição genupeitoral e visão da genitália nessa posição.

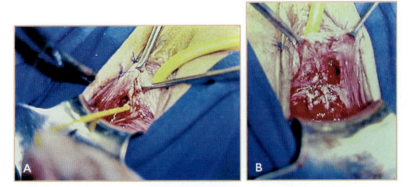

FIGURA 5 Fistulorrafia vaginal pela técnica de "meia sola".

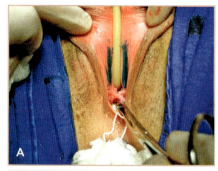
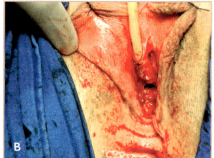
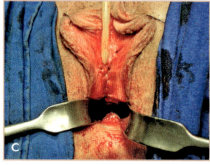

FIGURA 6 (A) Confecção de tubo uretral com retalho de mucosa vaginal. (B) Tubularização do retalho de mucosa vaginal. (C) Sepultamento do tubo de mucosa, abaixo da plicatura do músculo bulbovaginal.

Capítulo 36

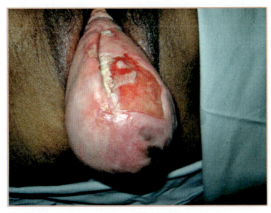

FIGURA 1 Prolapso total recidivado após correção de prolapso da parede vaginal anterior com uso de tela de polipropileno tipo I. Erosão e exposição da malha.

Fonte: Imagem gentilmente cedida pelo Dr. Pedro Sérgio Magnani.

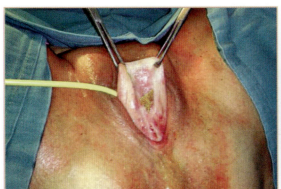 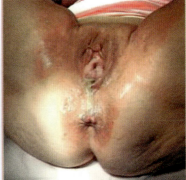

FIGURA 2 Prolapso de cúpula vaginal pós-histerectomia vaginal e correção de prolapso com uso de tela de polipropileno tipo I. Área de erosão da malha na parede vaginal posterior com infecção crônica de sítio operatório.

Fonte: Imagens gentilmente cedidas pelo Dr. Rodrigo Cerqueira de Souza.

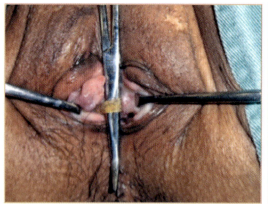 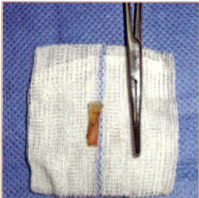

FIGURA 3 Extrusão de faixa de polipropileno tipo I em parede vaginal anterior. Exérese de porção acometida.

Fonte: Imagens gentilmente cedidas pelo Dr. Carlos Antônio Delroy.

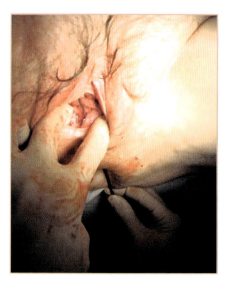

FIGURA 4 Presença de fístula retovaginal secundária à correção de prolapso de parede vaginal posterior com uso de faixa sintética.

Fonte: Imagem gentilmente cedida pelo Dr. Bernard Haylen.

Capítulo 37

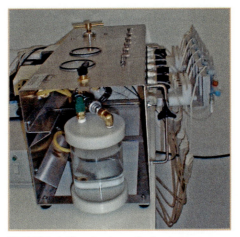

FIGURA 1 Bomba de perfusão de água.

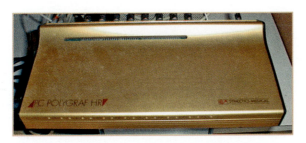

FIGURA 2 Polígrafo da manometria anorretal.

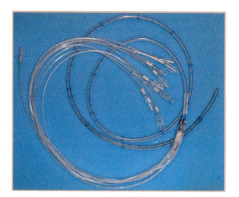

FIGURA 3 Cateter anal de silicone para manometria.

Capítulo 38

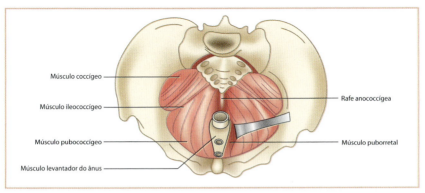

FIGURA 1 Musculatura do assoalho pélvico.
Fonte: adaptada de ASCRS.[3]

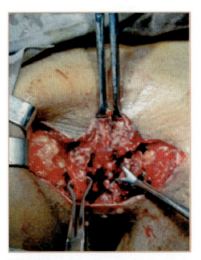

FIGURA 4 Visualização das extremidades do esfincter anal para confecção da técnica de aposição dos cabos musculares.

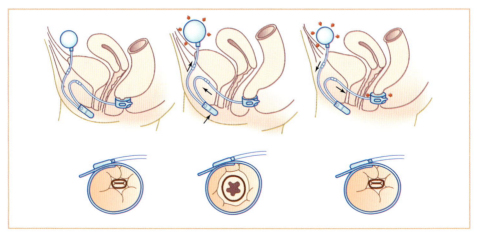

FIGURA 5 Esquema demonstrando o controle por meio da compressão da bomba reguladora pelo paciente, promovendo o esvaziamento do *cuff* e abertura do canal anal durante a evacuação.

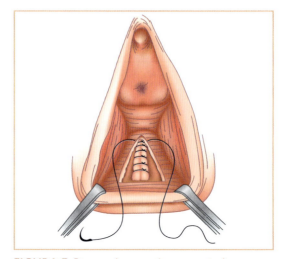

FIGURA 7 Reparo de retocele transvaginal.

Capítulo 42

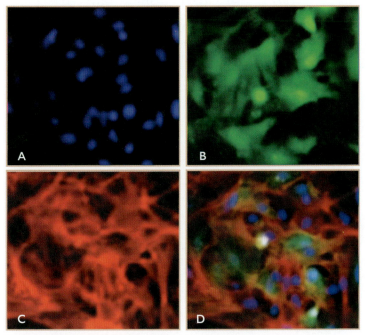

FIGURA 1 Morfologia das células-tronco derivadas de medula óssea injetadas nas ratas. (A) Núcleos celulares corados por DAPI. (B) Células--tronco coradas com GFP. (C) Citoesqueletos corados com rodamina. (D) Colorações sobrepostas. Escala 100 mcm.

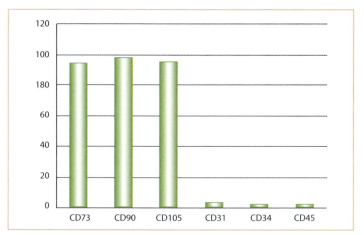

FIGURA 2 Imunofenotipagem por citometria de fluxo. Caracterização das células-tronco mesenquimais usando anticorpos específicos. Notam-se a baixa expressão (< 5%) dos marcadores celulares hematopoiéticos CD31, CD34 e CD45 e a alta expressão por marcadores de células-tronco mesenquimais CD73, CD90 e CD105.

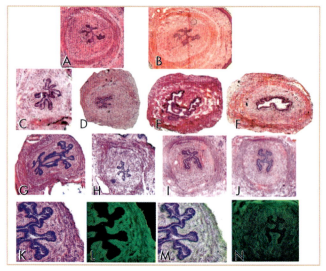

FIGURA 3 Análise histológica e detecção de células-tronco GFP. (A e B) Grupo-controle. (C, D, E e F) Grupo distensão vaginal – 7, 14, 21 e 28 dias pós-trauma. (G, H, I e J) Grupo distensão vaginal e terapia celular – 7, 14, 21 e 28 dias pós-trauma. (K) Figura G em detalhe. (L) Figura K com células GFP. (M) Colocalização. (N) Figura mostrando células GFP após 28 dias do trauma. Nota-se a presença de células-tronco mesenquimais GFP na uretra de ratas de 7 a 28 dias pós-trauma.

Capítulo 43

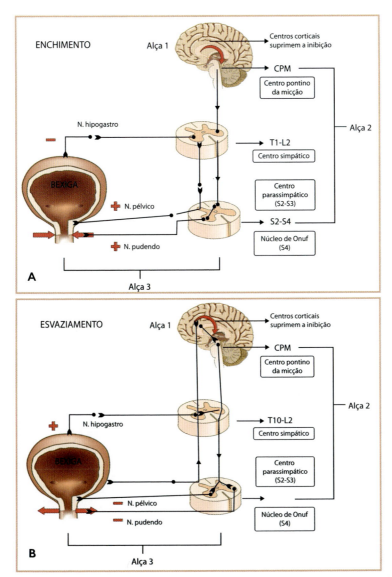

FIGURA 1 Esquema do controle neurológico na fase de enchimento (A) e no esvaziamento vesical (B), bem como a interação entre os diversos níveis de controle neurológico da micção – cortical, pontino, medular e periférico – e a correspondente resposta vesical e esfinctérica.

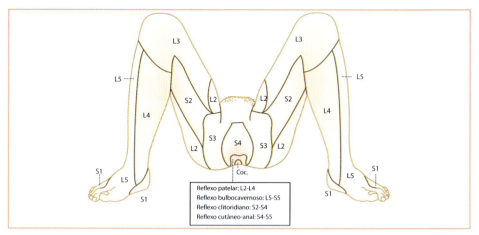

FIGURA 2 Dermátomos. A área medular lesada determina alteração das funções sensitivas e motoras da região afetada. O termo dermátomo se refere à área da pele inervada por axônios sensitivos dentro de cada nervo segmentar (raiz) correspondente. Os reflexos fornecem informações sobre o funcionamento do nervo sensitivo, sobre sua conexão com a medula espinal e sobre o nervo motor que dela emerge e vai até os músculos correspondentes. Esses reflexos identificam a integridade funcional sensitivo-motora de cada nível da medula espinal das pacientes com disfunção neurogênica do trato urinário inferior, sendo fundamentais na avaliação.[9]

Capítulo 44

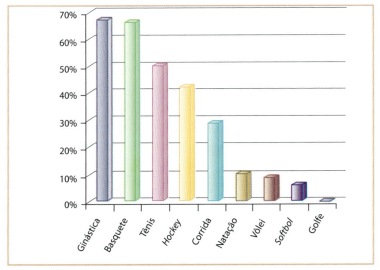

FIGURA 1 Prevalência da incontinência urinária durante a prática esportiva.

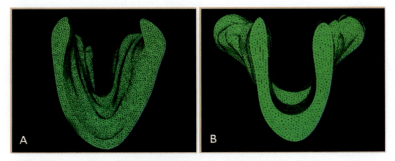

FIGURA 2 Modelo tridimensional do músculo levantador do ânus em ginasta sem incontinência urinária (A) e com incontinência urinária (B).

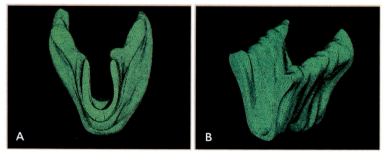

FIGURA 3 Modelo tridimensional do músculo levantador do ânus em nadadora sem incontinência urinária (A) e com incontinência urinária (B).

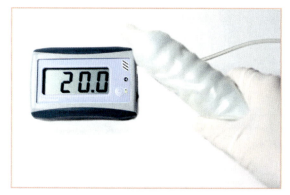

FIGURA 6 Perineômetro digital. Marca Peritron 9300°.

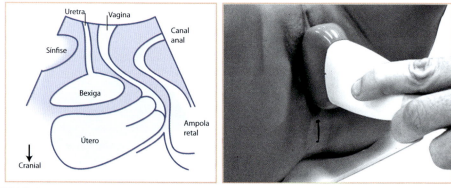

FIGURA 7 Posição da paciente e do transdutor para a realização da ultrassonografia transperineal.

Capítulo 45

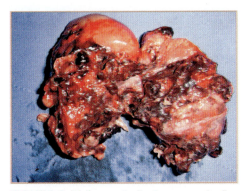

FIGURA 2 Nefrectomia de rim traumatizado.

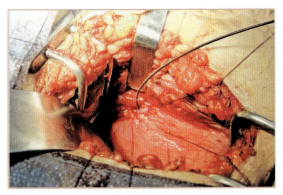

FIGURA 4 Reimplante ureteral por lesão de ureter distal.

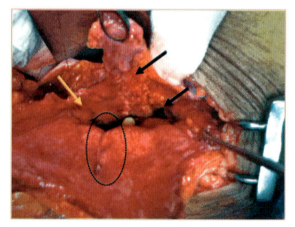

FIGURA 7 Trauma vesical com laceração extensa.